Human Physiology

인체생리학

집필진

김병원 김천대학교
배형준 대전과학기술대학교
이옥경 대전보건대학교
강지혁 대전대학교
김정남 경남정보대학교
김효신 대경대학교
오지은 극동대학교
유성률 세명대학교
윤중수 경동대학교
윤형우 충북보건과학대학교
이선경 동상대학교
최철원 한려대학교
현경예 동의대학교

도서출판 대학서림

머리말

Preface

인체생리학은 사람의 몸속에서 일어나는 여러 가지 생명현상 즉, 물리적, 화학적 및 전기생리적인 변화와 병태생리 등에 대해서 이해하고자 연구하는 학문이다. 따라서 본 교재에는 기초과학(생물학, 분자생물학, 미생물학 등), 의학 생리학(신경, 순환, 호흡, 내분비 생리 등), 조직학, 병리학 등을 배우는 학생들의 기초지식 함양에 도움을 주고자 사람 몸의 구조, 형태 그리고 생리·생화학적 기능들을 쉽게 이해할 수 있도록 그림과 도표 그리고 임상노트를 많이 사용하였다.

인체생리학은 의학을 공부하는 의학계열(약학, 의학), 보건계열(간호, 임상병리, 방사선, 물리치료, 치위생, 치기공, 안경광학, 의무기록, 작업치료, 응급구조 등), 자연과학계열(생명과학, 식품영양, 생물, 화학, 공중보건 등), 예체능계열(체육, 미술 등) 및 공학계열(의용공학, 의료보장구 등)의 학생들이 반드시 배워야 하는 필수과목이다.

최근 보건의료인 국가시험원에서는 국가 면허 자격증 시험에서 한글 의학용어 사용을 권고함에 따라 2010년 국가 면허 시험에서부터 새로운 한글 의학용어가 출제되기 시작하여 현재 대부분의 보건의료계열 학과의 국가시험과 국가공무원시험 등에서 한글 의학용어가 출제되고 있다.

이에 따라 본 인체생리학 교재에서는 국가시험원의 문항개발 지침 및 대한의사협회 의학용어위원회(5집 개정판)의 의학용어 기준에 따라 의학용어를 한글 신용어(구용어, 영어)의 형태로 수정·보완하였다. 또한 국가시험을 준비하는 학생들이 쉽게 단원의 핵심내용을 쉽게 이해할 수 있도록 각 단원의 중요한 핵심용어들을 **볼드체**로 처리하였다.

그리고 급변하는 시대적 상황에 따라 최신 연구동향 등을 소개하고자 임상노트를 추가하였다. 그러나 모든 의학정보를 담을 수 없는 어려움이 있기 때문에 미흡한 부분은 개정작업을 통하여 지속적으로 수정·보완할 예정이다.

마지막으로 본 교재의 출간을 위해 여러모로 도움을 주시고 노고를 아끼지 않으신 편집위원 교수님들과 물심양면으로 헌신해 주신 대학서림 윤진영 회장님과 원고정리 및 그림 편집을 위해 노력해 주신 편집부 임직원 여러분들께 다시 한번 감사를 드린다.

2020년 8월 20일
편집위원장 김 병원

차례

Contents

Human Physiology

제 1 장

서 론

1. 생리학이란?
2. 사람 몸을 구성하는 요소
3. 생명체의 특징

1. 생리학이란?

사람 몸은 세포로 구성되어 있는데 이들 세포 내에서는 여러 가지 많은 화학반응이 일어나고 있다. 따라서 그 복잡한 화학반응을 해석하고 생명에 관한 여러 가지 의문점을 밝히려는 학문이 **생리학(Physiology)**이다. 사람 몸 및 그 구성요소(세포, 조직 및 기관)가 각기 목적을 가지고 그들 특유의 작용 또는 역할을 수행하는 것을 기능이라고 한다. 예를 들면 심장(heart)의 기능은 혈액을 온몸으로 순환시키는 것이며, 콩팥(신장, kidney)의 기능은 소변(요, urine)를 생성하는 것이다. 생리학에서는 사람 몸의 복잡한 활동을 이해하는 방법으로서 먼저 사람 몸을 구성하는 각각의 기관(organ)을 파악하고, 이를 종합하여 사람 몸의 전반적인 기능 및 그 발현기전을 알아보려고 한다.

2. 사람 몸을 구성하는 요소

사람 몸을 구성하는 가장 기본적인 단위는 **세포(cell)**이다. 세포는 종류에 따라 다른 작용을 하고 있으나 기본적 활동에는 많은 공통점이 있다.

예를 들면 세포의 물질교환, 영양소로부터 에너지 획득, 단백질 합성 등은 어느 세포에서도 일어나고 있다. 세포는 한 개의 수정란인 세포가 유사분열(mitosis)을 반복하여 형성된 것이라고도 볼 수 있는데 이런 분열을 체세포분열(somatic division)이라고 한다. 또한 이렇게 형성된 세포는 서로 다른 기능을 갖는데 그 이유는 세포들이 특수한 기능을 수행할 수 있도록 분화되어 있기 때문이다. 예를 들면 신경에는 흥분을 일으키는 특수한 성질이 있는데 이것은 신경이 어느 세포에서도 공통된 세포막의 전기적 현상을 일으키도록 분화한 것이며, 내분비계통에서 볼 수 있는 단백질이나 호르몬의 분비기능은 모든 세포가 갖는 단백질 합성 기능이 분화한 것이다. 또한 소화기관 세포에서 볼 수 있는 저분자 물질의 흡수기능도 일반 세포의 세포막이 갖는 물질 운반기능이 분화된 것이다.

분화에 의하여 생긴 여러 가지 세포는 **근육세포(muscle cell)**, **신경세포(nerve cell)**, **상피세포(epithelial cell)**, **결합조직세포(connective tissue cell)**의 네 종류로 크게 나눌 수 있다. 세포의 형태, 기능 및 기원이 같은 세포로 구성된 것을 **조직(tissue)**이라고 한다. 이들 조직에는 근육조직(muscular tissue), 신경조직(nerve tissue), 상피조직(epithelial tissue), 버팀조직(지지조직, supporting tissue)이 있다. 세포 및 조직이 모여 더욱 복잡한 기능을 수행하는 집합체를 **기관(organ)**이라고 하는데 여기에는 심장(heart), 간(liver), 콩팥(kidney), 위(stomach) 등이 있다. 또한 몇 개의 기관이 모여서 하나의 종합된 작용을 수행하는 것을 **계통(system)**이라고 한다. 예를 들면 비뇨기계는 콩팥, 요관(ureter), 방광(urinary bladder), 요도(urethra)의 작용에 의해서 소변(urine)을 생성한 후 그것을 외부로 배출하는 기능을 수행한다.

3. 생명체의 특징

수 억이 넘는 미세한 세포로 구성된 생명체는 다음과 같은 특징을 가지고 있을 때 생명체라고 정의할 수 있다.

1) 조직화(체계화)

세포(cell), 조직(tissue), 기관(organ), 계통(system) 등의 크고 작은 단위는 모두 유기적으로 조직화되어 있을 뿐만 아니라 전체적인 협동작용을 통하여 생명력을 가진 하나의 개체가 탄생되어 그 기능을 발휘하여 활동하고 있다(그림 1-1).

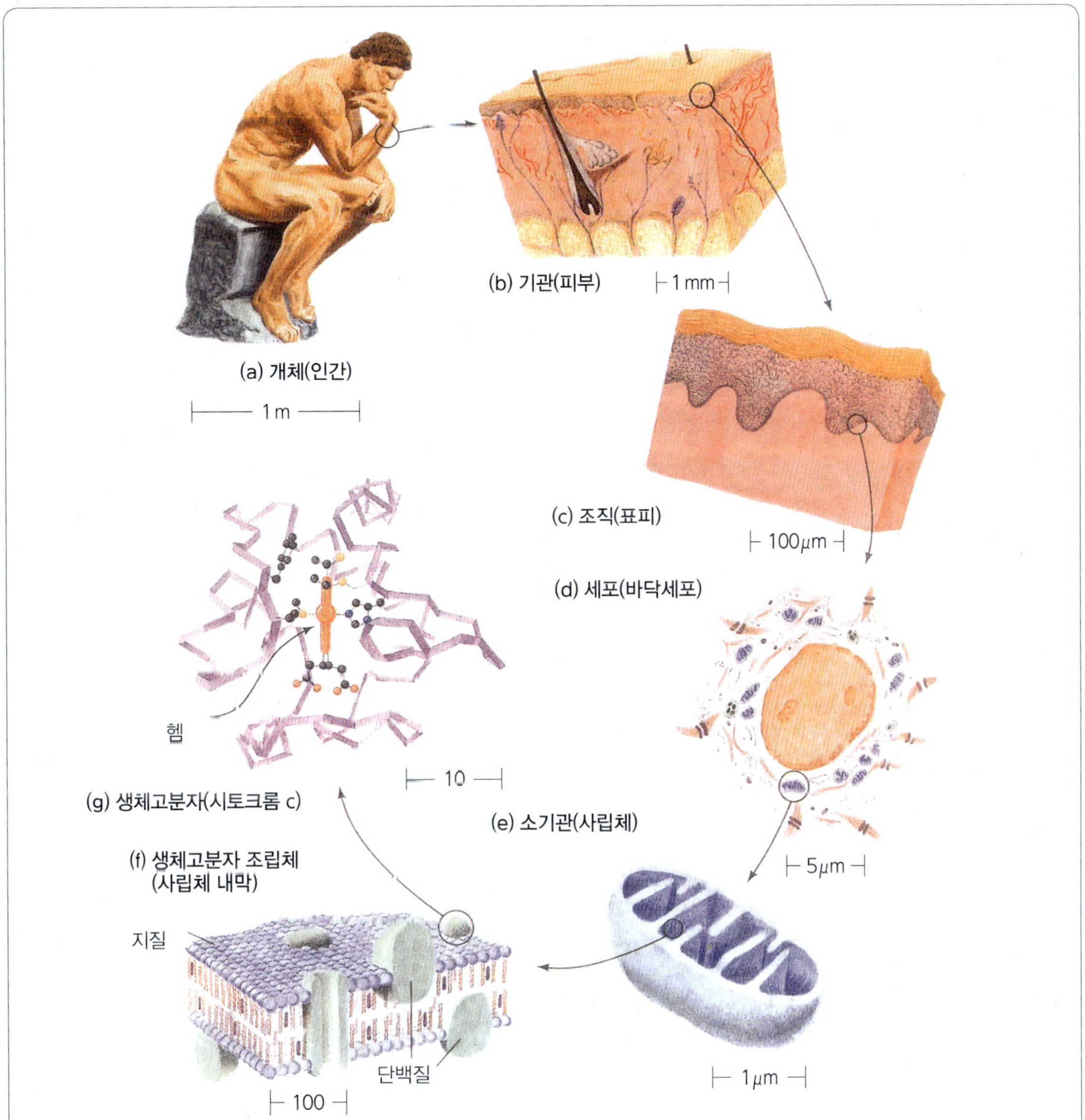

● 그림 1-1 개체의 구성

2) 물질대사

생체(organism)가 주위 환경으로부터 물질을 섭취한 다음 이것을 화학적으로 변화시켜서 새로운 물질을 만드는 과정을 **물질대사(metabolism)**라 한다. 이 과정에서 몸에 필요한 물질이 만들어지고 활동에 필요한 에너지가 생성되는데 이때 부수적으로 발생하는 노폐물이 체외로 배설된다.

모든 생물은 형태가 다양하지만 세포의 화학적 조성이나 세포기관의 구조는 모든 조직세포에서 서로 비슷하고 세포의 기능 또한 거의 같다. 이런 생물들은 주위환경으로부터 물질을 얻은 후 체내에서 **동화작용(anabolism)**과 **이화작용(catabolism)**을 통해 열과 에너지를 얻고 그 부산물을 계속적으로 생성하게 되는데 이때 생체 내에서 일어나는 화학반응과 그에 따른 에너지 전환과정을 물질대사라고 한다(그림 1-2).

3) 조절과 항상성 유지

항상성이란 사람 몸 내에서 안정상태를 유지하는 것을 의미한다. 사람 몸 내의 모든 것은 정적인 상태로 있지 않고 경우에 따라서 조금씩 변한다. 그러나 이러한 변화의 폭은 매우 미약하기 때문에 사람 몸은 커다란 변화 없이 일정하게 유지되도록 조절된다. 우리 몸의 체온은 평상시와 거의 같은 체온을 유지하는데 이러한 상태를 **항상성(homeostasis)**이라고 한다. 사람 몸을 구성하는 세포의 화학성분, 삼투압, 수소이온 농도, 온도 등은 항상성을 유지해야 한다. 이 중 어떤 요인이라도 정상 조건에서 벗어날 경우 세포는 정상적인 기능을 발휘할 수 없게 된다.

인간이 개체로서 생명을 유지하기 위해서는 이러한 항상성을 유지하는 것이 필요한데 어떠한 원인에 의하여 체내 항상성을 유지하는데 있어서 뚜렷한 이상이 나타나면 질병이 생기기 쉽다. 또한 신체의 항상성을 유지하려고 하는 생체의 자동 조절기구(이것을 항상성 기구라고 함)가 조절능력을 상실할 경우 병에서 회복되지 못하거나 죽음에 이르게 된다.

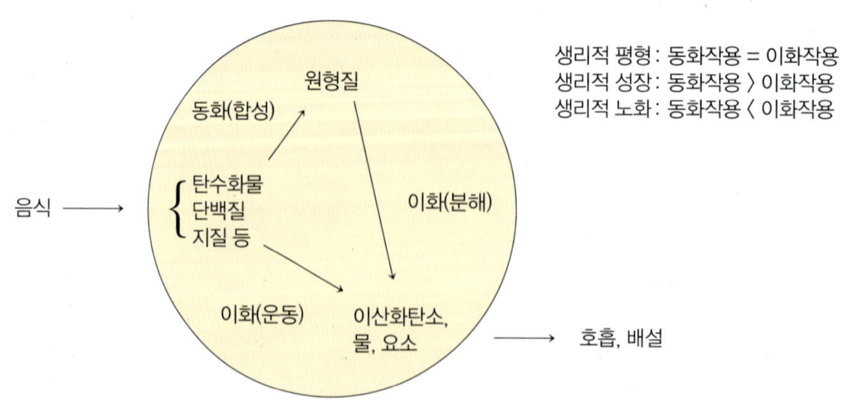

● 그림 1-2 생체의 물질대사

4) 성장과 생식

생체는 외부로부터 섭취한 물질(영양물)이 가수분해(소화과정)될 때 생성되는 에너지와 저분자 물질을 이용하여 성장한다. 충분히 성장한 후에는 생체의 가장 기본적인 본능의 하나인 생식(reproduction)을 하게 된다. 예를 들면 한 개의 정자(sperm)와 난자(ovum)는 결합하여 수정난(fertilized ovum)을 형성한 후 여성의 자궁(uterus)에 착상하여 발육하므로 태아가 된다. 그 후 분만에 의하여 신생아가 되는 일련의 과정을 통하여 새로운 개체로 성장(growth)한다. 즉, 생식을 통하여 형질(character)을 자손에게 전달한다.

5) 반응과 적응

생체는 환경 변화(빛, 온도, 중력, 소리, 기계적 자극, 화학적 자극)에 적절하게 반응하여 그 자극을 최소화 시키는 특성이 있다. 그리고 생체 내·외부의 자극에 의한 의식적 및 무의식적 반응을 적절하게 조절한다. 이와 같이 생체는 그 구성성분들의 상호작용에 의하여 서로 협력하고 조절, 통제되므로 반응(response)을 일으키게 된다.

또한 생체는 환경변화에 대처하여 생존하게 되는데 이러한 생존수단을 적응(adaptation)이라고 한다. 이와 같이 생체는 환경변화에 적응하면서 생식하며 진화(evolution)를 거듭한다.

6) 운동

생체는 환경변화에 적절하게 대처하기 위하여 운동(movement)을 일으키는데 이러한 운동에는 장소의 이동, 개체의 움직임(각 기관의 운동) 및 개체 내부의 움직임(세포 내·외부 물질의 이동, 합성) 등이 있다. 그리고 생체는 변화에 대응하는 운동을 일으키기 위하여 반드시 에너지를 소비하는 특징이 있다.

Human Physiology

제 2 장

세포생리

세포(cell)는 모든 생명체의 구조적, 기능적 및 유전적 기본 단위로서 세포막으로 둘러싸여 있으며, 내부는 **원형질**(Protoplasm)로 충만하여 있다. 이 세포를 기초로 하여 **조직**, **기관**, **계통**을 이루고 있으며 여러 가지 기능을 수행하며 항상성을 유지하고 있다.

일반적으로 세포는 **핵**(nucleus)과 **세포질**(cytoplasm)로 구성되어 있고 **핵막**(nuclear membrane)과 **세포막**(cell membrane)에 의해 둘러싸여 있다. 세포질 속에는 각각 특수한 기능을 하는 **세포소기관**(organelle)들이 있다.

1. 세포의 구조 및 기능

세포의 형태는 각 조직과 기관에 따라 고도로 분화되어 있으며, 인체의 조직에 따라 약간의 차이는 있으나 공통적인 구조와 기능을 갖고 있다(그림 2-1, 표 2-1).

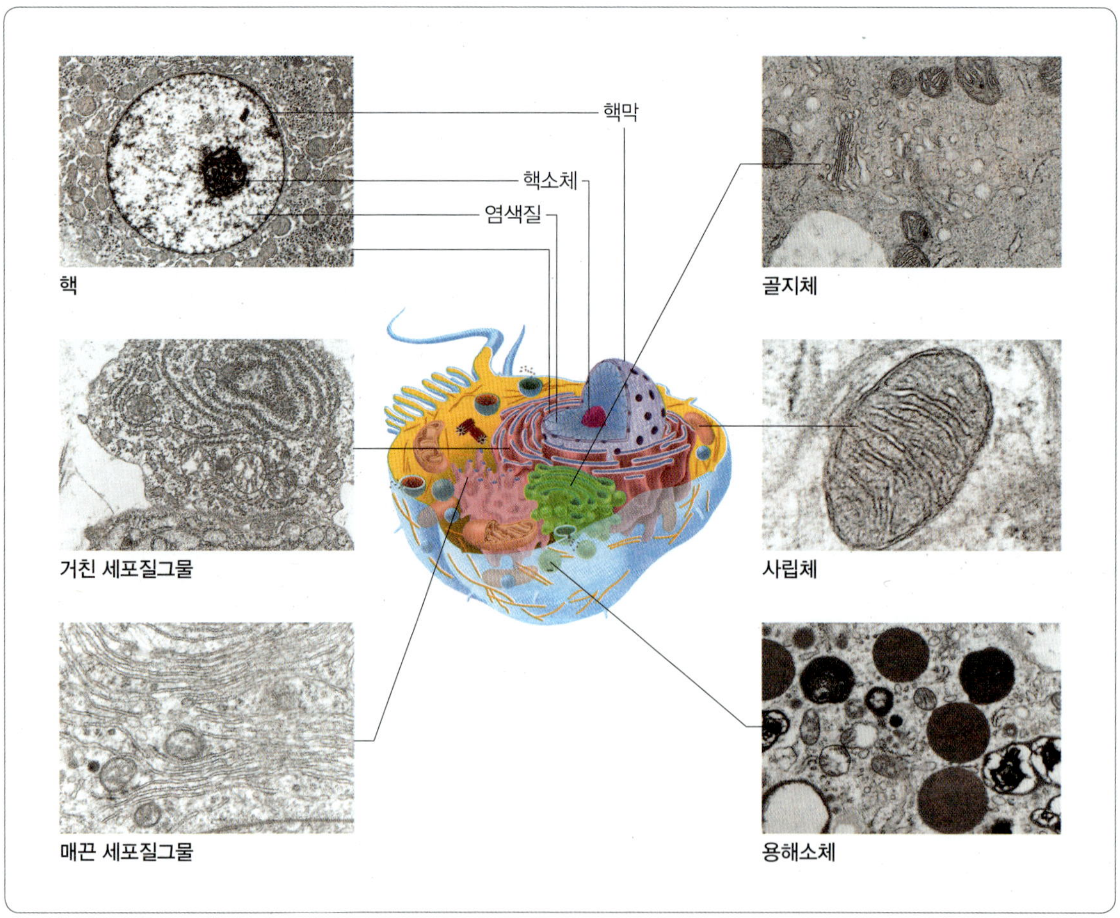

● 그림 2-1 세포의 구성

● **표 2-1 세포의 구조와 기능**

종류		기능
핵 (nucleus)	핵막 (nuclear membrane)	• 핵과 세포질을 구분 • 핵과 세포질 사이의 물질 교환(핵구멍, nuclear pore 존재) • 핵막은 세포질그물(소포체)과 연결
	염색질 (chromatin)	• DNA(핵 내에만 있으며 유전물질로 구성)와 염기성 단백질 존재 • 유전정보의 복제 및 RNA로의 전사
	핵소체(인) (nucleolus)	• RNA(리보핵산) 합성 • 단백질 합성에 관여하므로 단백질 합성이 왕성한 세포에 많이 존재 • 유전정보의 저장 및 전달 • 세포의 분열
세포막 (cell membrane)		• 세포 내부와 외부 환경의 기능적 경계 • 세포 내용물의 저장, 보호 • 물질의 종류와 양에 따른 선택적 투과
세포질 (cytoplasm)	사립체 (mitochondria)	• ATP 생성(에너지 생성 공장) • 각종 효소 존재(물질 대사, 에너지 대사가 이루어짐) • 영양물질의 산화, 에너지를 많이 소모하는 조직 세포에 많이 존재 • 약물작용 받기 쉬움 • 모계 유전
	세포질그물(소포체) (endoplasmic reticulum)	• 단백질 합성(rER) • 해당, 인지질 합성, 트라이글리세라이드 합성(sER) • 해독 작용(sER) • 세포 내·외의 물질 교환, 세포질 내의 물질 수송 • 소포 안으로의 물질 분리, 축적 • 자극 전달 • 간세포에서 글리코겐 합성 • 고환의 간질세포에서 남성 호르몬 합성
	리보솜 (ribosome)	• RNA의 유전 정보에 따라 단백질 합성(**단백질 합성 공장**)
	골지체 (Golgi complex)	• 세포 내 물질 분비 기능(소화 효소 등) • 지질의 유화, 저장 • 색소, 탄수화물, 당단백질 등의 형성 • 성숙한 동물세포에 존재(적혈구, 정자에 없음)
	용해소체(리소좀) (lysosome)	• 백혈구와 큰포식세포(macrophage)에 많이 존재(포식작용) • 분비 기능에 관여 • 방어 기전 • 강력한 가수분해효소 존재(단백질, DNA, RNA 및 다당류를 분해)

세포의 일반적인 기능을 살펴보면 다음과 같다.

1) 동화 작용과 이화 작용을 통하여 에너지를 생성, 소모한다.
2) DNA와 RNA에 의해 유전 정보를 저장, 조절하고 단백질을 합성한다.
3) 확산, 여과, 삼투, 능동 운반에 의해 세포막을 통하여 물질을 운반한다.
4) 세포 내 부산물을 농축, 저장하였다가 세포 밖으로 분비, 배설하는 기능과 단백질과 지방의 분해 산물을 분비하는 역할을 한다.
5) 포식작용, 분비세포 작용에 의해 이물질, 세균 및 조직 파편 등을 섭취하고 포식하여 배출한다.
6) 퇴화와 자가 분해의 기능으로 전보다 세포가 작아지는 성질이 있다. 예를 들면 분만 후 자궁점막

의 퇴보, 유선의 퇴화 등이 있다. 자가분해란 상처받은 세포나 퇴화하는 세포를 치유한다든가 또는 상처가 심한 세포를 유사분열(mitosis)로 회복시키는 것을 말한다.

2. 핵(nucleus)

세포 대부분은 하나의 핵을 갖고 있다. 그러나 뼈대근육(골격근)세포는 두 개 또는 그 이상의 핵을 갖고 있고, 성숙한 적혈구는 핵이 없다.

핵은 염색질의 형태로 DNA를 갖고 있으며 이 DNA는 세포 분열(cell division) 때 복제되어 제2세대 세포로 전달된다. 또한, DNA는 핵 안에서 복제(replication)된 후 그 유전정보를 RNA로 전사한다. 그 후 RNA는 세포질에서 DNA의 2가닥 중에서 한 가닥만 전사된다. RNA는 mRNA, tRNA, rRNA로 나누어지며, 세포질에서 단백질 합성에 관여한다. 핵은 **핵막**, **핵소체**, **염색질** 그리고 **핵질**로 이루어져 있다.

1) 핵막(nuclear membrane)

핵은 이중의 **핵막(nuclear membrane)**으로 둘러싸여 있다. 핵막 안의 물질을 **핵질(karyoplasm)**이라 하며 핵질에는 **핵소체(인, nucleolus)**가 있다. 핵막에는 약 30nm의 **핵구멍(핵공, nuclear pore)**이 있으며 이것을 통하여 핵과 세포질 사이에 핵산과 같은 고분자 물질교환이 이루어진다. 이중막 중 바깥쪽 막은 리보솜이 존재하는 경우가 많으며 **세포질그물(소포체, endoplasmic reticulum)**과 연결되어 있다.

2) 핵소체(nucleolus)

핵소체는 작은 둥근형태의 물질로 RNA와 단백질로 구성되어 있다. 핵소체에는 DNA가 거의 들어 있지 않으며, ribosomal RNA(rRNA)를 합성한다. 핵소체는 RNA를 합성, 저장하는 곳이며 이곳에서 합성된 RNA는 세포질로 이동하여 단백질 합성에 관계한다.

3) 염색질(chromatin)

염색질은 DNA와 히스톤(histone) 단백질이 결합한 것이다. 염색질은 세포 분열 시에는 염색체로 응집된다. 핵에는 세포에 필요한 단백질을 합성하는 RNA를 전사할 수 있는 유전정보 즉, DNA를 갖고 있다.

이 DNA는 세포가 분열할 때 고도로 농축하여 굵고 짧은 막대모양의 구조물인 염색질로 바뀐다. 핵질 대부분은 염색질이라는 물질로 구성되어 있는데 여기에는 DNA가 많이 포함되어 있다. DNA는 세포질을 합성하는 효소단백질의 특성을 규정함으로써 세포활성을 제어할 뿐만 아니라 세포분열 때에는 자가 복제 능력이 있다. 핵소체는 RNA를 합성, 저장하는 곳이며 합성된 RNA는 필요에 따라 세포질로 이동하여 단백질 합성에 관계한다.

3. 세포막(cell membrane)

세포를 둘러싸는 **세포막**은 두께가 7.5~10nm 정도로 일정하며, 전자 현미경으로 보면 3층으로 구성된 것을 볼 수 있다(그림 2-2). 내층과 외층은 약 2.0nm이며 중층은 약 3.5nm이다.

세포막을 구성하는 주성분은 지질과 단백질 분자로 구성되어 있으며 약간의 탄수화물도 결합되어 있다. 세포막의 가장 바깥에는 당지질(glycolipid)과 당단백질(glycoprotein)이 있고, 그 안쪽에는 단

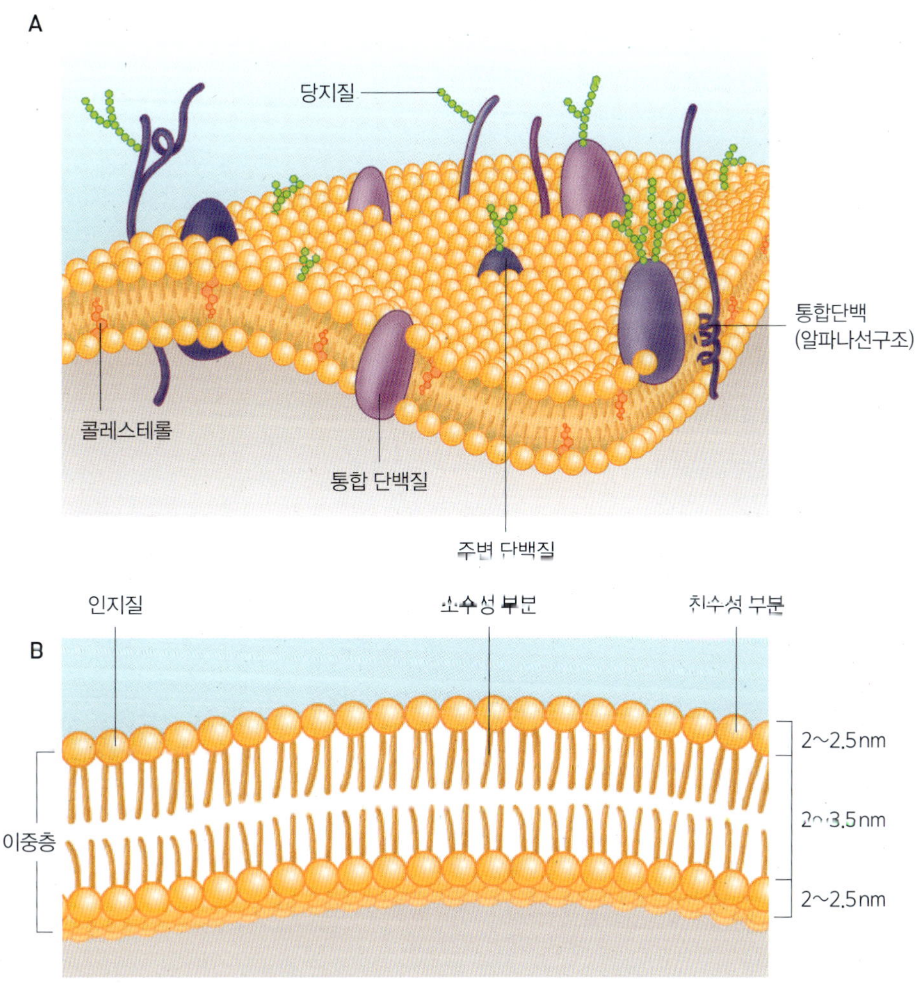

● 그림 2-2 생체막의 유동 모자이크 모델(A)과 막 내 단백질의 방향(B).

백질(protein) 분자와 인지질(phospholipid) 층이 있다. 인지질은 두 층으로 마주 보면서 배열되어 있으며 친수성부분(친수성기)과 소수성부분(소수성기)로 구분되어 있어 **인지질 이중층**이라 한다. 실 모양의 소수성부분(소수성기)은 막의 안쪽으로, 둥근 모양의 친수성부분(친수성기)은 막의 양쪽 바깥을 향해 있다. 단백질 분자의 일부는 인지질 이중층을 관통하거나 또는 표면에 산재해 있다. 인지질 이중층 표면에 있는 단백질을 **주변(표재성)단백질(peripheral protein)**이라 하고, 이중층 내부에 있는 것을 **통합(내재성)단백질(integral protein)**이라 한다.

1) 세포막의 성질과 작용

세포의 바깥이나 세포 안에 있는 세포 소기관의 표면을 둘러싸고 있는 막, 즉 생체막을 **단위막(unit membrane)**이라고 한다. 이 단위막은 여러 가지 중요한 기능을 한다.

① 세포나 구조물과 그 외부 환경 사이를 구분해 준다.
② 대사와 성장에 필요한 물질이 이 막을 거쳐 들어오고, 대사물질이 막을 거쳐 외부로 나간다.
③ 호르몬의 작용이나 신경의 흥분과 같은 정보를 세포 밖으로부터 받아들인다.
④ 세포에 접촉하는 다른 세포가 동종세포인지 아닌지를 식별하는 일을 한다.
⑤ 여러 가지 효소를 활용할 수 있는 장소를 제공한다.

일반적으로 세포막은 유동성과 투과성을 갖는데, 이 성질은 막의 구성요소에 따라 달라진다. 막의

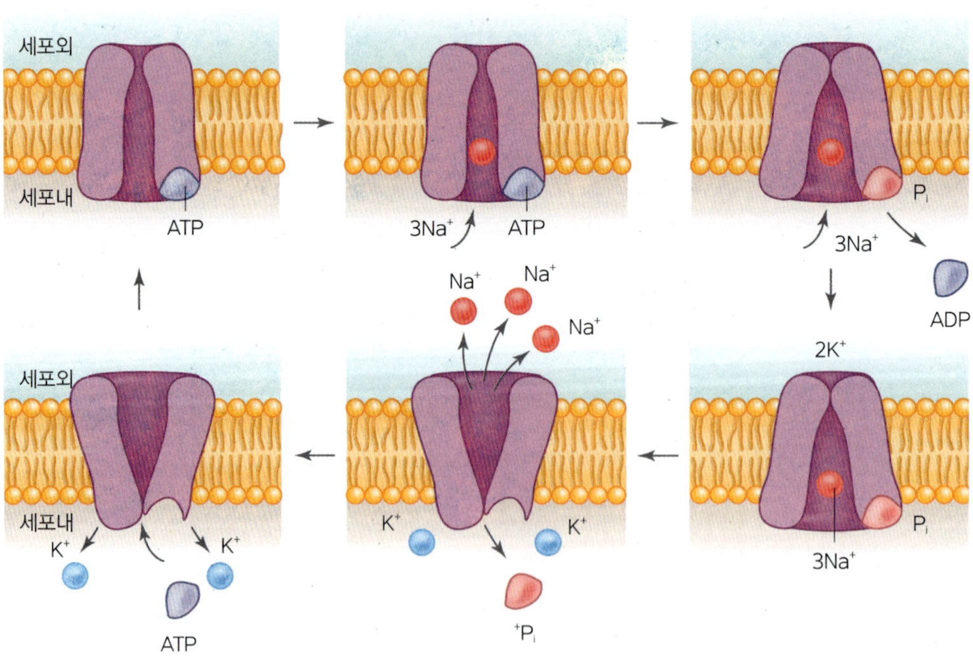

● 그림 2-3 ATPase에 의한 Na^+와 K^+의 수송방식
세포내로 2분자의 k^+가 들어오고 세포외로 3분자의 Na^+가 이동되는데 이때 ATP가 소모된다.

인지질에 불포화지방산(unsaturated fatty acid)이 많을수록 막의 유동성과 투과성은 증가하며, 이와 반대로 포화지방산(saturated fatty acid)은 막의 유동성과 투과성을 감소시킨다.

세포막을 통한 물질의 이동 경로 중에서 ① **수동운반**(passive transport)인 확산(diffusion)은 농도가 높은 곳에서 낮은 곳으로 물질을 이동시키는데 ATP를 필요로 하지 않는 과정이다. ② **능동운반**(active transport)은 물질 운반 때 ATP를 필요로 하는 이동인데 여기에 속하는 대표적인 것은 Na^+-K^+ **펌프**이다(그림 2-3). Na^+-K^+ 펌프는 Na^+ 3개를 세포 안에서 바깥으로 K^+ 2개를 세포 밖에서 안으로 이동시켜 세포내 삼투압 균형 유지 및 신경세포의 흥분을 일으키는 전기를 발생시키는 역할을 한다.

4. 세포소기관(organelle)

1) 세포질그물(소포체, endoplasmic reticulum)

세포질그물은 그물 모양의 작은 관으로 단위막에 의해 싸여 있으며 세포질그물막과 핵막은 연결되어 있다. 세포질그물은 표면에 15~20nm 크기의 리보솜이 붙어 있는 것과 없는 것에 따라 두 종류로 구분한다. 리보솜이 붙어 있는 부분을 **거친세포질그물**(과립세포질그물, granular endoplasmic reticulum)이라 하고 리보솜이 없는 부분을 **매끈세포질그물**(무과립세포질그물, agranular endoplasmic reticulum)이라 한다. 핵막에는 거친세포질그물의 한 종류가 있으며 근육세포질그물은 매끈세포질그물

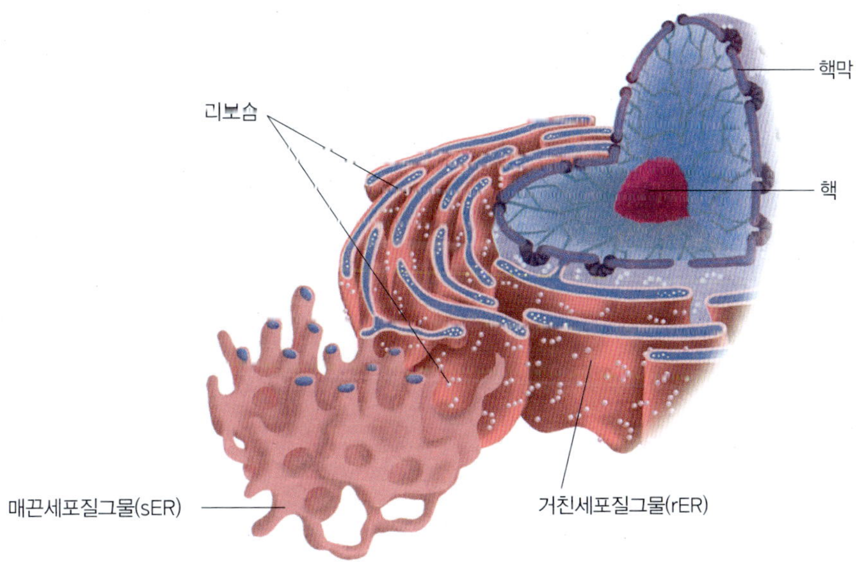

● 그림 2-4 핵과 세포질그물의 관계

이 바뀐 것으로 생각된다. 세포질그물의 기능은 세포와 달리 그 기능을 특수화시키려고 분화를 하고 있다. 거친세포질그물 위에 있는 리보솜(ribosome)은 핵의 DNA로부터 전사된 **전령 RNA**(messenger RNA, mRNA)의 유전정보를 해독하여 단백질을 합성하여 분비하고, 매끈세포질그물은 지질과 콜레스테롤의 합성, 글리코겐의 합성, 해독작용 등의 기능을 한다. 세포질그물로부터 분리되어 세포질 내에 존재하는 리보솜을 **유리리보솜**이라고 하는데 이것은 단백질 합성에 관여한다. 이러한 세포질그물은 앞으로 설명할 골지체 또는 핵막과도 연락하고 있는 것이 많다(그림 2-4).

2) 리보솜(ribosome)

리보솜은 직경이 약 15nm인 둥근입자로 RNA 및 단백질로 구성된 거대한 분자이다. 리보솜은 대단위(large subunit)와 소단위(small subunit)로 구성되어 있으며 전령 RNA(mRNA)라는 단일의 긴 분자로 된 잔섬유(1~1.5nm)에 결합하여 있다. mRNA는 대단위와 소단위 사이에 존재하고 mRNA의 정보에 따라 단백질의 아미노산 배열이 결정되며 이 정보에 따라 새로운 단백질의 폴리펩타이드(polypeptide)가 조립된다. 이때 **전달 RNA**(transfer RNA, tRNA)도 세포질로 이동하는데 tRNA의 도움을 받아 mRNA의 정보가 해독되며 해독된 정보에 따라 **리보솜 RNA**(ribosomal RNA, rRNA)가 세포질 내에 존재하는 아미노산들을 연결하여 특정 폴리펩타이드가 형성된다. 이처럼 조립된 폴리펩타이드는 거친세포질그물(rER)의 막을 통과하여 세포질그물의 안으로 운반된다(그림 2-5). 그러므로 리보솜을 단백질 합성 장소라고 한다. 리보솜은 세포질 내에 존재하는 **유리리보솜**과 세포질그물에 붙어있는 **고정 리보솜**으로 구분된다.

핵산인 DNA와 RNA의 기능적 차이는 DNA에는 유전물질(genetic material) 또는 유전자(gene)가 있으며, RNA에는 단백질 합성에 관여하는 전령 RNA(mRNA), 전달 RNA(tRNA 또는 sRNA)와 리보솜 RNA(rRNA)가 있다. 핵의 DNA로부터 유전정보를 받아 세 종류의 RNA가 만들어질 때 단백질 합성이 일어나며 생성된 단백질의 작용으로 한 개의 DNA에서 같은 모양과 기능을 가진 DNA가 생성되

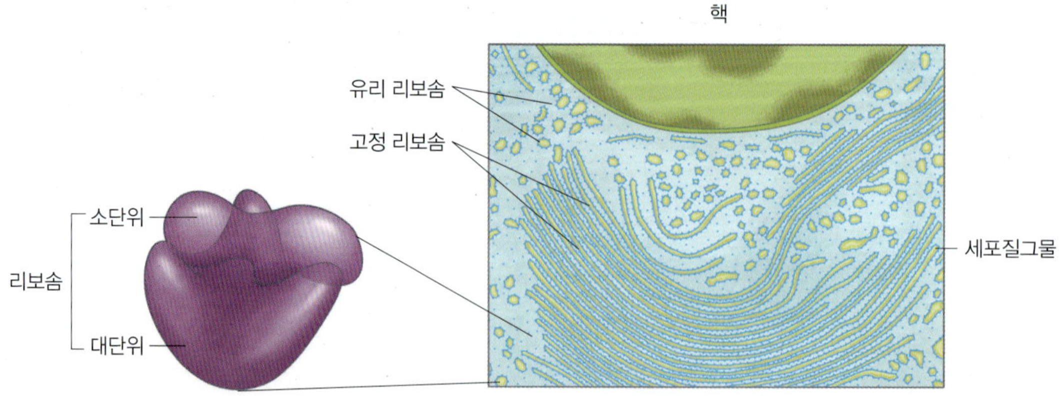

● 그림 2-5 리보솜의 구조

는 복제(replication)도 일어난다(표 2-2).

● 표 2-2 DNA와 RNA의 기능

핵 산	기 능
DNA	유전물질 복제작용
전령 RNA(mRNA)	단백질 합성을 지배 유전자(DNA)가 가진 구조에 관한 정보(아미노산의 배열 순서)를 복사해서 리보솜에 전달
전달 RNA(tRNA)	세포질에 있는 특정 아미노산을 리보솜에 전달, mRNA의 유전암호 해독
리보솜 RNA(rRNA)	펩타이드(peptide) 결합에 필요한 효소를 제공하고 아미노산을 중합시켜 단백질을 합성

3) 골지체(Golgi complex)

골지체는 편평한 작은 막주머니로 세포질그물에서 합성된 지질과 단백질을 저장, 농축하여 분비과립 형태로 만든 후 다른 부위로 이동시키거나 과립이 세포막과 융합된 후 세포밖으로 분비된다.

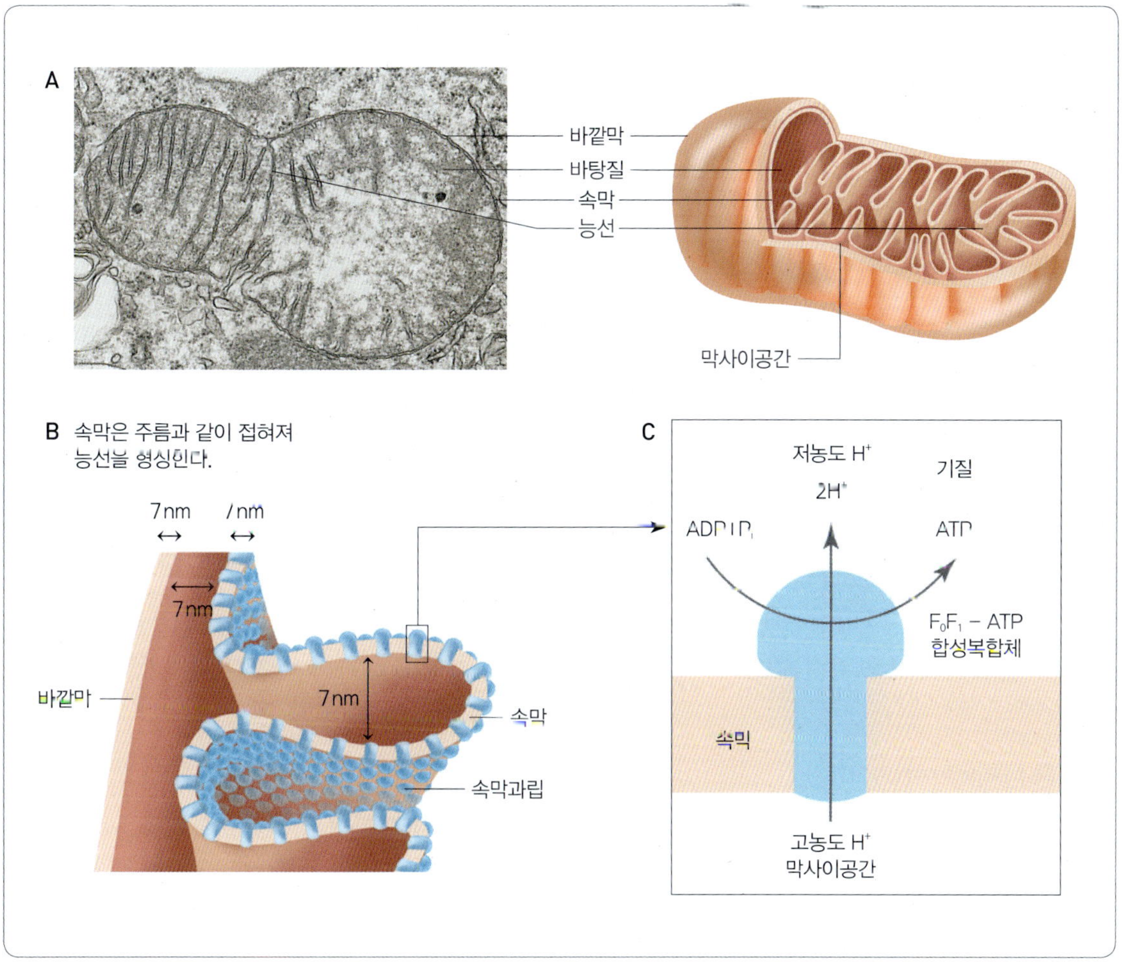

● 그림 2-6 사립체의 구조

4) 사립체(미토콘드리아, mitochondria)

사립체는 세포호흡을 수행하여 에너지를 생산하는 곳이다. 사립체는 크기와 모양이 다양하고 바깥막과 속막으로 구성되어 있다. 바깥막(external membrane)은 매끈하고 속막(internal membrane)은 많은 주름이 선반 모양을 하고 있는데 이를 능선(cristae)이라 한다. 이 능선의 수와 막의 체표면적은 세포의 호흡작용이 왕성할수록 넓어진다. 바깥막과 속막 사이를 막사이공간(막간공간, inter-membrane space)이라고 하며 속막의 안쪽 공간을 **바탕질(기질, matrix)**이라고 하는데 바깥막, 막사이공간, 속막 및 바탕질에 있는 효소들은 그 분포가 다르다. 호흡계통 효소는 속막에 분포되어 있으며 TCA cycle에 관여하는 효소는 주로 바탕질에 함유되어 있다(그림 2-6).

사립체에는 여러 가지 효소가 있으며 이 효소의 작용으로 생기는 에너지는 입자의 머리 쪽에서 합성되는 ATP(adenosine triphosphate)에 저장되어 있다가 필요에 따라 ATP 분해효소인 ATPase의 작용에 의해서 에너지가 발생된다. 이와 같이 사립체는 세포에 있어서 생명현상에 필요한 에너지 생성장소라 할 수 있다.

임/상/노/트

TCA 회로(Tricarboxylic Acid cycle)

사람의 세포는 에너지를 생성해야 한다. TCA 회로는 사람의 생명유지에 필요한 에너지원인 ATP를 생산하는 세포내 물질대사이다. 탄수화물, 지방, 단백질의 대사 생성물은 세포내에서 최종적으로 피루브산이 되고 수송단백질의 도움에 의해 미토콘드리아로 들어간 후 시트르산으로 전환된다. 시트르산은 TCA 회로에 의해 산화되어 이산화탄소와 물로 된다. 이 과정에서 ATP를 생성한다. 크렙스가 발견했기 때문에 크렙스회로라고도 하며, 또한 시트르산의 생성으로 이 회로가 시작되기 때문에 시트르산회로(구연산회로)라고도 한다.

5) 용해소체(리소솜, lysosome)

용해소체는 직경이 250~750nm인 과립으로 여러 가지 **가수분해 효소**(hydrolytic enzyme)를 함유하고 있다. 또한 지단백으로 구성된 얇은 막으로 싸여 있어 효소와 세포질은 접촉하지 못하지만, 세포 안으로 들어온 이물질은 **포식작용(식세포작용, phagocytosis)**에 의해서 처리된다. 즉 포식세포가 막으로 이물질을 둘러싸서 식포(food vacuole)를 형성하고 여기에 용해소체가 부착되면 가수분해 효소가 분비되어 이물질은 소화된다. 산소 결핍상태가 지속될 경우 세포 내 용해소체의 막이 파손되고 효소가 세포 내로 나와 세포 자신을 소화하게 되므로 결국 세포가 죽게 된다(그림 2-7).

6) 중심체(centrosome)

중심체는 매우 작은 구조물로 핵에 가까이 있으며 서로 직각을 이루는 2개의 중심소체(centriole)와 그 주변 물질로 구성되어 있다. **중심소체**는 길이 30nm, 직경 약 150nm의 원통모양을 이루고 있으며, 그 벽은 9개의 **미세관(미세소관, microtubule)**으로 구성되어 있다. 1개의 미세관은 직경 15~25nm인 3개의 소관으로 구성되어 있다. 모두 중심체의 장축과 평행하게 배열되어 있으며 중심체가 서로 직각으로

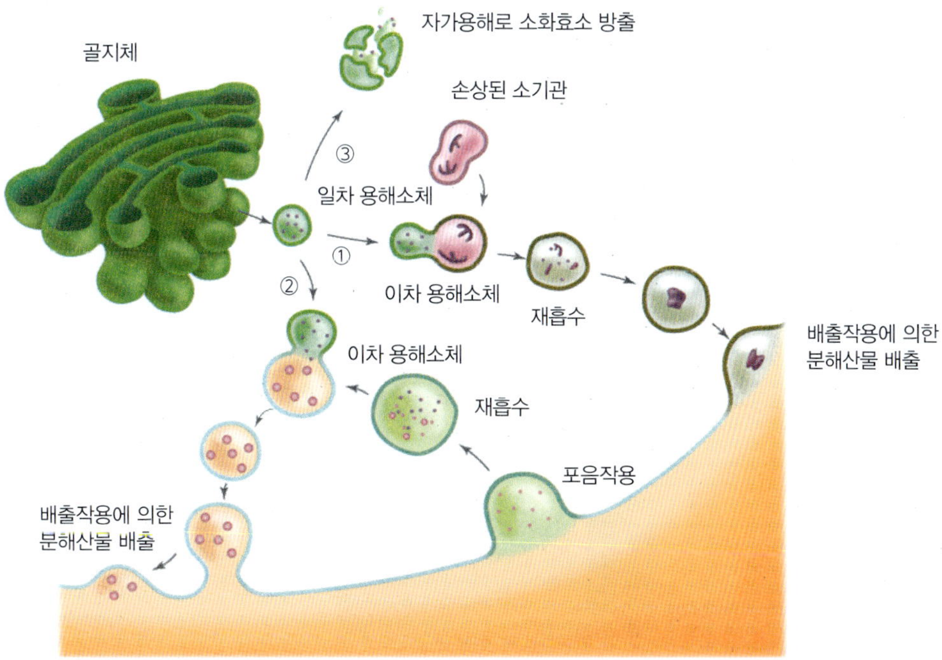

● 그림 2-7 용해소체의 기능

존재한다. 중심체는 세포 내 운동과 밀접한 관계가 있으며 세포분열시 염색체가 양극으로 이동할 때 극점이 된다. 운동을 하는 편모와 섬모의 중심체는 구조적으로 중심체와 비슷하다.

7) 과산화소체(페록시좀, peroxisome)

간과 콩팥의 세포에 많이 존재하는 **과산화소체**는 용해소체와 비슷한 0.4~1.3μm 정도의 직경을 갖고 있지만 그 내부에는 격자모양의 결정(과립, crystalloid)이 존재한다. 여기에는 **산화효소**(oxidase)가 있어서 과산화수소(H_2O_2)가 생성된다. 따라서 과산화소체를 2차 용해소체라고도 한다. 과산화소체에는 catalase라는 효소가 있어 세포에 치명적인 물질인 H_2O_2를 H_2O와 O_2로 분해하는 기능이 있다. 한편 체내에서 생성된 H_2O_2는 백혈구 내에서 살균작용을 하며 또한 H_2O_2에는 지질대사에 관여하는 효소와 D 또는 L-amino oxidase 등이 함유되어 있다.

8) 세포뼈대(cytoskeleton)

세포뼈대(**세포골격**)는 세포에 있는 세포소기관 이외의 그물모양의 그물조직으로 지지섬유가 복잡하게 엉켜서 세포의 구조 및 형태유지에 관여하고 물질의 이동에도 중요한 역할을 한다(그림 2-8).

세포뼈대는 **미세섬유**(microfilament), **중간잔섬유**(intermediate filament), **미세관**(microtubule) 등 3가

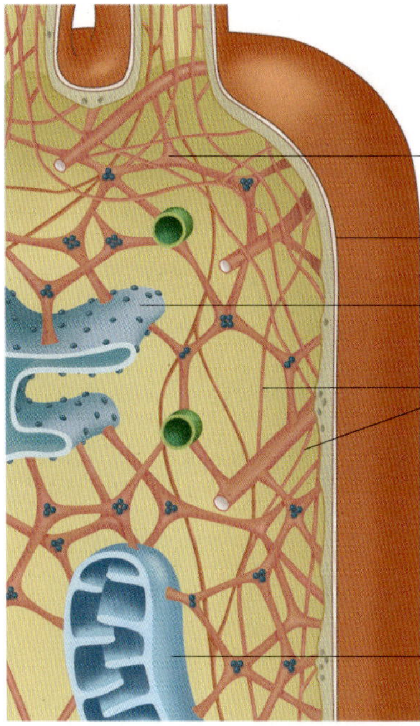

● 그림 2-8 세포뼈대의 구조

지 유형이 있다.

(1) 미세섬유(미세사, microfilament)

미세섬유는 직경 6nm이고 길이가 다양한 두 개의 액틴(actin)사슬로 구성된 세포내 섬유로 그물구조를 형성하고 있다. 세포구조의 유지와 세포내·외로의 물질이동, 장내벽의 미세융모(microvillus) 수축 등에 중요한 역할을 하고 있다. 특히 미세섬유는 **근육세포**에 많이 존재한다.

(2) 중간잔섬유(중간세사, intermediate filament)

중간잔섬유는 직경이 10~12nm인 가늘고 긴 관모양의 구조로 근육섬유, 뇌·척추세포, 신경세포에서 볼 수 있으며 근육세포에서 볼 수 있는 **데스민(desmin)**, **별아교세포(성상교세포, astrocyte)**에 있는 **아교잔섬유(아교세사, glial filament)** 및 **신경세포**에 있는 신경미세섬유(neurofilament) 등이 여기에 속한다.

(3) 미세관(미세소관, microtubule)

미세관은 세포뼈대를 형성하는 막대 모양의 세포 내 소기관으로써 직경이 24nm이며 분자량이 50,000 정도의 단백질이다. 이것은 α, β-tubulin으로 구성되는데 이 tubulin이 나선모양을 이루면서 13개의 미세섬유가 모여 속이 빈 관 모양의 미세관을 형성하게 된다. 주요 기능은 세포소기관 내의 물질이동 및 운반기능을 담당한다. 대부분 **중심체**, **섬모** 및 **편모** 등에서 볼 수 있다. 또한 **편모(flagellum)**는 정자의 운동에 관여하며 **섬모(cilia)**는 기관, 기관지, 인두, 자궁관, 코곁굴(부비동, paranasal sinus) 등에 존재한다.

9) 세포함유물(cytoplasmic inclusions)

세포 내에 합성, 저장되는 에너지원인 **지방**, **단백질**, **글리코겐** 등과 세포 내 분비물 또는 노폐물 등이 **세포함유물**에 속한다. 이들 중 분비과립과 노폐물은 **세포외배출(토세포작용, exocytosis)**에 의하여 세포 바깥으로 방출된다.

5. 세포의 생장과 분열

세포는 생명현상을 영위하는 생물체의 최소단위이며 생명현상은 이들 개개 세포의 역할이 통합된 결과라고 할 수 있다. 성인은 약 60조 개의 세포로 구성되어 있다. 정자와 난자가 수정에 의해 발생을 한 후 한 개의 세포에서 출발하여 계속되는 세포분열을 통하여 성장 발육하여 사람의 뼈, 근육, 신경, 혈액, 간, 눈 등 모든 장기를 만들어 낸다. 사람이 보고 듣고 움직이고 생각하는 모든 활동에는 이들 세포가 관여하고 있다. 물건을 들어 올리는 단순한 동작도 보이지 않는 근육세포가 수축함으로써 가능한 것이다. 세포는 끊임없이 분열을 한다. 매 초마다 수백만 개의 세포가 죽어가고 새로운 세포들이 생성되어 대체되며 피부나 뼈세포 등은 1년 반 정도의 긴 수명을 누린다.

1) 단백질 합성

인체 조직의 **단백질**은 탄소(carbon), 수소(hydrogen), 질소(nitrogen) 및 산소(oxygen)로 구성된 고분자 유기화합물이다. **아미노산**은 1분자 내에 아미노기($-NH_2$기, amino group), 카르복실기($-COOH$기, carboxyl group), 수소를 가지고 있는 화합물질이며 단백질은 수많은 아미노산이 **펩타이드결합(peptide linkage)**을 통해 연결된 고분자 화합물(polypeptide)이다. 대부분의 아미노산은 체내에서 합성이 가능하지만 동물에 따라 몇몇 아미노산은 합성되지 않기 때문에 음식물로 섭취하여야 하는 것이 있다. 이러한 아미노산을 **필수아미노산(essential amino acid)**이라 하는데 발린(valine), 류신(leucine), 아이소류신(isoleucine), 트레오닌(threonine), 메티오닌(methionine), 라이신(lysine), 페닐

임/상/노/트

펩타이드 결합(peptide bond)

모든 단백질은 20종류의 아미노산들이 연결된 아미노산 중합체이다. 아미노산은 카르복실기와 아미노기를 모두 가지고 있는 유기분자이다. 한 아미노산의 카르복실기가 다른 아미노산의 아미노기에 인접하게 되면 물 분자가 제거되는 탈수반응에 의해 두 아미노산은 결합하게 된다. 이 결합을 펩타이드 결합이라고 한다. 따라서 단백질은 여러 개의 아미노산이 펩타이드 결합으로 연결되어 있기 때문에 폴리펩타이드라고 한다.

● 표 2-3 필수아미노산

아미노산	몸속의 작용
1. 류신(leucine)	소화효소와 관련이 있음
2. 아이소류신(isoleucine)	소화효소와 관련이 있음
3. 라이신(lysine)	다른 아미노산의 동화작용 보조
4. 메티오닌(methionine)	지방대사와 관련이 있음
5. 페닐알라닌(phenylalanine)	비타민 C의 이용 및 티록신(thyroxine)의 형성에 중요
6. 트립토판(tryptophan)	비타민 B의 이용 및 신경전달 물질의 합성에 중요
7. 트레오닌(threonine)	조직의 생성 및 영양분의 이용에 중요
8. 발린(valine)	신경계의 작용에 중요

알라닌(phenylalanine), 트립토판(tryptophan)이라는 8종의 아미노산이 알려져 있다(표 2-3).

단백질의 구성 요소인 아미노산은 약 20종이다. 또한 단백질 합성에 이용되는 아미노산의 종류, 수량 및 결합 순서에 따라 여러 가지 형태의 단백질이 존재한다. 세포는 이들 단백질을 필요에 따라 합성하여 세포의 생장이나 분비 활동에 사용한다.

단백질은 세포질의 리보솜(ribosome)에서 합성되며 핵 내의 핵산인 DNA(deoxyribonucleic acid)에 의해 조절된다. 이 때 세포의 핵은 세포 활동에 대한 총괄적인 통제 역할을 하며, 핵 내에 있는 DNA는 유전자(gene)로서 단백질 합성에 관한 모든 정보를 갖고 있다. DNA는 두 가닥의 사슬이 나선형으로 꼬인 모양을 하고 있으며 여기에 각종 유전정보가 기록되어 있기 때문에 정보에 따라 RNA가 합성된 후 전령 RNA(mRNA), 전달 RNA(tRNA), 리보솜 RNA(rRNA)가 순차적으로 작용하여 단백질이 합성된다(그림 2-9). 즉, 핵의 유전정보가 DNA로부터 mRNA로 전사되어 세포질로 나온 mRNA는 리보솜과 결합하여 mRNA가 갖고 있는 유전 정보에 따라 tRNA는 세포질 내에 있는 특정 아미노산을 리보솜에 전달해 준다. 그 후 리보솜이 mRNA를 따라 이동하면서 유전정보를 해석을 하면 리보솜의 rRNA가 특정 아미노산을 차례로 결합시켜 단백질을 합성한다.

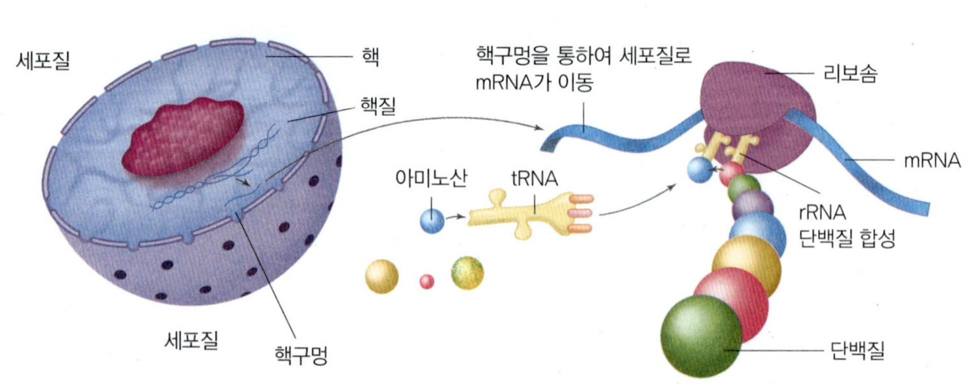

● 그림 2-9 단백질 합성 모식도

02

2) 세포 생장

사람의 성장은 곧 **세포 생장**과 밀접하게 관련되어 있다. 세포분열에 의해 새로운 세포가 생성되면서 세포의 부피가 증가하게 되어 생장이 이루어지며 이때 생명체의 특징인 에너지가 생성된다. 또한, 세포질 내에서는 동화작용에 의하여 단백질이 축적되므로 세포의 크기가 커진다. 즉, 세포가 주위로부터 물질을 섭취하면 세포질의 특수한 작용에 의하여 세포질을 구성하는 물질들이 새롭게 합성되어 세포의 부피가 증가하게 된다.

성인에서는 몸속에 있는 여러 종류의 세포가 일정한 수를 유지하고 있다. 어느 한 종류의 세포가 나른 세포보다 지나치게 많아지게 되면 같은 종류의 세포가 죽을 뿐만 아니라 전체적으로 그 세포의 수가 부족해질 때까지 세포분열은 일어나지 않기 때문에 일정한 세포 수를 유지하는 것이다. 반대로 어떤 종류의 세포가 지나치게 부족할 때는 그 세포의 분열이 촉진되어 세포 수가 정상이 될 때까지 증식한다. 세포분열에 의하여 세포가 2배로 증식되면 세포 수만큼의 유전자 복제가 일어난다.

3) 세포주기(cell cycle)

세포는 세포분열을 통하여 증식되는데, 이러한 세포분열에는 **유사분열**(mitosis)과 **감수분열**(meiosis)

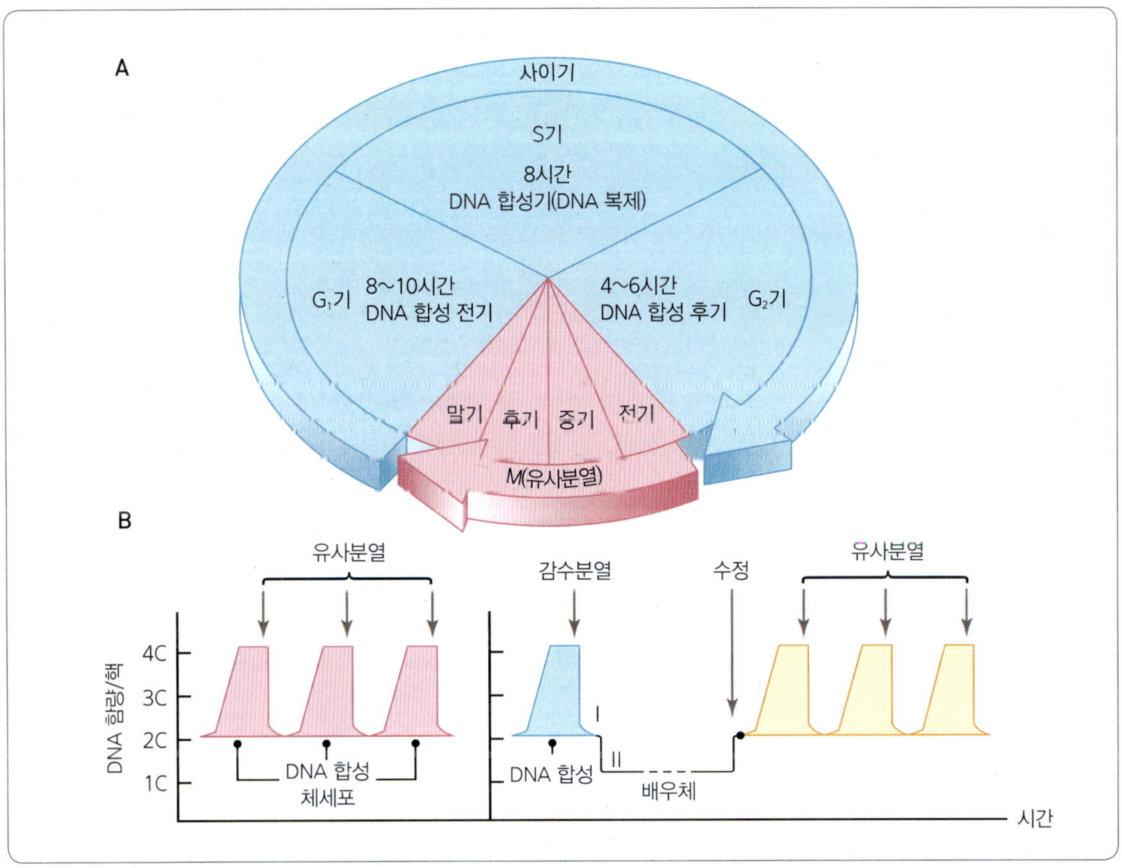

● 그림 2-10 **세포주기(A)와 DNA 함량의 변화(B)** 1C는 홑배수체 DNA의 양을 의미한다.

이 있다. 유사분열은 생명체의 성장과 발달, 감수분열은 생식에 중요한 과정이다.

세포는 분열에 앞서 일정기간 동안 핵 내에서 DNA가 2배로 증가하고, 그 후 DNA는 세포 분열에 의해서 생성되는 2개의 딸세포(낭세포, daughter cell)에 균등하게 배분된다(그림 2-11). 이 시기에 분열에 의해서 모세포(parent cell)의 염색체의 수와 DNA양이 같은 두 개의 딸세포가 형성된다. 세포는 이러한 과정을 되풀이하면서 그 수가 증가하고 부피도 증가한다.

세포주기는 **사이기**(interphase)와 **유사분열기**(M기, mitotic phase)로 구성된다. 세포의 분열이 일어나지 않고 유전물질인 DNA를 합성하는 시기인 사이기는 G1기, S기, G2기로 세분화된다. 유사분열기는 세포의 분열이 일어나는 기간으로 전기, 중기, 후기, 말기, 세포질 분열로 나눈다. 사이기의 시작부터 유사분열기의 끝까지를 **세포주기**(cell cycle)라 한다.

분열기간은 DNA 합성전기(G_1기), DNA 합성기(S기) 및 합성 후기(G_2기) 및 유사분열기(M기)로 나누어진다(그림 2-10A). G_1기는 세포가 DNA 합성을 준비하는 단계로 약 10시간을 소비하며, S기는 DNA를 합성하는 시기로 약 8시간을 소비한다. DNA 합성이 완료되면 G_2기로 세포분열의 준비단계이며 4시간 정도가 소비되며 마지막 단계인 M기는 2개의 딸세포를 만드는 핵과 세포질분열 시기로 소요시간은 약 30분 정도이다.

4) 세포의 형태

세포의 형태는 여러 가지이며 같은 조직이라도 그 분화 정도 및 기능에 따라 변화하게 되는 경우도 많다. 또한 세포의 형태는 세포 주위의 외부조건에 의해서도 영향을 받게 된다. 세포의 모양은 일반적으로 둥근모양(원형)이지만 생물의 종류와 신체부위에 따라 다르다. 예를 들면 포유류의 적혈구(erythrocyte, RBC)는 원반형인데 반하여 백혈구(leukocyte, WBC)는 아메바 형태로 모양이 일정하지 않으며, 신경세포(nerve cell)에는 돌기가 있으며, 정자(sperm)는 머리, 목, 꼬리 등으로 분화된 독특한 모양을 이룬다.

세포의 크기는 세포의 종류에 따라서 상당히 다르다(3~100μm). 그러나 일반적으로는 10~20μm의 크기가 많으며, 큰 세포는 알세포로 75,000μm 정도의 크기도 있다.

5) 세포분열

세포의 증식은 **세포분열**(cell division)에 의하여 이루어진다. 세포분열에 의하여 한 개의 모세포(parent cell)가 두 개의 딸세포(daughter cell)로 분열한다. 세포분열은 **핵분열**(nuclear division)이 가장 먼저 일어나고 이어서 **세포질분열**(cytoplasmic division)이 일어난다. 분열할 때 핵분열만 일어나고 세포질 분열이 일어나지 않는 경우에는 다핵세포가 생긴다. 세포분열에는 유사분열(mitosis)과 무사분열(amitosis)이 있으며 고등동물에서 세포분열은 거의 모두 유사분열이다.

유사분열의 분열기는 4기로 나뉜다(표 2-4). 유사분열(mitosis) 즉, 체세포 분열(somatic division)

이 일어날 때 염색체가 세로로 분리된 후 각각 딸핵(낭핵, daughter nucleus)으로 나누어지지만, 세포 분열 앞·뒤의 염색체 수는 변하지 않는다(그림 2-11). 모든 생물의 체세포는 **상동염색체(Homologous chromosome)**을 가지고 있으므로 염색체 수가 반드시 짝수인 **두배수체(배수체, diploid; 2n)**를 형성한다. 그러나 생식세포인 난자와 정자가 형성될 때에는 상동염색체의 한쪽 염색체만 갖는 감수분열이 일어나므로 **홑배수체(haploid; n)**가 된다. **감수분열(meiosis)**은 연속하여 **2회**의 분열이 일어나는데 제 1분열에서는 염색체 수가 반(2n)이 되고 그 후 체세포 분열과 같은 방식으로 제 2분열이 일어나 홑배수체

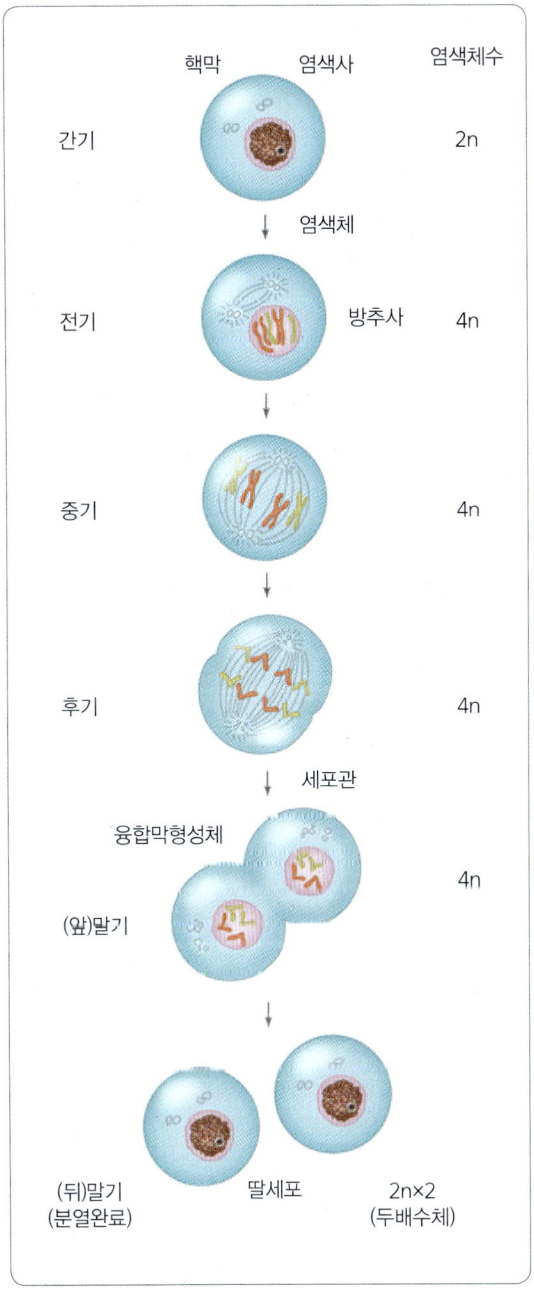

● 그림 2-11 체세포(유사)분열

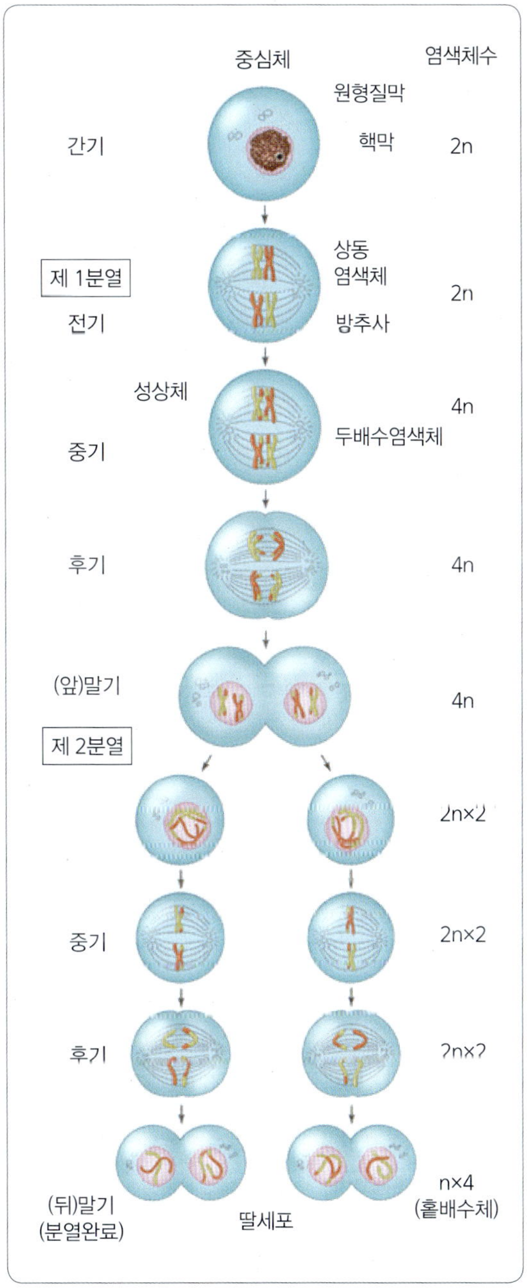

● 그림 2-12 감수분열

(n)가 형성된다(그림 2-12). 사이기에서의 변화는 체세포 분열과 감수분열에서 모두 같다.

임/상/노/트

상동염색체(homologous chromosome)

사람의 체세포는 각각 46개의 염색체를 가지고 있다. 46개의 사람 염색체는 23종류의 각각 다른 모양의 염색체로 나눌 수 있다. 이때 23종류의 염색체는 모양과 크기가 같은 한 쌍의 염색체를 형성하고 있다. 이러한 한 쌍의 염색체를 상동염색체이라고 한다.

● 표 2-4 유사분열 과정에서 중요 변화

과 정		중요변화
사이기 (interphase)		세포 분열의 준비기간 ① 세포크기의 증가한다. ② 염색체가 풀어지면서 점차 길어지고 가늘어져 일부 염색체 과립을 제외하고는 보이지 않게 된다. ③ DNA가 복제된다.
유사분열기 (meiosis)	전기 (prophase)	세포 분열의 초기 ① 중심소체가 복제되어 두 쌍이 된다. ② 염색질이 축합되어 염색사가 형성되고 그 후 염색사가 점차 굵고 짧아져 염색체가 형성된다. ③ 중심소체 주위에 별(aster)이 형성되면서 양극으로 이동하며 두 중심소체 사이에 방추사(spindle fiber)가 형성된다. ④ 핵막과 핵소체가 소실되기 시작한다.
	중기 (metaphase)	① 염색체가 적도부위에 배열된다. ② 염색체에서 각각의 염색분체(chromatid)를 잇고 있는 동원체(centromere)가 방추사에 부착된다. ③ 핵막이 완전히 소실된다.
	후기 (anaphase)	① 동원체가 둘로 쪼개지며, 각각의 염색체를 이루고 있던 두 개의 염색분체도 분리된다. ② 분리된 염색분체가 방추사에 의해 양극으로 끌려간다.
	말기 (telophase)	① 양극으로 끌려간 염색체가 점차 길고 가늘어진다(염색체를 구성하고 있는 꼬여 있던 DNA 분자가 풀어지기 때문). ② 양극으로 이동한 염색체 주위에 각기 핵소체 및 핵막이 형성된다. ③ 방추사가 소실된다. ④ 세포질 분열에 의해 모세포가 완전히 두 개의 딸세포로 나누어진다.

6. 세포막을 통한 물질운반

인체가 생명을 유지하려면 세포가 필요한 영양물질을 취하고 세포의 대사과정에서 만들어진 필요없는 노폐물을 배설하여야 한다. 이러한 물질들의 이동은 세포막을 통하여 이루어지며 작은창자에서 영양분, 수분의 흡수, 콩팥에서 노폐물, 독성물의 배설, 허파에서 산소와 탄산가스의 교환 등도 세포막을 통한 물질 운반의 한 예이다.

1) 세포막의 특성

세포막은 지질단백구조(lipoprotein structure)로 되어 있는데 이들 **지질이중층**은 물질 투과의 장벽

역할, 통합 단백질의 용매 역할 및 단백질의 기능을 조절하는 역할을 한다. 따라서 지방에 잘 용해되는 물질은 세포막을 잘 통과한다.

세포막은 구조적, 기능적 특성으로서 평형 상태와 선택적 투과성을 갖고 있기 때문에 세포막을 통과하는 물질의 종류를 결정짓는다.

세포막을 통한 물질의 운반은 크게 수동운반(passive transport)과 능동운반(active transport)으로 분류하고 이외에 **세포내섭취(세포내이입, endocytosis)**과 **세포외배출(세포외유출, exocytosis)**이 있다. **수동운반**은 에너지의 이용 없이 자연계의 역학적인 힘으로 자연히 일어나는 운반방식이고, **능동운반**은 에너지를 이용하여 농도 차(농도기울기)나 전압 차에 역행하여 물질이 이동되는 운반방식이다. 세포막은 막을 통과하는 물질의 운반 작용인 확산(diffusion), 삼투(osmosis), 여과(filtration), 능동적 운반 및 세포내섭취작용 등을 조절하고 있다.

모든 세포는 세포막을 경계로 세포내액과 세포바깥액으로 구분되어 있으며, 세포 속·바깥액에 분포한 화학성분도 달라서 세포 내·외의 화학적 반응에 의하여 세포 내부에서는 에너지가 생성된다. 여기서 생성된 에너지를 공급받아 Na^+이나 K^+과 같은 물질이 이동된다. 그러나 아직도 능동운반이 일어날 때의 화학적 반응에 대해서는 잘 알려져 있지 않다.

2) 세포막을 통한 물질 이동

세포막을 통하여 물, 영양물, 가스, 노폐물, 전해질, 이온 등과 같은 분자들의 이동이 끊임없이 일어나며, 이 물질의 이동은 크게 물리적 이동(수동운반)과 생리적 이동(능동운반)으로 구분된다.

(1) 수동운반

수동운반(passive transport)이란 물리적 이동으로써 자연계의 역학적 현상에 의해 물질이 이동하는 현상이다. 따라서 물질이동에는 에너지(ATP)가 소모되지 않으며 물질은 고농도에서 저농도로 이동한다. 인체에서 볼 수 있는 수동운반 방식에는 **확산**, **여과**, **삼투**가 있다.

① **확산(diffusion)**

물에 잉크를 떨어뜨리면 시간이 지나면서 잉크가 물 전체에 같은 농도로 퍼지게 된다. 이러한 현상이 일어나는 이유는 기체와 액체를 구성하는 분자가 끊임없이 자유운동을 하며 이동하기 때문이다. 분자가 평형에 도달하려고 농도(분자의 밀도)가 높은 쪽에서 낮은 쪽으로 잉크가 이동하여 균등하게 퍼지게 되는 현상으로 **단순확산(simple diffusion)**이라고 한다. 허파에서 산소가 흡수되는 것은 허파꽈리(폐포)쪽 산소의 농도가 혈액보다 높기 때문에 확산에 의하여 허파에서 혈액으로 산소가 이동되며, 이산화탄소는 반대 작용에 의하여 외부로 배출된다. 확산은 농도기울기가 클수록, 이동하려는 물질 분자의 직경이 작거나 지질 용해성이 클수록, 확산면적이 증가하거나 확산거리가 짧을수록, 온도가 높을수록 확산이 촉진된다.

한편 포도당 등은 다른 운반체를 이용하여 물질이동이 일어나기 때문에 에너지를 소비하거나 농도기울기(농도구배)를 역행하지 않으면서 물질이 이동되는데 이러한 물질운반 방식을 **촉진확산**(facilitated diffusion)이라 촉진확산에서는 농도 기울기가 커질수록 속도가 증가하지만 일정 수준의 농도 기울기에 도달하면 더 이상 확산 속도가 증가하지는 않는다. 이는 촉진 확산에 사용하는 수송 단백질의 수가 한정되어 있기 때문에 나타나는 현상이다. 단순확산과의 차이점은 투과속도는 한계치에 도달한 이후에는 속도가 증가하지 않으며(운반단백질 추가 시 증가할 수 있음), 운반단백질(permease)의 최적온도가 있다는 것이다.

② 여과(filtration)

혼탁한 물을 여과지로 거르면 통과할 수 없는 큰 입자는 남고, 물이나 저분자 물질은 빠져 나간다. 이처럼 거르는 것을 **여과**라 하며, 여과하려면 반드시 외부의 힘이 가해져야 한다. 몸속에서 여과에 의한 물질 이동현상이 일어나는 곳은 콩팥이다. 콩팥 속의 콩팥소체에 있는 막은 혈액성분 중 수분과 저분자만을 콩팥세관(요세관)으로 여과하고 단백질과 같은 고분자는 여과하지 못한다. 이때 여과의 압력으로 작용하는 것이 혈압이다. 콩팥소체에 질환이 생기면 여과막을 통하여 단백질과 같은 고분자도 빠져나가게 되므로 소변(urine)으로 단백질이 빠져나온다. 이를 **단백뇨**(proteinuria)라 하며 단백뇨가 나타났을 때 콩팥의 질환을 의심하게 되는 것이다.

③ 삼투(osmosis)

세포막은 선택적 **반투과성질**(selectively semipermeable property)을 가지고 있다. 반투과성이란 어떤 물질(예; 수분, 용매)은 자유로이 통과시키지만 어떤 물질(예; 식염, 용질)은 통과시키지 않는 막의 물리적인 성질을 말한다. 용매는 통과시키지만 용질은 통과시키지 않는 반투과성 막을 경계로 하여 한쪽에 물, 다른 쪽에 식염수를 넣으면 물은 식염수 쪽으로 이동하여 용적이 증가된다. 이와 같이 낮은 농도의 용액과 높은 농도의 용액 사이에 세포막을 놓으면 농도가 낮은 용액의 물이 농도가 높은 용액 쪽으로 이동하는 현상을 **삼투**라고 하고, 이 때 물이 막을 지나서 농도가 높

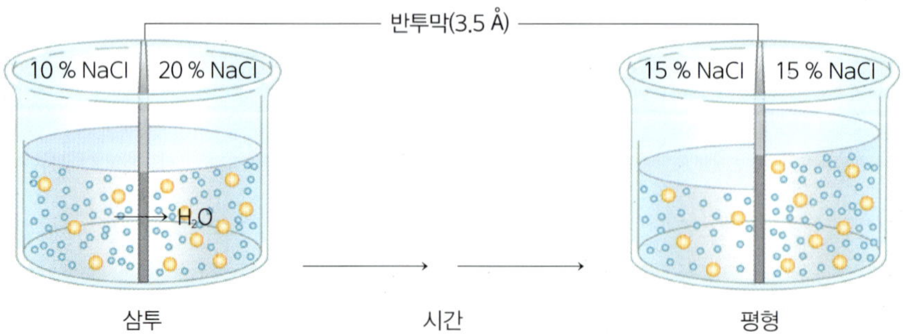

● 그림 2-13 삼투현상

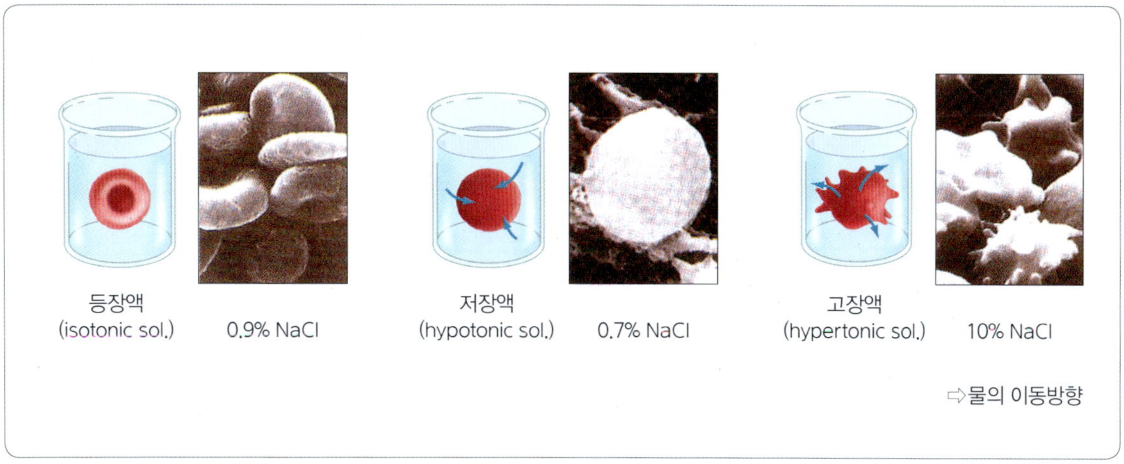

● 그림 2-14 적혈구막의 삼투현상

은 쪽으로 들어가려고 하는 힘을 **삼투압**(osmotic pressure)이라 한다(그림 2-13). 삼투압이 같을 경우 두 용액이 반투과성 막을 사이에 두고 접해 있더라도 물의 이동은 일어나지 않는다. 이 용액을 **등장액**(isotonic solution)이라고 한다. 인체 내에서 삼투현상이 일어나는 곳은 적혈구이다. 적혈구의 등장액은 0.9% NaCl용액(300mOsm; 1Osm은 1H의 분자가 1L의 수용액 속에 녹아 있을 때의 삼투압)이며 이것을 **생리식염수**라 한다. 적혈구를 0.9% 이하의 **저장액**(hypotonic solution)에 넣으면 수분이 세포내부로 들어와 적혈구 세포의 용적이 증가하며 심할 경우 세포가 터지는 **삼투적 용혈**(Osmotic hemolysis)이 일어난다. 반대로 0.9% 이상의 **고장액**(hypertonic solution)에 넣으면 수분이 세포 외부로 빠져 나가 세포의 부피는 줄어들어 **탈수**가 일어난다(그림 2-15).

(2) 능동운반

능동운반(active transport)이란 생리적 이동을 말하는데 농도를 거슬러서 물질을 이동시키기 때문에 이 과정에는 에너지(ATP)가 소모된다. 세포의 막에서 볼 수 있는 능동수송은 세포 안팎으로 이온들을 밀거나 잡아당기는 펌프처럼 작용한다. 생물학자들은 많은 막펌프들을 발견하였지만, 현재까지 세 가지 특징으로 나누어 볼 수 있다.

첫째, 각각의 펌프(pump)는 막에 존재하는 어떤 단백질이 물질을 이동시킬 때 그 모양의 변형을 일으켜 이온이나 큰 분자들이 지질 장벽을 통과하도록 작용한다.

둘째, 펌프는 낮은 농도에서 높은 농도로 즉, **농도기울기**(concentration gradient)를 거슬러 이온과 분자들을 이동시킨다.

셋째, 펌프를 작동하기 위하여 에너지가 필요한데 보통 ATP가 분해되면서 생성되는 에너지를 사용한다. 대표적인 펌프가 Na^+-K^+ pump(그림 5-7)로 세포 전체 에너지 예산의 30~70% 정도에 해당하는 막대한 에너지를 쓰면서 세포 내 삼투압 균형을 유지한다.

(3) 세포내섭취와 세포외배출

세포내섭취(endocytosis)와 **세포외배출**(exocytosis)은 에너지를 필요로 하는 다른 형태의 능동 운반이다. 단백질이나 지질 같은 분자량이 큰 물질을 세포 내·외로 반입하거나 분비하여 이동하는 것을 말한다.

① 세포내섭취(endocytosis)

세포내섭취에는 포식작용(식세포작용), 포음작용(음세포작용), 수용체에 의한 세포내 유입의 3종류가 있다. **포식작용**(phagocytosis)이나 **포음작용**(pinocytosis)은 원형질막을 사이에 두고 일어나는 물질 운반의 한 형태로써 세포막이 한쪽으로 움푹 들어간 주름을 형성한 후, 그 주름 내로 먹이를 삼키면 삼킨 먹이가 원형질 내로 이동한다. 이와 같은 현상을 포식작용이라고 하는데 대표적인 예는 혈액 속에 있는 백혈구에 의해서 세균과 같은 이물질이 섭취되는 것이다(그림 2-15).

② 세포외배출(exocytosis)

포식작용과 반대되는 과정으로 세포 안에서 생성된 분자량이 큰 물질을 세포막을 투과하지 않고 세포 밖으로 배설하는 것으로 세포의 표면에 형성되는 **포음작용**(pinocytosis)에 의하여 소포가 세포 표면으로부터 세포 내면으로 이동한다. 그 후 용해소체의 작용을 받은 소포가 그 내용물을 배설하게 되는데 이것을 **세포외배출**(exocytosis)이라 한다(그림 2-7).

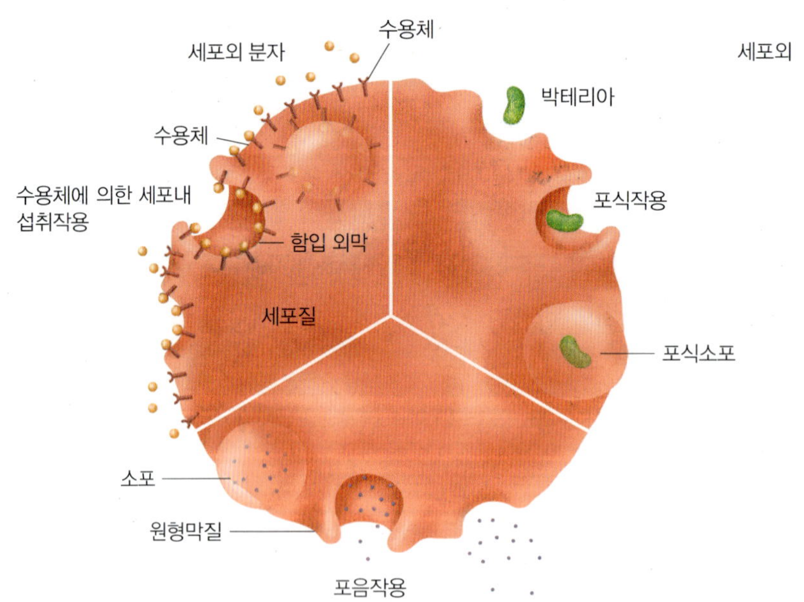

● 그림 2-15 세 가지 형태의 세포내섭취 작용

Human Physiology

제 3 장

조직과 기관

1. 조직(tissue)

조직(tissue)은 특별한 기능을 수행하는데 필요한 세포들의 집단이며, 세포 사이에는 세포바깥바탕질(세포외기질, extracelluialr matrix)로 채워져 있다. 사람의 몸을 구성하는 기본조직은 구조와 기능에 따라 상피조직(epithelial tissue), 결합조직(connective tissue), 근육조직(muscular tissue), 신경조직(nervous tissue)으로 구분하며 이들 기본조직이 모이면 특수기능을 수행하는 기관(organ) 및 계통(system)을 형성하게 된다. 기본조직은 세포의 배열 및 형태에 따라 다음과 같이 분류된다(표 3-1).

1) 상피조직(epithelial tissue)

사람 몸의 안과 바깥쪽 표면을 덮고 있는 한 층 또는 여러 층의 상피세포들이 판이나 막 형태를 이루고 있는 세포 집단을 **상피조직**이라 한다. 발생 과정에서 **외배엽**에서는 몸 표면을 덮고 있는 표피, 입안

● 표 3-1 조직의 종류와 기능

조직	분류	소재	기능
상피조직	단층편평상피 단층입방상피 단층원주상피 단층섬모원주상피 중층편평상피 중층입방상피 중층원주상피 거짓중층원주상피 이행상피	허파꽈리세포, 가슴막, 심장막, 배막, 혈관 집합세관(집합관), 외분비샘, 갑상샘 상피 위 및 창자관의 점막층, 점막상피(기도 일부) 자궁속막, 자궁관, 세기관지, 코곁굴, 척수중심관 입, 식도, 피부(표피), 후두, 성대, 질 땀샘 남성요도 해면체, 항문점막의 일부 기관지점막, 귀인두관 방광, 요도, 요관	가스교환, 확산, 여과, 삼투 작용, 보호 흡수, 분비 보호, 분비, 흡수 분비, 운반 보호 분비 보호 운반 저장, 분비
결합조직	성긴결합조직 지방조직 치밀결합조직 탄력결합조직 그물결합조직 불규칙결합조직 뼈(골)조직 연골조직 혈액조직	다른 조직 간격 온몸, 피부밑(피부) 각 처의 융기부(힘줄, 인대, 흉터) 황색인대, 목덜미인대, 성대인대, 후두덮개, 대동맥(탄력동맥) 지라, 골수, 허파, 콩팥, 가슴샘, 편도, 림프절 피막, 신경집, 뼈막, 뇌·척수의 경질막 뼈대 코뼈, 관절, 후두, 기관, 기관지 혈액	피부, 점막 등을 아래 조직과 연결 보호, 보온, 연한 접촉, 영양분 저장 연결(굴곡 가능) 탄력성 유지 이물질 여과 보호 지지, 보호 유연지대 영양 및 노폐물 운반
근육조직	뼈대근육(가로무늬)	뼈에 부착 눈고랑(안구) 식도의 위쪽 1/3	뼈의 운동 안구운동 삼킴(연하)
	심장근육(가로무늬)	심장벽	심장수축
	내장근육(민무늬)	소화기관, 호흡기관 비뇨생식기계통 혈관, 큰 림프관 분비샘 유도 홍채, 모양체 진피 속의 털세움근	내용물 이동 관 수축 분비액 운반 광선량 조절, 동공(암실)형성, 렌즈 변경 털세움(닭살)
신경조직	뇌, 척수, 말초신경	온몸	들(구심성) 및 날(원심성) 흥분 전달

(oral cavity)의 점막 상피와 분비샘(gland) 등, **중배엽**에서는 혈관의 속면, **내배엽**에서는 식도(esophagus), 위(stomach), 창자(intestine), 기관(trachea) 등이 유래한다.

피부, 눈, 입술, 몸 속의 공간(소화관, 혈관), 분비샘의 속면 등을 덮고 있는 상피조직은 분포 위치에 따라서 보호기능(몸 표면의 상피는 세균 등의 침입 방어), 흡수기능(소화관의 상피), 여과기능(콩팥의 상피), 분비기능(위의 상피) 등 서로 다른 기능을 수행한다.

(1) 상피조직(Epithelial tissue)의 분류

몸의 표면을 덮는 **상피조직**은 몸 안을 덮고 있는 표면상피(surface epithelium), 분비물을 분비하는 샘상피(glandular epithelium)와 특수감각을 받아들이는 감각상피(sensory epithelium)로 구분된다. 또한 상피조직은 세포의 모양과 층에 따라 단층(simple)상피, 중층(stratified)상피, 편평(squamous)상피, 입방(cuboidal)상피, 원주(columnar)상피로 구분된다(표 3-2).

① 모양에 따른 분류

㉠ 편평상피(squamous epithelium)

두께가 매우 얇고 납작한 모양의 세포로서 주로 혈관과 심장의 속면, 허파(폐, lung)와 심장의 바깥면을 덮고 있으며, 허파와 심장 운동에 의한 마찰력을 감소시켜 주는 윤활액을 분비한다.

㉡ 입방상피(cuboidal epithelium)

사각형의 모자이크 모양 세포로서 입방체 모양으로 보이며 난소의 표면에 분포한다.

㉢ 원주상피(columnar epithelium)

소화기관의 점막에서 주로 관찰되는 원기둥 모양의 세포로서 표면적을 넓히기 위해 미세융모가 발달되어 있다. 위나 코의 점막에서와 같이 점액을 분비하거나 특별한 물질(위액의 성분 등)을 분비하는 것도 있다.

㉣ 섬모상피(ciliated epithelium)

기관 및 자궁에서 주로 관찰되는 세포 표면의 털 모양의 돌기, 즉 원주상피의 변형물인 섬모(cilia)가 나와 있다. 섬모들이 물결이 치는 모양의 운동을 일으키는데 이것을 섬모운동이라 한다. 이런

● 표 3-2 상피조직의 종류와 특징

세포의 배열 형태		종 류	소 재
단층	편평상피	단층편평상피	가슴막(흉막), 배막(복막), 심장막, 혈관 및 림프관의 내피, 윤활주머니(활액낭), 허파꽈리(폐포), 토리주머니(사구체낭)
	입방상피	단층입방상피	외분비샘, 갑상샘 소포, 난소표면샘의 도관
	원주상피	단층원주상피	위창자관, 점막상피
		단층섬모원주상피	자궁 속막, 자궁관(난관), 세기관지, 척수 중심관, 코곁굴
중층	원주상피	중층편평상피	입, 식도, 후두 일부, 성대, 질, 여성 요도, 피부(표피)
		중층원주상피	남성의 요도 해면체부, 분비샘의 배설관, 항문 점막일부
		거짓중층원주상피	기관 및 기관지 점막, 귀인두관(이관), 남성 생식계통의 배설관
	이행상피	중층이행상피	콩팥술잔(신배), 콩팥깔때기(신우), 요관, 방광

섬모운동에 의해서 기관지 점막에 부착된 먼지나 이물질들이 배출되며, 자궁관(난관)과 수정관에서 난자와 정자의 이동이 일어난다.

② 세포층 수에 따른 분류

㉠ 단층상피(simple epithelium)

입방체 또는 원주 모양의 두께가 얇고 납작한 단일 세포층으로 이루어진 상피세포로서 확산, 흡수, 여과 및 분비 기능을 담당한다.

㉡ 중층상피(stratified epithelium)

사람 몸의 외피에 있는 여러 층의 상피세포로서 위치에 따라 세포의 모양이 다르다. 가장 밑층은 원주 모양 또는 입방체 모양, 중간층은 모양이 매우 불규칙한 모양, 맨 위층은 세포질이 없어진 죽은 세포층으로서 마치 물고기의 비늘과 비슷한 모양이다. 특히 피부표면 쪽에 있는 각질층은 염색이 되지 않으며 지속적으로 몸에서 때의 형태로 떨어져 나가는 세포층이다.

(2) 표면상피의 분류(그림 3-1)

① 단층편평상피(simple squamous epithelium)

두께가 얇은 한 층의 편평상피세포가 한 줄로 연결된 것으로 가슴막(흉막), 배막(복막), 심장막 속표면, 허파꽈리, 혈관, 각막, 토리주머니(사구체낭)의 내피 등에서 볼 수 있다.

② 단층입방상피(simple cuboidal epithelium)

직사각형 모양의 입방상피세포가 한 층으로 연결된 것으로서 갑상샘 소포, 호흡세기관지, 수정체, 분비샘 및 분비관 등에서 볼 수 있다.

③ 단층원주상피(simple columnar epithelium)

원기둥 모양의 원주상피세포가 한 층으로 나란히 연결된 것으로 위창자관과 자궁(uterus), 자궁관(uterine duct) 등의 속면에서 볼 수 있다.

④ 중층편평상피(stratified squamous epithelium)

표층에는 편평상피세포가 배열되어 있지만 중층과 심층에는 다각형(입방형 또는 원주형) 세포가 배열되어 있다. 피부(표피), 입안, 식도, 항문과 질 등과 같이 마찰이 있는 점막상피에서 볼 수 있으며 주로 보호기능을 수행한다. 끊임없이 세포분열을 거듭하는 바닥층(기저세포층)으로부터 생성된 새로운 세포들은 분화, 성숙을 거친 후 탈락이 되는데 중층편평상피에서는 죽은 세포층인 각질층이 표층이 떨어져 나간다.

⑤ 중층입방상피(stratified cuboidal epithelium)

2층 이상의 상피세포층 중에서 표면층에 있는 입방형 상피세포로서 땀샘(sweat gland), 침샘(salivary gland)의 도관에서 볼 수 있다.

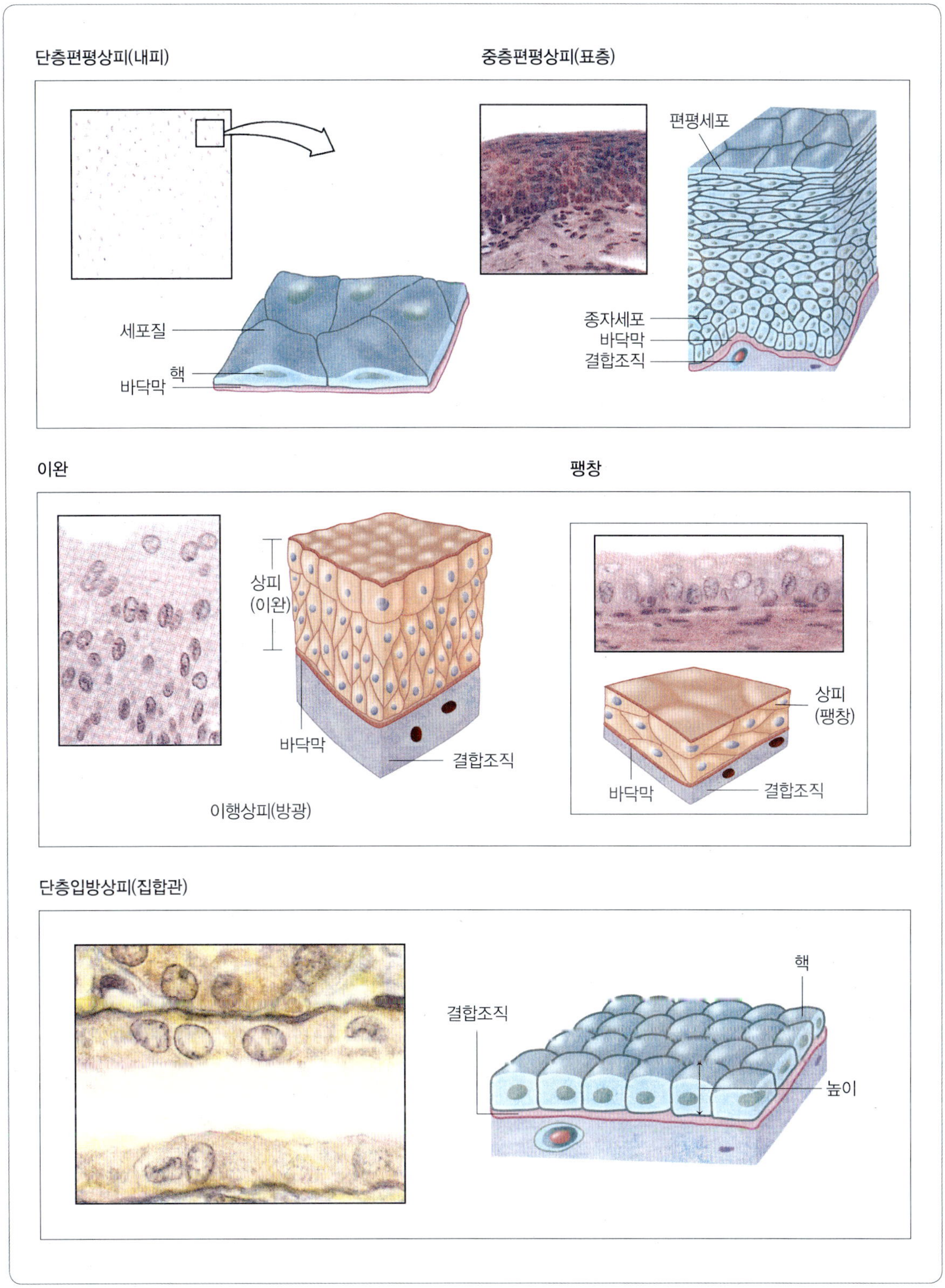

● 그림 3-1 여러 가지 상피조직의 구조

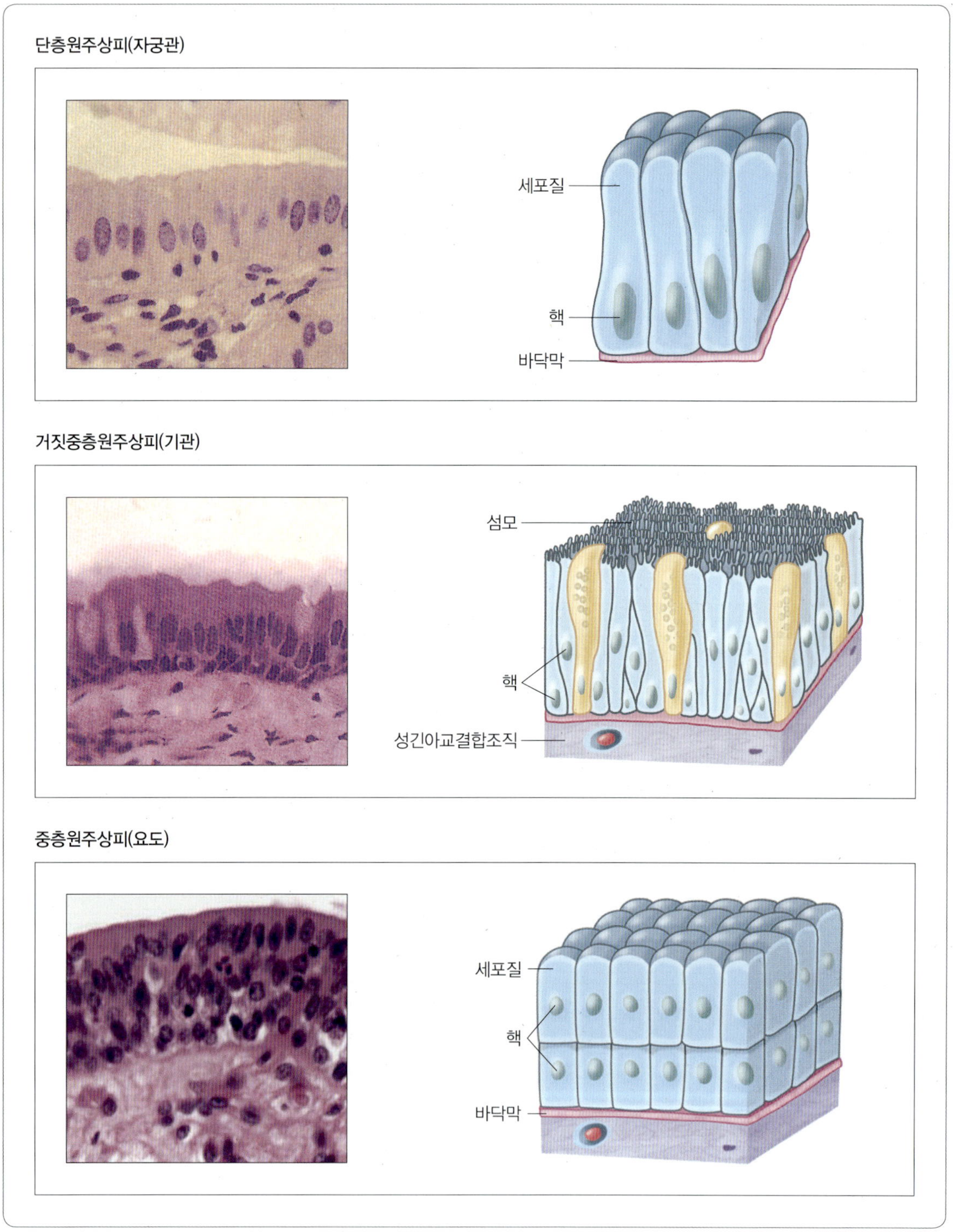

● 그림 3-1 여러 가지 상피조직의 구조(계속)

⑥ 중층원주상피(stratified columnar epithelium)

2층 이상의 상피세포층 중에서 표면층의 상피세포가 원주형 상피세포이며 후두덮개(후두개), 후두, 남성 요도(urethra)와 침샘 등과 같은 큰 관에서 볼 수 있다.

⑦ 거짓중층원주상피(pseudostratified columnar epithelium)

실제로는 한 층을 이루고 있지만 원주상피들의 높이가 각기 달라서 마치 중층인 것처럼 보이는 상피세포로서 기관 및 기관지 등에서 볼 수 있다. 특히 세포의 자유면에 섬모들이 발달되어 있는 것을 거짓중층원주섬모상피(pseudostratified ciliated columnar epithelium)라고 부른다.

⑧ 이행상피(transitional epithelium)

기관의 팽창정도에 따라서 세포의 모양과 층이 변하는 상피조직 즉, 중층편평상피에서 중층원주상피로 바뀌는 상피로서 주로 비뇨계통(방광, 요관, 요도, 콩팥깔대기)에서 관찰된다. 평소 방광이 비워져 이완된 상태에서는 중층원주상피, 방광에 소변이 채워져 팽창된 상태가 되면 3~4층의 세포층들이 마치 편평세포처럼 납작해진다.

(3) 샘상피(선상피, glandular epithelium)

상피조직이 깊은층의 결합조직 속에 함몰되어 있으면서 분비기능을 수행하는 것을 샘(선, gland)이라하며 샘조직은 분비기능을 하는 세포집단과 분비물을 특정부위로 옮겨주는 배출관(excretory)으로 구성되어 있다. 샘은 분비물을 도관을 통하여 피부 또는 장기 안으로 방출하는 **외분비샘**(exocrine, duct gland)과 분비물을 혈액 및 조직액으로 방출하는 **내분비샘**(endocrine, ductless gland)으로 구분된다. **피부샘**에는 땀샘(한선, sweat gland), 기름샘(피지선, sebaceous gland) 및 젖샘(유선,

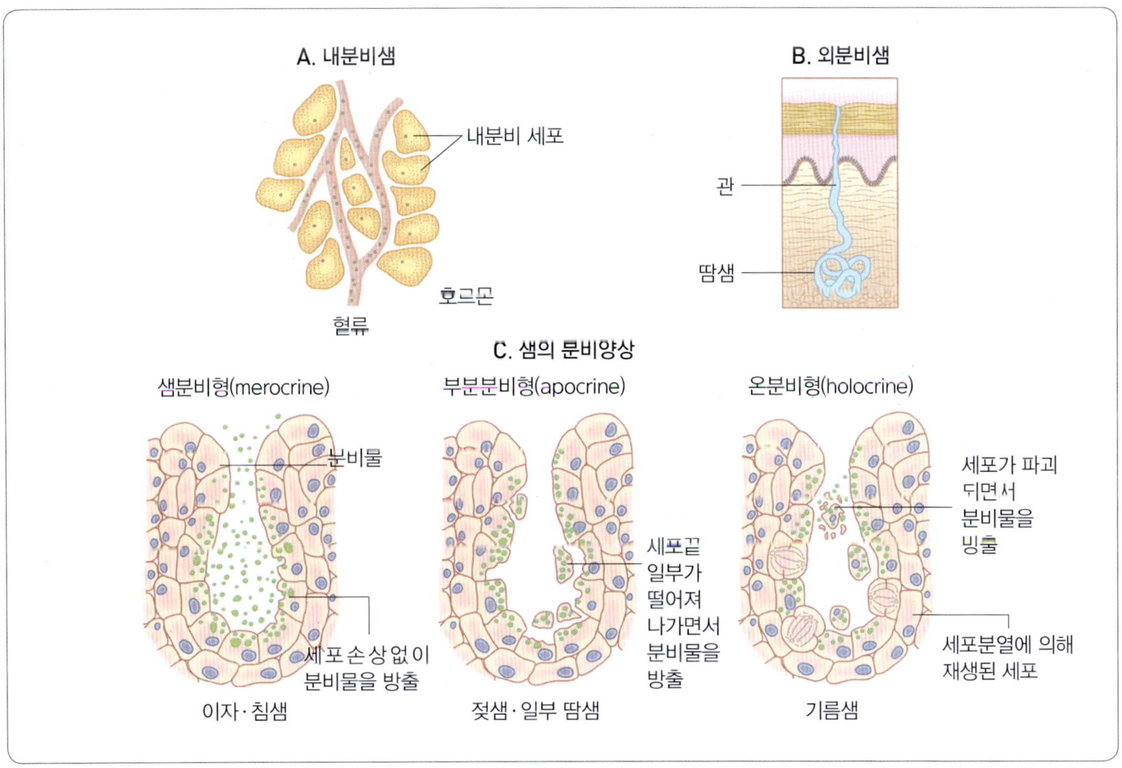

● 그림 3-2 샘의 형태 및 분비양상

mammary gland) 등이 있으며, 소화샘에는 침샘(귀밑샘, 혀밑샘 및 턱밑샘), 간, 이자(췌장) 등이 있으며 그 외에도 눈물샘, 전립샘 등이 있다. 또한 세포의 수에 따라 홑세포샘(술잔세포, 파네트세포와 뭇세포샘(침샘, 간, 이자, 콩팥 등)으로 구분된다.

그리고 분비형태에 침샘과 이자샘과 같이 세포손상없이 분비물만 분비하는 샘분비샘(누출분비선, merocrine gland), 젖샘, 겨드랑 땀샘과 같이 세포질의 일부가 탈락하는 부분분비샘(이출분비선, apocrine gland)과 피지샘과 함께 세포가 떨어져 나가면서 분비물이 함께 배출되는 온분비샘(전출분비선, holocrine gland)으로 분류된다(그림 3-2).

한편 외분비샘은 샘의 종말부 형태에 따라 대롱샘(관상선, tubular gland), 꽈리샘(포상선, alveolar gland), 대롱꽈리샘(관포상선, tubuloalveolar gland)으로 구분하는데 이 중에서 사람에서 가장 많이 분포하는 것은 복합대롱꽈리샘(복합관상포상선, compound tubuloalveolar gland)이다. 또한 분비물의 성질에 따라 점액샘(mucous gland), 장액샘(serous gland) 및 혼합샘(mixed gland)으로 구분한다. 샘에는 풍부한 혈관과 신경이 분포되어 있어 물질의 분비와 운반을 조절한다.

(4) 상피막(epithelial membrane)

가슴안(흉강, thoracic cavity), 배안(복강, abdominal cavity) 등 몸안의 속면 및 내장의 속면 또는 바깥면에 있는 상피조직과 그 아래층을 지지해 주는 결합조직을 합쳐서 막(membrane)이라고 한다.

① **장막(serous membrane)**은 장액성삼출물(장액, serous exudate)을 분비하는 막으로써 가슴막(흉막, pleura), 심장막(심막, pericardium) 및 배막(복막, peritoneum)으로 구분된다. 그리고 장액성삼출물은 벽쪽장막(parietal lamina)과 내장쪽장막(장측장막, visceral lamina) 사이에 있는 장막안(cavity)에 존재한다.

② **점막(mucous membrane)**은 점액(mucus)을 분비하는 막으로서 속이 빈 기관의 표면을 덮고 있으며 보호, 흡수, 분비 및 운반기능을 수행한다. 입안, 식도, 위 및 창자 등에 있는 소화관 점막, 코안(비강), 기관 및 기관지 등에 있는 기도 점막, 요관, 방광 및 요도 등에 있는 요로점막, 그리고 자궁관(난관), 자궁, 질 등에 있는 생식기 점막 등으로 구분된다.

③ **윤활막(synovial membrane)**은 윤활액(synovial fluid)을 분비하는 막으로써 관절주머니(관절낭) 속면에 있으며 힘줄집(tendon sheath)과 윤활주머니(synovial bursa)에서 볼 수 있다. 이곳에 분비되는 윤활액은 근육과 힘줄의 운동이 원할하도록 마찰력을 감소시켜 준다.

④ **섬유막(fibrous membrane)**은 결합조직섬유로 구성되어 있으며, 장기의 표면을 덮어서 보호하는 내장의 섬유피막(Fibrous capsule), 근육을 감싸는 근막(fascia) 및 뇌·척수신경(중추신경)의 피막인 뇌척수막(meninges) 등이 있다.

2) 결합조직(connective tissue)

조직과 조직 사이를 연결해주고 기관과 기관 사이의 공간을 채워서 기관의 형태를 유지해 주는 역할을 하며, 에너지의 저장, 이동통로(혈관, 신경, 림프관), 면역반응이 일어나는 장소이다. 결합조직은 세포와 세포사이물질로 구성이 되어 있다. 세포사이물질은 수분, 염류, 단백당(proteoglycan), 당단백(giycoprotein) 등으로 구성된 무형질(ground substance)과 아교섬유(collagenous fiber), 탄력섬유(elastic fiber), 그물섬유(reticular fiber)로 구성이 된다. 결합조직은 바탕질의 종류와 배열에 따라서 고유결합조직과 특수결합조직으로 분류된다.

(1) 고유결합조직(connective tissue proper)

결합조직은 여러 종류의 세포와 무형질, 섬유성분으로 구성되어 있으며 조직과 기관 사이의 틈을 메우고 결합시키는 역할을 한다(그림 3-3).

형성 시기에 따라 배아결합조직(embryonic connective tissue)과 성인결합조직(aults connective tissue)으로 구분되며 섬유의 치밀도에 따라 성긴아교결합조직(소성결합조직, loose connective tissue)과 치밀아교결합조직(치밀결합조직, dense connective tissue)으로 구분, 세포성분 또는 섬유성분의 유형에 따라 점액결합조직(교양조직), 그물결합조직, 탄력결합조직으로 구분한다. 그 외에도 조직의 특수한 세포의 종류에 따라 지방세포(fat cell, adipocyte), 비만세포(mast cell), 형질세포(plasma cell), 색소세포(melanocyte, pigment cell) 등으로 분류된다.

① 점액결합조직(mucous connective tissue)

배아결합조직은 발생초기에 섬유가 없는 중간엽과 배아기에 아교섬유가 있는 진피밑조직과 탯줄에서 발견되는 점액결합조직(교양조직)으로 구분할 수 있다. 태아기에 출현하는 점액결합조직은 클리코겐 또는 지질로 구성된 점액질(와튼 제대교질, Wharton's jelly)로 구성되며 발생 과정에서

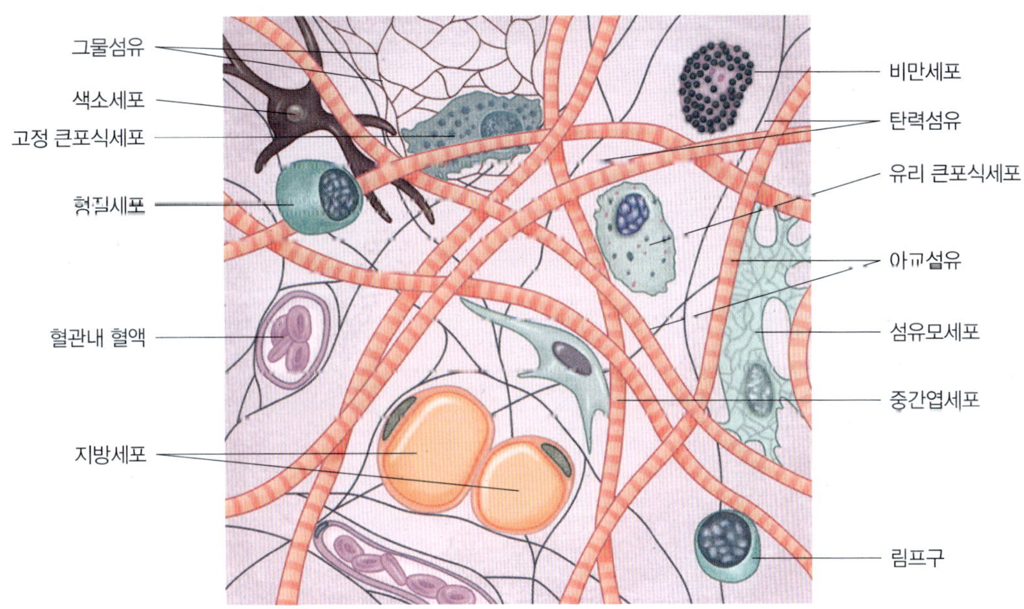

● 그림 3-3 결합조직 속에 있는 세포와 섬유

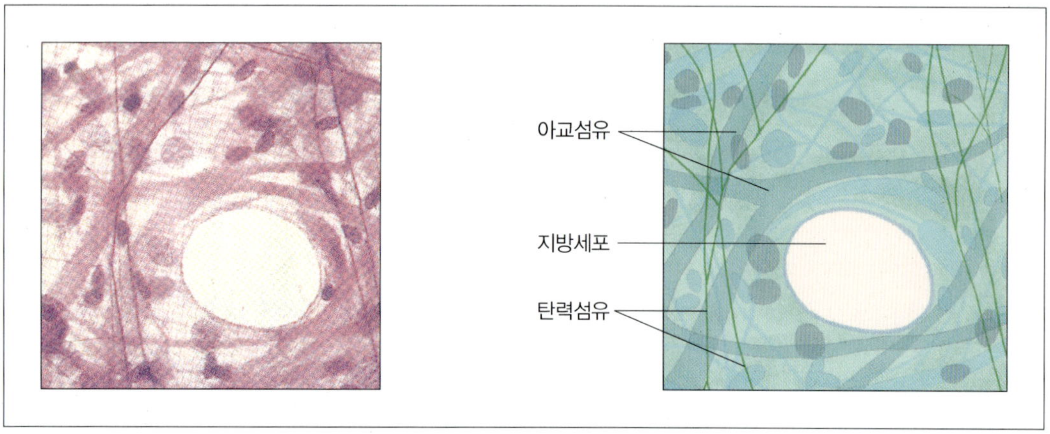

A. 성긴아교결합조직

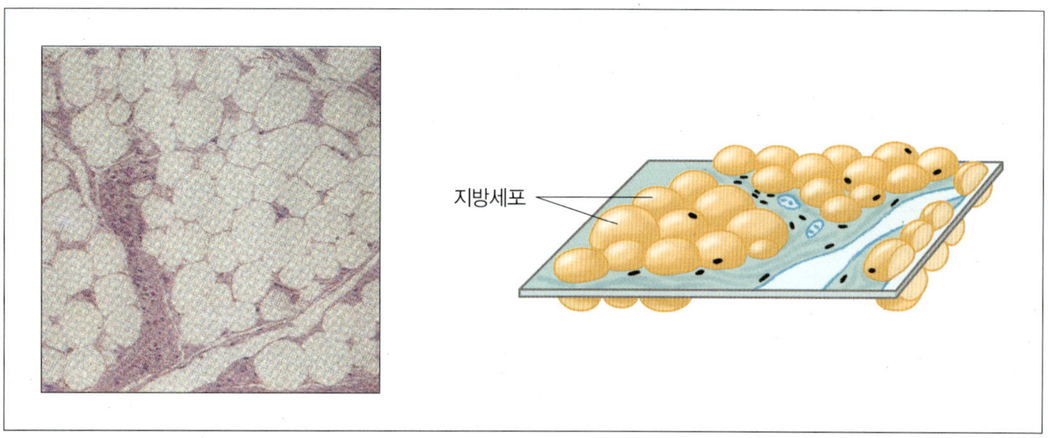

B. 지방조직

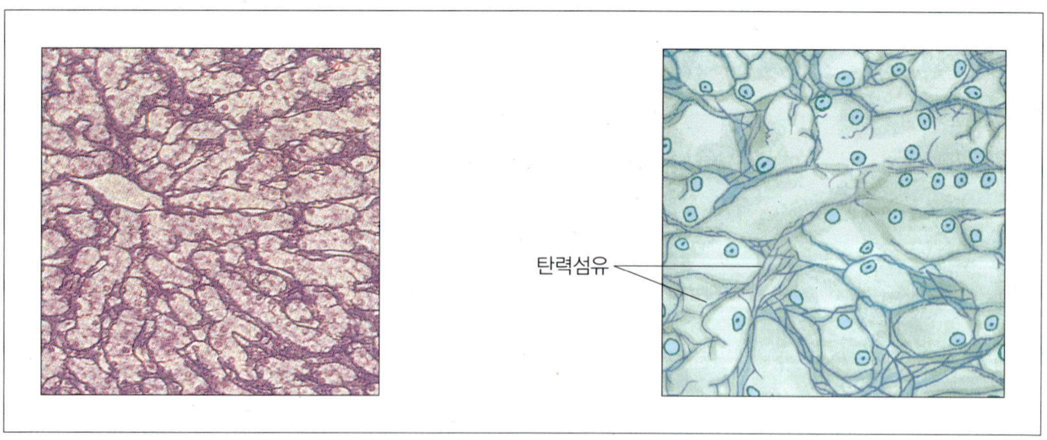

C. 그물결합조직

● 그림 3-4 결합조직(A, B, C)과 연골(D, E, F)

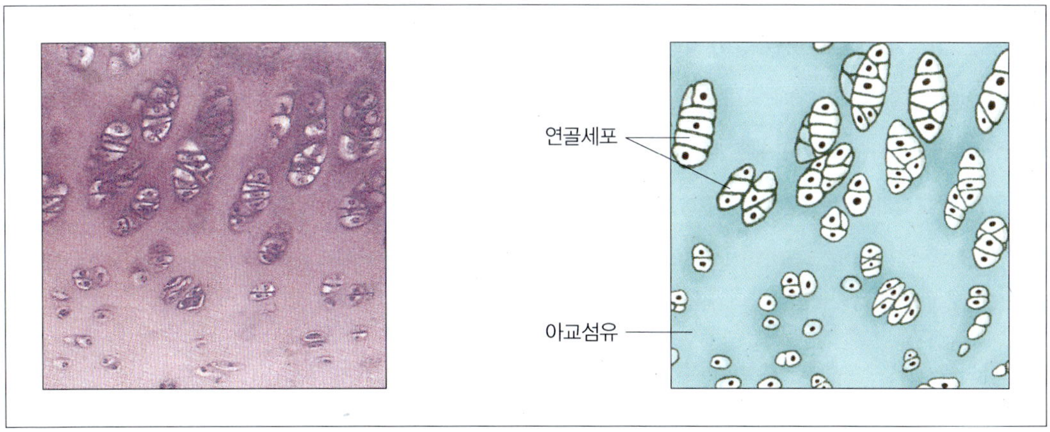

D. 유리연골

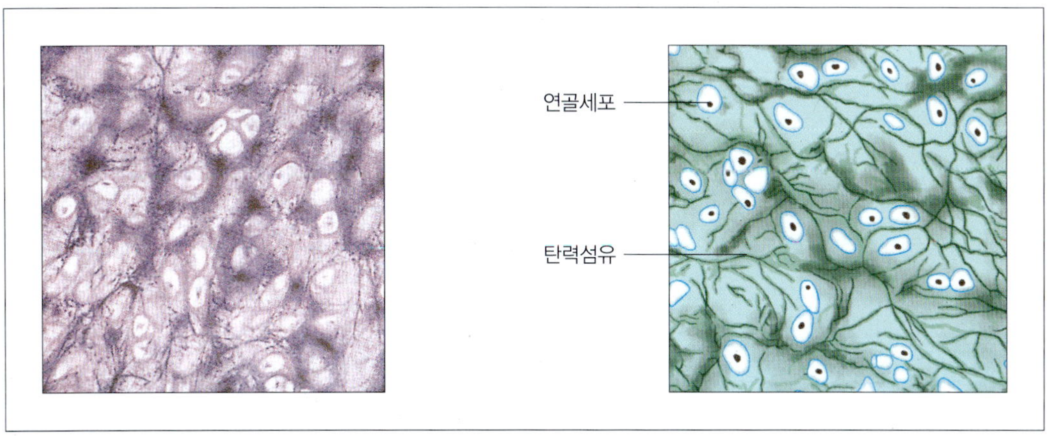

E. 탄력연골

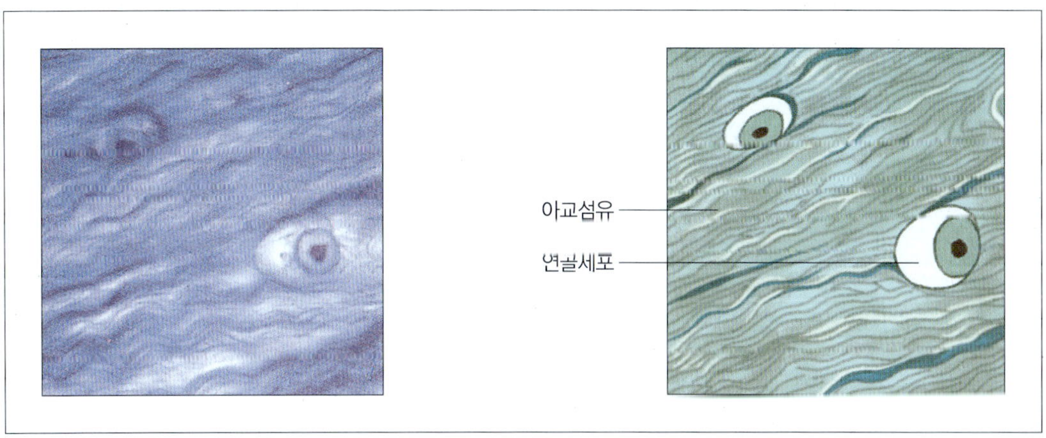

F. 섬유연골

● 그림 3-4 결합조직(A, B, C)과 연골(D, E, F)(계속)

세포로 전환된다.

② 그물결합조직(reticular connective tissue)

그물세포(망상세포, reticular cells)가 세포 돌기와 결합하여 그물처럼 짜여진 조직으로 간, 림프, 지라, 골수에서 틀을 형성한다. 또한 그물섬유(reticulum fibers)는 그물세포와 함께 그물모양으로 배열되기 때문에 격자섬유(latticed fibers)라고도 한다. 또한 은에 대한 친화성이 강하기 때문에 은친화섬유(argyrophilic fiber) 라고 부르며, 그물섬유에는 포식세포들이 존재한다. 위, 창자 점막 고유판, 림프조직, 지라(비장, spleen) 등에 분포하는 조직이다.

③ 탄력결합조직(elastic connective tissue)

원래 길이의 약 1.5배 정도까지 늘어날 수 있는 탄력섬유를 다량 함유하고 있어 신축성이 매우 높은 조직으로서 동맥, 탄력 연골 및 탄력 인대에 많이 함유되어 있다.

④ 지방조직(adipose tissue)

섬유가 적고 지방이 많이 함유되어 있는 성긴결합조직으로서 세포속에 큰 지방 방울을 가진 한칸(단성)지방세포(unilocular fat cell)과 여러 개의 지방 방울을 가지는 뭇칸(다방성)지방세포(multilocular fat cell)로 구분된다(그림 3-4). 이 조직은 에너지원(열 생산 및 축적), 기계적 압박 및 충격 완화, 절연작용(체열발산 방지)에 관여한다.

(2) 특수결합조직(special connective tissue)

① 액상조직(fluid tissue)

조혈조직이라고도 불리며 혈액(체중의 약 8% 차지)과 림프로 구성된다. 혈액은 적혈구, 백혈구, 혈소판과 림프구로 구성, 혈액과 림프의 바탕질인 혈장(blood plasma)과 림프장(lymph plasma)으로 구성된다.

② 지지조직(supporting tissue)

체중의 약 15%를 차지하는 뼈(bone)와 연골(cartilage)로 구성된 조직이다. 뼈의 바탕질에는 미세한 아교섬유(교원섬유, collagen fiber)들이 층판형태를 이루고 있는 속·바깥 기초층판(internal·external basic lamellae)과 뼈속을 가로로 달리는 혈관 통로인 중심관(하버스관, Harversian canals)을 동심원 형태로 감싸고 있는 뼈단위층판(하버스층판, Harversian lamellae)과 사이층판(개재층판, interstitial lamella)으로 구성된다. 또한 중심관에 연결되어 가로로 달리는 가로관(폴크만관, Volkmann's canals)이 존재한다.

연골은 연골세포(cartilage cell)와 연골바탕질(cartilage matrix)로 구성되며 바탕질의 섬유에 따라 3종류로 구분된다(그림 3-4). 바탕질에 미세 아교섬유가 풍부하고 유리처럼 투명한 유리연골(초자연골, hyaline cartilage)은 사람 몸에서 가장 널리 분포(관절연골, 후두연골, 갈비연골, 기관연골 등)하는 연골이다. 바탕질에 탄력섬유가 풍부하고 거칠고 불투명한 탄력연골(elastic cartilage)은 연골세포가 집단을 이루지 않고 1개씩 흩어져 있으며 후두덮개연골, 귀관 및 귓바퀴연골(auricular cartilage) 등에서 볼 수 있다. 바탕질에 굵은 아교섬유(collagen fiber)가 풍부한 섬유연골(fibro-cartilage)은 체중 유지 및 압력을 지탱할 수 있는 매우 질긴 연골로서 연골세포의 수가 매우 적으며 척추사이원반(추간원판, intervertebral disk), 두덩결합(치골결합, pubic symphysis), 관절원반(관절원판, articular disk), 관절반달(관절반월, articular meniscus) 등에서 볼 수 있다.

03

3) 근육조직(muscular tissue)

근육조직은 수축력이 매우 우수하여 몸이나 기관의 운동 및 자세유지에 관여하며 운동 중 생성된 열을 방사하는 하는 조직이다.

형태에 따라서 가로무늬근육(횡문근, striated muscle), 민무늬근육(평활근, smooth muscle), 위치에 따라서 가로무늬근육인 뼈대근육(골격근)과 심장근육, 민무늬근육(평활근)인 내장근육, 지배하는 신경계에 따라서 뼈대근육을 맘대로근육(수의근, voluntary muscle), 내장 근육과 심장근육을 제대로근육(불수의근, involuntary muscle)으로 분류한다.

4) 신경조직(nervous tissue)

신경조직은 신경세포(nerve cell)와 신경아교세포(신경교, neuroglia)로 구성되며, 신경세포는 신경원(neuron)으로써 세포체(cell body)와 2가지의 세포질 돌기(cytoplasmic process)로 구 분된다. 중추신경에서 신경세포체는 회색질(gray substance), 돌기는 백색질(white substance)을 형성한다.

한편 돌기는 다른 신경세포로부터 자극을 받아들이는 가지돌기(수상돌기, dendrite)와 세포체의 흥분을 말초로 전달하는 축삭돌기(axon)로 구분된다. 여러 개의 신경원섬유(neurofibril)로 구성된 신경섬유는 말이집(수초, myelin sheath)의 존재 유무에 따라 말이집신경섬유(유수신경섬유, myelinated fiber)와 민말이집신경섬유(무수 신경섬유, unmyelinated fiber)로 구분된다.

신경아교(neuroglia)는 신경아교세포와 신경아교섬유(신경교 섬유, neuroglial fibril)로 구성된 결합조직으로써 신경세포의 지지, 영양공급 및 포식작용에 관여한다.

2. 기관(organ)

특별한 기능 및 활동을 수행하기 위해서 서로 다른 종류의 조직들이 적절하게 결합된 생리적 기능단위를 **기관(organ)**이라 하며 서로 연관된 기능을 가진 기관들이 모여서 큰 단위체로서의 기능을 할 때 이것을 기관계통(organ system)이라 한다. 각종 기관은 그 속이 꽉 차있는 **실질기관(parnechymatous organ)**과 속이 비어 있는 **속빈기관(유강성기관, hollow organ)**으로 구분한다.

● 표 3-3 기관계통의 종류

계 통	중요 기능	중요 기관
뼈대계통	자세유지, 운동	뼈, 뼈대근육
신경계통	감각, 운동, 내장조절, 정신작용	대뇌, 소뇌, 척추, 감각기, 말초신경
순환계통	물질운반, 감염 방어	심장, 혈관, 지라(비장), 림프절, 뼈, 혈액, 림프
호흡계통	산소섭취, 이산화탄소 배설	기관, 기관지, 허파(폐)
소화계통	음식물의 소화, 흡수	위, 작은창자(소장), 큰창자(대장), 간, 이자(췌장)
배설계통	요의 생성, 배설	콩팥(신장), 방광, 요도
내분비계통	호르몬의 분비	뇌하수체, 갑상샘, 부신, 이자(췌장), 난소, 고환(정소)
생식계통	생식	난소, 자궁, 젖샘(유선), 고환

예를 들면 손은 여러 조직이 모여서 활동에 매우 유용한 하나의 기관을 이루고 있다. 손의 바깥 부분은 중층상피(stratified epithelium)로 되어 있고, 손가락의 끝부분은 복잡한 모양으로 배열된 손지문(fingerprint)이 있고 발가락의 경우는 발지문(footprint)이 있기 때문에 손으로 물건을 잡을 때 미끄러지지 않도록 거친 표면을 만들어 준다. 그리고 피부 안쪽 여러 곳에는 신경조직의 예민한 감수체가 있어서 통각, 온각, 냉각, 압각, 촉각 등을 느끼며, 손 전체에 있는 혈관은 각 조직에 영양분과 산소를 공급한다. 특히 섬세한 움직임은 손 자체에 있는 가로무늬근육조직(횡문근조직, striated muscle tissue)이 관여한다. 또한 손의 뼈와 연골은 버팀역할을 하며, 손바닥의 기타 부위에는 지방조직이 있어서 외부의 압력에 대한 완충작용 을 하기도 한다. 이와 같이 많은 조직들은 결합조직에 의하여 서로 긴밀하게 연결되어 '손 '이라는 특별한 기능의 기관을 형성한다.

사람의 활동은 기능적 단순통합이 아니라 기관계통이라는 기능적 단위로 묶어져 있다(표 3-3).

3. 뼈대(skeleton)

뼈는 사람 몸의 형태를 유지시켜 주는 기능을 수행하는 것으로 성인의 경우 총 206개의 뼈로 구성되어 있고 이들은 조립되어 **뼈대(골격, skeleton)**를 형성하고 있다(그림 3-5). 뼈는 몸속의 중요 장기(뇌, 척수 등) 보호기능, 운동기능, 조혈기능, 무기질(칼슘, 인산 등) 저장 등의 기능을 수행한다. 그리고 뼈대는 뼈, 연골, 인대로 구성되어 있으며 뼈와 연골은 관절형태로 연결되어 있으며 관절은 인대에 의해 보강되어 있다.

1) 뼈대의 종류

사람의 몸을 구성하는 뼈들은 모양에 따라서 다음과 같이 분류된다.

① 팔다리뼈와 같이 긴 축을 가지는 **긴뼈(장골, long bone)** ② 넓이와 길이가 비슷하게 짧은 **짧은뼈(단골, short bone)** ③ 납작한 모양의 **납작뼈(편평골, flat bone)** ④ 모양이 불규칙한 **불규칙뼈(불규칙골, irregular bone)** ⑤ 빈 공간에 공기가 들어 있는 **공기뼈(함기골, air bone)**로 구분된다(그림 3-6).

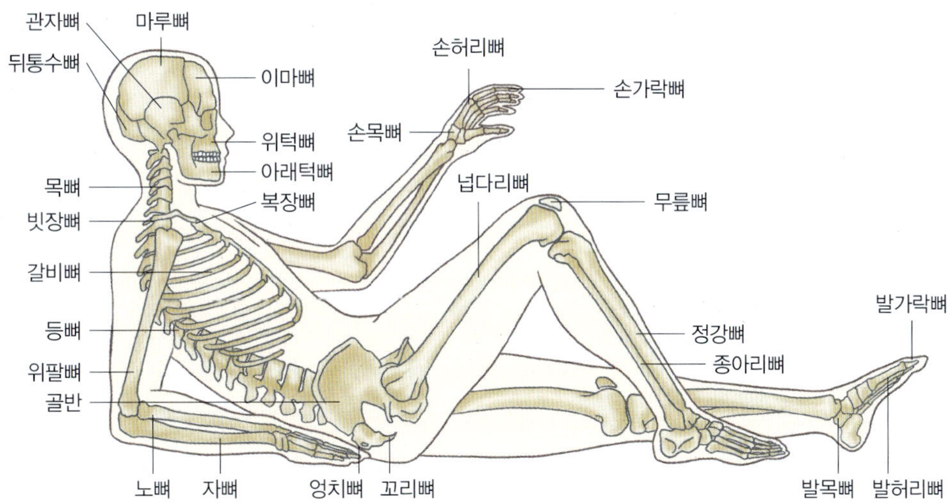

● 그림 3-5 사람의 뼈대

뼈는 가장 단단한 조직으로써 많은 일을 하는 살아 있는 조직이다. 특히 뼈에는 혈관과 신경이 있어서 성장할 뿐만 아니라 지주, 보호, 조혈, 무기질 저장 등의 기능을 수행하고 있다.

뼈의 중요한 기능은 다음과 같다.

1. 저장기능

칼슘, 인 등의 무기질이나 염화물을 저장하고 필요에 따라 혈액으로 방출한다.

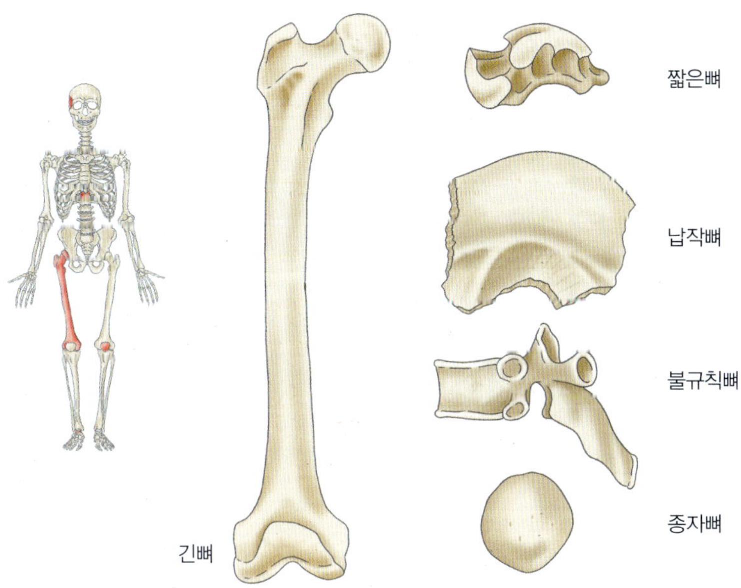

● 그림 3-6 뼈의 종류

2. 조혈기능

적색골수로 활발한 조혈이 이루어진다. 긴뼈의 뼈끝, 납작뼈, 짧은뼈 등의 해면질에는 일생동안 적색골수가 존재하여 조혈작용을 한다.

3. 보호기능

내장, 뇌, 척수, 안구 등의 장기를 보호한다.

4. 지지기능

코 등의 연부조직을 형태적으로 지지하는 것 외에 척추뼈(추골)와 다리의 뼈는 체중을 지지하는 작용을 한다. 특히 다리뼈(하지골)는 체중을 지지하며 보행 등의 운동을 하기 때문에 뼈의 구조가 역학적으로 성장 발달된다.

5. 운동기능

뼈에 부착된 근육에 의해서 관절운동을 일으켜 몸을 움직이게 한다.

2) 뼈의 구조

뼈를 눈으로 볼 때 긴뼈는 양쪽 **뼈끝**(골단, epiphysis)과 중앙의 **뼈몸통**(골간, diaphysis)으로 구성되

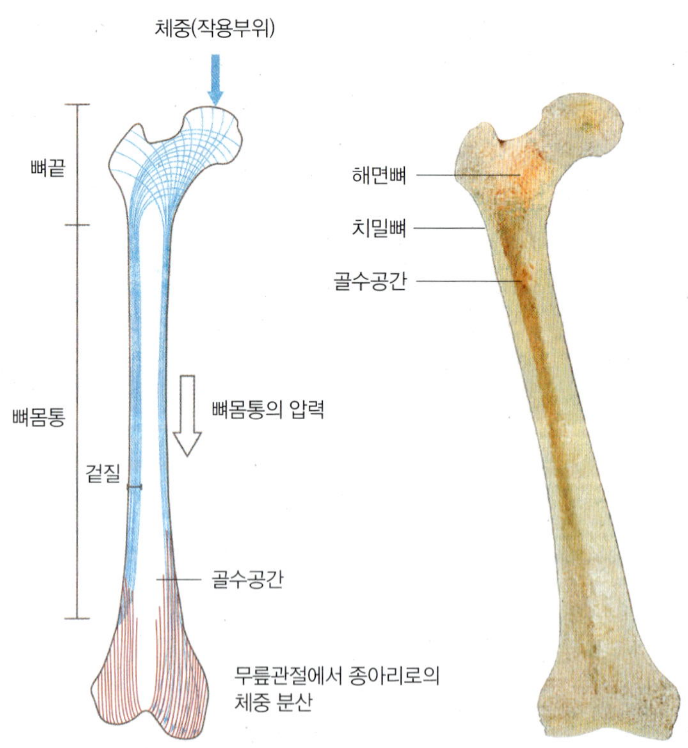

● 그림 3-7 긴뼈의 구조

어 있다. 뼈 몸통부는 주로 **치밀뼈**(치밀골, compact bone)로 되어 있고 중간 부위는 장력을 지탱하는 데 관여하며 그 내부는 **골수공간**(골수강, marrow cavity)을 형성한다(그림 3-7).

(1) 치밀뼈

치밀뼈는 눈으로 볼 때 단단하고 조밀하게 보이는 뼈의 겉층으로서 현미경으로 보면 **중심관**(central cannal, Haversin cannal)을 중심으로 양파의 단면처럼 동심원 형태로 배열된 뼈의 구조적 단위를 하

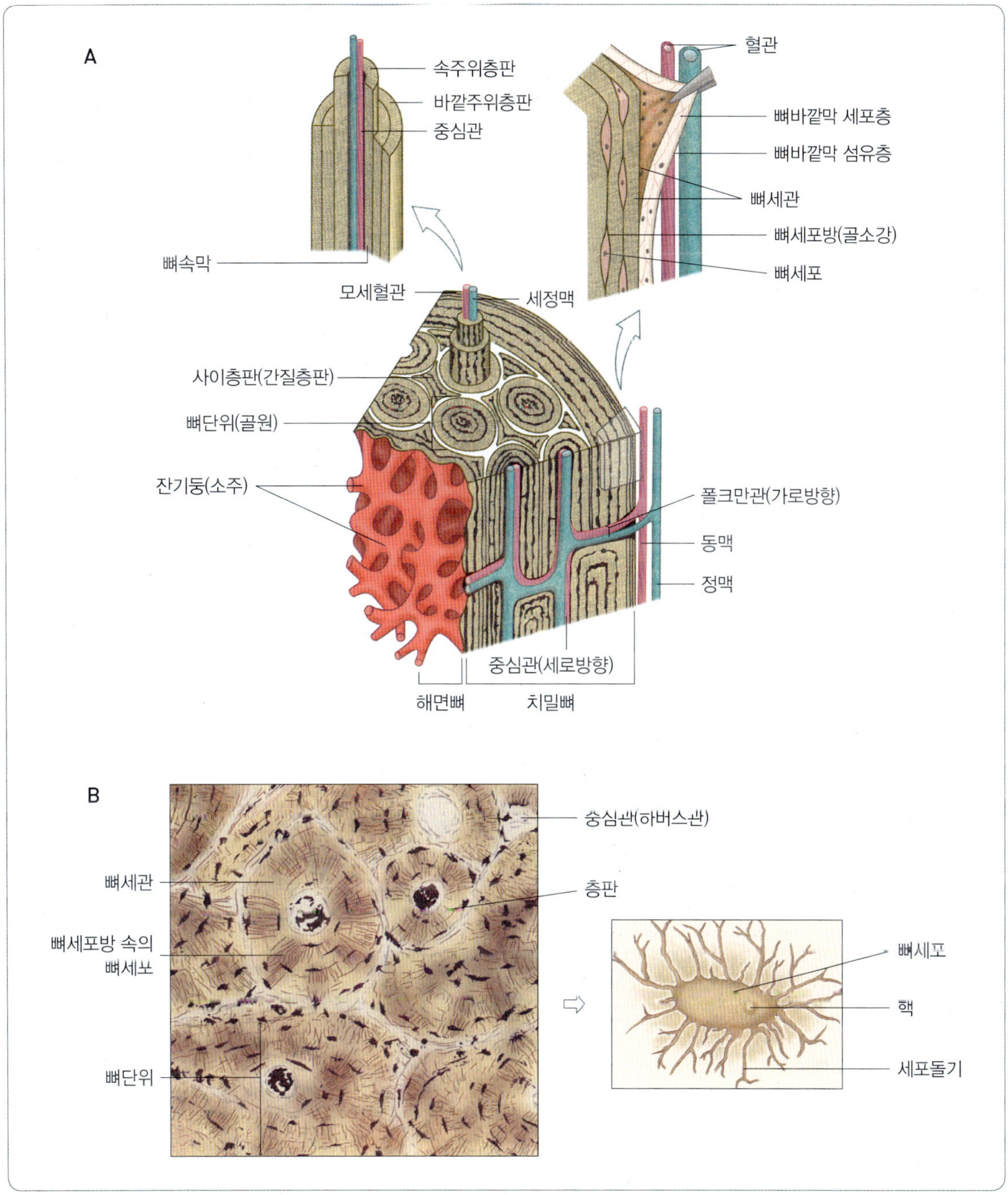

● 그림 3-8 뼈의 입체구조(A) 및 미세구조(B)

버스계통(Haversian system) 또는 **뼈단위(osteon)**이라 한다. 뼈단위는 뼈의 표면과 평행하게 세로로 놓여있으며, 안쪽에 혈관이 들어 있어서 뼈에 산소와 영양을 공급하고 노폐물을 제거한다.

뼈층판 사이에는 뼈세포가 들어 있는 뼈세포방(골소강, lacuna) 속에는 거미모양의 뼈세포(골세포, osteocyte)가 존재하며 뼈세관(골세관, canaliculi)은 뼈세포방을 연결하거나 중심관과 연결된다. 한편 하버스관 속의 혈관은 가로로 놓여 있는 **가로관(폴크만관, Volkmann's cannal)** 속의 혈관에 의해서 서로 연결된다. 중심관은 뼈의 긴축(장축, long axis)을 따라 종단하는 많은 관으로 이 속에는 혈관이 들어있고, 옆으로는 관통관에 의해 연결되어 있기 때문에 뼈막을 통해 들어온 혈관은 뼈의 두 통로를 따라 퍼져 영양물질을 공급하고 있다(그림 3-8).

(2) 해면뼈

해면뼈는 불규칙한 **뼈잔기둥(골소주, bone trabecula)**이라는 나뭇가지 모양의 작은 기둥으로 구성되어 있으며 뼈잔기둥 가장 안쪽의 빈 공간을 골수공간(골수강, medullary cavity)이라 하며 이곳 혈구를 만드는 조혈기관인 골수가 들어 있다. 골수는 조혈작용을 하는 **적색골수(red bone marrow)**와 조혈기능이 일시적으로 정지된 **황색골수(yellow bone marrow)**로 구분된다. 뼈의 표면은 연골로 덮인 관절면을 제외하고는 모두 **섬유성 뼈막(골막)**으로 쌓여 있다.

(3) 뼈막

뼈막은 아교섬유라고하는 섬유성결합조직으로 구성되어 있으며, 뼈의 바깥면을 덮고 있어 뼈를 보호하는 역할도 하고 혈관, 림프관 및 신경을 통과시키는 바탕을 마련함과 동시에 근육 또는 힘줄이 뼈에 부착할 수 있는 자리를 마련해 주고 있다.

3) 뼈의 성분

뼈는 변형된 특수 결합조직의 하나로 다른 일반 결합조직처럼 적은 수의 뼈세포(osteocyte)와 많은 세포사이질로 구성되어 있다. 세포사이질(간질, intercelluler substance) 속에는 뼈가 탄력성을 가지도록 도와주는 아교섬유와 인산칼슘, 탄산칼슘 등 많은 무기질이 침착되어 있어 뼈가 단단하다.

무기질은 전체 뼈 중량의 약 65%를 차지하고 있고 나머지는 유기물이다. 유기물은 탄력성과 강인성을 가지고 있어서 뼈가 부서지는 것을 방지해 준다. 무기물의 85%는 **인산칼슘**이고 약 10%는 **탄산칼슘**이다. 유기물과 무기물의 비교함량은 나이에 따라 변하는데, 어린이들은 유기물이 비교적 많고, 성인이 되면 무기염류의 침착이 늘어나 점차 무기물의 양이 많아져 탄력성의 감소를 가져온다.

4) 뼈의 발생과 성장

(1) 막뼈되기(막내골화, intramembranous ossification)

막뼈되기는 머리뼈(두개골, skull)와 납작뼈의 뼈되기 방식으로서 태생기의 결합조직 형태인 중간엽

(mesenchyma)이 막 모양을 이루면서 여기에 혈관이 분포하게 된다. 그 후 점차 중간엽세포(간엽세포, mesenchymal cell)가 뼈모세포(골모세포, osteoblast)로 분화되어 가면서 세포사이질에 칼슘성분이 축적된 후 뼈모세포가 뼈세포로 전환되면서 뼈되기가 시작된다. 이것은 막으로부터 직접 뼈의 발생이 일어나는 것으로서 주로 뼈의 **부피 생장**에 관여한다.

(2) 연골뼈되기(연골내 골화, endochondral ossification)

연골뼈되기는 긴뼈의 뼈되기 방식으로 대부분의 뼈는 연골형태를 이용하여 발달이 시작되는데, 처음에 유리연골이 뼈의 형태로 바뀌고 그 후 연골에 칼슘 침착이 일어나면서 연골로부터 뼈가 형성된다. 이 때 연골세포는 뼈모세포로 바뀌어간다. 즉, 연골이 뼈로 변하는 간접 뼈되기로서 뼈의 **길이 생장**에 관여한다.

긴뼈는 뼈몸통(골간) 부위의 연골에서 뼈되기(일차 뼈되기 중심)가 진행되며 출생 전후가 되면 양쪽 뼈끝에 이차뼈되기 중심이 형성된다. 일차와 이차뼈되기 중심 사이에 남아 있는 연골부분을 뼈끝판(골단판, epiphyseal plate) 즉, 성장판이라 한다(그림 3-9).

(3) 뼈성장에 관여하는 물질

① 비타민 D

뼈 성장에 직접적으로 작용을 하는 것은 **비타민 D_2와 D_3**이다. 식물성의 프로비타민 D(provitamin D)는 효모(yeast)나 곰팡이(진균, fungus)에 많다. 이것은 자외선의 작용에 의해 비타민 D_2로 변한다.

② 부갑상샘 호르몬

갑상샘 뒷쪽에 있는 4쌍의 호르몬분비 기관인 부갑상샘(parathyroid gland)에서 분비되는 부갑상샘(parathyroid gland) 호르몬은 칼슘과 인의 대사작용에 관여한다. 이 호르몬은 아직 순수하게 분리되지 않으나 유효성분을 **파라트호르몬(parathormone)**이라고 하며, 뼈에 저장된 Ca^{2+}을 혈

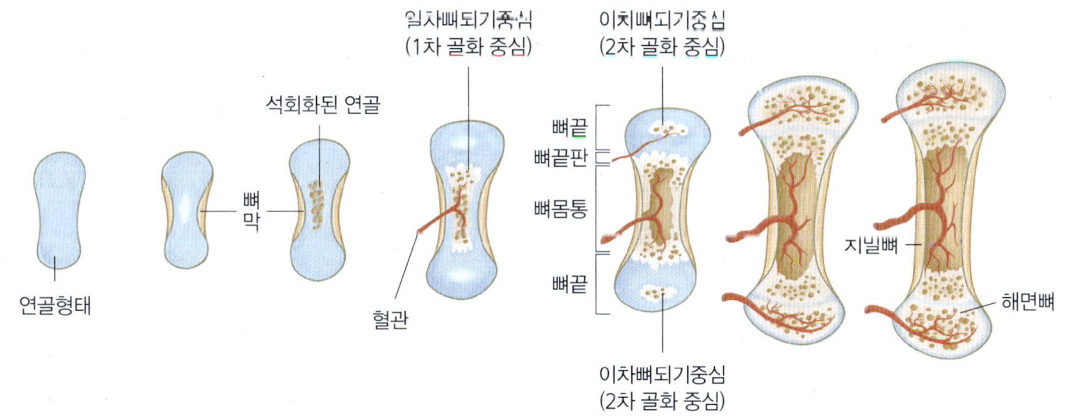

● 그림 3-9 뼈 발생의 모형도

액으로의 분비를 촉진시키며 분비과잉이 될 경우 골다공증(osteoporosis)이 발생할 수 있다.

4. 관절(joint)

2개 또는 그 이상의 뼈가 연결된 부분을 관절(articulation, joint)이라고 한다. 관절은 그 운동 방식에 따라서 크게 움직관절(가동관절, movable joint)과 못움직관절(부동관절)로 나눈다. 뼈와 뼈 사이에 **관절공간(관절강, articular cavity)**이 존재하는 관절을 움직관절과 관절 공간 없이 연결되어 있는 관절을 못움직관절이라 한다. 또한 관절하는 뼈와 뼈 사이에 있는 조직의 종류에 따라 **섬유관절**, **연골관절** 그리고 **윤활관절**로 구분한다(그림 3-10).

1) 관절의 구조

윤활관절은 관절연골(articular cartilage), 관절주머니(articular caviry), 윤활액(synovial fluid), 윤활주머니(synivial bursa) 등으로 구성된다(그림 3-11). 관절을 이루는 두개의 뼈끝은 **관절주머니**(관절낭, articular capsule)로 싸여 있으며 두 뼈끝과 관절주머니 사이의 관절공간에는 윤활 액으로 채워져 있다. 이 윤활액은 운동 시 뼈끝의 관절면이 서로 충돌하는 뼈가 닳는 것을 방지 즉, 관절면 의 마찰을 감소시켜주는 역할을 한다.

관절의 바깥쪽에는 섬유막이라는 강한 결합조직으로 된 인대가 양쪽 뼈에 붙어 있어 관절을 보호하고 관절이 과도하게 늘어나는 것을 방지하는 역할을 한다. 그리고 관절의 보강과 안정에 관여하는 것은 인대 외에 관절머리와 관절오목이 잘 맞도록 보조해주는 관절테두리(관절순, labrum), 관절원반(관절원판, articular disc), 관절반달(관절반월, meniscus)이 있다.

2) 관절의 종류

관절은 운동의 범위에 따라서 3가지로 분류한다(그림 3-12).

(1) 섬유관절(fibrous joint)

섬유관절은 섬유성 결합조직에 의해 연결되어 있어 움직임이 거의 없는 못움직관절(부동관절, immovable joint)로서 **봉합(suture)**, **못박이관절(정식관절, gomphosis)**, **인대결합(syndesmosis)** 등에서 볼 수 있다.

(2) 연골관절(cartilagious joint)

연골관절은 약간의 움직이만 가능한 관절로서 뼈와 뼈가 연골조직에 의해 연결되어 있으며 연골재료에 따라 **유리연골결합(연골결합, synchondrosis)**, **섬유연골결합(symphysis)**로 구분된다.

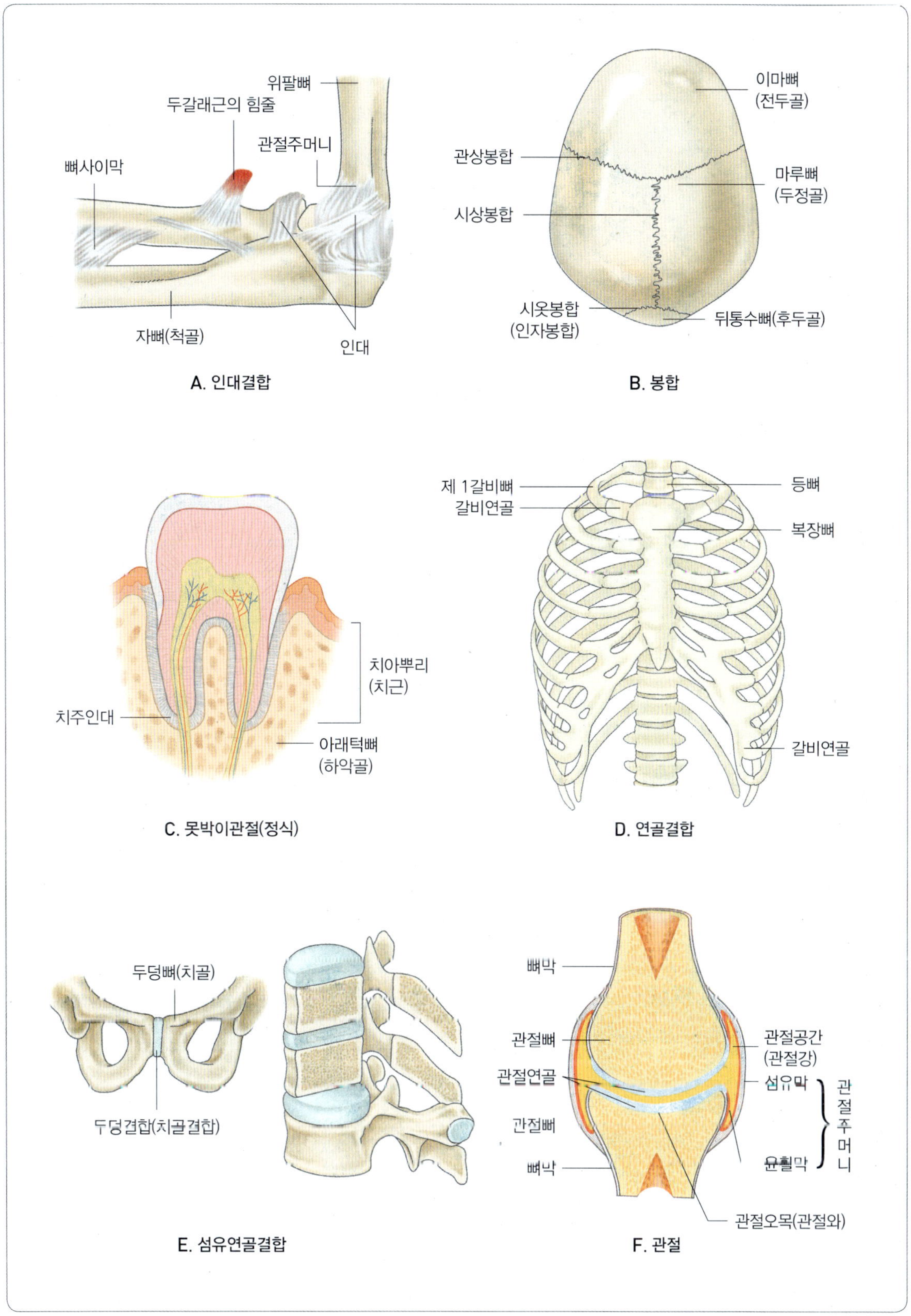

● 그림 3-10 관절의 종류

1. 섬유관절(A, B, C), 2. 연골관절(D, E), 3. 윤활관절(F)

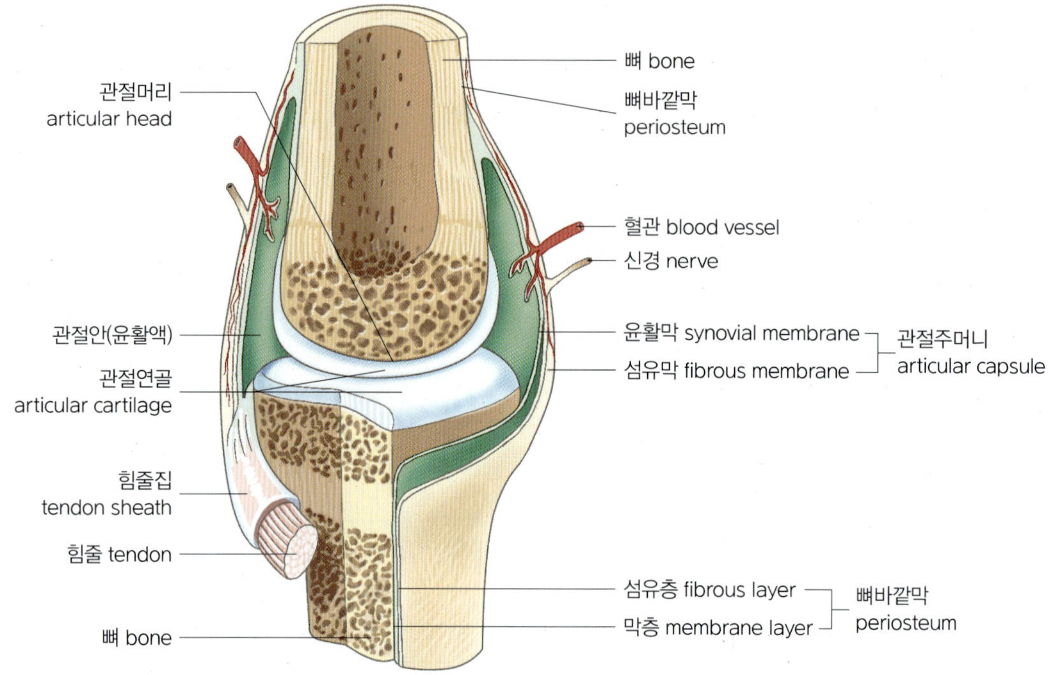

● 그림 3-11 윤활관절의 구조

(3) 윤활관절(활막성 관절, synovial joint)

윤활관절은 관절 주머니 안에 윤활액이 들어 있기 때문에 운동이 자유로운 **움직관절**로 분류되며 관절 주위에는 **윤활막**으로 둘러싸여 있다.

① 평면관절(plane or gliding joint)

평면관절은 관절면이 납작하고 약간의 굽힘이 있는 **무축성관절**로서 짧은 미끄럼 운동이나 앞, 뒤운동 등이 가능하다. 손목뼈·발목뼈 사이관절(수근간·족근간 관절, intercarpal·intertarsal joint), 정강종아리관절(경비관절, tibiofibular joint), 척추뼈의 관절돌기사이관절(articular process joint, condylar joint), 엉치엉덩관절(sacroiliac joint) 등이 여기에 속한다.

② 경첩관절(접번관절, hinge joint)

경첩관절은 관절하는 뼈의 볼록한 면과 다른 뼈의 오목한 면 사이에서 굽힘과 폄같은 한 면의 운동을 일으키는 **1축성관절**이다. 팔꿉관절(elbow joint, 주관절), 무릎관절(knee joint, 슬관절), 발목관절, 손·발가락뼈사이관절 등이 여기에 속한다.

③ 중쇠관절(차축관절, pivot joint)

중쇠관절은 중쇠를 중심으로 제한된 회전운동 즉, 한 개 뼈의 둥근면이 다른뼈와 함께 고리모양 인대

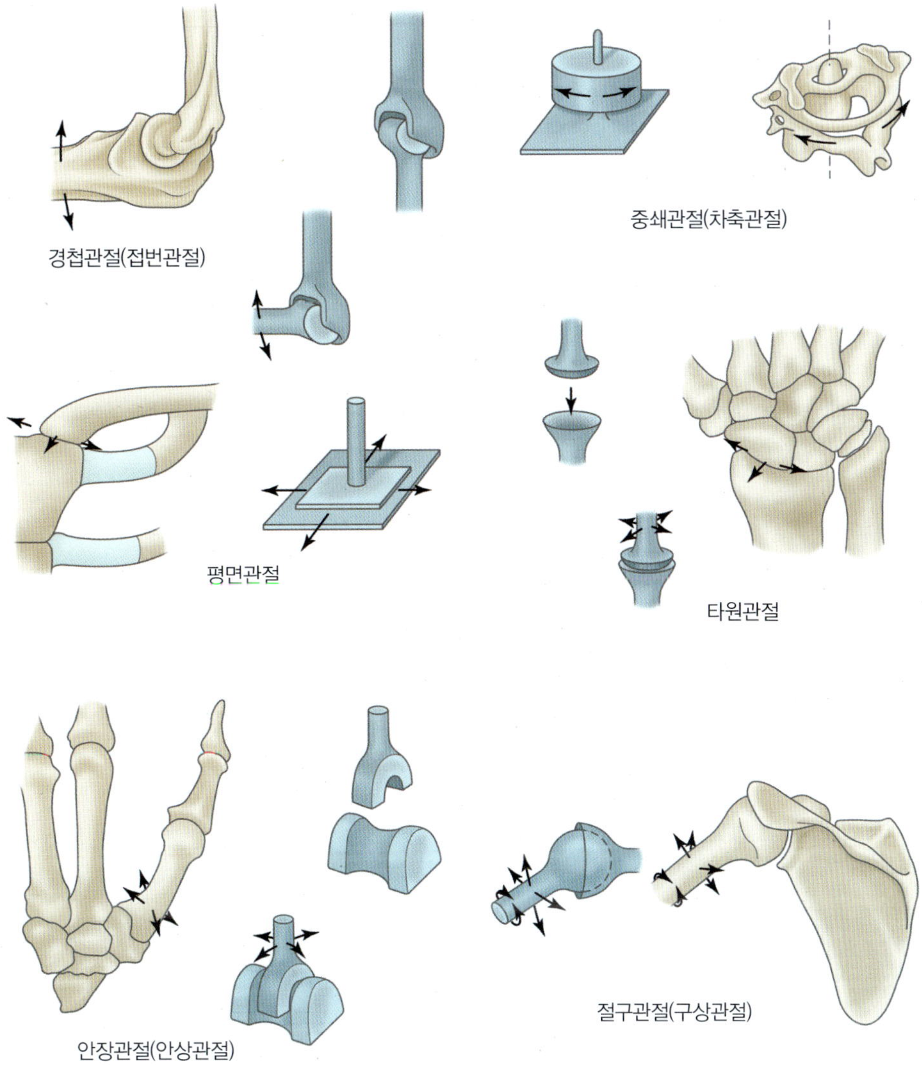

● 그림 3-12 윤활성 관절의 종류

도 둘러싸여 있는 1축성관절이다. 몸쪽노자관절(근위요척관절, proximal radioulnar joint), 정중고리중쇠관절(정중환축관절, atlatoaxial joint), 고리뒤통수관절, 손허리손가락관절 등이 여기에 속한다.

④ 타원관절(과상관절, ellipsoidal joint, condyloid joint)

타원관절은 관절머리와 관절오목 사이에서 형성된 2축성관절로서 돌림운동을 제외한 굽힘, 폄, 모음, 벌림운동이 가능하다. 손목관절(요골수근관절, radiocarpal joint)이 여기에 속한다.

⑤ 안장관절(안상관절, saddle joint)

안장관절은 양쪽의 뼈가 말안장처럼 모두 볼록하고 오목한 관절면을 가지고 있는 2축성관절로서 직각방향의 운동이 가능하다. 엄지의 손목손허리관절(수근중수관절, carpometacarpal joint)이 여기에 속한다.

⑥ 절구관절(구상관절, ball and socket joint)

절구관절은 크고 볼록한 관절머리와 오목하고 깊은 과절오목이 만나서 소켓모양을 형성한 **3축성관절**로서 운동범위가 가장 넓어 자유로운 운동이 가능하다. 어깨관절(견관절, shoulder joint), 엉덩관절(고관절, hip joint)이 여기에 속한다.

3) 연골(cartilage)

연골은 뼈와 마찬가지로 변형된 결합조직의 한 종류이다. 그러므로 다른 결합조직과 같이 세 가지 요소, 즉, 섬유 및 바탕질을 가지고 있고 섬유화 기질로서 세포사이물질을 이루고 있다.

연골은 단단하고 약간의 탄력성이 있는 조직으로 혈관이나 신경의 분포가 없는 것이 특징이다. 연골은 **유리연골(초자연골, hyaline cartilage)**, **섬유연골(fibrocartilage)**, **탄력연골(elastic cartilage)**로 나뉘며 몇 가지 기능을 수행한다(그림 3-4).

관절연골의 기능으로는 첫째, 과다한 마모를 방지하며, 둘째, 운동에 따른 충격을 흡수하여 예방하며, 셋째, 관절의 맞춤을 원활하게 하며, 넷째, 관절의 탈구를 방지한다.

Human Physiology

제4장

근육생리

근육은 주어진 환경에 적응하고 생존하기 위해 운동을 일으키는 조직이다. 근육은 신경과 같이 자극으로 인하여 흥분하고 활동전위를 발생하고, 신경과 달리 흥분할 때 수축하는 성질이 있다. 근육조직은 구조에 따라 **가로무늬근육(횡문근, striated muscle)**, **민무늬근육(평활근, smooth muscle)**으로 나누며 위치에 따라 가로무늬근육이 뼈대에 부착되어 있는 **뼈대근육(골격근, skeletal muscle)**과 심장벽을 이루고 있는 **심장근육(심근, cardiac muscle)**, 민무늬근육으로 구성된 **내장근육(내장근, visceral muscle)**으로 분류한다.

● **표 4-1 근육의 분류와 특징**

근육의 종류		주요기능	조절방법	가로무늬	지배신경
뼈대근육	백색근육 적색근육	뼈대의 운동	맘대로근육	있음	운동신경
심장근육		심장의 펌프 작용	제대로근육	있음	자율신경
내장근육	단단위민무늬근육 다단위민무늬근육	장기의 운동	제대로근육	없음	자율신경

1. 근육의 생리적 특성

① **수축성**: 근육섬유(근섬유, muscle fiber)는 자극을 받게 되면 근육원섬유(근원섬유, myofibrils)의 길이가 수축된다.

② **탄력성**: 근육섬유는 잡아당겨 길어졌을 경우 방치하면 원상태로 돌아가게 된다.

③ **흥분성**: 자극을 받게 되면 흥분하여 여러 가지의 변화를 일으킨다.

④ **전도성**: 근육섬유의 한 끝을 자극하여도 이 흥분은 근육섬유 전체에 전달된다.

뼈대근육은 관절이나 피부에 부착하여 운동신경의 지배를 받아 자신의 의지대로 움직일 수 있는 **맘대로근육(수의근, voluntary muscle)**이다. 그림 4-1과 같이 관절로 연결되어 있는 두 개의 뼈에 붙어 있으며 뼈대근육의 수축과 이완은 관절을 구부리거나 펴는 역할을 한다.

뼈대근육 속에는 뼈와 관계가 없는 것도 몇 가지가 있다. 예를 들면, 바깥요도조임근육(외요도괄약근, extraurethra sphincter) 및 바깥항문조임근(외항문괄약근, extraanus sphincter)은 뼈대근육의 성질을 가지고 있지만 뼈에는 붙어 있지 않다.

뼈대근육은 수천 개의 가늘고 긴 근육세포로 구성되지만 자동적인 수축능력은 없으며, 몸신경계통(체성신경계, somatic nerve system)의 운동신경 지배에 의하여 흥분하며 수축하게 된다. 일반적으로 뼈대근육은 맘대로근(수의적)으로 수축하게 된다. 이러한 맘대로근, 뼈대근육세포에는 ATPase의 활성도가 높아 근육수축 속도를 높일 수 있는 빠른 섬유와 ATPase의 활성도가 낮아 속도가 느린 섬유가 있고, ATP 합성과 이동경로에 따라 산화계통섬유와 해당계통섬유로 나눌 수 있다. 이러한 특성을 종합해보면 뼈대근육은 느린-산화계통섬유, 빠른-산화계통섬유, 빠른-해당계통섬유의 3가지로

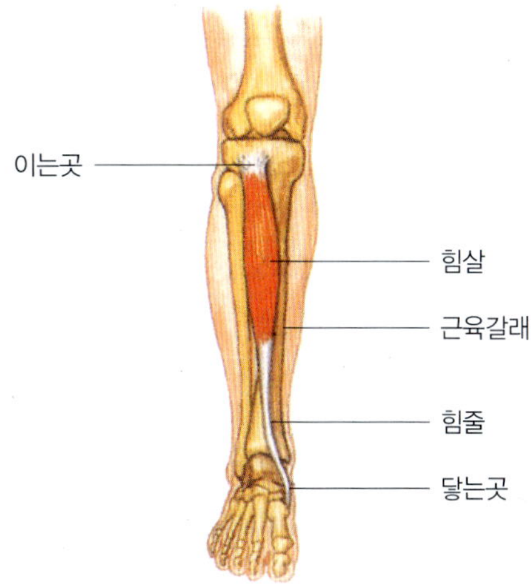

● 그림 4-1 뼈대근육

구분할 수 있다.

2. 뼈대근육

근육은 수축에 의하여 뼈와 뼈가 서로 접근되기 때문에 능동적 운동기관이 된다. 근육의 수축에 따라 뼈대의 운동이 이루어지므로 관절운동에 따라서 굽힘근(굴근, flexor)과 폄근(신근, extensor), 모음근(내전근, adductor)과 벌림근(외전근, abductor), 엎침근(회내근, pronator)과 뒤침근(회외근, supinator) 등으로 분류된다. 그리고 척추를 일으켜 세우는 근육 군을 척주세움근(척주기립근, erector spinae)이라고 하며, 다리(하지)의 폄근 군은 중력에 대항한다고 해서 항중력근(antigravity muscle)이라고 총칭한다. 또한 실제의 신체운동은 하나의 근육이 단독으로 작용하는 일은 거의 없으며, 몇 개의 근육이 공동으로 작용한다.

뼈대근육의 일반적인 기능을 살펴보면 다음과 같다.

운동을 일으키는 기능이 가장 중요하다는 것은 말할 것도 없고 이외에도 중요한 2가지 기능 즉, 자세를 유지하는 기능과 다량의 열을 생산하는 기능이 있다.

① 운동(movement)

뼈대근육은 수축에 의하여 몸의 전부 또는 그 일부를 움직이게 한다.

② 자세유지(posture)

뼈대근육들은 부분적인 수축을 계속하여 서 있거나 앉아 있게 하는 등과 같은 몸의 자세를 유지시킨다.

③ 열 생산(heat production)

모든 세포는 분해작용(catabolism)에 의하여 열을 생산한다. 그러나 뼈대근육은 양적으로도 많고 각 근육세포의 활동성이 대단히 높으므로 몸속 열 생산의 대부분은 근육세포들에 의해서 이루어진다. 따라서 뼈대근육의 수축은 체온의 항상성을 유지하는 중요한 작용을 한다고 할 수 있다.

1) 백색근육과 적색근육

백색근육(백근, white muscle)과 적색근육(적근, red muscle)은 근육섬유(muscle fiber)에 있는 마이오글로빈(myoglobin)의 농도에 따라 구별되며, 그 성질 또한 다르다. 적색근육에는 사립체(미토콘드리아)와 모세혈관이 많고 ATP 분해효소의 작용도 활발하며 적혈구와 같이 산소를 운반하는 색소인 마이오글로빈이 풍부하다. 이 양쪽의 근육은 조직 성분과 신경지배에 따라 차이가 있다. 즉, 적색근육은 수축이 완만하여 지속적인 운동을 할 수 있기 때문에 느린 수축으로 자세유지에 관여하며, 백색근육에는 사립체와 마이글로빈이 적게 함유되어 있기 때문에 빠른 수축은 가능하나 지속적이고 강한 운동이 불가능하다. 따라서 적색근육은 피로가 늦게 오기 때문에 정적인 동작이나 자세를 유지하는데 필요하므로 장시간 동안 일정 상태를 유지할 필요가 있는 부위에 존재한다. 반대로 백색근육은 몸통과 팔, 다리의 위치 변동과 같은 제한적인 동작에 필요한 부위에 많다. 또한 같은 근육이라도 적색근육 섬유는 근육의 안쪽부위에, 백색근육 섬유는 근육의 바깥부위에 많다. 백색근육은 가늘어서 빠르고 정교한 운동에 적합한 반면 적색근육은 길어서 느리고 큰 수축 즉, 자세의 유지 등에 알맞다(표 4-2).

● 표 4-2 백색근육과 적색근육의 비교

	백색근육	적색근육
구성	• 근육원섬유가 가늘다. • 가로무늬가 많다. • 주로 운동성신경·근육 단위로 구성된다. • 신경지배의 비율이 적다.	• 근육원섬유가 굵다. • 가로무늬가 적다. • 주로 긴장성 신경·근육 단위로 구성된다. • 신경지배의 비율이 크다.
기능	• 주로 피라미드로(추체로, pyramidal tract)를 통하여 흥분이 전달된다. • 민첩한 운동을 관장하는 빠른근육(속근)이다. • 짧은 간격의 자극에 반응하고 우수한 기교적인 작용을 일으킨다. • 짧은시간의 수축을 한다. • 흥분성이 높고, 수축의 강도는 적다. • 호흡효소의 작용이 약하다.	• 주로 피라미드바깥로(추체외로, extrapyramidal tract)를 통하여 흥분이 전달된다. • 자세 조절을 관장하는 느린근육(완근)이다. • 긴 잠복기를 갖고 느린 반응을 일으킨다. • 긴시간의 수축 또는 지속적 수축을 한다. • 흥분성이 낮고 수축의 강도가 크다. • 호흡효소의 작용이 강하다.
화학적 성분	• 마이오글로빈 양이 적다. • 사립체가 작고 수도 적다. • 크레아틴 및 크레아티닌 양이 많다. • 글리코겐 양이 많다. • 고 에너지 인산 보유량이 많다. • 단백질 85% 과립이 적다.	• 마이오글로빈 양이 많다. • 사립체가 크고 수도 많다. • 크레아틴 및 크레아티닌 양이 적다. • 글리코겐 양이 적다. • 고 에너지 인산 보유량이 적다. • 단백질 75% 많은 과립이 존재한다.

2) 뼈대근육의 구조

뼈대근육은 체중의 40~45%를 차지하고 인체 중에서 가장 큰 조직이다. 하나의 근육은 지름이 0.01~0.1mm이며 가늘고 긴 둥근 기둥 모양을 한 근육세포로 구성되어 있다. 그리고 길이가 긴 근육은 약 30cm 정도 된다. 근육세포는 그 모양에서 **근육섬유**(muscle fiber)라고도 한다. 근육섬유는 결합조직에 의하여 그물과 같이 둘러싸여 있으며, 그 내부에는 근육섬유에 산소 및 영양을 공급하는 혈관 및 수축을 위한 신호를 보내는 신경섬유(nerve fiber)가 존재한다. 즉, 근육이란 근육세포인 수많은 근육섬유의 집합체이고, 근육섬유는 **근육원섬유**(근원섬유, myofibrils)가 모여 이루어지며, 근육원섬유는 다시 근육수축의 기본 단백질인 **근육잔섬유**의 집합체라고 할 수 있다. 근육섬유의 길이는 근육 자체의 길이와 같은 경우도 있는데 일반적으로 근육섬유의 길이는 근육의 길이보다 짧다. 근육섬유와 근육섬유의 끝은 결합조직에 의하여 부착되어 있다.

근육이 뼈에 붙어 있는 부분은 결합조직인 **근육다발**(근속, muscle bundle)로 되어 있기 때문에 **힘줄**(건, tendon)이라고 한다. 결국 근육의 양 끝은 결합조직 다발로 되어 있으며 중간은 수축성을 가진 많은 근육섬유가 세로 방향으로 나란히 부착되어 한 개의 근육을 형성한다. 힘줄은 콜라겐(collagen)이라고 하는 섬유성 단백질로 구성되어 있어서 매우 강한 힘에는 견딜 수 있으나 수축성은 없으며 힘줄의 길이는 여러 가지이다. 손가락을 움직이는 근육은 일반적으로 긴 힘줄을 가지고 있으며, 근육의 근육섬유는 팔과 손목의 사이에 있다. 손가락을 움직이는 근육이 손가락으로부터 먼 팔뚝에 있는 것은

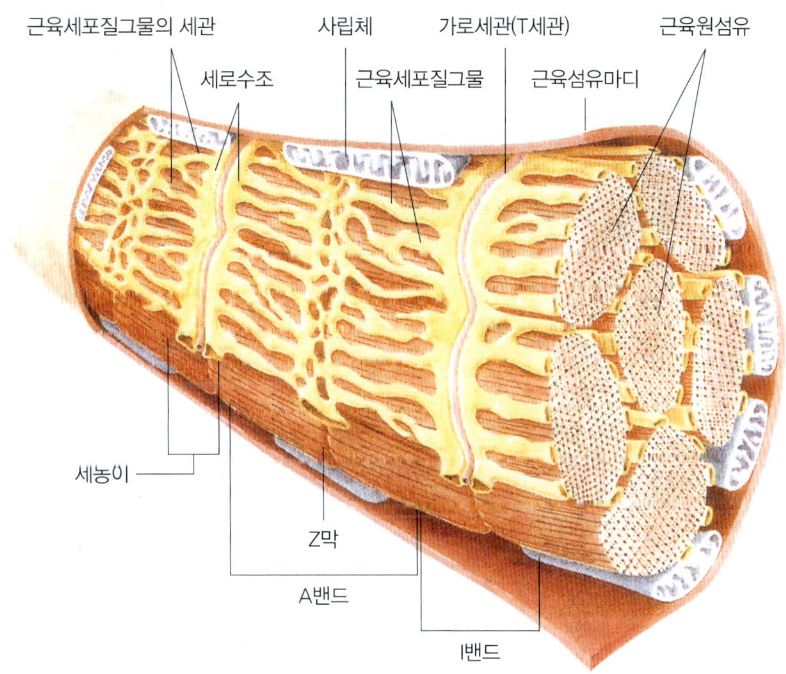

그림 4-2 가로무늬근육의 미세구조

복잡한 손가락 운동을 위해서이다. 만일 가느다란 손가락의 운동에 필요한 많은 근육이 모두 손가락에 있다면, 손가락은 매우 굵어져서 손가락 운동은 불가능해 질 것이다. 손가락의 뼈는 아래팔에 있는 근육섬유가 수축할 경우 수축력이 가느다란 힘줄을 통하여 전달되기 때문에 움직인다.

뼈대근육을 현미경으로 보면 섬유에 밝은 부분과 어두운 부분이 서로 옆으로 뻗어 있는 것 같은 줄무늬모양이 보인다(그림 4-2). 줄무늬 모양을 가지고 있는 뼈대근육과 심장근육(cardiac muscle)을 가로무늬근육(striated muscle)이라고 한다. 민무늬근육(smooth muscle)의 근육섬유를 전자현미경으로 보면 옆으로 배열된 민무늬근육을 가지고 있으며 이들은 가로무늬근육보다 작은 단위의 근육원섬유로 구성되어 있는 것을 알 수 있다. 원기둥모양의 근육원섬유로서 직경은 1~2 μm로서 상당히 가늘고, 한 개의 근육섬유는 수백에서 수천 개의 근육원섬유로 구성된다. 근육원섬유를 다시 잘 관찰해 보면 **근육섬유마디(근절, sarcomere)**라고 하는 단위가 세로로 나란히 배열되어 있다(그림 4-2 및 4-3).

근육의 기능적 최소단위를 근육섬유마디라고 하며, 한 개의 근육섬유마디는 **굵은근육잔섬유(굵은근세사, myosin filament)**와 **가는근육잔섬유(가는근세사, actin filament)**로 구성되어 있다. 굵은근육잔섬유는 **미오신(myosin)**이라는 단백질로 되어 있으며, 가는근육잔섬유는 **액틴(actin)**이라는 단백질로 되어 있다. 가로무늬근육에 줄무늬모양이 보이는 이유는 actin filament만 있어서 밝게 보이는 부분인 **밝은띠(명대, light band, I대)**와 actin filament와 myosin filament가 겹쳐있어서 어둡게 보이는 부분인 **어두운띠(암대, dark band, A대)**가 규칙적으로 배열되어 있기 때문이다. H띠는 어두운띠 중앙에

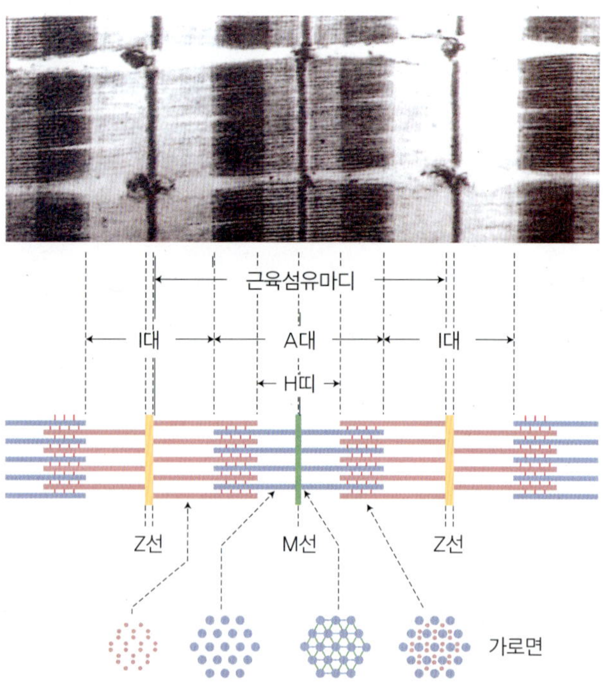

● 그림 4-3 근육섬유마디의 구조

myosin filament만 있어서 좀더 밝게 보이는 부분이며 H띠 중앙에 미오신 근육잔섬유가 부풀어 생긴 선을 M선이라고 한다. 또 어두운띠(암대)와 밝은띠(명대)의 경계부위에는 **근육세포질막(근형질막, sarcoplasmic membrane)**이 함입되어 있어 외부와 교통하는 세관을 형성하여 근육원섬유를 가로로 감고 있는데 이를 **가로세관(횡행소관, transverse tubules)**이라고 한다. 근육, 근육섬유, 근육수축의 여러 단계와 근육이 완전히 이완된 상태를 전자현미경으로 비교해보면 수축 시 근육섬유마디의 구조가 변하는 것을 알 수 있다. 즉, 근육이 수축함에 따라서 I대와 H띠의 길이는 점차로 짧아지지만 A대의 길이는 변하지 않는다. 그림 4-4와 같이 근육 수축 시에는 가는근육잔섬유가 굵은근육잔섬유를 미끄러져 들어가서 인접한 가는근육잔섬유의 길이가 짧아지면서 겹쳐진다. 따라서 근육이 이완될 때는 가는근육잔섬유가 미끄러져 나오고 수축할 때에는 반대 방향으로 미끄러져 들어간 다음 서로 떨어진다. 이와 같이 근육의 구성단위인 잔섬유는 근육수축 및 이완 시에 그 길이가 변하지 않지만 근육 전체의 길이는 길어지거나 짧아진다.

근육섬유마디의 구조를 다시 자세히 조사해 보면 굵은미오신 필라멘트로부터 돌기가 나와서 가는 액틴 필라멘트와 연결되어 있다. 굵은근육잔섬유와 가는근육잔섬유를 연결하는 돌기를 **교차결합(연결**

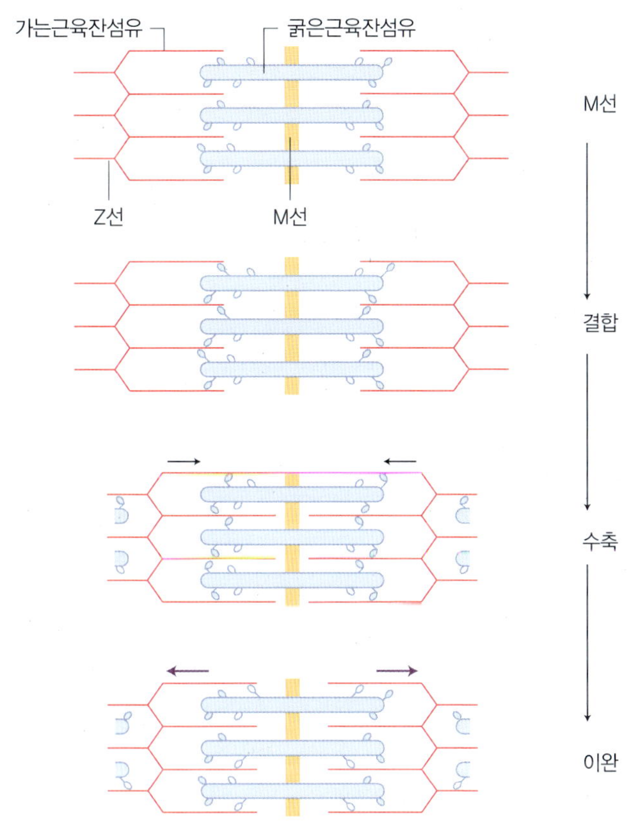

그림 4-4 근육섬유의 활주가설

다리, cross bridge)이라고 한다. 이 교차결합은 미오신 분자의 일부이며, 미오신의 머리 부분은 고정되어 있다. 가는근육잔섬유와 결합하는 부위는 앞, 뒤로 이동하는데 이 교차결합의 운동에 따라 가는근육잔섬유가 이동하게 된다. 이 교차결합은 매우 작기 때문에 한 번만 이동할 경우 가는근육잔섬유는 매우 조금 이동하게 된다. 따라서 교차결합이 가는근육잔섬유에 달라붙거나 떨어지는 반복운동을 통하여 가는근육잔섬유가 이동된다(그림 4-5). 이와 같이 근육잔섬유가 미끄러져 들어가 근육섬유마디의 길이가 짧아진다는 학설을 **활주설**(sliding theory)이라고 하며, 이러한 작용에 필요한 중요한 에너지원은 ATP 이다.

액틴(actin)의 가는근육잔섬유는 **트로포닌**(troponin), **트로포미오신**(tropomyosin)이라고 하는 두 개

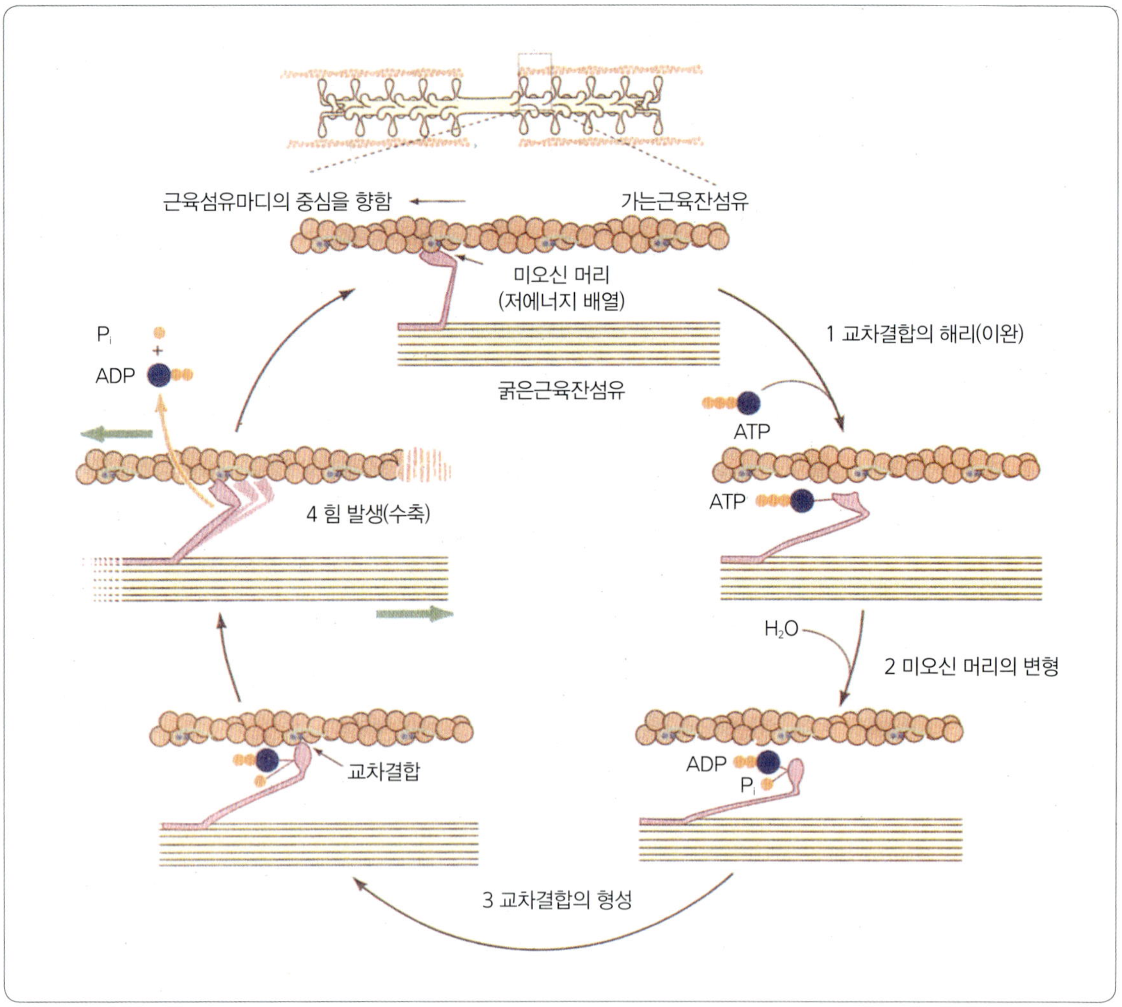

● 그림 4-5 근육에서의 운동발생 기전

ATP 가수분해와 합성의 순환과정을 통하여 미오신 머리와 액틴이 공동으로 작용을 일으킨다. 둥근모양의 미오신 머리는 ATPase라는 효소에 의하여 ATP를 ADP와 인산기로 분해된 후에 활성화(2)되고 그 결과 액틴과 미오신이 결합(3)하게 되는데 이때 ATP와 Pi는 교차결합이 일어나기 이전까지 미오신 머리에 남아있게 된다. 그리고 교차결합이 강한 수축을 일으킨 후 새로운 ATP가 결합하는 순간 ADP가 방출되는데 이러한 방출(4)로 인하여 교차결합의 강한 왕복운동을 일으킨 이후 액틴과의 결합이 끊어지게 된다(1).

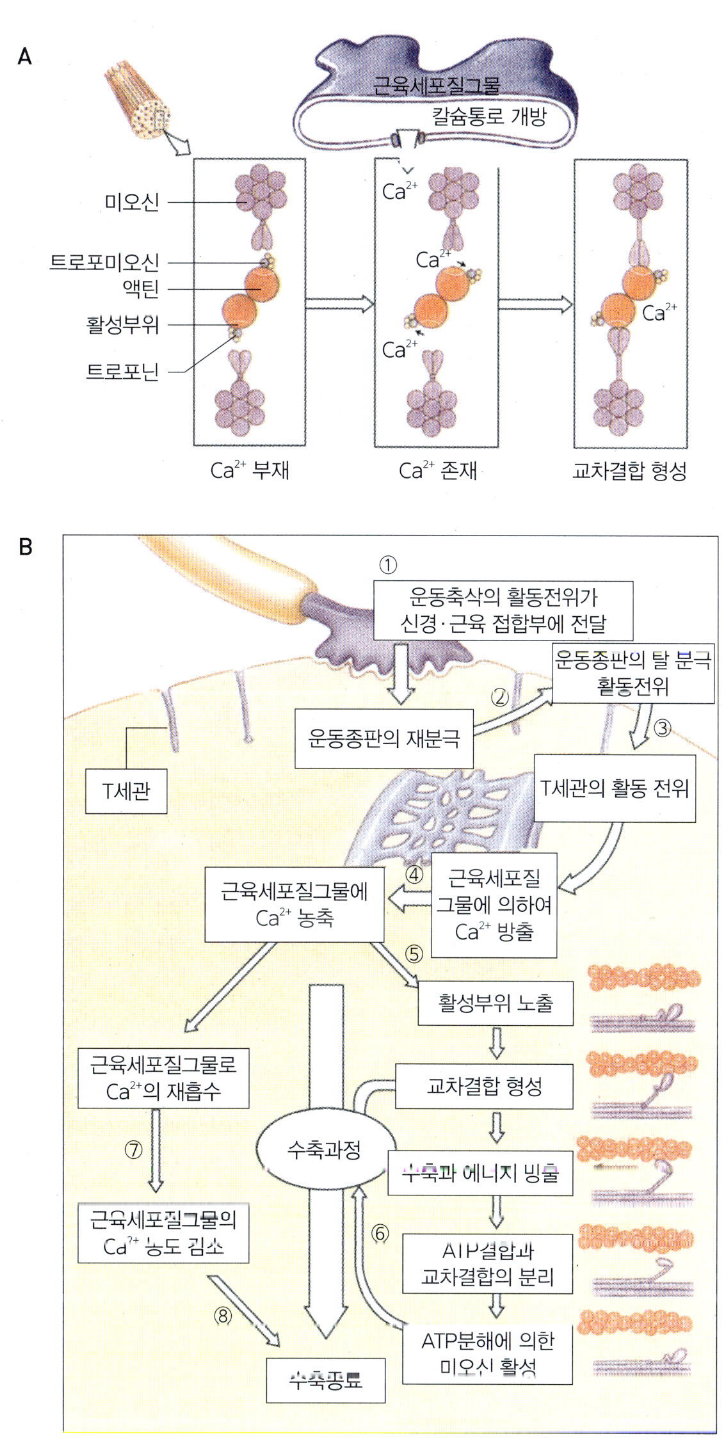

● 그림 4-6 교차결합의 형성(A) 및 근육수축의 전체 모식도(B)

의 조절단백질로 구성되는데 이들 단백질은 미오신의 머리와 가는근육잔섬유의 교차결합을 억제한다. 즉, 이 2개의 조절단백질 때문에 근육수축이 억제된다. 트로포닌에는 Ca^{2+} 결합부위가 있는데 여기

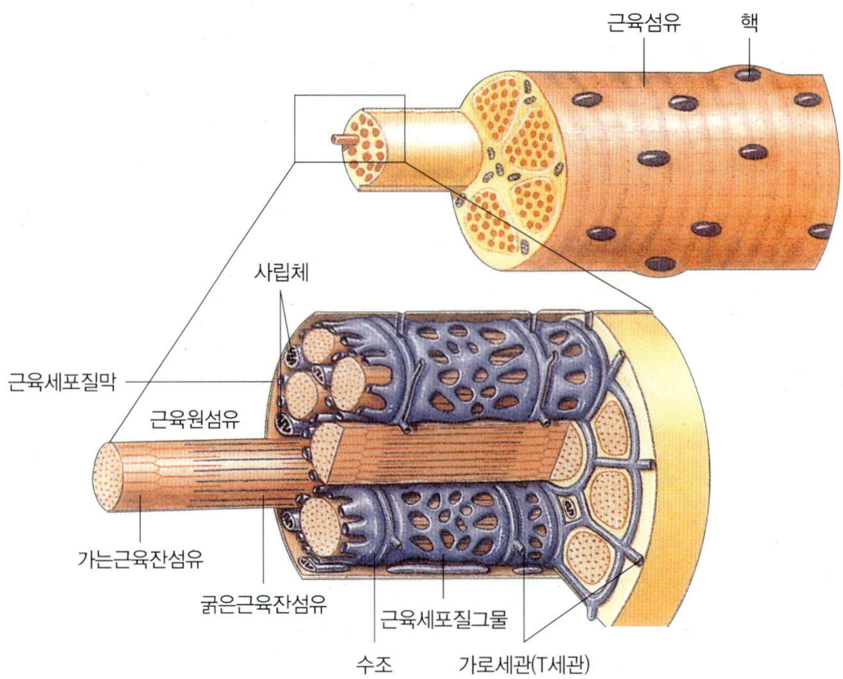

● 그림 4-7 근육세포질그물의 구조

에 Ca^{2+}이 결합하게 되면 결합부위의 위치가 이동하면서 트로포닌-트로포미오신의 억제작용이 소실되게 된다. 즉, 액틴필라멘트에서 미오신필라멘트의 머리가 결합할 수 있는 자리가 노출되면 미오신의 머리와 가는근육잔섬유가 결합하게 되어 근육수축이 일어난다. Ca^{2+}과 트로포닌-트로포미오신, 가는근육잔섬유와 미오신 머리의 기능적 관계는 그림 4-6에서와 같다.

근육세포에는 근육원섬유의 둘레를 감싸고 있는 근육세포질그물(근형질내세망, sarcoplasmic reticulum)이 있다(그림 4-7). 근육세포질그물에는 일정한 간격으로 부풀어 팽창된 부분이 있는데 이것을 **수조(cisterna)**라고 하며 여기에는 Ca^{2+}이 축적되어 있다. 수조와 수조 사이에는 가로세관인 **T세관**이 있으며, 가로세관은 근육세포질막과 연결되어 있기 때문에 근육세포질막의 흥분을 근육세포질그물의 수조로 전달하는 역할을 하고 있다. 수조는 도달된 흥분 신호에 의하여 수조 내에 축적되어 있던 Ca^{2+}이 **근육세포질(근형질, sarcoplasm)**로 방출된다. 방출된 Ca^{2+}이 트로포닌에 결합하게 되면 근육의 수축이 일어나게 된다. 이러한 근육세포질막의 흥분에서 근육수축까지의 한 과정을 근육의 흥분-수축이라고 한다.

근육세포질그물에 흥분 신호가 없을 때에는 Ca^{2+}이 수조내로 회수되는데 이때 근육은 이완된다.

3. 근육세포막 흥분

근육수축은 근육세포의 세포막 흥분에 의해서 시작되고 뼈대근육의 세포막은 운동신경 자극에 의하여 흥분된다. 운동신경의 **신경종말**(nerve ending)과 근육세포막이 접하고 있는 부분을 **신경·근육 이음부**(신경·근접합부, neuromuscular junction)라고 하며, 그 구조와 기능은 신경과 신경의 이음부인 **연접**(시냅스, synapse)과 유사하다.

운동신경의 축삭(axon)은 근육 근처에서 분지되며, 각 분지가 별도의 근육 세포와 신경근육 이음부를 이루고 있다. 따라서 한 개의 운동신경의 흥분에 의하여 여러 개의 근육세포가 동시에 수축한다. 이

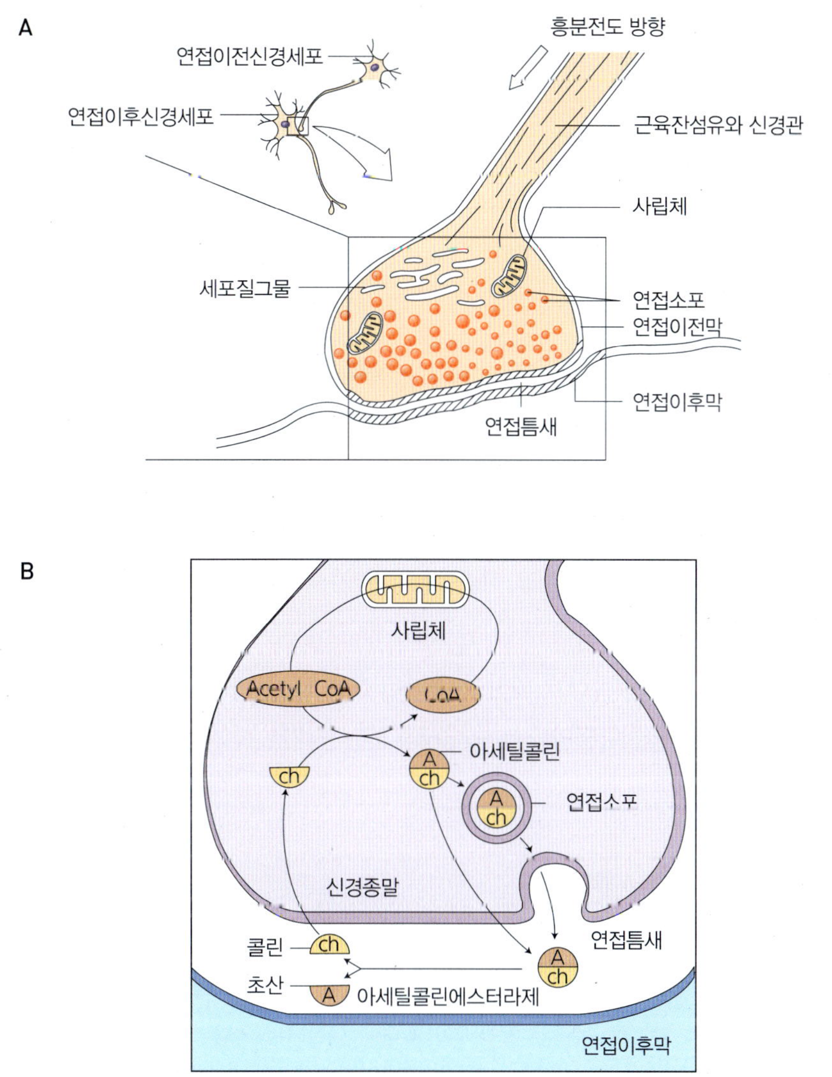

● 그림 4-8 신경·근육 이음부(신경·근육접합부)의 구조(A) 및 아세틸콜린에스터라제의 역할(B)

와 같이 한 개의 운동신경과 그로 인하여 지배되고 있는 근육 세포군을 일컬어 **운동단위(motor unit)**라고 한다. 일반적으로 1개의 운동신경은 약 100~200개 정도의 근육세포를 지배한다.

근육세포막과 접하고 있는 운동신경 종말에는 연접이전신경 종말에 존재하는 연접소포(synaptic vesicle)와 같은 소포가 있는데 그 소포에는 **아세틸콜린(acetylcholine)**이 들어 있다(그림 4-8). 운동신경이 흥분된 후 활동전위가 **신경·근육 이음부**에 도달하면, 소포에 있는 아세틸콜린이 신경종말과 근육 세포막 사이의 틈새로 방출된다. 신경종말의 근육세포막을 **종말판(종판, end plate)**이라고 하며, 여기에는 아세틸콜린과 특이하게 결합하는 수용체 부위가 있다. 이 부위에 신경 종말에서 방출되는 아세틸콜린이 결합하면 근육 세포막의 Na^+과 K^+ 투과성이 상승하여 막은 **탈분극(depolarization)**을 일으킨다. 이 탈분극을 종말판전위라고 하며 전위발생 방법은 연접이후 전위 발생 방법과 같다. 종말판전위가 생기면 주변부의 막과 종말판 사이에 국부적인 전류가 흐르게 되며, 결과적으로 주변의 **막전위(membrane potential)**가 **지나치기전위(역전전위, over shoot)**에 도달하게 되어 **활동전위(active potential)**가 발생된다. 이 활동전위는 가로세관(그림 4-7)을 통하여 근육세포질그물(근소포체)로 전해져 근육 수축의 방아쇠 역할을 한다.

임/상/노/트

근전도검사(electromyography, EMG)

근전도 검사는 일정한 전기자극을 말초신경에 가하여 유발되는 활동전위를 기록하여 말초신경의 변화를 관찰하는 신경전도검사(nerve conduction study, NCS)와 침전극을 근육에 삽입하여 근육에서 발생하는 전위를 기록함으로써 근섬유들에서 발생하는 생리학적, 병리학적 변화를 추측하는 침 근전도 검사(needle electromyography, EMG)로 크게 나누는데 이를 통칭하여 근전도검사라고도 한다.

종말판에는 아세틸콜린의 결합부위가 있으며, 또한 아세틸콜린을 파괴하는 물질인 아세틸콜린에스터라제(actylcholine esterase, ACHE)라고 하는 효소가 존재한다. 그렇기 때문에 신경종말에서 방출된 아세틸콜린이 종말판의 결합부위에 결합하더라도 약 5msec 후에 콜린(choline)과 초산(acetic acid)으로 분해된다. 따라서 아세틸콜린에 의하여 증가된 Na^+, K^+에 대한 막투과성은 곧바로 원래상태로 되돌아가게 되고, 막전위도 **안정막전위(resting potential)** 상태로 회복된다.

임/상/노/트

아세틸콜린 작용 차단제 : 큐라레(curare)

과거에 남아메리카의 인디언들이 활에 발라서 사냥하는데 사용되던 큐라레(curare)라는 독극물은 몸 안에 들어가면 호흡근육을 포함한 모든 뼈대근육의 마비를 일으키기 때문에 질식사하게 된다. 큐라레는 종말판에 있는 아세틸콜린의 결합부위에 잘 결합하는데 만약 결합하게 되면 종말판의 탈분극이 일어나지 않을 뿐만 아니라 아세틸콜린 에스테라제도 파괴되지 않는다. 따라서 큐라레가 체내에 들어가면 종말판의 아세틸콜린 결합부위가 큐라레에 의해 점령된다. 따라서 운동신경 종말에서 아세틸콜린이 방출되더라도 그것이 종말판에 결합되지 못하기 때문에 근육은 흥분 및 수축을 일으키지 못하게 되어 온몸의 근육마비가 발생하게 된다.

4. 근육수축 생리

1) 등척성수축 및 등장성수축

근육수축 과정은 힘의 생성과정이라고 할 수 있다. 이때 근육의 수축이 물체에 미치는 힘을 근육의 장력(tension)이라고 한다. 또한 어느 물체를 들어 올릴 때에 무게로 인하여 그 근육에 걸리는 힘을 부하(load)라고 한다. 따라서 근육의 장력과 부하는 서로 반대방향으로 작용하는 힘인데 만일 근육의 수축력이 부하보다 작다면 그 물체를 들어 올릴 수 없게 된다. 근육을 수축시켜 어느 물체를 들어 올리려고 할 때 근육의 장력은 0에서 점점 높아지는데 장력이 물체의 무게(부하) 보다 작을 경우 힘을 물체에 가하여도 물체는 움직이지 않는다.

따라서 근육에 장력이 가해져 힘이 발생되지만 근육의 길이에는 변동이 없고 근육의 경련성 떨림만 나타나는 이러한 근육의 수축을 **등척성수축**(isometric contraction)이라고 하며, 여기에서 등척이라 함은 인정될 정도로 길이가 짧아지거나 길이 변화가 없다는 뜻이다(그림 4-9). 근육에서 발생되는 힘이 부하보다 클 경우 근육은 장력을 갖게 되고 근육의 길이는 짧아지거나 길어지는데 이것을 **등장성수축**(isotonic contraction)이라고 한다. 물체가 너무 무거워 들어 올리지 못할 때는 등척성수축만이 일어나고 등장성수축은 일어나지 않는다(그림 4-10).

등장성수축의 경우나 등척성수축의 경우에도 근육 내에서 일어나는 수축의 기전은 같다. 인체를 움직이는 근육의 경우 등장력수축이 주로 발생하며, 무거운 것을 일정한 위치로 유지할 경우 또는 자세를 유지할 경우 등척수축이 주로 발생한다(그림 4-10).

등장성수축을 유도하려고 할 때는 먼저 그림 4-10A와 같이 근육의 한 끝을 고정하고 다른 쪽 끝에는 회전하는 레버(lever)를 중간에 연결하여 일정한 부하를 가한다. 그리고 레버 끝쪽의 움직임을 키모그래프(kymograph)에 기록하면 된다. 또한 등척성수축을 기록할 경우 근육의 끝쪽을 고정하여 근육이 연축되지 않도록 하고, 근육에서 발생된 장력에 의한 두터운 철사 등의 근소한 휨을 긴 레버에 의하여 확대, 기록하거나 또는 철사 대신에 장력을 전기적 신호로 변화시키는 변환기(트랜스듀서, transducer)를 사용하여 기록계에 기록한다(그림 4-10B).

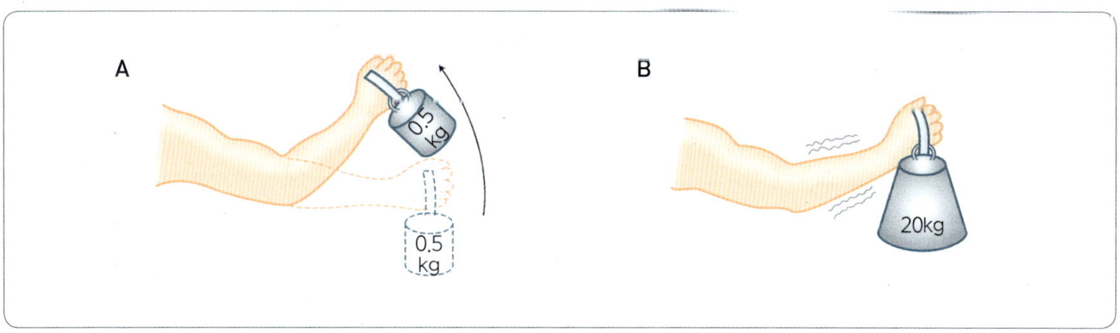

● 그림 4-9 등장성수축(A)과 등척성수축(B)

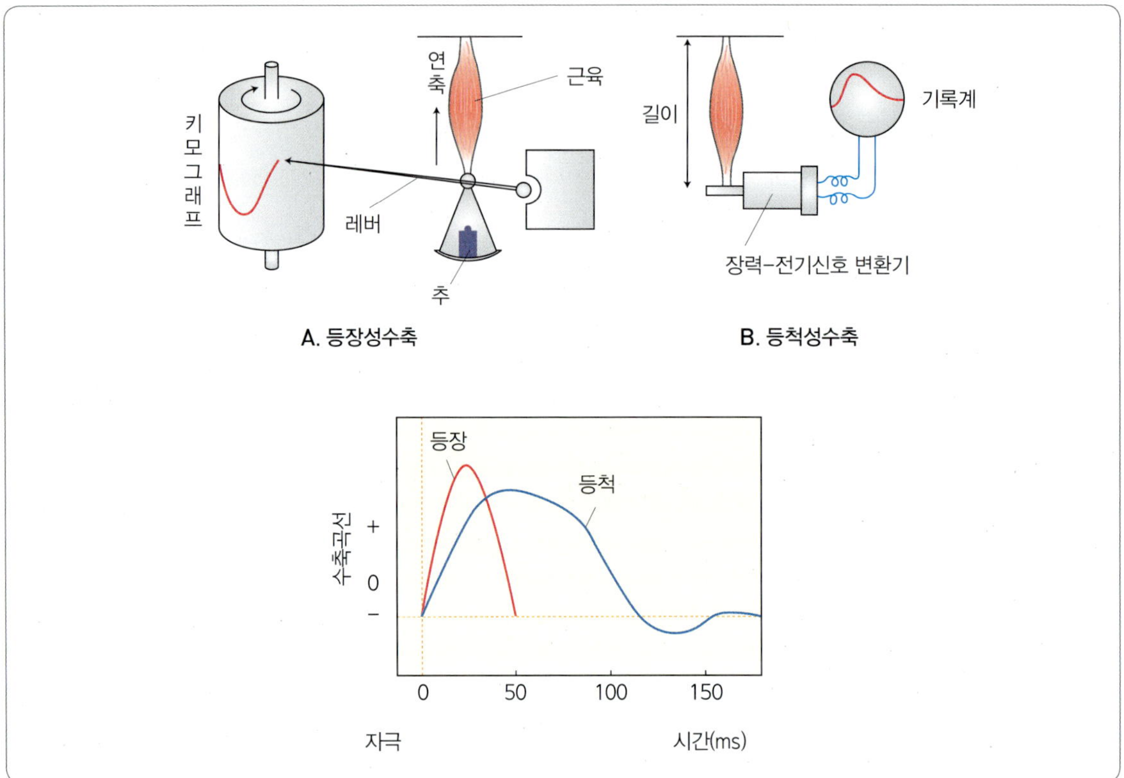

● 그림 4-10 등장성수축, 등척성수축(A, B) 및 수축곡선(C)

2) 연축

근육에 문턱(역치, threshold)이상의 단일자극을 가하였을 때 발생하는 한 번의 근육수축과 이완을 연축(twitch)이라고 한다(그림 4-11). 연축은 실무율(all or none law)을 따른다. 즉, 자극 강도 및 크기와 상관없이 연축의 크기는 항상 일정하다. 연축의 시간적 변동을 잠복기(latency period), 수축기(contraction)와 이완기(relaxation)로 구분할 수 있다.

잠복기는 자극을 가한 후 근육이 수축되기 전까지의 시간으로서 0.01초가 걸린다. 온도가 상승하면 잠복기는 짧아지고 피로하면 길어지며, 근육섬유가 길 경우 잠복기가 길고 짧을 경우 짧아지는 특징이

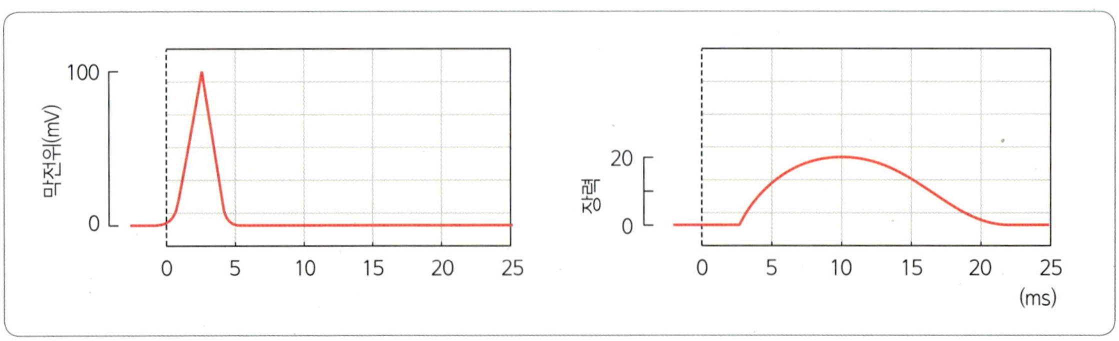

● 그림 4-11 연축 시의 막전위 변화(활동전위)와 장력발생의 시간적 관계

있다. 또한 이 시기는 자극된 신경에서 흥분이 일어난 후 신경·근육 이음부를 통하여 근육세포막으로 전도되는 시간이기 때문에 전기적 현상이나 기계적 변동이 일어나지 않아서 연축곡선에는 나타나지 않는다.

수축기는 조직의 마찰과 점성을 극복하고 장력을 일으켜 수축을 시작하는 시기로서 약 0.04초 동안 지속된다. 이때 운동 작업이 수행되기 때문에 복잡한 화학반응이 일어나고 그에 따라 화학 에너지(chemical energy)가 기계적 수축(mechanical contraction)으로 바뀌는 시기이다.

이완기는 수축하였던 근육이 회복되는 시기로서 약 0.05초 동안 지속된다. 이 시기에는 근육이 능동적으로 수축하는 수축기와는 달리 수동적으로 늘어나는 것이 특징이다. 연축이 한번 일어난 후 얼마 동안에는 글리코겐(glycogen)과 ATP의 재생산 등과 같은 화학반응이 일어나기 때문에 이완기가 지났다고 해서 근육이 완전 회복되었다고 할 수 없다.

일반적으로 연축기간은 수축기와 이완기를 합한 약 0.1초를 말하는데 이것은 근육의 종류에 따라 다르다. 빠른근육(속근, fast muscle)은 연축기간이 짧고 빠른 운동에 관여하며, 느린근육(완근, slow muscle)은 연축기간이 길고 느린 운동에 관여한다. 그리고 **백색근육(white muscle)**은 빠른 운동에 관여하므로 쉽게 피로해지는 근육으로서 팔다리의 근육들이 여기에 속한다. **저색근육(red muscle)**은 활동이 느리고 지속적으로 운동하는데 관여하며 쉽게 피로해지지 않는 근육으로서 심장근육(cardiac muscle), 깨물근(교근, masseter)과 호흡근(respiratory muscle) 등이 여기에 속한다.

3) 가중 및 강축

근육섬유(muscle fiber)를 반복하여 자극할 때 자극 간격이 충분히 길 경우 한 번의 자극에 대하여 한 번의 연축이 일어난다. 그리고 이전의 자극에 의해서 일어난 연축이 끝나기 전에 다음의 자극이 가해지면 두 개의 연축이 중복되기 때문에 장력이 연축의 장력보다 커지는 현상을 **가중(summation)**이라고 한다(그림 4-12). 활동전위에서는 가중이 일어나지 않으므로 자극의 간격을 다시 짧게 한 후 제2의 자극을 활동전위의 불응기에 가하게 되면 그 자극은 소멸하게 된다. 활동전위의 불응기에 들어가지 않을 정도의 짧은 간격으로 반복하여 자극을 가하면 근육은 이완되기 전에 반복된 자극에 의하여 수축

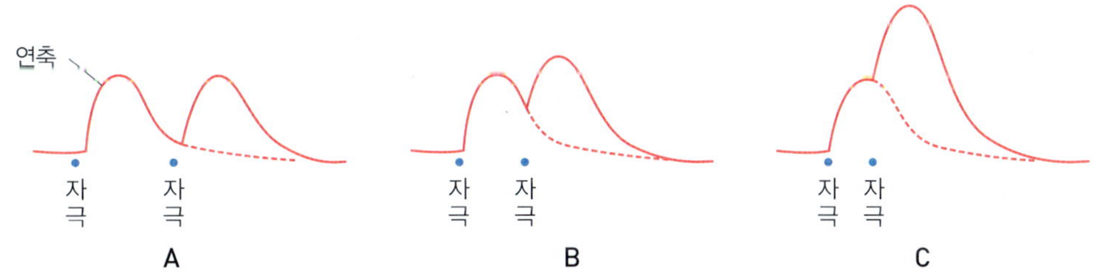

● 그림 4-12 뼈대근육에서 수축의 가중

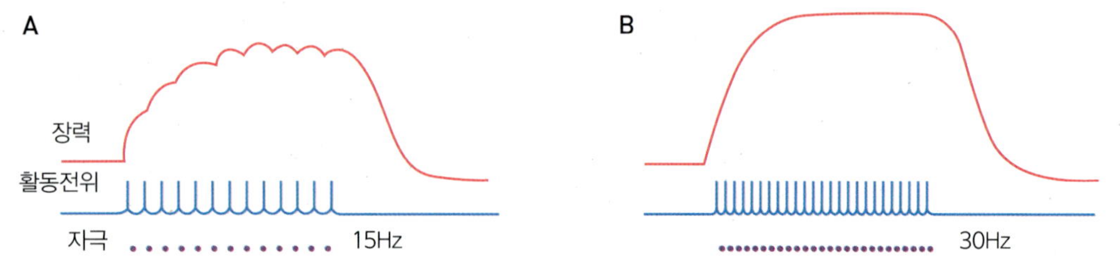

● 그림 4-13 뼈대근육의 불완전강축(A)과 완전강축(B)

이 융합된다. 따라서 근육은 이완이 없는 수축상태를 유지하는데 이러한 수축상태를 **강축**(tetanus)이라고 한다(그림 4-13). 이때 각 자극에 대한 연축이 구별되는 경우를 **불완전강축**(incomplete tetanus)이라 하고, 짧은 간격을 두고 근육에 자극을 연속적으로 가하면 큰 장력이 발생하고 이 장력이 지속적으로 유지되어 마루형태의 곡선을 나타내는데 이것을 **완전강축**(complete tetanus)이라고 한다. 완전강축이 일어날 때 발생하는 근육의 장력(tension)은 근육의 종류 및 온도에 따라 다르며, 연축이 일어날 때 발생하는 장력의 약 4배가 된다. 뼈대근육에서는 활동전위의 불응기가 근육 수축에 비하여 뚜렷하게 짧으므로 강축이 일어난다. 심장근육에서는 활동전위의 불응기가 비교적 길기 때문에 강축은 일어나지 않는다.

4) 긴장, 구축 및 마비

긴장(tonus)은 운동신경으로부터 부분적인 자극을 받는 근육 내의 여러 개의 운동단위가 서로 번갈아 가며 수축을 지속하고 있는 상태를 말한다. 이와 같이 근육이 항상 약한 수축상태를 유지하는 긴장에는 소량의 에너지만 소모되기 때문에 피로를 느끼지 않는다. 예를 들면 입을 다물고 있거나 손가락이 약간 구부러진 상태로 있을 때 긴장이 발생한다. 그러나 깊은 수면 상태에 있을 때에는 긴장은 없어진다.

구축(강직, contracture)은 병적인 상태에서 볼 수 있는 강축으로서 활동전압이 발생되지 않으면서 일어나는 강축이다. 사람이나 동물이 죽을 경우 일정시간이 지나면 근육 속에 저장된 크레아틴 인산(creatine phosphate, CP)의 양이 70% 이상으로 줄어들게 되고 그 결과 APT의 생성이 이루어지지 않고 이완이 되지않아 뼈대근육이 강축을 일으키는 현상이 발생하는데 이것을 **사후경직**(**사후강직, rigor mortis**)이라고 한다. 이러한 구축은 근육 내에 ATP와 활동전위가 일어나지 않는데도 불구하고 일어나는 강축이며 만약 구축이 일어난 팔·다리를 구부리거나 펴고자 할 때는 부러질 정도의 큰 힘을 가해야 한다. 따라서 이러한 구축을 생리적 강축과는 구별하여 비가역적 강축이라고 한다.

마비(paralysis)는 뼈대근육의 맘대로 수축에 관여하는 중추신경계와 운동신경계의 손상에 의하여 흥분이 근육에 전달되지 못하여 맘대로 수축이 불가능한 상태를 말한다. 마비에는 장시간 근육을 사용하지 않을 경우(장시간의 고정) 근육이 수축되지 않는 불용위축(불사용위축, disuse atrophy)도 포함된다. 마비가 일어나면 시간이 지날수록 점점 근육의 부피가 감소하는데 이것을 **근육위축(근위축, muscle atrophy)**이라고 하며 **소아마비(poliomyelitis, 회백질척수염)**가 여기에 속한다. 이와 반대로 과도하게 운동을 하였을 때 근육의 부피가 증가하는 것을 **근육비대(근비대, muscle hypertrophy)**라고 한다.

5) 근육의 길이와 장력의 관계

이완되고 있는 근육을 잡아 늘이면 고무줄을 잡아당길 때와 마찬가지로 장력이 발생된다. 이러한 장력을 안정장력이라고 하고 안정장력이 발생되기 시작할 때의 근육 길이를 안정길이(안정상태의 길이)라고 한다. 안정장력은 근육의 탄성적인 성질에 의하여 길게 하거나 짧게 할 경우 등장성수축에 의하여 강축을 일으키게 되는데, 이때 각 길이로 발생하는 장력을 측정해보면 그림 4-14와 같은 관계가 있다. 그림 4-14에서는 안정상태의 근육길이를 100%의 길이라고 할 때 안정길이의 근육에서는 100%의 장력이 발생된다는 것을 보여 준다. 각 길이로 근육을 자극하고 등장력 강축을 일으킬 때에 측정되는 장력[온장력(총장력)]은 강축에 의한 장력(활동장력)과 안정상태의 장력(안정장력)을 합한 것이다. 강축이 일어났을 때 근육의 길이는 안정길이보다 길어지기 때문에 장력은 안정장력보다 자아진다. 다시 말해서 근육섬유가 안정상태의 길이를 유지할 때 가장 큰 장력이 발생한다.

근육의 길이가 변할 때 근육에 발생되는 장력이 동시에 변하게 되는 것은 가는근육잔섬유(actin filament)와 굵은근육잔섬유(myosin filament)의 위치관계의 변화로 설명할 수 있다. 근육을 수동적

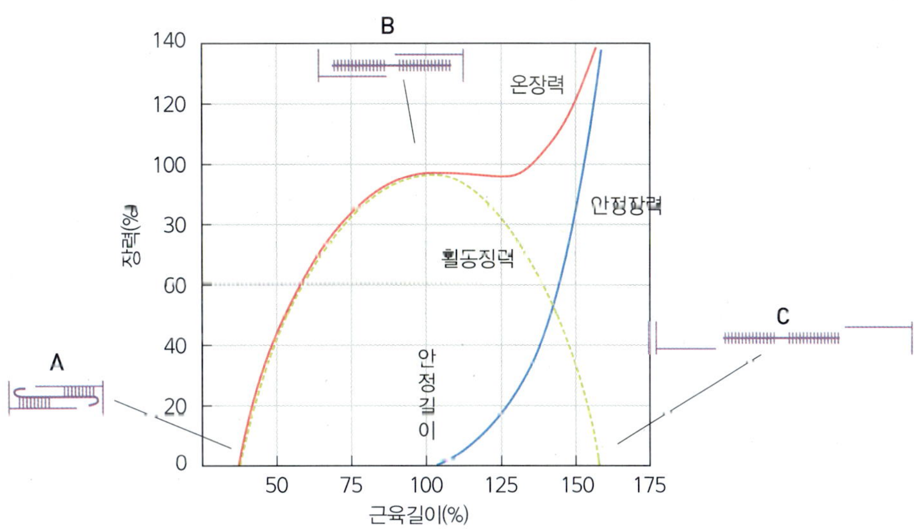

● **그림 4-14 장력의 길이 곡선**
뼈대근육의 길이를 바꾸어 등장력 강축을 일으켰을 때의 장력변화를 보여 준다. 안정상태의 근육의 길이를 100%로 하였을 때 안정길이의 근육이 강축을 일으켰을 때의 장력은 100%이다. A, B, C의 모형도는 각 근육 길이에 있어서 가는근육잔섬유와 굵은근육잔섬유가 어떠한 위치 관계에 있는가를 보여준다.

으로 잡아 늘리면 두 필라멘트의 겹치는 부분이 점차로 감소하고, 결국에는 가는근육잔섬유와 굵은 근육잔섬유는 분리된다. 그 때 굵은근육잔섬유의 교차결합이 가는근육잔섬유에 결합되지 않기 때문에 근육은 장력을 발생시키지 않는다(그림 4-14C). 근육의 길이를 원래 상태보다 짧게 할수록 결합되는 교차결합의 수는 증가하게 되고, 그만큼 발생하는 장력도 증가하게 된다. 안정상태의 근육길이에서는 굵은근육잔섬유의 모든 교차결합이 가는근육잔섬유와 결합하므로 근육은 최대의 장력을 발생시킨다(그림 4-14B). 근육의 길이를 안정상태의 길이보다 짧게 할 경우 강축 장력이 감소하는데 그 이유는 가는근육잔섬유가 서로 겹쳐져서 교차결합의 결합을 방해하거나 굵은근육잔섬유가 Z선에 충돌하여 압축되기 때문이다(그림 4-14A).

5. 근육수축 에너지

근육이 수축할 때에는 ATP의 분해로 생기는 에너지가 필요하다. 근육의 수축과 이완 과정에서 ATP로부터 방출되는 에너지가 사용되는 경우는 다음과 같다.

① 수축과정에 있어서 교차결합의 운동

② 이완과정에 있어서 근육세포질그물로 Ca^{2+}의 회수

③ 미오신 머리와 교차결합 유지 및 주기적 분리과정

근육을 인체에서 분리한 후 충분한 효소와 에너지원(포도당)을 공급해 줄 경우 에너지원은 근육내에서 분해되어 ATP를 끊임없이 공급할 수 있게 된다. 따라서 수 초간에 한번 정도의 자극을 근육에 직접 부여하는 경우에는 연축을 계속 일으킬 수 있게 된다. 그러나 자극의 빈도를 증가시키면 연축의 크기는 자극의 빈도에 비하여 점차로 감소하게 되며 결국에는 수축을 일으키지 못하게 된다(그림 4-15A). 긴 시간 동안의 반복자극에 의하여 근육의 수축력이 약해지는 현상을 **근육피로(fatigue)**라고 한다(그림 4-15B). 연축은 단일 활동전압에 의해서 발생한다. 활동전압은 근육섬유 전체에 전도되기 때문에 수축도 근육섬유 전체에서 일어난다. 강축은 반복되는 활동전압에 의해 수축하는 것이다.

① 연축(twitch) – 한번, 전도성 탈분극(한번의 활동전압에 의한 생리적 수축)

② 강축(tetanus) – 반복, 전도성 탈분극(반복된 활동전압에 의한 생리적 수축)

③ 국소수축(local contraction) – 일시적, 비전도성 탈분극

만일 자극 횟수(빈도)를 다시 증가시켜 수축을 일으키면 피로는 더욱 빨리 일어난다. 피로한 근육의 ATP 농도를 측정해보면 그 농도가 매우 낮아진 것을 알 수 있다. 자극을 중지하고 바로 근육을 쉬게 하면 근육은 수축능력을 회복하게 되며, 이것은 회복기간 중에 대사로 인하여 새롭게 만들어진 ATP가 축적되어 근육 속의 ATP 농도가 다시 상승하기 때문이다.

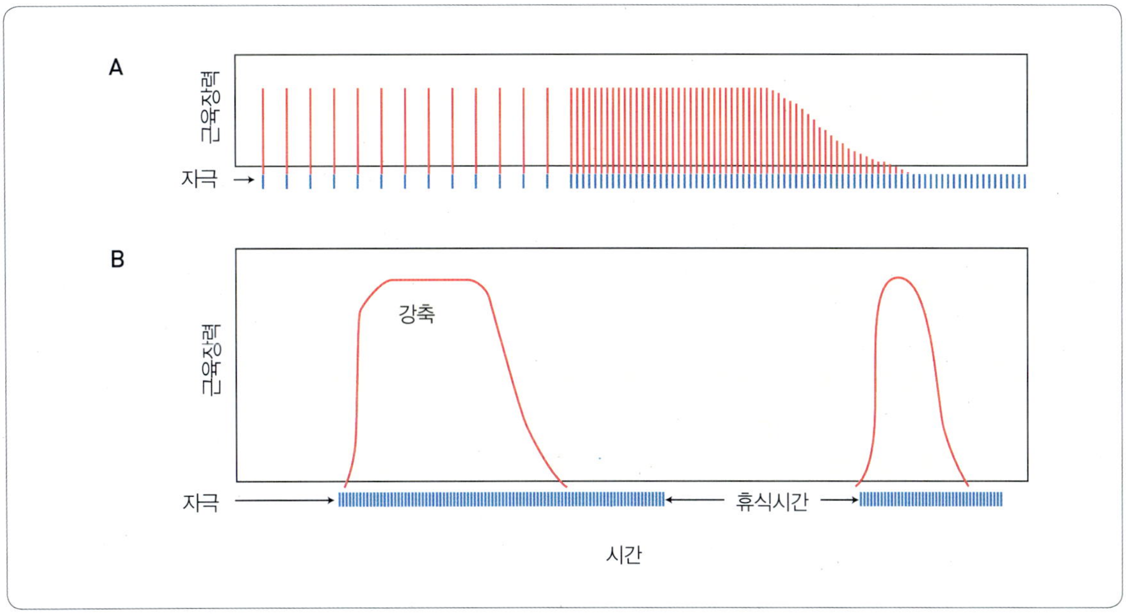

● 그림 4-15 근육피로와 휴식에 의한 회복

긴 시간 동안 일정한 자극이 반복되더라도 근육 수축력은 변하지 않지만, 자극 횟수를 증가시키면 근육은 피로해진다(A). 자극 횟수를 다시 증가시켜서 강축을 일으키면 더 빨리 피로해진다(B). 자극을 멈추고 휴식시간을 두면 근육은 다시 자극에 반응하게 된다.

전기적 변화로서의 막흥분은 역학적인 근육 필라멘트 활주에 변화를 가져온다. 이것을 흥분수축결합이라고 하는데 여기에는 다음과 같은 여러 가지 과정이 포함된다(그림 4-6).

활동전압(흥분)

⇩

가로세관막의 전압변화

⇩

근육세포질그물(SR)의 전압변화

⇩

근육세포질그물(SR)의 Ca^{2+} 방출

⇩

트로포닌과 Ca^{2+}의 결합

⇩

액틴과 미오신의 반응

⇩

근육잔섬유의 활주(수축)

근육 수축시에 수축에 필요한 에너지를 근육에 축적해 놓은 ATP로부터 공급을 받는다면 근육은 몇 번의 연축만으로도 완전히 피로하게 될 것이다. 그렇기 때문에 근육이 그 수축활동을 계속 유지하기 위해서는 ATP 분자가 분해되는 것과 같은 속도로 합성되지 않으면 안된다. ATP의 생성은 다음 네 가지 과정에 따른다.

① 크레아틴인산(phosphocreatine, CP)과 ADP로부터 ATP 합성
② 글리코겐이 포도당(glucose)에서 피루브산(pyruvic acid)을 거쳐 젖산(lactic acid)이 생성되는 해당작용(해당과정, glycolysis)에서 ATP 합성
③ 사립체 속에서 이루어지는 산화인산화(oxidative phosphorylation)과정에서 ATP 합성
④ 혈장 속의 유리지방산(free fatty acid)의 β-산화(β-oxidation)과정에서 ATP 합성

크레아틴 인산+ADP→ATP+크레아틴이 생성되는 반응은 대단히 빠른 반응으로서 이를 Lohmann 반응이라고 한다. 근육이 이완된 상태에서는 ATP의 소비가 많지 않기 때문에 다른 2개의 과정으로 생성된 ATP와 크레아틴이 위쪽 반응식의 반대방향(왼쪽)으로 진행되어 크레아틴 인산이 생성, 축적된다.

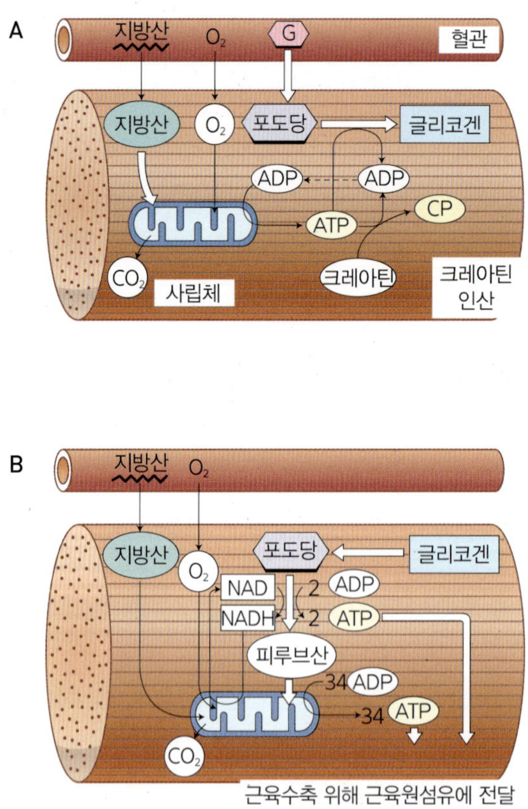

A. 안정상태의 근육 : 호기적 조건에 지방산으로부터 ATP가 합성되고 여분의 ATP는 저장 에너지원인 크레아틴 인산(CP)과 글리코겐 합성에 이용된다.

b. 적당한 운동 : 호기적 조건에 지방산과 글리코겐 으로부터 생성된 포도당을 사용하여 사립체에서 많은 양의 ATP가 합성되는 호기적 해당 작용이 일어난다. 이때 생성된 ATP는 근육수 축에 모두 사용된다.

● 그림 4-16 근육의 대사과정

C

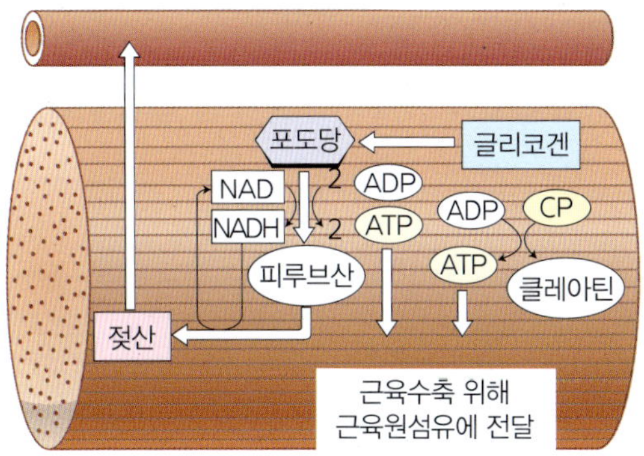

C. 격렬한 운동 : 많은 양의 ATP가 요구 되지만 호흡을 통하여 충분한 산소가 근육에 공급되지 못한다. 따라서 근육은 혐기적 조건이 유지되어 많은 양의 ATP가 혐기적 해당작용을 통하여 생성된 후 근육수축에 이용되지 못하고 젖산으로의 전환에 사용된다.

D

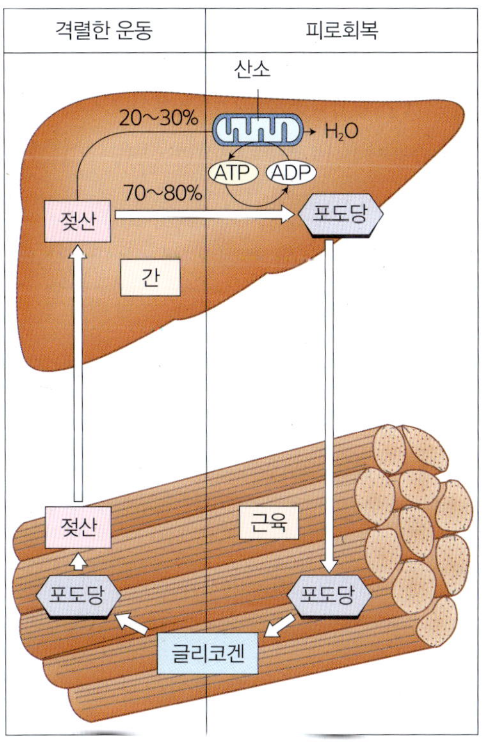

D. 젖산의 재활용 : 간은 순환하는 혈액속의 젖산을 흡수하여 포도당을 합성한다. 그후 근육섬유는 저장에 지원인 글리코겐 재합성을 위해 포도당을 사용한다.

● 그림 4-16 **근육의 대사과정**(계속)

근육수축이 장시간 계속될 때에는 근육 속에 있는 크레아틴 인산의 농도가 급속히 떨어지게 되므로 ATP를 따로 공급하지 않으면 안 된다. 근육이 중간 정도의 수축활동을 할 때에는 산화 인산화 과정에 의하여 ATP가 공급된다. 그러나 격렬한 운동을 계속할 경우 산화인산화 과정에 의한 ATP생성속도가 매우 느리기 때문에 근육 내에서는 ATP의 생성속도가 분해속도를 따라가지 못하게 된다.

따라서 심한 운동시에는 근육조직에서 산소가 결핍되기 때문에 ATP를 공급해 주기 위하여 작용하던 해당작용이 발효과정으로 바뀌어서 **젖산**(lactic acid)이 생성된다. 이 과정이 왕성하게 일어나면 근육 속에 축적되어 있던 글리코겐이 분해되어 ATP의 생성과 젖산의 합성이 증가한다. 이 젖산은 혈액으로 확산되어 혈중 젖산농도를 상승시키는데 이때 사람은 피로해지게 된다. 이렇게 생산된 젖산은 목욕을 하거나 휴식을 취하면 간으로 전달되어 포도당으로 전환된 다음 근육으로 이동하여 저장에너지인 글리코겐으로 전환되어 저장된다. 위에서 설명한 근육수축에 사용되는 ATP의 공급경로는 그림 4-16과 같다.

6. 민무늬근육

민무늬근육(평활근, smooth muscle) 세포는 뼈대근육 세포보다 짧고, **방추형(spindle shape)**을 하고 있다. 민무늬근육의 형태적 특징은 가로무늬가 없다는 것이다. 뼈대근육 및 심장근육에 가로무늬가 보이는 것은 가는근육잔섬유(actin filament) 및 굵은근육잔섬유(myosin filament)가 규칙적으로 나란히 배열하고 있기 때문이며, 민무늬근육에 가로무늬가 보이지 않는 것은 이러한 근육잔섬유가 없기 때문이 아니라 배열방법이 불규칙적이기 때문에 가로무늬로 보이지 않는 것이다. 불규칙적이라 하더라도 근육잔섬유는 근육세포의 세로축(장축) 방향으로 나란히 배열되기 때문에 장력은 세로축방향으로 생긴다.

전자현미경으로 민무늬근육을 보면 굵은근육잔섬유에 있는 교차결합과 트로포미오신이 존재하는 것을 볼 수 있다. 분자수준에서 민무늬근육의 수축성은 큰근육인 뼈대근육과 거의 같을 것으로 생각된다. 그러나 민무늬근육에는 뼈대근육의 10% 정도에 해당하는 액틴과 미오신이 포함되어 있으며, ATP와 ATPase의 함량도 적다. 그렇기 때문에 민무늬근육은 뼈대근육보다 수축 속도가 느리고 장력도 약하다.

민무늬근육을 지배하고 있는 신경은 **교감신경(sympathetic nerve)**과 **부교감신경(parasympathetic nerve)**이며, 이러한 **자율신경(autonomic nerve)**은 뼈대근육 사이에 형성되는 몸신경(somatic nerve)의 신경·근육이음부(신경·근육접합부)와 같은 명확한 이음부(연접)를 형성하지 않는다. 즉, 자율신경의 **신경절이후섬유(절후섬유)**는 말단에서 갈라진 후 군데군데가 부풀어 팽대부를 형성하는데 여기에 **노르아드레날린(noradrenaline)**, **아세틸콜린(acetylcholine)** 등의 화학전달물질이 함유된 소포가 존재한다(그림 4-17). 또한 민무늬근육은 뼈대근육과 달리 흥분성 화학전달물질을 방출하는 신경 및 억제흥분전달물질을 방출하는 신경의 2중 지배를 받고 있는 경우가 많다. 흥분성 흥분전달물질은 막전위를 증가시키는 방향으로 작용하고, 억제성흥분전달물질은 막전위(membrane potential)를 감소시키는 방향으로 작용하므로, 그 양쪽의 균형에 의해서 민무늬근육의 수축성이 결정된다.

단단위민무늬근육(단원성평활근, single unit smooth muscle)의 각 세포들은 **연결체(연락교, nexus)**에 의해서 연결되어 있으며, 그것을 통하여 한 개의 민무늬근육 세포의 흥분이 인접한 민무늬근육세포로 전도된다(그림 4-18). 그 때문에 이 민무늬근육에서는 한 그룹의 근육세포가 한 개의 단위(unit)로서 기능을 하기 때문에 단단위민무늬근육이라 한다. 창자관, 방광, 자궁근육 및 작은 혈관벽의 민무늬

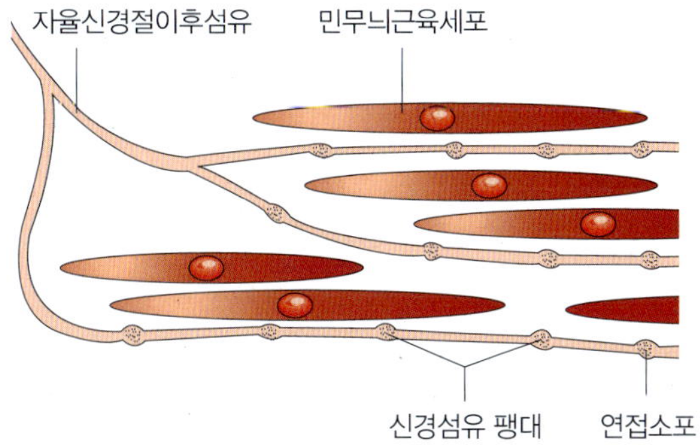

그림 4-17 자율신경 말단과 민무늬근육세포의 관계

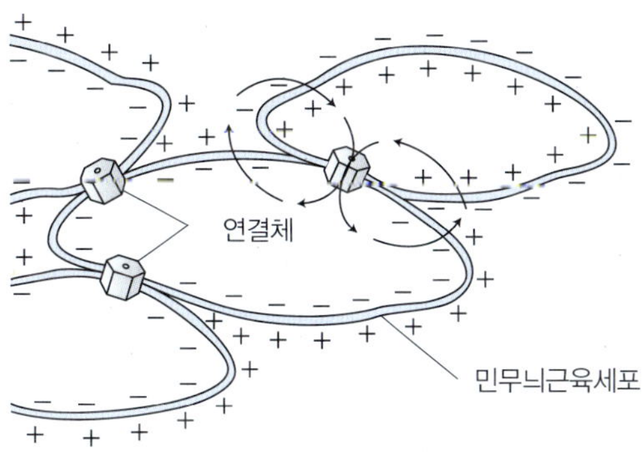

그림 4-18 단단위민무늬근육 세포의 연결체(흥분은 연결체를 통하여 전도된다.)

근육이 이에 속한다. 단단위민무늬근육은 신경 및 호르몬의 작용이 없더라도 스스로 율동적인 수축을 하는 특징이 있다(자동성). 따라서 몸 밖으로 창자관을 잘라낸 후 산소를 공급하면 신경지배 호르몬의 작용이 없더라도 일정기간 동안 자동운동을 계속 유지할 수 있다.

단단위(내장)민무늬근육(단원성평활근, unitary smooth muscle)에서는 완만한 막전위 변동이 율동적으로 나타나며, 그 전위의 봉우리 부분에 활동전위가 일어나게 된다(그림 4-19). 이러한 근육세포의 막전위와 그 근육의 장력을 동시에 기록해 보면 근육세포의 활동전위가 발생할 때 장력이 높아지며, 활동전위의 빈도가 높을수록 장력이 커진다. 따라서 활동전위와 근육의 장력과의 관계는 뼈대근육의 경우와 유사하다.

단단위민무늬근육의 자발적 수축은 외부의 자극, 예를 들면 자율신경의 흥분 및 호르몬, 기타의 화학물질에 의한 자극, 기계적인 폄자극(신전자극, extensor stimulation) 등에 의하여 영향을 받는다. 이러한 자극은 어느 것이나 민무늬근육 세포의 막전위를 변동시키는 작용을 한다. 기계적 폄자극에 의하여 막전위가 감소하여 발생되는 활동전위는 근육수축을 일으키는데 이러한 현상은 단단위민무늬근

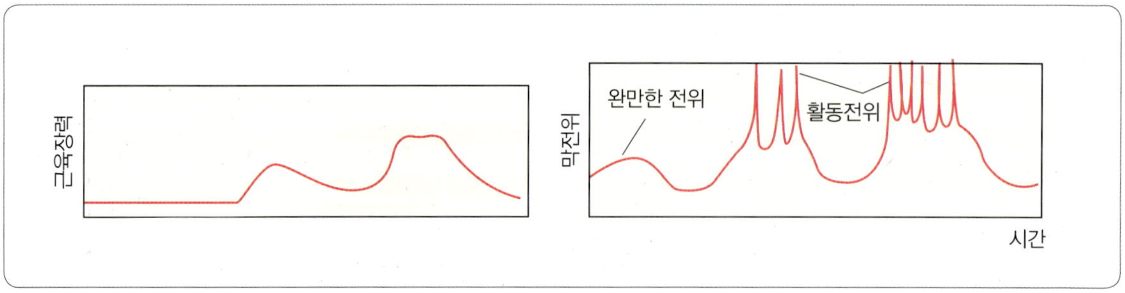

● 그림 4-19 민무늬근육의 막전위 변화와 장력 변화의 관계
활동전위의 빈도가 증가하면 근육장력이 증가하며, 완만한 막전위 변화를 보이던 봉우리 부분에 활동전위가 나타난다.

육에 있어서의 뚜렷한 특징이다.

다단위민무늬근육(다원성평활근, multiunit smooth muscle)의 각 세포들 사이에는 연결체가 없기 때문에 흥분이 한 세포에서 다른 세포로 전도되는 현상이 일어나지 않는다. 동공의 수축 및 확대를 관장하는 근육[동공조임근(동공 괄약근, pupil sphincter)과 동공확대근(산동근, pupil mydriasis) 및 큰 혈관벽, 털세움근(입모근, arrector muscle) 등]에 있는 민무늬근육이 여기에 속한다. 다단위민무늬근육은 뼈대근육과 유사한 자동성이 없기 때문에 그 민무늬근육을 지배하고 있는 신경의 흥분에 의하여 수축이 일어난다. 그러나 의지에 의하여 수축되지 않는 제대로근(불수의근, involuntary muscle)이다. 또한 이 민무늬근육은 교감신경과 부교감신경의 대항적(길항적) 지배를 받는다.

7. 심장근육

심장근육(심근, cardiac muscle)은 뼈대근육 및 단단위민무늬근육과 유사한 성질을 갖고 있다. 심장근육에는 가로무늬와 Z선이 있다. 근육세포는 근육원섬유(근원섬유, myofibrils)의 집합으로 되며, 근육원섬유 중에는 가는근육잔섬유(actin filament)와 굵은근육잔섬유(myosin filament)가 규칙적으로 나란히 배열되어 있으며 트로포닌과 트로포미오신도 존재한다. 또한 심장근육에는 근육세포질그물이 잘 발달되어 있기 때문에 활동전위가 발생되면 근육세포질그물로부터 Ca^{2+}의 방출이 촉진되어 액틴 및 미오신에 의한 수축이 활발하게 일어난다. 심장근육이 단단위민무늬 근육과 비슷한 점은 신경 및 호르몬의 지배가 없더라도 스스로 수축을 하며, 근육세포들이 연결체로 연결되어 있기 때문에 한 개의 근육세포에서 다른 근육세포로 흥분을 쉽게 전달시키는 성질이 있다는 것이다. 심장근육만의 뚜렷한 특징으로는 활동전위의 지속시간이 상당히 길다는 것이다(그림 4-20). 따라서 활동전위의 절대불응기가 길기 때문에 자극이 반복되더라도 심장근육에서는 수축의 가중에 의한 강축은 일어나지 않는다. 만약 심장근육이 한 번이라도 강축을 일으키게 되면 심장근육에서 혈액의 박출이 중지되어 죽음에 이르므로 뼈대근육의 강축과 다른 의미를 갖는다.

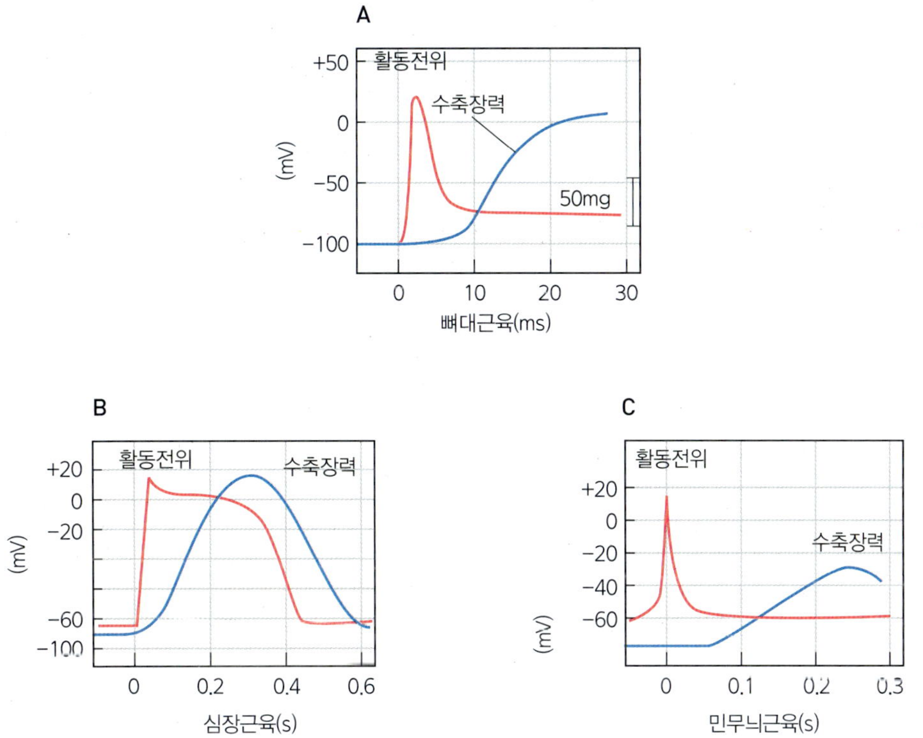

● 그림 4-20 뼈대근육, 심장근육 및 민무늬근육에 있어서 활동전위와 수축장력의 관계
A, B, C에서는 시간의 단위가 다르다.

심장에 자동성이 있는 것은 스스로 반복하여 탈분극하고 활동전위를 발생시키는 **심장박동조율기**(향도잡이, pacemaker)라는 조직이 있기 때문이며 또한 그 흥분이 연결결합을 통하여 근육 세포들로 전도된다. 이러한 심방박동조율기 조직에서는 활동전위와 활동전위 사이의 막전위가 안정되지 못하여 항상 탈분극하는 경향을 보인다. 따라서 흥분이 문턱전위(역치전위, threshold potential)에 도달하면 다음의 활동전위가 발생된다(그림 4-21). 이와같이 완만한 탈분극을 심장박동조율기 전위라고 하는데

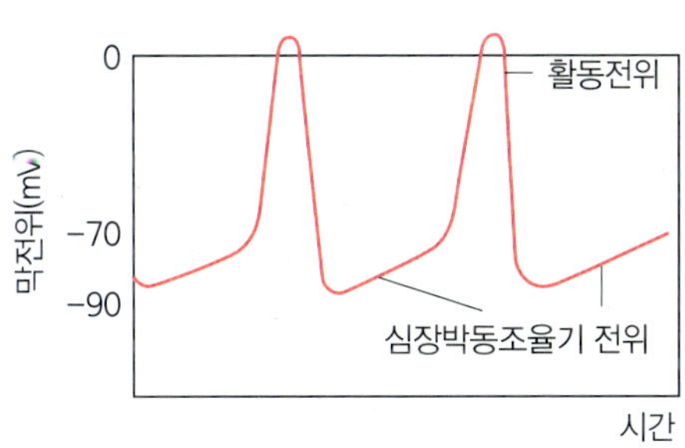

● 그림 4-21 심장박동조율기 세포의 막전위 변동

이러한 전위가 발생하는 원인은 주로 심장박동조율기 조직에 있어서 세포막에 대한 K^+투과성이 서서히 감소하기 때문이다.

● 표 4-3 뼈대근육, 심장근육 및 내장근육의 특징

근별 \ 구분	뼈대근육	심장근육	내장근육
근육섬유	가로무늬근육	가로무늬근육	민무늬근육
크기	길이 1~45mm		길이 45~200 μm
	지름 10~100 μm	지름 약 100 μm	지름 3~8 μm
근육세포질	40%	많음	매우 많음
흥분전도	절연전도	전체로 퍼짐	전체로 퍼짐
지배신경	운동신경	자율신경	자율신경
운동	맘대로	제대로	제대로
자동성	없음	근육조직에 있음	근육 자체에 있음
자극문턱	소	중	대(기계적 자극에 민감)
연축시간	0.1s	0.8s	수초
가중	있음	있음	현저함
긴장	신경에 의함	신경에 의함	근육 자체에 의함
가소성	소	중	대
피로도	대	소	중
강축	3~5회	없음(죽음)	수 회

Human Physiology

제5장

신경생리

I. 신경 일반생리

1. 신경세포
2. 신경아교세포
3. 안정막전위
4. 활동전위
5. 흥분전도
6. 합성활동전위
7. 흥분전달 방식

II. 중추 및 말초신경계통

1. 개요
2. 말초신경계통에 의한 운동 및 내장기능의 조절
3. 중추신경계통에 의한 운동기능 조절
4. 중추신경계통의 고차원적 기능

I. 신경 일반생리

신경계통(신경계, nervous system)은 사람 몸의 안·바깥에서 일어나는 각종 변화에 대처하여 각 부분의 기능을 종합해서 통제하는 기관이다. 또한 사람 몸 안·바깥의 환경으로부터 여러 가지 자극을 감지(지각)하여 통합, 조절한 후 그에 따른 반응(운동)을 일으켜 생명 조건을 유지할 수 있도록 조절, 통제하는 특수 조직계통으로 중추신경계통(central nervous system)과 말초신경계통(peripheral nervous system)으로 나눌 수 있다.

신경계통은 내분비계통과 함께 인체를 구성하는 각 기관, 조직 및 세포의 활동을 전체적으로 통합, 조절한다. 즉, 몸안환경 및 몸바깥환경에 관한 정보를 수용체(receptor)로부터 받아 중추로 보내고, 중추는 많은 수용체로부터 수집된 정보를 통합하여 근육 및 분비샘 등과 같은 효과기(effector)로 작용을 조절하는 신호를 보낸다.

따라서 이 장에서는 신경세포(nerve cell)의 형태학적 특징을 통하여 모든 세포에 존재하는 막전위(membrane potential)의 생성과정, 흥분성 세포에서 나타나는 활동전위(active potential)의 생성과정

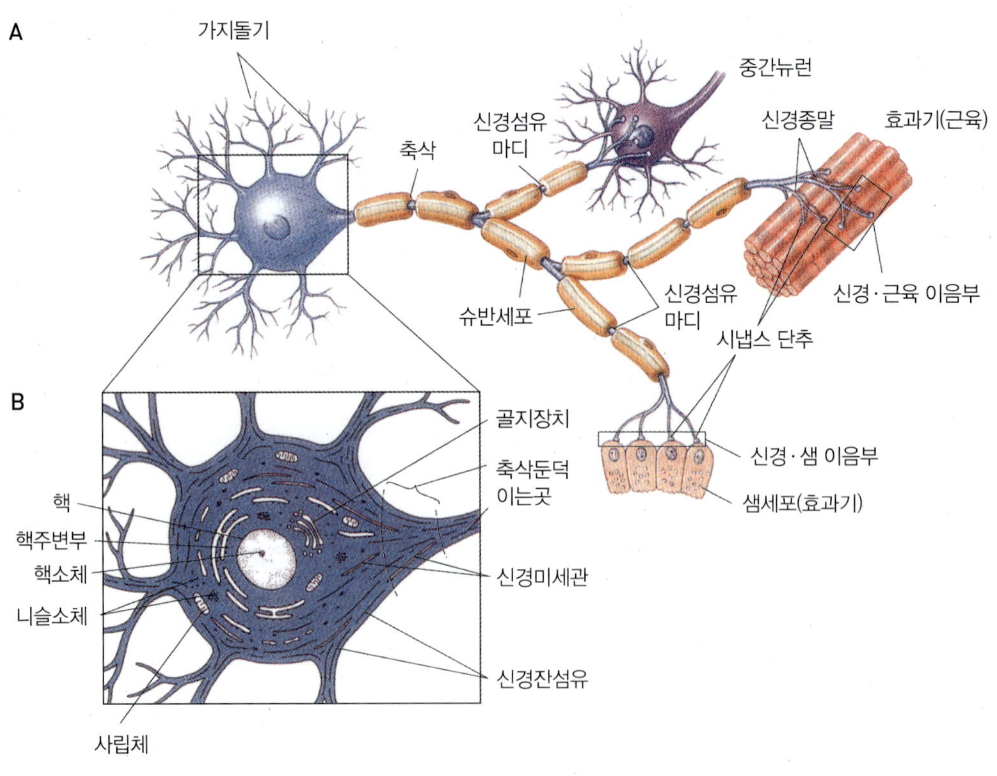

● 그림 5-1 신경세포의 구조

A. 세 가지 형태의 연접종말(한 개의 축삭이 세 가지 형태의 연접을 모두 갖지는 않는다)

B. 전형적인 뭇극뉴런의 미세구조

및 신경세포에서 볼 수 있는 특이한 흥분전달 방식인 **연접전도** 등과 같은 신경계통의 작용을 전체적으로 이해시키고자 한다.

1. 신경세포

1) 신경세포(뉴런, neuron)

신경세포는 신경원이라고도 하는데 이것을 신경의 기능적, 형태적 최소단위라고 한다. 신경세포는 **신경세포체**와 여기에서 뻗어 나온 한 개의 긴 축삭돌기(axon), 그리고 짧고 많은 가지로 구성된 **가지돌기(수상돌기, dendrites)**로 구성되어 있으며 종류도 다양하다(그림 5-1). 축삭돌기는 실과 같이 가늘고 길어서 **신경원섬유(신경섬유, neurofibril)**라고도 한다. 이와 같이 긴 돌기를 갖는 것은 신경세포 특유의 형태적 특징 중의 하나이다.

신경세포는 자극 전달방향 및 돌기 수에 따라 다음과 같이 여러 종류로 구분된다(그림 5-2).

① **감각신경세포(sensory neuron) : 들신경세포(구심성뉴런, afferent neuron)**
신체 각 부위로부터 전달되는 자극을 뇌와 척수로 전달하는 신경세포이다.

② **운동신경세포(mortor neuron) : 날신경세포(원심성뉴런, efferent neuron)**
수용체에 가해지는 화학, 물리적 변화에 대응하는 중추(뇌)의 신호를 말초조직으로 전달하는 신경세포이다.

③ 사이신경세포(개재뉴런, interneuron)
들신경세포와 날신경세포를 연결하면서 돌아온 정보를 통합, 정리하는 신경세포이다. 뇌와 척수(중추신경계통)에만 존재하는 신경세포로서 감각뉴런의 자극을 운동뉴런으로 전달해 준다.

④ 홑극신경세포(단극뉴런, unipolar neuron)
뇌척수 신경절 세포에서 볼 수 있는 것으로서 세포체로부터 나오는 하나의 돌기가 두 개로 나뉘어져 축삭돌기와 가지돌기를 이루고 있는 뉴런이다.

⑤ 두극신경세포(양극뉴런, bipolar neuron)
망막, 코점막 후부 및 나선신경절(속귀) 등에서 볼 수 있는 것으로서 세포체가 하나의 긴 축삭과 하나의 긴 가지돌기를 갖는 뉴런이다.

⑥ 뭇극신경세포(다극뉴런, multipolar neuron)
한 개의 긴 축삭과 여러 개로 구성된 짧은 가지돌기를 가지는 뉴런으로서 대부분의 뇌, 척수의 신경세포와 말초신경계통의 운동신경세포와 자율신경절세포에서 볼 수 있다.

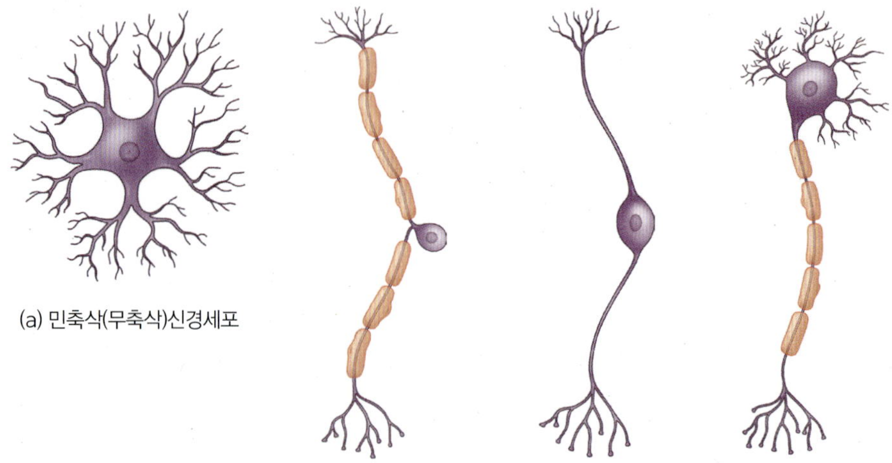

● 그림 5-2 신경세포의 종류

⑦ 민축삭신경세포(anaxonic neuron)

긴 축삭돌기를 갖지 않는 일종의 변성된 신경세포이다.

2) 신경세포의 구성

신경세포는 세포체와 돌기로 구성되어 있으며 물리, 화학적 자극에 반응하여 생성되는 흥분을 다른 조직으로 전달해주는 기능적 최소단위이다.

(1) 신경세포체

세포막, 원형질 및 핵 등으로 구성되며 세포체의 크기는 다양하다. 또한 세포질 내 소기관들은 일반세포에서처럼 핵을 중심으로 하여 동심원을 이루면서 배열하고 있다. 세포의 소기관들은 대체적으로 일반세포와 동일하며 일반세포와 다른 특이한 것은 다음과 같다(그림 5-1B).

① 신경세포섬유

신경세포섬유는 매우 가느다란 **신경원섬유(신경섬유, neurofibril)**로서 세포질 내에 그물 모양으로 배열되어 있으며 세포질과 세포돌기를 지지해주는 역할을 한다.

② 신경미세관(신경세관, neurotubule)

신경미세관은 신경세포체의 그물조직 사이에 있는 미세한 관으로서 주로 대사산물의 운반 및 세포체를 지지해주는 역할을 한다.

③ 니슬소체(Nissl's body)

니슬소체를 일명 **호반세포(tigroid body)**라고도 하며 염기성 색소에 염색되는 과립으로서 RNA로 구성되어 있다. 모양은 휴식, 피로와 같은 생리적 상태에 따라 변하며 단백질 합성, 세포체에 영양 공급 및 재생, 그리고 이물질에 대한 포식작용을 한다.

(2) 신경돌기

세포체로부터 나오는 가늘고 긴 심경섬유로서 흥분을 세포체에서 **종말단추**(synaptic knob)로 전달하는 긴 **축삭돌기**(axon)와 세포막으로부터 돌출되어 있는 짧은 여러 개의 **가지돌기**(dendrite)로 구성되어 있다.

① 축삭돌기

축삭돌기는 신경원섬유를 형성하는 단일돌기로써 세포체에서 종말단추 쪽으로 흥분을 전달한다. 특히 세포체에서 시작되는 부분은 작은 원추상의 융기부를 형성하는데 이것을 축삭둔덕(축삭소구, axon hillock)이라 한다. 축삭돌기에는 니슬소체가 없으며 **그물조직**(세망조직, reticular tissue)과 가늘고 긴 사립체, 미세관 및 잔섬유들로 구성되어 있다. 말이집은 축삭돌기의 주변에 있는데 이것은 축삭을 감싸고 있는 특유한 지질 성분의 구조물로 구성된 피막이다. 이 지방은 전기적 저항이 높기 때문에 축삭돌기 주변을 전기적으로 절연시켜 준다. 따라서 신경원섬유는 말이집의 유·무에 따라 말이집으로 덮여 있는 **말이집신경섬유**(유수신경섬유, myelinated nerve fiber)와 말이집이 없는 **민말이집신경섬유**(무수신경섬유, nonmyelinated nerve fiber)로 구분된다.

중추신경계통의 축삭은 말이집으로 감싸여 있지만 말초신경계통에서는 **신경집세포**(슈반세포, Schwann's cell)가 말이집 역할을 하며 중추신경계통에서는 희소돌기아교세포가 말이집 형성에 관여한다.

중추신경계통(뇌·척수)에서 볼 수 있는 말이집신경섬유는 그 전체가 말이집으로 덮여 있지 않고 일정한 간격(사람의 경우 약 1mm)으로 말이집이 없는 마디(결절)가 있는데 이 마디를 **신경섬유마디**(랑비어마디, Ranvier's node)이라고 한다(그림 5-1A). 말이집섬유에서는 흥분이 마디와 마디 사이를 건너 뛰면서 전달되는 **두약전도**(saltation conduction)가 일어나기 때문에 동일한 굵기의 민말이집신경섬유보다 흥분 전도 속도가 매우 빠르다. 그리고 흥분전도 속도는 말이집섬유의

읽/상/노/트

다발성경화증(multiple sclerosis)

탈수초성 질환(demyelinating disease)으로 중추신경계 신경세포의 축삭을 둘러싸고 있는 절연물질인 말이집이 탈락되는 질병이다. 말이집이 파괴되어 생긴 많은 딱딱한 흉터(경화)를 뜻하는 것으로, 주로 젊은 연령층에서 발생하는 만성 염증성 질환이다. 말이집(수초)이 벗겨져 탈락될 경우 신경신호의 전도에 이상이 생기고, 해당 신경세포와 축삭이 파괴되기 때문에 뇌의 크기가 줄어들 수 있다.

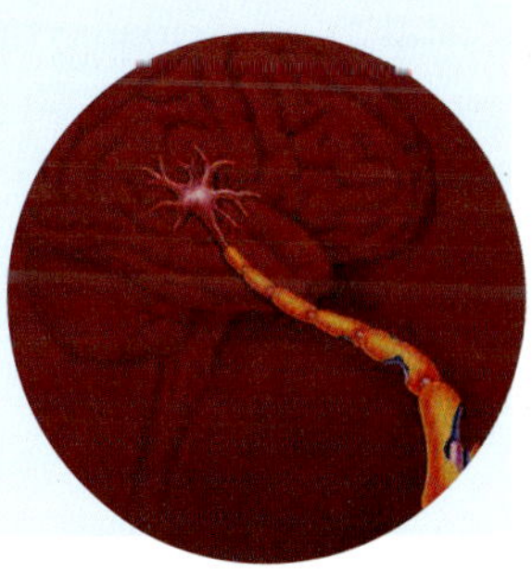

축삭이 크고 말이집이 두꺼울수록 빠르다.

신경집(신경초, Schwann's sheath)이란 **신경집세포**가 신경의 말이집을 감싸고 있는 것을 지칭하며, **신경집세포**란 말이집을 감싸고 있는 얇은 투명 피막으로서 중추신경계통의 **신경아교세포**(신경교세포, neuroglial cell)가 이에 해당한다. 신경집은 말초신경의 축삭에 영양을 공급하며 말이집 형성 및 말초신경원섬유의 재생에 관여한다. 그러나 뇌·척수가 어떠한 원인에 의하여 손상되면 말초신경원섬유는 재생이 되지 않는다.

② 가지돌기

가지돌기는 세포질과 같은 구조로 되어 있어 세포체와 더불어 외부 신호를 받아들이는 역할을 하며, 니슬소체, 사립체, 리보솜 등으로 구성되어 있다. 다른 뉴런의 축삭돌기 또는 그 가쪽가지의 종말 가지 및 가지돌기와 연접하여 흥분을 세포체로 전달해 주는 기능을 한다.

3) 신경세포의 연락방식

그물 모양으로 복잡하게 얽혀있는 수많은 신경세포의 집합체를 신경계통라고 하는데 이들 신경세포 사이의 연락방식은 일정하기 때문에 하나의 신경세포의 축삭돌기는 반드시 다음의 신경세포와 접속한다. 이러한 접속부위를 **연접**(시냅스, synapse)이라고 하며, 이들 **종말단추**(synaptic knob)가 신경세포의 어떤 부위에서 연접을 형성하는가에 따라 네 가지로 구분된다(그림 5-3A).

(1) 축삭-가지돌기 연접(axo-dendritic synapse)

축삭의 연접 단추가 다음 신경세포의 가지돌기에 접속되어 있는 연접으로서 대뇌 및 소뇌에서 볼 수 있다.

(2) 축삭-세포체 연접(axo-somatic synapse)

축삭의 연접 단추가 다음 신경세포의 세포체에 접속되어 있는 연접이다.

(3) 축삭-축삭 연접(axo-axonal synapse)

축삭의 연접 단추가 다음 신경세포의 접속된 연접 단추의 표면에 접속되어 있는 연접으로서 축삭의 연접 단추가 축삭둔덕에 접속되어 있는 몸쪽축삭-축삭 연접(proximal axo-axonal synapse)과 이미 접속된 축삭 연접 단추의 표면에 다시 다른 신경세포의 종말단추가 접속되는 먼쪽축삭-축삭 연접(distal axo-axonal synapse)으로 구분된다.

(4) 축삭-가지돌기-세포체 연접(axo-dendrosomatic synapse)

축삭의 종말단추가 다른 신경세포의 가지돌기와 세포체에 균등하게 접속하는 연접 방식으로서 주로 척수에서 볼 수 있다.

어떤 형태의 연결방식이든지 간에 연접 부분에서는 두 신경세포 사이에 원형질의 직접적인 연락은

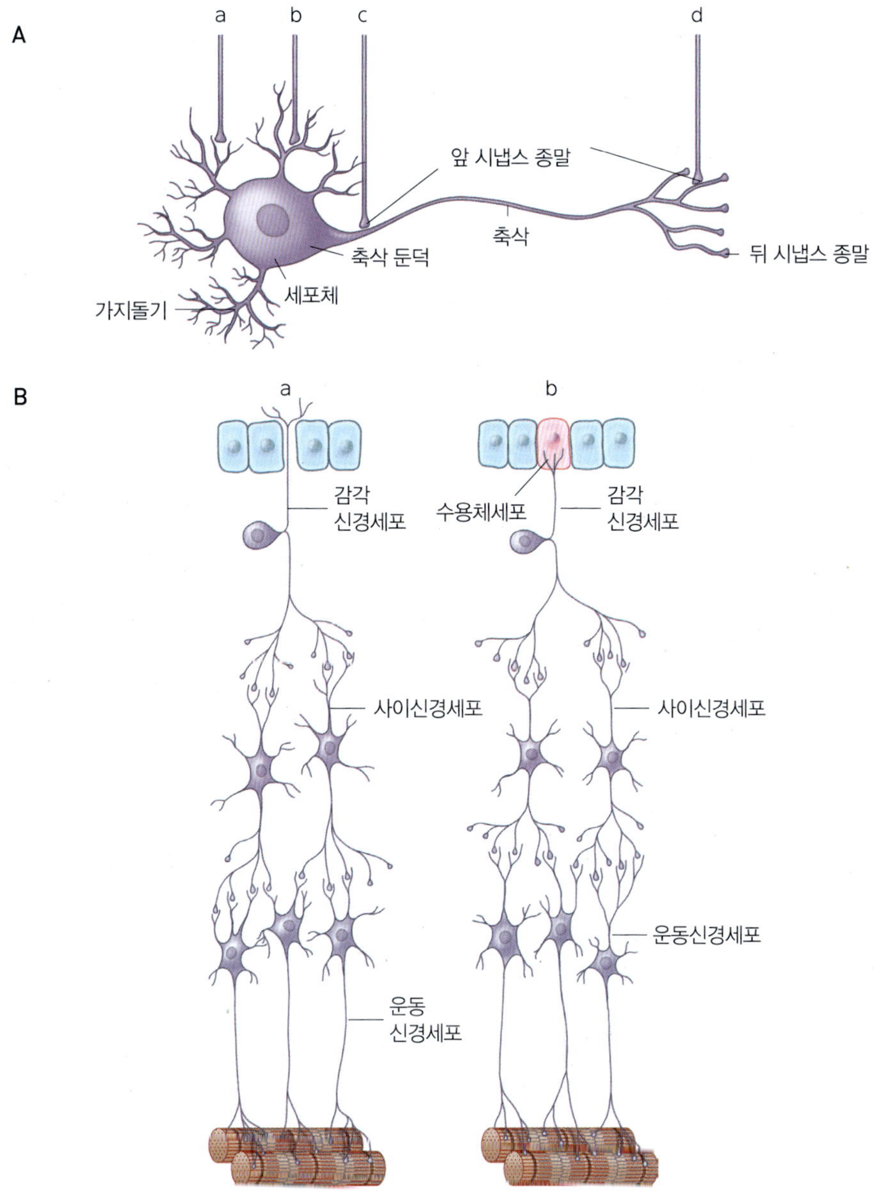

● 그림 5-3 연접의 형태(A) 및 흥분전도 방향(B)

A : a. 축삭-가지돌기 연접 b. 축삭-세포체 연접 c. 몸쪽축삭-축삭연접 d. 먼쪽축삭-축삭연접
B : a. 신경세포 수용체의 흥분전도 b. 비신경세포 수용체의 흥분전도

없지만 한 신경세포의 흥분이 다음 신경세포로 전도되기 때문에 신경계통의 활동이 이루어진다. 홑극 신경세포에서는 흥분전도 방향이 고정되어 있지 않고 어느 방향으로든지 전도가 일어난다. 그러나 연접연결(synaptic connection)을 이루고 있는 신경계통에서는 흥분이 세포체에서 축삭돌기로 전도된 후 다음 신경세포의 가지돌기 또는 세포체로 전달되는 전도방식만이 이루어지는데 이러한 한 방향의 전도방식을 앞쪽전도법칙(전방전도법칙, law of forward conduction)이라고 한다(그림 5-3B).

2. 신경아교세포

신경조직세포에는 신경교세포가 많아 신경세포를 보호하고 지지역할을 하는데, 일반적으로 중추신경계통의 버팀세포를 **신경아교세포**라고 하며 중추신경계통에서는 **뇌실막세포, 별아교세포, 희소돌기아교세포, 미세아교세포**가 여기에 속한다. 그리고 말초 신경계통에서는 **위성세포**와 **신경집세포**가 있다(그림 5-4).

1) 미세아교세포(소교세포, microglia)

매우 작은 세포체에 긴 둥근 모양의 핵과 분지된 짧은 돌기를 가지며, 조직 내를 유주하면서 이물질을 포식하는 포식세포이다. 주로 중추신경계통에 존재하며 물질운반, 병적 대사물질의 파괴 및 제거를 담당한다.

2) 뇌실막세포(상의세포, ependymal cell)

중추신경계통의 뇌실, 맥락얼기(맥락총, choroid plexus) 및 척수의 내면을 덮고 있는 단층원주상피의 구조를 가지며 중심관의 내피성막에 분포하는 신경아교세포로 바닥부위는 점차 실처럼 가늘어져서 뇌실막섬유(ependymal fiber)라는 긴 돌기를 형성한다.

3) 희소돌기아교세포(희돌기교세포, oligodendrocyte)

작은 핵과 적은 수의 돌기를 가지며 중추신경계통에서 말이집 형성에 관여하는 것으로서 주로 신경세포의 세포체 또는 축삭에 접해 있다. 별아교세포와 함께 이들 두 세포를 큰아교세포(대교세포, macroglia)라고 한다. 또한 말초신경에서는 신경집세포와 기능적인 면에서 유사하다.

4) 별아교세포(성상교세포, astrocyte)

부채꼴모양(방사상)의 돌기를 가진 별 모양의 세포로서 주로 중추신경계통에 존재한다. 섬유별아교세포는 중추신경계통의 백색질부위에 존재하며 적은 수의 돌기와 가느다란 신경세포섬유를 가지고 있다. 원형질 별아교세포는 회색질부위에 많이 존재하며 돌기의 수는 적고 굵은 신경원섬유를 가지고 있다. 별아교세포는 뇌와 척수에서 신경원섬유를 서로 연결해주며 또한 신경세포와 혈관 사이에 존재하면서 대사물질을 운반해 주며 신경조직의 구조를 지지해주고 신경세포의 신진대사에도 관여한다.

5) 위성세포(satellite cell)

말초신경계통에 존재하는 신경아교세포로서 신경세포 주위를 감싸서 보호해주는 작고 편평한 세포이다. 세포의 원형질막에 부착해 있으며 미세흡수소포(미세소포, micropinocytic vesicle)를 포식하는 기능이 있다.

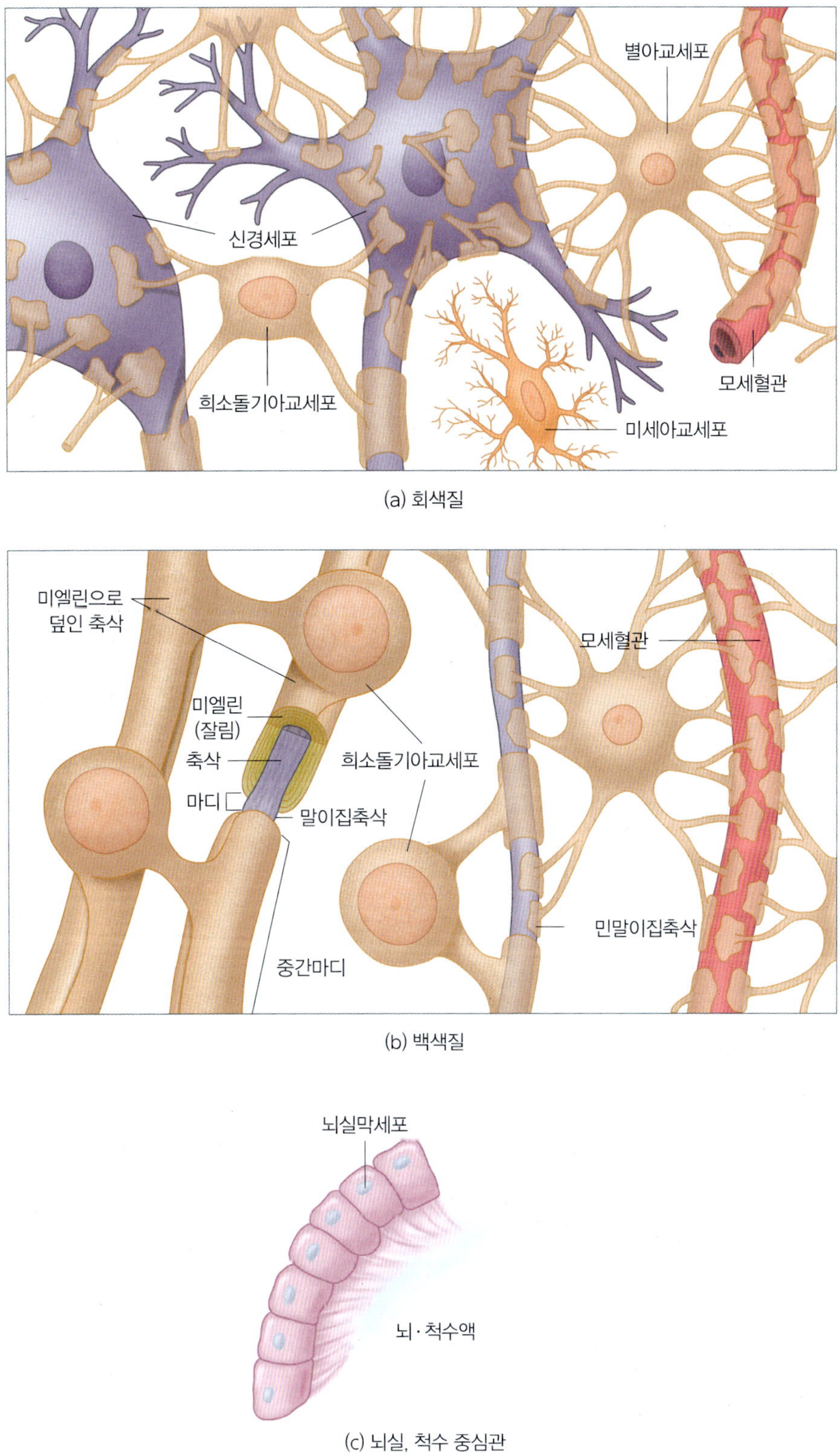

● 그림 5-4 중추신경계통의 신경아교세포의 종류

3. 안정막전위

세포내에 아주 미세한 전극을 삽입하고 측정해 보면 모든 세포가 전기를 띄고 있으며 수시로 변한다. 세포막 안·바깥 전위차를 측정해 보면 인체 세포막의 안쪽은 바깥쪽에 비하여 음(−) 전하를 띄고 세포막 바깥쪽은 양(+)인 상태를 **안정막전위(resting membrane potential)**라고 한다. 그 전위의 크기는 세포의 종류 및 조건에 따라 다르며 대체적으로 5~−100 mV의 범위이다.

세포내액(intracellular fluid)과 세포외액(extracellular fluid)의 대표적인 이온 구성을 보면 표 5-1과 같이 세포막의 안·바깥이 전혀 다르다. 안정막전위의 발생에는 Na^+과 K^+의 세포막 투과성의 차이가 중요한 역할을 하고 있다. 안정막전위가 발생하는 과정은 다음과 같이 두 가지로 설명할 수 있다. 첫째로 그림 5-5에서처럼 농도가 다른 NaCl 용액이 막으로 구분되어 있는 경우에는 Na^+와 Cl^-의 농도가 A쪽이 B쪽보다 높다. 이 두 이온 중 Cl^-은 쉽게 확산될 수 있는 확산 용이성이 있기 때문에 Na^+보다 확산속도가 빠르다. 따라서 Cl^-이 빨리 B쪽으로 이동하기 때문에 일시적이기는 하지만 A쪽에 대하여 B쪽이 전기적으로 음성으로 바뀌는 시기가 생긴다. 이와 같이 일시적으로 생기는 전위기울기(전기적 구배, electrical potential gradient)를 **확산전위(diffusion potential)**라고 한다. 확산전위는 시간이 경과함에 따라 A쪽과 B쪽의 Na^+이온과 Cl^-이온의 농도가 같아지면 없어진다. 둘째로 동일 농도의 NaCl용액과 KCl 용액이 모두 동일하게 투과되는 경우를 생각해 보면 그림 5-6과 같다. 이 경우에 Cl^-이온은 A쪽과 B쪽에서 같은 농도이므로 겉으로 보기에는 이동이 없다. 그러나 Na^+이온과 K^+이온은 **농도기울기(농도구배, concentration gradient)**가 발생하기 때문에 이동하게 된다. 이 경우에도 K^+이 Na^+ 보다 빨리 확산하는 성질이 있기 때문에 일시적으로 B쪽은 A쪽에 대하여 전기적으로 음성(−)이 되는 시기가 생긴다.

여기에서 이번에는 막이 K^+은 통과할 수 있지만 Na^+은 통과할 수 없는 성질이 있는 경우를 생각해 보자. 그림 5-7은 그러한 성질을 가진 막으로 칸막이가 되어 있는 용기에 동일 농도의 NaCl용액과 KCl 용액이 들어 있는 경우를 나타낸다. 이 경우에 Na^+은 모두 A쪽에 남지만 K^+은 농도 기울기에 따라서 B쪽에서 A쪽으로 이동한다. 그 결과 A쪽은 전기적으로 양성(+)이 된다. 이러한 확산전위는 앞의 두 경우와 달리 시간이 지나도 소실되지 않으며, 또한 K^+의 농도기울기의 크기에 따라서 전위는 크기도 하고 작아지기도 한다. K^+이 B쪽에서 A쪽으로 확산해가면 그만큼 A쪽이 양전하를 띠게 되고 B쪽은 음전하를 띠게 되어 전위차가 커지게 되며, 또한 이 전위차가 A쪽으로 가고 있던 K^+을 B쪽으로 되돌아오게

● 표 5-1 세포바깥액과 내액의 이온조성

이온	세포바깥액	세포내액
Na^+	150	15
Cl^-	125	10
K^+	5	150

*고양이의 신경세포 안·바깥의 이온농도를 mEq/L의 단위로 표시하였다.

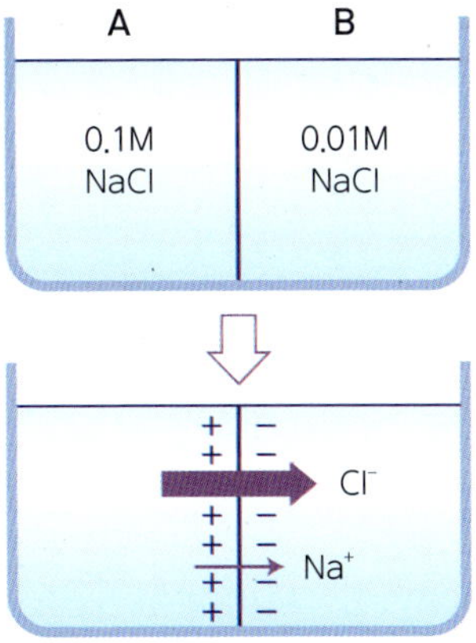

● 그림 5-5 농도가 다른 식염수를 이온투과성이 있는 막으로 차단한 경우에 생기는 확산전위

Na^+과 Cl^-의 투과성 차이에 따라서 일과성막의 양쪽에 전위가 생긴다.

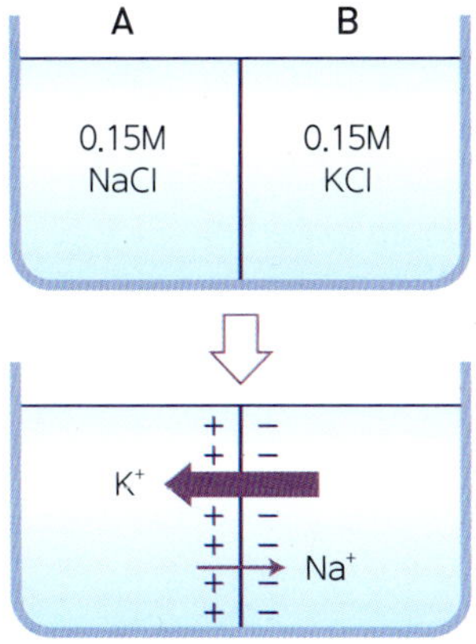

● 그림 5-5 식염수와 염화칼륨 용액을 이온 투과성이 있는 막으로 차단한 경우에 생기는 확산전위

막은 K^+를 쉽게 통과하지만, Na^+를 비교적 잘 통과 시키지 않는다.

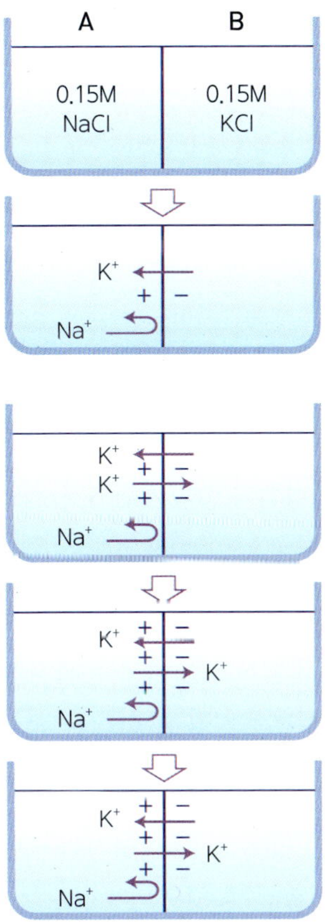

● 그림 5-7 K^+는 통과시키지만 Na^+는 통과시키지 않는 막으로 구분된 용기에 NaCl과 KCl 용액을 넣을 경우 막의 양쪽에 생기는 확산전위

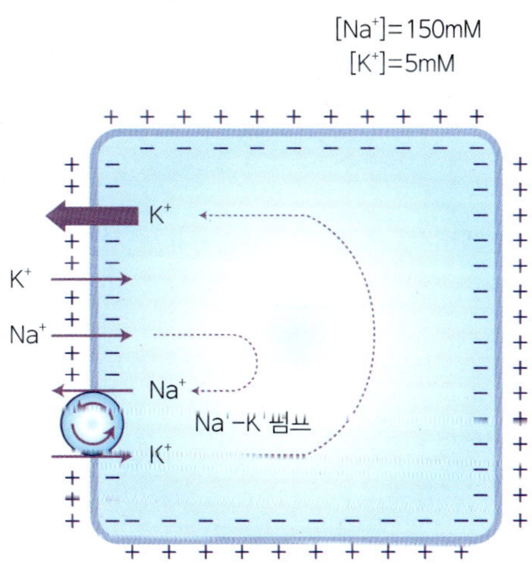

● 그림 5-8 세포 안·바깥 Na^+와 K^+의 농도차이(막투과성 차이)와 Na^+-K^+ 펌프의 작용에 의한 막전위 형성

한다. 그러나 K^+ 농도는 A쪽이 B쪽보다 낮으므로 확산을 계속하려고 하며, K^+을 반대방향으로 잡아당기는 전기기울기의 힘도 증가되므로 끝내는 확산하려고 하는 힘과 전기적인 힘이 평형상태를 유지하게 되어 순수한 이온의 작용은 중지되고 만다. 이러한 평형상태에서 막의 양쪽에 발생되는 전위차를 **평형전위**(equilibrium potential: Ek)라고 한다.

이러한 평형전위의 차는 이론적으로 다음의 Nernst 방정식에 따라서 구할 수 있다.

$$E_k = \frac{RT}{FZ_k} \ \ln \ \frac{[K]_o}{[K]_i} = 61.5 \log \frac{[K^+]_o}{[K^-]_i} \text{ (37℃ 경우)}$$

여기에서 E_k: K의 평형전위, R: 기체상수, T: 절대온도, F: Faraday 정수(1 mol의 이온이 갖는 전하량), Z_k: K^+의 원자가(+1), $[K]_i$: 세포 속의 K^+ 농도, $[K^+]_o$: K^+의 세포외 농도이다. 식의 오른쪽에는 자연대수를 상용대수로 고쳐 각 정수를 구체적으로 대입한 것을 나타내고 있다.

앞서 설명한 바와 같이 K^+ 이온은 통과하나 Na^+ 이온은 통과하지 않는 성질이 신경세포 막에 있는 것으로 가정하고, Nernst의 공식을 사용하여 신경세포 안·바깥의 K^+이온 농도로부터 K^+의 평형전위를 계산하면 안쪽이 바깥쪽에 비하여 약 −90 mV로 하전된다. 한편 미세전극(microelectrode)을 사용하여 신경의 막전위를 측정해보면 약 −70 mV로서 계산상의 K^+ 평형전위보다도 약간 낮다. 이것은 신경 세포막이 Na^+ 이온을 완전히 투과시키지 않고 어느 정도의 Na^+ 이온만 투과시키기 때문이다. 즉, 농도기울기와 전위에 따라 일부 Na^+ 이온이 세포내로 들어가기 때문이다. 그러나 이와 같이 신경 세포막이 Na^+ 이온에 대한 투과성을 조금이라도 갖는다면 그림 5-7의 경우와 같이 오랜 시간이 경과할 경우 막 안·바깥의 Na^+ 농도가 같게 되어 막전위가 소실될 것이다. 그러나 실제로는 신경세포의 막전위가 존재하는데 그 이유는 세포막에는 세포 안으로 들어온 Na^+ 이온을 **능동운반**(**능동수송**, active transport)에 의하여 세포 밖으로 보내는 기전이 항상 작용하고 있기 때문이다(그림 5-8). 이러한 세포 안·바깥의 농도기울기를 역행하여 Na^+을 세포 밖으로 보내는 대신 K^+을 세포 안으로 들어가게 하는 것이 **Na^+-K^+ 펌프**(Na^+-K^+ pump)의 작용이다. Na^+-K^+ 펌프 그 자체는 직접적으로 막전위가 일어나도록 작용하지 않으며, 이 펌프의 작용으로 막 안·바깥 이온농도의 불균등분포와 그에 따르는 농도기울기가 형성되어 간접적으로 막전위를 유지하게 된다.

이상을 종합해 보면 신경세포의 막은 K^+을 비교적 잘 투과시키지만 Na^+은 쉽게 투과시키지 못하는 성질이 있다. 또한 막을 통과하는 Na^+은 막에 있는 Na^+-K^+ 펌프의 투과작용에 의해서 계속 세포바깥으로 방출되므로 사실상 세포막은 Na^+을 투과시키지 않는 것처럼 보인다. 이와 같은 막의 성질에 의해서 세포 안·바깥의 Na^+과 K^+의 불균등분포가 유지된다. 세포 속의 많은 K^+은 평형전위(−90 mV)에 도달할 때까지 세포 밖으로 나가려고 하는데 막을 투과하여 세포 안으로 들어가는 Na^+ 이온이 있기 때문에 막전위는 −70 mV 정도가 된다. 세포 안으로 들어온 분량만큼의 Na^+은 펌프에 의해 세포 밖으로 방출되는데 이때 교환되는 K^+ 이온이 세포 안으로 들어오게 된다. 대략 이러한 작용으로 세포의 안정막전위가 형성된다.

05

4. 활동전위

신경 및 근육의 뚜렷한 특징의 하나는 흥분을 일으킨다는 것이다. 이러한 조직이 흥분을 일으킬 때 흥분 부위의 막전위는 −70 mV에서 +30 mV로 급격히 변하지만 다시 빠르게 원래의 **안정막전위** 수준으로 되돌아가는데 이러한 일련의 막전위 변화를 **활동전위**(action potential)라고 한다(그림 5-9). 활동전위의 시작부분에서 볼 수 있는 것처럼 막전위가 안정막전위로부터 0 전압이 되는 방향으로 변하는 것을 **탈분극**(depolarization)이라고 한다. 세포 안쪽이 바깥에 대하여 양전하(+)로 하전되는 것을 **지나치기전위**(역전전위, over shoot)라고 한다. 또한 활동전위가 그 후에 원래의 안정막전위로 되돌아가는 과정을 **재분극**(repolarization)이라고 한다. 신경에서는 흔히 안정막전위에서 (−) 방향으로 더욱 진행한 후 다시 안정막전위로 되돌아가는 현상이 일어나는데 이와 같이 안정막전위에서 동일한 안정막전위로 진행되는 현상을 **과다분극**(과분극, hyperpolarization)이라고 한다.

활동전위는 막에 대한 Na^+의 투과성이 일시적으로 상승하므로 발생된다. 탈분극상태에서는 막투과성이 뚜렷하게 증가하여 약 600배까지 상승한다. 그렇기 때문에 Na^+은 단숨에 세포 안으로 들어간다. 이때 K^+의 투과성은 거의 변하지 않기 때문에 막의 전위차는 급격하게 감소하고, 끝내는 막의 안쪽이 (+)가 되고 바깥쪽이(−)로 막전위가 역전되고 만다. 이러한 Na^+의 막투과성 상승은 1 ms 이내에 끝나며, 그 후에 K^+의 막투과성 상승이 일어나 세포 속의 K^+이 세포 바깥으로 유출되므로 막전위는 급속하게 안정 수준으로 되돌아간다. 그림 5-10은 시간적 경과에 따른 활동전위와 Na^+, K^+의 막투과성 변화를 나타내고 있다. 신경세포에서는 Na^+의 막투과성이 원래 상태로 되돌아가고 K^+의 막투과성이 높아질 때 안정막전위의 아래쪽 방향으로 지나치기가 일어나 안정막전위보다 낮은 과다분극 상태가 일시적으로 나타나는데 이것을 **이후전위**(after potential 또는 **양성후전위**, positive after potential)라고 한다.

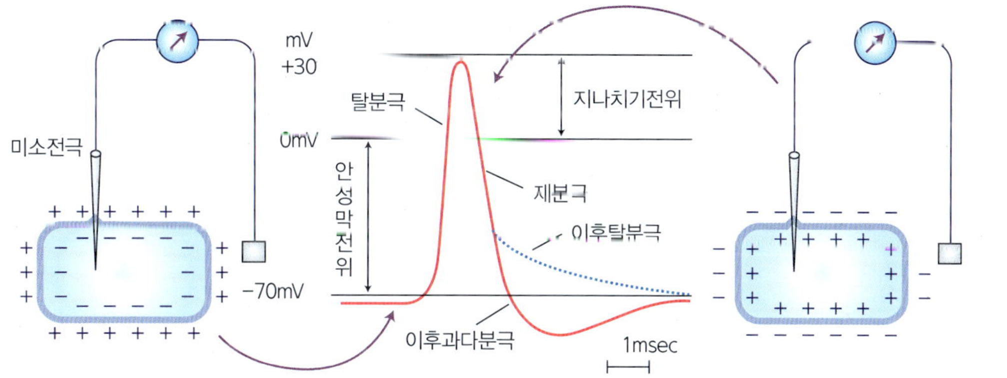

● 그림 5-9 활동전위가 발생할 때의 막전위의 변화

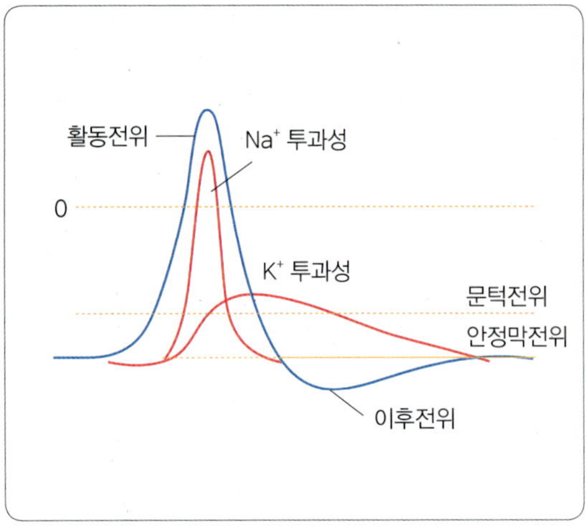

● 그림 5-10 활동전위가 발생할 때 세포막에 대한 Na^+, K^+의 투과성 변화

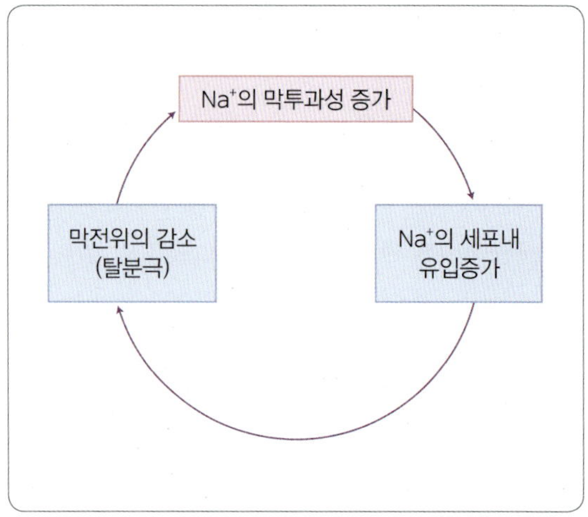

● 그림 5-11 활동전위의 탈분극 과정에서 발생하는 막전위의 감소(탈분극)와 나트륨의 막투과성 증대 사이의 되먹임(feedback) 관계

뼈대근육에서 과다분극이 나타나지 않고 서서히 안정막전위로 되돌아가는데 이 부분을 **이후탈분극**(after depolarization 또는 **음성후전위**, negative after potential)이라고 한다.

만약 세포 안에 삽입한 전극과 세포 밖에 둔 전극 사이에 전류를 흘러 보낼 경우 세포 속의 전극은 (+)가 되고 세포 바깥의 전극은 (−)로 된다. 이와 같은 상태에서 전류를 흐르게 하면 바깥쪽이 안쪽에 대하여 (+)로 하전 되던 안정막전위는 점차로 감소하게 되어 탈분극이 일어나며 전류를 거꾸로 흐르게 하면 과다분극이 일어난다. 이와 같은 막전위의 변화는 Na^+의 막투과성을 변하게 한다. 막전위가 탈분극으로 향하면 Na^+의 막투과성이 상승하고, 과다분극으로 향하면 Na^+의 막투과성은 억제된다. 한편 Na^+의 막투과성이 증가되면 막전위는 탈분극을 일으키게 되므로 원인과 결과가 서로 영향을 미치는 되먹임(feed back) 회로가 성립된다(그림 5-11). 되먹임 작용에 의하여 활동전위의 탈분극이 일어난다. 즉, 신경 및 근육의 세포막이 조금이라도 탈분극이 일어나면 막의 구조적 변화가 초래되어 Na^+의 투과성이 증가되므로 Na^+이 세포 속으로 들어간다.

Na^+이 세포 속으로 들어가면 막전위는 감소하게 되므로 Na^+의 막투과성은 상승한다. 그러나 적어도 막전위가 탈분극 방향으로 변하게 될 때 바로 이 되먹임 회로가 작용하여 활동전위가 일어난다는 것은 아니다. 즉, 막전위가 약간 감소되면 전위기울기에 따라 세포내로 유입되는 K^+의 양은 감소하게 된다. 그러나 이와는 반대로 K^+의 순수한 세포바깥 유출량이 증가하게 되면 막전위가 원상태로 되돌아가게 된다. 지속적인 탈분극이 일어나는 활동전위를 발생시키기 위해서는 K^+의 유출량을 증가시키고 Na^+의 세포내 유입을 증가시키는 커다란 탈분극이 일어나지 않으면 안 된다. 그러한 큰 탈분극이 일어날 때의 막전위를 **문턱전위**(역치전위, threshold potential)라고 하며, 막전위를 문턱전위 이상으로 탈분극시키는 정도의 강한 자극을 **문턱위자극**(역치상자극, suprathreshold stimulus)이라고 한다. 그림 5-12에서 보는 바와 같이 막전위변화를 일으키지 않을 정도의 자극을 **문턱밑자극**(역치하자극, subthreshold stimulus)에서 탈분극이 일어나면 활동전위가 발생되지 않아 막전위는 원래상태로 되돌아간다. 자극의 강도가 증가하여 탈분극의 크기가 문턱전위에 도달하게 되면 되먹임 작용에 의하여 활동전위가 발생된다. 그런데 자극의 강도를 더욱 증가시켜 문턱 이상으로 자극을 가할 때 발생하는 활동전위의 크기는 문턱자극으로 발생하는 전위의 크기와 같다. 이때의 활동전위는 외부에서 유입되는 다른 자극에 반응하지 않으면서 항상 일정한 크기의 수축을 하게 되는데 이러한 반응을 **실무율**(all or none law)이라 한다(그림 5-12).

신경이나 근육세포에 문턱자극을 수 ms 이내의 간격으로 반복하여 가하게 된다면 최초의 자극에 반응하여 활동전위가 일어나며, 그 후 일정시간 동안 자극에 반응하지 않아 활동전위가 발생되지 않는 시기가 있는데 이 기간을 **불응기**(refractory period)라고 한다. 여기에서 자극의 강도를 증가시켜 문턱 이상의 자극을 반복할 경우 불응기는 자극의 강도에 따라 짧아진다. 그러나 최초의 활동전위가 일어나기 시작하면서 약 1ms 사이에는 어떠한 종류의 강한 자극을 가하더라도 다음의 활동전위가 전혀 발생하지 않는데 이 기간을 **절대불응기**(absolute refractory period)라고 한다. 문턱이하 자극에 의해서는 활동전위가 발생하지 않지만 문턱위자극을 가하면 활동전위가 발생되는 시기를 **상대불응기**(relative refractory period)라고 한다.

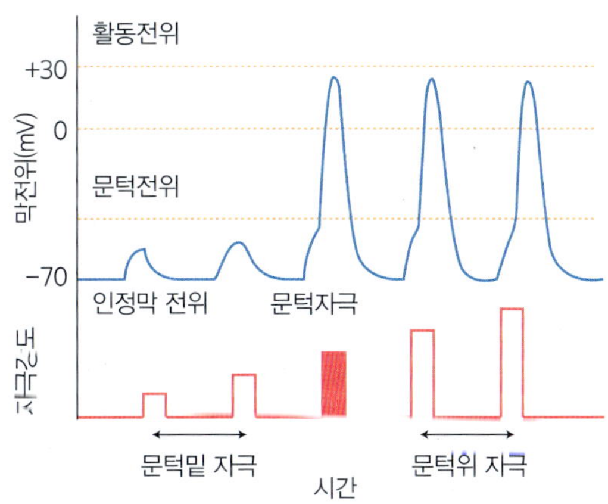

● 그림 5-12 **문턱밑자극, 문턱자극, 문턱위자극과 활동전위의 관계**
자극강도를 증가시키면 막의 전위차가 감소하게 되어 문턱전위에 도달하게 되는데 이때 활동전위가 발생한다. 문턱자극보다 강한 자극을 가하여도 활동전위의 형태와 크기는 문턱자극으로 생기는 것과 같다.

5. 흥분전도

신경세포와 같이 긴 축삭돌기를 갖는 세포에서 활동전위가 발생되면 세포 전체의 막전위가 일시에 변하지는 않고 세포의 일부에서 발생되는 활동전위가 축삭을 따라 전도되는데 이것을 **흥분전도**(transmitter)라고 한다.

신경축삭돌기 막의 한 부위에서 활동전위가 발생되면 그 부위와 바로 인접부위 사이에 국소전류가 흐르게 되며, 인접부위에서는 국소전류가 막 내부에서 바깥으로 흘러 막전위는 **지나치기**(over shoot) **전위**를 넘게 된다. 이때 **탈분극**(depolarization)이 일어나 새로운 **활동전위**(action potential)가 생긴다(그림 5-13). 이와 같이 새로운 활동전위가 축삭돌기에 의해서 연속적으로 일어나기 때문에 흥분은 전도된다. 만약 신경 축삭돌기가 있는 부위를 실험적으로 자극하여 활동전위를 유발시키면 그 부위 양쪽의 안정부위에 국소전류가 흐르게 되고, 양쪽에 활동전위가 발생되어 흥분이 양쪽 방향으로 전달된다(두쪽 전도). 실제로 신경에서는 흥분이 같은 방향으로만 전해지지는 않고 양쪽 방향으로 전달된다. 그 이유는 일반적으로 신경은 중간에서 흥분을 일으키는 일이 없기 때문이다. 새로운 활동전위를 일으키는 국소전류가 이미 활동전위가 생긴 부위에도 흐르지만 이 부위는 불응기 상태에 있으므로 다시 활동전위는 생기지 않는다. 또한 한 개의 신경축삭이 흥분하더라도 그 흥분이 옆쪽을 달리는 축삭으로 전도되는 일은 결코 없다(절연전도).

말이집신경섬유는 말이집으로 덮여 있는데 이 말이집은 전기적 절연성이 높기 때문에 이것으로 둘러싸인 신경 부위에서는 활동전위가 발생되지 않는다. 따라서 말이집신경섬유에서는 말이집이 중간에 없는 부분 즉, 신경섬유마디 부분에서만 활동전위가 발생되기 때문에 국소전류가 막 바깥에서 신경섬

● 표 5-2 신경원섬유의 분류

A. 문자분류[A(운동), B(자율), C(지각)]

종 류		역 할	지름(㎛)	전도속도(m/sec)
A	α	근육방추에서의 들신경 정보 뼈대근육 지배	15	100
	β	촉각, 압각	8	50
	γ	근육방추로의 날신경 정보	5	20
	δ	통각, 온각, 냉각	3	15
B		교감신경절 이전섬유	<3	7
C		통각, 교감신경절 이후섬유	1	1

B. 숫자분류(감각성 뉴런의 분류에 이용된다.)

종 류		역 할	지름(㎛)	전도속도(m/sec)
I	a	근육방추에서의 들신경 정보	13	75
	b	힘줄수용체에서의 들신경 정보	9	55
II		촉각, 압각	3	11
III		통각, 온각, 냉각	1	1
IV		통각		

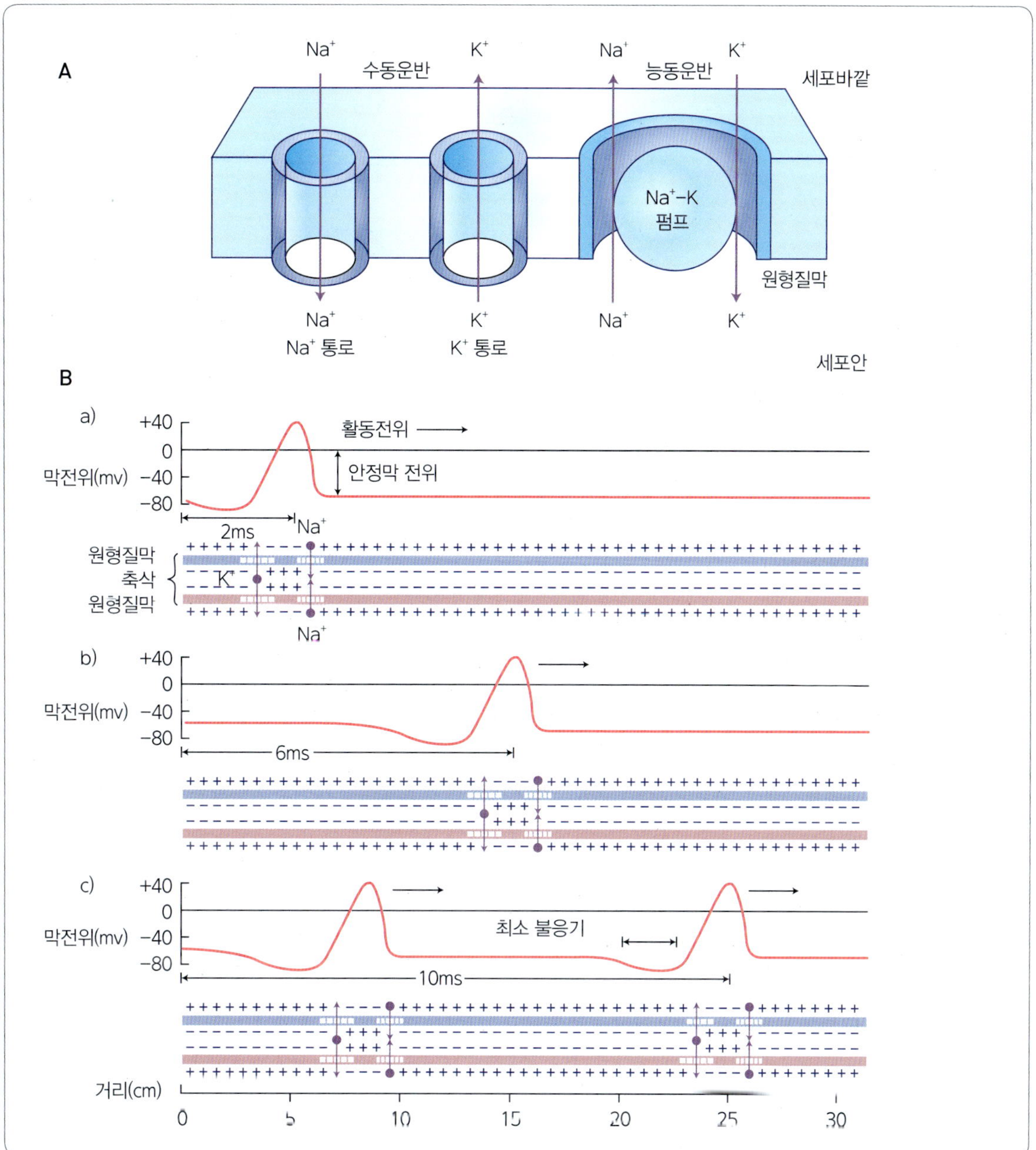

● 그림 5-13 축삭 원형질막의 선택적 투과(A)와 흥분전도 방법(B)

A. 두 가지 형태의 통로(K^+와 Na^+)는 Na^+와 K^+가 원형질막을 통하여 축삭의 세포 속으로 출입할 수 있게 해준다. 농도차이에 의하여 K^+는 바깥으로, Na^+는 안으로 이동하게 되는데 이러한 수동적 유입에 의하여 막 안·바깥 이온의 균형이 파괴되면 능동운반(Na^+-K^+펌프)에 의하여 K^+는 속으로, Na^+는 바깥으로 이동되어 이온의 균형이 유지된다.

B. 활동전위 발생에 의하여 Na^+가 축삭 내로 들어가면 Na^+ 통로는 막히고 K^+ 통로는 열린다(a). 활동전위가 축삭을 따라 전도되는 과정에서 통로는 열리고 닫힌다(b). 흥분이 축삭을 따라 전도되고 있을 때 그 뒤에는 잠시 동안 불응기가 생긴다. 그 후 다시 제 2의 흥분이 발생한다(c).

유마디로부터 옆에 있는 마디(결절)로 흐르게 된다(그림 5-14). 그 결과 활동전위는 신경섬유 마디에서 신경섬유마디로 건너뛰면서 전파되며, 같은 두께의 민말이집신경섬유 보다 흥분을 빨리 전도한다. 이

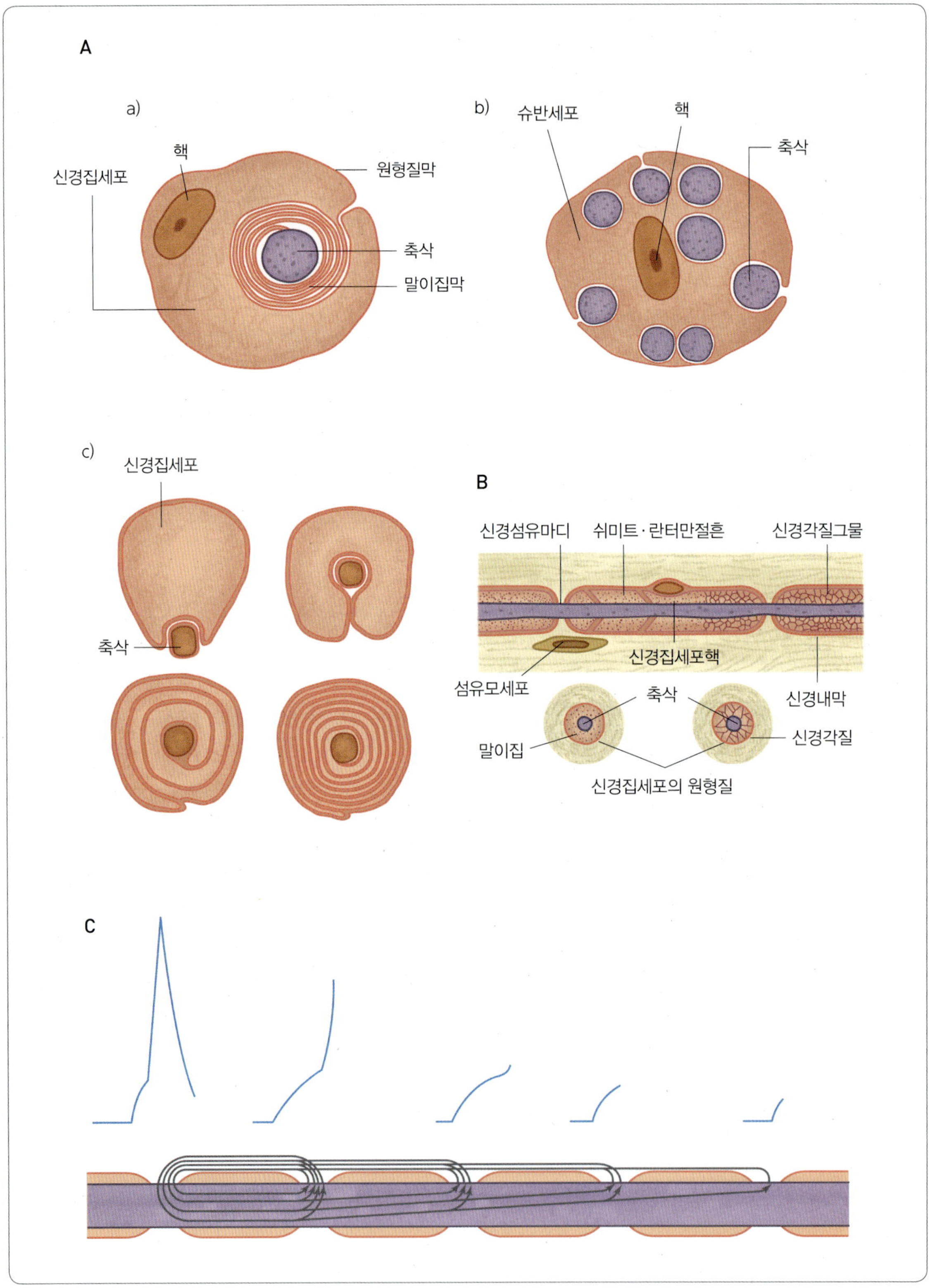

● 그림 5-14 말이집이 있는 섬유와 없는 섬유에 있어서 신경집세포의 역할(A), 말이집신경 섬유의 단면(B) 및 도약전도 방식(C)

A. 말이집(myelin sheath)으로 싸여 있는 축삭(a), 한 개의 신경집 핵과 말이집이 없는 여러 층의 축삭(b), 여러 개의 신경집세포로만 싸여 있는 축삭(c)

C. 윗쪽의 곡선은 각 부위의 막전위 변화를 나타낸다.

05

● 표 5-3 신경흥분전도 차단 원인 및 감수성

원인 \ 감수성	대	중	소
산소결핍	B	A	C
압박	A	B	C
마취	C	B	A

러한 말이집신경섬유에서의 흥분 전달방법을 **도약전도(saltation conduction)**라고 한다.

활동전위가 신경원섬유에서 전도되는 속도(흥분의 전도속도)를 결정하는 단 하나의 요소는 섬유의 두께이다. 두터운 신경원섬유 일수록 활동전위의 전도속도는 빨라진다. 신경은 그 두께에 따라 여러 가지로 분류된다(표 5-2). 숫자식 분류와 문자식 분류가 있는데 어느 것이나 이 분류에서 신경의 두께는 전도속도와 관계가 있으며 다시 각 신경의 기능과 관련이 있음을 알 수 있다. 두터운 신경원섬유 즉, 전도속도가 빠른 신경에는 뼈대근육의 운동신경 및 고유수용체인 지각신경 등이 있으며, 가늘고 전도속도가 느린 신경에는 통각을 전하는 신경 및 자율신경 등이 포함된다.

신경원섬유의 두께는 전도속도에 있어서 차이가 생기게 할 뿐만 아니라 국소마취를 할 때 마취의 효과는 시간이 길다. 또한 신경이 지나가는 부위를 피부 표면에서 긴시간 농안 압박하면 흥분의 전도가 차단되어 마비가 일어나는데 그 이유는 두터운 신경일수록 마비가 쉽게 일어나기 때문이다. 가는 지각신경섬유는 압박의 영향을 쉽게 받지 않고 굵은 운동신경 섬유는 큰 영향을 받는다. 촉각 및 압각은 쉽게 마취되지 않으나 통각은 쉽게 마취된다(표 5-3).

6. 합성활동전위

말초신경은 두께도 다르고 **흥분문턱(흥분역치, excited threshold)**도 여러 가지인 신경원섬유 다발로 구성되어 있다. 말초신경의 이러한 신경원섬유 다발을 신경줄기(nerve trunk)라고 한다. 신경줄기에 전기자극을 주어서 자극할 때 신경원섬유의 문턱(역치)이 서로 다를 뿐만 아니라 자극전위로부터의 거리도 섬유에 따라 다르므로 기록되는 각 섬유의 합성활동전위는 자극 강도가 증가함에 따라 커진다. 즉, 처음에 약한 자극을 가할 경우 문턱이 낮은 신경원섬유 중에서 전극에 가까운 곳에 있는 신경원섬유들만이 흥분되므로 기록되는 합성활동전위는 작다. 자극을 반대로 강하게 하면 문턱이 높은 신경원섬유 중에서 전극으로부터 먼쪽에 있는 신경원섬유들이 점차적으로 흥분하게 되므로 자극의 강도에 비례하여 활동전위의 크기는 증가하며 신경줄기에 있는 모든 신경원섬유가 흥분할 때 전위는 최대가 된다. 이와 같이 신경줄기를 자극할 경우 활동전위의 반응이 신경 전체에서 일어나거나 아니면 전혀 일어나지 않는다는 실무율에 따라 흥분하고 있다. 따라서 신경 중에는 모든 신경원섬유를 흥분시키기에 충분한 강도의 자극보다 더 강한 자극을 가하여도 반응은 그 이상 커지는 일은 없다.

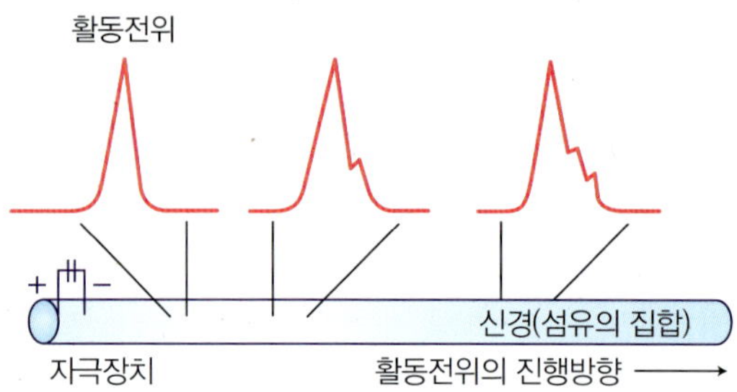

● 그림 5-15 합성활동전위
자극전극으로부터 여러 거리에 두었던 전극에서 기록된 합성 활동전위를 보여주는 것으로서 자극전극으로부터 멀어짐에 따라 다봉성 활동전위가 기록된다.

또한 신경줄기의 합성활동전위를 자극부위로부터 떨어진 여러 부위에서 기록하면 자극부위로부터 먼 부위에서 기록되는 활동전위에서는 여러 개의 봉우리가 나타난다(그림 5-15). 이러한 뭇봉성(다봉성) 활동전위는 합성활동전위의 특징이다. 신경줄기는 여러 가지 두께의 신경원섬유로 구성되기 때문에 흥분전도속도도 여러 가지이며, 전도속도가 빠른 신경원섬유의 활동전위는 느린 신경원섬유의 활동전위보다 빨리 기록부위에 도달하게 된다. 그리고 뭇극(다극)전극과 기록부위와의 거리가 멀수록 전도속도가 빠른 신경원섬유에 의해서 형성되는 봉우리와 느린 섬유에 의해서 형성되는 봉우리와의 간격은 커진다.

7. 흥분전달 방식

한 신경세포로부터 다른 신경세포로 정보를 전하는 과정을 **흥분전달**이라고 한다. 신경원섬유를 지나서 신경종말까지 전달된 활동전위는 다음의 신경세포로 직접 전달되는 일은 없으며, 활동전위에 의하여 탈분극한 신경종말에서 방출되는 화학전달 물질을 통하여 액체상태로 정보가 전달된다.

1) 연접

앞에서 설명한 바와 같이 신경세포가 또 다른 신경세포와 접하는 부분을 **연접**(시냅스, synapse)이라고 한다. 신경말단은 약간 부풀어져 있기 때문에 **축삭종말**(axon ending) 또는 **종말단추**(synaptic knob)라고 하는데, 이 종말단추에는 **신경전달물질**(neurotransmitter)을 함유한 많은 **연접소포**(synaptic vesicle)들이 존재한다(그림 5-16A). 종말단추가 활동전위에 의하여 탈분극하면 연접소포 내의 화학전달 물질이 종말단추와 연접이후막 사이의 **연접틈새**(연접간격, synaptic cleft)로 방출된다. 이 화학전달 물질은 연접이후막에 있는 수용체와 결합한다. 화학전달 물질이 수용체와 결합하면 연접이후

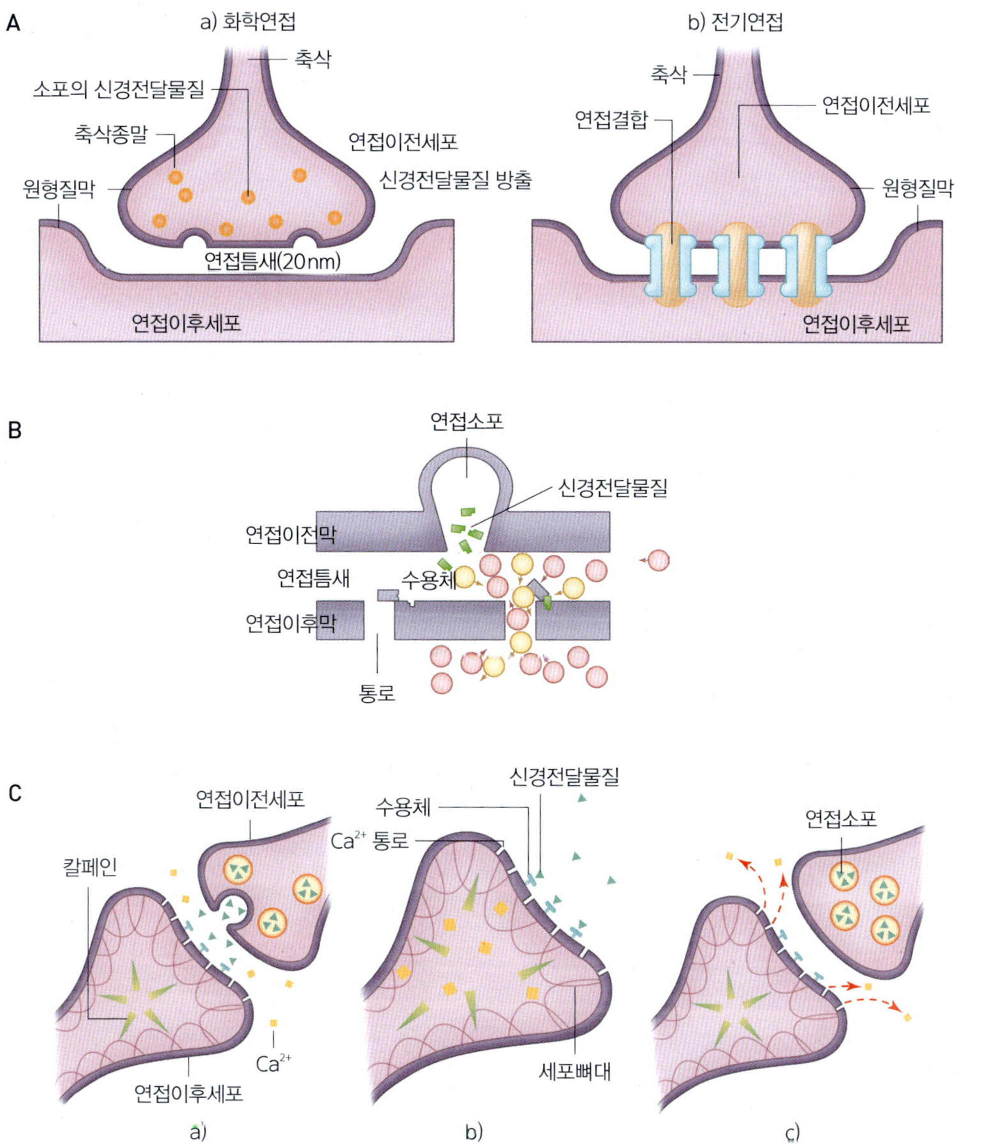

● 그림 5-16 연접 구조(A), 흥분전달(B), 흥분전도에 있어서 Ca^{2+}의 역할(C)

A. 화학연접(a)과 전기연접(b)의 구조

a) 화학연접은 대부분의 신경에서 볼 수 있는 연접형대이며 신경전달물질에 의한 흥분전달 방식이다

b) 전기연접은 심장근육, 뇌줄기(뇌간) 및 약간의 민무늬근육의 틈새이음(간극결합, gap junction) 사이에서 볼 수 있는 연접으로서 직접 전기를 전달해주기 때문에 양방향전달(two way transmission)이 가능하다. 틈새이음은 콘넥신(connexin)이라는 12개의 단백질로 구성되어 있으며 이들은 접합하는 원형질막에 있는 각각 6개의 콘넥신이 평행하게 배열되어 틈새이음을 구성한다.

B. 연접소포에서 방출된 신경전달물질이 연접이후막의 수용체와 결합하면 연접이후막의 이온투과성이 변하면서 이온의 출입이 일어난다.

C. 연접이전세포에서 방출된 신경전달물질이 수용체와 결합하면 연접이후막의 Ca^{2+} 통로가 열린다(a). Ca^{2+}이 연접이후세포으로 들어가면 세포뼈대를 공격하는 효소인 칼페인(calpain)이 활성화된다(b). 재구성된 세포뼈대의 말단부는 새로운 형태로 바뀐다. 이러한 변형된 끝부분은 계속 전달되는 신경흥분에 더욱 민감하게 되며 끝부분(말단부)에서 Ca^{2+}이 제거되면 흥분전도 과정은 종결된다(c).

막의 이온투과성이 변하고 그 부분의 막전위가 변화한다(그림 5-16B).

연접소포에서 방출된 화학전달 물질이 연접이후막의 수용체에 결합되면 연접이후막의 이온 투과성이 변화되고, 이온의 유입 또는 유출이 일어난다.

2) 흥분연접 및 억제연접

신경전달 물질은 연접이후막에 대한 Na^+의 통로를 활성화 시켜 세포바깥액의 Na^+가 세포안으로 들어오게 함으로써 발생된다. 결국 신경세포 안으로 양이온을 이동시켜 탈분극이 되는데 이때의 막전위 변화를 **흥분성연접후전위**(excitatory postsynaptic potential, EPSP)라고 하며 이러한 연접을 흥분연접이라고 한다. 또한 **억제성연접후전위**(inhibitory postsynaptic potential, IPSP)는 신경전달 물질이 연접이후막에 결합하면 K^+, Cl^- 통로는 열리지만 Na^+ 통로가 열리지 않기 때문에 농도 차이에 의해 과다분극 상태가 되는 것을 말한다. 여러 가지의 흥분연접이 거의 동시에 신경전달 물질을 방출하면 연접이후신경세포(postsynaptic neuron)에 흥분성연접후전위가 중복해서 일어나고 지나치기 전위에 도달하면 활동전위가 발생된다(그림 5-17).

또한 억제연접으로 신경전달물질이 방출되어 연접이후신경세포의 막이 일시적으로 **과다분극**을 일으키면, 그만큼 활동전위는 발생되기 어렵게 된다. 일시적으로 하나의 연접이후신경세포에는 수천 개의 연접이 있는데 이들 흥분연접은 Na^+와 Ca^{2+} 통로의 투과성을 높이는 역할을 하며, 억제연접은 K^+와 Cl^- 통로의 투과성을 높이는 역할을 한다.

이와 같이 연접에서의 흥분전달은 화학전달물질을 통하여 이루어지는데 이들 화학전달물질에는 많

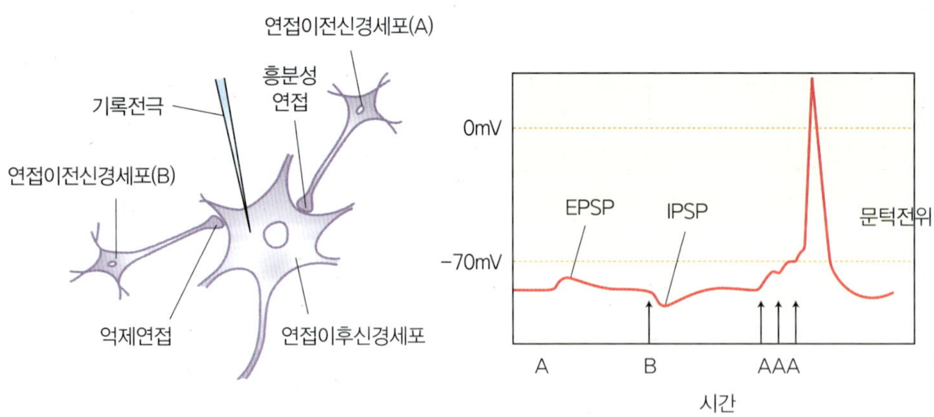

● 그림 5-17 **흥분연접후전위(EPSP)와 억제연접후전위(IPSP)**
왼쪽 그림과 같이 연접이후신경세포의 막전위를 기록하면서 흥분연접을 형성하고 있는 연접이전신경세포(A)를 자극하면 EPSP가 기록된다. 또 억제연접을 형성하는 연접이전신경세포(B)를 자극하면 IPSP가 기록된다. 오른쪽 그림의 화살표는 신경세포(A)와 신경세포(B)를 자극한 시점을 나타낸다. 신경세포 A를 반복하여 자극할 경우 EPSP가 중복되기 때문에 전위가 문턱전위에 도달하여 활동전위가 생긴다.

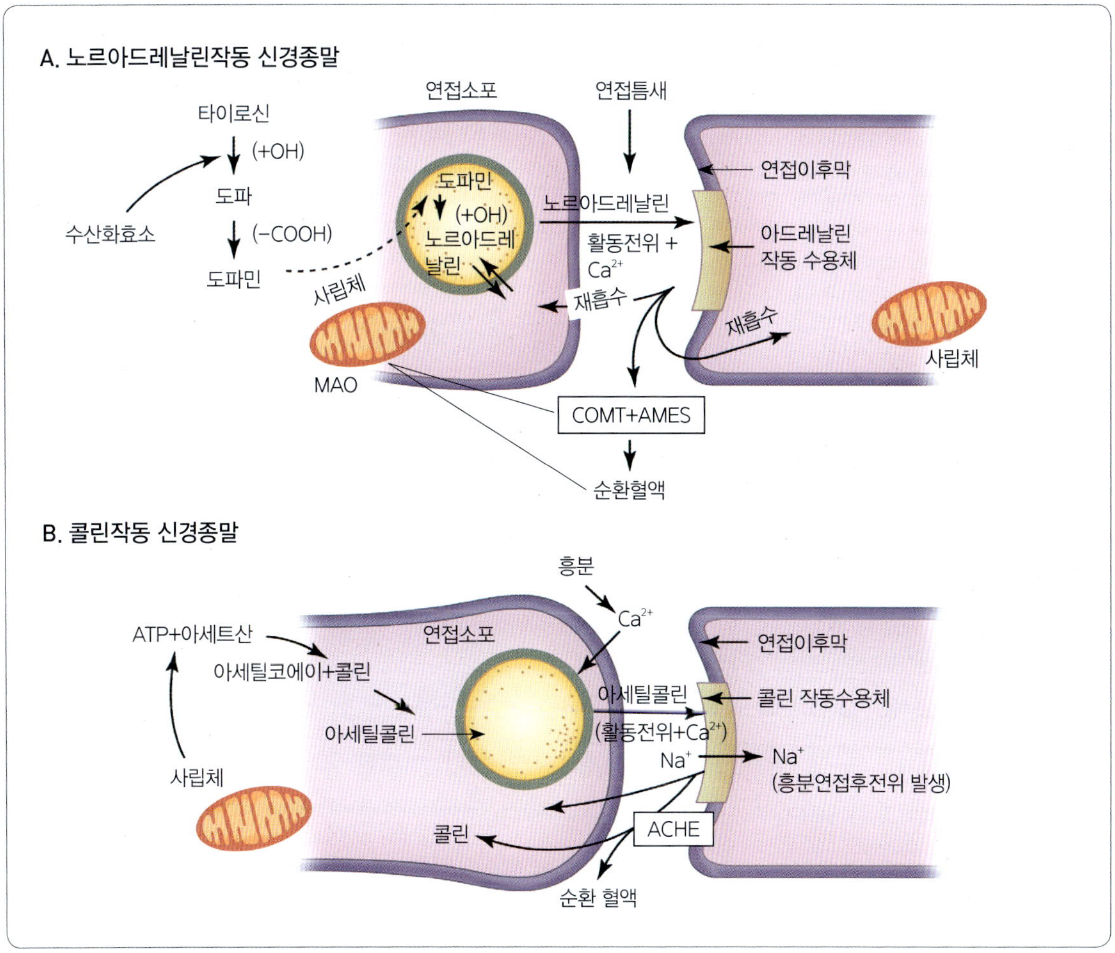

● 그림 5-18 화학전달물질

ACHE : acetylcholine esterase, MAO : monoamine oxidase
COMT : catechol-O-methyl transferase, AMES : adenosylmethionine

은 종류가 있다. 그러나 하나의 신경세포종말이 여러 개로 나뉘어져 있다고 하더라도 한 종류의 화학전달물질만을 방출하는 것으로 생각된다. **흥분성 흥분전달물질**에는 잘 알려져 있는 아세틸콜린(acetylcholine), 아민화합물[도파민(dopamine), 노르아드레날린(noradrenaline), 아드레날린(adrenalin), 세로토닌(serotonin)과 히스타민(histamine)], 아미노산 물질[글루탐산염(glutamate), 아스파라진산염(aspartate)] 등이 있으며(그림 5-18), **억제성흥분전달물질**에는 아미노산 물질인 감마-아미노부티릭산(γ-aminobutyric acid, GABA), 글리신(glycine) 등이 있다.

3) 연접전달의 특징

연접전달은 연접이전신경세포(presynaptic neuron)으로부터 화학전달물질이 방출된 후 연접이후막에 있는 수용체와 결합할 때 흥분이 전도되므로 신호가 전달되는 한쪽 방향으로 전달된다. 또한 연접에 흥분이 빠른 빈도로 반복하여 전달될 경우 피로하기 쉽고 비교적 빨리 흥분전도가 중지되는 시냅스피로가 발생한다. 이것은 신경종말 내의 화학전달물질의 저장 한계에 의한 것으로서 이 물질이 고갈되어 연접전달이 일지적으로 중지되는 것이다. 따라서 잠깐 휴식시간을 갖게 되면 전달물질이 다시 농축되고 연접전달의 능력이 회복된다.

활동전위가 연접이전신경세포의 신경종말에 도달한 후 연접이후막에서 전위변화가 일어나기까지는 0.5 msec 이상의 시간이 걸린다. 이것을 **연접지연(synaptic delay)**이라고 한다. 이것은 연접종말이 탈분극할 때 연접소포에 포함된 화학전달물질이 방출된 다음 연접이후막의 수용체와 결합하여 막의 이온투과성이 변할 때까지 걸리는 시간이다. 이러한 연접지연은 활동전위가 신경원섬유로 전도되는 속도에 비하여 상당히 길다.

그러므로 많은 연접을 통하여 일어나는 반사에 있어서 자극 후 반응이 일어나기까지 소요되는 반사시간의 대부분을 연접지연이 차지한다. 따라서 반사시간의 장점과 단점은 그 반사경로에 있어서의 연접의 수가 많고 적음에 의한 것이다.

4) 연접접속 방식

하나의 신경세포에 많은 신경세포의 신경종말이 연접으로 접속이 되어 있다면 그 연접이후신경세포는 다수의 신경세포로부터 보내지는 신호를 통합하게 된다. 이러한 연접 접속방식을 **수렴(convergence)**이라고 한다(그림 5-19).

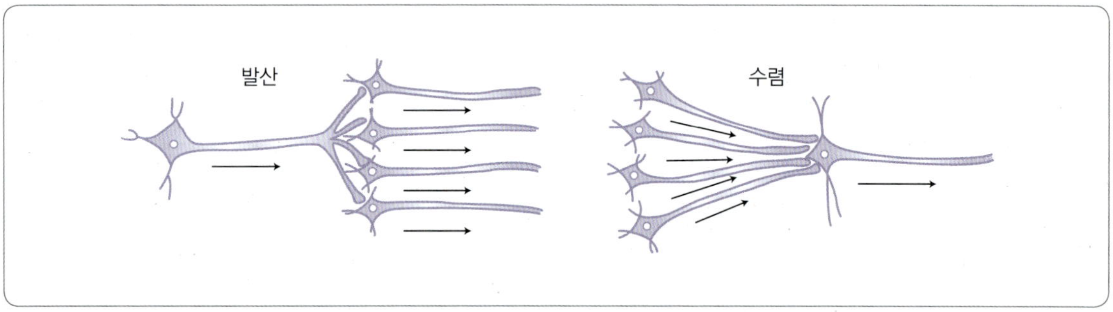

● 그림 5-19 **발산과 수렴**

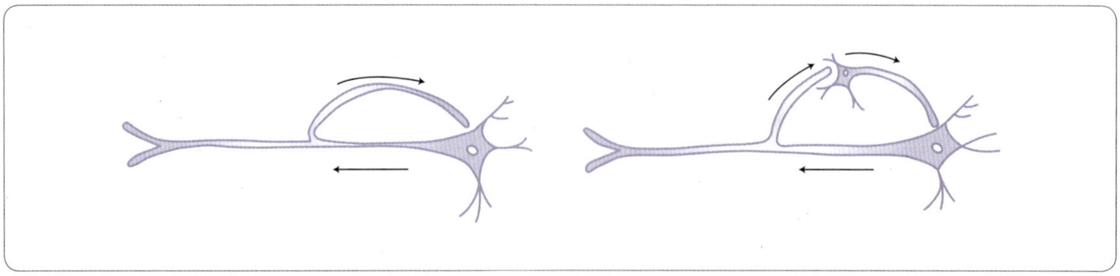

● 그림 5-20 **되먹임회로를 가진 신경세포**

되먹임회로에서 가 가지가 직접 자신의 세포체 또는 가지돌기(dendrite)에 연접하는 경우와 중간에 다른 신경세포에 의해서 연접하는 경우가 있다.

반대로 하나의 신경세포의 축삭이 갈라져서 다수의 신경세포와 연접접속을 하고 있다면 동시에 여러 개의 세포로 정보를 보낼 수 있다. 이러한 연접접속을 **발산(divergence)**이라고 한다(그림 5-20).

또한 신경세포에는 갈라진 축삭돌기가 되먹임(feedback)하여 세포체 또는 가지돌기와 접속하는 경우, 또는 별도의 신경세포가 중간에 있는 경우가 있으며, 보내지는 신호가 흥분을 억제하는 경우도 있다(그림 5-20). 신경에는 이러한 연접접속을 기본으로 하여 신경세포의 복잡한 그물 모양을 형성하고 있다.

5) 연접이전억제

연접이전신경세포의 신경종말에서 억제성흥분전달물질이 방출되면 연접이후막에서 과다분극성 막전위 변화가 일어나 흥분이 억제(연접이후억제)되는데 이때는 연접흥분을 전달하는 연접이전신경세포의 신경종말 부위에서 연접이 형성된다(그림 5-20 참조). 이 연접에서 흥분성 흥분전달 물질의 방출이 감소되면서 연접의 흥분전달 효과가 억제되는데 이것을 **연접이전억제**라고 한다. 이러한 억제방식에 의하여 입력되는 각 연접의 흥분이 선택적으로 억제되므로 연접이후신경세포은 반드시 억제될 필요가 없다. 또한 그 흥분성은 연접이전억제를 하는 연접 이외의 다른 연접을 통하여 전달되는 정보에 의하여 결정된다.

임/상/노/트

중증근무력증(myasthenia gravis)

신경근육접합부(neuromuscular junction)에 발생하는 질병이다. 특징적인 증상은 근력 약화와 근육의 피로감인데, 이는 신경근육접합부에서 아세틸콜린 수용체(acetylcholine receptor)의 숫자가 줄어들어서 나타나는 증상이다. 반복신경자극검사(repetitive nerve stimulation test)와 단일섬유근전도(single fiber EMG)검사를 통해 진단할 수 있으며, 항아세틸콜린에스터라제(항AChE)의 투여, 면역요법, 가슴샘절제술, 혈장분리교환술, 면역글로불린 정맥주사 등의 치료방법이 있다.

II. 중추 및 말초신경계통

1. 개요

생체의 기능은 신경계통(nervous system)과 내분비계통(endocrine system)에 의하여 조절된다. 이들은 신체 내·외의 환경변화를 받아들인 후 그에 대처하는 반응을 일으킴으로써 생체를 유지시키거나 환경에 적응하는 행동을 조절하고 있다. 여러 가지 상황의 환경으로부터 제공되는 정보를 수용한 다음 이에 대처하는 행동을 일으키는 것을 반응이라 한다. 환경의 변화는 수용체에 전달된 후 반응을 일으키는 효과기를 흥분시킨다. 신경계통에 있어서의 수용-반응이라는 과정은 대부분의 경우 반사의 형태로 이루어진다. 수용체로 전달되는 들신경섬유의 정보는 일정한 신경연락을 통하여 생체의 유지와 종족보존에 가장 알맞은 특정한 반응이 효과기에 나타나게 해준다. 내·외 환경의 자극에 대하여 생체가 나타내는 반응을 반사(reflex)라고 한다.

신경계통은 중추신경계통(central nervous system)인 뇌(brain)와 척수(spinal cord), 그리고 이들로부터 분지되어 온몸에 분포하고 있는 말초신경계통(peripheral nervous system)의 2개 계통으로 구성된다(그림 5-21, 5-22).

중추신경계통은 기능적으로 대뇌겉질(대뇌피질, cerebral cortex), 바닥핵(기저핵, basal ganglia), 소뇌(cerebellum), 시상(thalamus), 시상하부(hypothalamus), 중간뇌(중뇌, mesencephalon), 다리뇌(뇌교, pons), 숨뇌(연수, medulla oblongata), 척수(spinal cord)로 구분된다. 이들은 서로 독립적으로 작

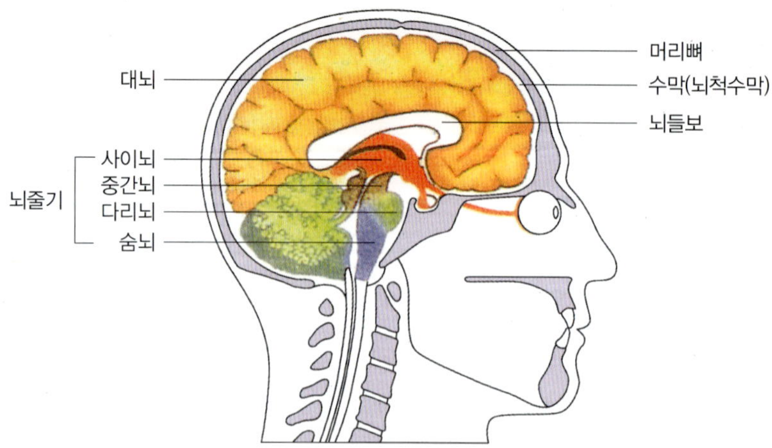

● 그림 5-21 뇌의 단면도

1) 신경계통의 형태적 분류

- 중추신경계통
  - 뇌
    - 대뇌(대뇌겉질, 바닥핵)
    - 사이뇌(시상, 시상하부)
    - 중간뇌
    - 다리뇌
    - 숨뇌
    - 소뇌
  - 척수 – 목분절, 가슴분절, 허리분절, 엉치분절, 꼬리분절⇒척수분절(31쌍)

(사이뇌, 중간뇌, 다리뇌, 숨뇌) 뇌줄기⇒뇌신경(12쌍)

뇌줄기⇒뇌신경(12쌍), 척수분절(31쌍) → 말초신경계통(뇌척수 신경)

2) 말초신경계통의 기능적 분류

- 몸신경계통(동물성기능)
  - 날신경 … 운동신경
  - 들신경 … 감각신경
- 자율신경계통(식물성기능)
  - 날부분
    - 교감신경
    - 부교감신경
  - 들부문 … 감각신경(내장)

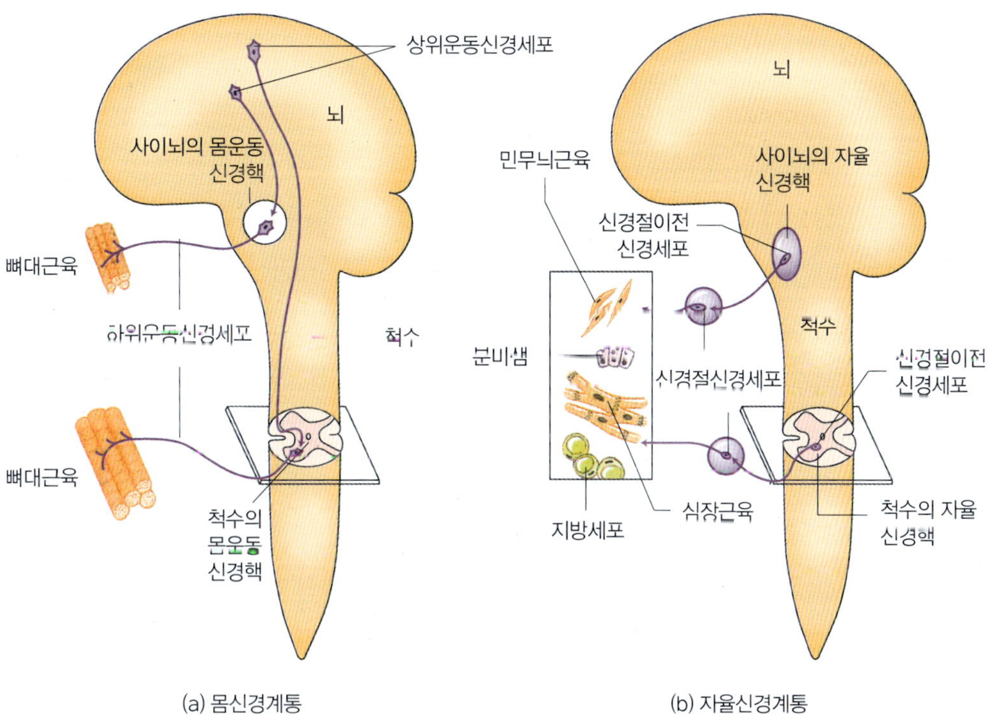

그림 5–22 신경계통의 분류

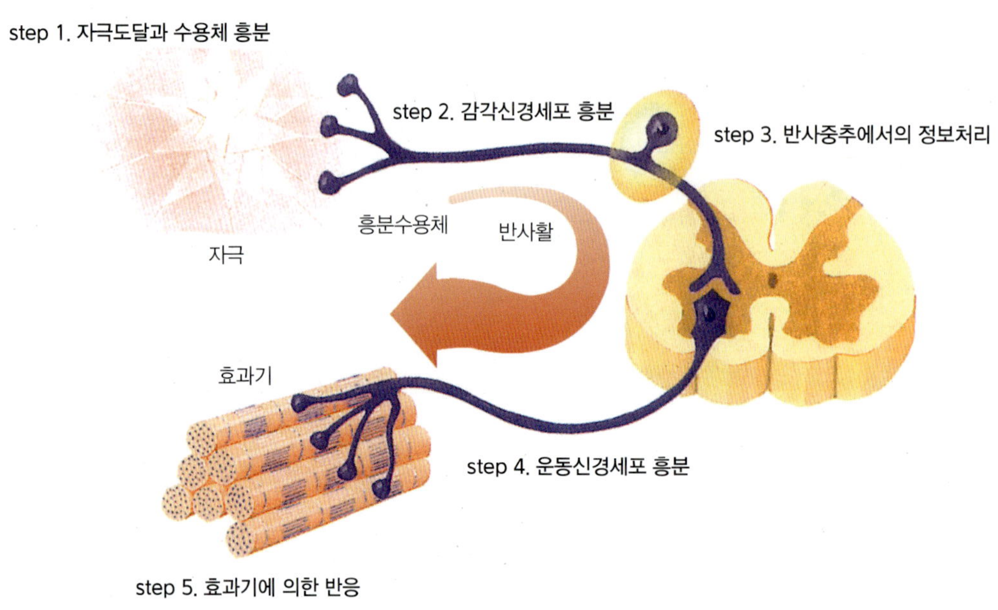

● 그림 5-23 몸신경계통에 있어서 수용체(피부), 반사중추(척수)와 효과기(뼈대근육) 사이에 형성되는 간단한 반사활. 사이세포를 통한 연접 반사로서 정보는 오름전도로를 통하여 대뇌겉질로 전달된다.

용하기도 하며, 다른 중추신경까지 서로 밀접하게 신경섬유를 주고 받아 전체로서 협조하여 유기적인 작용을 하기도 한다.

말초신경의 신경섬유는 기능상 **들신경섬유(구심성섬유, afferent fiber)**와 **날신경섬유(원심성섬유, efferent fiber)**로 구별된다. 들신경섬유는 몸의 말초에 있는 각각의 특수한 수용체와 연결되어 있어서 내·외 환경으로부터 제공되는 정보를 중추신경계통으로 전달한다. 날신경섬유는 중추신경으로부터 제공되는 정보를 그 말단에 있는 효과기로 전달한다. 들신경섬유를 감각신경 또는 **오름신경(상행성신경, ascending nerve)**이라고도 하며, 날신경섬유를 운동신경 또는 **내림신경(하행성신경, descending nerve)**이라고도 한다.

수용체(수용기, acceptor)로부터 중추신경을 거쳐 **효과기(effector)**로 연결되는 신경경로를 **반사활(반사궁, reflex arc)**이라고 한다. 반사활은 흥분수용체, 들신경섬유인 감각신경, 반사중추(1개 이상의 신경세포), 날신경섬유인 운동신경 및 효과기로 구성된다(그림 5-23). 모든 수용체는 어떠한 반사에 관여하는데 그러한 반사에 있어서 들신경섬유는 그 반사활의 들신경경로로 작용한다. 반사중추에는 폄(신장)반사를 제외하고 항상 한개 이상의 신경세포가 존재한다. 날신경섬유는 뼈대근육(골격근, skeletal muscle), 심장근육(cardiac muscle), 민무늬근육(평활근, smooth muscle), 분비샘 등의 효과기와 연결되어 있다. 뼈대근육의 효과기와 연결된 날신경섬유와 그 외에 기능적으로 결합하고 있는 들신경섬유를 통틀어서 **몸신경계통(체성신경계, somatic nervous system)**이라고 한다. 이상을 종합하면 표 5-4와 같다.

● 표 5-4 신경계통

<table>
<tr><th colspan="5" rowspan="2">중추신경계통</th><th colspan="5">말초신경계통</th></tr>
<tr><th colspan="3">해부학적 구분</th><th colspan="2">기능적 구분</th></tr>
<tr><td rowspan="9">뇌</td><td rowspan="5">앞뇌
(전뇌)</td><td rowspan="2">끝뇌
(종뇌)</td><td colspan="2">대뇌겉질(피질)</td><td rowspan="9">뇌신경</td><td rowspan="9">후각신경(I)
시각신경(II)
눈돌림신경(III)
도르래신경(IV)
삼차신경(V)
갓돌림신경(VI)</td><td rowspan="9">얼굴신경(VII)
속귀신경(VIII)
혀인두신경(IX)
미주신경(X)
더부신경(XI)
혀밑신경(XII)</td><td rowspan="9">몸신경계통</td><td rowspan="9">운동신경
감각신경</td></tr>
<tr><td colspan="2">바닥핵(기저핵)</td></tr>
<tr><td rowspan="3">사이뇌
(간뇌)</td><td colspan="2">둘레계통(변연계)</td></tr>
<tr><td>시상</td><td rowspan="6">뇌줄기
(뇌간)
(소뇌 제외)</td></tr>
<tr><td>시상하부</td></tr>
<tr><td colspan="3">중간뇌(중뇌)</td></tr>
<tr><td rowspan="3">마름뇌
(능뇌)</td><td rowspan="2">후뇌</td><td>소뇌</td></tr>
<tr><td>다리뇌(뇌교)</td></tr>
<tr><td colspan="2">숨뇌(연수)</td></tr>
<tr><td colspan="5">척수</td><td>척수신경</td><td colspan="2">목(경)신경
가슴(흉)신경
허리(요)신경
엉치(천골)신경
꼬리(미골)신경</td><td>자율신경계통</td><td>교감신경</td></tr>
</table>

반사활의 중추신경계통은 반사중추로 작용하며 그 중요한 기능은 통합작용이다. 피부, 근육, 내장기관, 눈, 귀, 코에 있는 감각기관으로부터 전달된 환경에 관한 복잡한 정보는 중추신경계통으로 보내진다. 중추신경계통은 각종 정보를 수집한 후 어느 시점에 가장 적합한 반응을 결정한다.

예를 들면 피부 어느 부위에 어떤 자극을 주었을 때 한 쪽에서는 자극을 피하는 운동이 일어나게 하며, 다른 한 쪽에서는 팔, 다리를 구부리거나 펴는 반대운동이 일어나게 하여 자세를 일정하게 유지하려고 한다. 그러나 피부의 다른 장소에 있는 감각계통에 더욱 강한 자극이 가해지면 어느 시점에 이 반사가 중단되면서 강한 자극에 대처하는 반응이 일어난다. 통합적인이란 다수의 상반된 정보를 단일 활동으로 조절하는 것으로서 사람에게 있어서는 최고의 통합작용은 **대뇌겉질(대뇌피질, cerebral cortex)**에서 일어나며, 그 다음에는 뇌줄기와 척수에서 일어난다.

2. 말초신경계통에 의한 운동 및 내장기능의 조절

말초신경계통은 몸에 있는 감각기관으로부터 제공되는 여러 가지 자극을 중추신경계통인 척수와 뇌로 보내고 중추신경계통에 의해 정보가 통합, 조절된 후 그 결과에 대한 반응으로 신체 각 부위의 뼈대근육, 내장근육(visceral muscle) 및 샘조직의 변화를 초래하는 신경계통이다. 말초신경계통은 뇌신경(cranial nerve)과 척수신경(spinal nerve)으로 구성된 **몸신경계통(somatic nervous system)**, 그리고 교감신경(sympathetic nerve)과 부교감신경(parasympathetic nerve)으로 구성된 **자율신경계통**

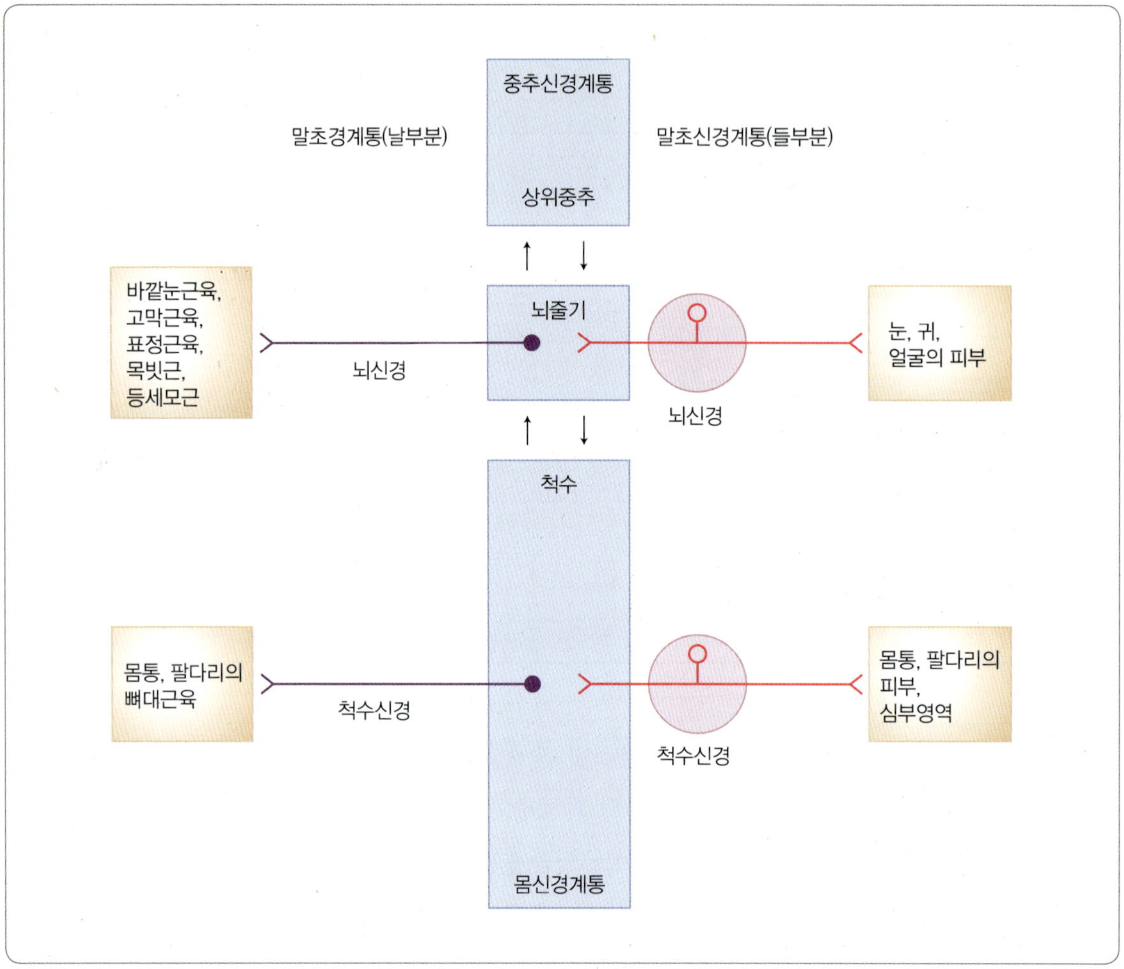

● 그림 5-24 몸신경계통

(autonomic nervous system)으로 구분된다.

몸신경계통은 ① 피부감각, 깊은감각 등의 몸감각과 시각, 청각, 평형감각 등의 특수감각을 받아들인 다음 귀, 눈을 포함한 뼈대근육으로 전달하여 반사효과를 일으킴으로써 운동기능을 조절한다. 또한 ② 대뇌겉질에 의한 운동기능 조절에도 관여한다.

자율신경계통은 ① 내장감각과 후각, 미각 등의 특수감각을 받아들인 후 민무늬근육, 심장근육, 분비샘 그리고 뼈대근육으로 전달하여 반사효과를 일으킴으로써 내장 기능을 조절한다, 양쪽 신경계통은 모두 들신경섬유, 날신경섬유 및 반사중추로 구성되며, 해부학적으로는 중추신경계통과 말초신경계통으로 구성되어 있다(그림 5-24, 25). 실제로는 각 몸신경반사 및 자율신경반사는 독립적으로 반사를 일으키지 않으며, 몸신경계통은 서로 반사활의 날신경섬유경로 및 들신경섬유경로를 구성하여 복잡한 기능을 한다.

몸신경계통 및 자율신경계통의 말초신경 부분은 **뇌신경**과 **척수신경**을 형성한다. 다시 말하면 몸신경계통과 자율신경계통의 들신경섬유 및 날신경섬유가 뇌신경과 척수신경을 형성한다. 중추신경계통

05

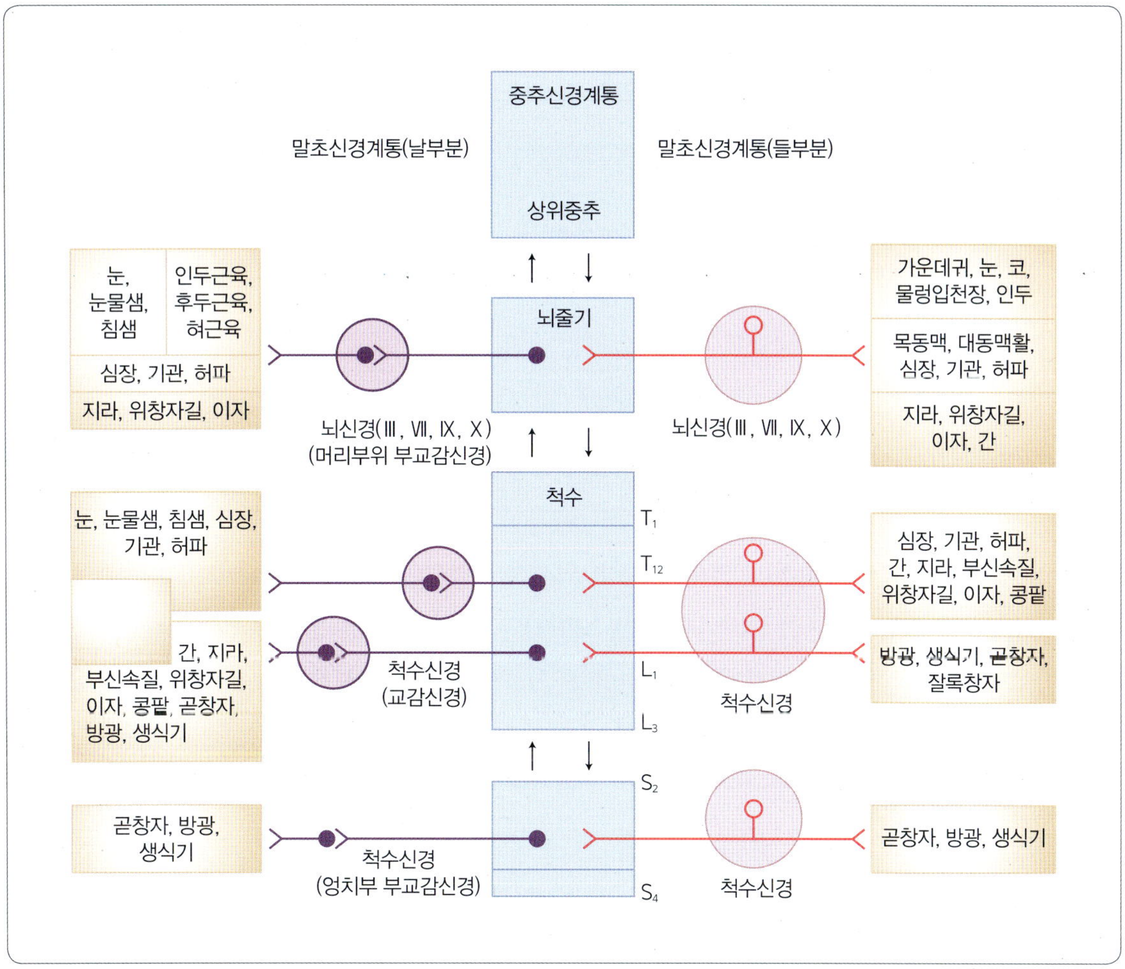

● 그림 5-25 자율신경계통

은 주로 척수(spinal cord) 및 뇌줄기(뇌간, brain stem)에 분포되어 있으며 반사중추를 형성하고 있다. 그러나 기타 대뇌반구(cerebral hemisphere), 시상(thalamus), 소뇌(cerebellum) 및 중간뇌(중뇌, mesencephalon)는 몸의 운동기능 조절에 관여하며, 대뇌반구 및 시상하부는 내장기능의 조절에 관여한다.

몸신경계통과 자율신경계통에 있어서 들신경의 신경세포는 **신경절**(감각성 뇌신경절 및 척수신경절)에 있는데, 이들은 뇌줄기 및 척수 내에 있는 감각성 신경핵 및 **척수뒤뿔**(후각, posterior horn)에서 끝난다. 또한 날신경의 신경세포는 뇌줄기 및 척수 내에 있는 운동성 뇌신경핵과 **척수앞뿔**[전각(anterior horn), 몸신경계통], 자율성 뇌신경핵과 **척수가쪽뿔**[측각(lateral horn), 자율신경계통]에 존재한다. 여기에서 나오는 자율성 날신경섬유를 **신경절이전섬유**(절전섬유, preganglionic fiber)라고 하는데 이것은 각 신경 소속의 신경절 또는 효과기(effector organ)의 신경얼기(신경총, plexus) 내로 **신경절이후섬유**(절후섬유, postganglionic fiber)를 내는 신경세포에 연접한다. 자율성 날신경섬유 중에서 가슴분절(흉수, thoracic spinal) 및 허리분절(요수, lumbar spinal)의 가쪽뿔에서 나오는 것을 **교감신경**

(sympathetic nerve)이라 하고, 뇌줄기의 자율신경핵과 엉치분절의 가쪽뿔에서 나오는 것을 **부교감신경**(parasympathetic nerve)이라고 한다.

1) 몸신경계통

몸신경계통(체성신경계, somatic nervous system)은 주로 뼈대근육이나 내장근육(visceral muscle) 및 각종 분비샘에 전달하는 신경계통으로써 12쌍의 뇌신경과 31쌍의 척수신경을 중심으로 몸의 운동, 일반감각 및 특수감각을 지배한다.

(1) 뇌신경

뇌를 출입하는 12쌍의 신경으로 구성되어 있으며(그림 5-26A), 기능적으로 표 5-5와 같이 날신경섬유 및 들신경섬유로 구분된다.

또한 I(후각신경), II(시각신경), VIII(속귀신경) 뇌신경은 **감각신경**(sensory nerve), III(눈돌림신경), IV(도르래신경), VI(갓돌림신경), XI(더부신경), XIII(혀밑신경) 뇌신경은 **운동신경**(motor nerve), V(삼차신경), VII(얼굴신경), IX(혀인두신경), X(미주신경) 뇌신경은 **혼합신경**(mixed nerve)이다. 그리고 III(눈돌림신경), VII(얼굴신경), IX(혀인두신경), X(미주신경) 뇌신경에는 **부교감신경**이 존재한다. 상세한 해부학적 구조는 해부학을 참고하기 바라며 생리적 기능에 대해서만 표 5-5와 같이 정리해 두었다. **안구운동**에 관여하는 뇌신경은 III(눈돌림신경), IV(도르래신경), VI(갓돌림신경) 뇌신경이며, **얼굴운동** 및 **샘분비**에 관여하는 뇌신경은 V(삼차신경), VII(얼굴신경) 뇌신경이며, **혀의 미각**에 관여하는 뇌신경은 V(삼차신경), VII(얼굴신경), IX(혀인두신경), X(미주신경) 뇌신경이며, **내장기능조절**에 관여하는 뇌신경은 IX(혀인두신경), X(미주신경), XI(더부신경) 뇌신경이다.

(2) 척수신경(spinal nerve)의 구성

척수신경은 척수분절에 대응해서 척수 양쪽을 출입하는 31쌍의 말초신경으로서 이들은 척추뼈사이구멍을 통해서 척주관으로부터 나온다. 목분절(경수, cervical spinal)(C_1~C_8)에서 나오는 8쌍의 **목신경**(경신경, cervical nerve), 가슴분절(흉수, thoracic spinal)(T_1~T_{12})에서 나오는 12쌍의 **가슴신경**(흉신경, thoracic nerve), 허리분절(요수, lumbar spinal)(L_1~L_5)에서 나오는 5쌍의 **허리신경**(요신경, lumbar nerve), 엉치분절(천수, sacral spinal)(S_1~S_5)에서 나오는 5쌍의 **엉치신경**(천골신경, scrum nerve), 꼬리분절(미수, coccygeal spinal)(C_0)에서 나오는 1쌍의 **꼬리신경**(미골신경, coccygeal nerve)으로 구성된다.

한 개의 척수신경은 ① 뼈대근육 및 근육방추로 가는 날신경섬유, ② 내장조직으로 가는 날신경섬유(자율성신경의 신경절이전섬유)로 된 앞뿌리, ③ 피부 및 근육으로부터 오는 들신경섬유, ④ 내장조직으로부터 오는 들신경섬유로 된 뒤뿌리 등으로 구성된다. 이와 같이 앞뿌리는 운동신경, 그리고 뒤뿌리는 감각신경이 되는 것을 일컬어 **벨-마겐디(Bell-Magendie)의 법칙**이라고 한다. 척수신경얼기

● 표 5-5 뇌신경과 그 기능

기호	신경명칭	구성성분	기능	형태적 구분
I	후각신경	들신경섬유	• 후각(가장피로하기 쉬운 신경, 가장 짧은 뇌신경)	감각신경
II	시각신경	들신경섬유	• 시각	감각신경
III	눈돌림신경	날신경섬유 들신경섬유 날신경섬유(부교감신경)	• 안구운동(가쪽곧은근 및 위빗근 제외한 안구근육 수축) • 동공의 수축	운동신경
IV	도르래신경	날신경섬유 들신경섬유	• 안구운동(위빗근의 수축) • 가장 가는 뇌신경	운동신경
V	삼차신경	날신경섬유 들신경섬유	• 씹기·삼키기운동, 고막의 긴장 • 가장 굵은 뇌신경 • 얼굴, 머리부위, 귀의 일반감각	혼합신경
VI	갓돌림신경	날신경섬유 들신경섬유	• 안구운동(가쪽곧은근의 수축)	운동신경
VII	얼굴신경	날신경섬유 날신경섬유(부교감신경) 들신경섬유	• 얼굴 표정근의 수축, 고막의 이완 • 침(혀밑샘, 턱밑샘) 및 눈물분비 • 혀의 앞 2/3의 미각(고실끈신경)	혼합신경
VIII	속귀신경	들신경섬유	• 청각(달팽이신경) 및 평형감각(안뜰신경)	감각신경
IX	혀인두신경	날신경섬유 날신경섬유(부교감신경) 들신경섬유 들신경섬유 들신경섬유	• 붓인두근의 수축 • 침(혀밑샘)분비 • 혀의 뒤쪽 1/3의 미각 • 목동맥팽대 압력수용체 • 목동맥토리의 감각, 혀 및 인두감각, 바깥귀의 감각	혼합신경
X	미주신경	날신경섬유 날신경섬유(부교감신경) 들신경섬유 들신경섬유 들신경섬유	• 인두 및 후두의 운동 • 가슴과 배 부위의 장기운동과 분비 • 후두덮개의 맛봉오리에 의한 미각 • 목동맥팽대 압력수용체 • 목동맥토리의 감각, 혀 및 인두감각, 바깥귀의 감각	혼합신경
XI	더부신경	날신경섬유 날신경섬유(부교감신경)	• 목빗근, 등세모근 수축	운동신경
XII	혀밑신경	날신경섬유	• 혀의 운동	운동신경

(spinal nerve plexus)는 목신경얼기(경신경총, cervical plexus, C_1~C_4), 팔신경얼기(완신경총, brachial plexus, C_5~T_1), 허리신경얼기(요신경총, lumbar plexus)(T_1~L_4), 그리고 엉치신경얼기(천골신경총, sacral plexus, L_4~S_5)로 구분된다. 그러나 가슴신경(흉신경 thoracic nerve, T_1~T_{12})은 신경얼기를 형성하지 않고 갈비사이신경(늑간신경, intercostal nerve)을 이루어 갈비사이근(늑간근, intercostal muscle)에 분포한다.

목신경얼기는 제1~4목신경(C_1~C_4)의 앞쪽 1차 가지들로 구성되며, 이들 중 주요 신경인 가로막신경(횡격막신경, phrenic nerve)은 가로막을 지배한다.

팔신경얼기는 제5 목신경~제1 가슴신경(C_5~T_1)의 앞쪽 1차 가지들로 구성되어 있는데 이곳에서 겨드랑신경(액와신경, axillary nerve), 근육피부신경(근피신경, musculocutaneous nerve), 정중신경(median nerve), 노신경(요골신경, radial nerve) 및 자신경(척골신경, ulna nerve)이 분지된다. 이들 신경 중에서 근육피부신경이 손상될 경우 **팔꿉관절**(주관절, elbow joint)의 **굽힘**(굴곡, flexion)**불능**, 겨드랑이신경이 손상될 경우 **어깨관절**(견관절, shoulder joint)의 **벌림**(외전, abduction)**불능**, 자신경이 손상될 경우 일명 **'독수리 손'**, 정중신경이 손상될 경우 **'원숭이 손'** 및 노신경이 손상될 경우 **손목하수증**(**손목처짐증, carpoptosis**)의 현상이 나타나게 된다.

허리신경얼기는 제1~4 허리신경(L_1~L_4)의 앞쪽 1차 가지들로 구성되며, 이것을 구성하는 주요 신경은 **넙다리신경**(**대퇴신경, femoral nerve**), **폐쇄신경**(**obturator nerve**)이며 그 외에 엉덩샅굴신경(장골서혜신경, ilioinguinal nerve) 등이 있다.

엉치신경얼기는 제4 허리신경~제4 엉치신경(L_4~S_4)의 앞쪽 1차 가지들로 구성되며, 이것을 구성하는 주요 신경은 인체에서 가장 굵은 **궁둥신경**(**좌골신경, sciatic nerve**), **온종아리신경**(**총비골신경, common peroneal nerve**), **정강신경**(**경골신경, tibial nerve**), 음부신경(pudendal nerve), 위·아래볼기신경(상·하둔신경, superior and inferior gluteal nerve) 및 뒤넙다리신경(후대퇴신경, posterior femoral nerve) 등이다. 꼬리신경얼기는 제5 엉치신경~꼬리신경(미골신경 coccyeal nerve, S_5~C_0)의 앞쪽 1차 가지들로 구성되며, 주요 신경은 **항문꼬리신경**(**항문미골신경, anococcygeal nerve**)이다.

(3) 피부분절(dermatome) 및 근육분절(myotome)

척수의 각 분절(척수절)로 들어가는 몸들신경섬유(체성구심성섬유)와 피부 지배영역 사이에 서로 관련성이 있는 부위를 **피부분절**이라고 한다(그림 5-26B). 혈관, 땀샘(한선), 털세움근(입모근, arrector pili muscle)을 지배하는 자율신경(교감신경: 그림 5-25)섬유는 피부의 감각에 관여하는 몸들신경섬유와 한 개의 신경다발(신경속)을 이루어 피부분절을 형성한다. 깊은감각(deep sensation)에 관여하는 들신경섬유는 운동신경 섬유와 한 개의 다발을 이루어 달린다.

2) 자율신경계통

감각과 근육을 효과기로 하는 몸신경계통과는 달리 자율신경계통은 내장, 혈관 및 샘 등을 효과기로 하여 내장의 활동을 조절한다. 즉, 자율신경계통은 우리의 의지와 관계없는 무의식적인 상태에서 호흡, 순환, 대사, 배설, 생식 등의 활동을 조절하는 식물성 **신경계통**(**vegetative nervous system**)이라고 할 수 있다. 이와 같이 신체의 항상성 유지, 스트레스 반응, 긴장성 반응, 적응 등은 자율신경계통에 의해서 조절된다.

(1) 교감 및 부교감 신경계통

자율신경 신경절이전섬유는 척수신경이 **척추사이구멍**(**추간공, intervertebral foramen**)에서 나온 직후에 몸신경과 분리되어 백색교통가지(백교통지, white rami communicans)가 되어 **교감신경줄기**(**교감신경간, sympathetic trunk**)로 들어간다. 교감신경줄기는 일정한 간격으로 신경절(ganglion)을 형성하고 ① 여기에서 연접한 다음(위목신경절, 중간목신경절, 아래목신경절 및 신경절, 그림 5-27A) 머리,

05

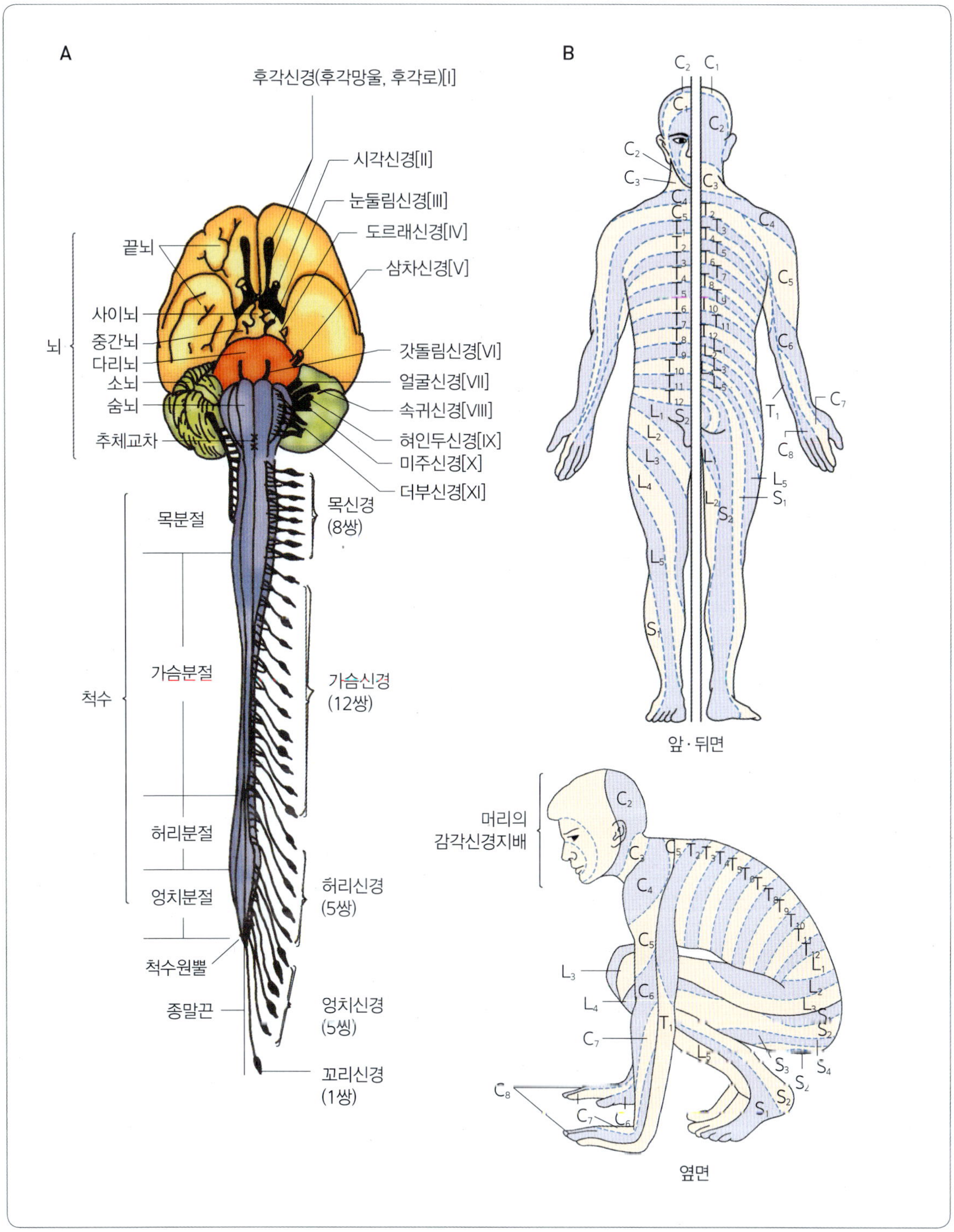

● 그림 5-26 **뇌·척수신경(A)과 피부분절(B).** C1(제 1목신경)은 표피에 존재하지 않는다.

목, 가슴의 장기에 분포하는 것과 ② 신경절이후섬유인 회색교통가지(회백교통지, gray rami communicans)를 거쳐 다시 몸신경에 합류한 다음 몸통 및 팔다리의 혈관 및 피부의 혈관, 땀샘, 털세움근을 지배하는 것이 있다. ③ 부교감신경은 배안 신경절, 위·아래 창자간막 신경절, 그림 5-27B)에서

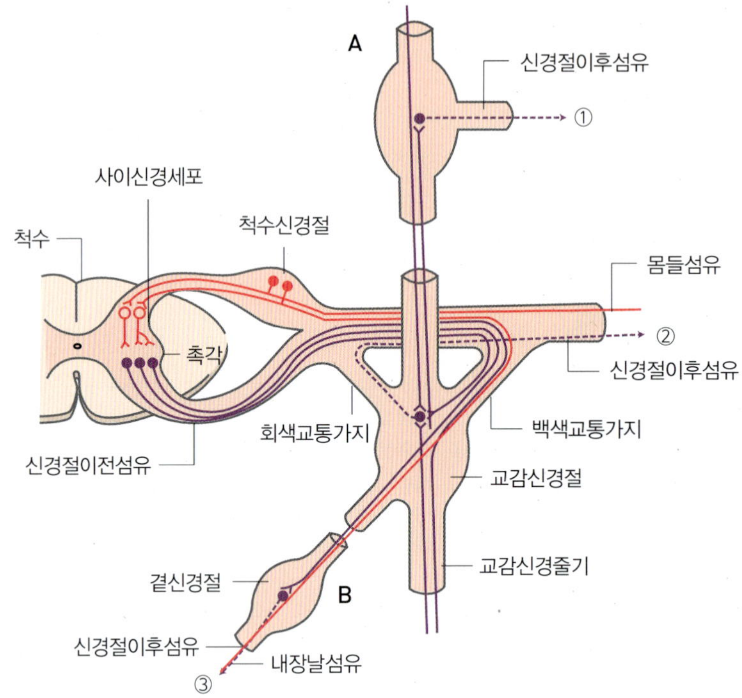

● 그림 5-27 자율신경의 주행경로

척수 수준에서의 들경로(구심성, 붉은색)와 날경로(원심성, 자주색)를 보여준다.
A : 위·아래 턱신경절 및 별(성상)신경절
B : 복강신경절, 위·아래 창자간막(장간막)신경절

연접한 다음 신경절이후섬유가 된다.

뇌신경 중에서 눈돌림신경(III), 얼굴신경(VII), 혀밑신경(IX), 미주신경(X)에서 분지되는 자율신경계통의 신경절이전섬유는 각 뇌신경에 소속된 섬모체(모양체)신경절, 날개입천장(익구개)신경절, 턱밑(악하)신경절, 귀(이)신경절에서 신경세포를 바꾸며, 미주신경의 경우 지배기관의 신경얼기(신경총) 속에서 신경세포(뉴런)을 바꾸어 부교감신경이 되는데 이들을 머리부위 부교감신경이라 한다(그림 5-25, 5-30 참조).

엉치분절(천수, coccygeal spinal)부터 척수신경에 포함되어 나오는 것을 얕은 부교감신경이라고 한다. 그 신경절이전섬유(절전섬유)는 골반신경이라 하며 지배기관 부근의 신경얼기에서 신경세포를 바꾼다(그림 5-25, 5-30 참조).

(2) 화학전달물질

① 콜린성신경섬유와 아드레날린성신경섬유

모든 자율신경의 신경절이전섬유 말단에서는 아세틸콜린(acetylcholine)이 방출되는데 이것은 신경절이후섬유의 세포체에 작용한다. 예를 들어 심장 및 소화관에 분포된 미주신경(부교감신경)

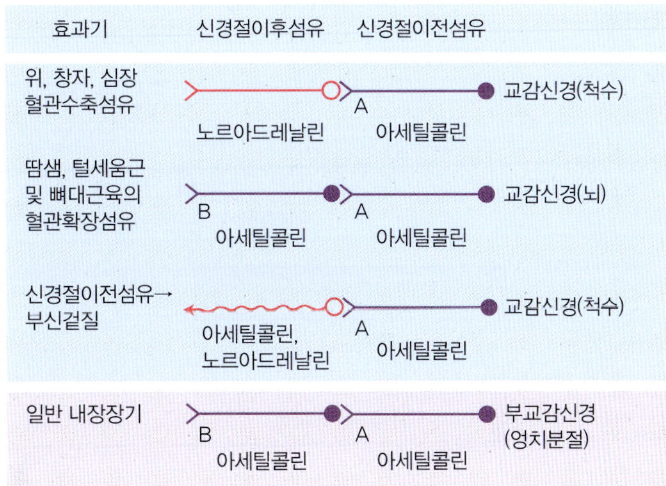

● 그림 5-28 자율신경절 및 효과기관에서 방출되는 화학전달물질
A: 니코틴 성, B: 무스카린 성

이 흥분하면 아세틸콜린이 분비되는데, 이것은 심장의 기능을 억제시키지만 소화관에 있는 민무늬근육의 수축력을 증가시키는 상반된 작용이 있다. 땀샘 및 뼈대근육에 분포하고 있는 혈관벽의 민무늬근육을 지배하는 교감신경 신경절이후섬유를 제외한 대부분의 교감신경 신경절이후섬유의 말단에서는 노르아드레날린(noradrenaline)이라는 신경전달물질(neurotransmitter)이 분비된다. 이 물질은 효과기에 있는 α, β수용체 중에서 α수용체와 결합하면 혈관수축, 소화관의 조임근(괄약근) 수축작용이 일어나며, β수용체와 결합하면 혈관확장, 소화관 운동 억제, 심박동수 증가작용이 일어난다. 부교감신경의 신경절이후섬유에서는 일반적으로 아세틸콜린이 방출된다. 아세틸콜린을 방출하는 섬유를 콜린성신경섬유(콜린작동성섬유, cholinergic fiber)라고 하며 노르아드레날린을 방출하는 섬유를 아드레날린성신경섬유(아드레날린작동성섬유, adrenergic fiber)라고 한다(그림 5-28).

② 수용체

아세틸콜린 수용체에는 무스카린 수용체(muscarinic receptors)와 니코틴 수용체(nicotinic receptors)의 두 종류가 있으며, 분비샘 및 민무늬근에는 무스카린 수용체가 있으며 자율신경 신경절이후세포에는 니코틴 수용체가 존재한다(그림 5-29A).

카테콜라민(catecholamine) 수용체는 α, β의 두 종류가 있다(그림 5-29A). 따라서 동일한 카테콜라민이라 하더라도 조직에 따라 다른 효과를 보이며, 동일한 조직에서도 아드레날린과 노르아드레날린이 다른 효과를 보인다. α 수용체는 α_1, α_2의 두 개의 아형(subtype)으로 나누어지고, β 수용체도 β_1, β_2의 두 개의 아형으로 나뉘어진다. 또한 α및 β 수용체는 연접이후막(연접후수

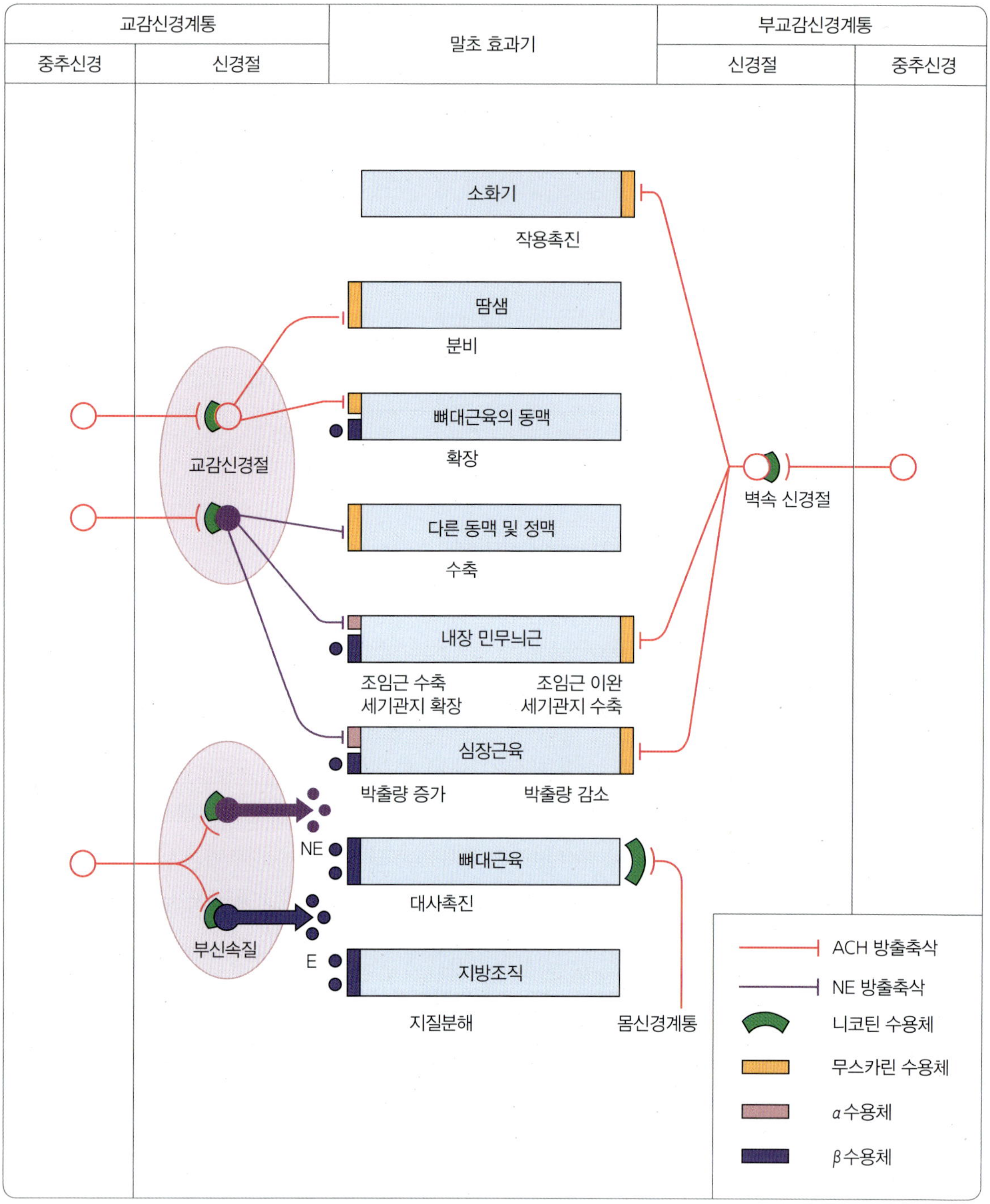

● 그림 5-29A 교감신경 및 부교감신경의 상호작용

NE : norepinephrine, E : epinephrine, ACH : acetylcholine

용체)에 있을 뿐만 아니라 연접이전막(연접전수용체)에도 존재한다. 교감신경 신경절이후섬유의 말단부는 효과기에서 분지하여 팽대부를 형성한다. 이 팽대부위에서 노르아드레날린이 방출되면 효과기에 있는 α_1, α_2, β_1, β_2의 수용체에 수용되어 작용을 일으킨다. 한편 팽대부에 있는 α_2, β 수용체에도 수용되어 각각 노르아드레날린의 방출 억제 및 촉진을 일으킨다(그림 5-29B).

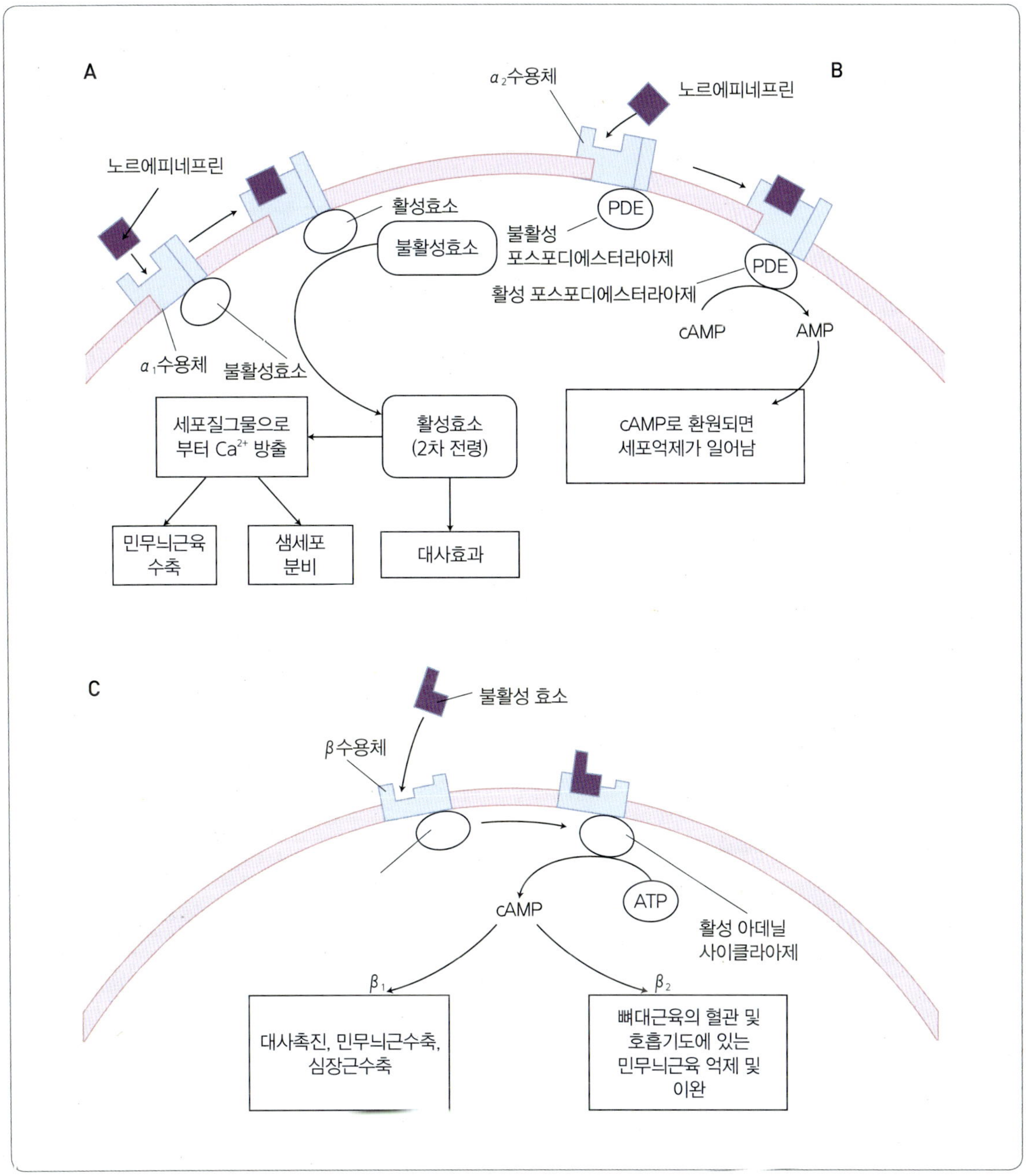

● 그림 5-29B 아드레날린성 알파 및 베타 수용체의 기능

A. α_1수용체에 norepinephrine(NE) 또는 epinephrine이 결합하면 효소에 의하여 세포질로 Ca^{2+}가 방출된다. Ca^{2+}농도가 증가하면 민무늬근육 세포의 수축 또는 샘세포의 분비가 일어난다.

B. α_2수용체에 epinephrine 또는 norepinephrine이 결합하면 세포질에서 cAMP가 환원, 농축되고 그 결과 표적세포가 억제된다.

C. β수용체에 수용체에 epinephrine 또는 norepinephrine이 결합하면 cAMP가 생성되고 이것이 β_1, β_2수용체에 작용하여 심장근, 민무늬근 등의 수축, 이완을 일으킨다.

(3) 효과기의 지배 방식

대부분의 자율신경 효과기는 교감신경과 부교감신경의 2중 지배를 받으며 이들 신경의 상반된 지배

효과에 의해서 서로 상반된 반응을 일으킨다. 이것을 대항적(길항적) 지배라고 한다. 예를 들면 심장기능은 교감신경에 의하여 촉진되며 부교감신경에 의하여 억제된다. 소화관의 운동 및 분비기능은 교감신경에 의하여 억제된다(그림 5-30, 표 5-6).

그러나 침샘(타액선, salivary gland) 및 이자(췌장, pancreas)는 교감신경과 부교감신경의 양쪽에서 촉진된다. 또한 동공확대근(동공산대근, musculi dilator pupillae), 부신속질(부신수질, adrenal medulla), 콩팥(신장, kidney), 털세움근, 땀샘 및 대부분의 혈관은 교감신경에 의해서만 지배를 받고 동공조임근(동공괄약근, musculi sphincter pupillae)은 부교감 신경에 의해서만 지배를 받는다.

자율신경의 날신경섬유는 항상 일정한 흥분상태를 유지하고 있어서 지배기관에 일정한 자극을 주고 있는데 이것을 지속성 신경지배라고 한다. 교감 및 부교감신경계통의 양쪽 자극효과가 균형을 이루면서 그 기관의 활동상태가 유지된다. 따라서 지속지배가 있는 기관에 있어서는 한쪽 활동이 약해지면

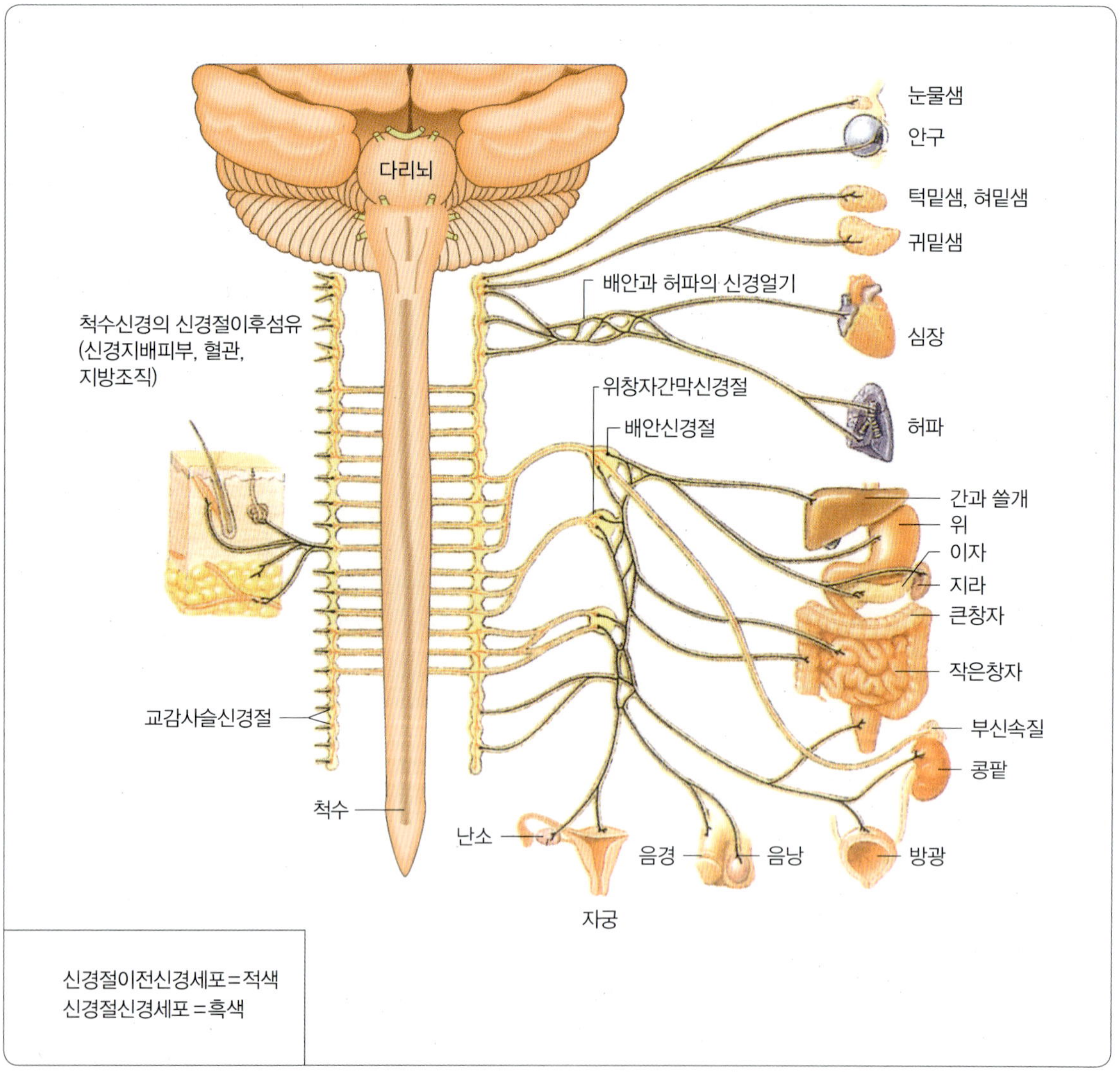

● 그림 5-30A 교감신경 계통

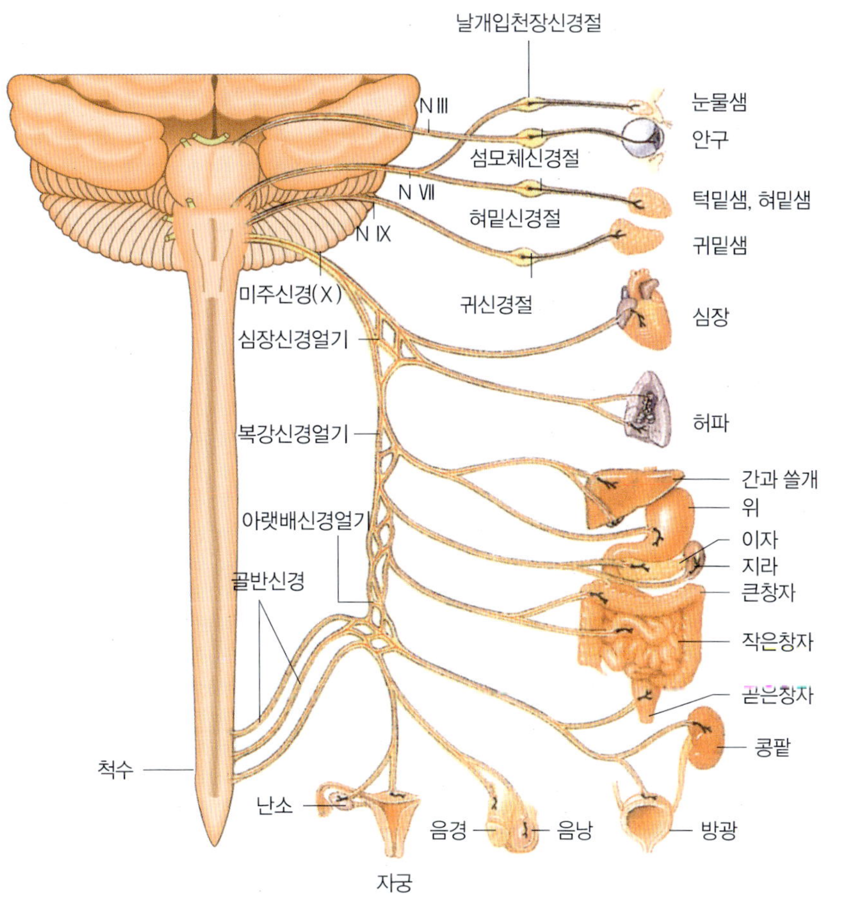

● 그림 5-30B 부교감신경 계통

나른 쪽 활동이 더 상하게 나타난다. 그러나 털세움근, 땀샘, 대부분의 혈관 등과 같이 교감신경에 의해서만 지배되는 경우 기관의 활동상태는 흥분수준의 변화에 의하여 조절된다.

(4) 자율신경 날신경섬유의 분포 및 작용

교감신경은 온몸(전신)의 흥분상태를 유지하여 대사를 촉진하고 스트레스 상태를 유지하는데 반하여, 부교감신경은 국소적 안정상태를 유지하여 항상성을 유지하도록 작용한다. 이러한 내장적 작용에 대해서 그림 5-30 및 표 5-6에 종합적으로 정리해 두었다.

(5) 여러 가지 내장반사

척수, 뇌줄기, 시상하부에는 표 5-7와 같이 내장기능을 조절하는 중추가 있다. 척수와 뇌줄기에

표 5-6 자율신경 날신경섬유의 작용

	기관	부교감신경자극	교감신경자극	수용체 종류
심장	심장근육	심박동수↓ 심방 수축력↓	심박동수↑ 심방, 심실 수축력↑	β_1 β_1
혈관	피부, 점막의 동맥		수축	α
	내장의 동맥		수축>확장	$\alpha > \beta_2$
	뼈대근육의 동맥		수축 확장(돌림혈관), 확장(콜린성)	α β_2
	심장동맥	확장	수축 확장	α β_2
	뇌동맥	확장	수축	α
	음경동맥(음핵, 소음순)	확장		α
	온몸순환(체순환) 정맥	–	수축	α
콩팥	토리(사구체)	–	레닌분비	β_2
소화관	세로근육, 돌림근육	운동↑	운동↓	α, β_1
	조임근육	이완	수축	α
	지라의 피막	–	수축	α
방광	배뇨근육	수축	이완(민무늬근육)	β
	삼각부(조임근육)	–	수축(가로무늬근육)	α
생식기	정낭		수축	α
	수정관		수축	α
	자궁		수축 이완(단, 호르몬에 의해 좌우됨)	α β_2
눈	확대근육	–	수축(확대)	α
	조임근육	수축(축동)	–	
	섬모체근육	수축(근시)	약간의 이완	β
허파	기관, 기관지 근육	수축	이완	β_2
피부	털세움근육	–	수축	α
외분비샘	침샘	장액 분비 ↑	점액분비↑(턱밑샘)	α
	눈물샘	분비		
	소화샘	분비	분비↓ 또는 –	α
	코·인두샘	분비	–	
	기관지샘	분비		
	땀샘	–	완전분비(콜린성), 부분분비	α
대사	간	글리코겐 합성	글리코겐분해(포도당 생성)	β_2
	지방조직		지방분해(혈중 유리지방산↑)	β_1
	인슐린 분비 (랑게르한스섬의 β세포)	촉진↑	억제↓ 촉진↑	α β_2

(↑: 증가, ↓: 감소, –: 효과 없음)

는 자율신경 반사의 1차 중추가 존재한다. 이들 중추는 상위중추인 시상하부, 대뇌 둘레계통(변연계, limbic system), 소뇌 및 대뇌겉질에 의해 조절을 받는다.

한편 척수와 뇌줄기의 1차 중추는 자율신경 날신경섬유에 의하여 출력하는 내장–내장반사와 자율신경계통뿐만 아니라 몸신경계통에 의해서도 입력자극을 받는 몸–내장반사라고 하는 자율신경반사를 일으킨다. 또한 몸신경계통의 1차 중추는 자율신경 들신경섬유로부터 입력자극을 받아 내장–몸반사를 일으킨다. 예를 들어 척수에서는 그림 5–31과 같이 몸신경계통과 자율신경계통의 협력관계가 척

● 표 5-7 반사중추의 종류

A. 척수반사			
1. 교감신경(C_8-T_4)		2. 부교감신경(S_1-S_4)	
1) 혈관운동중추	C_8-T_2	1) 척수방광중추	S_2-S_4(배뇨반사)
2) 땀분비중추	C_8-L_2	2) 척수항문중추	S_2-S_4(배변반사)
3) 털세움중추	C_8-L_2	3) 발기중추	S_1-S_3(발기반사)
4) 척수섬모체중추(동공확대중추)	C_8-T_2(확대반응)	4) 사정중추	S_3-S_4(사정반사)
5) 심장촉진중추	T_1-T_4		

B. 뇌줄기반사			
1. 호흡의 조절		2. 순환의 조절	
1) 호흡중추	숨뇌 그물체(헤링브로이어 반사, 화학수용체반사)	1) 혈관운동중추	숨뇌 그물체에 산재 (압력, 화학수용체 반사)
2) 재채기중추	숨뇌 삼차신경 척수로핵 (재채기 반사)		혈압상승 영역 —촉진→ { 혈관수축성 교감신경 혈압하강 영역 ⋯억제→ { 신경절이전뉴런
3) 기침중추	숨뇌 모호핵 근처 (기침반사)	2) 심장억제중추	숨뇌 등 미주신경핵, 모호핵의 일부(압력 화학수용체반사)
3. 섭식·소화의 조절		4. 동공의 조절	
1) 침분비중추	숨뇌 위·아래 침(타액)핵	1) 동공축소중추	중간뇌 눈돌림신경 부핵(빛 반사)
2) 삼키기중추	숨뇌 그물체(삼키기반사)		
3) 구토중추	숨뇌 산차신경핵(구토반사)		

C. 시상하부의 내장기능 중추			
1. 체온의 조절		2. 섭식행동의 조절	
1) 체온조절 중추	시상하부 앞쪽	1) 섭식중추	시상하부 가쪽부위
		2) 포만중추	시상하부 배안쪽핵

수와 뇌줄기 수준뿐만 아니라 양쪽 부위 모두에서 일어난다. 다른 한편으로 자율성 및 몸신경의 들신경섬유 정보의 일부는 위로 올라가서 대뇌겉질에 전달되며 또한 시상하부-가장자리계통에도 전달된다. 이와 같이 척수, 뇌줄기, 시상하부 수준의 고차 신경계통에 의하여 내장기능과 내분비계통을 포함한 내장기능이 조절된다.

① 내장-내장반사(viscero-visceral reflex)

여러 가지 내장의 국소상태에 관한 정보는 자율신경 들신경섬유를 통하여 중추 안으로 전달되며, 처리된 정보는 자율성 날신경섬유를 통하여 효과기로 전달되어 효과기의 기능이 조절 된다. 혈압, 위창자길(gastrointestinal duct), 방광기능 등이 이 반사에 의하여 조절된다.

② 몸-내장반사(somatic-visceral reflex)

피부, 근육 및 관절 등에 가해지는 자극은 중추를 통하여 반사된 후 자율신경 날신경섬유의 자율활동을 변화시킨다. 그 결과 효과기의 기능이 변화된다(그림 5-31). 예를 들면 몸감각 자극은 심박동수(몸-심장반사), 혈압(몸-혈압반사), 위창자길 운동(몸-위창자길반사), 방광수축(몸-방광반사), 부신속질로부터 카테콜라민 분비(몸-부신속질 반사), 땀(압력-땀반사) 등을 변화시킨다. 따라서 마사지 및 뜨거운 찜질(온습포, hot pack)은 이 반사로 인하여 내장기능 및 뼈대근육의 혈류를 조절할 수 있게 된다.

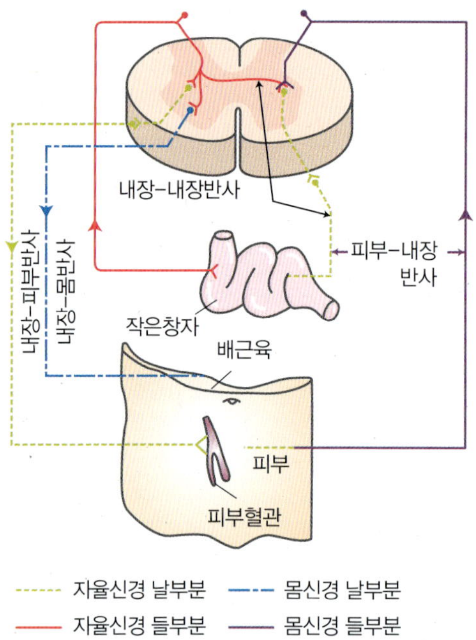

● 그림 5-31 반사활을 형성하는 자율신경 및 몸신경 섬유

③ **내장-몸반사(viscero-somatic reflex)**

내장에서 일어나는 이상은 자율신경 들신경섬유를 통하여 척수로 전해지고 그 부근의 척수분절에 있는 몸신경계통의 운동뉴런을 흥분시켜 뼈대근육의 수축을 일으킨다. 예를 들면 담낭염, 위염 등으로 장기가 자극되면 배근육(복근, abdominal muscle)이 수축되고 굳어진다. 이러한 반사는 내장을 방어하기에 매우 적합하기 때문에 이것을 근육성 방어라고 한다. 한편 피부에 출현하는 내장-몸반사에 의하여 장기에 특유한 피부과민(촉각 및 통각)현상이 출현하기도 하는데 이것을 연관통증(연관통, referred pain)이라 한다(그림 12-43).

3. 중추신경계통에 의한 운동기능 조절

1) 운동기능 조절방법

운동기능에는 자세유지 및 운동이라는 두 가지가 있는데 실제로 양쪽은 교묘하게 얽혀 있기 때문에 분리할 수가 없다. 예를 들면 손끝 또는 발끝 운동은 몸통(체간), 팔 또는 발이 알맞은 위치관계에 있을 때만이 나름대로의 동작을 할 수 있다. 한편 어떤 자세를 유지하기 위해서는 이 자세를 무너뜨리는 어떠한 힘도 적당한 운동에 의하여 제거할 필요가 있다. 운동을 자세조절 없이 한다는 것은 운동 없이

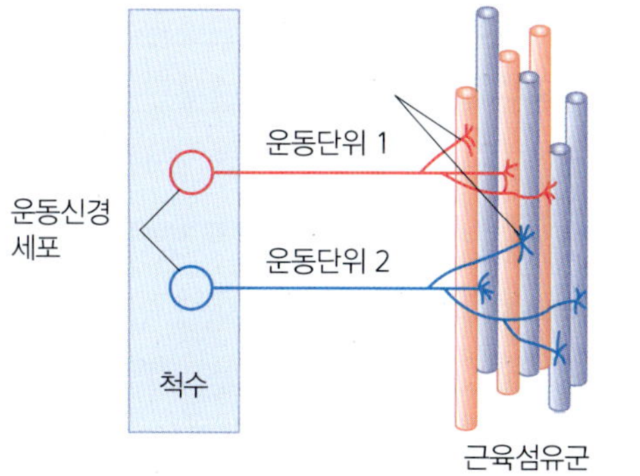

● **그림 5-32 두 개의 운동신경세포와 연결된 근육섬유군**
한 개의 근육 속에 두 개의 운동단위가 있다.

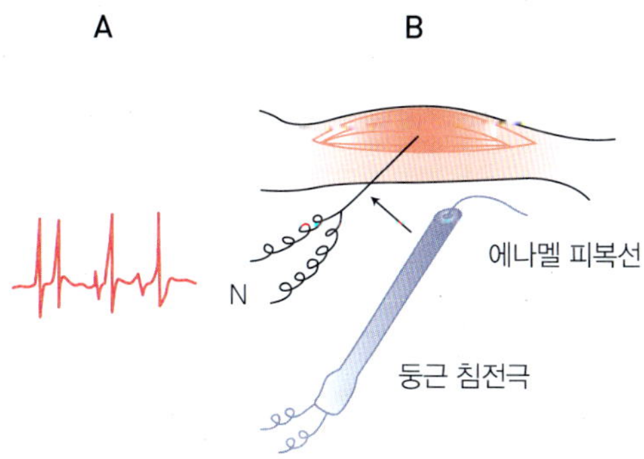

● **그림 5-33 근전도(A) 및 그 유도법(B)**
침전극(N)에 의한 단일운동단위의 활동전위를 보여준다.

자세를 조절하는 것과 같은 것으로서 이는 불가능에 가깝다. 따라서 양쪽은 항상 협조관계에 있다. 이와 같이 협력이 이루어지는 뼈대근육의 활동은 중추신경계통의 작용에 의하여 가능하게 된다.

뼈대근육의 수축활동은 척수 및 뇌줄기의 몸신경 **운동신경세포**에 의하여 지배된다. 운동신경세포의 축삭돌기를 통하여 활동전위가 그 근육에 도달함으로써 수축이 일어난다. 운동신경세포에는 ① 자기 의지에 따라 운동을 일으키고 ② 자세를 조절하며 ③ 각종 근육활동을 협조시키는 기능을 갖는 세 가지의 입력자극이 많은 전도로를 통하여 전달된다. 이러한 입력자극은 척수, 뇌줄기, 소뇌, 바닥핵(기저핵, basal ganglia) 및 대뇌겉질이라고 하는 중추신경계통의 4개 부위에 직접 또는 간접적으로 보내어진다. 운동신경세포는 이러한 정보를 통합 즉, 흥분 및 억제연접전위(excitatory & inhibitory synaptic potential)를 가산한 후 그 결과를 근육으로 출력한다. 따라서 운동신경세포와 그 축삭은 뼈대근육에 대한 최종 공통경로가 된다.

한 개의 운동신경세포와 그것에 의하여 지배되는 근육섬유군을 **운동단위**(motor unit)라고 한다(그림 5-32). 또한 한 개의 운동신경세포와 지배하는 근육섬유의 수를 그 운동단위의 **신경지배비율**(innervation ratio)이라고 한다. 신경지배비율은 손가락근육 및 안구근육 등과 같이 정교한 운동에 관여하는 근육에서는 작으며, 팔다리의 몸쪽근육 및 몸통근육 등과 같이 큰 운동에 관여하는 근육에서는 크다. 사람의 단일운동단위의 활동은 침전극을 뼈대근육 내로 삽입하여 전위를 유도하는 **근전도**(EMG)에 의하여 관찰할 수 있다(그림 5-33). 한 개의 뼈대근육 내에 있는 각 운동단위에 속하는 근육섬유(muscle fiber)는 그룹을 이루지 않고 다른 운동단위와 혼재한다.

2) 뼈대근육의 감각기

뼈대근육 내의 여러 가지 감각기 즉, 근육의 폄(신전) 속도 및 정도를 측정하는 **근육방추**(근방추, muscle spindle), 근육에서 발생되는 장력을 측정하는 **골지힘줄기관**(골지건기관, Golgi tendon spindle), 근육 및 힘줄에 가해지는 압력자극을 느끼는 **층판소체**(파치니소체, Pacini corpuscle), 온각을 감지하는 **루피니소체**(Luffini corpuscle), 또한 통각을 느끼게 하는 **자유신경종말**(free nerve ending) 등은 감각정보를 받아들인 후 중추신경계통으로 정보를 전달함으로써 운동이 조절된다.

(1) 근육방추

근육방추는 결합섬유의 피막에 있는 2~10개의 근육섬유와 이것을 지배하는 감각성 및 운동성 신경섬유로 구성된다(그림 5-34). 전체 길이는 6~8mm로서 가늘고 긴 방추 모양을 하고 있으며 **방추바깥근육세포**(추외근섬유, extrafusal muscle fiber)가 옆쪽에 나란히 붙어 있다. 일반적으로 한 개의 운동단위마다 한 개의 근육방추가 존재한다. **방추속근육세포**(추내근섬유, intrafusal muscle fiber)의 부풀어 있는 중앙부에는 두 가지 형태의 많은 핵으로 가득차 있는 **핵주머니섬유**(핵대섬유, nuclear bag fiber)와 중앙에 밀집된 핵이 한 줄로 배열되어 있는 **핵사슬섬유**(핵쇄섬유, nuclear chain fiber)가 있다. 이들 중앙부에는 수축요소(actin filament 및 myosin filament)가 적기 때문에 중앙부의 수축은 일어나지 않는다.

방추속근육세포 중앙부의 핵에는 **Ia 그룹의 감각섬유**가 나선형의 종말을 이루고 있으며(1차 종말 또는 나선종말), 그 양쪽 또는 한쪽의 핵이 없는 부분에는 **II그룹의 감각섬유**가 종말한다(2차 종말). 방추속근육세포는 다시 수축을 일으키는 운동신경섬유의 지배를 받는다. 이 신경섬유는 3~8 μm로서 가늘며, Aγ 그룹에 속하기 때문에 **γ 운동신경세포**이라고 한다. γ 운동섬유는 방추속근육세포의 수축요소의 어느 부분에 종말하고 있다. **방추바깥근육세포**는 Aα 그룹에 속하는 신경으로 **α 운동신경세포**에 의해 지배된다.

근육방추의 기능은 방추바깥근육세포와 방추속근육세포의 길이 차이를 측정한 후 그 정보를 중추로 보내는 것이다. 근육의 폄 작용이 일어나 방추바깥근육세포가 길어질 때 근육 속에서 근육섬유의 폄이 일어나서 감각섬유종말이 변형되고 그 결과 수용체전위가 발생된다. 이어서 감각신경에 활동전위

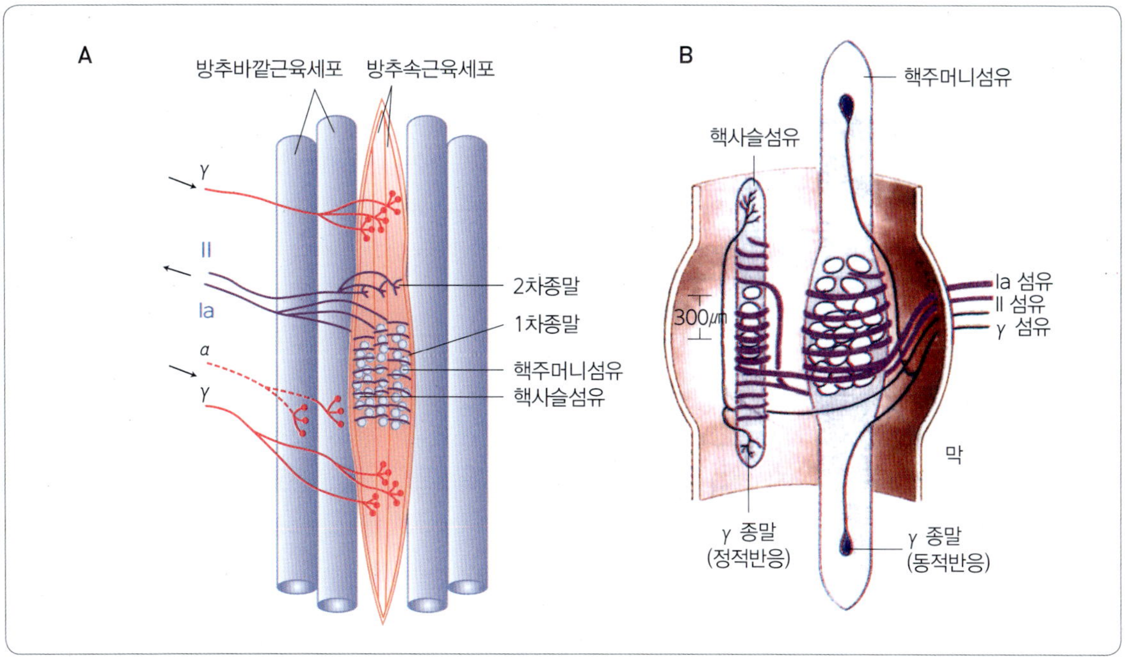

● 그림 5-34 근육방추(A) 및 방추속근육 섬유(B)의 구조

가 발생된다. 이 경우 1차 종말에서 전달되는 Ia 그룹 감각신경의 발사 빈도는 주로 방추속근육세포의 폄 정도 및 속도에 비례(동적반응)하는데 반하여, 2차 종말에서 전달되는 II그룹 감각신경의 발사빈도는 주로 근육의 길이에 비례(정적반응)한다(그림 5-35).

γ 운동신경세포의 기능은 근육방추의 감도를 알맞게 조절하는데 있다. 즉 감각수용체에 대한 중추의 날신경섬유 통제가 한 예이다. γ 운동신경세포의 통제가 없는 상태에서 α 운동신경세포의 활동에 의하여 근육방추에 속하는 뼈대근육이 수축하게 되면 옆쪽에 있는 근육방추가 이완하게 되므로 근육의 길이를 측정할 수 없게 된다. 그 이유는 근육방추에 가해지는 적당한 자극이 근육방추의 폄을 일으켜 감각신경 종말이 변형되기 때문이다. 그러나 γ 운동신경세포의 활동이 높아지면 방추속근육세포의 수축을 수가 있는 양끝 부위가 수축된다. 따라서 방추속근육세포의 중앙부가 펴지고 감각신경 종말에서 자극

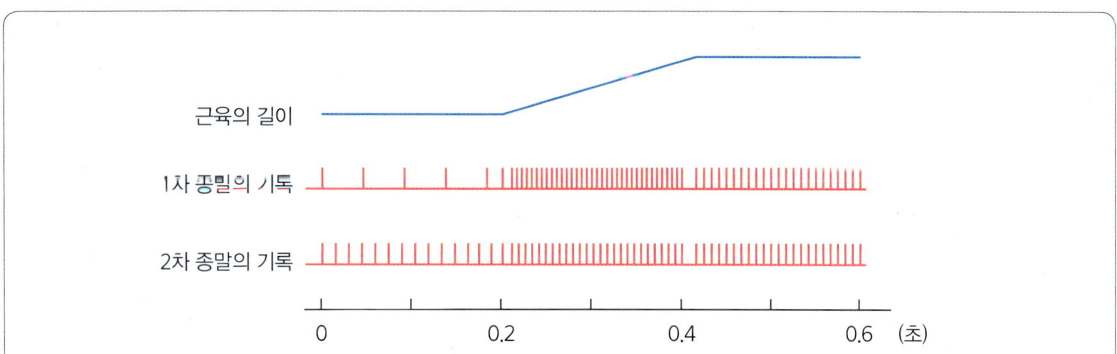

● 그림 5-35 1차 종말과 2차 종말의 반응차이

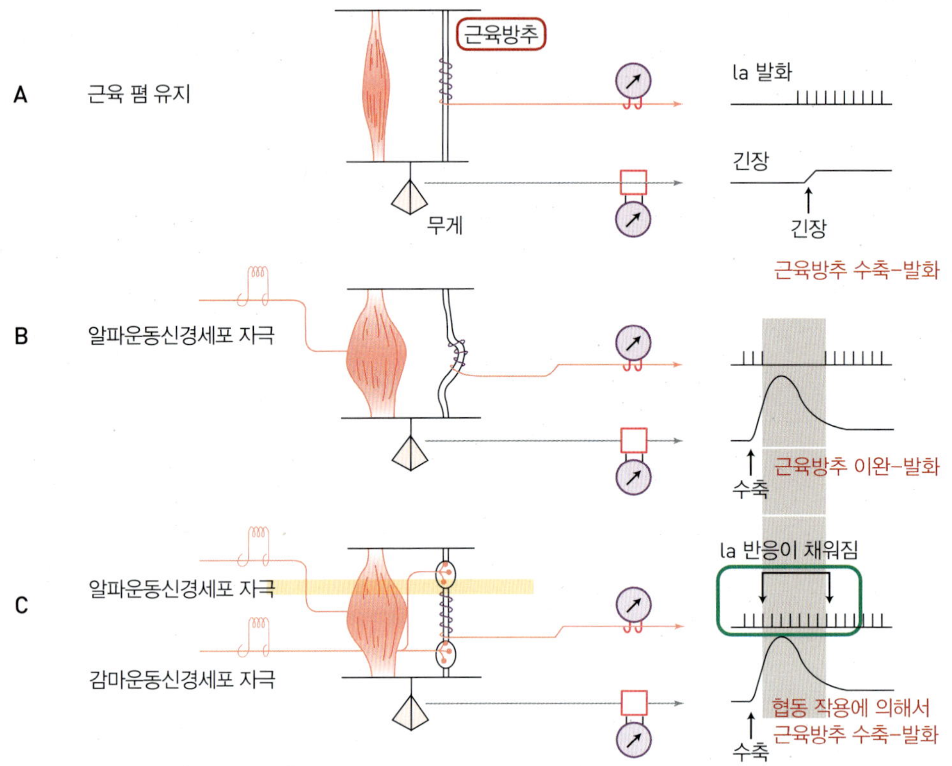

● 그림 5-36 근육섬유의 자극효과

A: 근육에 15g의 장력을 걸면, 지속적 근육 폄상태가 유지되어 근육방추의 들신경섬유(afferent fiber)에 impulse 반사가 나타난다.

B: α 섬유를 자극하여 근육을 수축시키면 근육방추가 이완되어 들신경섬유의 impulse 반사는 중지된다.

C: α 섬유와 동시에 γ 섬유를 자극시키면 근육방추가 수축되지만 들신경섬유의 impulse 반사는 유지된다.

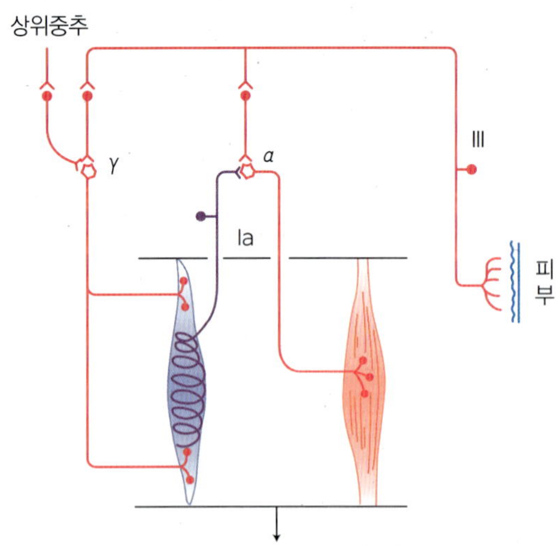

● 그림 5-37 γ 운동신경을 지배를 하는 폄반사에 있어서 신경세포 결합방식

이 발생된다(그림 5-36). 즉, γ 운동신경세포가 작용하기 때문에 근육방추의 감도를 낮추지 않아도 되기 때문에 근육수축이 적절하게 조절될 수 있는데 이것을 $\alpha-\gamma$ 협력작용($\alpha-\gamma$ coactivation)이라 한다.

γ 운동신경세포의 활동은 척수의 뒤뿌리(후근)를 경유하는 통각 및 온각의 들신경자극에 의하여 촉진되고, 또한 상위중추로부터 전달되는 날신경자극에 의하여 촉진 또는 억제된다(그림 5-37). 일반적으로 여러 가지 운동에 있어서 α 운동신경세포와 γ 운동신경세포는 서로 협력하여 근육수축을 조절한다. 이로 인하여 근육수축 시에 일어나는 근육방추의 자극 발사빈도 감소가 보상되는데 이런 현상을 $\alpha-\gamma$ 협력작용이라 한다.

05

(2) 골지힘줄기관

골지힘줄기관은 여러 가지 섬유성 가지에 존재하는 다수의 힘줄다발(건속, tendon bundle)로 구성되며, 뼈대근육이 힘줄로 바뀌는 이행부에 많이 있고 근육섬유와 직렬로 위치한다. 일반적으로 한 개의 운동단위마다 한 개의 힘줄기관이 존재하는 것으로 생각된다. 힘줄기관에는 1~2개의 Ib 그룹 감각신경종말이 분포하고 있다. 힘줄이 존재하는 근육섬유가 수축하면 힘줄기관의 감각신경 종말이 변형되면서 자극이 발생된다.

3) 여러 가지 몸반사 및 중추

척수, 뇌줄기, 대뇌겉질의 각 부위에는 표 5-8과 같은 몸운동 반사중추가 존재한다.

4) 척수의 운동기능

척수에는 수용체와 뼈대근육 사이를 특이하게 연결시켜주는 다수의 신경회로가 있다. 상위 운동중추는 이 척수의 고유한 신경기구를 이용하여 운동을 조절한다.

(1) 척수(spinal cord)의 구조

척주관(척추관, spinal canal) 중심에 있는 직경 약 1 cm의 둥근 기둥 모양의 기관으로 길이는 약 45 cm이다. 그리고 척수의 각 부위로부터 나오는 왼·오른쪽 한 쌍을 합하여 31쌍의 척수신경이 나가고 들어온다. 척수는 분절구조 때문이 아니라 각 척수신경이 나오는 높이에 따라서 편의상 31개의 척수분절(segment of spinal cord)로 나뉘어진다.

① 회색질

척수의 표면에는 백색질(백질 white matter)이 있고 내부의 가로단면(횡단면, transverse section)에는 H자형을 이루는 회색질(회백질, gray matter)이 있다(그림 5-38). 그리고 그 중앙에는 뇌척수액이 흐르는 중심관(central canal)이 있다. 뒤뿔(후각, posterior horn)에는 감각신경세포가 있으며 그 끝에는 뒤뿌리(후근, posterior root) 섬유가 연결되어 있다. 앞뿔(전각, anterior horn)의 큰세포(α 운동신경세포)는 가로무늬근육에 운동신경섬유를 낸다(α 운동섬유). 작은 세포의 일부는 사이세포이며, 일부(γ 운동신경세포)는 근육방추의 방추속섬유를 지배한다(γ 운동섬유). 운

● **표 5-8** 몸반사와 중추

중추	반사종류	자극	수용체	반응
척수반사	**1. 폄(신전, 늘임)반사**	-근육의 폄 -발바닥 압박, 발바닥 벌리기	-근육 방추 -근육 방추	-폄근 수축 -같은쪽 폄근 수축
	a. 폄근(신근)반사	-근육 폄 -발바닥 압박, 발가락 벌리기	-근육 방추 -근육 방추	-폄근 수축 -같은쪽 폄근 수축
	b. 교차폄(교차신전)반사	-팔다리 유해자극	-피부 촉각 수용체 -피부, 관절 및 근육의 통각 수용체	-굽힘반사를 일으킨 팔다리 반대쪽의 폄근 수축(팔다리 폄근 수축 및 굽힘근 수축)
	c. 같은쪽 폄반사	-폄근 피부 자극	-피부의 촉각 수용체	-같은쪽 폄근 수축
	d. 무릎힘줄반사	-힘줄 자극	-근육 방추	-뼈대근 수축
	2. 굽힘(굴곡)반사 a. 지지반사	-팔다리 유해자극, 발바닥 접촉	-피부, 관절, 근육의 통각 수용체, 촉각 수용체	-발바닥 근육 수축
	3. 접칼반사	-근육 폄(신전)	-힘줄 방추	-뼈대근 이완
뇌줄기반사	**1. 안구반사**			
	a. 눈떨림 시각운동	-시각자극	-망막	-안구운동
	(안진) 안뜰운동	-직선가속도 회전가속도	-평형모래(이석기) 반고리뼈관(반규관)	-안구운동
	b. 안뜰-안구반사	-직선가속도 회전가속도	-평형모래 반고리뼈관	-안구운동
	c. 목-안구반사	-목근육 펴기	-근육방추	-안구운동
	2. 각막반사	-각막 접촉자극		
	3. 아래턱반사	-깨물근 폄	-근육방추	-수축
	4. 안뜰(미로)반사	-머리 직선가속도 (머리를 위쪽으로, 머리를 아래쪽으로, 몸의 수평 등쪽위치, 몸의 수평 배쪽위치)	-평형모래	-근육긴장 저하 및 증가 (앞다리폄근의 긴장저하, 뒤다리폄근의 긴장저하, 팔다리폄근의 긴장증가, 팔다리폄근의 긴장증가)
	5. 목반사	-목근육 폄 (머리를 등쪽으로 굽힘, 머리를 앞쪽으로 굽힘, 머리를 옆쪽으로 굽힘)	-근육방추	-근육긴장 저하 (뒤다리폄근의 긴장저하, 앞다리폄근의 긴장저하, 목 반대쪽 팔다리 폄)
	6. 바로잡기반사	-머리 직선가속도, 목근육 폄	-평형모래 근육방추	-머리를 수평으로 유지, 머리와 몸통의 관계 회복
	7. 척수반사 억제 및 촉진			
대뇌겉질 자세반사	**1. 바로잡기(정위) 반사**	-시각자극	-망막	-머리를 바로 세움.
	2. 바로서기(답직) 반사	-시각자극, 피부촉각 자극, 목근육 폄	-망막, 피부 촉각 수용체, 근육방추	-발을 바닥에 대어 몸을 지탱
	3. 도약반사	-한 발을 사용하게 함	-근육방추	-한 발을 도약시켜 몸을 지탱

동신경섬유는 앞뿌리(전근, anterior root)섬유로 되어 있으며 가쪽뿔(측각, lateral horn)에 있는 중간크기의 세포는 교감신경섬유를 낸다. 엉치뼈관(천수, coccygeal spinal)(S_1~S_4)의 중간질 가쪽세포에서 엉치(천부) 부교감신경이 시작된다.

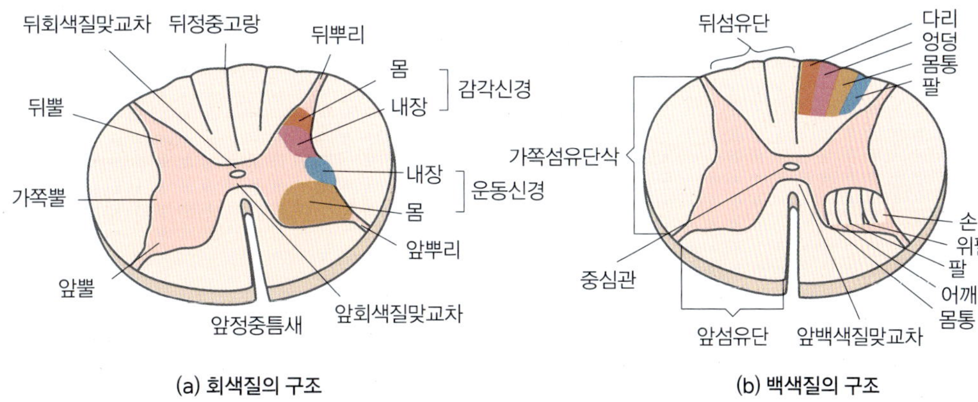

● 그림 5-38 척수의 횡단면

② **백색질**

세로로 달리는 **말이집신경섬유(유수신경섬유, myelinated fiber)**로 구성되어 있으며 앞(배쪽) 섬유단[전삭, anterior(ventral) funiculus), 뒤(등쪽)섬유단[후삭, posterior(dorsal) funiculus], 가쪽섬유단(측삭, lateral funiculus)으로 구성된 **척수섬유단**을 형성한다(그림 5-38). 여기에는 척수와 뇌를 연결하는 전도로와 척수의 각 부위를 연결하는 연결로가 있다. 전자에는 **오름신경로(상행성 전도로, ascending tract)**와 **내림신경로(하행성 전도로, descending tract)**가 있다(그림 5-39).

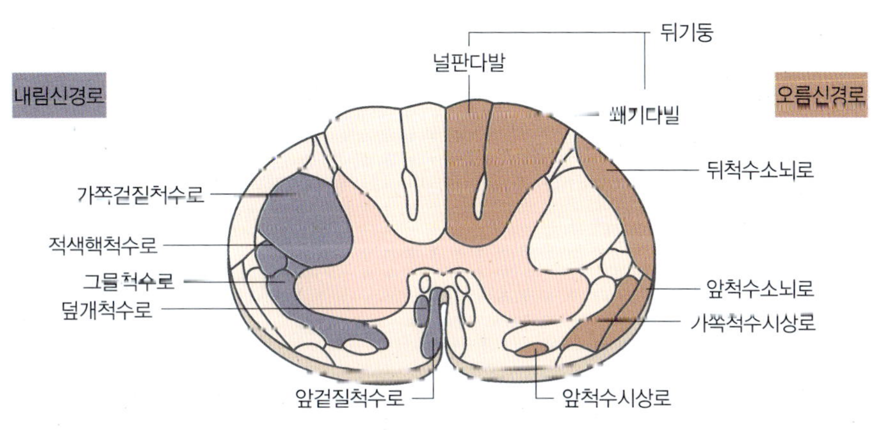

● 그림 5-39 척수 가로단면의 전도로

전도로의 명칭은 왼쪽에 내림신경로(하행로, descending tract)(자색)를 나타내고, 오른쪽에 오름신경로(상행로, ascending tract)(갈색)를 나타냄

(2) 척수반사

사람은 환경변화에 적절하게 대응하면서 살아가고 있다. 이러한 대응으로 반사가 일어나는데 그 중에서도 척수의 반사중추에서 일어나는 반사를 **척수반사(spinal reflex)**라고 하는데 이 반사는 단순한 단일연접반사에서부터 많은 분절들이 관여하는 중복연접 반사에 이르기까지 범위가 아주 크다. 척수반사에는 몸의 팔다리운동에 관여하는 **몸반사(somatic reflex)**와 내장 장기의 자율기능에 관여하는 **내장반사(visceral reflex)**가 있다. 내장반사에 대해서는 앞에서 언급(그림 5-31)하였기 때문에 여기에서는 몸반사에 대해서만 설명하겠다.

일반적으로 척수반사는 고유수용체반사(폄반사)와 외수신기(감수기)반사(굽힘반사, 교차폄반사 등)로 구분된다. 특히 아주 복잡한 중복연접반사는 흥분연접과 억제연접들을 포함하고 있어 다음과 같은 기본적인 특성을 가지고 있다.

① 사이(개재)신경세포 풀(pool)이 있다. 따라서 운동신경세포가 활성화되기 위해서는 먼저 사이신경세포 풀에서 정보가 처리되고 그 결과 억제·흥분이 발생한다.

② 사이신경세포 풀이 척수분절에 분산되어 있다. 따라서 몸의 여러 부위에 있는 근육들을 조절할 수 있다.

③ 상호지배를 받는다. 따라서 조화로운 근육수축 운동이 일어난다.

④ 운동반응 자극의 효과가 지속된다. 즉, 자극이 소실된 이후에도 운동신경세포와 정보처리 풀을 지배하는 사이신경세포 사이에는 양성되먹임 회로가 있어 운동반응이 연장된다.

⑤ 반사들의 상호협동작용이 일어난다. 즉, 고도의 조정된 협력운동반응이 일어나도록 여러 개의 반사들의 협조작용이 일어난다.

① 폄반사

뼈대근육을 당겨서 빨리 잡아당기면 근육이 반사적으로 수축하는 늘임반사(뻗침반사, stretch reflex)가 일어난다. 즉, 뼈대근육을 가볍게 치면 근육이 순간적으로 수축하는 현상을 말한다. 근육의 늘임(뻗침)자극에 반응하는 근육방추가 흥분되면 흥분이 Ia섬유를 통하여 척수의 α운동신경섬유로 전달되어 근육이 수축된다. 이와 같이 늘임반사는 들신경섬유와 날신경섬유 사이에 단 한 개의 연접을 갖는 반사이다. 수동적 근육운동에 의해서 일어나는 무릎힘줄반사(슬개건반사, knee jerk reflex)는 늘임반사로서 **폄반사(extensor reflex)**의 일종이다. 한편 사람의 경우 짧은 기간의 폄(extention) 자극이 근육에 가해지는 경우는 매우 적기 때문에 자연 자극인 중력에 의한 폄 자극이 근육에 가해지는 경우가 문제가 된다. 똑바로 서는 경우 중력에 의하여 무릎이 구부러지기 때문에 무릎관절(슬관절, knee joint)의 폄근(extensor muscle)인 넙다리네갈래근(대퇴사두근, quadriceps femoris)에 폄 자극이 가해진다. 중력에 의하여 근육에 가해지는 이 폄은 지속적으로 일어난다. 그러므로 많은 근육방추로부터 비동기성의 반복자극이 발생되기 때문에 운동

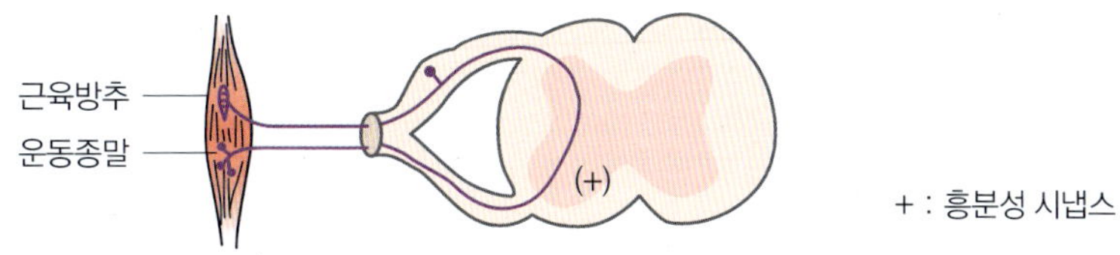

● 그림 5-40 폄반사의 반사활

신경세포에서의 자극 발생도 이와 같이 비동기성, 반복성으로 나타난다. 따라서 근육이 지속적인 수축을 일으키기 때문에 중력에 저항하여 똑바로 선 자세를 유지할 수 있다. 이러한 자세유지에 관여하는 **폄반사**(extention refelx) 기능은 인간의 경우 특히 다리근육(하지근)에서 발달되어 있다. 따라서 똑바로 선 자세에 관여하는 근육을 항중력근육(antigravity muscle)이라고 한다. 근육방추에서의 자극발생을 지속적으로 유지시키기 위해서는 γ 운동신경세포의 활동이 필요하다.

② 굽힘반사

피부, 근육, 관절 등의 심부조직을 꼬집거나 열 등과 같은 해로운 통각자극을 주면 자극이 가해지는 쪽의 발꿈치, 무릎, 다리의 굽힘근육(굴근, flexor)이 반사적으로 수축하는데 이것을 **굽힘반사**(굴근반사, flexor reflex)라고 한다. 굽힘근육의 수축에 의하여 다리 전체가 가해자극으로부터 멀어지려고 하는 반사이기 때문에 일명 회피반사(방어반사, 도피반사, withdrawal reflex)라고도 한다. 두개 이상의 많은 연접을 갖는 반사이다(그림 5-41).

③ 힘줄기관의 반사활동

힘줄기관은 근육의 수축활동에 의해서 발생되는 장력에 응답하여 자극을 발생시키며, Ib 섬유에 의하여 자신의 α 운동신경세포를 억제한다(그림 5-42). **억제사이신경세포**(억제성 개재뉴런,

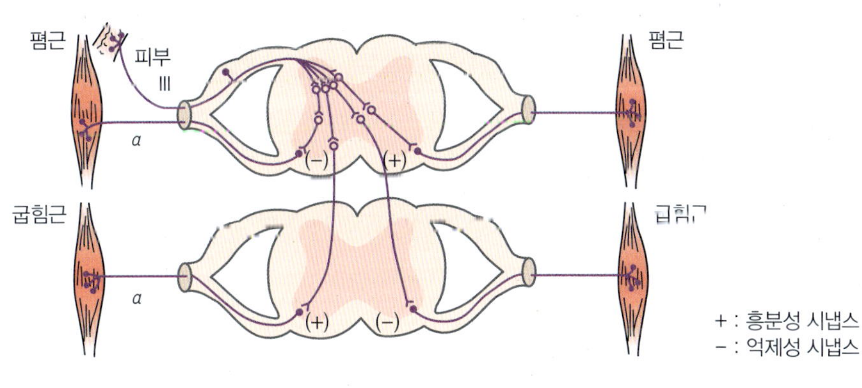

● 그림 5-41 굽힘반사 및 교차폄반사

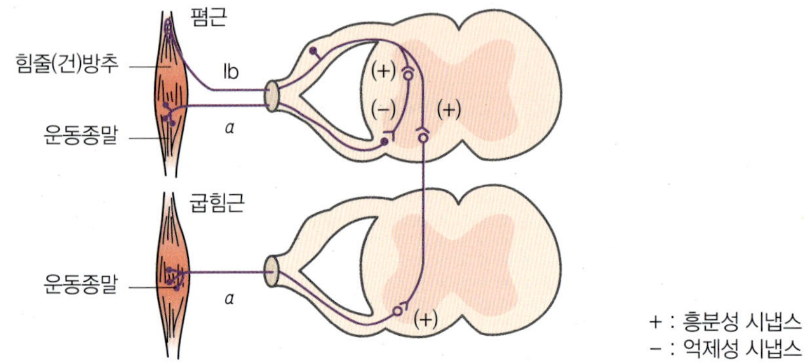

● **그림 5-42 접칼반사**

폄근의 수축이 과도하게 일어나면, 힘줄방추에서 생기는 흥분(impulse)에 의하여 폄근 운동신경세포가 억제된다(Ib억제). 한편 굽힘근육에 대해서는 Ib촉진이 일어난다.

inhibitory interneuron)를 통한 두개의 연접을 갖는 반사이다. 이것을 자기억제라고 하며 폄근에서 특히 뚜렷하게 나타나기 때문에 **역폄반사**라고도 한다. 대뇌제거동물 또는 가벼운 마비 환자의 경우 팔다리(사지)의 관절을 무리하게 굽힐(굴곡) 때 어느 시점까지는 폄반사에 의하여 강한 저항이 있다가 어느 순간 저항이 사라지면서 갑자기 자유롭게 구부러지게 되는데 이것을 **접칼반사**(clasp-knife reflex)라고 한다. 이 반사는 가벼운 수축 상태에서 강하게 수축하는 폄근육의 관절을 구부렸다가 펼 경우 힘줄기관에서의 폄자극 반사가 증가하게 되지만 반대로 폄근육이 억제되는 자기억제 현상이 일어난다. 따라서 폄반사에 의하여 수축하고 있던 폄근육이 억제, 이완되고 반대로 굽힘근육들이 수축하여 다리가 힘없이 굽혀지게 된다.

(3) 반사의 협조

팔 다리의 굽힘근육이 수축할 때 폄근육이 이완되지 않으면 원활한 운동의 수행은 불가능하다. 척수 속에는 한 쪽의 근육이 수축하고 있을 때 대항근육, 즉 폄근육을 지배하는 운동신경세포의 흥분을 억제하는 회로가 있는데, 이것을 **상반신경지배의 기구**라고 한다.

예를 들어 폄근육이 펴질 경우 근육방추에 있는 Ia 그룹의 섬유가 자극되어 자신의 운동자극에 대하여 흥분연접을 형성하는 **단일연접폄반사**가 일어난다. 동시에 그 중추의 분지는 동일한 관절의 대항근육(굴근)을 지배하는 운동신경세포에 억제연접을 형성한다.

이로 인하여 흥분된 억제사이신경세포는 그 운동신경세포의 흥분을 억제시키므로 굽힘근육의 이완을 일으킨다(그림 5-43). 또한 굽힘반사의 경우 굽힘반사 들신경섬유가 척수내 대항근육(신근)을 지배하는 운동신경세포를 억제시키면 흥분된 억제사이신경세포가 이완된다. 굽힘반사를 일으키는 자극이 강하면 자극이 가해지는 팔다리에서 굽힘이 일어나는 동시에 반대쪽 팔다리에 있는 폄근육 그룹이 모두 수축하여 다리의 폄반사 운동이 일어나는데 이것을 **교차폄반사**(crossed extention reflex)라고 한

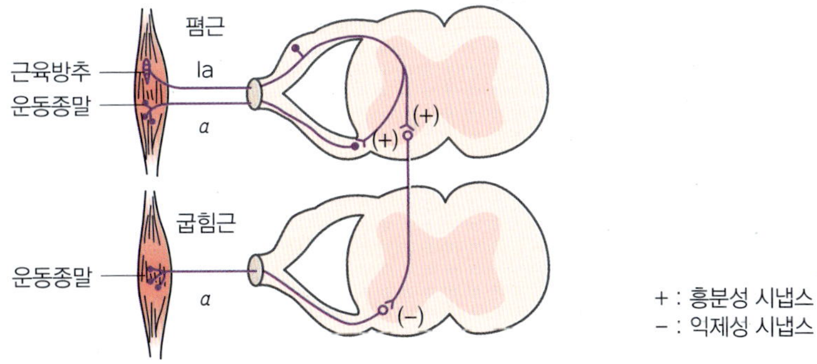

● **그림 5-43 폄반사 및 상반 신경지배**
폄반사를 일으킬 때 대항근의 운동은 억제된다.

다(그림 5-41). 이런 반사에서는 굽힘근육 그룹이 이완되면서 반사를 일으키는 다리로 체중을 지탱하게 하면서 자극으로부터 도피를 일으킨다. 이와 같이 굽힘반사를 일으키는 들신경섬유는 각 다리의 굽힘근육 및 폄근육 운동을 일으키는 신경세포 그룹에 상반된 작용을 함과 동시에 양쪽의 다리에 대해서도 폄(신전)과 굽힘(굴곡)이라고 하는 상반된 작용이 일어나게 한다.

(4) 임상적으로 유용한 척수반사

① 힘줄반사

근육 또는 힘줄을 두들겨보면 근육의 이는곳(기시점)과 닿는곳(정지점) 사이에 있는 근육이 약간 펴지는데 이로 인하여 폄반사가 일어난다. 즉, 이러한 반사수용체는 힘줄(건, tendon)에 있는 것이 아니라 근육방추에 있다. 그러나 힘줄을 두들겨 보면 힘줄과 연결된 근육이 수축하기 때문에 힘줄반사(건반사, tendon reflex)라고 한다. 두들기는 부위에 따라 무릎힘줄반사(슬개건반사, knee jerk reflex), 발꿈치힘줄반사(아킬레스건반사, achilles tendon reflex), 위팔두갈래근반사(상완이두근반사, biceps brachii muscle reflex), 위팔세갈래근반사(상완삼두근반사, triceps brachii muscle reflex) 등으로 불린다.

② 피부반사

피부에 기계적으로 자극이 가해질 때 일어나는 굽힘반사이다. 여기에는 같은쪽 폄반사(동측성신전반사, ipsilateral extensor reflex), 발바닥반사(족저반사, plantar reflex), 배근육반사(복벽반사, abdominal reflex), 고환올림근반사(고환거근반사, cremasteric reflex) 등이 있다.

③ 병적반사

피라미드로(추체로, pyramidal tract) 장애가 있을 때 발바닥을 문지를 경우 엄지발가락이 발등 쪽으로 뒤굽이(후굴, retroflexion)하고 나머지 발가락은 부채 모양으로 펴지는 반사가 일어난다. 이것을 **바빈스키(Babinski)반사**라고 한다. 이러한 반사는 생후 1년 정도까지는 정상적으로 나타난다. 폄반사가 항진되어 있는 상태에서 힘줄을 1회 자극한 경우 근육수축이 율동적으로 반복되는 현상이 나타난다. 이와 같이 근육의 급격한 경직(경축, rigidity)과 이완을 반복하는 율동적 반사를 **간대성경련(clonus)**라고 하는데 여기에는 무릎간대성경련(patella clonus), 발목간대성경련(ankle clonus) 등이 있다. 또한 수막염(meningitis)이 있는 경우 목덜미강직(후경부강축, poll tetany)과 무릎관절의 굽힘에 의해서 형성된 체위를 취하게 되고, 복막염(peritonitis)이 있는 경우 배곧은근(복직근, rectus abdominis muscle)의 수축 및 하지의 굽힘반사에 의해서 몸을 웅크리는 체위를 유지하게 된다.

(5) 척수손상

① 척수쇼크

척수가 갑자기 완전히 손상을 받으면 장애부위 아래쪽에 있는 모든 맘대로운동(수의운동)이 마비되어 감각 및 척수반사가 일어나지 않는다. 이것을 **척수쇼크(spinal shock)**라고 한다. 이런 현상은 외과적인 쇼크가 아니라 항상 촉진적 영향을 받던 상위중추와의 연락이 급격하게 차단되었기 때문에 생기는 것으로 생각된다. 척수쇼크는 인간의 경우 최저 2주간, 개구리는 수 분, 개 또는 고양이는 1~2시간 지속되는데 이것은 각 동물의 운동기능과 대뇌 활동의 정도에 비례한다. 척수쇼크

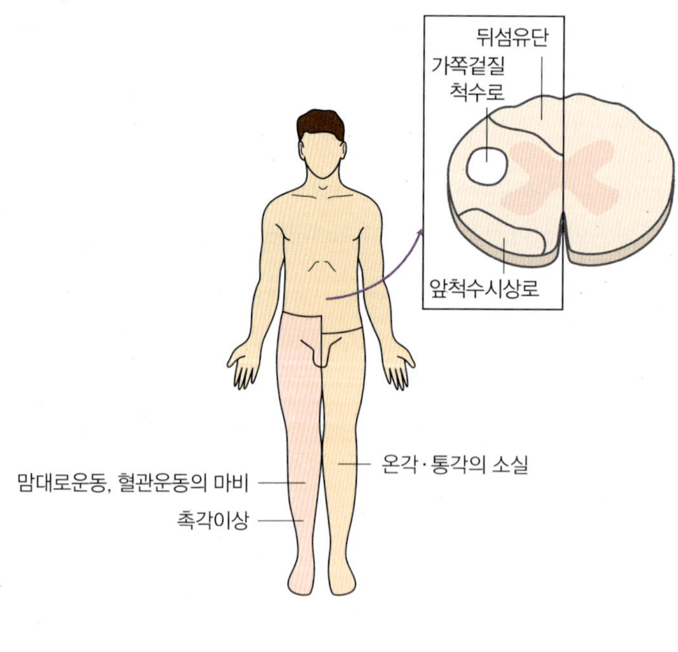

● 그림 5-44 **브라운-세카르 증후군(Brown-Sequard syndrome)**
T_8의 높이에서 오른쪽이 절단된 경우의 증상이다.

가 일어나는 동안 척수반사가 일어나지 않으므로 내장반사도 일어나지 않는다. 즉 방광파열 또는 배변반사가 형성되지 않는다. 그리고 시간이 지나면 쇼크는 서서히 회복된다.

② 브라운-세카르 증후군(척수 반쪽절단 증후군)

척수의 반쪽에 국한된 장애가 있는 경우 장애부위가 있는 같은쪽 아래의 맘대로운동(수의운동) 마비, 심부감각 마비, 피부 혈관의 운동장애가 일어나며, 장애부위 반대쪽에서는 온각, 통각 및 압각의 마비가 일어난다. 촉각은 양쪽에서 장애가 일어나지만 전부가 마비되지는 않는다. 이러한 것을 종합하여 **브라운-세카르 증후군**(브라운-세쿼드증후군, Brown-Sequard's syndrome)이라고 한다(그림 5-44). 이러한 증상은 ① 맘대로운동이 척수 내에서 교차되지 않고 ② 심부감각의 오름신경로가 척수 내에서 교차되지 않으며 ③ 온각 및 통각의 오름신경로는 교차되고 ④ 촉각 및 압각의 오름신경로는 교차성 및 비교차성이 있음을 보여준다.

5) 뇌줄기의 기능

(1) 뇌줄기의 구조

뇌줄기(뇌간, brain stem)는 사이뇌(간뇌, diencephalon), 중간뇌(중뇌, mesencephalon), 다리뇌(뇌교, pons), 숨뇌(연수, medulla oblongata)로 구성된다(그림 5-45). 회색질 부분에는 특유한 기능을 갖는 신경세포가 있으며 백색질 부분에는 오름 및 내림 신경섬유가 있다.

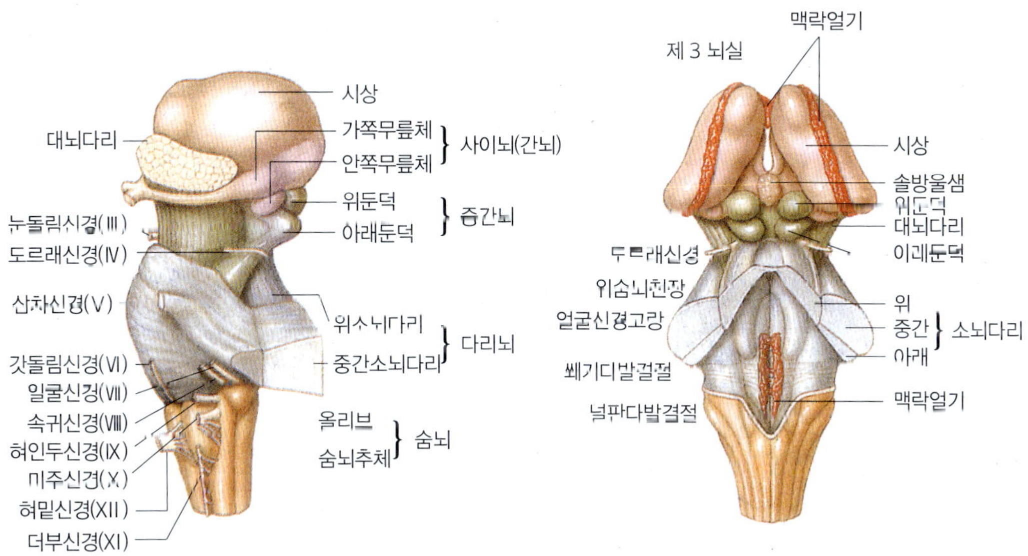

(a) 옆면 (b) 뒤면

● 그림 5-45 뇌줄기의 구조

① 사이뇌

사이뇌(간뇌, diencephalon)는 대뇌반구와 중간뇌 사이에 있는 제3 뇌실을 둘러싸고 있는 부분으로 대뇌반구에 덮여 있어 뇌의 중앙에 위치하고 있기 때문에 바깥에서는 잘 보이지 않는다. 이곳에는 자율신경계통의 여러 가지 중추들이 있으며 **시상**(thalamus), **시상하부**(hypothalamus), **시상상부**(epithalamus), **시상후부**(metathalamus), **뇌하수체**(pituitary gland)로 구성되어 있다.

㉮ **시상**: 제3 뇌실 양측 벽에 있는 회색질로서 감각성 들신경의 흥분을 중계하고 수렴하는 **배쪽핵군**(복측핵군, ventral posterior medial nucleus; VPM, ventral posterior lateral nucleus; VPL), 소뇌로부터의 정보를 중계하는 **배앞쪽핵**(전복측핵, ventroanterior nucleus, VA)과 **배가쪽핵**(외복측핵, ventral lateral nucleus, VL), 그리고 대뇌겉질의 흥분을 통합하고 수렴하여 조절하는 **시상베개**(시상침, pulvinar) 등의 여러 핵들이 존재한다(그림 5-46A).

비특수핵군은 줄무늬체(선조체, corpus striatum)의 창백핵(담창구, globus pallidus) 또는 대뇌겉질(cerebral cortex)의 제4영역 및 뇌줄기그물체(뇌간망상체, reticular formation)로부터 들신경 자극을 받아 대뇌겉질의 운동을 조절하여 대뇌의 전기적 활동을 활성화(의식)시키거나 억제(수면)시킨다. **특수감각핵군**에는 얼굴의 몸감각을 대뇌겉질의 제3, 1, 2영역으로 투사하는 배뒤안쪽핵(후복내측핵, ventral posteromedial nucleus, VPM), 고유감각과 피부감각을 대뇌겉질로 투사하는 배뒤가쪽핵(후외복측핵, ventral poteriolateral nucleus, VPL), 청각을 대뇌겉질의 제41, 42영역으로 투사하는 안쪽무릎체(내측슬상체, medial geniculate body, GM), 망막의 자극을 대뇌겉질의 제17영역으로 투사하는 가쪽무릎체(외측슬상체, lateral geniculate body, GL) 등이 있다.

㉯ **시상상부**: 제3 뇌실의 뒤벽을 이루는 부분으로서 **솔방울샘**(송과체, pineal body), 고삐(수강, habenula) 그리고 뒤맞교차(후교련, posterior commissure)로 구성된다.

솔방울샘은 성기능에 관여하는 **멜라토닌**을 분비하는 내분비샘이며, 뒤맞교차는 양쪽의 위둔덕(상구)과 중간덮개(중뇌개)의 신경세포들은 연락하는 섬유로 구성된다.

㉰ **시상후부**: 시상의 뒤위쪽(후외방)을 형성하는 것으로서 2개의 작은 융기가 있는데 시상베개(시상침)의 속아래쪽(내하방)에 있는 것은 청각중계소인 **안쪽무릎체**(medial geniculate body, GM)이고 바깥아래쪽(외하방)에 있는 것은 시각중계소인 **가쪽무릎체**(lateral geniculate body, GL)이다.

㉱ **시상하부**: 제3 뇌실의 바닥을 이루는 부분으로서 **자율신경계통**의 **최고중추**이다(그림 5-46B). 이곳에는 여러 개의 신경핵군이 존재하는데 이들 신경핵에는 수분조절 중추인 시각위핵(시삭상핵, supraoptic nucleus), **옥시토신**(oxytocin) 분비를 조절하는 뇌실곁핵(실방핵, paraventricular nucleus), 포만 및 섭식중추인 배안쪽핵(복내측핵, ventromedial nucleus)과 가쪽핵(외측핵, lateral nucleus), 체온조절중추인 시각앞핵(시삭전핵, preoptic nucleus), 희·노·

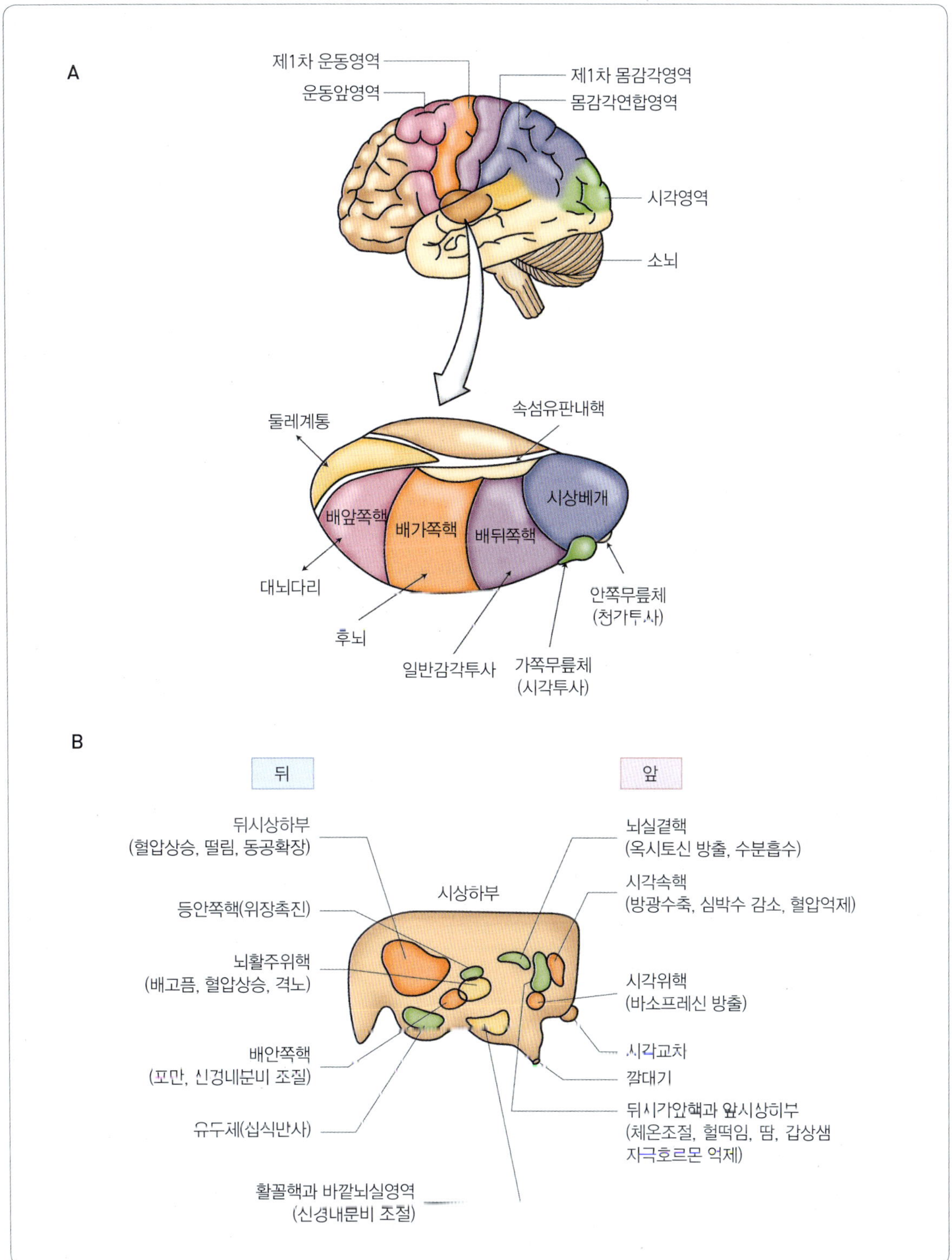

● 그림 5-46 시상의 구조(A: 시상의 핵, B: 시상의 조절작용)

애·락·애·욕·정 등과 같은 기본적 욕구와 기쁨 및 슬픔 등과 같은 정서를 조절하는 감정중추(emotional center), 갈증중추(음수중추, thirst center), 및 의식유지에 관여하는 **뇌줄기그물**

활성계통(뇌간망상체계, reticular activating system, RAS) 등이 있다.

② 중간뇌

중간뇌(mesencephalon)는 사이뇌와 다리뇌 사이에 위치하고 있으며, 제3, 4 뇌실을 연결해 주는 중간뇌수도관(중뇌수도, cerebral aqueduct)이 세로로 관통하고 있으며 그 주위에 중심 회색질이 있다. 중간뇌수도관를 중심으로 등쪽에는 중간뇌덮개(중뇌개, tectum), 네둔덕체의 위둔덕(상구, superior colliculi)과 아래둔덕(하구, inferior colliculi)이 있다. 또한 배쪽에는 중간뇌뒤판(중뇌피개, tegmentum)과 대뇌다리(대뇌각, cerebral peduncle)가 있다. 중간 뇌에는 **반사중추(시각, 청각)**와 **운동중추(안구운동, 동공수축)**가 있다.

㉮ **중간뇌덮개**: 위둔덕은 시각전도로의 중계소라고도 하며 시각로(시삭, optic tract), 대뇌겉질 1차 시각영역, 시각연합영역으로부터 입력을 받아 시상핵 [ventral posterolateral nucleus; VPL(배뒤가쪽핵), ventral posterormedial nucleus; VPM(배뒤정중핵)], 다리뇌핵 [덮개다리뇌로(시개교뇌로, tectopontine tract)], 숨뇌와 다리뇌의 그물체[덮개숨뇌로(시개연수로, tectomedullary tract)], 척수[덮개척수로(시개척수로, tectospinal tract)]로 출력한다. **아래둔덕**은 청각전도로의 중계소라고도 하며, 가쪽섬유띠(외측모대, lateral lemniscus)로부터 입력을 받아 안쪽무릎체(내측슬상체)로 출력한다. 중심 회색질의 일부는 자유신경 내림신경경로(하행로)

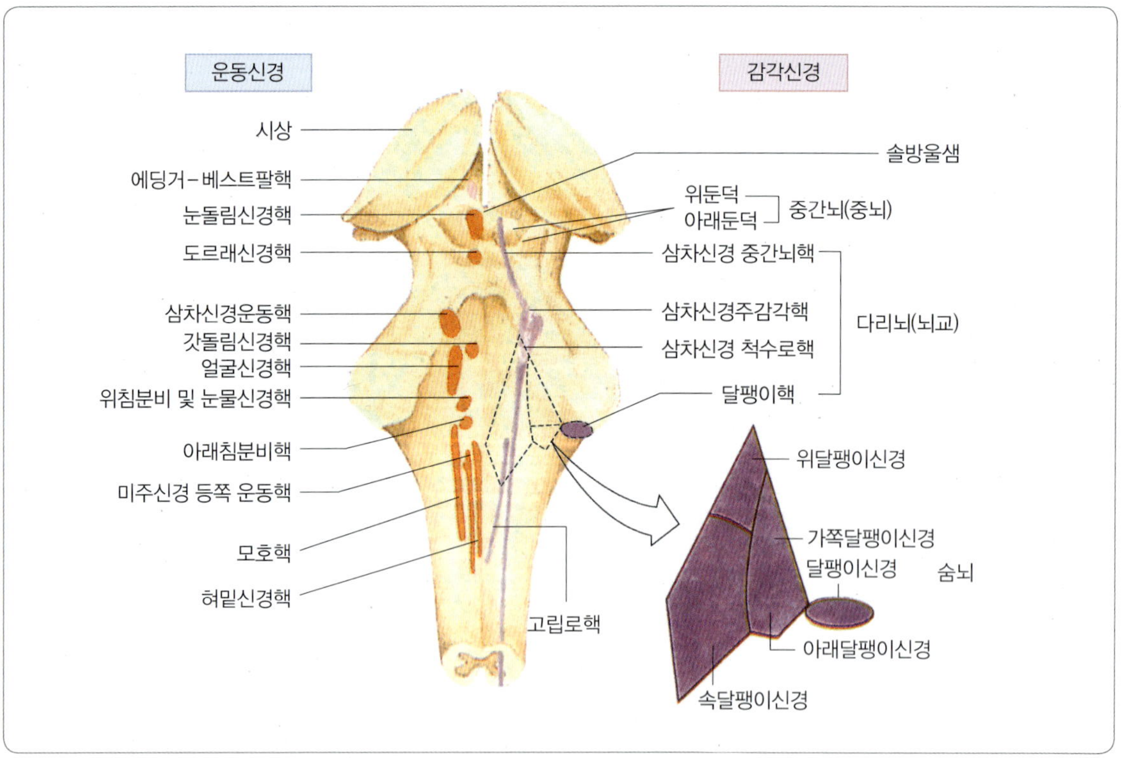

● 그림 5-47 **뇌신경 핵**

왼쪽에 운동성신경핵(청색)을 나타내고, 오른쪽에 감각성신경핵(적색)을 나타낸다.

를 이룬다. 위둔덕과 아래둔덕을 합하여 네둔덕체(사구체, quadrigeminal bodies)라고 한다.

㉯ 중간뇌뒤판 : 회색질은 중간뇌 그물(reticular formation)로 구성되어 있으며, 기타 세포로 구성된 적색핵(적핵, red nucleus), 흑색질(흑질, substantia nigra), 다리사이핵(각간핵, interpeduncular nucleus), 눈돌림신경핵(눈돌림신경핵, oculomotor nucleus), 도르래신경핵(활차신경핵, trochlear nucleus), 눈돌림신경부핵이 존재한다. 또한 중간뇌 그물체는 위둔덕, 시상하부, 대뇌겉질, 창백핵으로부터 입력을 받아, 시상, 시상하부, 사이막핵(중격핵, septal nucleus), 꼬리핵(caudate nucleus) 등으로 출력한다(그림 5-47). 중간뇌 뒤판 중앙부에 있는 1쌍의 적색핵(red nucleus)을 피라미드바깥로계통 운동핵(extrapymidal mortor nucleus)이라 한다.

㉰ 대뇌다리(cerebral peduncle) : 중앙부에는 피라미드로(pyramidal tract)가 존재하는데 이것은 모두 세로로 나란히 달리는 긴 내림섬유로 구성된다(그림 5-45B).

③ 다리뇌

다리뇌(뇌교, pons)는 발생학적으로 오래된 다리뇌등쪽(교배부, dorsal pontine portion)과 새로운 다리뇌배쪽(교복부, abdominal pontine portion)으로 나뉘어진다.

㉮ 다리뇌등쪽 : 주로 그물체로 구성된다. 회색질 부분은 갓돌림신경(외전신경핵), 눈돌림신경핵(동안신경핵), 4개로 구성된 삼차신경핵[삼차신경 주감각핵, 삼차신경 척수로핵, 삼차신경 중간뇌핵, 삼차신경 운동핵], 2개로 된 속귀신경핵[안뜰신경핵(전정신경핵, vestibular nucleus) 및 달팽이신경핵(와우신경핵, cochlear nucleus)], 청색반점핵(청반핵), 그물로 구성된다(그림 5-47).

㉯ 다리뇌배쪽 : 신경로 외에 대단히 많은 신경세포가 존재하기 때문에 다리뇌핵(교핵, pontine nuclei)이라고 한다. 이것은 겉질다리뇌로(피질교로, corticopontine tract)를 통하여 대뇌겉질에서 입력을 받고 다리뇌소뇌로(교뇌소뇌로, pontocerebellar tract)를 통하여 소뇌로 출력한다.

④ 숨뇌

숨뇌(연수, medulla oblongata)는 척수와 뇌의 경계부위에 있어 양쪽을 연결하는 신경섬유 통로이다. 중앙부에서 교차되는 여러 가지 섬유들이 선 모양의 솔기(봉선, raphe)를 만들기 때문에 피라미드교차(추체교차, pyramidal decussation)라고 한다. 회색질 부분은 혀밑신경핵(설하신경핵), 3개로 구성된 혀인두 및 미주신경핵[미주 및 혀인두신경(설인신경)의 등쪽운동핵(배측운동핵, dosal motor nucleus), 고립로핵(고속핵, solitary nucleus), 모호핵(의핵, ambiguous nucleus)], 더부신경핵(부신경핵, accessory nerve nucleus), 뒤쪽섬유 단핵(후삭핵, posterior fasciculus nucleus) [널판핵(박속핵, gracile nucleus)과 쐐기핵(설상핵, cuneate nucleus)], 올리브핵(nucleus oliva), 그물체, 활꼴핵(궁상핵, arcuate nucleus)으로 이루어진다(그림 5-47). 또한 숨뇌의 그물체에는 자율신경 중추와 생명유지에 관여하는 호흡중추, 심장중추, 혈관운동중추, 삼키기(연하) 및 구토중추, 위액 및 침(타액) 분비중추, 씹기(저작)반사중추, 땀남중추, 눈물(누액)분비중추, 각막반사중추 등이 있다.

⑤ 생체 아민신경계통

중간뇌, 다리뇌, 숨뇌에는 도파민(dopamine) 신경세포, 노르아드레날린(noradrenaline) 신경세포, 세로토닌(serotonin) 신경세포가 있어 축삭을 새겉질(신피질, neocortex), 둘레계통(변연계, limbic system) 및 시상하부(hypothalamus)로 보낸다.

(2) 뇌줄기에 의한 운동기능 조절

정지할 때에는 평형과 중력에 저항하여 똑바로 선 자세를 유지하는데 이러한 자세는 대부분이 반사에 의해서 일어난다. 바로 선 자세에서는 안뜰신경핵(전정신경핵)과 그물체로부터 자극이 지속적으로 척수 아래로 전달되어 폄근육(신근)과 굽힘근육(굴근)이 수축하기 때문에 중력에 저항하는 자세가 유지된다. 외부의 힘과 머리 위치의 변화에 의하여 자세가 흐트러지면 여러 가지 반사가 일어나 자세가 수정된다. 이러한 자세 조절기능의 대부분은 안뜰기관(전정기관, vestibulum), 목(neck), 시각기관, 피부 등으로부터 제공되는 감각정보를 받아들이는 뇌줄기(뇌간, brain stem)에 의해서 이루어진다.

그러나 뇌줄기만이 반사중추를 갖는 것이 아니라 대부분은 척수에 의해서 팔다리, 몸통(체간)의 각각 운동반사, 자세반사가 통합되고 또한 상위중추와의 관계에 의해서 보다 적합한 자세조절과 운동이 이루어진다. 이것은 중간뇌 수준에서 절단된 대뇌제거동물(제뇌동물)에서의 반사를 관찰함으로써 밝혀졌다.

안뜰기관 및 목 부위의 수용체에 전달된 감각정보는 팔다리근육에 대한 자세반사를 일으키기 때문에 머리의 위치가 수정된다. 그러나 그것만으로는 시야가 흐트러지는 것을 방지할 수 없다. 자세가 변하면 머리가 움직이고 머리가 움직이면 안구(eye)의 위치가 변하게 되므로 시야의 대상이 변하게 된다. 이 때문에 안뜰 및 목근육의 수용체로부터 제공되는 감각정보는 목근육(경근) 및 바깥눈근육(외안근, extraocular muscle)에도 강한 반사작용이 일어나게 함으로써 머리 및 안구의 위치가 조절된다.

(3) 대뇌제거경직

중간뇌의 네둔덕체(quadrigeminal body) 높이 위둔덕(superior colliculus) 및 아래둔덕(inferior colliculus) 사이 또는 다리뇌의 위쪽가장자리(상연)를 절단하는 뇌제거 수술을 실시할 경우, 척수쇼크와 같은 억제반사는 일어나지 않고 수술과 동시에 모든 폄반사가 항진되어 자극이 없는데도 불구하고 계속 수축하게 된다. 그 결과 목부위와 팔다리가 펴지고 등은 뒤로 젖혀지고 엉덩이는 올라가는 자세를 취하게 된다. 지지해 줄 경우 동물은 서 있게 되지만 자발적 운동은 일어나지 않는다(그림 5-48). 이것을 **대뇌제거경직(제뇌경직, decerebrate rigidity)**이라고 한다. 반대로 굽힘 들섬유와 Ib 섬유가 관

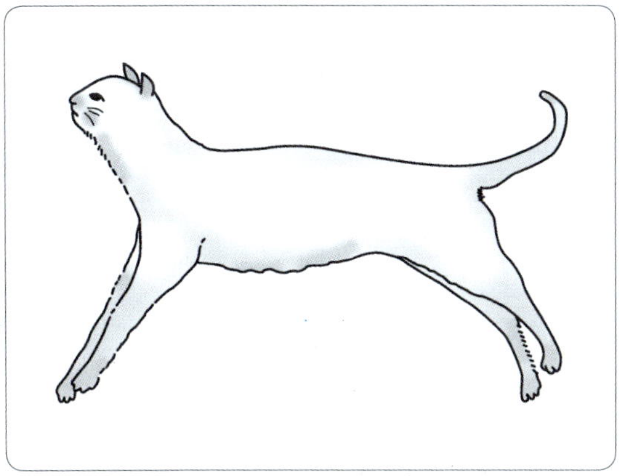

● 그림 5-48 대뇌 제거경직 자세
목 및 등을 뻗고, 꼬리 펴기(신전)를 하고 팔다리도 쭉 뻗는다.

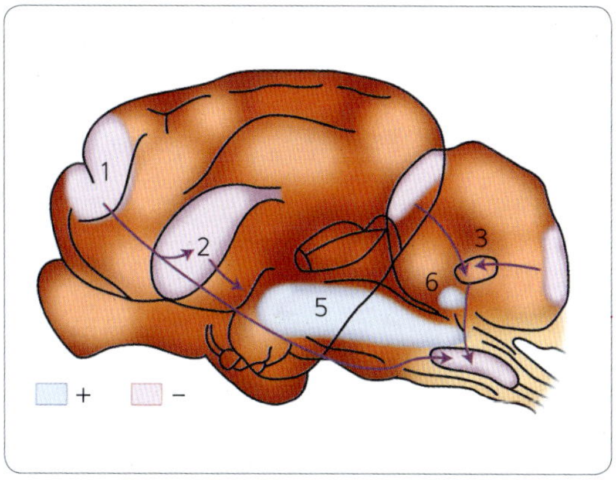

● 그림 5-49 고양이 자극시 폄반사를 일으키는 부위와 억제하는 부위
1 : 겉질운동영역　2 : 대뇌바닥핵
3 : 소뇌　4 : 그물체억제영역
5 : 그물체촉진영역　6 : 안뜰신경핵

여하는 굽힘반사가 소실되는 현상을 대뇌 제거억제라고 한다.

대뇌제거경직은 폄반사가 광범위하게 항진되기 때문에 발생한다. 이것은 γ운동신경세포의 흥분성 증가와 α운동신경세포의 흥분성 증가의 두 가지 기전에 의해서 일어난다.

뇌 안에는 그림 5-49와 같이 폄반사를 억제하거나 촉진하는 영역이 있다. 척수의 내림전도로 가운데서 피라미드로 이외의 전도로인 적색척수로, 덮개(피개)척수로, 안뜰척수로, 그물체척수로는 모두 뇌줄기에서 비롯되는 것으로 앞에서 설명하였다. 이러한 억제 또는 촉진영역의 효과는 그물체척수로를 통하여 γ운동신경세포의 활동을 조절하는 것이다. 즉, 근육방추의 감수성을 증가시키거나 감소시킴으로써 촉진 또는 억제를 일으킨다. 대뇌제거를 실시하면 γ 운동신경세포에 전달되는 촉진성 자극 및 억제성 자극의 균형이 촉진하는 쪽으로 기울어져(탈억제) γ 운동신경세포의 자극 반사가 증가하여 폄반사가 항진된다. 이 때 들신경 입력을 차단할 경우 경직은 바로 소실된다. 그러므로 대뇌제거동물에게서 나타나는 경직을 γ 경직이라고 한다. 한편 안뜰신경핵(vestibula nervous nuclei)은 콩팥반사를 촉진시키기 때문에 안뜰척수로를 통하여 α 운동신경세포에 직접적으로 촉진적 영향을 준다. 따라서 대뇌제거경직이 일어나게 하기 위해서는 안뜰신경핵이 있어야 되는 것이다. 또한 안뜰척수로는 사이신경세포(개재뉴런, intercalated neuron)를 통하여 굽힘근육 운동신경세포를 억제시키는 작용을 하기 때문에 뇌를 제거하면 이에 대한 억제작용이 증강되고 굽힘반사는 소실된다.

(4) 뇌줄기에 의한 몸운동 반사조절

뇌줄기를 중추로 하는 몸운동 반사는 표 5-8과 같다. 그 중 자세반사는 뇌를 제거하여 상위중추의 영향을 받지 못하게 하면 뚜렷해진다.

① 긴장성 목반사

머리와 목의 위치관계(뒤틀어짐)에 관한 감각정보는 목뼈(경추) 위쪽의 관절 및 인대의 수용체와 목근육의 근육방추에 전달되며, 이 정보에 따라 자세반사가 일어난다.

대뇌제거동물의 머리를 고정하고 몸통을 뒤틀면 경직 양상이 변화되어 머리와 목이 뒤틀리는 방향에 대응하는 특유한 양상의 자세반사가 일어난다. 만일 목을 오른쪽으로 향하게 하면 오른쪽의 앞다리와 뒷다리의 폄이 일어나며, 왼쪽의 다리는 구부러지게 된다. 또한 뒤로 구부리면 앞다리의 폄과 뒷다리의 굽힘, 앞으로 구부리면 앞다리의 굽힘과 뒷다리의 폄이 일어난다. 이러한 반사를 **긴장성 목반사(긴장성 경반사, tonic neck reflex)**라고 한다. 안뜰수용체를 파괴할 경우 가장 뚜렷한 특징이 나타나게 된다. 수용체의 정보가 목척수(경수, cervical spinal cord)를 통하여 숨뇌에 전달된 다음, 여기에서 팔다리 및 몸통 근육의 α와 γ운동신경세포에 영향을 주는 것으로 생각된다(그림 5-50).

② 긴장성 미로반사

대뇌제거동물의 팔다리에서 일어나는 경직 양상은 동물의 체위에 따라 다르다. 머리의 위치변화(기울기)는 안뜰기관의 **평형모래(이석, statolith)**가 탐지하여 그것을 회복시키는 반응을 일으킨다. 동물을 바로 누운 자세로 놓아두면 전체 팔다리의 폄이 최대로 일어나며, 엎드린 자세로 놓아두면 경직이 최소로 일어난다. 또한 머리가 오른쪽으로 기울어지면 오른쪽 다리는 펴지고 왼쪽 다리

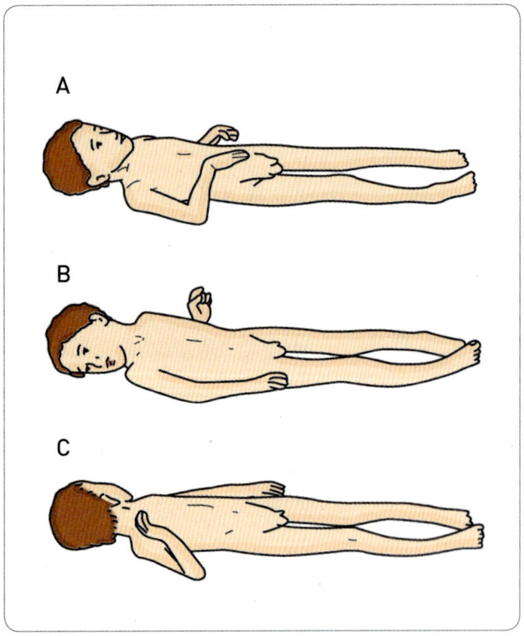

● 그림 5-50 대뇌 제거경직과 긴장성 목반사
뇌병변에 의하여 겉질밑경로가 차단된 어린이의 경우 위팔은 완전마비되며 다리는 펴지고 경직된다. 머리의 맞은편쪽의 팔은 펴지고(폄) 반대쪽 팔은 굽혀진다(굽힘).

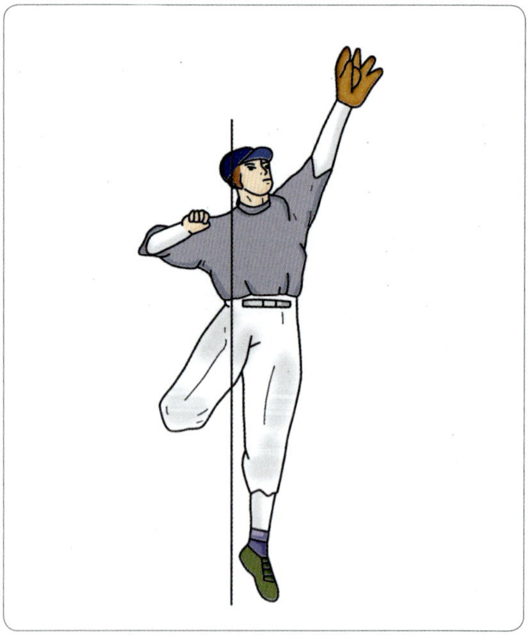

● 그림 5-51 스포츠에 있어서의 자세반사
공을 받을 때 머리 방향에 있는 왼쪽 팔과 다리는 펴지고(폄), 반대쪽의 팔과 다리는 굽혀진다(굽힘).

는 굽혀지게 된다. 머리가 뒤로 젖혀질 때는 앞다리의 굽힘과 뒷다리의 폄이 일어나게 된다. 머리가 뒤로 젖혀 질 때는 앞다리의 굽힘과 뒷다리의 폄이 일어나게 된다. 이러한 반사를 **긴장성 미로반사**(tonic labyrinthine reflex)라고 하며, 긴장성 목반사를 제거하기 위해서 목척수 뒤뿌리(경수후근, posterior root of cervical spinal cord)를 절단할 경우 가장 뚜렷해진다. 정상인의 경우 얼굴이 기울어질 때 신체의 평형과 머리의 위치를 회복시키는 반사작용이 일어난다. 동물의 여러 가지 자세에도 긴장성 미로반사가 나타난다(그림 5-51).

또한 머리 쪽에 가해지는 회전가속도가 **반고리뼈관**(반규관, semicircular duct)에 의하여 감지되면 자세 및 머리의 위치 변화를 회복시키는 운동이 반사적으로 일어난다. 가령 네 발 가진 동물이 오른쪽으로 넘어지려고 할 경우 반사적으로 왼쪽 다리는 폄이 일어나고 왼쪽 뒷다리(좌후지)는 굽힘이 일어난다. 이로 인하여 자세 회복과 동시에 머리가 오른쪽 앞방향(우전방)으로 움직이는 것을 방지해 준다.

평형모래와 반고리뼈관에서 나오는 정보는 동시에 안뜰신경핵에 전달된 다음 안뜰척수로를 통하여 목, 몸통 및 팔다리에 있는 근육의 운동 뉴런에 영향을 미치기 때문에 이러한 반사가 일어난다.

③ 안뜰-안구반사

안뜰-안구반사는 평형모래와 반고리관뼈로부터 제공되는 머리의 위치 및 직선가속도, 회전가속도에 관한 정보에 의하여 바깥눈근육(외안근, extraocular muscle)에도 반사성 운동을 일으킨다. 따라서 머리를 움직여도 원래의 시선이 유지되도록 망막영상의 움직임을 최소한으로 억제하는 기능을 갖고 있다. 안뜰수용체로부터 전달된 정보는 안뜰신경핵을 거쳐 바깥눈근육의 운동신경세포에 영향을 주기 때문에 반사가 일어난다.

④ 바로잡기반사

숨뇌, 다리뇌 및 중간뇌의 대부분이 척수와 연결되어 있는 중간뇌동물을 옆으로 눕히면 먼저 눈동자를 회전시키고 머리를 들어올린다. 이어서 몸을 바로잡기 위하여 앞다리를 갑자기 머리의 수평위치로 뻗고, 마지막으로 뒷다리를 안정위치로 되돌려 놓는다. 정상적인 동물의 눈을 가리고 거꾸로 뒤집은 다음 높은 곳에서 떨어뜨리면 먼저 머리를 수평으로 되돌리면서 몸을 일으켜 세운 후, 다리가 땅에 닿을 때 몸을 바로잡는 반사가 나타난다. 이러한 **바로잡기반사**(성위반사, righting reflex)는 신체의 중력방향에 대한 위치가 안뜰, 목, 피부 등의 감각에 전달되어 일어나며(그림 5-52), 또한 중간뇌에 있는 운동중추인 적색핵에 의해서도 일어난다. 바로잡기반사에는 속귀(내이)에 있는 안뜰의 고유수용체에서 시작되는 반사활동에 의하여 목근육의 긴장성 수축이 적절히 조정되어 머리가 정상 위치로 돌아가게 하는 **미로-목바로잡기반사**(미로-경정위반사, labyrinth on neck righting reflex), 대뇌겉질이 발달된 동물의 경우 속귀의 안뜰을 제거하여도 시각에 의하여 공중이나 물위에서 어느 정도 머리의 위치를 잡을 수 있게 하는 **시각바로잡기반사**(시각성 정위반사, optical righting reflex) 등이 있다.

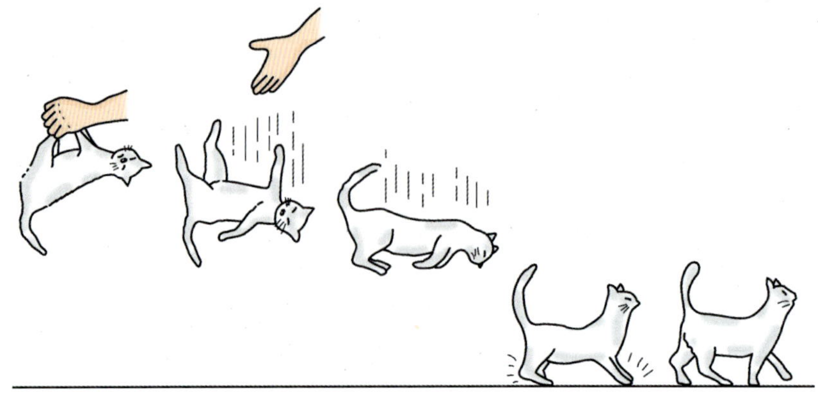

● 그림 5-52 고양이의 바로잡기반사
고양이를 공중에서 떨어뜨릴 때 볼 수 있는 반사이다.

6) 소뇌의 기능

(1) 소뇌의 구조

소뇌(cerebellum)는 뇌에서 두 번째로 가장 큰 구조물이다. 외형적으로 중앙부의 **벌레(충부, vermis)**와 그 양쪽의 반구(hemisphere)로 나누어지며, 다시 양쪽에 소뇌몸통(소뇌체)과 타래결절엽(편엽소절엽, flocculonodular lobe)으로 나뉘어진다(그림 5-53). 소뇌몸통은 앞엽(anterior lobe)과 뒤엽(posterior lobe)으로 구분되는데 계통발생학적으로 벌레를 제외한 뒤엽은 새소뇌(신소뇌, neocerebellum)라고 한다. 뒤엽의 벌레 끝부분과 앞엽이 해당하는 옛소뇌(구소뇌, paleocerebellum)와 가

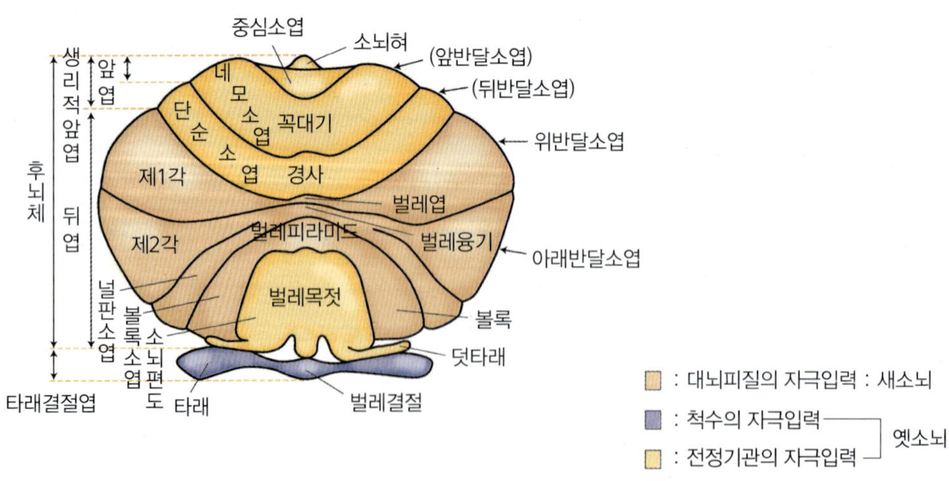

● 그림 5-53 소뇌의 구분

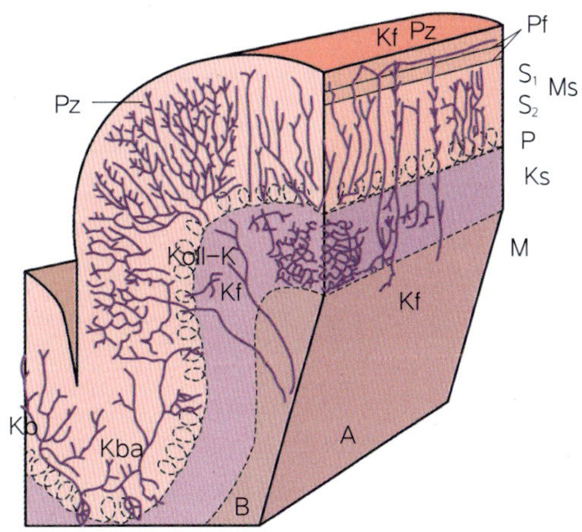

● 그림 5-54 소뇌 겉질의 구조

A : 소뇌이랑 세로축(장축)의 평행면
B : 직각 절단면
Kb : 바구니세포
Kba : 바구니세포의 신경돌기
Kf : 오름섬유
Koll : 조롱박세포 신경돌기의 측지
Ks : 과립층
M : 소뇌속질
Ms : 분자층
P : 조롱박세포층
Pf : 평행섬유(과립세포의 신경돌기)
Pz : 조롱박세포의 수상돌기
S_1, S_2 : S_1, S_2 : 별세포

장 오래된 타래결절엽은 소뇌의 시작부위에 해당하기 때문에 원시소뇌(고소뇌, archicerebellum)라고 한다. 소뇌는 그 단면구조에 의해서 표층의 소뇌겉질(소뇌피질, cerebellar cortex)과 심부의 소뇌핵(cerebellar nuclei)으로 나뉘어진다.

소뇌겉질은 바깥쪽으로부터 **분자층**(molecular layer), **조롱박세포층**(퍼킨지세포층, Purkinje cell layer), **과립층**(granular layer)의 3층으로 구성되어 있다(그림 5-54). 조롱박세포층에는 소뇌에서 나오는 유일한 출력섬유를 내는 큰 조롱박세포가 1층에 배열하고 있고 그 수상돌기는 분자층 안에 넓게 퍼져있다. 과립층에는 소뇌로의 입력을 중계하는 작은 과립세포가 있고 그 축삭은 분자층 안에서 평행섬유(parallel fiber)가 된 다음 조롱박세포의 가지돌기와 연접결합을 하고 있다. 소뇌겉질의 분자층에는 억제성 골지(Golgi)세포, 바구니세포(농세포, basket cell), 별세포(성상세포, stellate cell, Kupffer cell)의 3개 종류가 있다. 조롱박세포도 억제성 세포이며 그 축삭의 종말에서는 신경전달 물질인 γ-아미노젖산(γ-amino lactic acid)을 방출한다.

소뇌핵은 조롱박세포로부터 정보를 받아들인 다음 날신경(원심성)섬유를 내보내는 곳이다.

밖에서부터 안쪽으로 4개의 핵 즉, 대뇌의 의지운동 억제 및 정교한 운동에 관여하는 **치아핵**(치상핵, dentate nucleus), 중력지탱에 관여하는 **마개핵**(전상핵, emboliform nucleus), 뼈대근육의 긴장 및 고유감각에 관여하는 **둥근핵**(구상핵, globus nucleus), 평행 및 회전감각을 조절하는 **꼭지핵**(실정핵,

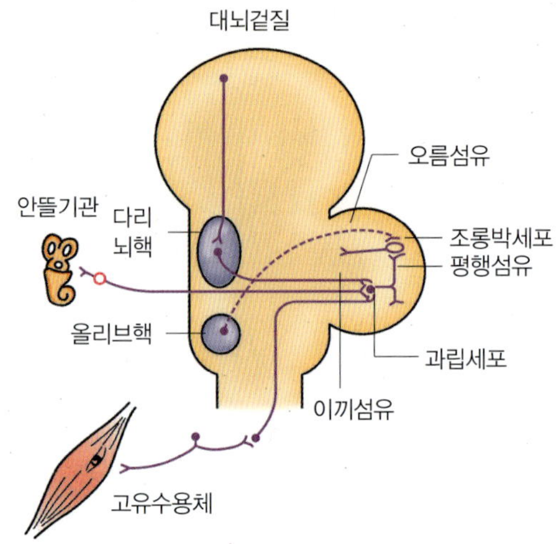

● 그림 5-55 소뇌의 주요 들신경경로

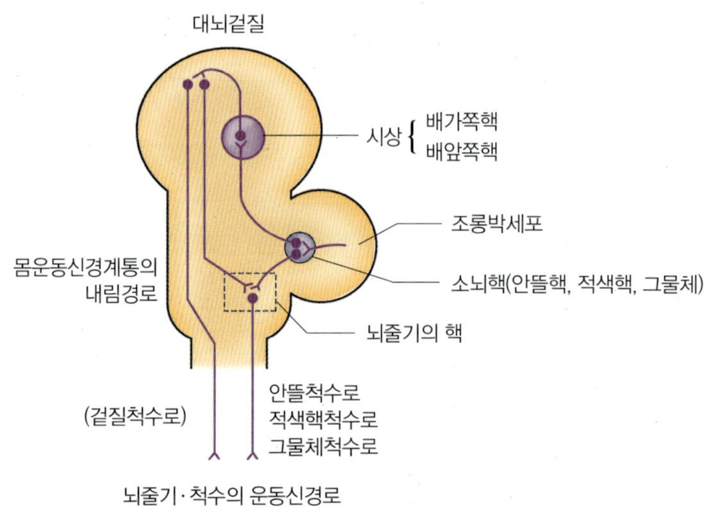

● 그림 5-56 소뇌의 주요 날신경경로

fastigeal nucleus)이 순차적으로 배열되어 있다. 들신경자극이 소뇌로(cerebellar tract)로 입력되는 경로는 ① 대뇌겉질의 주된 연합영역 및 운동영역에서 생긴 자극이 다리뇌핵(교핵, postine nuclei)을 통하여 전달되는 경우, ② 안뜰기관으로부터 1차 안뜰신경으로 직접 전달되거나 또는 일부는 다리뇌(뇌교)에 있는 안뜰핵에서 연접을 통하여 전달되는 경우, ③ 고유수용체 및 기타의 몸 수용체로부터 직접적으로 전달되는 경우이다(그림 5-55).

또한 소뇌로부터 나오는 날신경섬유는 조롱박세포(퍼킨지세포)의 축삭뿐이며, 소뇌핵으로 들어간 후에 대뇌겉질로 향하는 경로와 뇌줄기로 향하는 경로로 나뉘어진다(그림 5-56).

(2) 소뇌의 기능

소뇌의 중요한 기능은 맘대로(수의)운동의 협조 및 자세 유지이다. 맘대로운동을 일으키려는 대뇌겉질의 의도는 다리뇌핵(교핵)을 통하여 소뇌로 전달되며, 소뇌는 그 지령에 따라 대뇌겉질 및 뇌줄기의 상위 운동신경의 흥분성을 적당히 조절하고, 인체 각 부위의 뼈대근육의 활동을 협조시키므로 운동이 원활하게 이루어지게 한다. 또한 운동 중에도 소뇌는 척수 및 뇌줄기로부터 제공되는 여러 가지 감각정보를 받아 그것을 기반으로 하여 수시로 운동을 고칠 수 있다. 특히, 안뜰(전정)기관 및 고유수용체 등으로부터 전달되는 정보는 인체의 평형 및 자세 유지에 관여한다.

또한 소뇌에는 운동학습 기능이 있어서 숙련된 운동을 하는데 관여하고 있다. 즉, 숙련되어 있지 않은 운동은 그 결과가 감각 수용체로부터 대뇌겉질의 감각영역 또한 연합영역으로 늦게 되먹임(feed-back)되기 때문에 늦게 전달된 정보를 참조하면서 운동이 이루어지게 된다.

(3) 소뇌 장애에 의한 이상운동

소뇌를 모두 적출하면 근육의 경직, 폄반사의 항진, 활모양강직(후궁반장, opisthotonos) 등과 같이 조롱박세포의 소뇌핵, 안뜰핵에 대한 억제작용이 소실되는 증상이 나타난다. 즉, ① 근육의 긴장이 떨어지는 동시에 복잡한 운동을 올바른 순서대로 적당한 크기로 조절하지 못하는 **운동분해(decompo-sition)** ② 보행시 일직선으로 걸을 수 없는 **평형이상(dysequilibrium)** ③ 손 및 발이 목표에 이르지 못하는 **운동거리조절이상(추적이상, dysmetria)** ④ 동작을 할 때 떨리는 활동떨림(기도진전, intention tremor) 등의 **소뇌성운동실조증(cerebellar ataxia)**이 나타난다.

7) 대뇌의 기능

(1) 대뇌속질의 기능

대뇌겉질 밑에 존재하는 **대뇌속질(대뇌수질)**은 **신경섬유(투사섬유, 연합섬유, 맞교차섬유)**와 **바닥핵**으로 구성된다. 대뇌속질의 신경섬유는 대뇌겉질의 세포들과 연결되어 있으며 여러 방향으로 달리고 있다.

① 바닥핵

바닥핵(기저핵, basal ganglia)은 대뇌속질 속에 있는 회색질 덩어리로 된 신경핵이다. 일반적으로 바닥핵은 **꼬리핵(미상핵, caudate nucleus)**, **렌즈핵(lentiform nucleus)**, **담장(대상핵, claustrum, 전장)** 및 **편도체(amygdaloid body)**의 4쌍을 말한다. 이들은 대뇌반구의 깊은 부위(심부)에 있는 신경핵군으로서 작게는 꼬리핵, 조가비핵(피각, putamen), 창백핵(담창구, globus pallidus)의 3개 핵을 말하며, 크게는 이들 핵 외에 기능적, 구조적으로 연락이 깊은 사이뇌의 시상밑핵(시상하핵, subthalanic nucleus), 중간뇌의 흑색질(substantia nigra)이 포함된다. 역시 꼬리핵과 조가비핵은 대뇌에서 발달한 새로운 핵으로서 새줄무늬체(신선조체, neostriatum)라고 하며, 창백핵은 사이뇌에서 파생된 핵으로서 옛줄무늬체(구선조체, paleostriatum)라고 한다. **조가비핵과 창백**

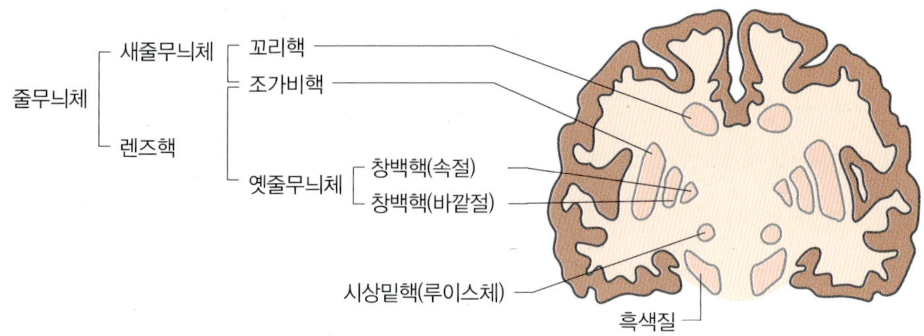

● 그림 5-57 바닥핵의 구조

핵 2개를 합하여 **렌즈핵**이라 한다. 그리고 꼬리핵, 조가비핵 및 창백핵의 3개를 합하여 **줄무늬체(선조체, striatum)**라고 한다(그림 5-57).

바닥핵으로의 들신경 입력은 새줄무늬체에 전달되고 날신경(원심성) 출력은 창백핵에서 이루어진다. 새줄무늬체에서는 ① 대뇌겉질에 있는 운동영역, 감각영역, 연합영역의 흥분성 자극입력 ② 시상에 있는 중심정중핵(정중중심핵, centromedian nucleus) 및 속섬유판내핵(수판내핵, internal medullary lamina nucleus)의 흥분성 자극입력 ③ 흑색질(흑질, substania nigra)에 있는 도파민섬유(흑색질-줄무늬체로를 형성)에 의한 흥분성 자극입력 ④ 솔기핵(봉선핵, raphe nucleus)에서 나오는 세로토닌 섬유에 의한 억제성 자극입력이 이루어진다. 바닥핵에 있는 꼬리핵과 조가비핵의 양쪽 방향으로부터 창백핵으로 억제성 자극의 출력이 이루어진다(그림 5-58).

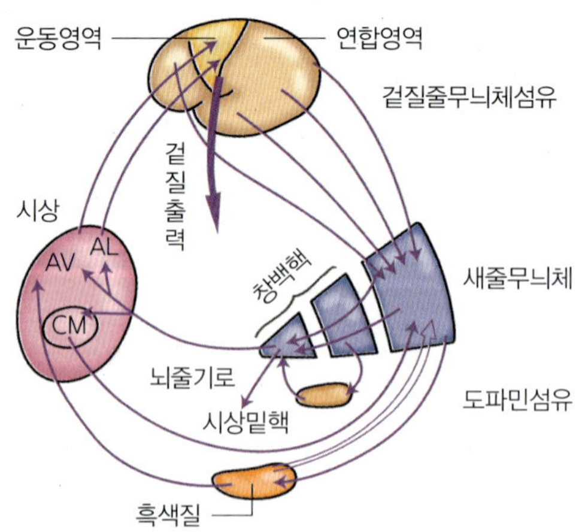

● 그림 5-58 바닥핵 사이의 상호연결 신경회로

CM : 중심정중핵, VA : 배앞쪽핵, VL : 배가쪽핵

창백핵에서는 시상의 많은 핵[속섬유판내핵, 배앞쪽핵(전복측핵, ventroanterior nucleus, VA), 배가쪽핵(외복측핵, ventrolatral nucleus, VL)], 흑색질 및 시상밑핵(시상하핵)으로 억제성 자극이 출력된다.

② 바닥핵의 기능

섬유연락에서 밝혀지는 바와 같이 바닥핵은 대뇌겉질과 시상 사이에 위치하고 있는데 대뇌겉질로부터 입력을 받아 출력을 시상으로 보낸다. 시상으로부터 대뇌겉질로의 출력을 통하여 다시 대뇌겉질에 영향을 주는 구조가 있는데 이것은 의지적인 행동을 실행하기 위하여 일어나는 자세 운동의 조절에서 볼 수 있다. 즉, 대뇌에서 만들어진 운동의 의도에 따라서 소뇌와 함께 구체적인 운동 프로그램을 다시 계획하여 날신경섬유(efferent fiber) 자극을 대뇌 운동겉질이나 뇌줄기 내의 여러 운동중추로 보냄으로써 운동을 조절한다. 특히 그 운동이 부드럽게 이루어지도록 하는 보조 역할에 관여한다. 또한 **겉질척수로**를 통한 의지운동의 숙련도, 소뇌와의 협조운동 및 자세조절에 관한 무의식적 반사를 조절하며, 일상생활에서 일어나는 자세, 보행 중의 팔운동, 얼굴표정, 수영, 춤 등과 같은 연속적이고 지적인 운동을 적절하게 자동화하여 운동을 통합적으로 조절한다. 즉 바닥핵은 **피라미드바깥로**의 중요한 중추역할을 한다.

③ 바닥핵의 장애에 의한 이상운동

모든 바닥핵 및 시상밑핵에 병변이 있는 경우 근육긴장 이상, 운동이완, 제대로(불수의)운동 등을 특징으로 하는 다양한 증상이 나타난다. 근육긴장의 정도와 제대로운동의 증, 감에 의하여 두 가지 그룹으로 나뉘어진다(그림 5-59).

i. 근육긴장 항진 및 운동감소 증후군

주로 흑색질 치밀대에서 새줄무늬체로 가는 도파민 섬유의 장애가 있는 경우 **파킨슨(Parkinson)병**이 나타난다. 파킨슨병은 바닥핵의 꼬리핵이나 조가비핵으로 도파민을 보내는 중간뇌의 흑색질이 장애를 받으면 나타나는 중추신경계통의 퇴행성질환으로 근육이 굳어지거나(경

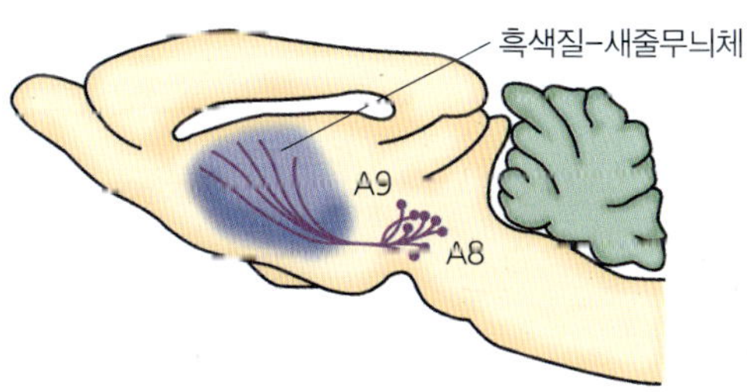

● 그림 5-59 흑색질-줄무늬체 도파민뉴런 계통
흑색질의 A9, A8그룹 도파민세포의 신경돌기가 줄무늬체로 간다.

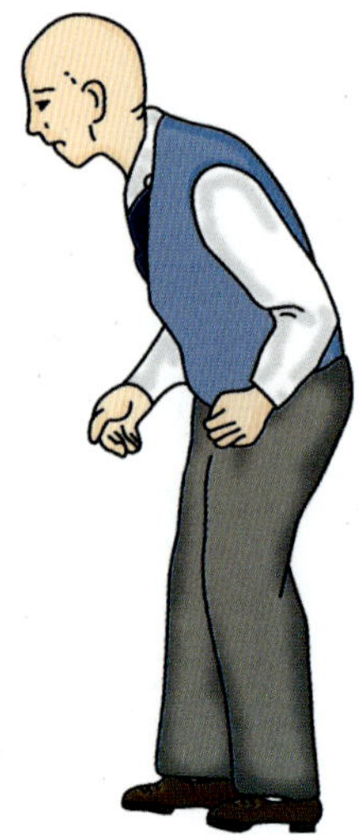

● 그림 5-60 파킨슨(Parkinson)병 환자의 배쪽굽힘(전굴)자세

직) 떨리며(tremor) 무표정하게 된다. 눈썹이 떨리는 이유는 대항근육(길항근, antagonistic muscle)들이 상호간에 서로 수축하여 몸의 일부가 율동적으로 흔들리기 때문이다. 근육이 굳어지는 이유는 α, γ 운동신경섬유의 양쪽 계통의 흥분성이 증대되기 때문인 것으로 생각된다(그림 5-60).

ⅱ. 근긴장 감소 및 운동항진 증후군

㉮ 헌팅턴무도병(Huntington's chorea): **헌팅턴무도병**은 새줄무늬체의 꼬리핵병변에 의해 나타난다. 통제할 수 없을 정도로 불규칙적이고 빠른 목적없는 제대로 운동이 사지 및 얼굴에 나타나고, 근육의 긴장은 저하된다.

㉯ 무도병(ballism or ballismus): **무도병**은 시상밑핵의 병변에 의하여 발생되는 경우가 많다. 팔다리의 접합부가 팽개쳐지는 것과 같은 운동이 반복된다. 빠르고 심하면 큰 운동이 지속적으로 반복되는 경우가 많다.

㉰ 반쪽무도병(hemiballismus): **반쪽무도병**은 반대쪽 시상밑핵의 손상으로 발생되는 경우가 많다. 주로 몸통 근육 및 팔다리의 몸쪽(근위부) 근육들이 수축하여 한쪽 반신의 넓은 범위에 걸쳐서 매우 거칠고 과격한 운동이 몇 초~몇 분 간격으로 계속해서 반복되는 경우가 많다.

ⅲ. 곰지락운동(athetosis)

곰지락운동은 렌즈핵 손상으로 발생한다. 무도병과 유사한 질병이며 뇌성마비가 있는 경우에 나타나는 현상으로서 주로 팔다리 말초에 있는 손가락을 구부리는 동작이 마치 벌레가 기어가는 것처럼 굽힘(굴곡), 폄(신전) 현상이 서서히 나타나는 **무정위 운동증**이다.

iv. 디스토니아병(dystonia)

디스토니아병은 몸통, 목부위, 팔다리(사지)가 서서히 뒤틀리는 운동으로 곰지락운동과 구별이 어려우며 근육수축이 보다 길게 지속적으로 일어나는 경향이 있다.

(2) 대뇌겉질의 기능

① 대뇌겉질의 운동영역

운동기능에 관계하는 대뇌겉질(cerebral cortex) 부분을 **운동영역**(motor area)이라고 한다(그림 5-61). 이 부위를 전기로 자극하면 뼈대근육이 수축하게 된다. 운동영역은 **중심고랑**(중심구, central sulcus)의 **중심앞이랑**(전회, precentral sulcus)과 대뇌반구 내면의 중심주위소엽(중심방 소엽, paracental lobulus) 앞에 있는 **1차 운동영역**(Brodmann 4영역), 그 앞쪽에 있는 **운동앞영역**(전운동영역, 6영역) 및 정중앙 열의 안쪽에 있는 **2차 운동영역**(보조운동영역, 6영역)으로 구분된다.

6층으로 되어 있는 대뇌겉질 중에서 과립세포가 없는 무과립성 겉질층인 3층과 피라미드 세포인 제5층이 매우 잘 발달되어 있으며, 1차 운동영역(primary motor area)에는 특히 직경 50~100 μm의 **대형피라미드세포**(대추체세포, giant pyramidal cell, Betz cell)가 있다. 들신경 입력자극

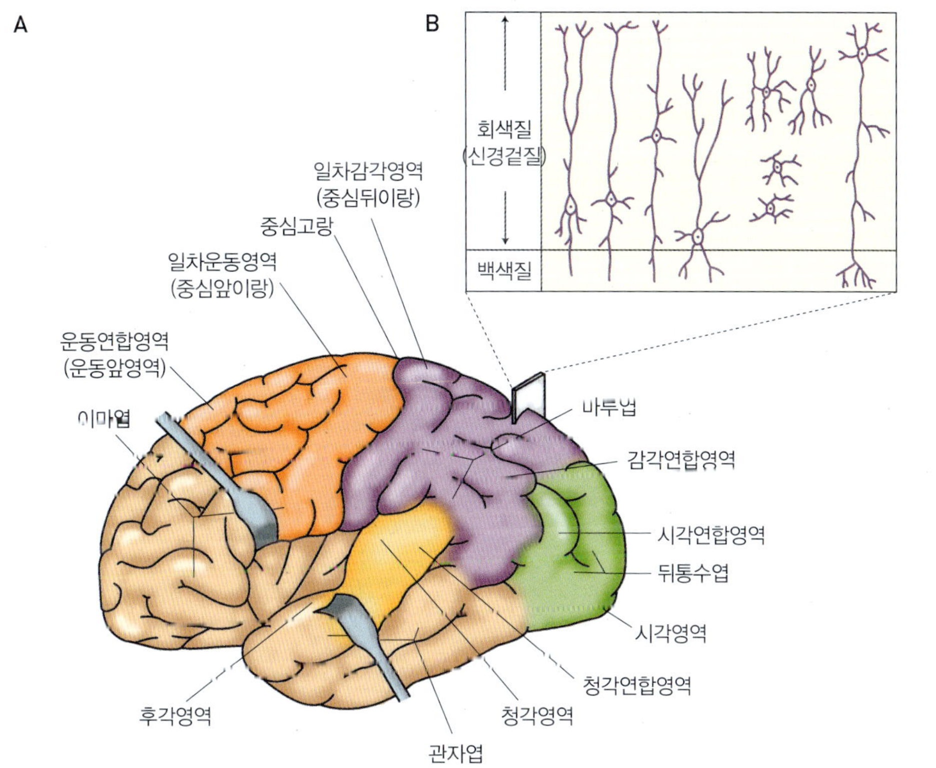

● **그림 5-61 대뇌겉질의 운동영역**
A: 가쪽면(왼쪽), B: 겉질 내의 신경세포(6층).

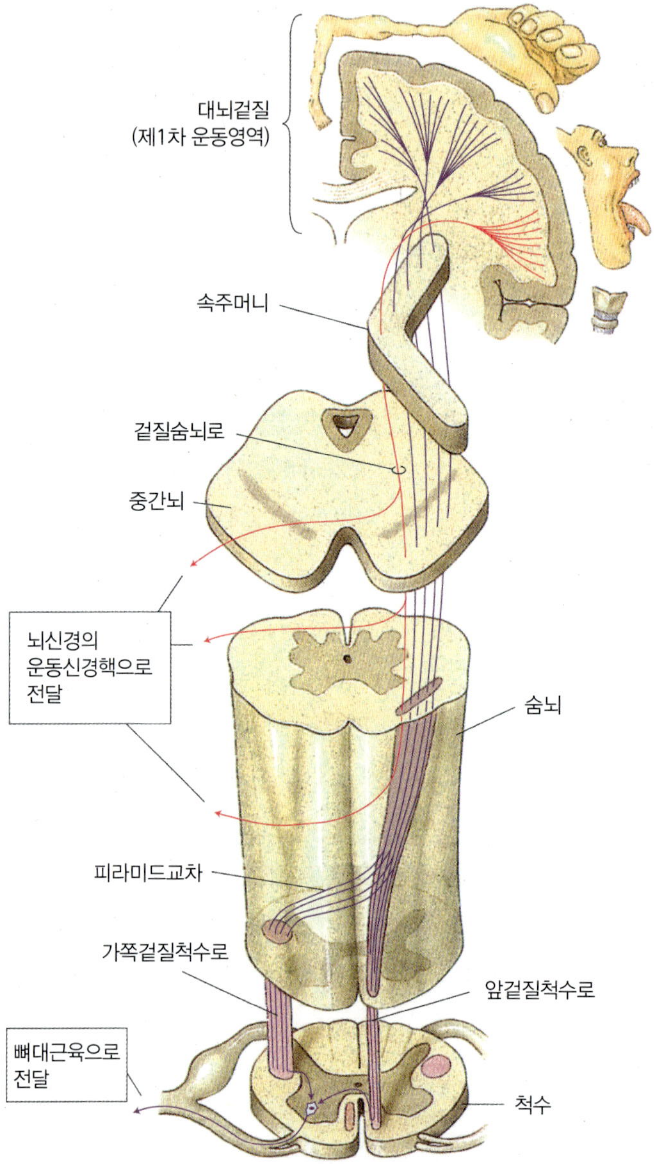

● 그림 5-62 피라미드로(pyramidal tract)의 주행 경로

은 시상(배가쪽핵, VL 및 배앞쪽핵, VA)으로부터 나오는 시상 겉질섬유 및 연합섬유, 뇌들보(뇌량, corpus callosum)에 의하여 제4 층으로 전달된다.

날신경 출력자극은 4영역 및 6영역의 대형피라미드세포 및 중간피라미드세포의 섬유가 만드는 겉질척수로(피질척수로, corticospinal tract), 피라미드로(추체로, pyramidal tract) 및 겉질숨뇌로(corticobar tract), 피라미드바깥로(추체외로, extrapyramidal tract)를 통하여 전달된다. 이러한 자극 전달 경로는 숨뇌 아래의 배쪽 정중선(median line)의 양쪽에서 교차하여 피라미드라고 하는 융기를 만드는데 이것을 **피라미드로**라고 한다. 여기에서 대부분의 섬유는 교차되며, 교차된 겉질척수로의 섬유는 곧바로 척수 앞뿔(anterior gray horn)의 운동신경세포와 연결된다(그림 5-62). 겉질척수로의 섬유는 숨뇌에서 삼차신경운동핵, 얼굴(안면)신경핵, 혀밑(설하)신경핵의 운동신경세포와 연결된다. 기타 6영역을 비롯한 여러 가지 운동영역의 세포는 시상핵, 시상밑핵, 바닥핵, 그물체 등에도 투사되며, 최종적으로 바닥핵 또는 소뇌를 거쳐 시상으로부터 대뇌겉질로 반대로 올라가기도 하며, 뇌줄기핵을 거쳐 척수로 내려가서 모이기도 한다.

피라미드로계통은 정교한 맘대로운동에 관여하는데 반하여 **피라미드바깥로계통**은 자세유지에 관여하며, 소뇌계통은 근육활동의 협조에 관여한다고 한다. 그러나 형태적으로나 기능적으로 피라미드로와 피라미드바깥로를 구별하기는 매우 힘들다.

ⅰ. 피라미드로

겉질척수로(corticospinal tract)라고도 불리는 **피라미드로**는 약 30%가 Brodmann의 4영역(1차운동영역), 약 30%가 6영역(앞운동영역), 그리고 나머지 약 40%가 감각영역인 3, 1, 2영역에서 시작하여 바닥핵과 시상 사이의 **속주머니(내낭, internal capsule)**을 거쳐 중간뇌의 대뇌다리(대뇌각, cerebral peduncle)를 내려간 한 후 숨뇌의 피라미드에 도달하는 운동경로이다.

숨뇌에 도달한 겉질척수로섬유(내림전도로)의 약 80%는 숨뇌의 **피라미드교차**에서 서로 교차한 후 아래로 내려가서 가쪽섬유다발(lateral fasciculus)의 **가쪽겉질척수로(외측피질척수로, lateral corticospinal tract)**에 이르러 척수 앞뿔에 연접한다. 피라미드에서 교차되지 않은 약 20%의 섬유는 올라 가서 척수의 앞쪽섬유다발(anterior fasciulus)에 있는 **앞겉질척수로(전피질척수로, anterior corticospinal tract)**에 도달한다.

피라미드로 섬유의 대부분은 **척수앞뿔**의 운동뉴런에 연결되며, 일부분만이 척수앞뿔 세포에 직접 연결된다. 그리고 피라미드로 섬유의 약 90%는 지름이 4 μm 보다 작은 말이집신경섬유(유수신경섬유)이며 나머지는 민말이집신경섬유(무수신경섬유)이다. 따라서 피라미드로는 대뇌겉질의 운동영역에서 시작된 섬유들이 다른 사이신경세포(중간뉴런)의 조절 없이 뇌신경핵과 척수의 앞뿔운동세포에 연결되어 신체의 운동을 조절하는 운동전도로이다. 운동 중에서도 한 개의 근육 또는 소수의 근육을 수축시켜서 정밀한 운동(겨누기, 말하기, 글쓰기 등)을 일으킨다.

ⅱ. 피라미드바깥로

피라미드바깥로계통은 주로 많은 근육들을 수축시켜서 자세 유지와 같은 큰 운동이 일어나게 하는 운동경로이다. 즉, 뼈대근육의 맘대로운동(수의운동)을 지속시키기 위하여 뼈대근육의 운동, 긴장 및 행동 등을 반사적 또는 불수의적으로 지배하는 내림신경섬유를 지칭한다.

대뇌겉질의 6영역(겉질밑 운동중추)에서 시작하여 중간뇌의 적색핵, 흑색질, 숨뇌의 올리브핵, 뇌줄기 그물체 및 소뇌로 내려가는 운동성신경로를 피라미드바깥로라고 말하며, 형태학적으로 겉질피라미드바깥로계통(피질 추체외로계, corticoextra pyramidal system), 줄무늬체창백핵피라미드바깥로(선조체 담창구 추체외로), 소뇌피라미드바깥로(소뇌 추체외로, cerebellar extrapyramidal tract), 겉질밑척수피라미드바깥로(피질하척수 추체외로, subcorticospinal extrapyramidal tract)로 구분된다.

겉질피라미드바깥로계통은 대뇌겉질 중추에서 같은 쪽의 다리뇌핵에 이르는 겉질다리뇌로(피질교핵로, corticopontine tract)와 다리뇌핵에서 중간소뇌다리(중소뇌각, middle cerebellar peduncle)를 거쳐 반대쪽 소뇌겉질에 연접된 다리뇌핵소뇌로(교핵 소뇌로, pontocerebellar tract)로 구성된다. 줄무늬체창백핵피라미드바깥로는 대뇌핵인 창백핵에서 시작하여 중간뇌의 적색핵과 흑색질로 중계되는 전도로이며 뼈대근육의 반사적 운동을 조절한다. 소뇌피라미드바깥로는 소뇌겉질에서 시작하여 뇌줄기의 여러 핵섬유를 거쳐 대뇌나 척수에 이르는 전도로이며 뼈대근육의 운동과 긴장을 반사적으로 조절하고 심부감각과 평형감각을 조절

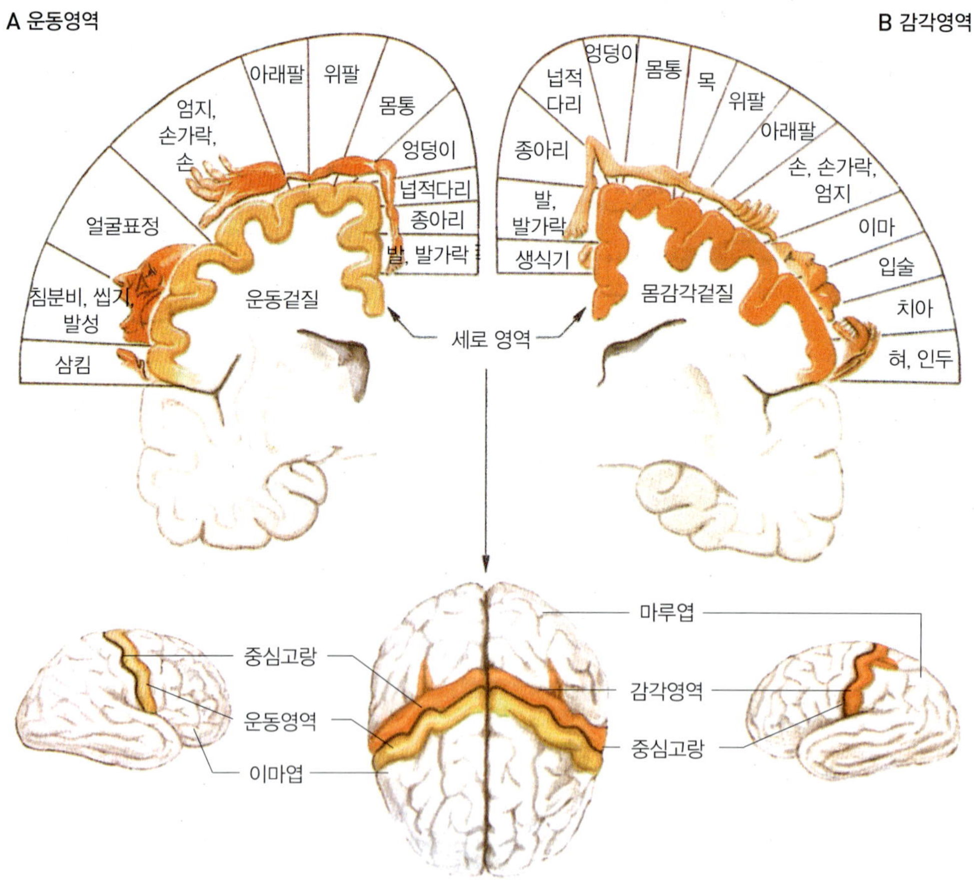

● 그림 5-63 운동영역(A) 및 감각영역(B)에 표시된 신체부위 배치
주위의 그림은 운동영역의 위치와 넓이를 표시한 것이다.

한다. 겉질밑척수피라미드바깥로는 뇌줄기의 핵에서 시작하여 척수 앞뿔에 이르는 전도로이며, 적색핵에서 시작하는 **적색핵척수로(rubrospinal tract)**, 안뜰신경가쪽핵에서 시작하는 **안뜰척수로(전정척수로, vestibulospinal tract)**, 뇌줄기그물체(뇌간망상체)에서 시작하는 **그물체척수로(망상체척수로, reticulospinal tract)**, 중간뇌의 위·아래둔덕(상구, 하구)에서 시작하는 **덮개 척수로(시개척수로, tectospinal tract)** 등으로 구성된다.

② 대뇌겉질 운동영역의 기능구분

전기자극 실험결과 신체 각 부위의 뼈대근육은 1차 운동영역(4개영역) 내에 일정한 대응 부위를 갖고 있음을 알게 되었는데 이를 **겉질재현(피질재현)**이라 한다. 다리, 몸통, 팔, 머리의 순위로 중심앞이랑(중심전회, precentral gyrus)의 안쪽에서 바깥쪽으로 겉질재현이 일어난다. 겉질재현 방법을 이용하여 신체 각 부위별 투사영역에 대한 운동겉질지도를 작성할 수 있다(그림 5-63). 이 지도에 의하면 다리를 지배하는 영역은 운동영역 위쪽에 있고, 팔 및 머리를 지배하는 영역은 아래쪽에 있다. 언어와 손의 운동에 사용되는 근육을 지배하는 영역은 겉질의 넓은 부위를 차지하고 있으며, 운동량이 적은 보조운동영역은 좁은 겉질영역을 차지한다. 그 이유는 영역이 넓을수록 정교하고 세밀한 운동을 할 수 있기 때문인 것으로 해석된다.

③ 대뇌겉질 운동영역에 의한 운동기능의 조절

ⅰ. 맘대로운동의 조절

맘대로운동(수의운동, voluntary movement)의 기전에 대해서는 잘 밝혀져 있지 않지만 현재까지 알려져 있는 것을 종합해보면 다음과 같다.

ⓐ 특정한 운동이 일어나기 50~80 ms 전에 운동영역의 신경세포에서 촉진활동이 일어난다(그림 5-64). 이러한 전기적 활동의 변화는 운동수행 중에도 계속 일어나는데 특히 운동하고 있는 쪽과 대응하는 운동영역에서 변화가 최대로 된다.

ⓑ 인간 뇌의 운동영역 또는 두정영역에서 맘대로운동을 일으키려면 800 ms 전에 **운동 준비전위**라고 하는 전위변화가 일어나야 한다(그림 5-65). 이러한 순비전위는 운농발현을 일으키기 전에 수뇌 및 바닥핵으로 투사된 자극을 받는 시상이 자극을 운동영역 또는 운동앞영역으로 입력시키기 위하여 운동준비 상태를 이루는 과정이다.

ⓒ 맘대로운동을 하면 보조운동영역의 혈류량이 증가된다.

운동을 하면 운동영역, 운동앞영역, 바닥핵, 소뇌 등의 혈류량도 증가된다. 이로 인하여 맘대로운동 발현시에는 각 부위의 기능적 위치가 추정된다. 그림 5-66과 같이 운동을 하려는 의도는 대뇌겉질 연합영역에서 형성된 후 소뇌 및 바닥핵으로 전달되며 여기에서 운동계획 및 프로그램이 수립된다. 이런 계획들이 시상을 통하여 운동영역으로 전달될 때 맘대로운동신경세포에 운동명령이 전달된다. 동시에 이 명령은 소뇌로도 전해져 말초로부터 전달되는 되먹임 신호와 함께 운동수행을 통제하는 것으로 생각된다. 운동진행 프로그램에

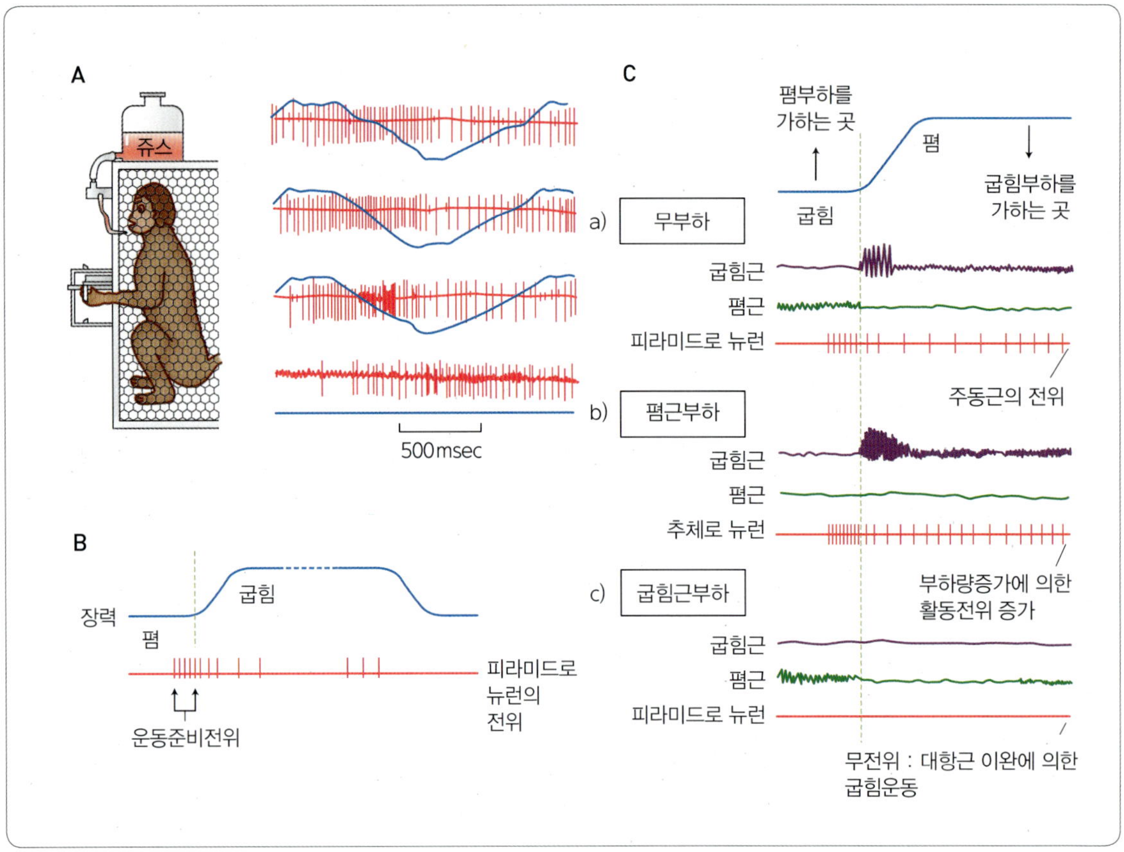

● **그림 5-64 맘대로운동시 피라미드뉴런의 활동**

A: 원숭이의 맘대로운동 훈련과정 중에서 피라미드로 신경세포에서의 자극생성 및 손목운동에 의한 굽힘(굴곡)운동을 보여주는 실험

B: 손목 굽힘운동이 시작되기 전에 피라미드로 신경세포에서 준비전위가 생성된다(화살표).

C: 손목 굽힘운동으로 피라미드로 신경세포에서 흥분전위 증가하고 있는 동안 굽힘근육(굴근)에 부하를 걸어서 굽힘을 증가시키고자 할 때 대조운동(a)보다 더 많은 힘이 요구되면 피라미드로 신경세포의 활동이 더욱 증가한다(b). 그러나 반대로 폄근육(신근)에 부하를 걸어 굽힘을 도와주면 피라미드로 신경세포의 활동이 사라진다(c).이러한 결과는 피라미드로 신경세포에서의 흥분발사는 위치변화가 아닌 힘의 크기에 좌우됨을 보여준다.

는 보조운동영역도 관계하는 것으로 생각된다.

ii. 자세유지

대뇌겉질에는 도약반사 및 바로서기반사의 2개의 자세반사 중추가 있다. **도약반사**는 서 있는 동물이 옆으로 밀릴 때 신체를 지탱할 만큼의 적당한 위치로 깡충 뛰어 이동하는 운동이며, **바로서기반사**는 발을 지면에 세게 디디고 몸을 지탱하는 운동으로서 동물이 서 있거나 걸을 때 앞다리 및 뒷다리를 적당한 위치로 유지하게 하는 반사이다.

iii. 겉질척수로의 절단효과

운동영역을 파괴하거나 숨뇌 위치에서 한쪽의 피라미드로를 절단하면 다른쪽 지배근에서 **이완마비(이완성마비, flaccid paralysis)**가 일어나는데 이것은 겉질척수로의 대부분이 교차되기

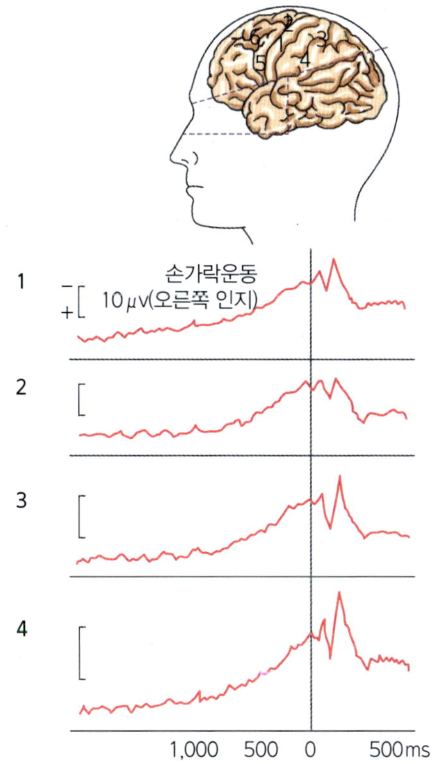

● 그림 5-65 손가락 또는 팔의 맘대로운동을 일으키기 위해 발생하는 준비전위
머리표피의 지정된 부위에서 기록한 것이며 운동은 가로축(횡축)이 0일 때 시작된다.

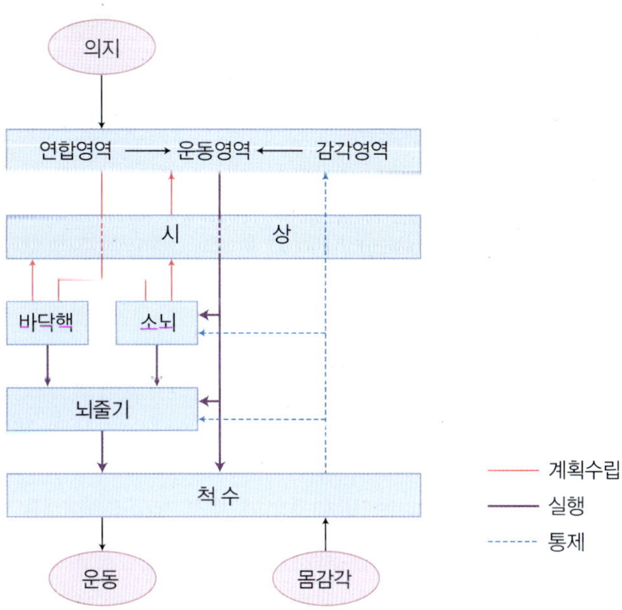

● 그림 5-66 맘대로운동에 대한 계획수립, 실행 및 통제 경로

때문이다. 마비는 특히 먼쪽근육(원위근)에서 뚜렷하게 나타나기 때문에 손가락 끝의 미세한 운동은 회복되지 않는다. 또한 근육긴장의 저하(hypotonia), 피부반사[배근육반사(복벽반사, abdominal reflex), 고환올림근반사(거고근반사, cremasteric reflex)], 힘줄(건)반사[무릎반사(슬개 건반사, knee jerk reflex)]가 소실된다.

시간이 조금 지나면 **바빈스키(Babinski)반사(엄지반사)**가 출현하게 되는데 이것은 아마도 되먹임(feedback)기구가 소실된 결과인 것으로 생각된다. 마비된 근육에서는 힘줄반사가 증가하여 강직(경축, spasticity)이 일어나는 경우가 많다. 이것을 **강직마비(경성마비, spastic paralysis)**라고 하는데 임상적으로 피라미드로 이상 증상에 의해서 출현한다. 이런 마비는 피라미드로 손상에 의해서만 생기는 것이 아니라 밀접하게 연관되어 있는 섬유손상에 의해서도 생기는 현상이다. 일반적으로 한쪽의 파괴는 반드시 다른 한쪽에도 영향을 미친다. 즉, 피라미드로만이 선택적으로 장애받는 일은 거의 없다.

4. 중추신경계통의 고차원적 기능

1) 대뇌겉질의 구분 및 일반구조

(1) 새겉질 및 가장자리겉질

대뇌겉질(cerebral cortex)은 부위에 따라 뚜렷한 구조적인 차이가 있다. 일반적으로 대뇌겉질에는 계통발생학적으로 오래된 원시겉질(고피질, archicortex) 및 옛겉질(구피질, paleocortex), 그리고 동물이 고등하여질 때 출현하게 되는 **새겉질(신피질, neocortex)**로 구분된다. 원시겉질과 옛겉질을 합하여 **가장자리겉질(변연피질)**이라고 한다. 새겉질과 가장자리겉질은 각각 통합되어 성질이 다른 새겉질계통과 대뇌 **둘레계통(변연계, Limbic system)**을 형성한다. 대뇌겉질은 신경세포체가 밀집된 층과 주로 축삭으로 이루어진 층이 서로 교체되기 때문에 절단면이 층상으로 나타난다. 전형적으로 겉질은 신경세포의 모양과 배열에 따라 6층으로 구분된다(그림 5-67). 새겉질은 발생도중 적어도 한 번은 6층 형태를 이루게 되는데 이것을 **동종겉질(등겉질, homologus cortex)**이라고 한다. 그리고 새겉질에는 연합영역과 같은 6층 형태가 그대로 남아있는 겉질부분인 **동형겉질(isomorphism cortex)**과 감각영역 및 운동영역과 같이 2차적으로 변하여 6층의 형태를 갖지 않는 경우가 있는데 이것을 **부등겉질(이피질, allocortex)**이라고 한다.

신경세포를 크게 나누면 피라미드세포, 별세포(성상세포, stellate cell, 과립세포), 방추세포(fusiform cell)의 3개 종류로 구분된다. 피라미드세포는 겉질에 있는 특징적인 세포로 겉질 표면으로 향하는 한 개의 첨단 가지돌기는 표층의 1층까지 뻗어있다. 그리고 세포체로부터 나오는 다수의 바닥가지돌기는 세포체가 있는 동일층 내에서 분지한다. 과립세포와 방추세포는 세포체 사방으로 가지돌기를 뻗

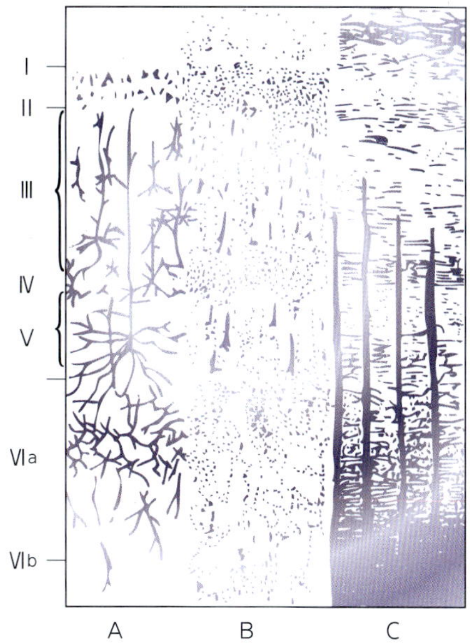

● 그림 5-67 대뇌겉질(새겉질)의 층 구조

A: 골기 도은법, B: 니슬의 신경세포 염색법, C: 웨이걸트의 말이집염색법

I~IV은 겉질층의 번호를 나타낸다. 그림의 위끝쪽은 대뇌겉질의 표면이며, 맨아래쪽부위는 속질로의 이행부이다.

I: 표재층 II: 바깥과립층 III: 피라미드층 IV: 속과립층 V: 신경절세포층 VI: 다형세포층

는다.

대뇌반구의 내부에 있는 대뇌속질의 신경섬유는 달리는 방향과 기능에 따라 다음의 3가지로 구분된다. ① **연합섬유(association fiber)**는 같은 쪽 대뇌반구의 겉질부위를 연결하며 ② **맞교차섬유(교련섬유, commissural fiber)**는 좌우 대뇌반구의 겉질부위를 연결하는 것으로 앞맞교차(전교련, anterior commissure), 천장맞교차(뇌궁교련 fornix commissure), **뇌들보(뇌량, corpus callosum)** 등이 있다. ③ **투사섬유(projection fiber)**는 대뇌겉질의 아래 뇌부위와 척수를 연결하는 것으로 감각흥분을 척수에서 대뇌로 전달하는 **오름전도로(상행로)**와 운동흥분을 다시 척수로 내려보내는 **내림전도로(하행루)**가 있다. 대뇌속질의 중앙에는 회색질로 구성된 대뇌의 **바닥핵(꼬리핵, 렌즈핵, 남상, 편노핵 등)**이 존재한다.

(2) 겉질영역(Brodmann 지도)

동형겉질에서 그 기본구조는 같으며 부위에 따라 상당한 변화가 있다. **브로드만(Brodmann)**은 신경세포의 종류, 배열, 밀도 및 말이집(유수)섬유의 패턴을 기본으로 **대뇌겉질을 52개영역으로 구별하고** 숫자로 그 부위를 나타내었다(그림 5-68).

① **운동영역(motor area): 이마엽**에 존재

대뇌겉질의 중심고랑(central sulcus)의 앞쪽 중심앞이랑에 위치하며 운동중추인 피라미드로 중추와 피라미드바깥로 중추가 존재한다. Brodmann의 4영역은 중심앞이랑(중심 전회, precen-

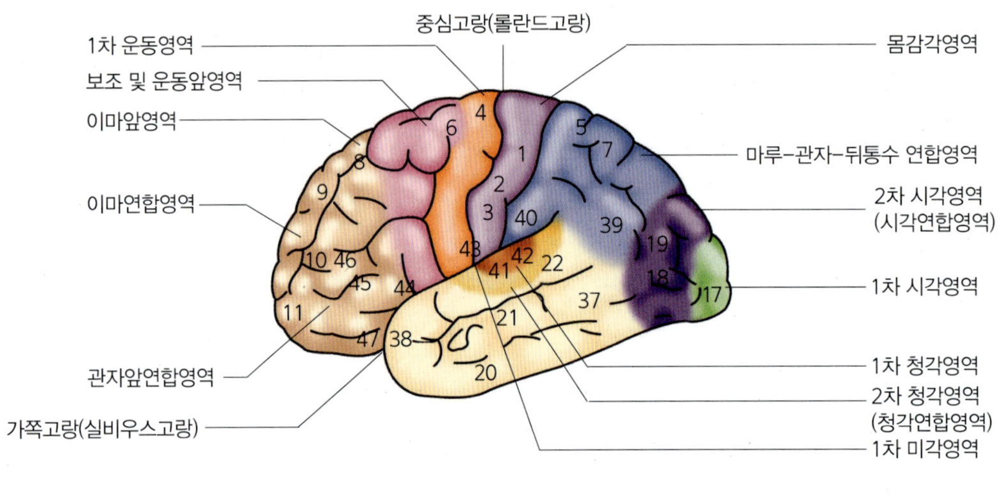

● 그림 5-68 **브로드만의 대뇌겉질 영역**
왼쪽에서부터 감각영역(회색), 운동영역(청색), 연합영역(백색) 부위를 표시하였다.

tral gyrus)에 있으며 피라미드로 중추로서 맘대로운동을 지배하는 1차 운동영역이다. 그리고 6, 8영역은 피라미드바깥로계통 중추로서 무의식적 운동 및 긴장을 지배하는 운동앞영역이다. 6영역의 일부는 보조운동영역으로서 맘대로운동의 복합적 연속운동을 계획하며, 주로 몸통과 팔다리의 몸쪽근육의 협동과 자세조절, 안구운동 및 아픔 등에 관여한다.

② 감각영역(sensory area): **마루엽**에 존재

대뇌겉질의 중심뒤이랑(중심후회, postcentral gyrus)에 있으며 위·아래 및 왼·오른쪽이 상반된 지배를 받는다. Brodmann의 3, 1, 2영역은 1차 몸감각영역(primary somatosensory area)으로 감각에 민감한 손과 입술부위는 넓은 영역을 차지하고 둔한 감각은 좁은 영역을 차지하고 있다. 2차 몸감각영역은 5, 7영역으로서 피부자극에 대해서 흥분을 일으키지만 운동감각의 투사는 일어나지 않는 것이 특징이다.

③ 청각영역(auditory area)

관자엽(측두엽, temporal lobe)의 가로관자고랑(횡측두회)에 존재하며 Brodmann의 41, 42영역을 1차 청각영역이라고 하며, 22영역을 2차 청각영역이라고 한다. 22영역은 연합영역으로서 음의 소재나 의미 등을 파악하는 곳이다.

④ 시각영역(visual area)

뒤통수엽(후두엽, occipital lobe)의 안뒤쪽에 존재하며 Brodmann의 17영역을 1차 시각영역이라 한다. 이 영역에서는 망막에 대응하여 왼·오른쪽, 위·아래로 시야가 거꾸로 표시된다. 18, 19영역은 시각연합영역으로서 안구운동, 시각인식의 심리적 해석, 시각인상 등의 정보를 통합하는 영역이다.

⑤ 미각영역(taste area)

마루엽(두정엽, parietal lobe)의 뒤쪽에서 중앙이랑 아래쪽에 존재하며(1, 2차 몸감각영역 앞쪽), Brodmann의 43영역이 여기에 속한다.

⑥ 후각영역(olfactory area)

관자엽(측두엽) 내면(해마)의 일부에 존재하며 Brodmann의 50영역이 여기에 속한다.

⑦ 통각영역(pain area)

대뇌겉질에는 없지만 시상에서의 통각느낌이 대뇌겉질로 투사된다.

⑧ 연합영역(association area)

대뇌겉질의 3/4 이상을 차지하는 **연합영역**은 운동 및 감각영역이 상호 연합되고 통합되는 영역을 말한다. 이 영역은 고도의 정신기능 및 여러 가지 언어, 기억, 학습, 감각, 이성, 상상 등과 같은 기능을 조절하며 맘대로운동을 계획, 수립하고 계획 수행을 통제하는 조절 중추로서의 역할을 하는 곳이다.

⑨ 언어영역(speech area)

㉮ 운동언어영역(motor speech area)

운동언어영역은 Brodmann의 44영역으로서 일명 **브로카영역(Broca's area)**이라고 하며 이마엽에 있으며, 얼굴, 혀, 목 등의 운동중추와 인접한 신경회로와 연결되어 있다. 만약 이 영역이 손상되면 자신의 생각을 표현할 수 없는 **운동언어상실증(운동성실어증, motor dysphasia)**이 나타난다.

㉯ 감각언어영역(sensory speech area)

감각언어영역은 일명 **베르니케영역(Wernike's area)**이라고도 하며 관자엽과 마루엽에 걸쳐 있는 영역이다. 여기에는 **청각언어영역(acoustic speech area)**인 39, 40, 22영역과 **시각언어영역(optic speech area)**인 18, 19영역이 있다. 만약 청각언어영역이 손상되면 말하는 소리는 들을 수 있지만 그 뜻을 이해하지 못하는 **수용언어상실증(감각성실어증, senosory dysphasia)** 또는 **인지성언어상실증(recognitive dysphasia)**이 발생하며, 시각성 언어영역이 손상되면 문자를 이해하지 못하여 글을 읽을 수 없는 **읽기언어상실증(실독증, alexia)**과 글을 쓸 수 없는 **쓰기언어상실증(실서증, agraphia)**이 발생한다.

2) 새겉질의 기능분화

새겉질(신피질)은 기능적으로 운동영역, 감각영역 및 연합영역으로 분류된다. 운동영역은 근육 운동을 조절하고, 감각영역은 감각성자극을 처리하며, 연합영역은 고도의 통합작용 및 창조 작용에 관여한다. 연합영역은 사람에게 특히 잘 발달되어 있으며 운동영역 및 감각영역 그리고 등쪽 시상의 연합핵과 연락하는 섬유를 풍부하게 갖고 있다. 또한 크게 3개 부분, 즉 운동영역 앞쪽의 이마연합영역, 위관자이랑(상측두회, superior temporal gyrus)과 가장자리겉질(변연피질) 사이의 관자엽앞 연합영역, 몸감각영역과 시각영역 사이의 마루, 관자 및 뒤통수 앞 연합영역으로 나뉘어진다.

3) 새겉질의 섬유연락

겉질바깥으로부터 입력되는 들신경 자극은 주로 시상(특히 등쪽시상)으로 전달된다. 이러한 입력 자극은 감각정보를 중계하는 배뒤쪽정중핵(ventral posteromedial nucleus, VPM), 배뒤가쪽핵(ventral posterolateral nucleus, VPL), 안쪽무릎체(medial geniculate body), 가쪽무릎체(lateral geniculate body) 및 바닥핵(basal ganglia)과 소뇌로부터 운동조절에 관한 정보를 입력 받는 배앞쪽핵(ventroanterior nucleus, VA), 배가쪽핵(ventrolateral nucleus, VL) 등의 시상특수핵으로부터 나오는 특수들신경섬유와 뇌줄기그물체를 거치는 감각정보를 중계하는 속섬유판핵(수판내핵, internal medullary nucleus)과 연합핵 등의 시상비특수핵으로부터 나오는 비특수들신경섬유를 통하여 전달된다. 전자는 4층에 있는 바닥가지돌기에 종말하고, 후자는 3층 위쪽의 첨단가지돌기에 주로 종말한다. 더욱이 뇌줄기의 청색반점핵(청반핵, locus caeruleus nucleus)으로부터 나오는 노르아드레날린 섬유는 겉질의 표층에 종말하고 솔기핵(봉선핵, raphe nucleus)으로부터 나오는 세로토닌 섬유는 겉질의 표층에 종말한다. 날신경출력은 주로 5층에 있는 피라미드세포 섬유를 통하여 뇌줄기, 척수, 새줄무늬체, 시상 속섬유판핵 등에 의해서 이루어진다. 감각영역으로부터 시상감각 중계핵으로 투사되는 피라미드 세포는 6층에 있다.

4) 뇌파(뇌전도, brain wave)

대뇌겉질로부터 대뇌의 자발적인 전기활동을 두피로 도출(그림 5-69)한 후 증폭, 기록한 것을 **뇌파** 또는 **뇌전도(electroencephalogram: EEG)**라고 한다.

(1) 정상뇌파

사람의 정상 뇌파는 그 주파수에 따라 그림 5-70에서와 같이 네 가지로 분류되며, 연령 및 각성-수면의 정도에 따라 우세하게 출현하는 파(wave)의 파형이 크게 변동한다. **α(alpha)파**는 성인 뇌파의 대표적 성분(**기초율동**)이며, 눈감기(폐안), 안정, 각성 상태에서 뒤통수부위 우세로 나타나며 진폭 20~70 μV, 주파수 8~13 Hz인 규칙적인 파이다. α파가 정신작업, 주의집중, 정신흥분, 감각자극 등에 의해서 소실되는 것을 **α파 억제(α-blocking)**라고 한다.

β(beta)파는 α파가 억제될 때 이마부위에서 현저하게 나타나는 진폭 20 μV, 주파수 14~30 Hz 정도의 비교적 불규칙적인 파이다. β파는 눈을 뜬 상태에서 출현하기 때문에 **각성뇌파**라고도 한다. **θ(theta)파**는 진폭 50 μV, 주파수 4~7 Hz 정도의 규칙적인 파로서 소아의 기초율동을 이루는 뇌파이다. **δ(delta)파**는 정상 성인의 경우 진폭 100 μV, 주파수 0.5~3.5 Hz 정도의 고진폭으로 나타나고, 신

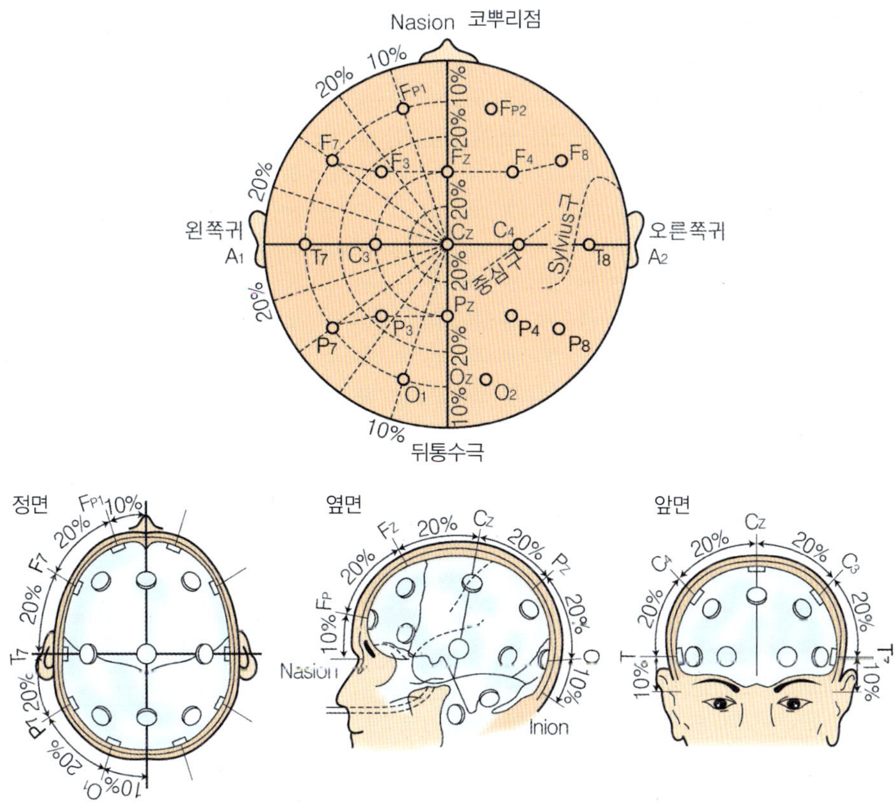

● 그림 5-69 10-20법에 의한 전극배치

오른쪽 유도전극에는 짝수, 왼쪽 유도전극에는 홀수 번호를 붙이고 Cz을 기준으로 앞·뒤 그리고 왼·오른쪽으로 20%, 10%로 분할하여 전극을 배치하는 10-20전극 배치법을 보여주고 있다.

생아 및 유아의 경우 기초율동을 이루는 뇌파이다. 정상 성인에게서 볼 수 있는 δ파는 깊은수면(심수면, deep sleep) 시에 출현한다.

(2) 이상뇌파

정상파형이지만 이상한 형태로 출현하는 뇌파와 비정상적 파형의 뇌파를 이상뇌파(abnoremal EEG)라 하며 임상 진단상 중요한 소견이다. 안정, 눈감기 상태에서는 출현하지 않는 잠재된 이상 뇌파를 발견하기 위해서는 수면, 과호흡, 약물(경련제), 섬광자극 등과 같은 뇌파 유발법(뇌파 부활법, activation test)을 실시하여야 한다. 비정상 뇌파에는 극파(spiks), 예파(sharp wave), 예서파(sharp and slow wave), 극서파 복합(spike and slow wave complex) 등이 있다(그림 5-70).

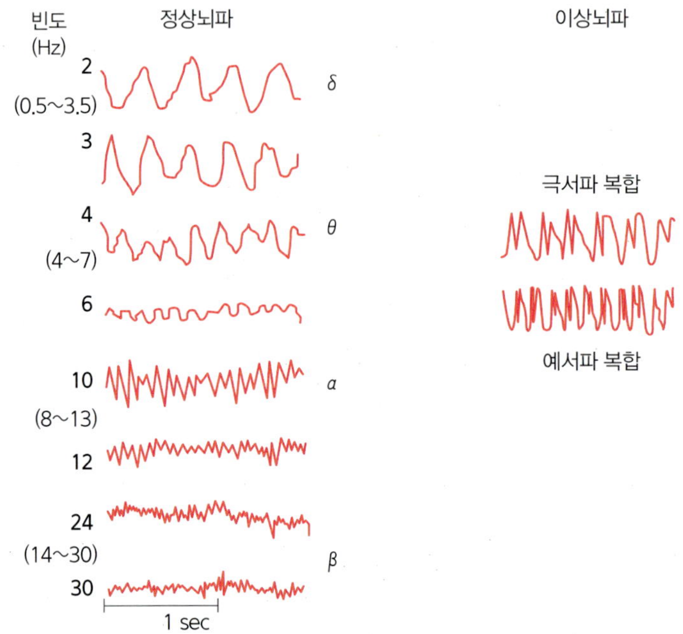

● 그림 5-70 뇌파의 종류

5) 의식

(1) 의식수준

인간의 의식에 대한 정의는 상당히 애매하며 의식수준이라고 하는 경우에는 각성과 수면이라는 두 개의 수준으로 구별할 수 있다. 즉, 각성기에는 의식수준이 높고 수면기에는 의식이 없거나 낮다. 따라서 의식수준이 높을 때와 낮을 때를 각각 각성과 수면으로 표현한다.

이와 같이 의식수준이 높거나 낮을 때 인간과 동물의 뇌파를 기록해 보면 명확히 구분할 수 있다. 각성상태에서 주의집중 및 계산(흥분)하고 있을 때와 눈을 감은 무의식 상태에 있을 때(안정)의 뇌파파형은 다르게 나타난다. 또한 수면은 선잠(얕은수면)에서부터 깊은 잠(깊은수면)에 이르기까지 여러 단계로 구분된다.

이와 같이 각성과 수면이라고 하는 두 개의 의식수준은 뇌파에 의하여 다시 여러 개의 의식수준으로 구별할 수 있다. 그러나 가령 앞으로 설명하게 될 역설수면이 일어날 때 뇌파는 각성 및 수면 시에 나타나는 뇌파와 다를 수가 있다.

(2) 오름뇌줄기그물체 부활계통

동물실험에서 뇌줄기의 그물체를 파괴할 경우 혼수상태에 이르고, 고빈도의 전기자극을 가하면 잠을 깨고 뇌파는 각성 양상을 보인다(그림 5-71). 이러한 사실로부터 그물체의 기능에 대하여 **오름뇌줄기그물체 부활계통(상행망상체부활계, reticular activating system)**이라고 하는 개념이 성립되었다. 뇌

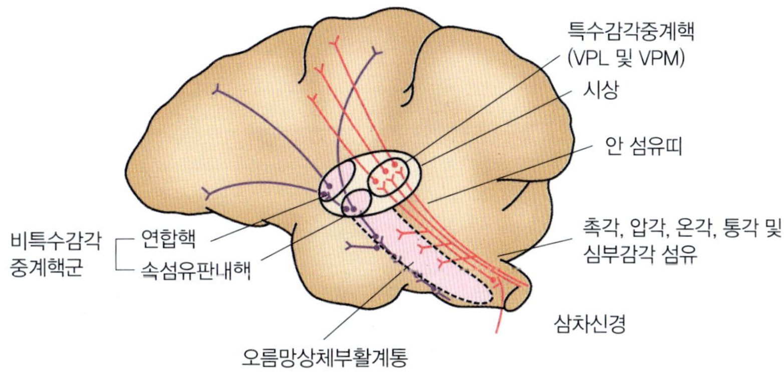

● 그림 5-71 오름(ascending) 뇌줄기그물체부활계통

줄기그물체는 복잡하게 많은 연접전도로이며, 또한 모든 감각 정보가 고도로 연결되기 때문에 여기에 들어온 정보는 감각종류의 차이에 따라 특수성을 잃게 된다. 그물체 신경세포의 대부분은 어떠한 감각 자극에 의해서도 흥분한다. 결국 그물체는 공통 감각 경로이기 때문에 **비특수감각계통**이라고 한다. 여기에서 보내어지는 비특수감각정보는 시상의 비특수감각중계핵군(속섬유판내핵, 연합핵)에서 중계된 후 대뇌겉질 연합영역으로 전달되어 의식수준을 각성시킨다. 따라서 전달된 여러 가지의 감각성 자극이 눈뜬 상태를 유지시키거나 수면으로부터 눈뜨게 하는 기전을 일으킨다. 한편 그물체부활계통은 대뇌겉질과 연락되기 때문에 의도적으로 잠자지 않을 경우 대뇌겉질로부터 전달된 자극이 그물체 부활계통을 자극하여 각성상태가 유지된다.

그러나 그물체는 감각 입력만을 비특수화하여 대뇌겉질로 보낼 뿐만 아니라 더욱 적극적으로 뇌파를 각성상태로 바꾸는 기능이 있는 것으로 최근에 추측되고 있다(그림 5-71).

6) 수면

(1) 렘수면과 비렘수면

수면뇌파와 함께 안구운동, 근전도 등을 동시에 기록하는 **수면다원기록**(polysomnography) 소견에 따라서 수면뇌파를 판정하면(그림 5-72 및 표 5-9) 크게 두 개의 종류로 나뉘어진다. 즉, 급속한 안구운동이 나타나는 **렘수면**(rapid eye movement sleep; REM 수면)과 안구 운동이 일어나지 않는 **비렘수면**(non-rapid eye movement sleep; NREM 수면)으로 구분된다.

비렘수면은 수면의 깊이에 따라 제 2, 3, 4 단계로 구분되는데, 수면이 깊어짐에 따라 잠자기 전에 출현하던 낮은(저)진폭의 느린파(서파)가 점차 높은(고)진폭의 느린파로 변한다.

렘수면은 수면 4단계인 높은진폭의 느린파수면(서파수면)에 이어서 나타나는 낮은진폭의 빠른파(속

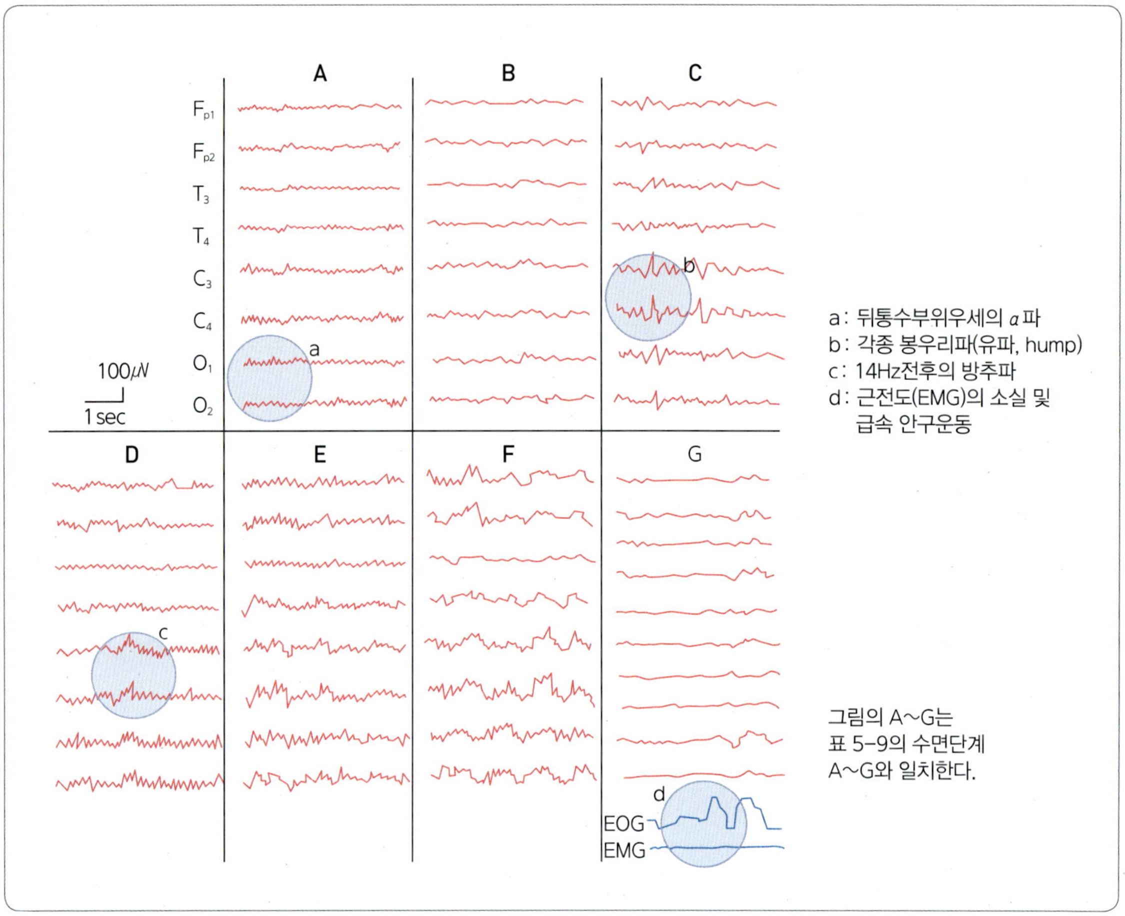

● 그림 5-72 정상 성인의 수면단계별 뇌파파형

● 표 5-9 수면뇌파

그림 5-52의 대응 명칭	뇌파의 특징	수면단계	국제적 분류
A	낮은 진폭의 빠른파(흥분, β파) ↓ α파(안정) α파 억제(졸음, 이완)	각성기	W
B	α파 소실(50% 이하), 낮은 진폭의 빠른파(β파, θ파) 출현, 억제파기	입면기(천면기)	stage 1
C	마루(두정)예파(또는 봉우리파)	얕은수면초기(경수면초기)	
D	방추파 및 K 복합파(K-complex) 출현, 배경파는 중등도 진폭의 서파	얕은수면기(경수면기)	stage 2
E	방추파가 남아 있으며, 높은 진폭의 느린파(δ파)가 50% 이하 출현	중등도수면기	stage 3
F	높은 진폭의 느린파(δ파)가 50% 이상 출현, 방추파 없음, 대서파기	깊은수면기(심수면기)	stage 4
G	낮은 진폭의 빠른파(β파, θ파) 및 급속한 안구운동의 출현	렘수면기	stage REM

파, fast wave) 및 급속한 안구운동이 출현하는 특징이 있다. 즉, 렘수면 시기에는 눈을 감고 있는 눈꺼풀(cilum) 아래쪽의 안구가 서서히 움직이거나 왼쪽·오른쪽으로 급속히 움직이는 특징이 있기 때문에 REM수면이라고 한다. 다른 한편으로 수면상태에 있음에도 불구하고 뇌파의 형태는 각성상태의 뇌

파와 구별이 곤란한 파형을 나타내가 때문에 **역설수면**(paradoxical sleep)이라고도 한다. 렘수면 단계에 있는 사람이 각성되면 대부분의 경우 꿈을 꾼 것으로 기억한다. 느린파수면 상태에서는 각성되더라도 꿈을 꾸는 일은 없다. 따라서 렘수면 꿈을 꾸는 것과 깊은 관계가 있는 것으로 여겨진다.

(2) 수면 중의 생리적 변화

수면 중에는 급속한 안구운동 외에 여러 가지 생리적인 기능변화가 나타난다. 특히 자율기능의 경우 느린파(서파)수면기에는 심박동수가 감소되고 혈압이 떨어지게 되며 렘수면기에는 모두 증가한다. 호흡수도 느린파수면기에는 감소되며, 렘수면기에는 호흡 및 무호흡을 반복하게 된다. 느린파수면 시 뼈대근육의 활동은 감소되고 렘수면에 들어가면 완전히 사라진다. 또한 자세 유지에 관여하는 근육의 긴장이 급속히 떨어지게 되어 머리를 축 드리우게 하는 움직임이 일어난다.

(3) 수면주기

정상 성인의 1회 수면 지속시간은 거의 8시간이며 1일 1회에 한하여 일정한 수면시간을 갖는다. 따라서 거의 1일을 주기로 하는 **수면주기(수면리듬)**이 있는데 이러한 리듬을 하루주기리듬(개일리듬, circadian rhythm)이라고 한다. 그러나 신생아 수면의 경우 거의 1일의 주기성은 없고 약 2~3시간의 주기로 발현하는 짧은주기리듬(ultradian rhythm)이 있다.

야간 수면에 있어서 성인의 렘수면은 평균 90분 정도이며, 비렘수면과 렘수면을 1 주기로 하는 수면주기가 야간 수면 중에 4~6회 정도 출현한다(그림 5-73).

수면주기를 자세히 관찰해 보면 아침에는 수면 3단계와 4단계가 없어지게 되고 렘수면이 많아진다. 결과적으로 하룻밤에 렘수면은 4~6회 정도 출현한다. 어린이로부터 노인에 이르기까지 나이에 따라 렘수면의 시간은 전체 수면시간의 약 20~25%를 차지하며, 신생아 및 유아에서는 각각 50% 및 35%로 높다.

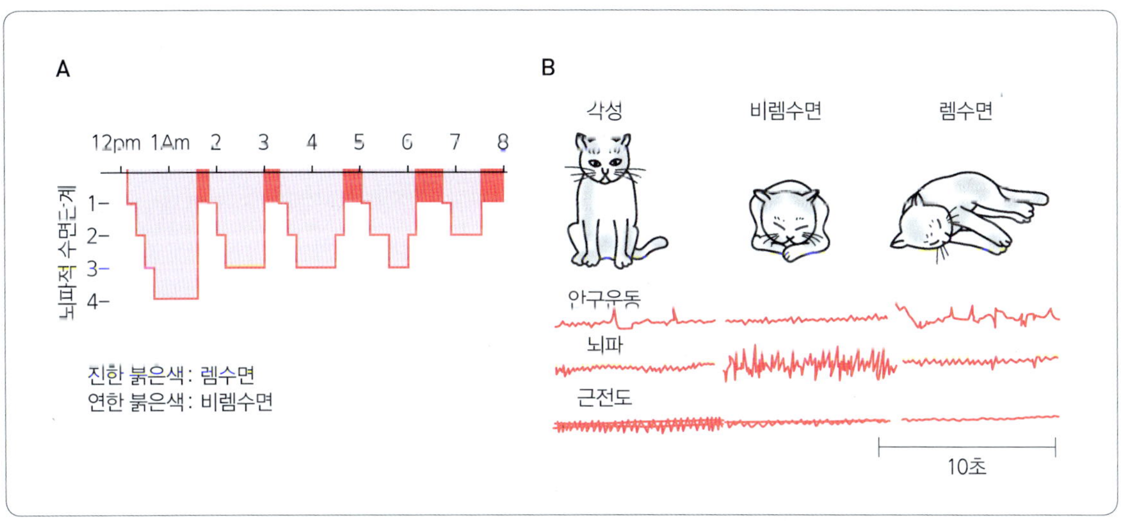

● 그림 5-73 수면주기(렘수면-비렘수면)
사람의 수면주기(A)와 고양이의 안구운동과 수면다원기록(B)을 보여준다.

(4) 수면중추

수면기전에 대한 가설은 3가지로 구분된다. ① 그물체 부활계통(retiruar activating system)에서 대뇌겉질로 전달되는 입력자극(흥분)에 의하여 각성상태가 유지되고 그 입력자극이 없어지면 수면상태가 된다고 하는 가설, ② 시상 및 다리뇌에 수면을 일으키는 기전이 있다고 하는 가설, ③ 뇌의 여러 가지 신경전달물질 특히, 세로토닌이 관계한다고 하는 가설 등이다. 중간뇌와 숨뇌 사이에 존재하는 **솔기핵**이 **세로토닌**을 신경세포의 축삭을 따라 그물체부활계통으로 전달해주면 그물체부활계통의 활동이 억제되어 느린파(서파)수면이 출현한다. 따라서 이것을 느린파수면의 중추라고 한다. 또한 다리뇌의 청색반점핵(청반핵)은 렘수면의 중추로서 뇌파의 탈동기화를 유발함과 동시에 안구운동에 관여하는 시신경을 흥분시킨다.

임/상/노/트

꿈의 세계, 렘(REM)수면

인간의 뇌는 잠을 자는 도중에도 계속 활동한다. 그 증거 중 하나가 바로 꿈이다. 일반적으로 수면 단계 중에서도 두뇌 활동이 가장 활발한 기간을 '렘(Rapid Eye Movement, REM)수면'이라고 한다.

사람이 꿈을 꾸는 건 서파수면에 막 접어들 때(20%), 그리고 렘수면 도중(80%)이다. 렘수면 시 꿈은 매 순간 놀랍고 역동적 움직임으로 가득하다. 반면, 서파수면 시 꿈은 시각 장면 반복이 잦고 좀처럼 하나의 이야기로 엮이지 않는다.

렘수면은 켜는 렘온상태와 끄는 렘오프상태가 반복되는데, 렘온(REM-On) 상태일 때 만들어지는 아세틸콜린은 기억의 연상작용을 활발하게 해주는 반면, 렘오프(REM-Off) 상태일 때 생성되는 노르에피네프린은 주의 집중을 유도해 오히려 깊은 잠을 부분적으로 방해한다. 그래서 렘수면 도중 꾼 꿈이 뚜렷이 떠오르지 않게 된다.

7) 새겉질(신피질) 연합영역의 통합기능 : 인지, 언어, 의지

(1) 인지

마루-관자-뒤통수 연합영역에는 제 1차 시각영역(제 17영역)과 제 1차 청각영역(제 41, 42영역)의 인접한 곳에 제 2차 시각영역(시각연합영역, 제 18, 19영역), 제 2차 청각영역(청각연합영역, 제 22영역), 몸감각 연합영역(제 5, 7영역)이 있다. 이들 연합영역은 제 1차 감각영역과 섬유연락을 가지며 시상의 비특수핵으로부터 투사를 받는다. 감각정보의 수용은 감각영역에서 이루어지며 감각, 인지 및 판단은 연합영역의 통합작용에 의해서 이루어진다. 단, 인지에는 기억이 필요하며 이에 따라 인식이 이루어진다.

감각영역과 인접한 연합영역이 장애를 받으며 신경계통의 장애가 없더라도 감각경험의 분석 및 다른 감각정보와의 비교, 검토를 통한 의미의 차이를 파악하지 못하는 **인식불능증(실인증, agnosia)**에 빠진다. 몸감각의 경우 물건에 접촉하더라도 그 형태와 크기를 알 수 없게 되며(촉각 인식불능증), 신체부위가 공간에서 차지하는 위치를 알 수 없게 된다(신체부위 인식불능증). 또한 시각의 경우 시각성 인식불능증(정신성시각상실, mind blindness)이 되고, 청각의 경우 청각성 인식불능증이 된다. 시각정보는 제 17영역→제 18영역 및 제 19영역→제 37영역, 제 20영역, 제 21영역의 순으로 전달되면서 점차로 시각패턴의 판별이라는 고차적인 기능이 수행된다.

(2) 언어

브로카(Broca)는 왼쪽의 이마엽에 장애가 있는 환자의 경우 언어 발음능력이 없는 **운동성언어상실증(운동성실어증, motor aphasia)**에 빠진다는 사실을 발표한데 이어서 베르니케(Wernicke)는 브로카가 제시하는 뇌부위 뒤쪽의 관자엽이 장애를 받게 되면 말을 하거나 쓰는 것은 되지만 이야기 하는 말과 쓰여진 문자의 의미를 알 수 없게 되는 **감각성 언어상실증(감각성실어증, sensory aphasia)**이 나타난다는 것을 보고 하였다. 이러한 장애유발 부위를 현재 **브로카영역(Broca's center)** 및 **베르니케영역(Wernicke's center)**이라고 한다. 인간의 90%는 왼쪽 대뇌반구에 언어 기능을 갖고 있는데 이것은 대뇌반구의 왼·오른쪽 차이의 전형적인 예이다.

언어기능이 있는 쪽의 반구를 **언어반구** 또는 우위반구라고 하는데 해부학적으로도 왼·오른쪽 반구는 비대칭을 이루고 있으며 베르니케영역도 왼쪽머리부위의 뒤쪽이 오른쪽보다 훨씬 크다. 현재 언어중추는 ① 브로카영역보다 약간 넓은 운동성 언어중추가 있는 앞언어영역(44영역, 45영역, 관자앞 연합영역), ② 베르니케영역에 해당하는 부분(42영역, 22영역), 그리고 시각, 청각, 몸감각의 연합영역(39, 40영역)을 포함한 감각성 언어중추가 있는 뒤 언어영역으로 나뉘어져 있다(그림 5-74). 들은 말을 이야기하거나 쓴 글을 읽고 이야기할 때에는 그림 5-75와 같은 경로를 거치는 것으로 생각된다.

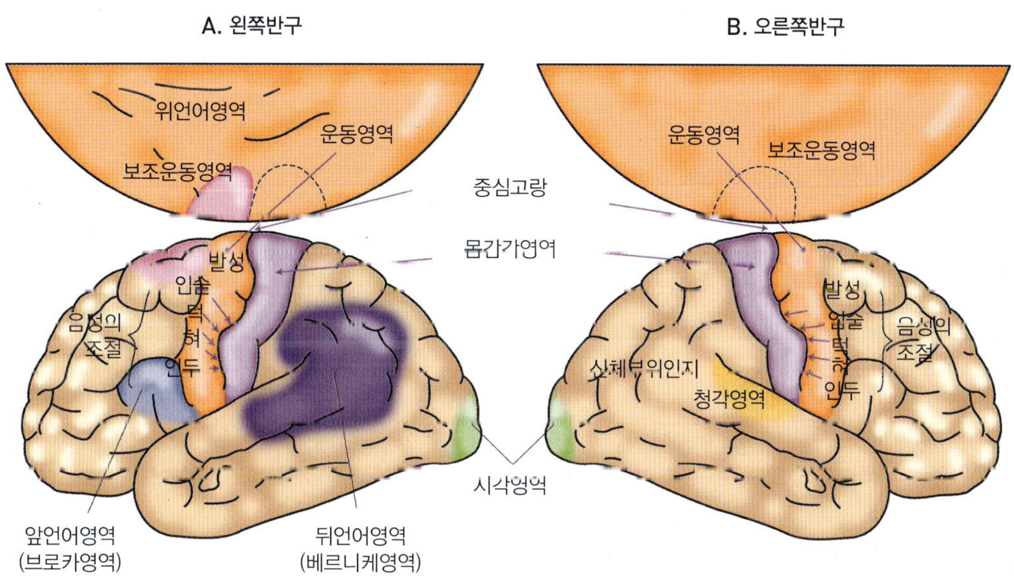

그림 5-74 인간의 언어영역

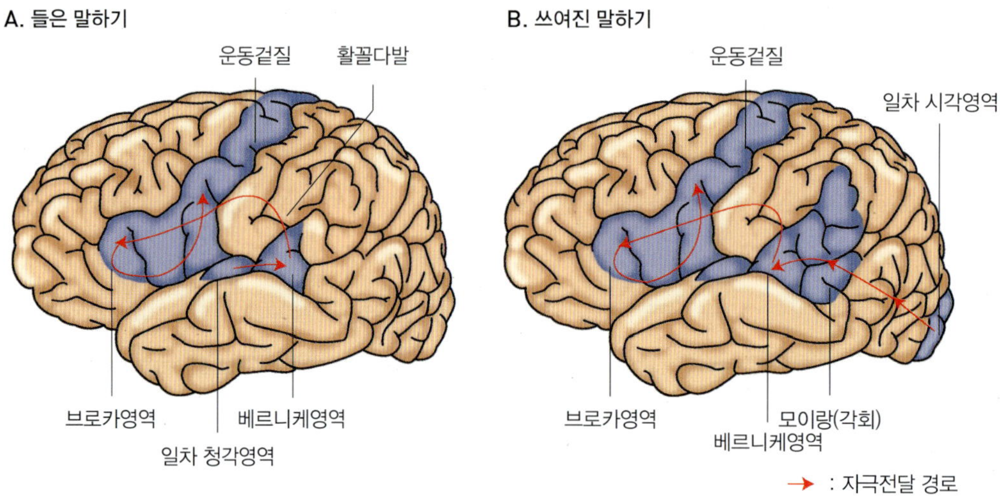

● 그림 5-75 언어기능의 발현

(3) 의지 및 감정

이마연합영역에 장애가 일어나면 각각의 감각 및 운동에 영향을 주지 못하고, 운동전체에 영향을 미쳐 행동이상을 일으킨다. 따라서 해야만 되는 운동과 동작을 이해하지 못하여 동작할 수 없는 **운동행위상실증**(운동성 실행증, kinetic apraxia)에 빠진다. 즉, 행동 불능에 빠져 불안, 고통, 비애 등의 감정이 소실될 수 있다. 광범위 정신병환자의 치료 목적으로 이마엽 연합영역의 절제가 실행된 바 있는데, 이때 환자는 감동이 되지 않거나 자발운동 및 의욕감퇴, 무감정에 빠져 결과적으로 인격의 변화가 생기는 것을 볼 수 있었다. 또한 마음으로 생각, 계획, 통합하여 의지적 행동으로 시행할 수 없는 **관념행위상실증**(관념성실행증, ideational apraxia) 또는 운동기구를 계획대로 조작하지 못하는 **관념운동행위상실증**(관념운동성 실행증, ideokinetic aproxia)에 빠진다.

8) 시상하부 및 둘레계통의 기능

시상하부 및 둘레계통(가장자리계통, 변연계, limbic system)은 개체유지와 종족보존이라는 기본적 생명활동을 잘 하도록 하기 위해서 신경계통 및 내분비계통의 작용을 통합한다. 또한 필요한 경우 본능적 욕구 및 정동이라고 하는 정신을 형성한다. 이로 인하여 각 조절계통의 단독 기능으로 얻어질 수 없는 새로운 효과 및 보다 목적에 알맞은 효과를 일으킨다.

시상하부 및 둘레계통에 의하여 통합되어 나타나는 기능에는 섭식행동, 갈증(음수)행동, 성행동, 체온조절, 감정행동, 뇌하수체앞엽호르몬의 분비조절, 뇌하수체뒤엽호르몬의 분비조절, 생체시계 기능 등이 있다. 시상하부 및 둘레계통은 이 때문에 특수한 신경세포 및 연락섬유를 갖고 있다. 또한 시상하부에서는 혈액-뇌관문이 없기 때문에 신경세포가 직접 혈액과 접촉하고 있는데, 이것은 내부환경 변화를 감지할 수 있는 매우 유리한 구조라고 할 수 있다. 이 장에서는 시상하부와 둘레계통의 구조 및 세포를 종합하여 섭식행동, 감동 행동에 대해 알아보고자 한다. 뇌하수체 호르몬의 조절, 갈증행동, 체온조절 등에 대해서는 이미 앞에서 설명한 바 있으며, 또한 성행동, 생체시계에 대해서는 인간의 경우 아직도 완전하게 밝혀져 있지 않다.

(1) 시상하부의 구조와 기능

시상의 배쪽, 뇌하수체의 등쪽에 있으면서 뇌의 가장 아래쪽에 있는 것을 **시상하부(hypothalamus)**라고 한다. 경계는 그렇게 분명하지는 않지만 그림 5-76과 같은 신경핵이 있나. 특수한 신경세포로서는 ① 시상하부 호르몬, ② 도파민 신경세포(활꼴핵, 앞·뒤 뇌실의 주위, 부정확한 세포체가 있어 정중융기로 끝난다), ③ 성호르몬 취입세포(뇌실 주위핵, 배쪽정중핵[(복내측핵, ventromedial nucleus), 활꼴핵에 있음], ④ 온각신경세포 및 냉각신경세포(시상하부 앞영역에서 시각로 앞영역에 있음), ⑤ 포도당 감수 신경세포(배쪽정중핵에 있음) 등이 있다. 시상하부는 시상과는 뚜렷하게 분리되지만 구조적, 기능적으로 밀접하게 연락되어 있다. 시상보다는 크기는 작지만 체온조절, 내분비조절, 섭식조절, 정서 및 본능행동 조절, 생체리듬 조절 등에 있어서 매우 중요한 자율신경계통의 고위·통합중추 역할을 한다.

(2) 대뇌 둘레계통의 구조와 기능

둘레계통은 구조적으로 사이뇌를 둘러싸고 있는 가장자리 겉질영역이다. 원시겉질(해마체) 및 옛피질(후뇌)을 가장자리겉질(변연피질)이라 부르며, 중간피질(내후령 및 이마엽 눈확부위 뒤쪽), 겉질밑핵(중추핵 및 편도핵) 등과 관련 있는 부위를 합하여 둘레계통이라고 한다(그림 5-77). 둘레계통은

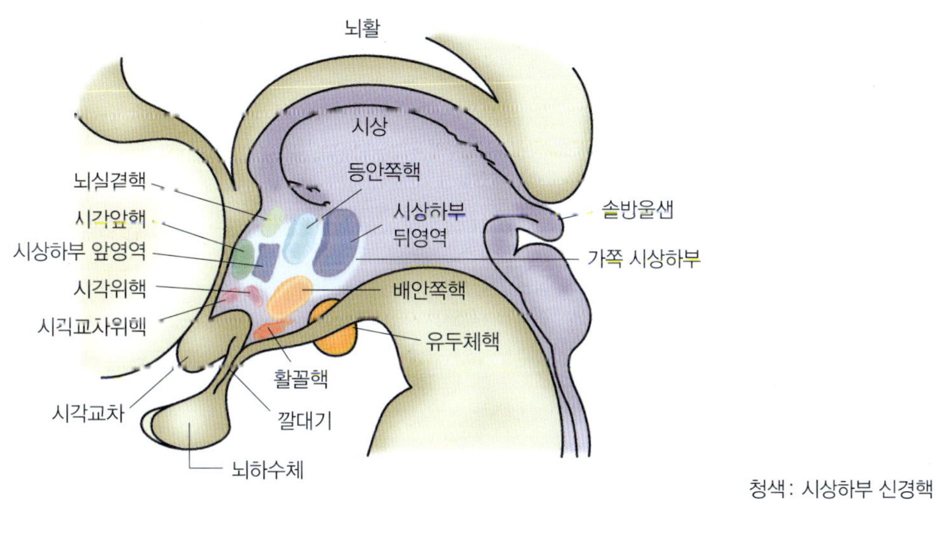

● 그림 5-76 시상하부의 신경핵

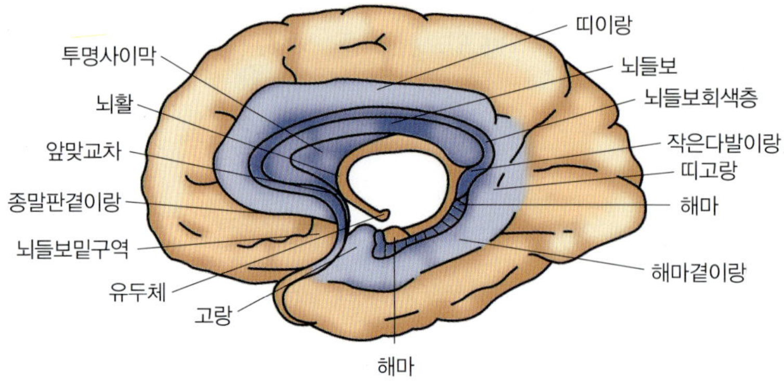

● 그림 5-77 둘레계통

해마(hippocampus), 편도핵(amygdala), 대상회(cingulate gyrus), 시상앞핵(anterior thalamic nucleus), 유두체(mamillary body), 후각망울(후구, oifactory bulb), 사이막핵(중격핵, septal nucleus) 등으로 구성되어 있다.

임/상/노/트

기억의 저장소, 해마와 편도체

해마(hippocampus)는 짧은 시간 동안 간직되는 기억에 관여하는 기억체계의 중요한 구실을 한다. 기억상실증 환자의 자기공명영상(MRI)을 보면 해마가 위축된 것을 볼 수 있다. 만일 해마 이외의 다른 둘레계통의 구조가 손상될 경우 기억장애는 더 악화된다. 또한 해마는 단기 기억뿐만 아니라 뇌줄기그물체(뇌간망상체)와 합동하여 각성 및 주의집중에 관여한다. 둘레계통의 또 다른 구조인 편도체는 특히 공포반응의 기억을 하는데 있어 큰 역할을 한다.

(3) 시상하부 및 둘레계통의 섬유 연락

뇌줄기와 시상하부, 시상하부와 둘레계통 사이에는 그림 5-78과 같은 연락이 있다. 둘레계통에는 오로지 시상하부로부터 정보가 들어오게 되는데 이것은 새겉질이 시상을 거쳐 입력을 받는 것과는 대조적이다.

(4) 섭식행동의 조절

먹고 마시는 행동은 척수 및 뇌줄기 수준의 섭식반사에 의해서 일어난다. 섭식반사는 음식물의 인지 등과 같은 감각자극에 의하여 시작되며 시상하부-둘레계통은 공복감 또는 만복감의 형성이라고 하는 동기의 과정을 관할하기 때문에 이 반사를 조절한다.

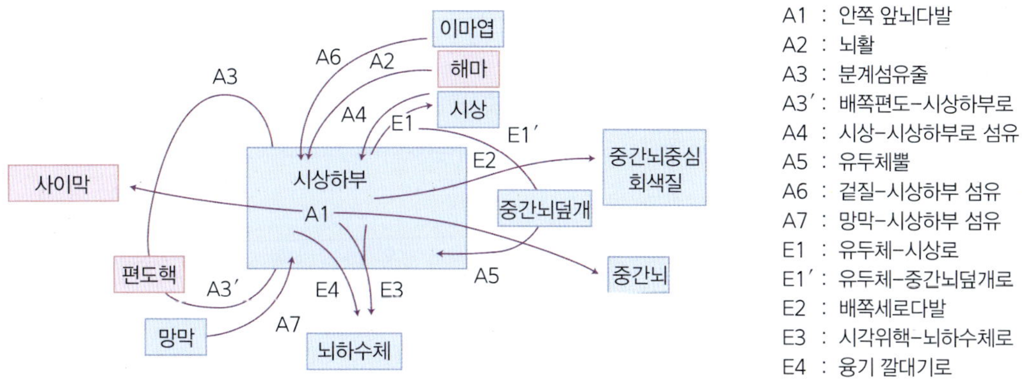

● 그림 5-78 시상하부의 신경연락

시상하부에 장애가 있으면 비만 및 식욕부진이 일어나는 사실은 임상적으로 오래 전부터 알려져 있다. 동물의 시상하부에 있는 배안쪽핵을 파괴하면 음식물이 제공되는 한 계속 먹기 때문에 극단적인 비만이 될 수 있으며, 그 반대로 전기자극을 하면 섭식을 중지한다(그림 5-79). 한편 시상하부 바깥쪽

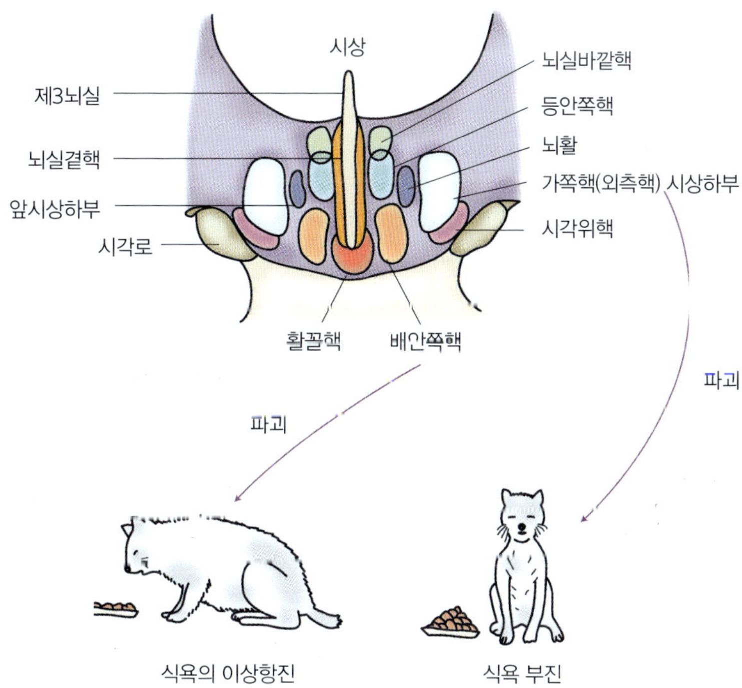

● 그림 5-79 시상하부(앞면)의 파괴와 섭식행동

을 파괴하면 눈앞에 음식물이 있더라도 먹지 않고 결국에는 죽음에 이르게 되는데, 이때 반대로 전기적 자극을 가하면 섭식량이 증가하게 된다. 따라서 배안쪽핵에 **포만중추**가 있고 시상하부 가쪽에 **섭식중추(공복중추)**가 있는 것으로 생각된다.

포만중추는 섭식 후의 혈중 포도당 농도 상승을 감지하여 만복감을 형성함으로써 섭식중추를 억제하여 섭식을 종료시킨다. 한편 배가 고플 때 혈중 유리지방산의 증가가 섭식중추에 감지되어 공복감이 형성되고, 그 결과 섭식행동이 일으키는 것으로 생각된다.

고양이 및 원숭이의 편도핵 및 해마를 포함한 양쪽 관자엽을 파괴하게 되면 닥치는 대로 입을 갖고 와서 먹으려고 입술을 빨거나, 많이 먹거나, 성욕이 항진되거나 또는 정동반응이 떨어지거나 정신이 우둔한 증상이 일어난다. 또한 편도체의 바깥쪽을 섭식억제계통이라 하고 안쪽을 촉진계통이라고 한다. 편도체의 이러한 작용은 시상하부 중추를 통하여 발현된다.

(5) 감정행동의 조절

감정(정동, affection)이라 함은 사랑, 미움, 유쾌, 불쾌, 분노, 즐거움, 슬픔, 놀램 등과 같은 주관적 감정이다. 감정에 의한 행동을 감정행동(정동행동)이라고 한다. 감정과 감정행동에는 ① 두려움과 도피(또는 회피)행동, ② 분노와 공격(투쟁)행동, ③ 유쾌와 접근행동이라는 3개 기본형이 있다. 모두 시상하부와 둘레계통이 관여한다. 특히 둘레계통은 이러한 기능으로 인하여 **감정뇌**라고 한다.

Human Physiology

제6장

혈액생리

1. 혈액의 일반적 기능
2. 혈액의 조성 및 특성
3. 적혈구
4. 혈장
5. 혈액 내 산소 및 이산화탄소의 운반
6. 백혈구
7. 혈소판
8. 혈액의 응고
9. 수혈
10. 혈액형

혈액(blood)은 소화기로부터 영양을 흡수하고, 호흡기관으로부터 산소를 공급받아 세포에 전달해주는 작용을 하며, 또한 각 조직에서 생긴 물질대사 산물을 콩팥(신장, kidney), 또는 허파(폐, lung) 등으로 운반하여 몸 밖으로 배출시키는 작용을 한다. 그리고 혈액은 심장의 펌프 작용에 의해 혈관 속을 순환한다. 혈액량은 체중의 약 7~8%에 해당하며 보통 성인의 경우 4.5~5.0 ℓ 정도이다.

1. 혈액의 일반적 기능

1) 운반기능

(1) 영양소 운반

작은창자(소장, small intestine)의 융모로부터 흡수된 탄수화물, 단백질, 지방, 핵산 등과 같은 영양물질을 혈액순환을 통하여 온몸(전신)으로 운반된다.

(2) 가스운반

허파로부터 신선한 산소를 받아들이고 말초조직으로부터 노폐물인 탄산가스를 받아들인다. 그 후 말초조직에 O_2를 전달하고 허파조직에 CO_2를 전달해 준다.

(3) 노폐물 배출

탄산가스, 대사산물, 요소, 요산, creatinine 등을 허파나 콩팥으로 운반하여 몸 밖으로 배출되게 한다.

(4) 호르몬 운반

여러 가지 내분비 장기에서 생산된 호르몬을 그들의 표적기관(target organ)으로 운반해 준다.

2) 조절작용

(1) 체온 조절

혈액은 체내의 열 생성기관으로부터 열을 받아들인 후 온몸을 순환하면서 열을 골고루 전달시켜 주는 동시에 체표면의 혈관을 통하여 열이 몸 밖으로 발산되게 하여 체온을 조절한다.

(2) 산-염기 평형유지

허파에서 탄산가스가 배출되게 하고 콩팥에서 산과 염기가 적당량 배출되게 함으로써 혈액의 pH가 항상 7.3~7.4 수준으로 유지되도록 완충작용(buffer action)을 해준다.

(3) 체액량 조절

말초 모세혈관과 조직액 사이의 액체 상호교환을 통하여 체액량이 일정한 수준으로 유지되게 해준다.

3) 방어작용

(1) 신체방어 작용

혈장 내에는 여러 가지 면역물질과 백혈구가 존재하는데 이들의 포식작용(식균작용, phagocytosis)에 의해 세균 등의 감염으로부터 항상 몸을 보호해 준다.

(2) 지혈작용

혈액은 여러 가지 혈액응고 인자를 함유하고 있기 때문에 출혈 시에는 혈액 그 자체가 최대의 지혈작용을 발휘한다.

2. 혈액의 조성 및 특성

혈액은 체중의 약 1/13을 차지하고, 세포성분(고형성분, formed element)인 혈구세포(blood cell)와

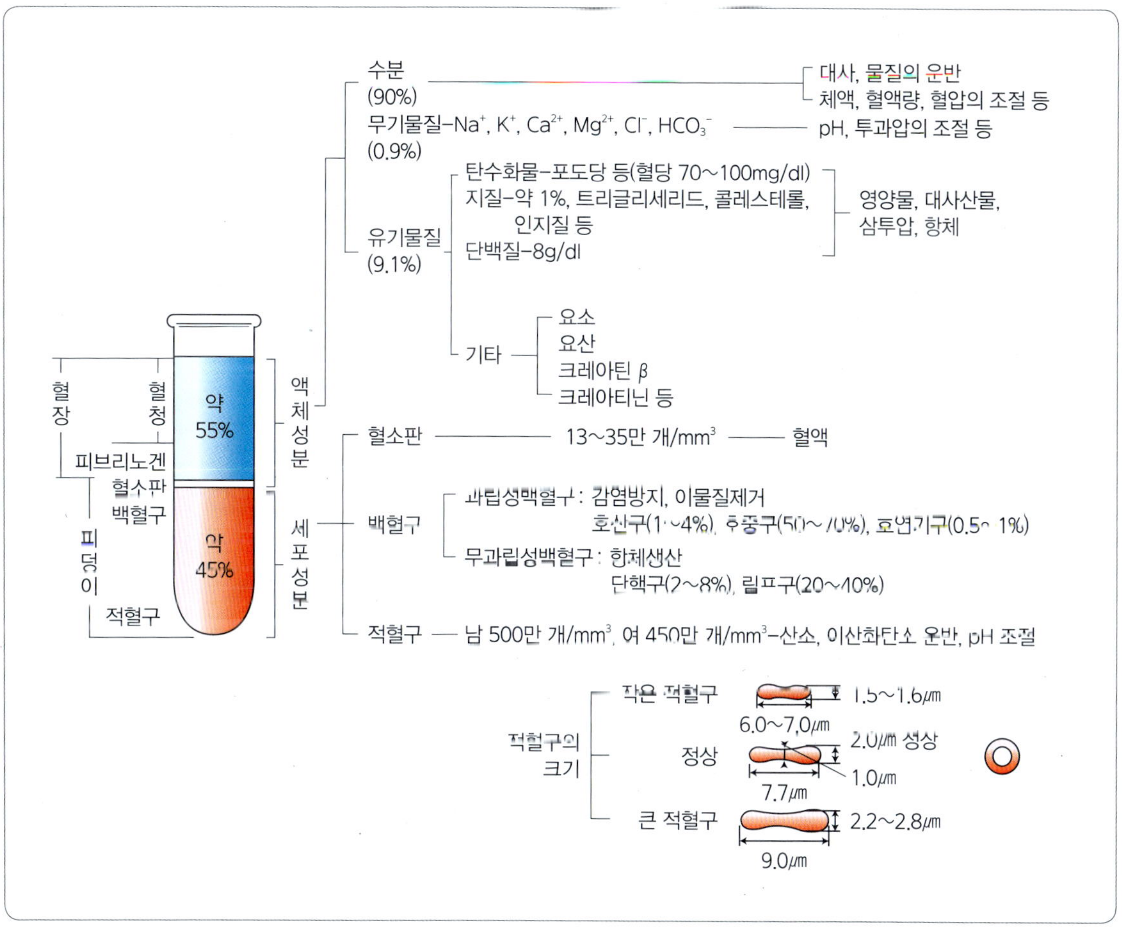

● 그림 6-1 혈액의 종류와 작용

액체성분(체액성분, liquid element)인 **혈장**(blood plasma)으로 나뉘어진다. 혈구는 **백혈구**(leukocyte, WBC), **적혈구**(erythrocyte, RBC), **혈소판**(thrombocyte, platelet)으로 구성된다. 혈액은 약 45%의 세포성분을 포함하는 액상의 조직으로서 그 조성은 그림 6-1과 같다.

3. 적혈구

적혈구는 보통 지름 7.5~8 μm, 두께 2~2.5 μm인 둥근 모양으로써 핵이 없고 중앙이 움푹 들어간 도넛츠 모양(biconcave shape)을 하고 있다(그림 6-2A). 그림 6-2B에서 보는 바와 같이 **혈색소**(**헤모글로빈, hemoglobin, Hb**)는 4개의 헴(heme)과 글로빈(globin)으로 이루어져 있다. 글로빈은 α와 β형으로 구분되는데, 이 글로빈을 구성하고 있는 아미노산들의 배열에 따라 혈색소는 여러 모양으로 구분된다. 산소는 적혈구에 있는 Hb의 헴분자와 결합하여 이동된다. 즉, 헴 분자의 중앙에 있는 Fe^{2+}에 산소가 결합하여 **산화혈색소**(oxyhemoglobin)가 된다. 적혈구 전체 중량의 90%는 혈색소가 차지한다.

1) 적혈구의 생성

적혈구로 되는 가장 어리고 약한 세포인 **혈구모세포**(**혈구아세포 또는 줄기세포, hemocytoblast or stem cell**)의 세포질은 강한 염기성을 나타낸다. 풋정상적혈모구(전적모구, proerythroblast)가 성숙

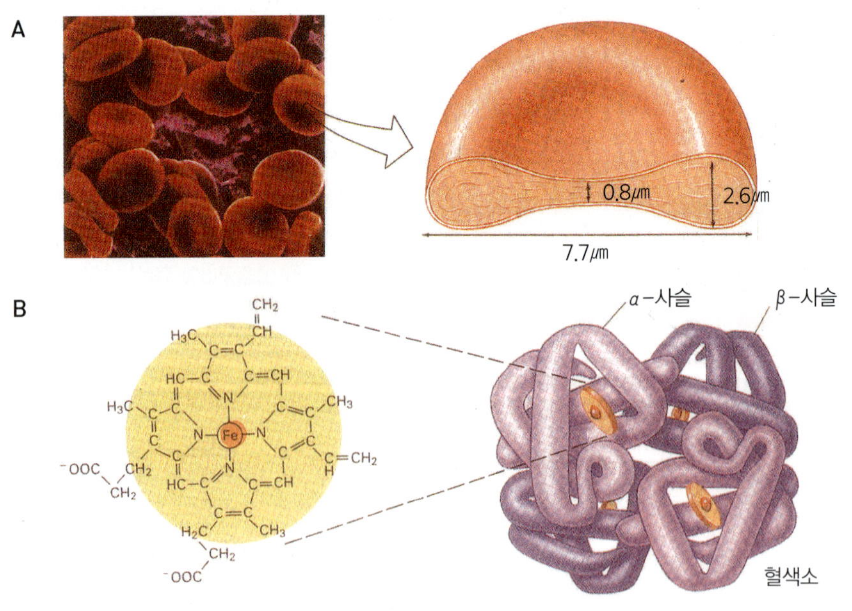

● 그림 6-2 적혈구의 형태(A) 및 혈색소의 구조(B)
혈색소 분자에서 Fe^{2+}를 함유한 헴(heme) 구조 속에 산소(O_2)가 결합한다.

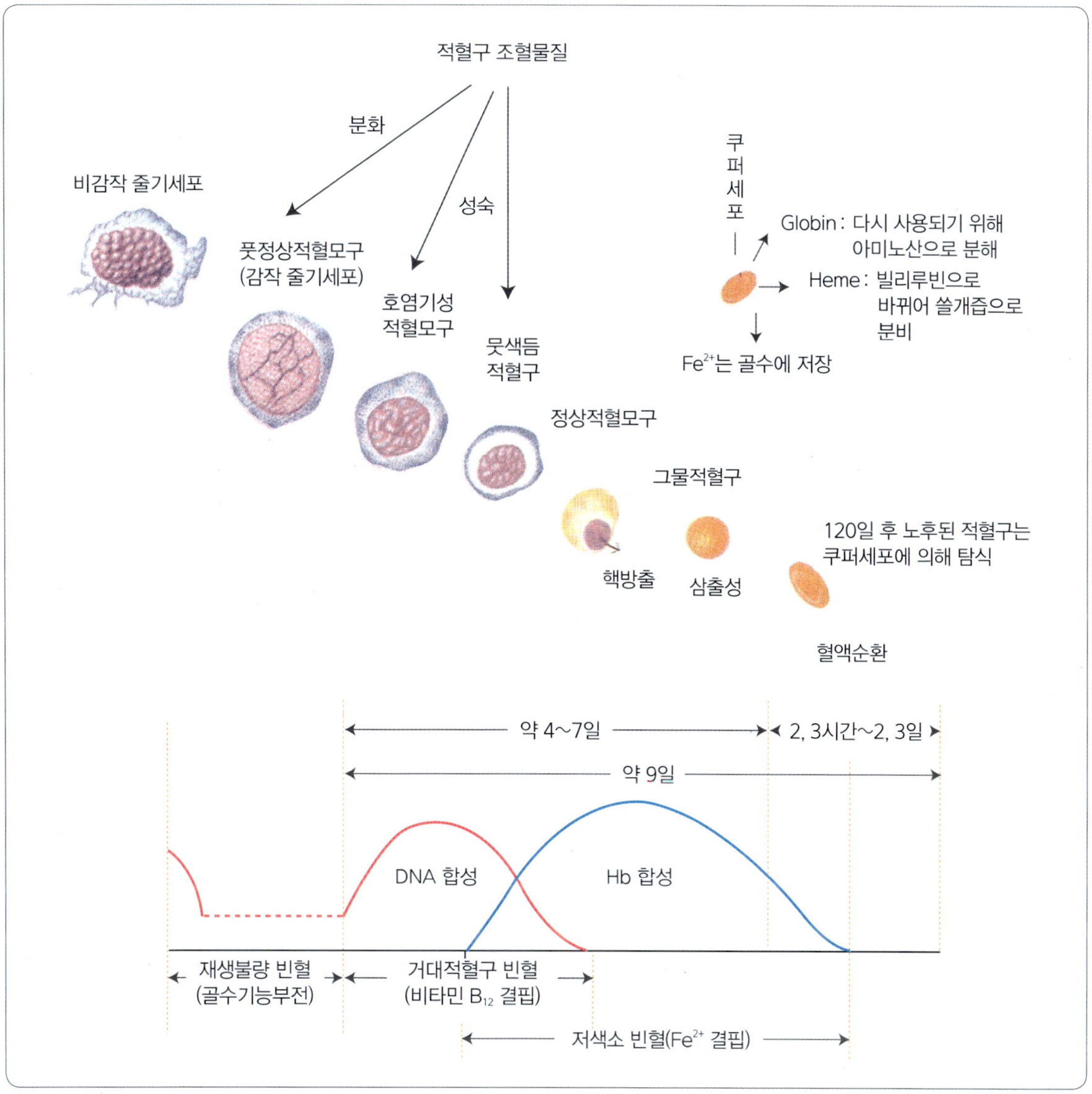

● 그림 6-3 적혈구 생성과 장애에 의한 빈혈

함에 따라 핵이 응축, RNA의 감소 및 혈색소의 합성 등이 일어나며, 세포질은 호염기성에서 순차적으로 호산성으로 변한다. 이 세포는 이러한 순차적 변화 단계를 거쳐 각각 **호염기성 적혈모구**(적아세포, basophilic erythroblast), **뭇색듬적혈모구**(다염성적아세포, polychromatophilic erythroblast), **정상적혈모구**(정적아구, normoblast)가 된 후, 결국에는 핵이 세포 밖으로 방출되면서 핵이 없는 성숙한 적혈구가 된다(그림 6-3).

2) 적혈구의 파괴

골수에서 조혈된 적혈구는 순환계통으로 나온 후 기능을 하다가 평균 120일의 수명으로 파괴된다. 적혈구가 노후되면 적혈구 막의 취약성(fragility)이 증가하여 결국 모세혈관 내에서 작은 입자(frag-

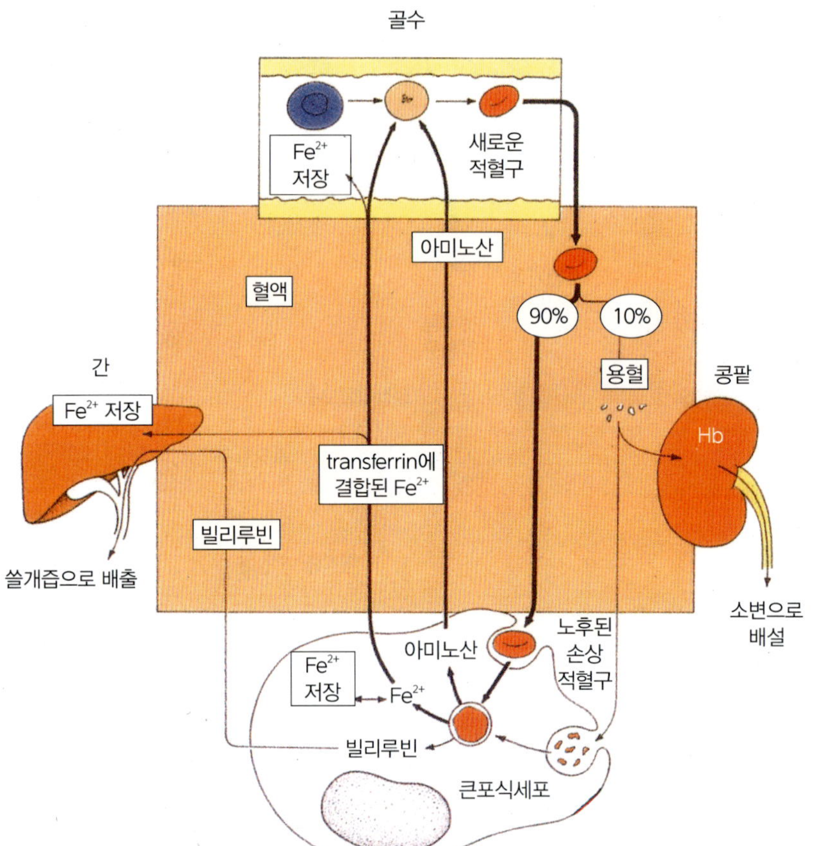

● 그림 6-4 적혈구의 대사

ment)로 파열된다.

파열된 적혈구는 간, **지라**(비장, spleen), **골수**의 그물내피세포(망상내피세포, reticuloendothelial cell)와 조직 속의 **큰포식세포**(대식세포, macrophage)에 의해 탐식되면 혈색소는 헴과 글로빈으로 분해된다. 즉, **헤모시데린**(hemosiderin)은 철 함유 색소인 혈철소와 쓸개즙색소인 **빌리버딘**(biliverdin)으로 분해되고,이 빌리버딘은 **빌리루빈**(bilirubin)이 된다.

분해된 철(Fe^{+})은 지라에 저장되고, 빌리루빈은 간으로 전달되어 쓸개즙 성분으로 바뀐다. 그 후 작은창자와 콩팥을 통해 소변(요)과 대변(분변, feces)으로 분비되며 이들의 색깔을 결정한다(그림 6-4). 1초 동안에 파괴되는 적혈구는 약 250만 개이지만 파괴된 수만큼 새롭게 생성된다.

(1) 적혈구 용혈

용혈(hemolysis)이란 적혈구막이 파괴되어 세포 내 **혈색소**(hemoglobin)가 세포 외로 유출되는 현상이다. 여기에는 물리적(삼투) 및 화학적(산, 알칼리, 에테르 등의 화학물질) 용혈과 각종 독소에 의한 독성용혈 등이 있다.

(2) 황달

수명을 다한 노후 적혈구가 간, 지라 및 골수의 그물조직에 있는 그물내피세포와 조직 내 큰포식세포에서 탐식될 경우 적혈구 세포에서 유출된 혈색소가 해리되면서 생성된 빌리버딘은 빌리루빈으로 바뀐 후 간으로 이동하여 쓸개즙색소로 저장된다. 그러나 간기능 저하, 온쓸개관(총담관) 폐쇄 및 과도한 용혈현상이 일어나면 빌리루빈의 혈액 내 농도가 상승하게 되고 그에 따라 눈의 공막과 피부에 색소가 침착이 되어 황색을 띠게 되는데 이런 현상을 **황달(jaundice)**이라 한다. 황달은 원인에 따라 **생리적 황달**(physiological jaundice; 출생 후 2~3일 내에 출현하는 신생아의 간기능 이상으로 발생), **용혈성황달**(hemolytic icterus; 적혈구의 과도한 파괴로 발생), **간발성황달**(간원성, hepatogenous jaundice; 간염, 간질환 등에 의한 간조직 장애로 발생) 및 **폐쇄성황달**(obstructive jaundice; 쓸개즙 배설 장애로 발생) 등으로 구분된다.

(3) 빈혈

빈혈(anemia)이란 적혈구 수가 적거나 혈색소의 농도가 낮은 경우를 지칭한다. 일반적으로 빈혈은 그 원인에 따라 **출혈후빈혈**(출혈성빈혈 posthemorrhagic anemia, 실혈성빈혈 loss anemia; 출혈, 울혈에 의한 혈액손실에 의해 발생), **재생불량성빈혈**(무형성빈혈, aplastic anemia; 적혈구 성숙장애 및 적혈구 생성 이상으로 발생), **미성숙 빈혈**(maturation failure anemia; 비타민 B_{12}, 엽산, 니코틴산, 티민, 피리독신 등의 부족 및 위샘에서 분비되는 내인인자 부족으로 발생), **용혈성빈혈**(hemolytic anemia; 기계적 손상 및 중독 등에 의한 유전적 또는 지라의 기능 이상으로 발생)로 구분된다.

(4) 적혈구 증가증

평지에서 생활 중이던 사람이 고산지대로 이동할 경우 적혈구의 수가 증가(100만~800만 개) 하는데 이것을 생리적 과다증이라 한다. 한편 생체의 탈수 현상이 일어날 때 임상적인 혈액검사를 실시하면 혈구수가 증가하는 **적혈구증가증**(적혈구과다증, erythrocytosis)이 일어나는 것을 관찰할 수 있다.

3) 조혈기관(hematopoietic organ)

세포성분인 적혈구와 백혈구가 죽거나 또는 혈관 파열로 인한 혈액의 유출 등으로 인하여 항상 혈액 속에 있는 혈구의 수가 감소될 수 있다. 그러나 한편으로는 항상 새로운 혈구가 만들어지기 때문에 평상시에는 혈액 속의 혈구수는 거의 일정하게 유지된다. 이와 같이 혈구가 새로 만들어지는 것을 **조혈**(hematopoiesis)이라고 하며, 조혈이 이루어지는 조직 및 기관을 **조혈조직**(hemotopoietic tissue) 및 **조혈기관**(hemotopoietic organ)이라고 한다. 조혈조직에는 골수조직 및 림프조직이 있고 조혈기관에는 **골수**(bone marrow), **지라**(spleen), **림프절**(lymph nodes) 등이 있다.

또한 골수에 있는 그물세포(세망세포, reticular cell)의 그물에서는 적혈구, 과립백혈구, 단핵구, 혈소판 등이 미분화 상태에서부터 성숙상태에 이르기까지의 여러 가지 발육과정이 일어난다. 따라서 골

06

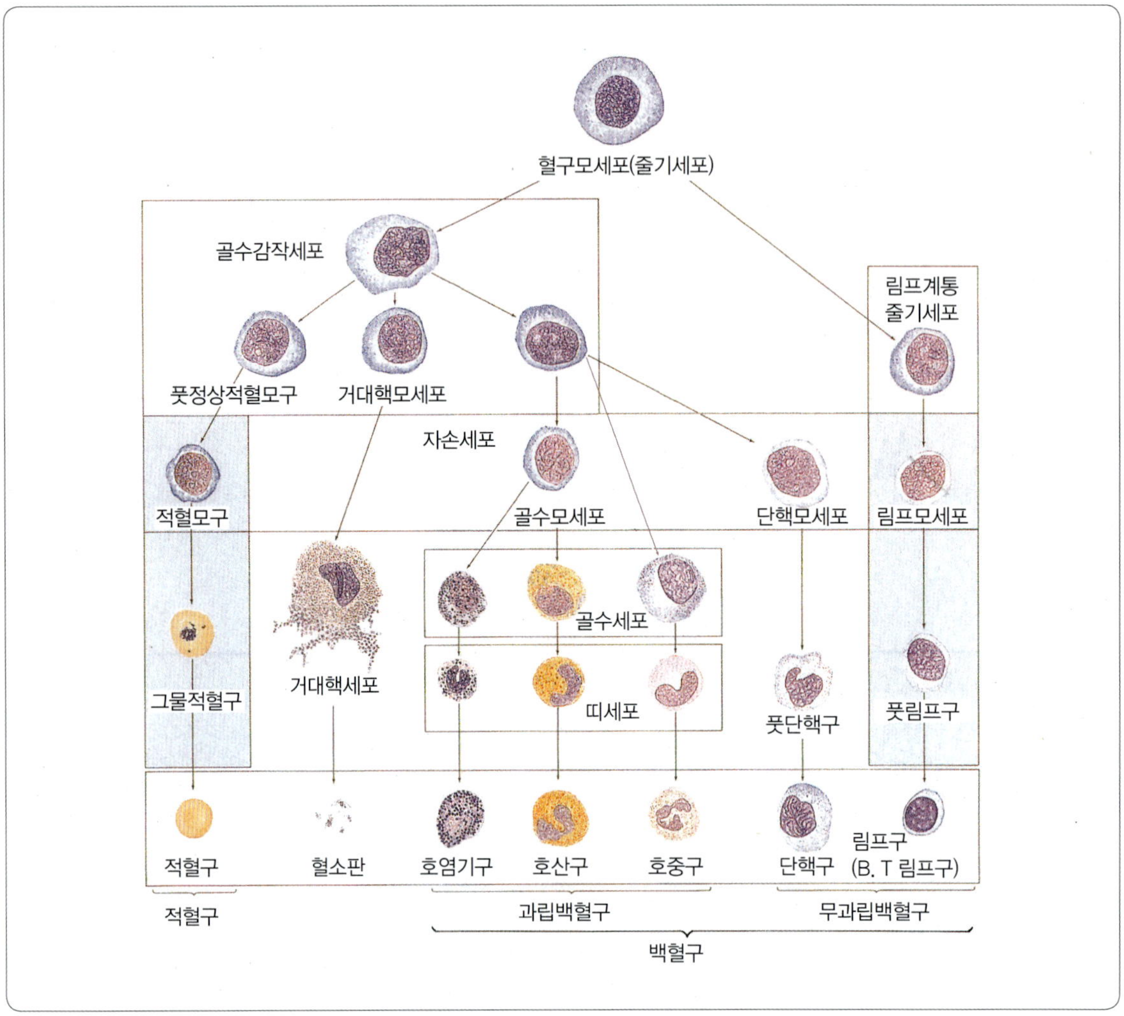

● 그림 6-5 혈구세포의 분화 및 종류

수에서 형성된 **적혈구**(erythrocyte), **과립백혈구**(granular leukocyte), **단핵구**(monocytes), **혈소판**(platelet) 등을 **골수성 세포**라고 한다(그림 6-5).

림프구(lymphocyte)는 림프절 등의 림프조직에서 형성된 다음 대부분은 림프관으로 보내지며, 골수성 세포는 성숙된 후 혈관으로 보내진다.

4. 혈장

1) 혈장 단백질

혈장 단백질은 주로 간에서 생성되는데 이 단백질은 **알부민**(albumin)과 **글로블린**(globulin)으로 구별되며, 이들은 다시 80종 이상의 성분으로 세분되어 각종 다양한 기능을 분담하고 있다. **피브리노겐**

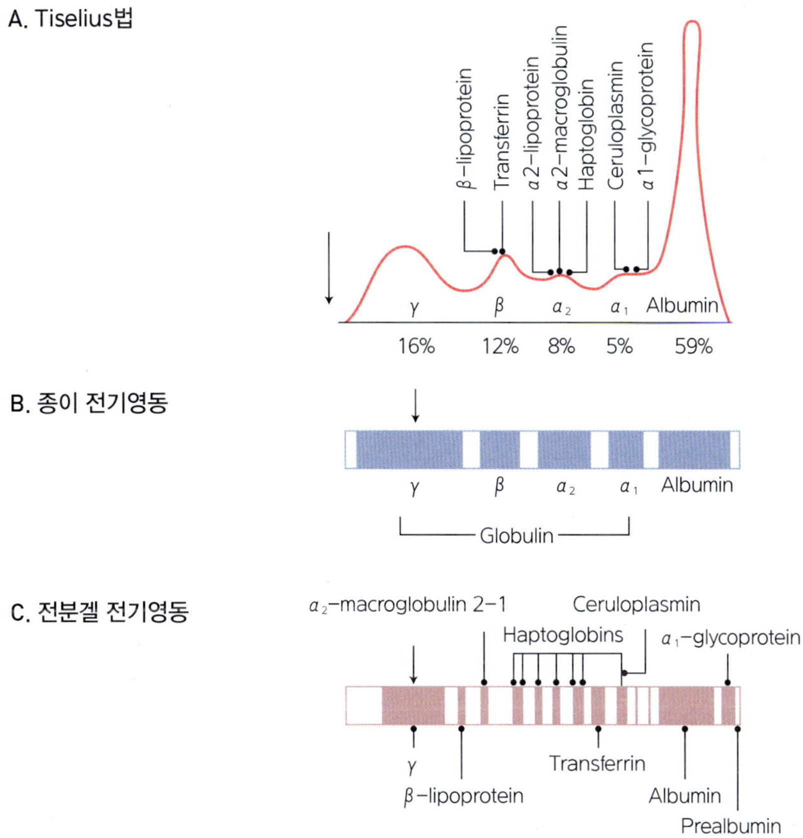

● 그림 6-6 정상 혈청 단백질의 전기영동 패턴
화살표는 시작점을 의미한다.

(fibrinogen)을 제외한 혈장성분을 혈청(serum)이라고 한다.

전기 이동도가 높은 순서대로 나누면 albumin, α_1, α_2, β, γ-globulin으로 구별할 수 있다. 이 중에서 β및 γ분획 사이에는 φ분획(fibrinogen)이 있으며, 모두 합해서 6개 분획으로 나누어진다(그림 6-6). 혈장 단백질은 콜로이드(교질, colloid)의 침투성 유지(특히 albumin), 혈액의 점성 부여(특히 globulin), 완충작용(buffer), 영양기능(특히 albumin), 운반기능[albumin, globulin, 지방, 스테로이드(steroid), 비타민(vitamin) 등의 운반체로서의 기능], 면역기능(γ-globulin), 혈액응고 기능(fibrinogen) 등의 역할을 담당한다.

2) 혈당

혈액 내 포도당(glucose)은 에너지원으로 사용된다. 정상인의 경우 공복 상태에서의 혈당치는 70~110 mg/dl이며 식사 후에는 140 mg/dl를 초과하는 일이 없다. 콩팥에서의 문턱(배설역치)은 170 mg/dl 정도이며 혈당치가 그 이상으로 증가하면 당뇨가 출현한다.

3) 지질

혈액 내 지질은 운반체 단백질과 결합된 상태로 존재한다. 지질에는 **중성지방(triglyceride, neutral fat), 콜레스테롤(cholesterol), 인지질(phospholipid), 유리지방산(free fatty acid)**이 있는데 이들은 에너지원 및 생체의 구성성분이 된다. 또한 식후에는 지질의 양이 뚜렷하게 증가한다.

4) 무기염류

혈장 내 무기염류는 표 6-1에서와 같다. 총 농도는 혈장의 0.9% 정도로서 그 대부분은 NaCl이며 기타 소량의 K^+, Ca^{2+} 등이 포함된다. 혈장 삼투압의 유지, 산·염기 평형의 유지, 탄산가스 운반 등의 기능이 있다. 0.9%의 식염수는 혈장과 등장(290 mOsm/ℓ)으로 생리식염수(nomal saline)라고 한다.

● 표 6-1 혈장 내 산·염기조성

혈장 1ℓ 속의 농도(mEq/ℓ)			
Na^+	142	HCO_3^-	27
K^+	5	Cl^-	103
ca^{2+}	5	HOP_4^{2-}, H_2PO^{4-}	2
Mg^{2+}	3	SO_4^{2-}	1
		유기산	6
		단백질	16
	155		155

5. 혈액 내 산소 및 이산화탄소의 운반

1) 혈색소의 역할

분압차에 의해서 **허파꽈리(폐포, alveoli)**로부터 혈액으로 확산하는 산소의 일부는 물리적으로 혈액에 용해되는데 그 양은 매우 적다(혈액내 총 산소량의 약 1.5%). 혈액으로 들어가는 대부분의 산소는 적혈구에 있는 혈색소(Hb로 표시)와 결합한다. 따라서 만약 혈액 내에서 산소(O_2)를 운반하는 역할을 하는 혈색소가 혈액 내에 없다면 조직이 필요로 하는 산소를 공급하기 위해서 막대한 양의 혈액순환이 요구된다. 혈색소는 헴(heme)이라는 색소와 글로빈(globin)단백질이 결합한 것으로서 4개의 사슬(2개의 α, β chain)로 구성되며 분자량은 68,000이다. 혈색소와 산소의 결합은 헴이 갖고 있는 철에 의해서 이루어지기 때문에 그 결합도는 산소분압에 따라서 변한다(그림 6-7A). 그림 6-7B에서처럼 혈색소와 산소결합도(%)와의 관계를 나타내는 곡선을 **산소 결합곡선** 또는 **산소 해리곡선(oxygen dissociation curve)**이라고 한다. 이 그림에서 혈액의 산소분압이 증가하면 산소와 결합하는 혈색소의 양이 증가하고, 산소분압이 감소하면 산소와 결합하는 혈색소의 양이 감소하기 때문에 이 곡선은 완만한 S자형 곡선을 형성하게 된다. 이것은 산소분압이 높은 부분에서는 산소분압이 그 이상으로 높아지더라도 혈액의 산소 함유량은 그만큼 증가하지 않는다는 것을 의미한다.

또한 산소분압이 낮은 곳에서는 산소분압이 약간이라도 떨어지면 혈색소가 대량의 산소를 해리하게 된다. 정상 허파꽈리의 산소분압은 100 mmHg이며 이 분압에서는 97.4%의 혈색소가 산소와 결합하며, 그 이상으로 허파꽈리의 산소분압을 올리더라도(예를 들면 순 산소를 흡입하여 허파꽈리의 산소분

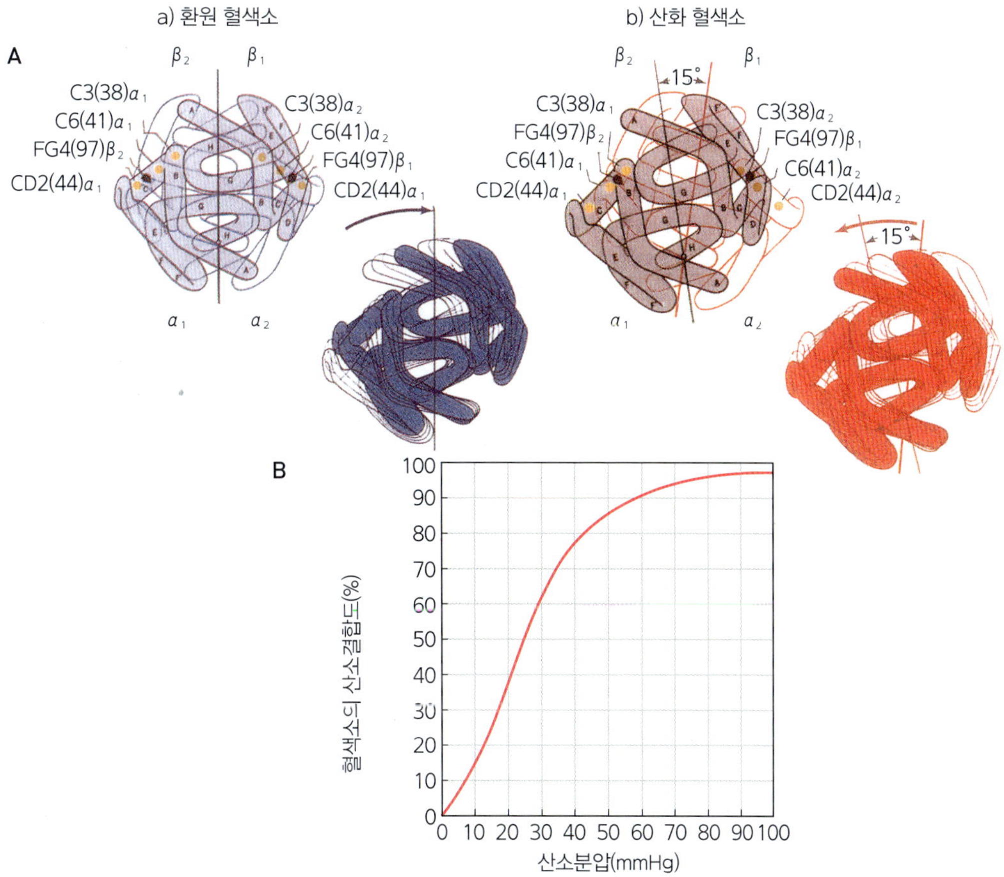

● 그림 6-7 산화 및 환원 혈색소의 구조(A) 및 혈색소의 산소결합(해리) 곡선(B)

a) 환원혈색소(deoxyHb): 산소가 해리된 혈색소로서 $\alpha_1\beta_2$와 $\beta_1\alpha_2$의 2개의 이합체(dimer)로 구성되어 있다.

b) 산화혈색소(oxyHb): 산소가 결합된 혈색소로서 $\alpha_1\beta_2$ 이합체가 $\alpha_2\beta_1$ 이합체에 대하여 중심축으로부터 15° 정도 기울어져 있다.

압을 상승시키더라도) 산소와 결합할 수 있는 혈색소가 2.6%만 남아 있기 때문에 혈액의 산소 함유량은 극히 적게 증가한다. 그러나 산소분압이 40mmHg 이하가 되면 조직액과 혈액이 접촉하는 부분에서는 혈색소-산소 결합곡선이 급격히 높아지게 되는데, 이때 산소분압이 조금이라도 감소하게 되면 대량의 산소가 혈색소로부터 해리된다.

이밖에도 혈색소에는 산소를 운반하는 물질로서 적합한 성질이 있다. 그림 6-7B의 혈색소-산소 결합곡선은 혈액의 pH가 정상(pH=7.4)일 때의 곡선이며, 혈액의 pH가 상승하면 산소결합력은 증가한다(그림 6-8A). 산소분압이 동일하더라도 곡선이 오른쪽 아래방향으로 이동하고 혈액의 pH가 내려간다는 것은 혈색소와 산소의 친화도가 감소되므로 지금까지 결합되어 있던 산소가 해리된다는 것을 의미한다. 대사가 강한 조직에서는 pH가 낮아지게 되므로 그 조직 부위의 산소분압은 낮아진다. 따라서 신체조직을 순환하는 혈액 내의 혈색소로부터 산소는 쉽게 해리된다(Bohr 효과).

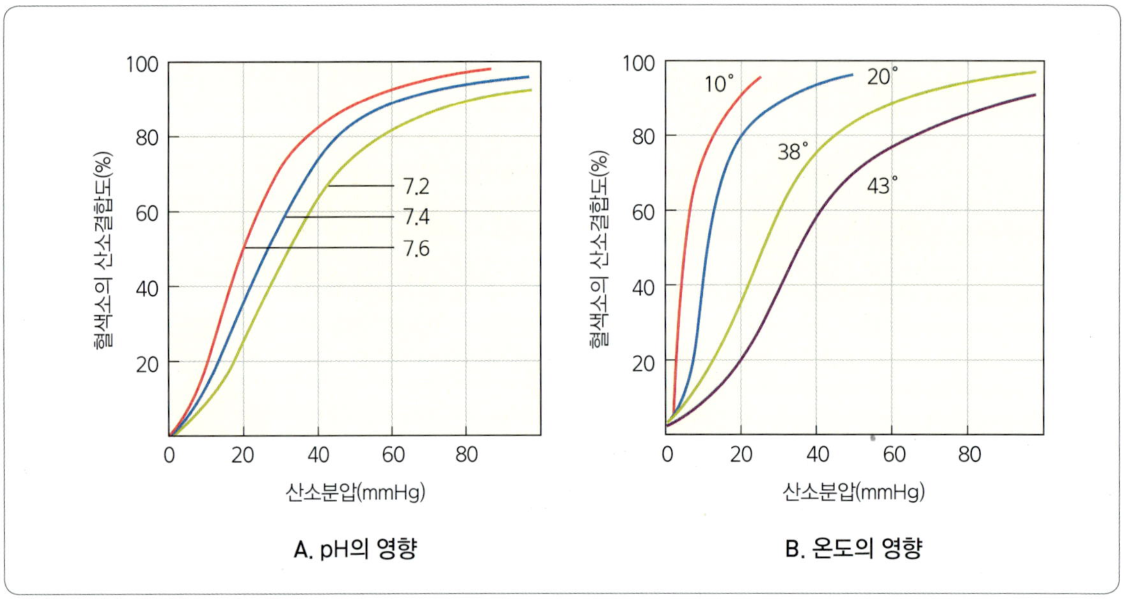

● 그림 6-8 혈색소의 산소 결합곡선에 대한 혈액의 pH 및 온도의 영향

또한 혈액의 온도가 변할 경우 혈색소의 산소 결합곡선은 그림 6-8B에서 보는 바와 같이 온도 상승 시의 곡선은 오른아래쪽 방향으로 이동한다. 따라서 대사가 강하여 열 생산이 많은 조직을 흐르는 혈액에서는 산소가 혈색소로부터 해리되기 쉬워진다. 그러나 혈액의 온도가 내려가면 곡선은 왼위쪽 방향으로 이동하게 되는데, 이것은 허파꽈리를 흐르는 혈액이 허파꽈리로 들어오는 외부 공기에 의하여 냉각되기 때문에 혈색소와 산소의 결합이 쉽게 일어난다는 것을 의미한다.

이밖에 혈색소로부터 산소해리를 촉진하는 물질로서 2, 3-디포스포글리세레이트(diphospoglycerate, DPG)라는 물질이 있다. DPG는 적혈구 속의 해당작용(glycolysis)에 의해서 생산되는 물질로서 혈색소가 결합할 때에 혈색소로부터 산소를 해리시킨다.

이상을 종합하면 산소는 주로 혈색소와 결합하여 혈액내로 운반되며, 혈색소와 산소의 결합은 산소분압, 수소이온의 농도, 온도, DPG에 의하여 좌우된다. 이러한 요인들은 모두 허파꽈리를 흐르는 혈액 내에서의 혈색소와 산소의 결합을 촉진하고, 조직을 흐르는 혈액의 혈색소로부터 산소의 해리를 촉진하므로 허파에서 조직으로 산소가 운반된다.

2) 일산화탄소 중독

일산화탄소(CO)는 색깔과 냄새가 없으며 자극성도 없는 가스이다. 일산화탄소는 혈색소에 대한 친화력이 산소보다 약 200배 이상 더 높기 때문에 소량의 일산화탄소만 있어도 혈색소와 쉽게 결합할 수 있으며, 이로 인하여 혈색소에 대한 산소의 결합능은 감소하게 된다. 따라서 일산화탄소가 함유된 공기를 마시게 되면 혈색소와 산소의 결합이 방해되기 때문에 혈액에서 조직으로 운반되는 산소량이 부족하여 생명이 위험한 상황에 처해진다. 또한 일산화탄소는 혈액 내에 있는 혈색소로부터 산소의 해리를 방해하는 성질이 있어서 조직에서의 산소부족은 더욱 심하게 나타날 수 있다.

만약 일산화탄소에 중독될 경우 혈액 내 산소 함유량이 떨어지기 때문에 두통 또는 호흡곤란 등의 현상이 일어나지만 호흡의 촉진은 일어나지 않는다. 그 이유는 동맥 혈액내의 산소 함유량이 감소되더라도 산소분압이 정상으로 유지되기 때문에 O_2 부족을 감지하여 호흡을 촉진시키는 구조가 작동되지 않기 때문이다. 일산화탄소와 결합하는 혈색소는 연분홍색을 나타내는데, 일산화탄소 중독 시에는 때때로 피부, 점막 등이 연분홍색을 띠게 된다. 이러한 중독의 치료 방법으로는 경증의 경우 신선한 공기를 마시게 하면 치료가 되나, 심한 경우는 순수한 산소를 흡입시키는 고압산소 요법에 의하여 허파꽈리의 산소분압을 높이는 것이 가장 효과적이다.

3) 혈액에 의한 이산화탄소의 운반

세포의 대사결과 생기는 이산화탄소(CO_2)는 혈액에 의하여 허파꽈리까지 운반되며, 혈액에 물리적으로 용해되어 운반되는 양은 산소와 같이 극히 적다. 먼저 혈장으로 확산하는 이산화탄소는 물과 반응하여 **탄산(H_2CO_3)**이 되고 탄산은 다시 수소이온(H^+)과 **탄산수소이온(중탄산이온, HCO_3^-)**으로 해리된다. 즉, 다음과 같다.

$$CO_2 + H_2O \rightarrow H_2CO_3 \rightarrow H^+ + HCO_3^- \cdots\cdots\cdots (1\ 식)$$

혈장에 있는 혈장 단백질은 완충작용을 가지므로 H^+를 중화시킨다. H^+가 중화되어 소실되면 (1) 식의 반응은 다시 오른쪽 방향으로 진행된다. 그러나 이 반응은 탄산탈수효소가 없는 경우에는 매우 천천히 일어나며, 이 효소가 없는 혈장에서는 (1) 식의 반응은 그만큼 진행되지 못한다. 또한 이산화탄소의 일부는 혈장 단백질과 결합하여 **카바미노(carbamino) 화합물**을 형성한다. 카바미노 화합물이란 단백질의 아미노기 및 이산화탄소가 반응하여 형성되는 화합물로서 다음과 같이 형성된다.

$$CO_2 + R - NH_2 \rightarrow \boxed{R - NHCOO^-} + H^+$$

carbamino 화합물

이 때 생기는 수소이온은 혈장 단백질에 의하여 중화된다.

혈장내로 확산된 이산화탄소는 다시 적혈구 안으로 확산되어 들어간다. 적혈구 내에는 탄산 탈수효소가 풍부하게 있기 때문에 (1) 식의 반응은 적혈구 내에서 급속히 진행되어 대량의 H^+ 및 HCO_3^-가 생성된다. 생성된 H^+는 혈색소의 강력한 완충작용에 의하여 중화된다. 그리고 대량으로 생성된 HCO_3^-는 농도기울기(농도구배)에 의해서 적혈구로부터 혈장으로 이동한다. 또한 이산화탄소의 일부는 혈색소와 직접 결합하여 카바미노 화합물을 형성한다.

이와 같이 이산화탄소의 대부분(67%)은 탄산수소이온(HCO_3^-)의 형태로, 일부(25%)는 카바미노 화합물의 형태로, 나머지 일부(8%)는 직접 혈장 및 적혈구의 세포내액에 용해되어 운반된다. 대부분의 산소는 혈색소와 직접 결합을 하여 혈액 내로 운반되는데 반하여 이산화탄소의 대부분은 탄산수소이온(HCO_3^-)의 형태로 운반되는 것이 특징이다. 이와 같이 혈색소는 산소의 운반이나 이산화탄소의 운반에 있어서 큰 역할을 수행한다. 위에서 설명한 반응은 모두 가역반응이기 때문에 허파꽈리에서의 이산화탄소 분압이 감소되면 반응이 역방향으로 진행되면서 혈액 내의 이산화탄소는 허파꽈리 안으로 이동하게 된다. 그 후 호흡을 통하여 몸 밖으로 방출된다.

6. 백혈구

1) 백혈구의 종류

혈액 속의 백혈구는 적혈구보다도 수가 적으며, 6,000~9,000개/mm^3가 존재한다. 백혈구는 세포 속에 특수한 과립을 가지고 있는 **과립백혈구**(granulocyte)와 과립을 가지고 있지 않는 **무과립백혈구**(agranulocyte)로 나뉘어진다. 백혈구는 핵이 있는 세포로서 염색성에 따라 여러 가지로 분류된다(그림 6-9 및 표 6-2).

과립백혈구의 세포질에는 과립이 있기 때문에 과립의 염색 상태에 따라 **호중구**(neutrophil), **호산구**(eosinophil), **호염기구**(basophil)로 구분된다. 무과립백혈구의 세포질에는 과립이 없으며 **림프구**(lymphocyte) 및 **단핵구**(monocyte)가 여기에 속한다. 수명은 3~5일이며 림프구 중 면역기억 세포는 일생 동안 생존한다.

(1) 과립백혈구

① **호중성 백혈구(호중구, neutrophil leukocyte)**: 호중성 백혈구는 전체 백혈구의 65~70%를 차지

● **표 6-2 백혈구의 종류와 성질**

백혈구의 종류	전체 백혈구 속의 비율(%)	직경 (㎛)	핵	과립	운동성	포식작용	모세포
과립구							○뒤골수모세포 ○골수세포←○앞골수모세포←○골수모세포
호중구 간상핵	4.5	9~12	다형	호중성, 소형	(+++)	+++	
호중구 분엽핵	49						
호산구	3.0	10~12	분엽	호산성, 대형, 광휘성	++	++	
호염기구	0.5	8~10	분엽	호염기성, 중형	−(+)	−(+)	골수
무과립구							
단핵구	5	15~20	다형	아주르(azure)호성, 미세	+++	+++	단핵모세포(골수)
림프구	38	7~9	원형	아주르(azure)호성	(+)	−	림프구(림프조직)

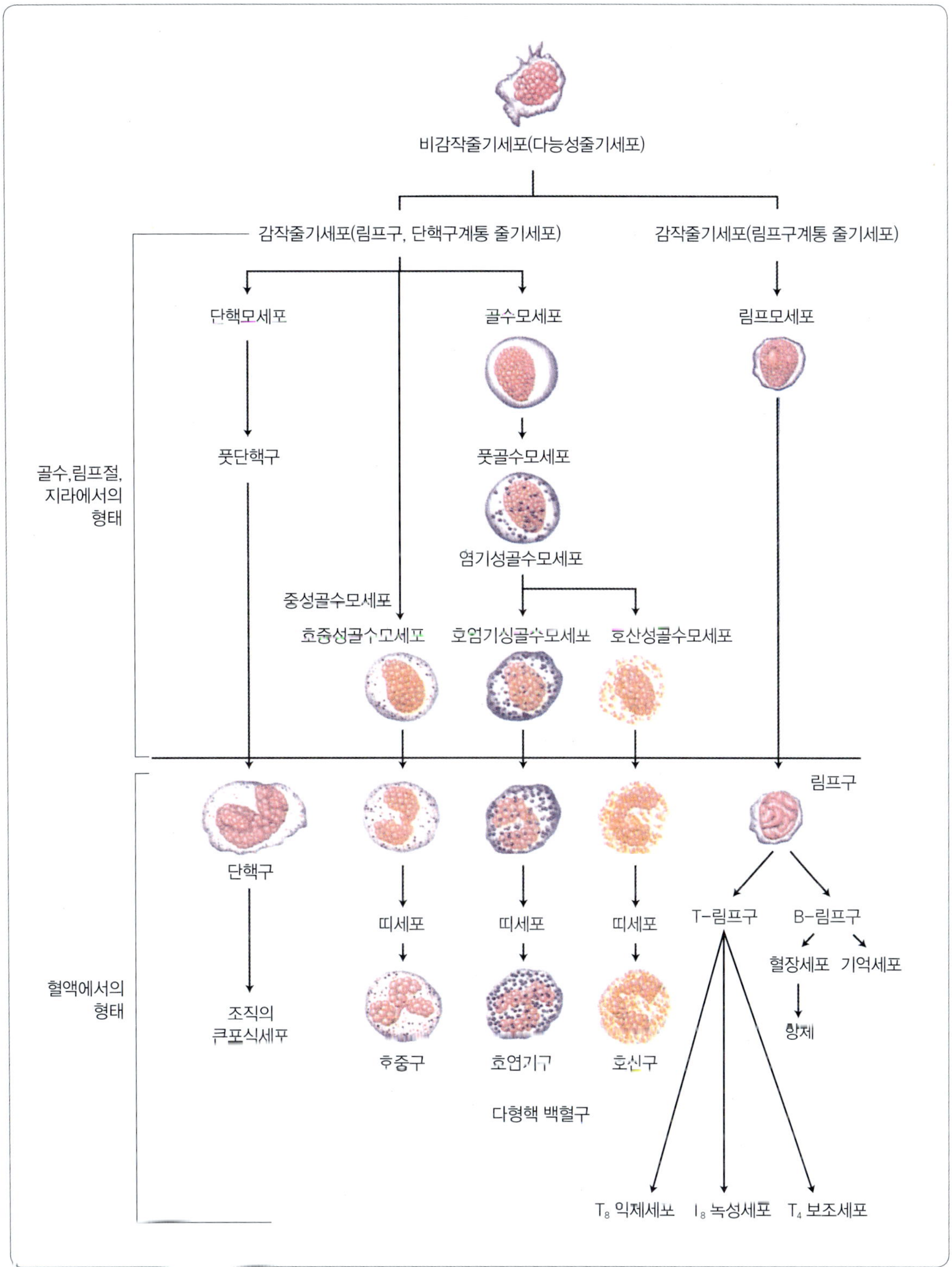

● 그림 6-9 **백혈구의 형성**

하며 가장 많다. 도말표본에서 그 모양은 원형을 이루고 있으며 직경은 10~12㎛이다. 핵은 보통 분엽형으로 2~5개로 분엽하고 형태와 크기는 일정하지 않다. 세포체에는 미세한 과립이 균등하게 분포하고 있는데 이 과립은 호중성(ε 과립)을 나타낸다. 또한 호중성 백혈구는 각종 백혈구 중 가장 활발한 아메바 운동을 하고 포식작용(식균작용, phagocytosis)도 가장 활발하다. 1개의 호중성구는 20여 개의 세균을 탐식한다. 그리고 탐식된 세균, 죽은 세포, 생존 백혈구, 혈액 및 조직으로 이루어진 고름(pus)이 세균침입부위에 형성된다.

② **호산성 백혈구(호산구, eosinophil)**: 호산성 백혈구는 전체 백혈구의 2~4%를 차지하고 평균적으로 호중성 백혈구보다 약간 크다(11~14㎛). 핵은 분엽형이며 대부분은 말굽모양을 하고 있다. 세포체 내의 과립은 비교적 거칠고 크며, 호산성(α 과립)을 나타내기 때문에 산성염료인 에오신(eosin)에 강하게 염색된다. 호산성 백혈구는 아메바 운동이 그렇게 활발하지 못하고 포식작용도 약하다. **알레르기반응(allergic reaction)**이 있을 때 증가하며 항원-항체반응과 밀접한 관계가 있다.

③ **호염기성 백혈구(호염기구, basophil leukocyte)**: 호염기성 백혈구는 전체 백혈구의 약 0.5%로 가장 수가 적다. 도말표본에서 그 크기는 지름이 약 10㎛이며 핵은 S자형의 분엽형을 이루는 것이 많다. 세포체의 과립은 거칠고 크면서 약간 고르지 못하며 그 수량 분포도 고르지 못하다. 이러한 과립은 호염기성(γ 과립)으로 염색변성을 나타낸다. 호염기성 백혈구는 운동성이 미약하며 포식작용(식균작용, phagocytosis)도 거의 없다. 간에서 유리되는 **헤파린(heparin)**을 함유하고 있기 때문에 혈액응고 방지 기능을 갖고 있으며, 특히 염증 부위의 치유를 촉진하는데 관여한다.

(2) 무과립 백혈구

① **림프구(lymphocyte)**: 림프구는 혈액 내 백혈구의 20~30%를 차지한다. 둥글고 큰 핵을 가진 백혈구로서 포식작용은 없으나 세포체 속에 항체를 함유하고 있기 때문에 면역반응(immune reaction)에 있어서 중요한 역할을 한다. **면역글로불린(Ig)**를 생산하므로 **체액면역(humoral immunity)**에 관여한다.

② **단핵구(단구, monocyte)**: 단핵구는 전체 백혈구의 7%를 차지한다. 도말표본에서는 그 지름이 12~20㎛ 정도이다. 한 개의 큰 핵을 가지며 포식작용이 강한 백혈구로써 한 개의 단핵구가 약 100개의 이물질을 탐식하며 수명은 중성구의 4~5배 정도이다. 또한 주로 **만성염증(chronic inflammation)**의 방어 작용을 한다.

2) 백혈구의 기능

백혈구는 혈관 벽을 자유롭게 통과하여 혈관 밖으로 옮겨진 후에 아메바 모양 운동(amoeboid movement)을 하고 병원체 및 이물을 탐식함으로써 생체를 방어한다. 포식작용은 특히 호중구 및 단핵구가 강하며 혈관 밖에 있을 때 이들을 **작은포식세포(소식 세포, microphage)** 및 **큰포식세포(대식세포, macrophage)**라고 한다(그림 6-10). **호산구**는 알레르기(allergy)와 기생충 감염 등에 의해서 증가

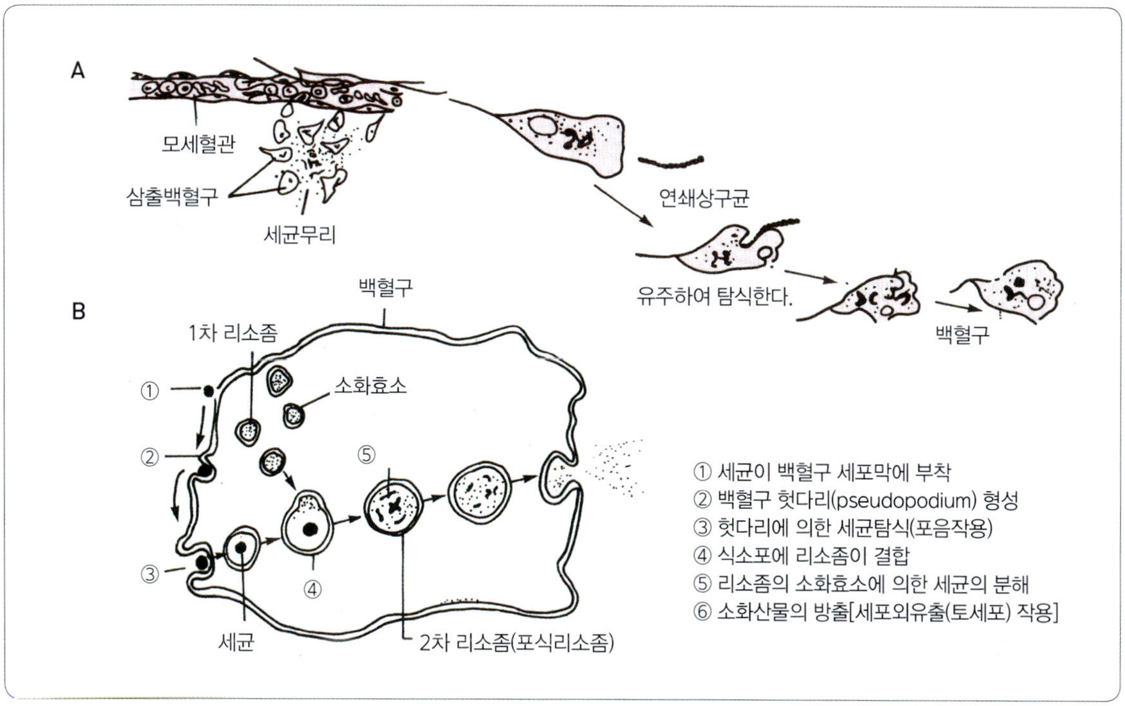

● 그림 6-10 백혈구의 포식작용(A) 및 포식 모형도(B)

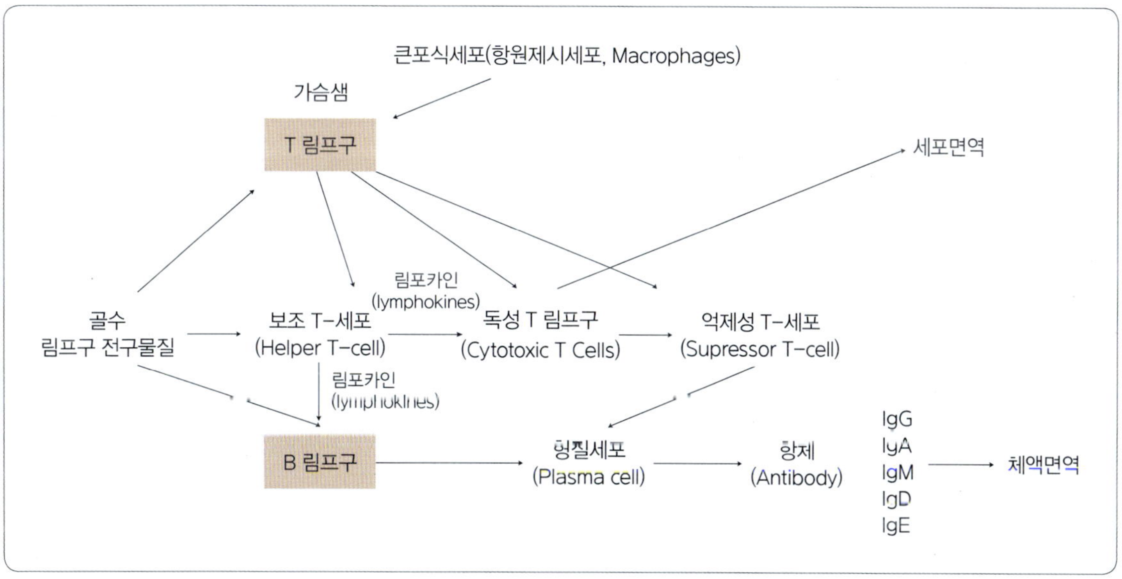

● 그림 6-11 면역반응의 과정

하며, 항원항체 복합체(antigen-antibody complex)를 형성하여 탐식함으로써 면역반응에 관여한다. 호염기구는 조직 속에 있는 비만세포(mast cell)처럼 알레르기 반응(allergic reaction)에 의하여 헤파린(heparin), 히스타민(histamine) 등의 생리적 활성 물질을 방출한다. 림프구는 형태 및 생물학적 특성에 따라 T세포와 B세포로 구분되며 이들은 각각 체액면역(체액성면역, humoral immunity) 및 세포면역

(세포성면역, cellular immunity)을 담당한다(그림 6-11).

7. 혈소판

혈소판(blood platelet)은 핵이 없으며 지름 2~3 μm의 둥근판 모양의 작은 모양을 갖고 있으며 수명은 수일 정도 밖에 안된다. 혈소판의 기능은 부착, 집합 및 응집 반응으로써 혈관벽 손상시 **지혈작용**에 의하여 혈액의 손실을 막는다. 혈관벽이 손상을 받으면 혈소판의 점착 및 응집이 일어나서 혈소판 혈전이 형성됨과 동시에 혈소판에서 **세로토닌(serotonin)**이 유리되어 혈관수축이 일어난다.

8. 혈액의 응고

세포내에는 α과립과 치밀과립이 존재하는데 α과립에는 **혈소판 제4인자(P F4), 혈소판 피브리노겐, 피브로넥틴(fibronectin)** 등이 존재하며, 치밀과립에는 ATP, ADP, serotonin 및 Ca^{2+} 등이 함유되어 있다.

1) 혈액응고(blood coagulation) 기전

기본적으로는 모라위쯔(Morawitz)의 응고기전에 의하여 설명하고자 한다(그림 6-12). 즉, 혈소판이나 혈관세포가 파괴되면 **트롬보플라스틴(thromboplastin)**이 유출되는데, 이것은 Ca^{2+}의 존재하는 곳에서 불활성 **프로트롬빈(prothrombin)**을 활성 **트롬빈(thrombin)**으로 전환시킨다. 그 후 트롬빈은 다시 불활성 **피브리노겐(fibrinogen)**을 활성 **피브린(fibrin)**으로 전환시킴으로써 **혈액응고**가 이루어진다.

혈액응고 기전은 내인 및 외인기전으로써 설명할 수 있다.

(1) 내인기전(intrinsic pathway)

혈액이 혈관 내피 밑층에 있는 콜라겐(collagen)과 접촉하면 콜라겐은 factor XII(Hageman factor)라 불리는 가용성 혈장 단백질을 활성화시킨다. 이렇게 활성화된 factor XII(XIIa)를 단백질 소화효소 또는 **프로테아제(protease)**라고 하는데 이것은 불활성 전구물질의 일부를 절단함으로써 다른 혈장 단백질인 factor XI을 활성화시킨다. 그리고 이 활성 factor XI은 차례로 factor IX를 활성화시킨다. Ca^{2+}이 존재하는 곳에서 활성화된 factor IX는 factor VIII 및 **혈소판 인지질(platelet phospholipid)**과 결합하여 factor VIII를 활성화시킨다. 또한 Ca^{2+}이 존재하는 곳에서 활성화된 factor VIII(VIIIa)은 factor X를 활성화 시키며, 활성화된 factor X는 Ca^{2+} 존재 하에서 factor V와 복합체를 형성한다. 그 후 이 복합체는 조직의 **트롬보플라스틴(thromoboplastin)**에 의해서 제공되는 인지질 입자(phospholipid micelles)와 함께 프로트롬빈 전환인자(prothrombin converting factor)를 형성하는데 이것은 **프로트**

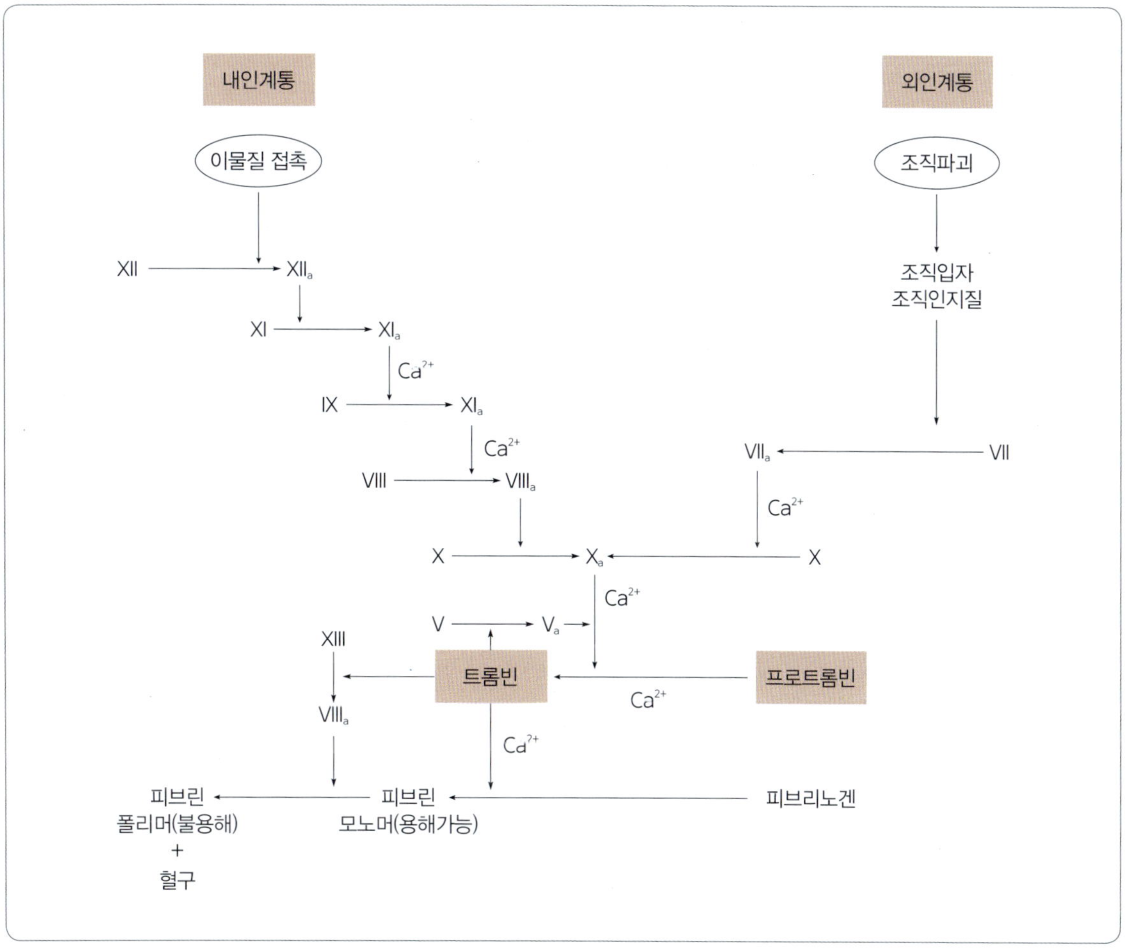

● 그림 6-12 내인·외인기전에 의한 혈액응고 조절기전

롬빈(prothrombin; 불활성 factor II)을 **트롬빈**(thrombin, 활성 factor IIa)으로 전환시킨다.

트롬빈은 Ca^{2+} 존재하는 곳에서 가용성 단백질인 **피브리노겐**(fibrinogen factor I)을 **피브린 모노머**(fibrin monomer)로 전환시키는 단백효소이다. 이 피브린 모노머는 트롬빈에 의해 활성화된 factor XIII(XIIIa)의 작용에 의해 Ca^{2+}이 존재하는 곳에서 서로 결합하여 불용성 피브린 폴리머(fibrin polymer)로 전환된다.

(2) 외인기전(extrinsic pathway)

혈관 손상에 의하여 혈액이 혈관으로부터 유출되면, 그 부위의 혈관벽과 혈액성분이 반응을 일으켜 혈액은 **응고**(coagulation)되고 **지혈**(hemostasis)이 일어난다.

혈관손상 부위의 혈관내피가 유착하여 혈관수축반응이 일어나면 노출된 결합조직 특히, 콜라겐은 혈소판으로부터 ADP(adenosine diphosphate)의 방출을 촉진시킨다. 그리고 방출된 ADP를 에너지원으로 하여 유혈중인 다른 혈소판이 응집하게 되고 **혈소판혈전**(thrombosis)이 형성된다.

또한 손상부위로부터 유출된 조직의 트롬보플라스틴 작용에 의하여 혈액 내 프로트롬빈이 트롬빈

● 표 6-3 혈액응고 인자

인자	구조	동의어	형성부위
Factor I	단백질	피브리노겐(fibrinogen)	간
Factor II	〃	프로트롬빈(prothrombin)	간
Factor III	지단백질	트롬보플라스틴(thromboplastin)	손상된 조직, 활성 혈소판
Factor IV	이온	칼슘이온(Ca^{2+})	뼈, 소화관
Factor V	단백질	불안정 인자(proaccelerin, labile factor, accelerator globulin)	간, 혈소판
Factor VI	〃	이 인자의 존재는 인정되지 않고 있다(결번)	–
Factor VII	〃	안정인자(proconvertin, stable factor)	간
Factor VIII	〃	항혈우병인자(antihemophilic factor, AHF., antihemophilic factor A)	혈소판, 내피세포
Factor IX	〃	크리스마스인자(antihemophilic factor B, Christmas factor)	간
Factor X	〃	슈트아트인자(Stuart-Prower factor, Auto prothrombin III)	간
Factor XI	〃	PTA(plasma thromboplastin antecedent)	간
Factor XII	〃	헤게만 인자(Hageman factor)	간
Factor XIII	〃	피브린 안정화인자(fibrin stabilizing factor, FSF)	간

* factor II, VII, IX, X의 형성에는 비타민 K가 요구됨.

으로 전환되기 때문에 혈소판의 변형이 초래된다. 이들 변형 혈소판으로부터 혈소판 응고인자, ADP, Ca^{2+}, 세로토닌(serotonin), 카테콜라민(catecholamine) 등이 방출되는데 이들 중 ADP, Ca^{2+}은 다시 혈소판의 응집을 촉진시킨다. 그리고 혈소판에서 방출된 세로토닌과 카테콜라민이 국소적인 혈관수축을 일으키므로 지혈이 촉진된다.

혈소판 혈전은 약하고 불안정하지만 다시 반응이 진행되면 내인 및 외인기전에 의하여 트롬빈이 형성된다. 이러한 반복작용으로 혈소판 혈전은 밀도가 보다 높은 덩어리가 되며, 또한 혈소판 주위의 피브리노젠이 피브린으로 전환된다. 피브린은 혈소판과 결합하여 혈전을 강하게 응집되도록 만들어 혈관을 막는다. 이러한 현상을 **혈액응고**(blood coagulation)라고 한다(그림 6-12, 표 6-3).

2) 항응고 기전(anticlotting mechanism)

손상 부위의 회복이 진행되면 혈전 내의 피브린은 혈전용해제인 플라스민(plasmin) 또는 피브리노리신(fibrinolysin) 등의 작용에 의해 분해되는데 이때 혈전도 함께 분해되어 제거된다. 이것을 섬유소용해 현상이라고 한다. 이런 현상은 순환 혈액 속에 있는 플라스미노젠(plasminogen)이 플라스민으로 활성화되기 때문에 일어난다. 항응고제(anticoagulant)로 알려져 있는 헤파린은 항트롬빈 작용이 있으며, dicumarol은 비타민 K의 작용을 차단하여 간에서 프로트롬빈의 합성을 감소시키는 작용이 있으며, citrate(구연산염), EDTA, oxalate(수산염)는 탈칼슘작용에 의하여 프로트롬빈이 트롬빈으로 전환되는 것을 억제시키는 작용을 한다.

9. 수혈

수혈(transfusion)에 의한 ABO식 혈액형 및 Rh 인자형의 용혈성 반응은 매우 쉽게 일어나기 때문에 주의하지 않으면 대단히 위험한 상태 즉, 쇼크, 급성신부전(acute kidney failure) 등이 일어나 사망하게 될 수도 있다. 따라서 사고로 수혈이 필요할 경우에는 혈액형 판정에 잘못이 없는가를 확인하여야 하는데 이때 **받는이**(수혈자, recipient)의 혈장 내에 **주는이**(공혈자, donor)의 혈구에 대한 항체가 존재하는지 또는 존재하지 않는지에 대하여 판정하는 **교차적합 시험**(cross matching test)을 실시한다. 여기에는 **주시험**(받는이의 혈청과 주는이의 혈구와의 반응)과 **부시험**(받는이의 혈구와 주는이의 혈청과의 반응)이 있으며, 주시험에서 응집이 일어나면 그 공혈자로 부터의 수혈은 절대로 삼가해야만 된다. 부시험에서 응집이 일어나는 경우에도 수혈은 피해야 한다. 그러나 이론적으로는 소량이라면 조합으로 수혈이 가능하다(그림 6-13, 표 6-4). 사람은 혈액량이 30~40% 이상을 소실할 경우 혈압을 유지하기 어려울 뿐만 아니라 쇼크 상태에 빠지게 되므로 생명이 위태로워진다. 이때는 생명유지를 위하여 수혈이 필요하다.

수혈의 효과를 얻으려면 수혈시기, 수혈속도, 수혈의 양, 수혈하려는 수액의 종류 등에 유의하여야 한다. 수혈의 시기는 환자가 출혈쇼크(실혈성 쇼크, hemorrhage shock)에 빠지기 전일수록 좋다. 수혈속도는 실혈이 많은 경우에는 50~100 ml/min, 위험성이 적은 경우에는 100~200 ml/hr의 속도로 수혈해야 한다. 수액은 상황에 따라 선택하여야 하는데 간경화증(liver cirrhosis), 콩팥염증(nephritis)이 있는 경우에는 혈청 알부민(albumin 25 mg/생리식염수 500 ml)을 투여하는 것이 좋다. 또한 일산화탄소(CO) 중독환자의 경우 혈액으로부터 혈장을 분리한 후 적혈구와 생리 식염수만을 혼합한 적

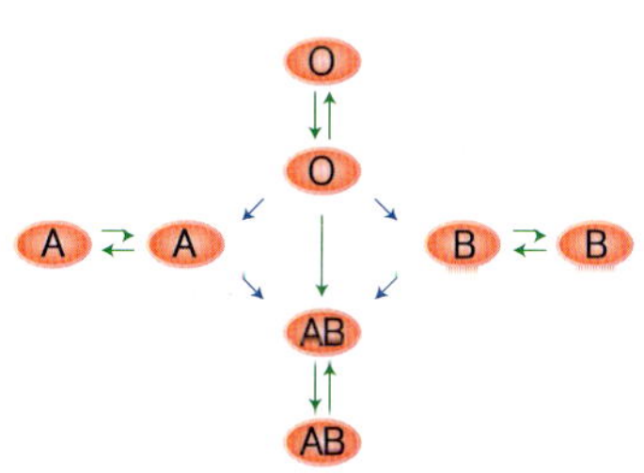

● 그림 6-13 수혈 가능한 방향

● 표 6-4 사람의 ABO식 혈액형

혈액형	응집원(적혈구)	응집소(혈청)	수혈 받을 수 있는 혈액형	수혈해 줄 수 있는 혈액형	한국인의 혈액형(%)
A	A	β (anti-B)	O, A	A, AB	32.6
B	B	α (anti-A)	O, B	B, AB	27.3
AB	AB	-	A, B, AB, O	AB, O	10.9
O	-	α, β	O	A, B, AB, O	29.1

-: 없음

혈구 부유액(suspension)을 투여하는 것이 좋다.

10. 혈액형

적혈구 막의 항원성은 유전자에 의하여 결정되며, 그 항원성의 차이에 의해 각종 **혈액형**(blood type)이 구별된다.

1) ABO식 혈액형

사람 혈액속의 적혈구 세포막에 있는 단백질의 성질(항원 형태)에 따라 구분되는 A 및 B **응집원**(항원)은 가장 잘 알려져 있다. 각 응집원을 갖는 사람의 혈액형을 A형, B형, A와 B의 양쪽 응집원을 갖는 AB형 및 응집원을 갖지 않는 O형의 4개형으로 구별된다. 적혈구의 막 외에도 각종 조직에는 A, B 항원이 존재한다.

● 표 6-5 표현형과 유전자형과의 관계

표현형	유전자형	
	동형 접합체	이형 접합체
O 형	OO	–
A 형	AA	AO
B 형	BB	BO
AB 형	–	AB

–: 없음

여러 가지 형태의 혈청 중에는 다른 개체의 적혈구를 응집시키고 다시 그 응집된 적혈구를 파괴하는 물질인 **응집소**(항체)가 있다. 이것은 유전성이 있으며 임신, 수혈 등에 의해서 다른 개체의 혈액으로 전달되는 경우도 있다. A형의 개체(적혈구 막에 A 응집원이 있음)는 유전적으로 그 혈장 속에 B응집원에 대한 항체 β(또는 항 B 응집소)를 다량 함유하고 있다. 그 혈장에 B형 적혈구가 혼합되면 항 B 응집소와 B 응집원이 항원항체 반응을 일으켜 B형 적혈구가 응집되기 때문에 바로 용혈(hemolysis)이 일어난다. 이와 같이 B형 혈액은 혈장 내에 α응집소(또는 항 A 응집소)를 가지고 있으며, O형 혈액은 α, β 응집소를 갖고 있다(표 6-4).

혈액형은 한 개체에 있어서 일평생 동안 변하지 않는데 A, B, O형의 혈액형은 멘델(Mendel)의 유전 법칙에 의해 형성되며, A형 유전자형에는 AA 및 AO가 있고 B형에는 BB 및 BO가 있다(표 6-5).

2) Rh식 혈액형

Rh식 혈액형은 레서스원숭이(Macacus rhesus)의 혈구와 사람의 혈구 사이에 공통적으로 존재하는 물질이다. 레서스원숭이의 혈구로 면역된 토끼의 혈청을 사람의 적혈구에 적용시키면, 응집하는 경우와 응집되지 않는 경우가 있다. 사람의 적혈구에는 레서스원숭이의 첫 관자를 따서 Rh 라는 인자가 있는데 만약 사람에게 적용할 경우 응집이 되면 Rh 인자를 가지고 있기 때문에 Rh^+라고 표현하고, 응집이 일어나지 않으면 Rh 인자를 가지고 있지 않기 때문에 Rh^-로 표현한다. Rh 음성(Rh^-)의 출현 빈도는 백인(13~15%)이 동양인(0~2%)보다 높다. Rh^-인 사람에게 Rh 양성(Rh^+) 혈액을 수혈할 경우 또는 Rh^-의 어머니가 Rh^+의 어린이를 임신한 경우에는 항 Rh 응집소(anti-Rh agglutinin)가 생성되므로 임상적으로 심각한 문제가 발생한다. 특히 후자의 경우 **태아적혈모구증(태아적아구증, erythroblastosis fetalis)**이 일어나는 일이 있다. 따라서 첫 번째 수혈 또는 임신상태에서는 문제가 되지 않지만, 두 번째는 체내에 생성되어 있던 항 Rh 응집소가 응집반응을 일으킨다. 이로 인하여 여러 가지 장애가 발생하는데 특히, 응집물이 태아로 이동할 경우 태아의 적혈구가 응집반응을 일으켜 유산 또는 사산을 하게 되는 경우가 많다(그림 6-14). 그러나 첫 번째 임신 28~32주 및 분만 후에 어머니에게 항 Rh 응집소를 주사하면 이후 임신 및 분만에서 태아적혈모구증을 예방할 수 있다.

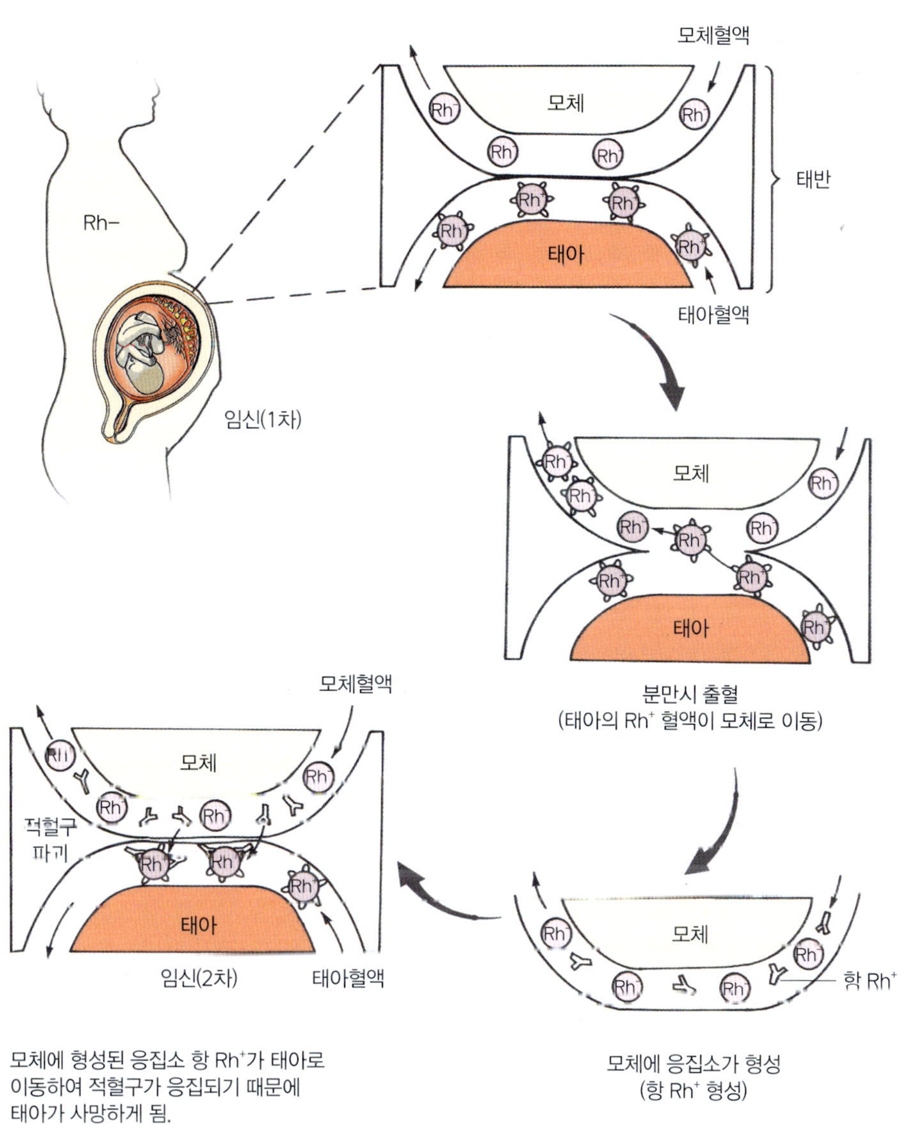

● 그림 6-14 태아에서의 적혈구 용혈

임/상/노/트

Rh 부적합증(태아적혈구모구증, erythroblastosis fetalis)

Rh 부적합증(Rh disease)은 어머니가 Rh^-, 태아가 Rh^+인 경우에 발생하는 것으로 태아의 적혈구가 어머니 혈액 내로 들어가면 태아의 Rh응집원에 대하여 항 Rh 응집소가 생성된다. 이렇게 생성된 항 Rh 응집소가 두 번째 아이에게 응집반응을 일으켜 용혈성 질환을 일으킨다. Rh 부적합증을 예방하기 위해서는 첫 번째 임신 28~32주 및 분만 후에 어머니에게 항 Rh 응집소를 주사[로감(RhoGAM)주사]하면 된다. 단, 어머니가 Rh 응집원에 감작되기 이전에 시행하여야 한다.

Human Physiology

제7장

순환생리

순환계통(circulatory system)은 혈액을 순환시키는 기관(장기, organ)계통으로써 **혈관**과 **림프관**으로 구분된다(그림 7-1). **허파(폐, lung)**에서 흡수되는 산소는 순환계통에 의하여 온몸의 조직으로 운반되며, 말초에서 발생하는 이산화탄소는 순환계통에 의하여 조직으로부터 허파로 운반된다. 또한 소화관에서 섭취된 영양물이 조직으로 운반되고 몸 안에서 생성된 노폐물이 콩팥(신장, kidney)으로 운반되는 현상은 순환계통의 작용에 의해서 일어난다. 그밖에도 **내분비샘**에서 분비되는 호르몬의 운반과 근육 및 간에서 발생되는 체열의 운반 등에 있어서도 순환계통은 중요한 역할을 한다. 순환계통을 순환하는 혈액 및 림프액은 산소, 이산화탄소, 영양분, 노폐물, 호르몬 등을 운반한다.

혈액은 심장의 펌프작용에 의해 혈관 내부를 순환한다(그림 7-2). 혈관계통의 통로 중에서 두 개의 펌프 즉, **왼심실**(left ventricle)과 **오른심실**(right ventricle)로부터 박출되는 혈액은 각각 **대순환(온몸순환)** 및 **소순환(허파순환)**이라고 하는 경로를 통하여 이동한다. 왼심실에서 박출되는 혈액은 대동맥(aorta)을 통하여 온몸의 모세혈관을 거친 후 정맥으로 이동하여 위·아래 대정맥(상·하 대정맥, vena cava)을 통하여 오른심방(right atrium)으로 유입되는데 이 경로를 **대순환**(greater circulation)이라 한다. 오른심방에서 혈액은 오른심실로 보내지고, **허파동맥**(폐동맥, pulmonary artery)을 통하여 **왼·오른허파**를 거치면서 가스교환을 한 후 동맥성 혈액이 흐르는 허파정맥을 통하여 **왼심방**(left atrium)으로 유입되는데 이것을 **소순환**(lesser circulation)이라 한다. 대순환은 뇌, 허파, 콩팥 등의 여러 기관, 팔다리와 몸통의 근육, 피부 및 기타 부위를 경유하는 순환경로를 가지며, 심장 및 허파순환 계통과도 연결되어 있기 때문에 순환계통은 전체적으로 폐쇄회로를 이룬다.

또한 조직액의 일부는 혈액 순환계통으로 들어가지 않고 **림프계통**으로 들어가 림프액이 된다. 림프액은 가슴림프관(흉관, thoracic duct)과 오른림프(우림프본관, right lymphatic duct)를 거쳐 온몸순환의 정맥계통으로 유입된다.

순환계통의 기능은 심박출력, 순환 혈액량 및 혈관저항의 변화 등에 의해 영향을 받는다(그림 7-3). 그리고 이들은 어느 것이나 신경 및 체액조절을 받는데 만약 어떤 조직에 많은 양의 산소공급이 필요한 경우 다른 부위로 순환되는 혈액량을 절약하여 그 조직으로 공급하여 주는 방식으로 체내 순환을 조절한다. 그러나 온몸에 산소공급이 부족한 경우 중추신경계통, 심장 및 허파 등과 같은 중요한 기관에는 항상 일정한 수준의 혈류량이 유지되도록 조절한다.

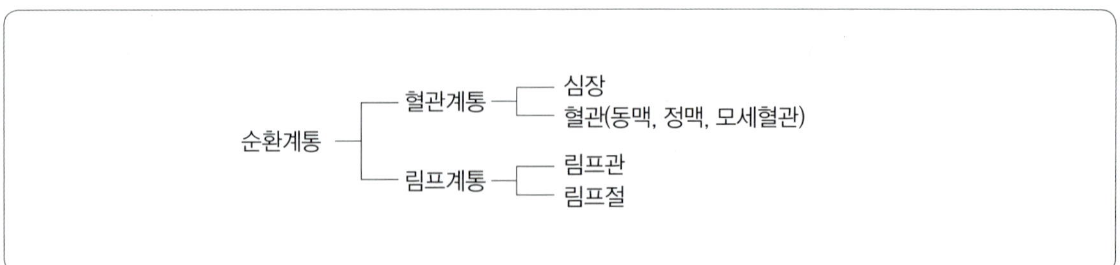

● 그림 7-1 순환계통

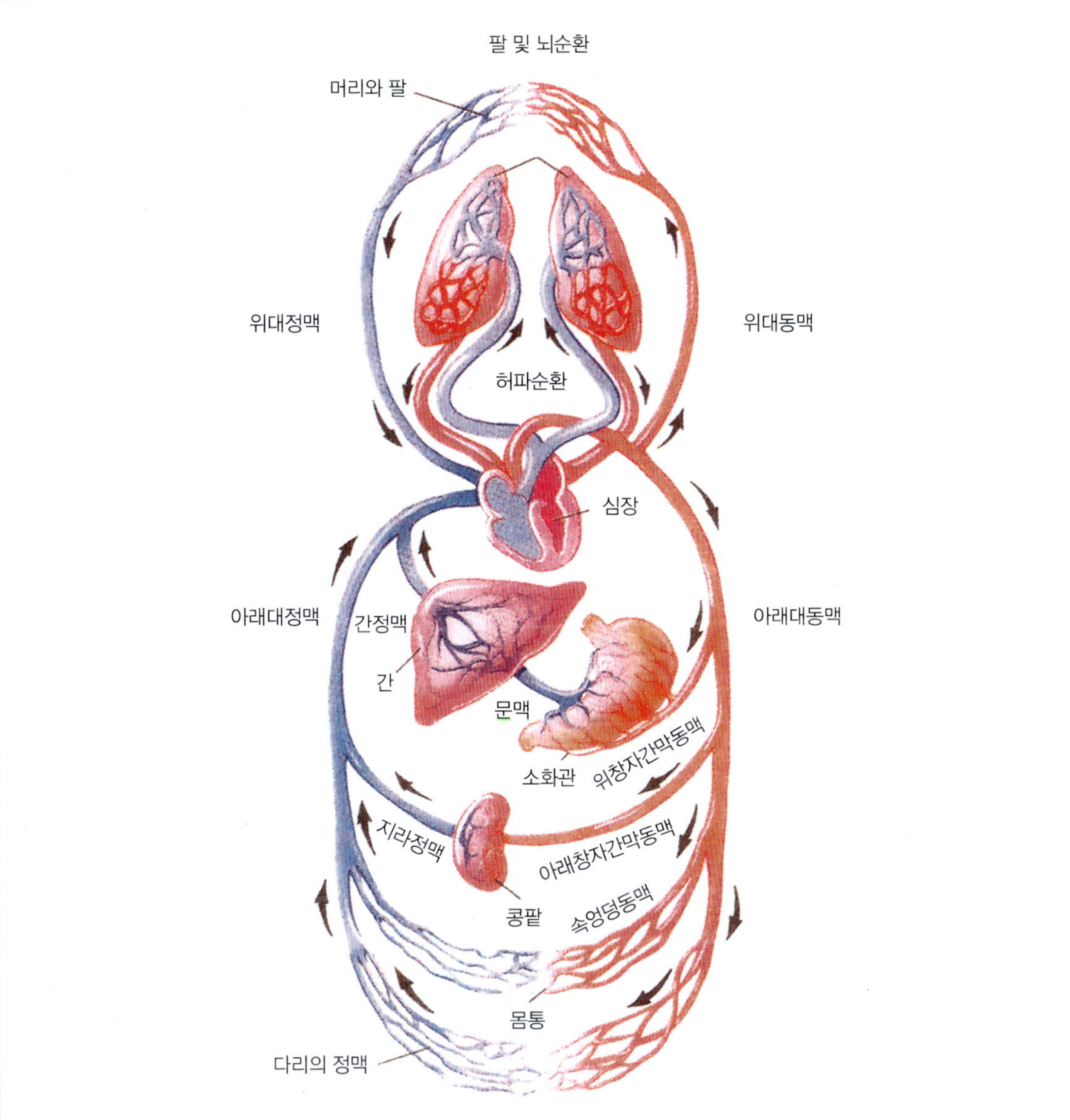

● 그림 7-2 몸 전체의 순환계통 모형

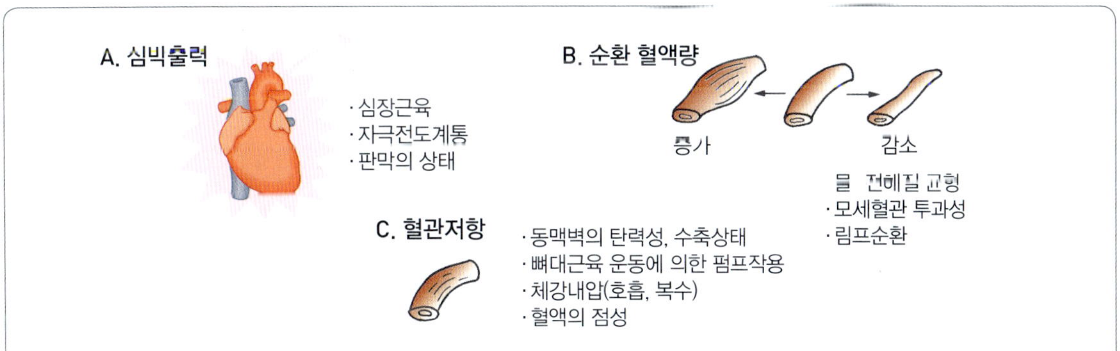

● 그림 7-3 순환계통에 영향을 미치는 요인

1. 혈액의 흐름

혈관내 혈액의 흐름은 **혈액의 점성(viscosity)** 외에도 **혈관의 지름(내경)**에 의해서 큰 영향을 받는다.

1) 혈액순환의 물리학적 기초

(1) 혈압, 혈류, 저항의 관계

한 개의 기관(organ)에 대하여 말하면, 그 동맥과 정맥의 혈압차(관류압)를 그 기관 내의 전체 저항으로 나누면 그 기관의 혈류량이 구해진다.

$$V=P/R$$

V(혈류) : 단위시간당 통과하는 혈관의 혈액량

P(압력) : 혈관의 압력

R(저항) : 흐름에 대한 저항

(2) 결흐름

혈관내 혈액의 흐름은 가늘고 단단한 관 속의 흐름과 같이 결(층)을 이루므로 **결흐름(층류, laminar flow)**이라고 한다(그림 7-4).

마치 삶은 양파를 짧게 끊어 벤 자리를 밀면 껍질이 한 장씩 밀려나가는 것처럼 한 개의 혈액층이 인접 층을 끌어당기면서 흐르는데, 이 때 중심축을 따라 흐르는 혈액의 흐름은 더욱 빠르고 벽을 따라 흐르는 혈액은 움직이지 않는다. 이러한 결흐름은 유속이 일정수준 이하인 경우에만 생기게 된다. 이 수준을 넘을 경우 소용돌이가 생겨서 흐트러진 흐름 즉, **소용돌이흐름(와류)**이 된다.

(3) 포와즈유(Poiseuille)의 법칙

반경 r, 길이 L의 관을 η(에타)의 점성을 가진 액체가 층류를 이루면서 흐르는 경우 정상상태에서의

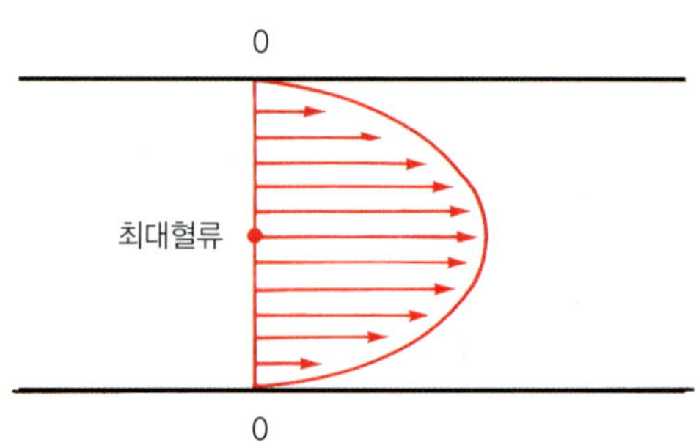

● 그림 7-4 결흐름(층류) 혈관단면 내의 혈류속도 분포

유량 V, 관 입구 및 출구 사이의 압력차 P 사이에는 다음과 같은 관계가 성립된다.

$$V=\frac{\pi r^4}{8L\eta}\cdot P \qquad P=\frac{8L}{\pi r^4}\cdot \eta \cdot V$$

이것을 포와즈유(Poiseduille)의 법칙이라고 한다. 따라서 이 관의 저항 R은 다음과 같다.

$$R=\frac{8L}{\pi r^4}\cdot \eta$$

실제로 혈관 속으로는 혈장 내의 특수한 액체인 혈구가 이동한다. 따라서 혈류는 반드시 층류를 형성하지 않지만 이 법칙을 따른다.

(4) 혈관 지름과 혈류량

포와즈유의 법칙에서 유량은 **혈관 반경의 4제곱 승에 비례**하고, **저항은 4제곱 승에 반비례**한다. 따라서 혈관의 반경은 흐름에 큰 영향을 미치는데, 예를 들면 혈관의 반경이 1/2로 되면 혈류량은 1/16로 줄어들고 저항은 16배로 증가된다.

2) 혈압(blood pressure)

(1) 최대혈압(maximum blood pressure) 및 최소혈압(minimum blood pressure)

혈압 P, 혈류 V, 저항 R 사이에는 다음과 같은 관계가 있다.

$$P=V\times R$$

혈류량은 **심장박출량(심박출량, cardiac output)**에 의하여 결정되며, 혈압은 **심장박출량, 혈액의 점성 및 혈관의 길이에 비례**하고 **혈관 반경의 4제곱 승에 반비례**한다.

심장박동에 의하여 혈액은 주기적으로 혈관 내로 박출되며, 심장이 수축하여 혈액이 방출될 때 심장박출량 및 혈압도 최대가 된다. 이 때의 혈압을 **최대혈압** 또는 **수축기 혈압(systolic blood pressure)**이라고 한다. 심장이 확장(이완)되면 동맥 내의 혈액량 및 혈압도 최소로 된다. 이때의 혈압을 **최소혈압** 또는 **확장기혈압(diastolic blood pressure)**이라고 한다. 주로 최대혈압은 심장박출량과 관계있고 최소혈압은 순환저항과 관계있다.

최대혈압 및 최소혈압의 차를 **맥박압(맥압, pulse pressure)**이라고 하며, 1회 심장박동 기간 동안의 모든 순간 혈압을 평균한 것을 **평균혈압(mean blood pressure)**이라고 한다(그림 7-5). 임상적으로는 아래의 공식에 의해서 구해지게 되며, 성인의 정상치는 70~110mmHg이다(WHO 기준).

$$\text{평균혈압}=(\text{맥박압}\times 1/3)+\text{최소혈압}$$

이와 같이 평균혈압을 산출하면 **최대혈압** 및 **최소혈압** 두 가지가 동시에 판정되므로 임상적 가치가 높다. 또한 2017년에 미국심장학회(ACC)에서 결정한 혈압의 분류는 고혈압을 초기에 진단하는데 매

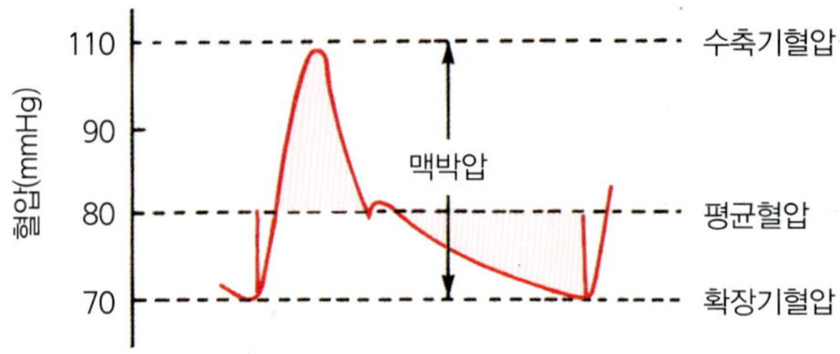

● 그림 7-5 위팔동맥 혈압곡선
평균혈압을 나타내는 점선 위·아래의 적색부분의 면적은 같다.

● 표 7-1 WHO와 ACC의 혈압 분류

판정	최고혈압(mmHg)	최소혈압(mmHg)	판정조건
정상혈압	~129	~79	최고, 최소 모두
경계성 고혈압	130~159	80~84	한쪽 또는 모두
고혈압	160~	85~	한쪽 또는 모두

*앉은 자세에서 측정한 수치

우 유용하다(표 7-1). 정상인의 경우 수면 중에는 혈압이 약 20mmHg 정도 낮아지고 아침보다 오후에 약 15~20mmHg 정도 상승하며, 운동시 현저하게 혈압이 상승한다.

(2) 혈압 측정법(간접법)

혈압측정은 동맥 내로 트랜스듀서(transducer)를 삽입하여 직접 내압을 측정하는 직접법과 다음에서 설명하는 간접법으로 구분된다. 사람에게는 일반적으로 아래의 간접법을 많이 사용한다(그림 7-6).

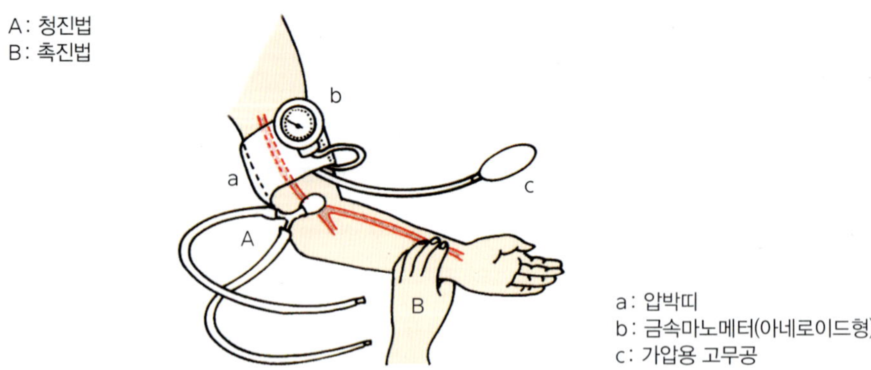

● 그림 7-6 혈압 측정법

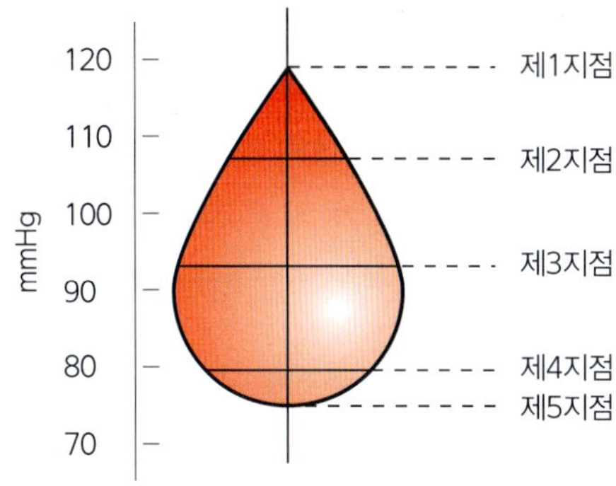

● 그림 7-7 커쵸프 음의 변화

① 촉진법

위팔(상완, brachium)에 압박띠(압박대, cuffs)를 감고 노동맥(요골동맥, radial artery)의 맥박을 측정하면서 공기 주입기로 압박띠 안으로 공기를 주입시켜 압력을 올린다. 맥박을 알 수 없을 경우에는 압력을 20~30 mmHg 더 올린다. 그 후 최대압력 상태에서 심장박동 마다 2~3 mmHg의 비율로 압력을 내리면서 다시 맥박을 측정한다. 촉진법에서는 최대혈압만을 측정할 수 있다.

② 청진법

위팔동맥(상완동맥, brachial artery) 바로 위에 청진기를 놓고 압박띠 내의 압력을 높게하여 동맥 내의 혈류를 차단한다. 그 후 촉진법과 같은 요령으로 압력을 서서히 감소시킬 때 판막이 열리면서 최초로 청진되는 맑은 소리가 들리는 시기를 제1지점이라고 하며 최대혈압으로 한다. 이 수치는 촉진법보다도 10 mmHg 정도 높은 것이 보통이다. 그 후 계속하여 잡음성 청진음이 들린다(제2지점). 청진음이 다시 맑아 지다가(제3지점) 압력이 감소하면서 갑자기 소리가 작아진다(제4지점). 그 후에 소리가 완전히 사라진다(제5지점). 제4지점 또는 제5지점을 최소혈압으로 한다. 이러한 혈관 청진음을 커쵸프(Kirchoff) 음이라고도 한다(그림 7-7).

(3) 혈압의 조절

사람의 혈압이 항상 일정하게 유지되기 위해서는 여러 가지 요인들에 의한 조절작용이 일어난다. 이러한 조절기전에는 신경조절(neuroregulation)과 체액조절(humoral regulation)이 있다.

① 신경조절

신경을 통한 혈압조절은 신체의 여러 가지 상황에 따라 혈관을 축소 또는 확장시켜서 혈관저항을 바꾸거나 또는 심장 박출량을 증가 또는 감소시켜서 혈압을 조절한다. 이러한 신경조절을 일으키는 반사중추는 숨뇌에 있는 심장조절중추와 혈관운동중추이다. 이들 중추의 날신경(원심성신경)은 교감신경과 부교감신경으로 구성되어 있기 때문에 이 두 가지 신경의 대항작용(길항작용, antagonism)에 의하여 혈압이 조절된다.

혈압 조절중추에 직접 작용하는 인자는 혈액 내 이산화탄소(CO_2)와 산소(O_2)의 함량이다. 즉, 혈액 내 이산화탄소농도가 증가하면 숨뇌의 혈관운동중추가 흥분되고 반대로 낮아지면 억제된다. 따라서 혈관운동중추의 흥분이 증가하면 온몸의 혈관이 수축되고 반대로 낮아지면 혈관이 확장된다. 그러나 근육활동에 의해서 생성된 이산화탄소가 직접 근육의 혈관벽에 작용하면 혈관은 확장된다. 따라서 이산화탄소가 중추 또는 말초의 어느 쪽에 작용하는지에 따라서 서로 상반된 영향을 미친다. 혈관운동중추로 전달되는 들흥분(구심성흥분)은 대동맥활(대동맥궁)과 목동맥팽대(경동맥동)에 있는 압력수용체로부터 전달되며 이 흥분은 날신경을 통하여 심장과 혈관에 대한 억제작용을 일으킨다. 따라서 이들 들신경을 감압신경(depressor nerve)이라 하며 이때의 반사를 감압반사(depressor reflex)라고 한다. 예를 들어 선 자세에서 누운 자세로 바뀔 때 하반신에 축적되어 있던 혈액이 몸 위쪽(상반신)으로 빠르게 이동되어 혈압이 상승하게 되는데 이때 목동맥팽대와 대동맥에 있는 압력 수용체의 뻗침(신전, stretch)이 일어난다. 따라서 혈압을 낮추기 위한 감압반사가 일어난다.

② 체액조절

콩팥과 부신겉질(부신피질)에서 분비되는 호르몬에 의해서 혈압이 조절되는 것을 말한다.

콩팥의 혈류량이 감소되면 콩팥뇨세관(세뇨관)으로부터 레닌(renin)이라는 호르몬이 분비되는데 이것은 혈장 속의 안지오텐시노겐(angiotensinogen)에 작용하여 안지오텐신 I(angiotensin I)을 생성시킨다. 안지오텐신 I은 효소작용에 의하여 안지오텐신 II(angiotensin II)로 전환되는데 이것이 혈압을 상승시키는 작용을 한다. 이 기전은 서서히 일어나며 그 작용은 오랫동안 지속된다. 부신겉질에서 분비되는 미네랄(광물)부신겉질호르몬(mineralocorticoid)인 코르티코스테론(corticosterone), 데옥시코르티코스테론(deoxycorticosterone) 및 알도스테론(aldosterone) 등은 콩팥에서 Na^+의 재흡수를 촉진시키기 때문에 삼투농도가 높아져 혈압이 상승한다.

3) 각 혈관의 구조 및 기능

혈관계통 각 주위의 구조 및 기능은 표 7-2와 같다. 혈관의 형태와 크기는 혈관 벽의 조직학적 특성에 따라 다양하며, 동맥계통(대동맥, 동맥, 세동맥), 모세혈관, 정맥계통(대정맥, 정맥, 세정맥)로 구성된다. 이것은 기능상 동맥 부위의 고압계통 및 모세혈관, 정맥 부위의 저압계통으로 구분되며, 혈액은 고압계통으로부터 저압계통으로 끊임없이 흐른다(그림 7-8).

(1) 탄성 혈관계통(대동맥 및 중동맥)

대동맥(large aorta) 및 중동맥(middle aorta)의 막은 두텁고 탄성이 강하다. 심장수축에 의하여 혈액이 방출되면 그림 7-9(A)의 점선과 같이 동맥벽이 확대되어 혈액이 혈관 내로 모인다. 혈액의 유출이 도중에 중단되면 혈관은 탄성에 의하여 원상태로 회복되는데 이때 혈관 내로 들어온 혈액이 말초로

● 표 7-2 혈관의 구조와 기능

혈관구분	구조 및 크기	기능
대동맥	지 름 25mm 벽두께 2mm 내막 — 내피세포 중막 ┌ 탄성조직 └ 민무늬근 외막 — 섬유조직 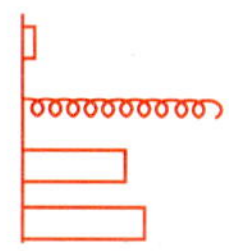	탄성혈관 박동적 혈류를 연속적 혈류로 변경시킴.
세동맥	지 름 35㎛ 벽두께 30㎛ 내피세포 탄성조직 민무늬근 섬유조직 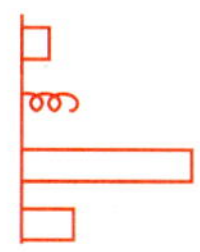	저항혈관 혈장저항 혈류조절
모세혈관	지 름 8㎛ 벽두께 1㎛ 내피세포 탄성조직 민무늬근 섬유조직 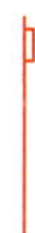	교환혈관 물질교환 및 가스교환
대정맥	지 름 30mm 벽두께 1.5mm 내피세포 탄성조직 민무늬근 섬유조직 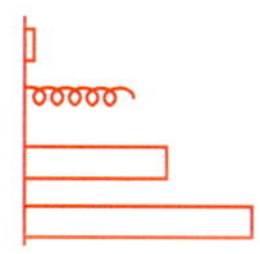	용량혈관 혈액저장

이동된다. 즉, 이 부분의 동맥은 그림 7-9(B)의 펌프 공기실과 같은 작용을 하는 보조 펌프로서 작용하게 되며, 이 작용으로 인하여 박동적인 혈류는 연속적으로 흐른다. 또한 대동맥에서 주기적으로 일어나는 수축과 확장에 따른 압력의 변화가 혈관벽을 통하여 말초 동맥으로 전해지는 것을 **맥박파**(맥파, pulse wave)라고 한다. 노동맥과 같은 잔재성(殘在性) 동맥에서는 맥박파를 촉진할 수 있는데 이것을 **맥박**이라고 한다.

(2) 저항 혈관계통(세동맥)

혈관이 말초로 향하여 분지를 증가함에 따라 총단면적은 증가하게 되지만 혈압은 점차 감소하게 된다. 특히 세동맥에 있어서 혈압의 감소가 뚜렷하다(그림 7-10). 세동맥은 중막의 민무늬근이 잘 발달되어 있으며, 혈관수축 신경이 조밀하게 분포하고 있기 때문에 혈관 지름의 변동능력이 뛰어나다. 따라서 혈관저항을 변동시킴으로써 혈액의 유입량과 혈압을 조절한다.

(3) 교환 혈관계통(모세혈관)

혈액순환의 목적은 물질 교환이며 그것은 모세혈관에 의하여 이루어진다. 모세혈관은 한 층의 내피

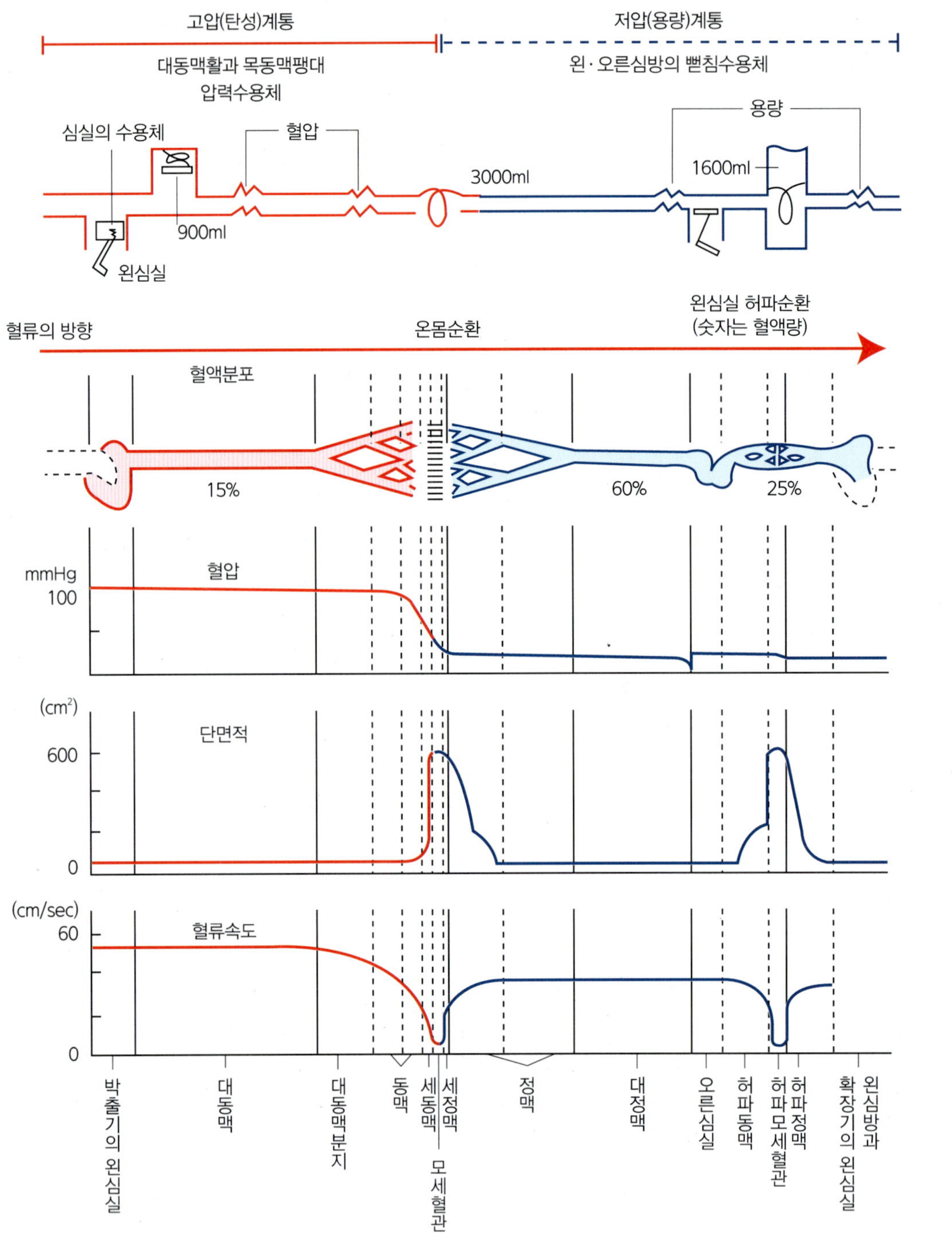

● 그림 7-8 왼심실은 수축기에는 고압계통, 이완기에는 저압계통으로 작용한다. 그림의 굵은 선은 탄성을 표시한 것이다.

세포와 그 바깥쪽의 혈관주위세포(pericyte)로 구성된다(그림 7-11). 지름이 적혈구 보다 약간 큰 모세혈관(10㎛)은 조직의 구석 구석까지 그물의 형태로 분포하면서 혈액 및 조직 사이에서 물질교환을 담당한다. 총단면적은 최대로 크고 혈류속도는 0.5mm/초로서 최고로 작다.

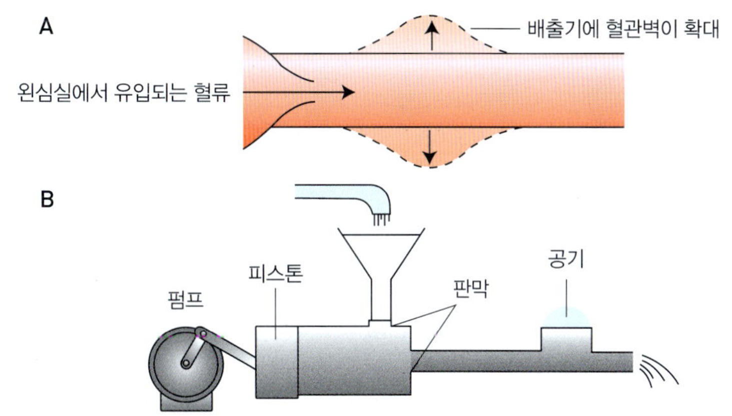

● 그림 7-9 심장에서 박출되는 혈액의 흐름과 그 모형

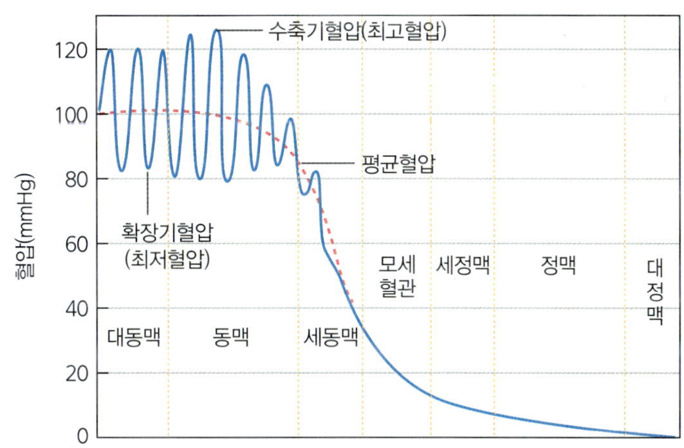

● 그림 7-10 온몸순환에서 혈관 각 부위의 혈압

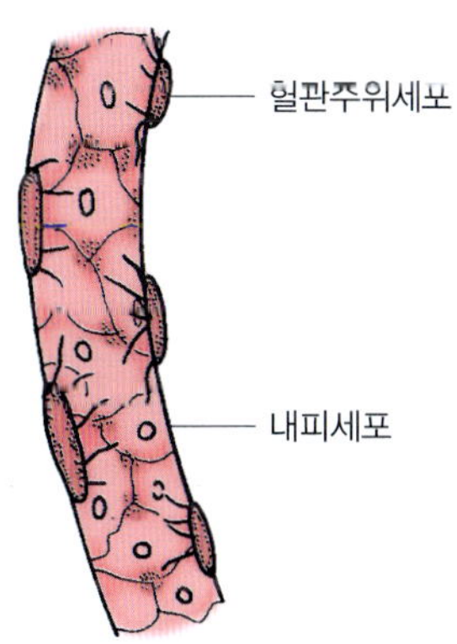

● 그림 7-11 모세혈관의 구조

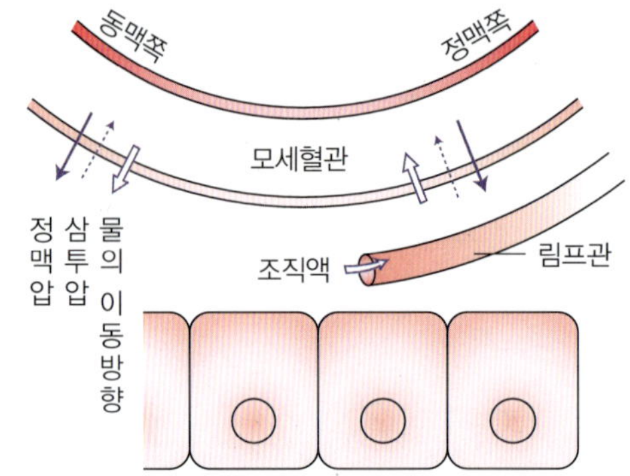

● 그림 7-12 물의 이동방향을 나타낸 모형도

모세혈관벽을 통한 물질교환은 주로 **농도기울기(농도구배, concentration gradient)**에 의한 확산에 의해서 이루어진다. 또한 모세혈관벽을 통하여 혈장의 여과가 일어나는데 이때 혈장의 이동 방향은 **혈장교질 삼투압(oncotic pressure)** 차 및 **정수압(hydrostatic pressure)** 차에 의하여 결정 된다. 정상 상태에서는 모세혈관의 동맥에 의해서 혈장의 여과(약 20ℓ/일)가 일어나고 정맥에 의해서 조직액의 흡수(16~18ℓ/일)가 일어난다. 또한 흡수량보다도 여과량이 훨씬 많으며 모세혈관에 의하여 흡수되지 못하는 조직액은 림프계통을 통하여 정맥으로 환류된다(그림 7-12). 기타 **내피세포(endothelial cell)**에 의

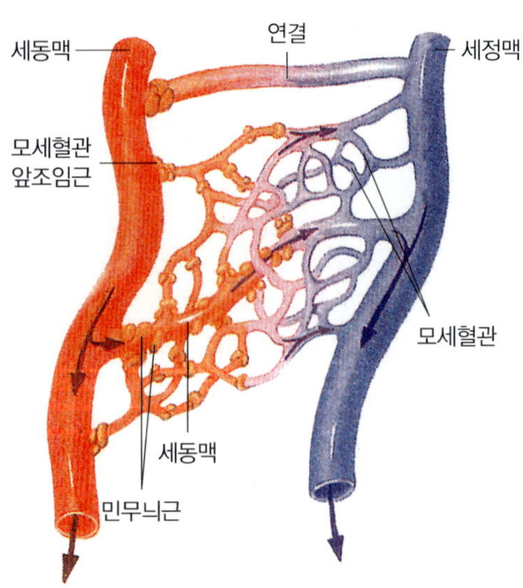

● 그림 7-13 모세혈관 계통의 구조

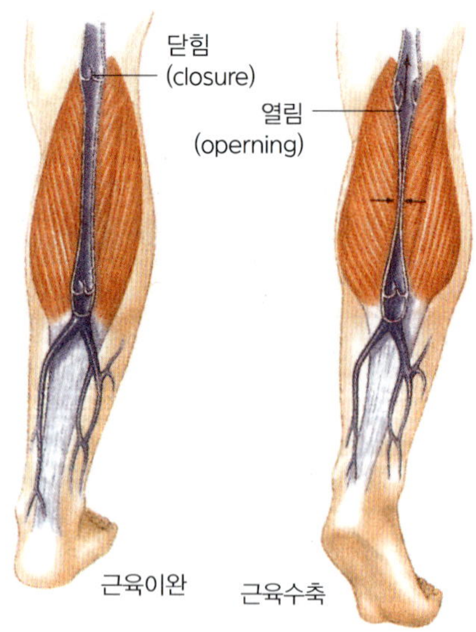

● 그림 7-14 정맥 판막의 기능

근육수축 시 정맥판막이 열림(개방)으로서 혈액이 심장쪽으로 이동한다. 이때 아래쪽 판막은 닫힘(폐쇄)으로서 윗쪽 판막은 열린(개방)다.

한 **포음작용**(pinocytosis) 및 내피세포 사이의 작은 구멍을 통한 물질의 이동도 이루어진다.

모세혈관은 조직의 활동이 없을 때에는 직접통로를 제외하고는 닫혀있다(그림 7-13). 이러한 현상은 **모세혈관이전조임근**(전모세혈관 괄약근, precapillary sphincter)의 작용에 의해서 일어난다. 조직의 활동이 있을 때는 이산화탄소, 젖산 등과 같은 대사산물의 작용에 의하여 조임근이 이완하게 되고, 그결과 모세혈관으로 혈액이 유입되어 조직의 활동 상태가 유지된다.

(4) 용량 혈관계통(정맥)

정맥(vein)은 벽이 얇고 신축성이 크기 때문에 혈관 안(내강)이 쉽게 확장된다. 따라서 전체 혈액의 대부분이 저장되는 심장 및 허파에서 일어나는 순환계통을 **용량 혈관계통**이라고 한다. 정맥 벽에는 교감신경종말이 분포되어 있기 때문에 출혈 시에는 신경의 작용에 의하여 정맥이 수축된다. 따라서 저장되어 있던 혈액이 다른 부분으로 이동하게 된다. 또한 정맥에는 정맥판막이 있어서 중력을 거슬러 올라가는 혈액이 아래쪽으로 **역류**되는 것을 방지한다(그림 7-14).

(5) 동·정맥 연결(문합)

피부에는 모세혈관으로 연결된 문합보다는 세동맥과 세정맥이 직접 연결된 **동·정맥 연결**(문합, arteriovenous anastomosis)이 발달되어 있다. 이 문합은 보통 때에는 닫혀 있으나, 수변의 온도가 높아지거나 체온이 상승하면 열려서, 피부로 많은 혈액을 흐르게 함으로써 체열을 방출시키는 역할을 한다.

2. 림프순환

림프계통은 림프의 순환에 관계하는 림프관 및 면역에 관계하는 림프조직으로 구성된다.

1) 림프관 계통

(1) 림프관(lymphatic duct)

정맥과 비슷한 구조를 가지며 림프관벽에는 얇고 많은 판이 있다. 말초의 모세림프관은 한 층의 내피세포로 되어 있다. 그리고 모세혈관을 빠져나온 혈액의 일부가 조직액(사이질액)이 되고 조직액의 일부가 모세림프관으로 이동하여 림프액이 된다(그림 7-15). 모세림프관은 다른 모세림프관과 합류하여 두터워지며 도중에 많은 림프절을 경유하여 **가슴림프관**(흉관, thoracic duct), **오른림프관**(우림프관, right lymphatic duct)이 되며, 좌우의 **정맥각**(venous angle)에서 합류되어 정맥계통으로 되돌아간다(그림 7-16, 17).

(2) 림프절(lymph node)

림프절은 림프관이 경유하는 완두콩 모양의 **실질기관**(실질장기, solid organ)으로서 그 돌출부에는 여러 개의 **들림프관**(수입림프관, afferent lymphatic duct)이 들어가며, **림프절문**(hilus of lymph node)

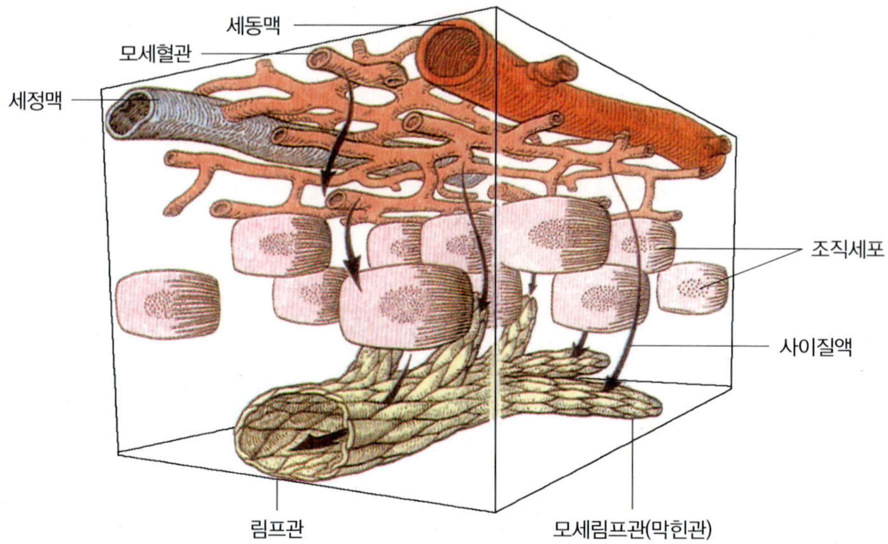

● 그림 7-15 모세혈관과 모세림프관의 관계

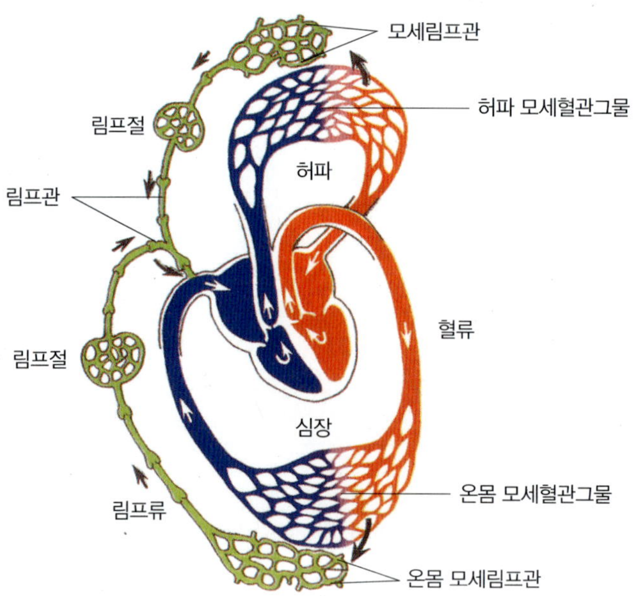

● 그림 7-16 림프 및 혈액순환

으로부터 1~2개의 날림프관(수출림프관, efferent lymphatic duct)이 나온다. 림프절은 겉질(피질, cortex)과 속질(수질, medulla)로 나뉘어지며, 겉질은 가슴샘의존성곁겉질(흉선의존성곁피질, paracortex) 영역 및 가슴샘비의존성(흉선비의존성)의 종자중심(배중심, germinal center)으로 구성된다. 속질은 주로 림프굴(림프동, lymphatic sinus)로 구성된다(그림 7-18).

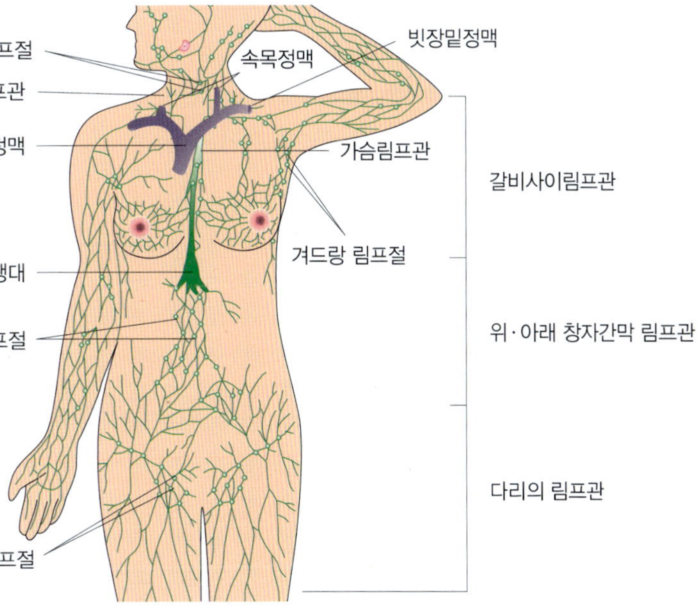

● 그림 7-17 림프관 계통

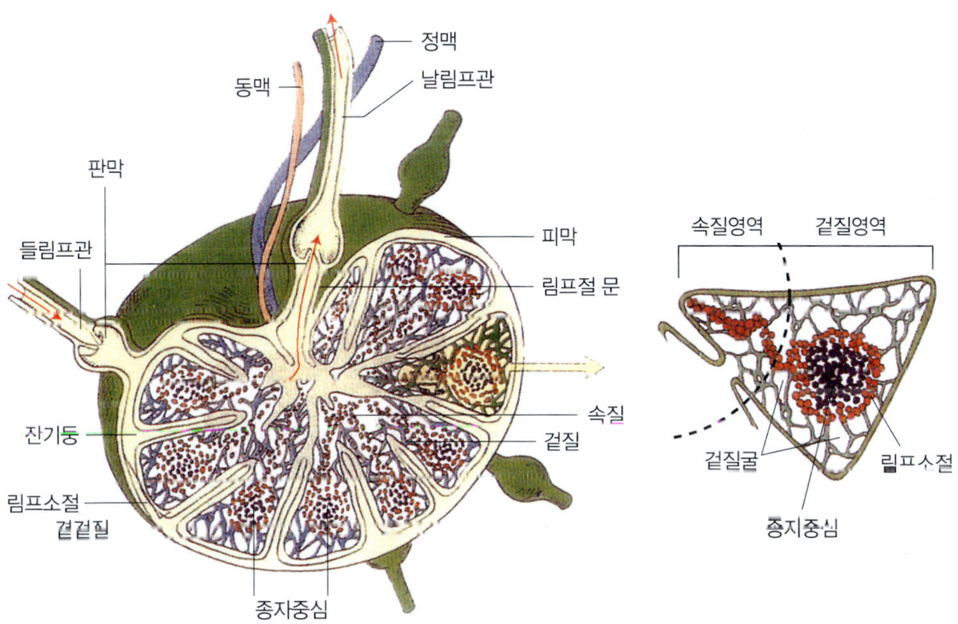

● 그림 7-18 림프절의 구조

(3) 림프계통의 기능

① **체액의 순환**: 모세혈관을 투과한 혈장은 조직액으로 바뀐 후 조직과 세포 사이에서 가스교환 및 물질교환을 담당한다. 1일에 20ℓ의 혈장이 모세혈관의 세동맥으로부터 유출 되는데, 그 중 16~18ℓ는 모세혈관의 **세정맥**(small vein)으로 흡수되며, 나머지 2~4ℓ는 모세림프관에 흡수된 후 림프계통을 통하여 정맥계통으로 되돌아간다. 따라서 림프계통의 기능 중 하나가 조직액을 배수하는데 있기 때문에 제2의 온몸순환경로라고 불리기도 한다.

② **신체 방어**: 림프절의 **큰포식세포**는 이물질, 손상세포, 세포 찌꺼기를 탐식하여 파괴한다. 림프구는 림프관이 림프절로 운반해온 바이러스 박테리아 등을 공격한다. 그러나 감염이 일어날 경우 큰포식세포의 수가 증가하여 림프절이 커지고 연약해진다.

③ **면역작용**: 림프구와 형질세포는 세균이나 다른 이물질이 몸으로 들어오면 이들을 파괴하는 **항체**(antibody)를 생성하여 면역 반응을 일으킨다.

④ **영양물운반**: 작은 창자의 모세림프관을 통하여 흡수된 지방은 **가슴림프관팽대**(유미조, cisterna chyli)에 일시적으로 저장된 후 림프액과 함께 심장으로 이동된다.

(4) 림프액의 조성

림프액(lymphatic fluid)의 조성은 혈장과 비슷하며 단백질의 함량은 적다. 식사 후에 작은창자에서 흡수되는 지방은 점막세포 안에서 **암죽미립**(유미미립, chylomicron)의 형태로 바뀌어 **림프관**(lymphatic duct)으로 들어가기 때문에 림프액은 우윳빛 액체 상태가 된다. 또한 혈액의 림프구들은 림프절과 지라로 유입되므로 림프계통 내에 있는 림프구의 수는 말초혈액 내에 있는 림프구의 수에 비하여 현저하게 많다.

2) 림프모양 기관

림프와 같은 성질을 가지고 있는 림프모양 기관으로는 **지라**(spleen), **가슴샘**(흉선, thymus gland), **편도**(tonsil)가 있는데 이들은 림프계통이나 림프와 직접적인 관련성은 없지만 사람의 면역체계에 있어서 필수적인 기관들이다.

(1) 지라(비장, spleen)

편평한 구조를 가지며 **배골반안**(복강, abdominal cavity) 왼위쪽에 있는 무게 약 200g 정도, 길이 10~15cm의 **실질기관**(solid organ)으로서 그 중앙에 **지라굴**(비동), **지라동·정맥**(비동·정맥, splenic artery and vein) 및 신경이 출입하는 **지라문**(비문, hilus of spleen)이 있다.

지라에는 림프조직이 풍부하며 **백색속질**(백수, white marrow) 및 **적색속질**(적수, red marrow)로 나뉘어진다. 중심동맥 주위에는 T 림프구가 모인 **지라소체**(비림프소절, malpighi 소체)로 구성된 백색속질이 있으며 기타의 대부분에는 적혈구의 집단인 적색속질이 있다(그림 7-19).

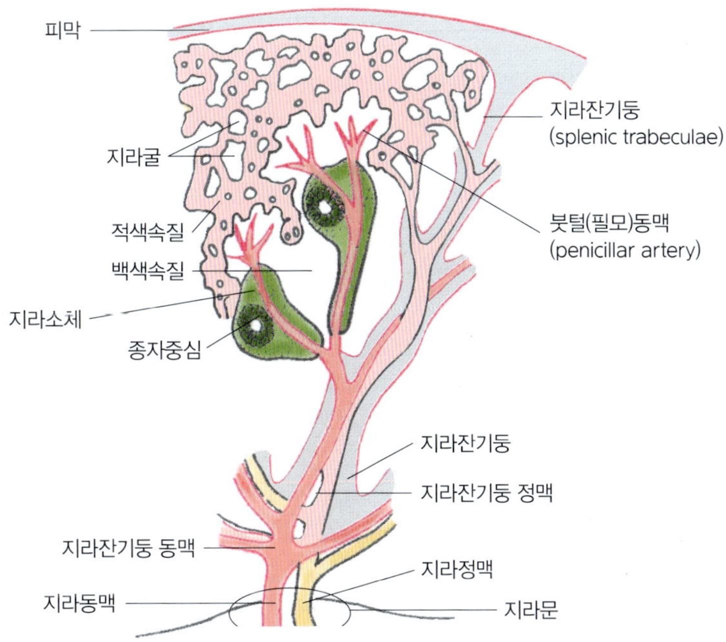

● 그림 7-19 지라의 혈류 모형도

(2) 지라의 기능

백색속질(white pulp)에 있는 림프조직은 림프구를 중심으로 한 면역세포가 모여 면역기능을 수행하는 조직이다. 구조 및 기능적으로 볼 때 결합조직에서 분화하여 탐식을 하는 **그물내피계통(망상내피계, reticuloendothelial system)**을 형성하므로 그물림프내피계통이라고 하며, 면역계통의 총칭으로 되어 있다. **그물내피계통**에는 **단핵구**와 **큰포식세포(조직구, histocyte)**가 존재하므로 포식작용에 의해서 이물질 또는 파괴된 세포들이 처리된다. 또한 **큰포식세포(대식세포, macrophage)**는 세균 등과의 접촉에 의해서 제공되는 항원정보를 림프구로 전달하는 기능도 가지고 있고, 면역발현에도 중요한 역할을 한다. 또한 **지라**는 혈액의 고형성분 형성뿐만 아니라 **그물내피계통**으로서 **적혈구**를 **파괴**하고, 생체 내의 철분 대사에 있어서 중요한 역할을 한다.

3. 심장

1) 심장의 구조

심장(heart)은 세로칸(종격) 아래쪽, 가로막(횡격막) 위쪽 중앙에 있는 기관으로써 두 겹의 심장막안(심막강, pericardial cavity)에 위치하고 있으며 크기는 대략 주먹 정도이며 무게는 약 250~300g 정

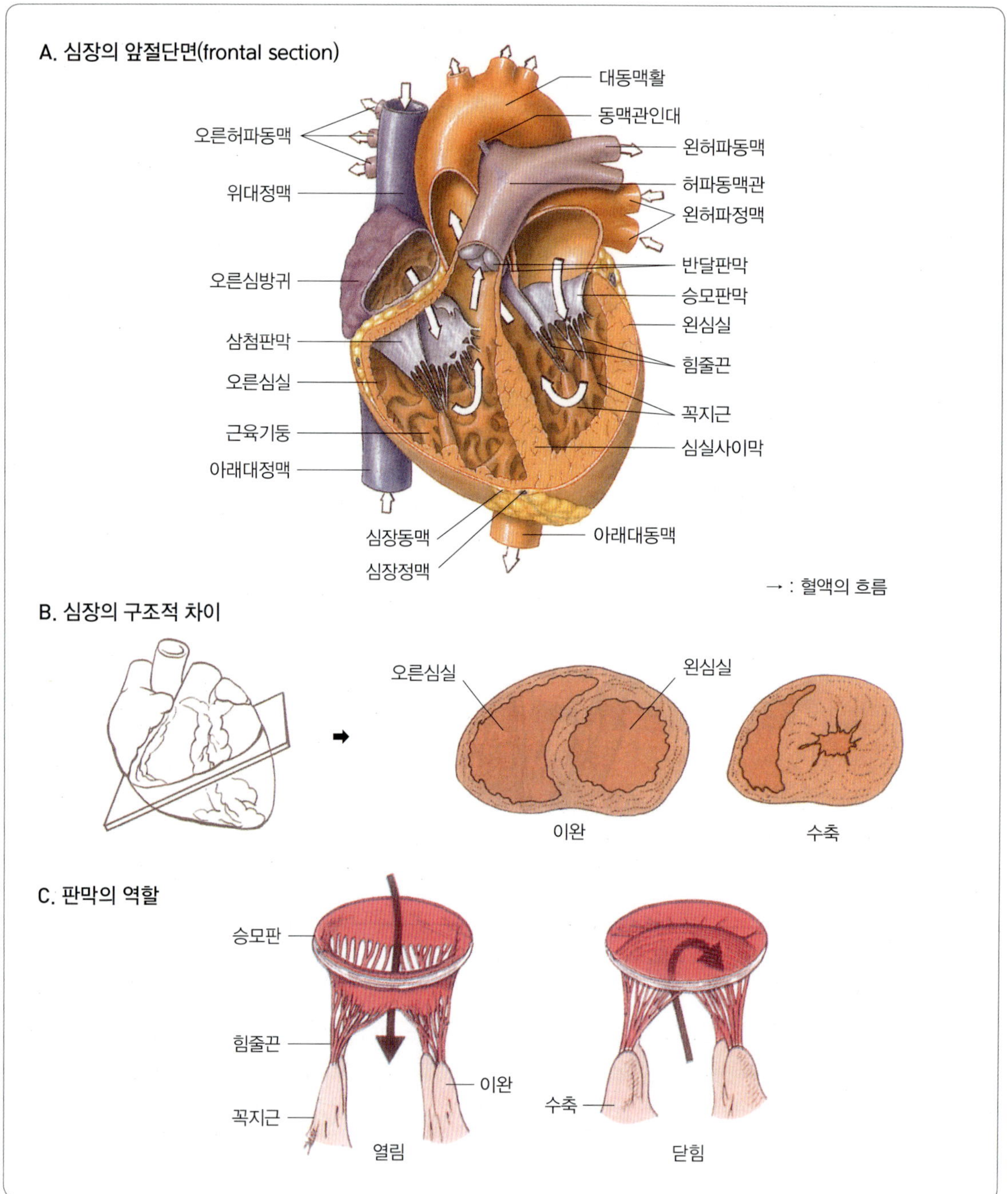

● 그림 7-20 심장의 구조

도된다. 심장의 내부는 심실사이막(중격, septum)과 방실사이고랑(방실구, atrioventricular sulcus)에 의하여 왼·오른심방과 왼·오른심실의 4개 부분으로 구분된다. 심장에는 방실판막(방실판, atrioventricular valve)인 승모판막(이첨판, bicuspid valve)과 삼첨판막(삼첨판, tricuspid valve), 반달판막(반월판, semilunar valve)인 허파동맥판막(폐동맥판, pulmonary valve), 대동맥판막(대동맥판, aortic valve)의 4개 판막이 있어 혈액의 역류를 방지해준다. 대정맥(vena cava)과 오른심방 사이에는 판막이 없다.

방실판막은 아래쪽의 **힘줄끈**(건삭, chordae tendinea)에 연결되어 있고 힘줄끈은 심실 속에 돌출된 **꼭지근**(유두근, papillary muscle)에 연결되어 있다. 심장벽은 **심장내막**(심내막, endocardium), **심장근육층**(심근층, myocardium), **심장바깥막**(심외막, epicardium)의 3개 층으로 구성되어 있다. 심장내막은 제일 안쪽을 덮고 있으며, 심장바깥막은 **내장쪽심장막**(장측심막, visceral pericardium)이라고도 하며 심장바깥층을 형성하는 곳으로 혈관과 지방이 많은 곳이다. 내막과 바깥막 사이에 있는 심장근육층은 심장벽의 대부분을 차지하고 있으며 심장 근육이라는 특수한 가로무늬근 섬유로 되어 있으며(그림 7-20), 그 두께는 심방과 심실사이에 현저한 차이가 있다.

심장의 근육층은 주행방향에 따라 **심방이 2층**이고 **심실은 3층**(바깥빗근육층, 중간돌림근육층, 속빗근육층)으로 되어 있으며, 심방근육은 심실근육에 비하여 매우 얇다. 그리고 심실의 내층 근육에는 심실의 안쪽을 향하는 많은 **근육기둥**(육주, trabeculae)이 존재하는데 여기에는 **꼭지근**(유두근, papillary muscle)이 돌출되어 있다. 속·바깥근육층은 왼, 오른 심실을 통하여 조금 기울어져 있다. 심실의 중간층 근육섬유는 둥근 모양으로 되어 있는데 그 일부는 심실과 달리 **근육다발**(근속, fasciculus)로 되어 있으며, 일부는 양쪽 심실에 S자 모양으로 분포하고 있다. 이런 형태의 근육층은 혈액을 심실에서 동맥 안쪽으로 흐르게 하는데 매우 효과적이다.

2) 심장근육과 신경

심장근육은 조직학적으로 **특수심장근육**(specific cardiac muscle)과 **고유심장근육**(ordinary cardiac muscle)으로 구분된다. 특수심장근육은 자극생성 및 흥분전도에 관계하는 **자극전도계통**(자극전도계, conducting system)으로 구성되어 있다. 자극전도계통은 **굴심방결절**(동방결절, sinoatrial node, SA node), **결절사이전도로**(결절간전도로, internodal conduction pathway ; 웬케바하 경로 등), **방실결절**(atrioventricular node, AV node), **방실다발**(방실속, His bundle), **왼·오른방실다발갈래**(right and left bundle branches), **심장전도근육섬유**(푸르키니에섬유, Purkinje fiber)로 구성된다(그림 7-21). 이러한 근육도 실질적으로는 고유심장근육과 같은 구조이지만 흥분전도 속도는 고유심장근육보다 약 10배 정도 빠르다.

이에 반하여 고유심장근육은 흥분되면 수축하기 때문에 작업근육이라고도 한다. 고유심장근육의 세포는 크고 작은 것 등 여러 가지가 있으며, 굵기는 10~30㎛ 정도이며 길이는 길고 짧은 여러 가지이지만 깨끗한 가로무늬근육(횡문근)을 가지고 있다. 그러나 뼈대근육과 달리 심장근육세포는 특수한 결합조직(연결다리라고 함)에 의하여 복잡하게 결합되어 있다. 이것은 세포 사이에서 물리적으로 결합을 하고 있을 뿐만 아니라 결합부분의 전기저항이 낮기 때문에 세포 사이에서 흥분전도가 이루어진다. 따라서 심장근육 전체는 마치 한 개의 세포와 같은 역할을 한다. 즉, 심장 근육의 각 세포는 독립적으로 흥분하는 것이 아니고 어느 심방이 흥분하게 되면, 다른 세포로 흥분이 전해져 결국, 심실 또는 심방 전체가 흥분하게 되며 이어서 전체가 동시에 수축된다. 이로써 심장 근육은 **기능적융합체**(기능적합

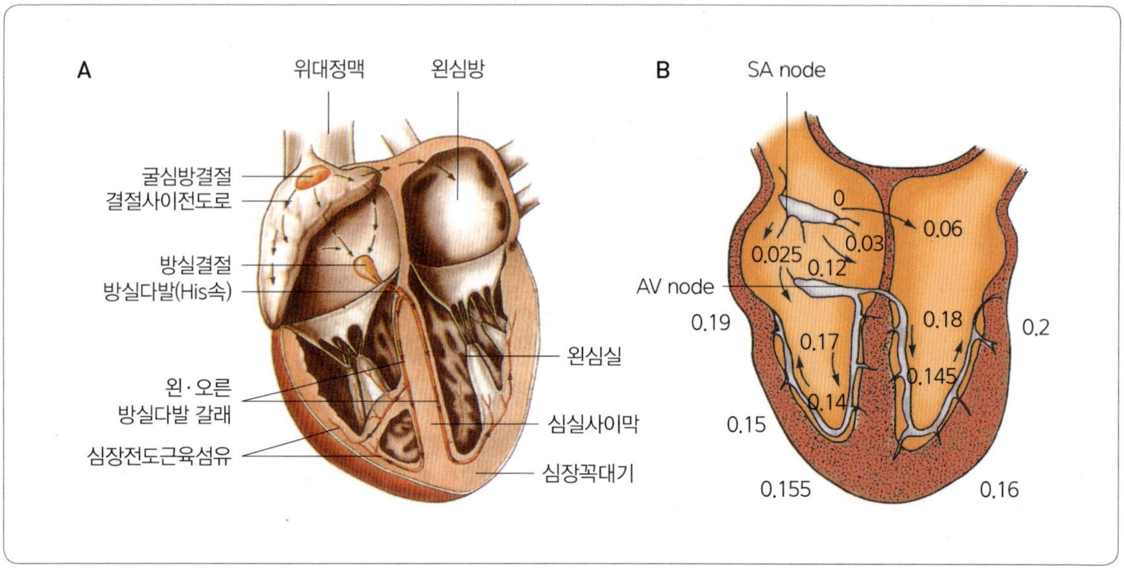

● 그림 7-21 심장의 자극 전도계통(A)와 자극 전도시간(B)

포체, functional syncytium)가 되어 수축작용을 일으키게 된다.

심장은 **교감신경** 및 **부교감신경(미주신경)**에 의한 이중지배를 받는다. 교감신경 섬유는 심방과 심실 전체에 분포하고 있으며, 미주신경 섬유는 굴심방결절과 방실결절에 주로 분포하고 있으며 심실에는 적게 분포한다.

3) 심장근육의 생리적 특성

심장근육의 기본적 성질에는 **자동성, 흥분성, 전도성, 수축성** 등이 있다.

(1) 심장근육의 자동성(automatism)

심장은 스스로 반복하여 흥분하고 수축하는 능력이 있다. 이것을 **심장의 자동성**이라고 하며, 뼈대근육이나 민무늬근육에서는 볼 수 없는 성질이다. 즉, 개구리의 심장으로부터 신경계통을 절단한 후 몸밖으로 심장을 떼어내어도 심장은 자동적으로 박동을 계속한다. 이런 경우에 흥분은 **정맥굴(정맥동, sinus venosus)**에서 일어나 심방과 심실로 전해진다. 그러나 각 부분은 고유의 자동성을 가지고 있으며 자극발생 빈도는 중추에는 많고 아래쪽에는 적다.

생리적 상태에서 **굴심방결절(동방결절, SA node)**은 심장 전체의 박동을 지배하고 보조를 맞추는 **심장박동조율기** 즉, **제1차 심장박동조율기(향도잡이, pacemaker)**라고 한다. 한편 기타 특수 심장 근육은 정상 상태에서는 흥분전도 기능만을 맡고 있으며, **굴심방결절**의 흥분이 정상적으로 발생되지 않거나 그 자극이 아래쪽으로 전도되지 못하면 방실결절이 **제2차 심장박동조율기**로서 활동하게 된다.

(2) 심장근육의 흥분성(excitability)

① 안정막전위 및 활동전위

정지상태에서 심장근육세포 안쪽은 세포 바깥쪽에 대하여 −70~−90mV의 막전위 즉, **안정막전위**(resting membrane potential)를 갖는다. 적절한 자극을 가하면 갑자기 **탈분극**(depolarization)이 일어나고 **활동막전위**(active membrane potential)가 발생되어 수축작용이 일어난다(그림 7–22). 그 후 곧바로 세포 안쪽과 바깥쪽의 전위차가 없어지는 **정점지속부위**(고평부, plateau)라고 하는 시기가 계속되고, 그 이후에 다시 **재분극**(repolarization)이 일어난다. 즉, 탈분극의 지속시간은 약 2msec이며 정점지속부위의 재분극은 200msec 이상 계속된다. 따라서 수축이 50% 이상 진행되어도 **재분극**은 멈추지 않는다. 정점지속부위는 뼈대근육에서는 볼 수 없는 심장근육세포의 특유한 현상이다. 초기의 **탈분극** 및 **활동전위**는 뼈대근육과 유사하게 Na^+ **투과성**이 급속하게 증가하기 때문에 발생되며, 정점지속부위는 서서히 시작되어서 장시간 동안 계속되는데 그 이유는 Ca^{2+}의 **투과성**이 증가되기 때문이다. Ca^{2+}의 세포내 유입은 K^+의 **유출**과 일정한 균형을 이룬다.

② 심장박동조율기 전위

그림 7–23은 심장의 각 부분으로 들어간 미소전극을 통하여 기록되는 세포내 전위의 변화를 보여준다. 자극전도계통에서는 활동전위와 활동전위 사이에 막전위가 형성되지 않을 때 서서히 탈

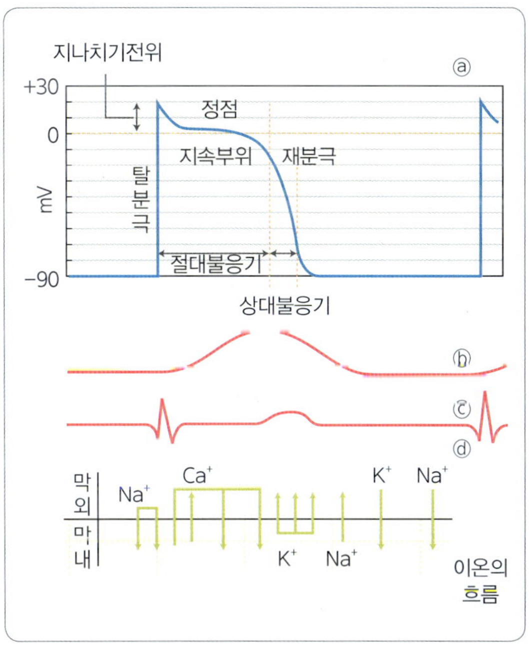

● **그림 7–22 모세혈관 계통의 구조**

ⓐ 적출한 심장근육 절편에서 측정한 세포막 전위

ⓑ 심장근육 절편의 수축곡선

ⓒ 세포외 전극에 의해 기록한 활동전위

ⓓ 이온의 흐름

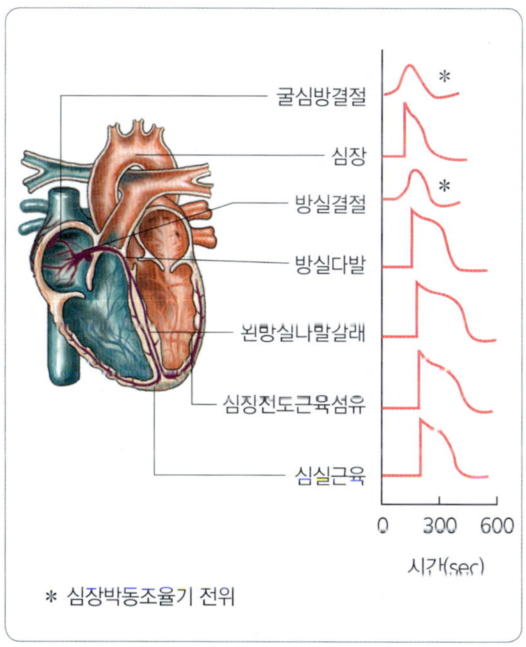

● **그림 7–23 심장 각 부분에서 기록한 세포 속의 활동전위**

분극이 진행되다가 문턱(역치, threshold) 수준에 도달하게 되면 활동전위가 발생 된다. 이런 활동전위와 활동전위 사이에 서서히 진행되는 탈분극을 **심장박동조율기전위(향도잡이전위, pacemaker prepotential)**라고 한다. **심장박동조율기전위**는 **굴심방결절(동방결절)** 및 **방실결절**에서 특히 뚜렷하게 나타나며, 전도계통의 기타 부분에도 **"잠재적 심장박동조율기"**가 있기 때문에 굴심방결절과 방실결절에서 자극이 발생되지 않을 경우 보조 심장박동조율기로 작용하게 된다. 정상적인 상태에서 고유심장근육은 심장박동조율기전위를 생성하지 않는다.

(3) 심장근육의 전도성(conductivity)

심장은 처음에 심방이 수축하고 다음에 심실이 수축하여 규칙적인 박동을 하게 된다. 그 후 **왼·오른 심방** 및 **심실**의 어느 쪽이 이완되거나 확장하게 된다(이완 또는 확장). **심장수축 자극**은 **자극전도계통**에 의하여 생성되며, 이 계통에 의하여 심장의 모든 근육으로 전파된다(그림 7-24).

굴심방결절(SA node)에서 생성된 자극은 **심방벽(심방내 자극전도경로)**을 통하여 심방과 심실 사이에 있는 **방실결절(AV node)**로 전해진다. 심방과 심실 사이는 **섬유테(섬유륜, annulus fibrous)**에 의하여 분리되어 있어서 고유근육을 통해 직접적으로 전달될 수 없다. 따라서 유일한 자극전도 경로는 특수심장근육의 **근육다발(근속)**이다. 방실결절은 **오른심방** 속의 **심방사이막(심방중격, interatrial septum)** 바닥부위(기저부)에 위치한 **심장정맥굴(관상정맥동, coronary sinus)** 옆에 있으면서 심방의 흥분을 심실로 전해주는 중계역할을 한다. **방실결절**의 세포간격에는 결합조직이 많기 때문에 세포사이의 접합방식은 매우 복잡하다. 따라서 **방실결절** 속으로의 **흥분전도 속도**는 현저하게 늦어지고 흥분의 경향도 불균일하여 지기 때문에 심실이 심방보다 늦게 수축하게 된다. 방실결절에서 늦게 발생된 흥분은 그 아래쪽 **심실사이막(심실중격, interventricular septum)**에 있는 **방실다발(히스속, His bundle)**로 전도되고, 이어서 심실 속의 **왼·오른방실다발갈래(좌·우각, bundle branch)**로 전해진 다음 가장 끝쪽의 심장전도근육

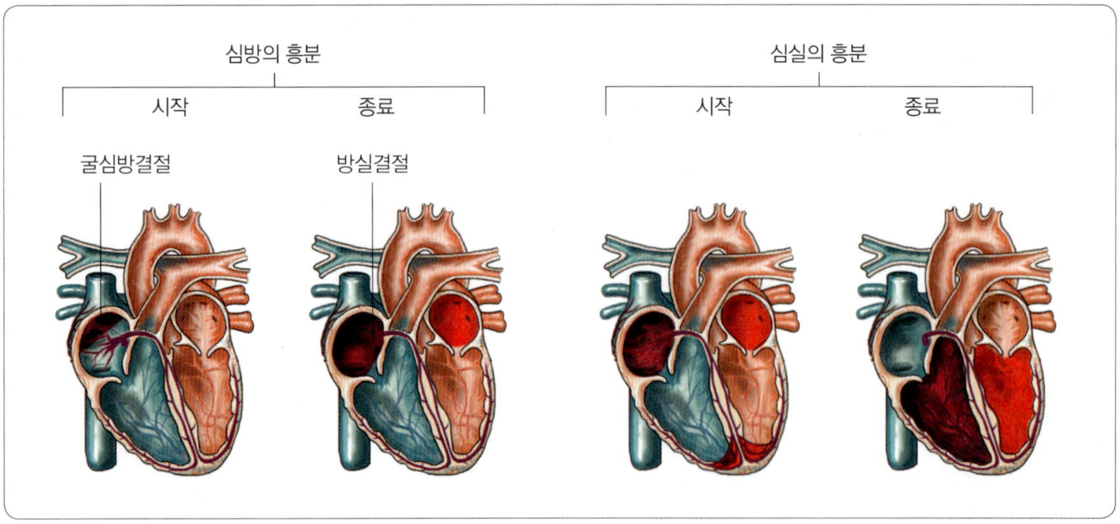

● 그림 7-24 심장의 흥분전도 순서

섬유(Purkinje fiber)에 도달한다. 굴심방결절의 흥분은 전도계통으로 매우 빠르게 전도되지만 각 부위의 흥분발생이 지연되는 현상은 그림 7-23과 같다.

(4) 심장근육의 수축성(contractility)

자극 전도계통의 세포는 위로부터 전기적 흥분을 받으면 고유심장근육 세포에 그 흥분을 전달한다. 그 결과 고유심장근육 전체에도 흥분이 일어나 심장의 수축이 일어난다.

그러나 심장근육에는 뼈대근육과는 다른 몇 개의 성질이 있으며 그 수축 특성은 아래와 같다.

① 흥분-수축연관

심장근육의 활동전위 및 수축의 지속시간은 뼈대근육 보다 현저히 길고, 더욱이 활동전위가 지속되는 동안 수축이 증가하는 특징이 있다. 그 이유는 장시간에 걸쳐 세포 내로 Ca^{2+}이 유입되기 때문이다.

② 실무율 법칙

심장근육은 기능적융합체(기능적합포체, functional syncytium)로 작용하기 때문에 심장 전체가 마치 한 개의 근섬유와 같이 수축한다. 자극강도가 문턱 이상이라면 언제나 같은 강도로 수축한다. 즉, 실무율(all or none law)에 따라 수축한다.

③ 불응기

정점지속부위(고평부, plateau)가 계속되는 동안 심장근육세포는 자극을 받더라도 전혀 흥분하지 않는다(절대불응기, absolute refractory period). 활동전위와 동시에 기록하는 심장근육의 수축곡선을 비교해 보면 불응기 및 수축기가 거의 일치함을 알 수 있다(그림 7-22). 이 때문에 심장근육은 뼈대근육과 달리 자극을 받더라도 강축(tetanus)이 일어나지 않는다. 따라서 만약 심장에 단 한 번의 강축이라도 발생하면 생체는 죽음에 이르게 된다.

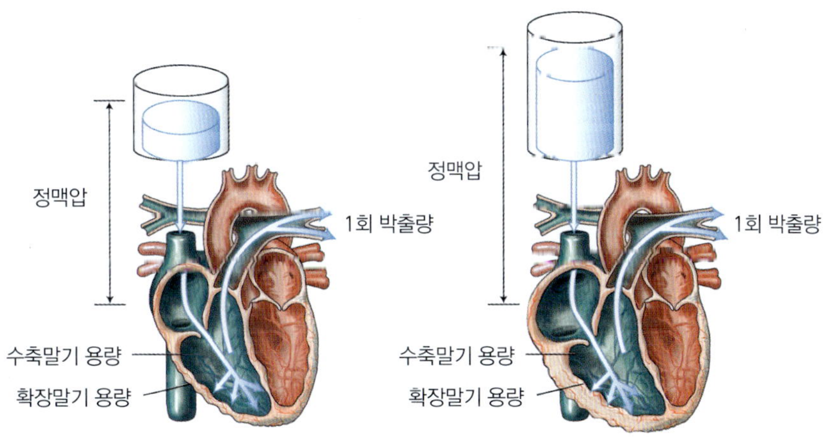

그림 7-25 1회 심장박 출량의 조절

④ **가중**

박동이 정지된 심장근육에 적당한 강도의 효과적인 자극을 일정 간격으로 반복해서 가하면, 초기 자극에 의한 수축높이는 작지만 자극이 반복될수록 높이가 증가하여 최대 수축을 하게 되는데 이것을 **가중(summation)**이라고 한다. 그 이유는 Ca^{2+}이 세포 내에 축적되기 때문인 것으로 생각된다. 가중은 뼈대근육에서도 일어나는 현상이며 심장근육에서 특히 현저하다. 이러한 현상으로 발생되는 수축을 **조기심실수축(조기수축, premature ventricular contraction)**이라 한다.

⑤ **Starling의 심장 법칙**

심장의 박출량은 동맥의 혈압과 관계없이 이완기의 **심실용량(심실부의 뻗침 정도)**에 의하여 자체적으로 조절된다는 것을 **스탈링(Starling)**이 증명하였다. 심실을 구성하는 근육은 **정맥 환류량의 증가(정맥압 증가)**에 의하여 팽창이 증가되는데 확장말기가 되면 수축이 증가하게 되어 1회 박출량도 증가된다. 즉, 심장근육은 팽창하면 팽창할수록 강한 장력을 발생시킨다(그림 7-25).

4) 심전도

심전도(electrocardiogram, ECG)란 심장에서 발생되는 미약한 전기적 변동을 **심전계(electrocardiograph)**로 받아들인 후 증폭하여 기록한 것이다(그림 7-26).

심전계는 1903년 독일의 에인트호벤(Einthoven)에 의하여 처음으로 고안되었다. 국제적으로 사

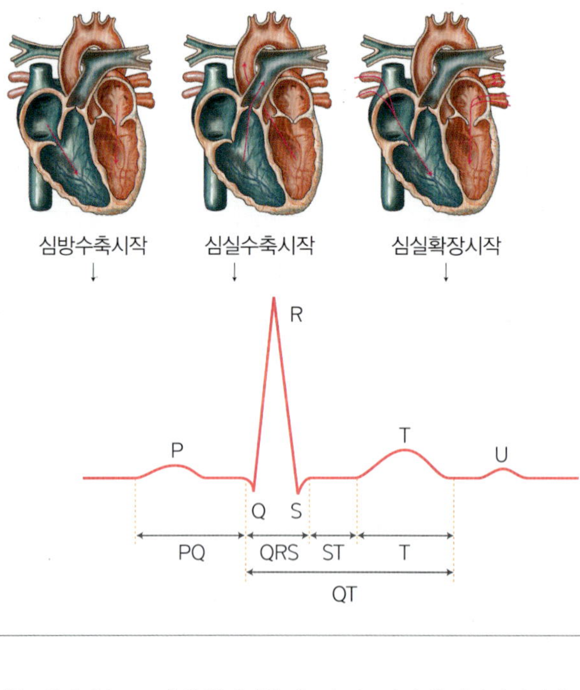

● 그림 7-26 **정상 심전도**

기계적 심실 이완기는 대략적으로 T파의 끝에서부터 Q(또는 R)파의 시작까지이다. 기계적 심실 수축기는 대략적으로 Q(또는 R)파의 시작에서부터 T파의 끝까지이다.

용되는 심전도에서 공통된 약속은 전기적 변화를 기록하는 유도법 즉, 그래프 가로축은 1초 동안에 25mm가 이동하도록 조정하고 그래프의 세로축은 1mV의 전압 발생에 대하여 10mm가 올라가게 조정하였다. 기록된 심전도에는 P파(P wave), QRS군(QRS complex)과 T파(T wave) 등 차례로 이름을 붙였다.

(1) 심전도 파형 및 유도법

심전도를 기록하는 유도법에는 쌍극유도법(bipolar lead)과 단극유도법(monopolar lead)이 있다. 두 개의 활성전극 사이의 전위 차이를 기록하는 **표준팔다리유도법**(쌍극유도법)은 **에인트호벤(Einthoven) 유도법**으로서 I 유도(왼손-오른손), II 유도(왼발-오른손), III 유도(왼발-왼손)가 있다. 한 개의 활성전극과 한 개의 불활성 전극사이의 전위 차이를 기록하는 단극유도법에는 **증폭단극유도법(Goldberger 유도법)**과 **단극가슴유도법(Wilson 유도법)**이 있다.

증폭단극유도법에는 aVR(활성전극-오른손, 불활성전극-왼발과 왼손의 사이), aVL(활성전극-왼손, 불활성전극-오른손과 왼발의 사이), aVF(활성전극-왼발, 불활성전극-왼손과 오른손의 사이), 단극가

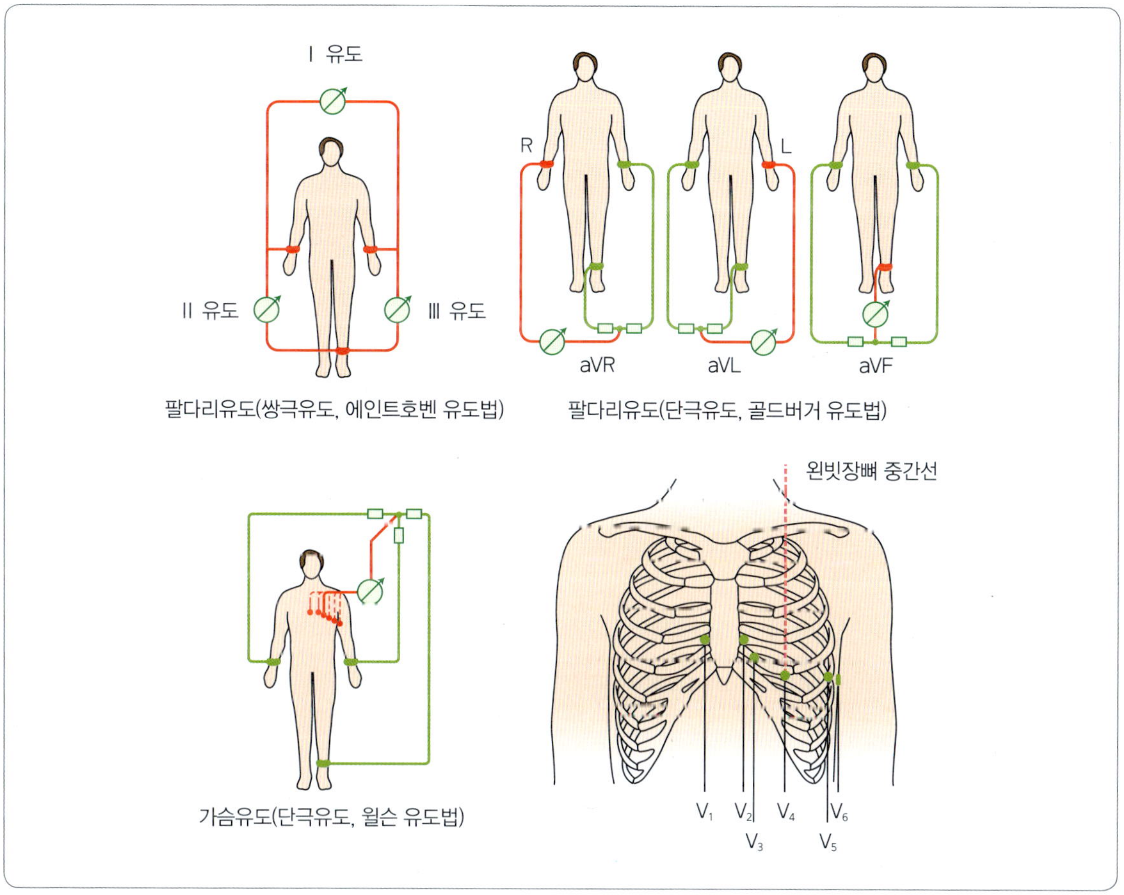

● 그림 7-27 **표준 12유도법**
붉은색 : 활성전극(관전극), 연두색 : 불활성 전극(불관전극)

● 표 7-3 심전도 파형 및 정상치

명칭	전압(mV)	지속시간(초)	의의
P	0.25이하	0.06~0.10	심방의 흥분에 의해 형성(심방 탈분극)
QRS	0.5~2.5	0.06~0.10	심실 전체로의 흥분 확대 시간(심실 탈분극)
T	0.5~1.0	0.1~0.25	심실 흥분 회복에 의해 형성(심실 재분극)
PR(PQ)	바닥선이 원칙	0.12~0.20	방실사이 흥분전도 시간
ST		0.1~0.15	심실 전체의 최대 흥분시간
QT		0.3~0.45	심실의 전기적 수축시간(심박↑하면 감소)

승유도법은 왼손, 왼발, 오른손에 5KΩ의 전기저항을 흘려줄 경우 3점이 만나는 그 중간점은 0 전압이 되는데 이것을 **불활성 전극**으로 사용하고 흉부에 부착시키는 6개의 전극(V_1, V_2, V_3, V_4, V_5, V_6)을 활성전극으로 사용하여 그 전위차를 기록하는 것이다(그림 7-27).

(2) 심전도 판독

심전도 판독의 요점에 대하여 설명하면 다음과 같다.

① 굴리듬(동조율, sinus rhythm)

정상적인 심장은 박동조율기인 **굴심방결절**(SA node)의 규칙적인 리듬에 의해서 P파가 출현하게 된다. 이와 같이 일정한 간격으로 P파가 출현하는 것을 **정상 굴리듬**(정상 동조율, normal sinus rhythm)이라 한다. 비정상적인 심장조율 즉, 부정맥에 대해서는 뒤에서 설명하고자 한다.

② 심장박동수

R-R 시간으로부터 심장박동수가 구해진다(심장박동수=60/R-R시간). 정상 성인의 **심장박동수**는 60~100/분이다.

③ 평균 전기축

심기전력의 방향을 나타내는 것으로 심장의 위치 및 **심실비대**(ventricular hypertrophy), **전도장애**(conduction disturbance) 등에 의해서 **전기축 값**이 달라진다. **에인트호벤**(Einthoven)의 정삼각형을 사용하여 측정하고, **제 I 유도**(lead I)와 평행하는 경우 0°로 하고 이보다 위쪽을 **음성(-)**으로 하고 그 아래쪽을 **양성(+)**으로 한다. 성인의 **정상 전기축 값**은 0°~+100°이다.

④ PR(PQ) 간격

연령 및 **심장박동수**에 따라 다소 다르며, **방실차단**(방실블럭, atrioventricular block)이 있는 경우에는 연장되고 WPW(Wolff-Parkinson-White) **증후군**이 있는 경우에는 단축된다.

⑤ QRS파

다발갈래차단(각블럭, bundle branch block), **심실사이전도장애**(심실내전도장애, interventricular conduction disturbance), **심실조기수축**(ventricular premature contraction) 등이 있는 경우에는 **심실흥분** 초기에서부터 말기까지의 시간이 연장되면서 QRS폭이 넓어진다. 심실의 크기가 증가할수록 **기전력**(electromotive force)이 커져서 R파의 파고는 높아진다.

⑥ **ST-T부분**

ST 부분의 상승, 하강, 음성 T파는 심근허혈(ischemia), 심장비대(cardiomegaly), 각블럭(다발갈래차단, bundle branch block), 강심제(digitalis) 투여 등에 의해서 나타난다.

(3) 부정맥

정상 동조율(굴리듬) 이외의 심장 조율이상을 부정맥(arrhythmia)이라고 한다. 부정맥의 진단에는 자극전도계통 검사가 필요하다. 부정맥은 굴심방결절에서 불규칙적으로 자극을 생성함으로써 나타나는 이상(자극생성 이상)과 흥분 전달방법의 이상(흥분전도 이상)으로 나뉘어 진다(표 7-4).

● 표 7-4 부정맥의 종류

Ⅰ. 자극생성 이상	
A. 굴심방(동성) 자극생성 이상 a. 동빈맥(굴빠른맥) b. 동서맥(굴느린맥) c. 동부정맥 규칙적(굴심방부정맥) 불규칙적 d. 동정지(굴심방정지) e. 동부전 증후군(굴심방부전 증후군)	B. 딴곳(이소성) 자극생성 이상 a. 능동성 i. 산발성 : 조기수축 ii. 지속성 : 발작성빈맥(발작성 빠른맥), 심방 세동(잔떨림) 및 조동(된떨림), 심실 세동과 심실 조동, 흥분전도 이상 b. 수동성 i. 산발성 : 보충수축 ii. 지속성 : 보충조율
Ⅱ. 흥분전도 이상	**Ⅲ. 기타**
A. 동방차단(굴심방차단) B. 방실차단 C. 각차단(다발갈래차단)	부전도로에 의한 증후군 (WPW 증후군, LGL 증후군)

(4) 심장주기에 따른 변화

심장근육섬유가 자극을 받아 탈분극을 일으키면 수축이 시작되고 재분극이 일어나면 수축이 끝난다. 심방수축은 심전도 P파 후에 시작되고, 심실수축은 R파 끝에서 시작하여 T파의 종료점에 끝난다. 심장근육은 주기적인 자극에 대응하여 수축을 일으키고 이완하는 것을 반복한다. 이것을 심장주기(cardiac cycle)라고 한다. 심장근육의 수축은 심방, 심실 및 혈관의 내압 및 용적, 혈류 등을 변화시키며, 이러한 여러 현상은 심장주기와 함께 변한다(그림 7-28). 또는 이러한 변화에 의해서 심음(heart sound)이 생긴다.

(5) 심실내압 및 용적의 변화

① **심실수축기**

i. 등용적성 수축기

심방의 전기적 흥분은 방실결절, 방실다발(His 속)을 통과하여 왼·오른심실로 전도된다(심전도에서 QRS군 출현). QRS군 조금 뒤에 심실수축이 시작되면 심실내압이 갑자기 올라간다. 심실내압이 심방내압보다 높아지면 방실판막이 닫히면서 제Ⅰ심음(S_1)이 발생된다. 그러나 심실수축 초

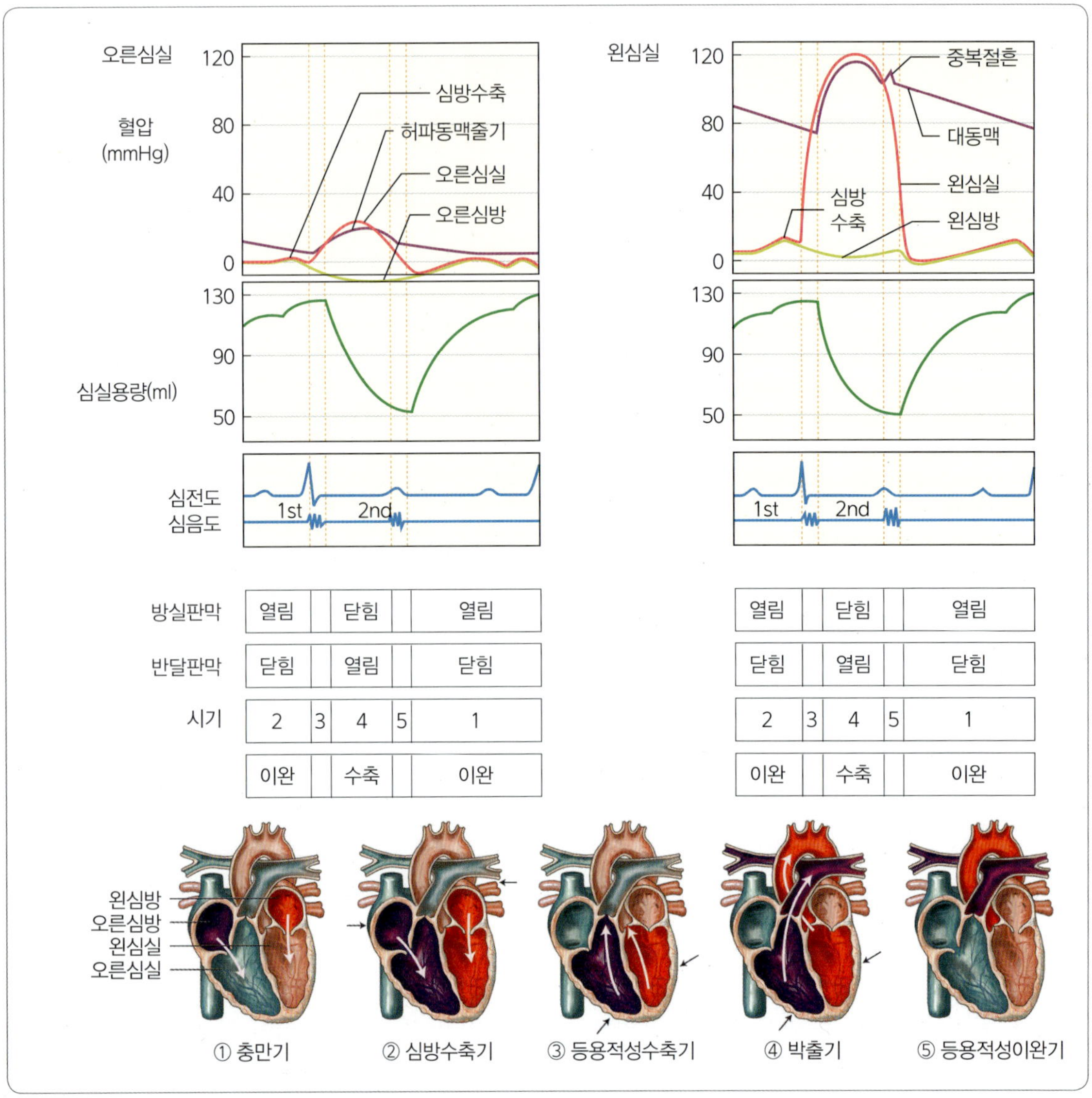

● **그림 7-28 심장주기에 따른 심장의 변화**

기에는 대동맥 압력 및 허파동맥 압력이 높기 때문에 대동맥판막 및 허파동맥판막은 잠시 닫혀 있다가 그 이후 개방된다.

심장근육의 장력증가로 내압이 증가하지만 혈액의 유출이 일어나지 않아 심실의 용적변화가 없다. 따라서 이 기간을 **등용적성수축기**(isovolumetric contraction period)라고 한다.

ii. **박출기**

심실내압이 **동맥압력** 보다도 높아지면 대동맥판막 및 허파동맥판막이 열리고 혈액이 심실에서 대동맥과 허파동맥 쪽으로 급속히 빠져나가는데 이 시기를 **빠른박출기**(급속구출기, rapid ejection period)라고 한다. 박출속도가 느리지만 혈액이 계속 대동맥 쪽으로 이동하는 시기를 **느린박출기**(완속구출기, slow ejection period)라고 한다. 심전도상 T파의 정점에 해당하며 심실의 재분극이 거의 완료된다.

② **심실확장기**

i. 등용적성이완기

박출기(구출기) 이후 대동맥 및 허파동맥 판막이 닫히면서 **제II심음(S_2)**이 발생되는 시기이다. 이때 대동맥 판막 및 허파동맥 판막이 닫히더라도 잠시 동안은 심실내압이 심방내압보다 높기 때문에 방실판막은 그대로 닫혀있게 된다. 이 시기에는 심실의 용적은 변하지 않고 긴장만이 감소되기 때문에 이 시기를 **등용적성이완기(isovolumeric relaxation period)**라고 한다.

ii. 충만기(filling period)

심실내압이 **심방내압**보다 낮아지면 방실판막은 열리고 심방으로부터 심실로 혈류가 들어가 심실의 약 3/4정도가 채워진다. 한편 동맥 내압이 높아서 대동맥판막 및 허파 동맥판막이 닫히게 되면 혈액은 심실에 머무르게 된다. 특히 심실 수축기에 심방에 충만 되어있던 혈액이 급격히 심실로 유입되는 시기가 있는데, 이 시기를 **빠른충만기(급속충만기, rapid filling period)**라고 하며, 이때 유입되는 혈액에 의해 형성되는 **진동음**이 **제III심음**이다. 이 시기에 심실 용량의 3/4정도의 혈액이 유입된다.

iii. 심방수축기(전수축전기)

심장주기는 심방의 **전기적 흥분(심전도상의 P파)**에 의하여 시작된다. P파 형성 후 조금 뒤에 심방의 수축이 일어나면 심방압력이 올라가기 시작한다. 이때 방실판막도 열리기 때문에 정맥을 거쳐 심장으로 되돌아오는 혈액은 직접 심실로 흘러들어가 심방수축 개시 전까지 심실의 약 3/4을 채우게 되며, 나머지 약 1/4의 혈액은 심방수축에 의해 심실로 들어가서 심실이 채워진다. 또한 **심방수축기(atrial contraction period)**에 심장수축에 의하여 혈액이 심실로 유입되면서 방실판막과 심실벽 등과 부딪히는 진동에 의하여 **제IV심음(심방음)**이 발생된다.

임/상/노/트

협심증(angina pectoris), 가슴조임증

심장동맥의 부분적 폐쇄에 의해서 평상시에는 증상이 없지만 심장이 많은 활동을 할 경우에 심장에 피가 충분하게 공급이 되지 않아서 생기는 병, 경련성의 가슴통증으로서 질식하거나 죽음에 쫓기는 듯한 증세를 수반한다. 가슴통증은 호흡곤란을 동반하는 경우가 많으며, 주로 죽상경화성 심장동맥질환을 가진 사람에게 발생한다.

(6) 심음

심장의 수축과 이완에 따라 판막이 열리며 혈류상태 변화에 따라 **진동(잡음)**이 생기는데 이러한 진동은 **가슴벽** 위에서 청진기로 청진할 수 있다. 이것을 **심음(heart sound)**이라고 하며 정상인에게서 청진되는 심음은 **I음 및 II음**이며, **청진 불가능한 심음은 III음 및 IV음**이다.

5) 심장기능의 조절

1분간 심장에서 유출되는 혈액량을 **심장박출량**(심박출량, cardiac output)이라고 하며 다음과 같이 계산된다.

심장박출량(ℓ/분) = 심장박동수/분×1회 박출량(ℓ)

정상인의 **심장박출량은 4~5ℓ/분, 심장박동수는 60~100/분**, 1회 박출량은 60~70ml이다. 심장기능의 조절은 먼저 **심장박동수** 변화에 의해서 조절되고, 그 다음으로 **1회 박출량은 변화에** 따라 조절된다.

(1) 심장박동수의 조절

심장박동수는 박동조율기인 **굴심방결절** 자체의 상태에 따라 또는 **신경조절** 및 **체액조절**에 의해서 조절된다.

① 굴심방결절 및 외부환경

일반적으로 화학반응의 속도는 주변온도가 10℃씩 증가할 때마다 약 2배 정도 촉진된다. **심장박동수**는 온도가 올라가면 빨라지고 차가워지면 느려지는데 그 이유는 **굴심방결절의 리듬**을 발생시키는 기본 반응이 화학반응에 의존하기 때문이다. 또한 심장은 **세포바깥액**의 **전해질**에 의해서 영향을 받기 쉽다(표 7-5). 특히 **세포바깥액**의 Na^+, K^+ 농도가 증가하면 자동적으로 **흥분생성 간격이 단축되고** Ca^{2+} **농도가 감소하면 흥분생성 간격이 연장된다.**

● 표 7-5 혈청 전해질 농도에 따른 흥분간격

흥분간격	혈청 전해질 농도
연장	나트륨(↓) 칼 륨(↓) 칼 슘(↓)
단축	나트륨(↑) 칼 륨(↑) 칼 슘(↑)

② 자율신경 및 활성물질

교감신경의 자극 또는 **카테콜라민**(아드레날린, 노르아드레날린, 도파민)의 작용에 의하여 심장박동수는 **증가**되고, **부교감신경**의 **자극** 또는 **아세틸콜린**(acetylcholine)의 작용에 의하여 **심장박동수는 감소**된다.

③ 심장순환

특히 **오른심장동맥**은 **굴심방결절**에 영양을 공급하기 때문에 **심장순환**(관상순환, coronary circulation)은 **굴심방결절**의 기능유지에 매우 중요하다. 또한 **심장순환 혈류량**은 **교감신경**에 의해서 조절 받는다.

(2) 1회 박출량의 조절

1회 박출량을 규정하는 요소에는 **심장근육**의 **수축력**, **심장박동수**, **정맥 환류량**(전부하, preload) 및 **말초혈관**의 **저항**(후부하, afterload)이 있다(그림 7-29).

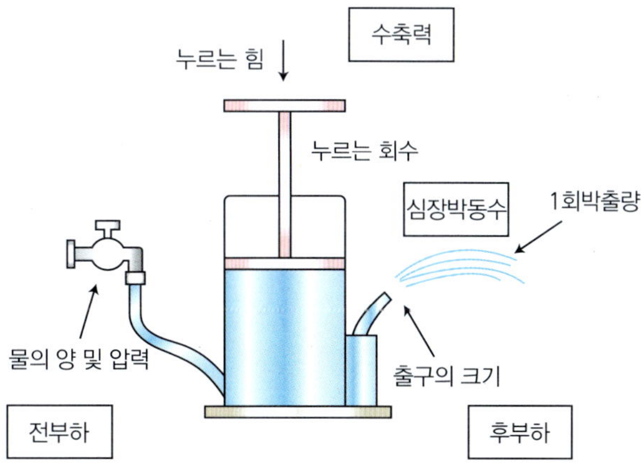

● 그림 7-29 심장 펌프 모형

① **수축력**

심장근육은 스탈링의 심장 법칙을 따르기 때문에 심실 이완기에 용적이 증가함에 따라 수축력이 증가하게 된다. 더욱이 심장박동수의 증가, 교감신경의 자극 및 카테콜라민(catecholamine)의 작용에 의하여 수축력은 급속히 증가한다.

② **심장박동수**

느린맥(서맥, bradycardia)이 되면 이완기가 연장되고, 심실의 혈액량이 증가하게 되어 1회 박출량도 증가한다. 한편 심장박동수가 증가하게 되면 1회 박출량도 증가하게 된다. 매분 100회 이상으로 박동수가 증가하면 이완기가 단축되고 심실의 충만량이 감소되어 오히려 1회 박출량은 감소하게 된다.

③ **전부하(preload)**

이완기에 심실이 충만될 때의 부하로서 심실에 혈액을 충만시키기 위해서 압력이 증가하게 되면 순환 혈액량(정맥 환류량)의 증가 등에 의하여 전부하를 증가시킨다. 그 결과 박출량이 증가된다.

④ **후부하(afterload)**

심실에서 혈액을 박출할 때 가해지는 부하로서 심실의 출구인 대동맥판막 또는 허파동맥판막의 협착, 말초 혈관 저항의 증가 등이 후부하를 증강시킨다. 그 결과 박출량이 감소된다.

4. 순환조절

순환계통은 여러 가지의 조절기전을 통하여 온몸의 각 기관에 필요한 혈액이 지나치게 많거나 부족하지 않도록 일정량을 공급한다. 예를 들면, 활동하는 기관에는 혈류를 많게 하거나 체열 발산을 가감하기 위하여 혈액의 분포를 조절한다. 또한 출혈시기에는 다른 기관을 희생시켜서라도 뇌, 심장 등의 중요 기관에 집중적으로 혈액이 공급되도록 조절한다.

온 몸에서 일어나는 순환 조절에는 ① 혈액량 및 혈압을 조절하는 **혈관운동**의 **조절** ② 혈액량 증감에 대응하는 **심장기능**의 **조절** ③ 콩팥 등에 의한 **체액량** 및 **혈장삼투압 조절** 등이 있는데 이러한 조절들은 ① 신경조절(자율신경을 통한 조절) ② **체액조절**(카테콜라민, 레닌, 안지오텐신, 알도스테론, 바소프레신 등을 통한 조절) 방식으로 조절된다(그림 7-30). 신경을 통한 조절은 단기간의 조절인 반면 체액을 통한 조절은 장기간의 조절이다. ③ 기관의 조직 안에서 혈액량 일정하게 유지시키기 위한 자가조절도 일어난다. 따라서 이러한 국소 순환조절 작용과 **온몸(전신성) 조절작용**의 공동작용에 의하여 온몸의 순환이 조절된다.

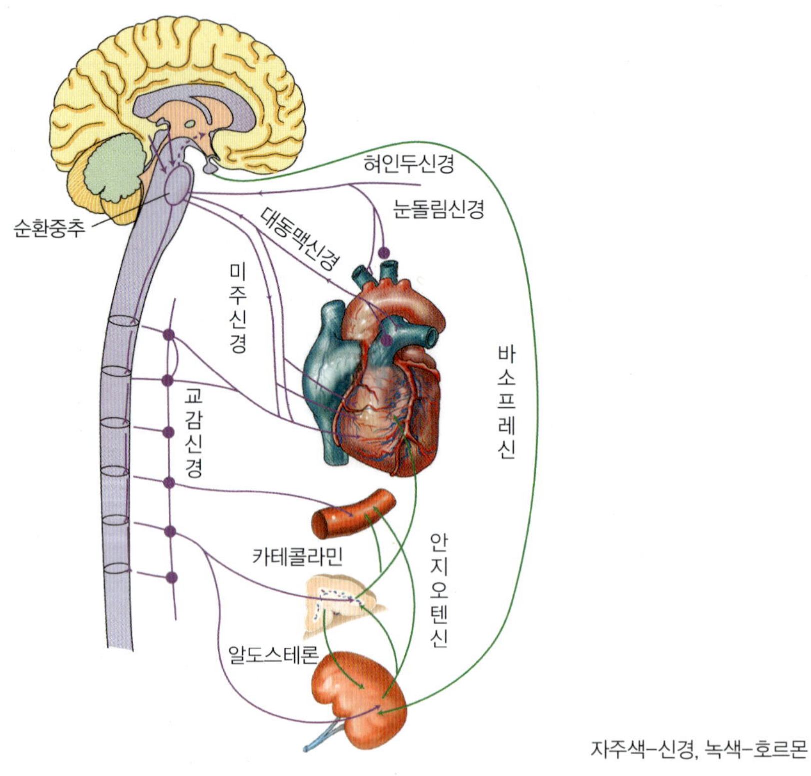

● 그림 7-30 순환의 조절기전

1) 신경조절

자율신경에 의한 조절은 일반적으로 짧은 시간동안 일어나는 조절방식이다.

(1) 말초수용체를 통한 반사성 조절

① 수용체의 종류

i. 압력수용체

목동맥팽대(경동맥동, carotid sinus) 및 대동맥팽대(대동맥동, aortic bulb)에 있는 고압 수용체와 심장벽 또는 허파 내에 있는 저압 수용체(용량 수용체)로 나뉘어진다. 혈압이 상승되면 혈관 내 용량이 증가하여 혈관벽이 팽창하게 된다. 그 결과 이들 수용체가 흥분하게 되고 이러한 흥분에 의한 들자극(구심성자극, afferent impulse)은 혀인두신경(설인신경, glossopharyngeal nerve) 또는 미주신경(vagus nerve)을 거쳐 순환중추로 보내어진다.

ii. 화학수용체

목동맥(경동맥)과 대동맥을 흐르는 혈액 내의 산소분압이 떨어지거나 또는 이산화탄소 분압이 올라가면 목동맥투리(경동맥소체)와 대동맥토리(대동맥소체)의 수용체가 흥분하게 되고 이러한 흥분은 압력수용체 반사의 들경로(구심로)와 동일한 경로를 거쳐 숨뇌(연수, medulla)에 있는 호흡중추 및 순환중추로 자극을 보낸다.

② 순환중추의 종류

순환중추는 숨뇌 전체에 걸쳐 흩어져 있으며 고립핵(고속핵, solitary nucleus), 심장억제중추인 등쪽미주신경핵(미주신경 배측핵, dorsal vagal nucelus) 및 모호핵(의문핵, ambiguous nucleus), 혈관운동중추로 구별된다. 고립핵은 압력수용체와 화학수용체로부터 자극을 받아 등쪽미주 신경핵 및 혈관 운동중추로 보낸다. 심장 억제중추 특히, 모호핵은 압력수용체로부터 자극을 받아 미주신경을 통하여 심장으로 긴장성 자극을 보낸다. 혈관 운동중추는 혈압하강(감압) 영역과 혈압상승(승압) 영역으로 나누어진 후 척수에 있는 교감신경핵(sympathic nucleus)으로 억제 또는 촉신 자극을 보낸다. 교감신경핵에서 심장 및 혈관(이것을 혈관 수축성 교감신경에 의한)에 긴장성 자극을 보낸다(그림 7-31).

③ 조절방식

i. 날(원심성) 자율신경에 의한 조절

자율신경은 심장 및 혈관에 각각 다르게 분포하고 있다. 심장의 굴심방결절 및 방실결절에는 미주신경이 많이 분포하고 있으며 심실근육에는 교감신경이 많이 분포하고 있다. 그렇기 때문에 심장박동수는 미주신경에 의한 억제작용에 의해서 조절되고, 심장의 수축력은 교감신경에 의한 증강작용에 의해서 주로 조절된다(2중 지배).

혈관에서 자율신경의 분포는 동맥과 정맥에서 서로 다르다. 혈관 수축성 교감신경은 모세혈관 이외의 모든 혈관에 분포하며, 부교감신경 및 혈관 확장성 교감신경은 세동맥, 동·정맥 연결(문

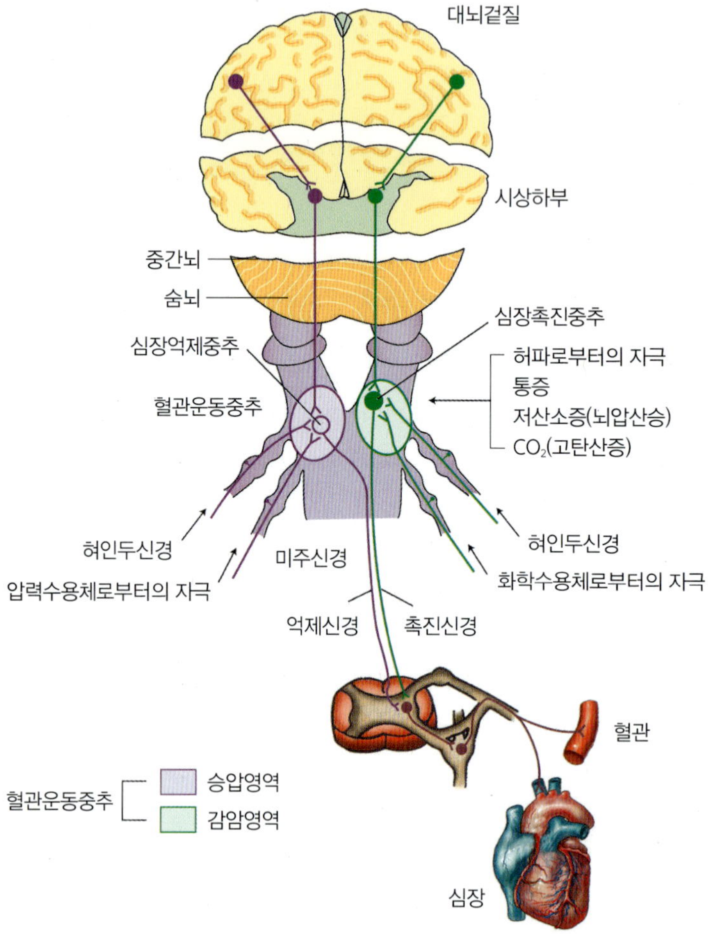

● 그림 7-31 혈관 운동중추의 구성을 나타낸 모식도

합), 세정맥 등의 특정한 부위에 분포한다. 그러한 이유로 혈관 수축성 교감신경에 의한 혈관 수축은 주로 혈압조절에 관여하고, 부교감 및 혈관 확장 교감신경은 특수한 환경에서 국소혈류를 변화시키는데 관여한다.

ii. 압력수용체에 의한 반사성조절

혈압이 상승되면 고압수용체로부터 전달되는 **들자극(구심성자극)**이 증가하여 고립핵(고속핵)으로 전달된다. 그 후 이핵의 통합조절을 받아 심장억제 중추가 흥분하게 된다. 동시에 혈관운동중추(**감압영역**)를 통하여 척수의 교감신경핵으로 억제성 자극이 전달되면 날교감신경(원구심성 교감신경)의 활동이 감소하게 되며, 그 결과 혈관 확장 및 심장박동수의 감소가 일어난다.

반대로 혈압이 떨어지면 고압수용체로부터 전달되는 들자극이 감소되기 때문에 날교감신경의 활동이 증가한다. 그 결과 혈관수축, 심장박동수 증가, 심수축력의 증가현상이 일어나면서 혈압이 정상으로 회복된다.

혈관 내 용량이 증가하면 저압수용체로부터 전달되는 들자극이 증가하게 되고, 그 결과 압력수용체 반사와 같은 기전에 의하여 날교감신경의 활동이 감소하여 혈관이 확장된다. 반대로 혈관 내 용량이 감소되면 날교감신경 활동이 증가하게 되어 혈관수축이 일어난다.

iii. 화학수용체에 의한 반사성조절

혈액의 가스농도는 엄밀하게 조정되기 때문에 정상 상태에서는 **화학수용체**를 통한 순환조절은 일어나지 않는다. 저산소증, 출혈 또는 이산화탄소가 지나치게 많아져 혈액 가스농도의 변화가 뚜렷하게 나타나면 화학수용체는 흥분하게 되고, 이런 흥분에 의한 들자극이 고립핵으로 전달되어 통합된다. 그 결과 혈관운동 중추(승압영역)에 의해서 날교감신경의 활동이 증가되고 혈압상승, 심장박동수 증가 및 심장수축력이 증가된다. 그 결과 질적으로 떨어진 혈액의 가스교환능력이 순환속도 증가라는 양적인 구조에 의해서 보상된다.

iv. 순환중추에 의한 조절

저산소증, 고이산화탄소증은 혈관 운동중추(승압영역)를 직접 자극한다. 예를 들면 뇌압이 급속하게 올라가게 되면 뇌혈류가 감소하게 되어 뇌는 저산소, 고탄산 상태가 된다. 그렇게 되면 혈관운동중추가 자극되어 **빠른맥**(빈맥, tarchycardia) 및 혈압상승이 일어나서 뇌혈류가 정상으로 유지된다(Cushing 반사). 또한 혈관 운동중추는 통증, 허파 팽창 등의 다른 **들자극**에 의해서도 자극된다. 이에 따라 **대뇌겉질**, **시상하부** 등에도 자극이 전달되어 삼투압의 변화를 초래한다.

임/상/노/트

저산소증(hypoxia)

산소운반과 활용 과정에 장애를 발생하여, 동맥혈 산소함량이 감소하며, 조직속의 산소가 정상치 이하로 감소한 상태로서 저산소성저산소증, 빈혈저산소증, 울혈저산소증, 조직독성저산소증, 수요성 저산소증으로 분류된다. 초기증상으로 의식혼란, 두통, 어지럼증, 구역, 가쁜 호흡, 빠른맥 등으로 증상이 진행하면 청색증(혈중 환원 Hb가 5g/100mL 이상), 의식소실, 경련, 느린맥, 부정맥, 호흡억제, 심장정지에 이른다.

2) 체액조절

호르몬과 같은 체액물질은 순환기능을 서서히 장기간 동안 조절한다. 조절시 각 물실의 주요 작용부위는 심장, 혈관 및 콩팥이다. 콩팥은 순환계통에 속하는 것으로서 심장 박출량의 25%가 관류되기 때

● 표 7-6 Na^+ 대사와 관계있는 인자

A. Na^+ 잔류(retention) 물질
레닌-안지오텐신-알도스테론(renin-angiotensin-aldosterone)계통

B. Na^+ 배설(excretion) 물질
Na^+ 이뇨 호르몬
심방성 Na^+ 이뇨 폴리펩티드 도파민(polypeptide dopamin)
프로스타글란딘(prostaglandin)류
칼리크레인-키닌(Kallikrein-Kinin)계통

문에 체액량, 혈장 삼투압, 산·염기 평형, 전해질의 농도를 조절하는데 있어서 중심적 역할을 한다. 특히 체액량은 혈압과 비례 관계에 있는데 그 양은 체내의 Na^+량에 의하여 결정되며, 또한 Na^+량은 콩팥으로부터 배출되는 Na^+에 의해서 조절된다. 따라서 각 물질은 콩팥을 작용발현의 중심부위라고 생각할 때 Na^+ 저류성 물질과 Na^+ 배설성 물질로 크게 나눌 수 있다(표 7-6).

(1) 카테콜라민(catecholamine)류

부신속질(부신수질)에서 분비되는 **아드레날린(adrenalin)**은 주로 심장의 기능을 항진시키며, **노르아드레날린(noradrenaline)**은 주로 혈관수축 작용에 관여하여 혈압을 상승시킨다.

(2) 레닌-안지오텐신-알도스테론(renin-angiotensin-aldosterone)계통

안지오텐신(angiotensin)은 강력한 혈관수축 작용이 있기 때문에 혈압상승을 일으킴과 동시에 **부신겉질**에도 작용하여 **알도스테론(aldosterone)의 분비**를 **촉진**시킨다. 알도스테론은 **먼쪽곱슬세관(원위세뇨관, distal convoluted tubule)** 및 **집합세관(집합관, collecting duct)**에 작용하여 Na^+의 재흡수를 촉진시킴으로써 혈압이 상승되고 체액이 유지된다. 또한 특히 순환계통에 작용하여 심장 박출량을 증가시키고 혈관의 긴장성을 증가시킨다.

(3) 바소프레신(vasopressin)

시상하부의 삼투압 수용체 및 압력 수용체의 자극에 의하여 분비되는 **바소프레신**은 콩팥의 집합세관에 작용하여 수분 재흡수를 촉진시키기 때문에 소변량이 감소되어 체액량이 증가할 뿐만 아니라 간접적으로 혈압을 상승시키기도 한다.

(4) Na^+이뇨 호르몬(endogenous digitalis-like factor: EDF)

정확한 구조가 밝혀져 있지는 않지만 **시상하부**에서 생성되는 것으로 추정된다. 주로 **먼쪽곱슬세관**에 작용하여 Na^+의 재흡수를 억제함으로써 Na^+의 이뇨를 일으킨다(그림 7-32). 그 억제 기전은 Na^+ 펌프에 의해서 일어나며 이것은 **디기탈리스(digitalis)**의 작용과 비슷하기 때문에 내인 디기탈리스모양 물질이라고도 한다. 동시에 혈관수축에 의한 혈압상승작용도 가지고 있다.

(5) 심방성 Na^+이뇨 폴리펩티드(α-human atrial natriuretic polypeptide: α-HANP)

심방 근육세포에서 생성, 분비되는 물질로서 주로 콩팥의 **먼쪽곱슬세관**에 작용하여 강력하게 Na^+ 재흡수를 억제하고, 또한 혈관확장 작용에 의하여 강한 감압(혈압저하)을 일으킨다(그림 7-33). Na^+ 이뇨 호르몬과는 달리 Na^+ 펌프 억제현상을 보이지 않는다.

(6) 도파민(dopamine)

카테콜라민(catecholamine) 생합성의 중간물질로서 Na^+가 증가되면 부신에서 도파민이 분비되는데 이것은 콩팥의 혈관을 확장시키고 콩팥의 혈류량을 증가시켜 Na^+ 이뇨를 일으킨다. 한편 심장수축을 현저하게 증가시켜 승압(혈압상승)을 일으키며, 또한 심장동맥과 창자관의 혈관을 확장시킴으로서 기관의 혈류를 증가시킨다.

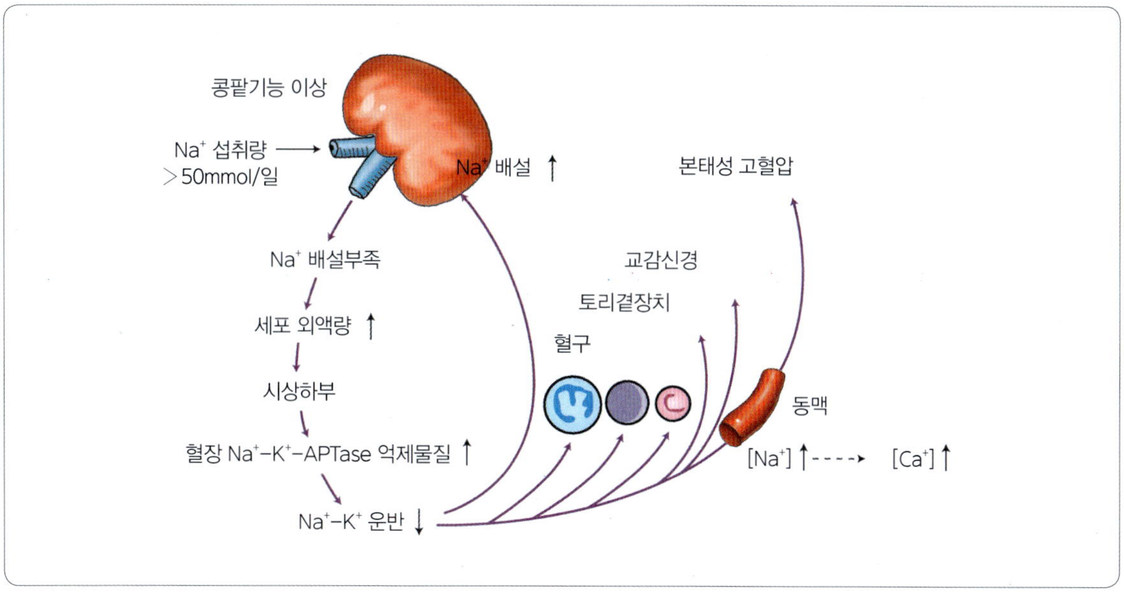

● 그림 7-32 고혈압 발병에 있어서 Na^+의 역할(가설)

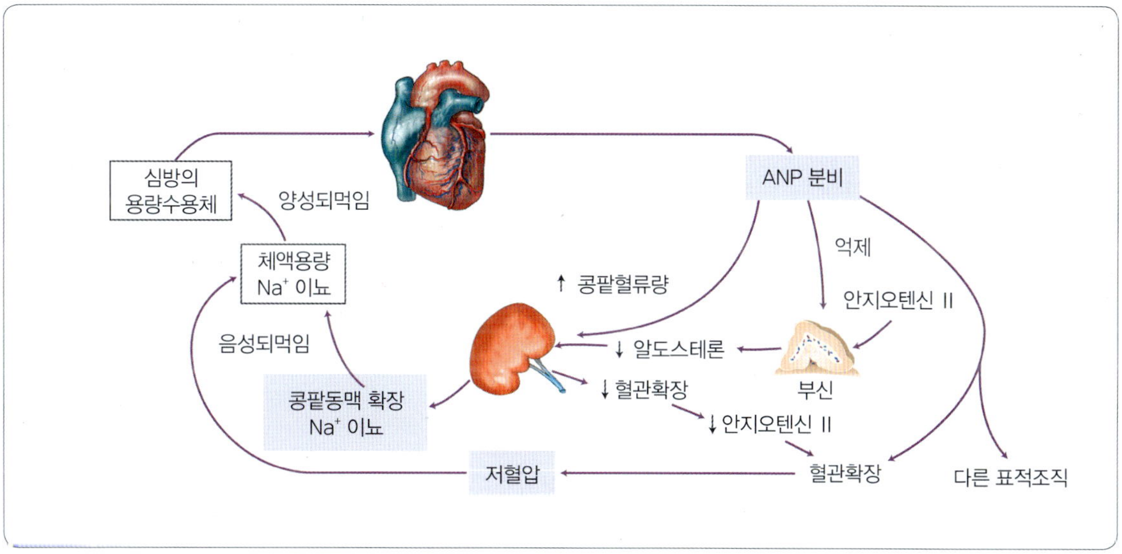

● 그림 7-33 ANP계통에 의한 순환조절(가설)

(7) 프로스타글란딘(prostaglandin)류

콩팥의 속질에서 주로 생산된다. 혈관확장(혈압저하) 작용을 갖고 있으며, 콩팥의 혈류량을 증가시켜 물과 Na^+의 배설을 증가시킨다.

(8) 칼리크레인-키닌(Kallikrein-kinin)계통

칼리크레인은 콩팥의 먼쪽곱슬세관(원위세뇨관)에서 생성되고 키니노겐(kininogen, 각종 글로불린 분획)으로부터 키닌이 생성된다. 키닌은 혈관확장(혈압저하) 작용 및 Na^+ 이뇨작용을 가지고 있다.

3) 국소조절

각 조직은 혈액 관류압력의 변화, 활동성의 변화에 대응하여 국소혈류량을 유지하는 자체 조절 능력을 가지고 있다. 각종 기관의 혈류도 이 원칙에 입각하여 심장 박출량에 의해서 조절 받는다. 그러나 각 기관(장기, organ)은 각각 특수한 기능을 가지고 있기 때문에 각 기관마다 순환의 특징이 있다. 일반적으로 대사가 높은 중요 기관, 예를 들면 뇌 및 심장에서는 신경조절의 정도가 낮고 혈류조절은 조직대사 산물에 의한 자체조절에 의해서 일어나며, 피부 등에서는 신경조절이 주로 일어난다.

(1) 관류압력의 변화

관류압력이 상승하면 혈관이 수축되고 하강하면 확장되기 때문에 조직 혈류량이 일정하게 유지된다. 이것을 **베이리스 효과**라고 하며 혈관의 독자적 반응에 의하여 일어나며, 외부로부터 제공되는 신경 및 체액 인자의 영향을 받지 않는다.

(2) 조직활동의 변화

조직활동이 항진되면 국소에서의 대사가 높아진다. 그 결과 **인산**, **아데노신(adenosine)**, K^+ 등의 대사산물이 방출되어 축적된다. 이러한 물질을 직접적으로 혈관 주위의 삼투압을 상승시키기 때문에 교감신경 말단으로부터 **노르아드레날린**의 방출을 간접적으로 저해한다. 또한 이러한 물질은 직접적으로 민무늬근육을 이완시키는 작용도 있기 때문에 혈관의 확장을 일으킬 뿐만 아니라 조직의 활동이 증가할 때 동시에 혈류량도 증가시킨다.

5. 국소순환

1) 심장순환(관상순환, coronary circulation)

심장은 왼·오른 **심장동맥(관상동맥, coronary artery)**으로부터 혈액을 공급받는다. 심장동맥은 온몸순환과 달리 주로 심장 이완기에 혈류가 증가하고, 심장 수축기에는 왼심실 내압의 상승으로 인하여 심장혈관이 압박되므로 반대로 혈류량이 감소하는 특징이 있다.

심장근육(심근, cardiac muscle)은 산소를 필요로 하는 **산화인산화(oxidative phosphorylation)** 반응에 의하여 대부분의 수축에너지를 얻으며 심장 혈류량은 약 250 ml/분이다. 또한 산소 소비량은 약 25 ml/분이며 무게는 체중의 0.5%에는 불과하다. 그리고 심장에는 **심장 박출량의 약 5%가 공급**되고, 온몸의 **산소 소비량**의 **약 10%**가 공급된다. 매우 심한 운동 등으로 인하여 온몸에 많은 양의 혈액이 요구되면 심장의 활동량이 증가할 뿐만 아니라 심장근육의 산소 요구량도 증가하게 되는데, 이러한 요구는 심장 혈류량의 증가로 인하여 보상된다. 심장 혈류량의 증가는 심장혈관 저항의 저하(심장혈관 확장)에 의해서 일어나며, 특히 대사성 인자에 의한 심장혈관 확장 작용에 의한 증가가 더 많다(표 7-7).

● 표 7-7 심장순환의 조절인자

A. 대사인자
심장근육의 수축 증강→심장근육의 산소 소비량 증가→심장근육의 산소부족→대사산물(아데노신, K^+) 등의 생성증가 →혈관의 확장 작용

B. 물리인자
1. 온몸의 혈압 변화를 완충(자가 조절)
2. 심장박동수 증가→이완기 감소→심장혈류량 감소→대사인자 증강→A경로

C. 신경인자
교감신경자극(혈압저하, 스트레스 부하시)→심장근육수축 증강→대사인자 증강→A경로

심장혈관 저항이 떨어지면 **아드레날린** 및 **노르아드레날린**이 심장동맥에 있는 **β수용체**에 작용하여 혈관확장이 일어나며, **노르아드레날린**이 심장 수축력을 높여서 대사성 인자가 늘어나게 되고 그 결과 혈관확장이 생길 수 있다. 이로 인하여 온몸의 혈압이 내려갈 때 반사적으로 일어나는 교감신경의 활동 증가는 다른 기관의 혈관은 수축시키지만 심장동맥은 반대로 확장시킨다.

2) 뇌순환(cerebral circulation)

뇌순환은 생체에 있어서 가장 중요한 중추신경계통으로 혈액을 공급하고, 뇌세포에는 **포스포릴라제**(phosphorylase)가 없기 때문에 저장 에너지원인 **글리코겐(glycogen)**을 합성하여 에너지로 이용하지 못하기 때문에 에너지원을 오로지 **포도당(glucose)**의 산화에 의해서만 얻을 수 있다. 그리고 다른 기관에 비하여 항상 일정량의 포도당 및 산소를 요구하기 때문에 온몸의 혈압변동 등에 의한 뇌관류압이 변할 때 뇌혈류를 일정하게 유지해주는 자체 조절능력이 우수하다.

뇌혈류량은 약 750 ml/분이고 산소 소비량은 약 50 ml/분이며, 체중의 2~3%에 불과하다. 그리고 뇌에는 심장 박출량의 약 15%가 공급되며 온몸의 산소 소비량의 약 20%가 공급된다. 뇌는 **속목동맥**(내경동맥, internal carotid artery)으로부터 90%의 혈류를 공급받고 **척추동맥**(추골 동맥, vertebral artery)으로부터는 10%의 혈류를 공급받는다. 이 동맥들은 연결고리를 형성하여 **대뇌동맥고리**(cerebral arterial Willis'circle)를 형성하고 뇌로 분지된 후 **경질막정맥굴**(경막정맥동, venous sinus of dura mater)으로 들어간다. **대뇌동맥고리**가 있기 때문에 동맥계통의 어느 부위에서 폐쇄(순환장애)가 일어나더

● 표 7-8 뇌혈류의 조절인자

A. 대사인자
뇌국소의 활동증가→국소 산소 소비량 증가→국소 산소부족→대사산물(CO_2, K^+, 아데노신 등)

B. 화학인자
호흡부전 등→고 CO_2 혈증→뇌조직의 pH↓→(뇌 전체의)혈관확장

C. 물리인자
1. 온몸혈액의 변화와 완충(자가조절)
2. 뇌압항진→뇌혈류감소→혈관운동중추(승압영역) 자극→혈압상승→뇌혈류증가

D. 신경인자
교감신경자극(급격한 혈압상승 시)→혈관수축

라도 서로 교통할 수 있는 **결맥관(측부맥관, collateral vessel)**이 확보된다. 한편 경질막정맥굴은 판막도 없고 수축성도 없으므로 저항이 낮아서 뇌압의 변화를 완충하는데 적합하다.

뇌혈류는 주로 대사성 인자(표 7-8)에 의해서 조절되며 뇌 국소부위의 활동상태에 따라 국소혈류량을 증·감시킨다. 뇌혈관에 대한 신경지배는 다른 부위와 동일하여 신경에 의한 활성은 낮으며 정상상태에서는 신경인자에 의한 조절은 중요치 않다.

3) 허파순환(폐순환, pulmonary circulation)

오른심실로부터 왼심방에 이르는 경로로서 **온몸순환(체순환)** 혈액의 10%를 차지한다. 그러나 허파 모세혈관은 140 m²의 면적을 가지고 있으며 안정상태에서는 총면적의 1/3만 열려져 있기 때문에 심장 기능의 영향을 직접 받는다(그림 7-34).

4) 피부순환(skin circulation)

피부순환의 목적은 피부를 통한 **열의 발산**을 조절하고 체력의 균형을 유지하는데 있다. 피부에는 모세혈관보다 동맥 및 정맥을 연결하는 **동·정맥 연결**(arteriovenous anastomosis)이 발달되어 있어 열 발산에 매우 유용하다(그림 7-35). 연결은 혈관수축성 **교감신경**의 작용에 의하여 닫혀 있는데, 만약 온열자극이 가해져 체온이 올라가면 시상하부의 체온조절 중추가 작동하여 혈관 수축신경이 억제되면서 동·정맥의 연결이 열리게 된다. 이로 인하여 대량의 혈액이 피부를 통하여 흐르기 때문에 열은 체외로 발산된다. 대사산물에 의한 혈관확장은 없다.

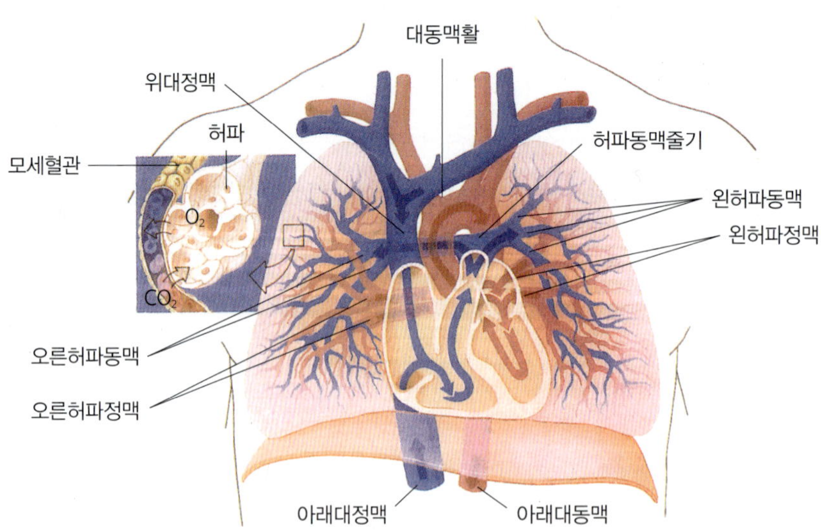

● 그림 7-34 허파순환

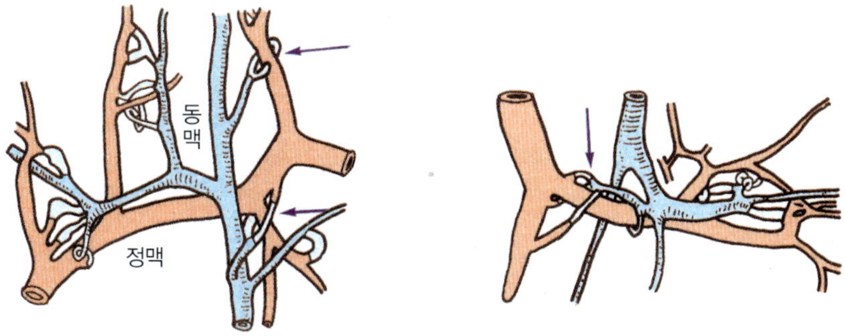

● 그림 7-35 동·정맥의 연결(문합: 화살표)

5) 뼈대근육순환

뼈대근육의 순환(circulation of skeletal muscle)에 있어서 네 가지 특징은 ① 뼈대근육의 혈류량은 조직의 활동 상태에 따라 크게 변한다(그림 7-36) ② **콜린작동성**의 혈관 확장성 교감신경이 분포한다 ③ 모세혈관의 대부분은 정지 상태에서는 관류되지 않는다 ④ 운동할 때에는 근육조직의 대사가 증가되기 때문에 국소인자에 의해서 저항혈관이 확장하여 근육의 혈류량이 증가한다는 것이다. 운동할 때에는 먼저 혈관 확장신경의 작용과 수축신경의 긴장저하에 의하여 뼈대근육으로 이동되는 혈액량이 증가한다. 근육 운동이 계속되면 **대사산물, 국소 온도상승, pH 저하** 등의 국소성 인자에 의하여 닫혀있던 모세혈관의 열림 및 확장이 일어나며, 혈관이 10~100배로 증가하여 뼈대근육으로의 혈액공

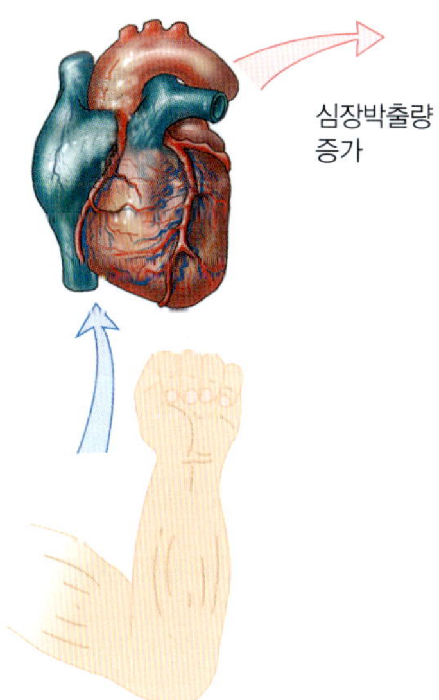

● 그림 7-36 운동시 심장기능의 조절

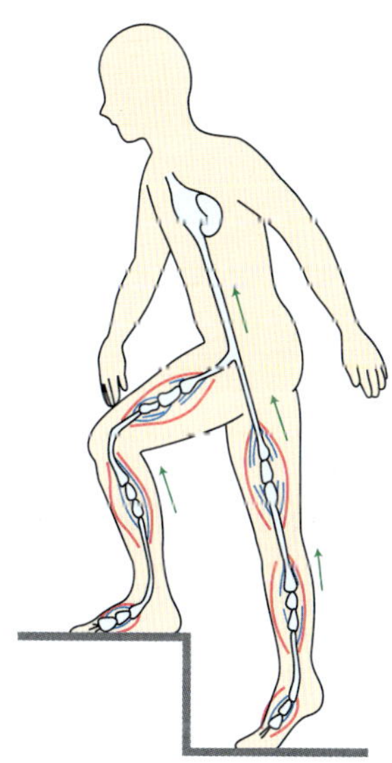

● 그림 7-37 정맥혈액의 환류기전에 있어서 다리 근육의 펌프 및 정맥판막의 역할

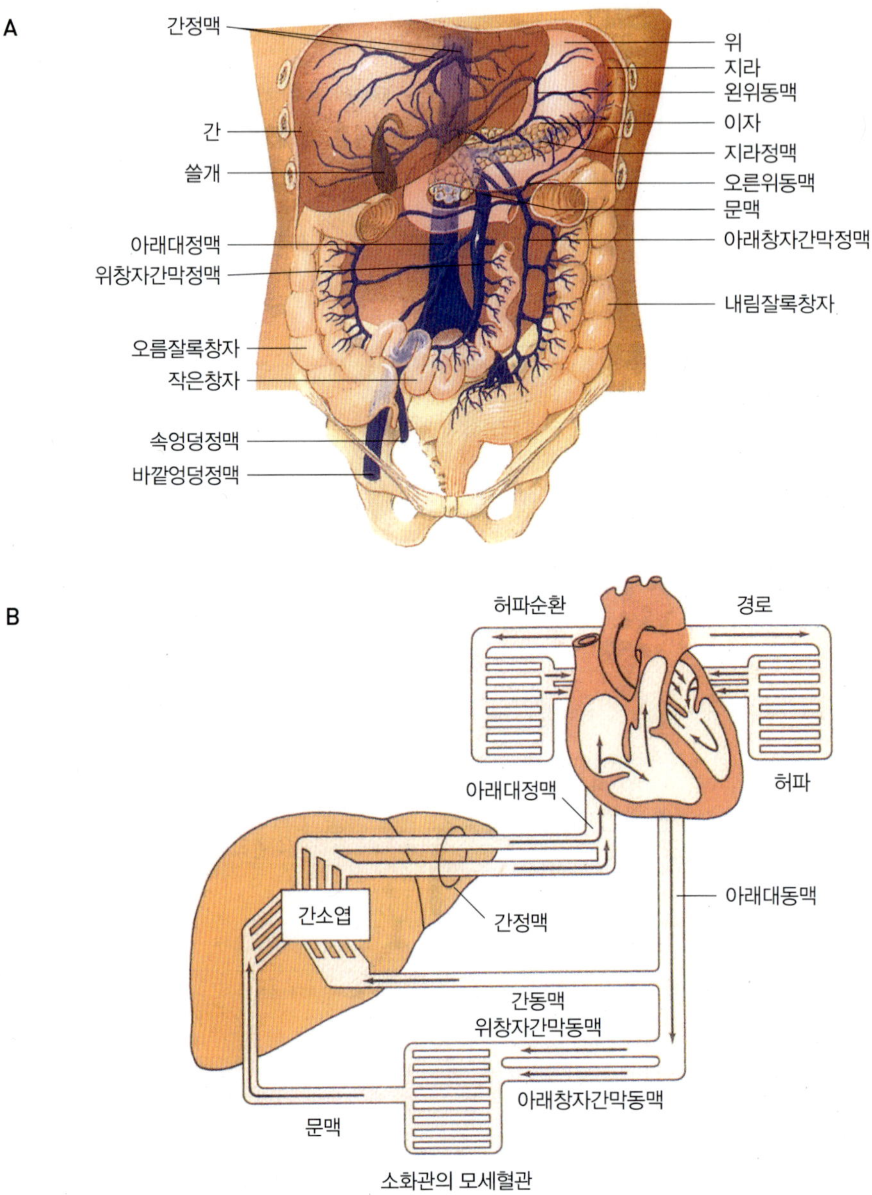

● 그림 7-38 문맥순환계통(A)과 문맥을 통한 혈액순환 모식도(B)

급이 증가된다. 이에 대응하여 심장 박출량도 증가하는데 그 이유는 **심장박동수** 및 **1회 박출량** 등이 모두 증가되기 때문이며(그림 7-36), 가벼운 운동에 의한 **교감신경**의 흥분 및 **부신속질**로부터 분비되는 **아드레날린**의 작용에 기인되는 것으로 생각된다. 또한 **스탈링(Starling)의 심장 법칙**에 따라 심장 박출량의 증가가 일어나기 때문에 이에 부합하는 정맥 환류량의 증가가 필요한데 이것은 근육운동에 의한 펌프작용(그림 7-37), 호흡촉진에 의한 허파순환 혈액의 유입증가, 저장혈액의 동원 등에 의해서 환류에 필요한 혈액이 공급된다.

6) 문맥순환(portal circulation)

간은 두 가지의 경로를 통하여 혈액을 공급받는데 그 중의 하나는 고유한 **간동맥(hepatic artery)**을 통하여 약 30%의 혈액이 공급되며, 또 다른 하나는 **문맥(portal vein)**을 통하며, 약 70%의 혈액이 공급된다. 여기서 간동맥은 간의 영양혈관으로서 간조직에 산소와 영양물질을 공급하여 문맥은 간의 기능 혈관으로서 소화관에서 흡수된 영양물질을 저장하는 기능을 수행한다(그림 7-38).

문맥은 길이가 약 7cm이며 주요 구성 혈관은 **위창자간막정맥(상장간막정맥, superior mesentric vein)**인데 이곳에 **아래창자간막정맥(하장간막정맥, inferior mesentric vein)**과 **지라정맥(비정맥, splenic vein)**이 합류된다.

간문맥(portal vein)은 위, 창자, 이자(췌장), 쓸개(담낭), 지라(비장)에 있는 모세혈관의 정맥혈을 받아들이는 단일정맥이며, 유입된 혈액은 간 내에 있는 모세혈관인 **굴모세혈관(동양혈관, sinusoid)**을 거쳐 **간정맥**으로 전달되고 그 후 **아래대정맥**으로 들어가서 **오른심방**으로 들어간다.

7) 태아순환(fetal circulation)

모체의 자궁 내에서 성장하는 태아는 태반을 통하여 모체와 태아 사이에 산소, 영양물 및 노폐물을

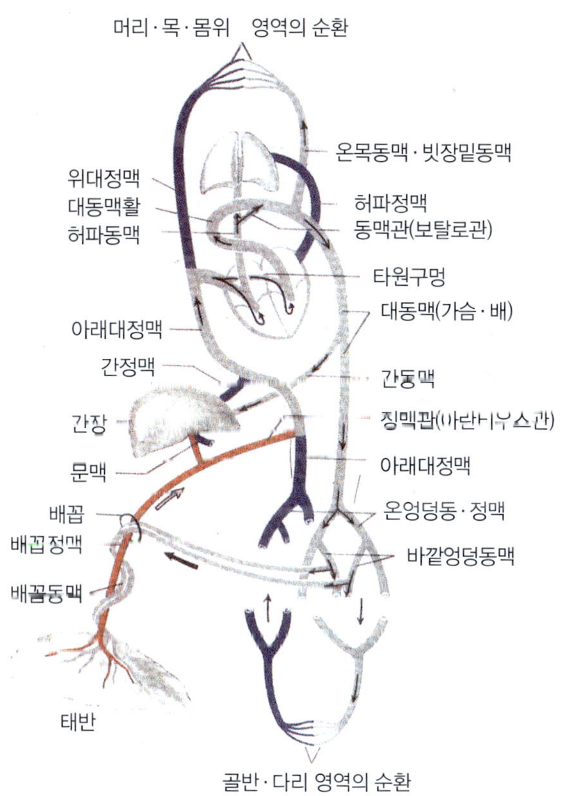

● 그림 7-39 태아 순환계통

교환하기 때문에 허파호흡을 하지 않는다. 태아와 모체의 혈관은 직접 연결되어 있지 않기 때문에 자궁 내 점막과 태반의 융모 사이에 있는 **융모사이공간(융모간강, intervillous space)**으로 모체의 동맥혈이 유출되면 여기에 함유된 산소, 전해질, 아미노산, 비타민 및 항체 등이 태아의 융모를 통하여 **배꼽정맥(제정맥, umbilical vein)**이 유입되고, 태아의 신진대사 결과 생성된 **노폐물**과 CO_2는 **배꼽동맥(제동맥, umbilical artery)**을 통하여 **융모사이공간**으로 확산되면 모체의 **탈락막(decidua)**에 있는 정맥을 통하여 모체로 유입된다(그림 7-39).

출생과 동시에 허파순환이 이루어지면 **태아순환**에 관여하던 혈관이 폐쇄되면서 동맥관은 동맥관인대(동맥관삭, ligamentum arteriosus), 정맥관은 정맥관인대(정맥관삭, ligament venosum), 2개의 배꼽동맥(제동맥)은 배꼽동맥인대(제동맥삭, medial umbilical ligament), 1개의 배꼽정맥(제정맥)은 간원인대(간원삭, round ligament), 그리고 타원구멍(난원공)은 타원오목(난원와, fossa ovalis)으로 바뀐다.

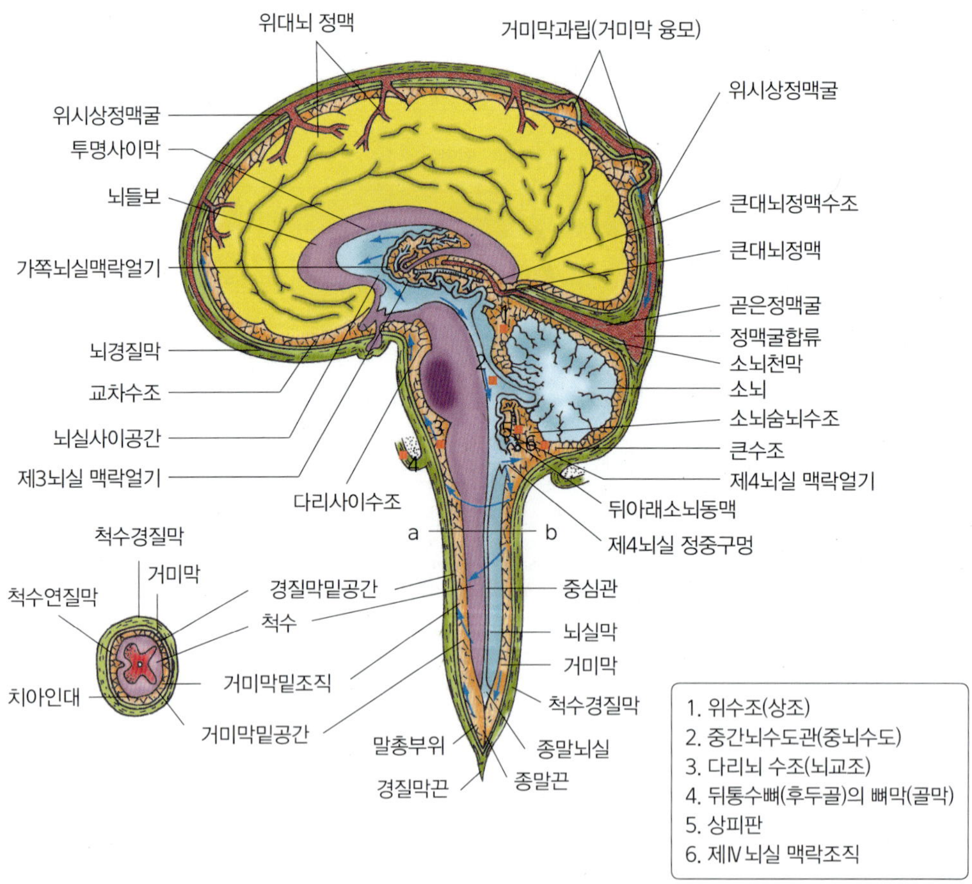

● 그림 7-40 수막 및 뇌·척수와 뇌척수액과의 관계

6. 뇌척수액 순환

1) 뇌척수액

뇌척수액(cerebrospinal fluid)은 뇌실 및 거미막밑공간(지주막하강, subarachnoid space)에 분포하는 체액으로서 림프와 같은 투명한 액상물질이다. 여기에는 약간의 **단백질, 포도당** 및 Ca^{2+}과 다량의 Na^{+}가 함유되어 있다. 이러한 잔류(저류, retention)부위 사이는 서로 연결되어 있기 때문에 내압은 일정한 수준으로 유지된다(그림 7-40). 뇌척수액의 총량은 140 ml인데 그 중 약 23 ml는 뇌실 그리고 약 117 ml는 거미막 밑공간에 들어 있다.

(1) 생성 및 흡수

뇌척수액의 약 70%는 **가쪽뇌실(측뇌실, lateral ventricle)**과 **제3, 4뇌실**에 있는 **맥락얼기(맥락총, choroid plexus)**의 **뇌실막세포(상의세포, ependymal cell)**로부터 분비되고 나머지 30%는 뇌세포 바깥액에서 분비된다. **맥락얼기(맥락총, choroid plexus)**의 박동 등에 의해서 뇌실 안에서 **소뇌숨뇌수조(대조, cisterna magma)**를 거쳐 **거미막밑공간**으로 이동한다.

뇌척수액은 수액압과 머리뼈(두개) 속 정맥압의 차에 의하여 **거미막융모(arachnoid vili)**라고 하는 특수조직으로 재흡수 되어 뇌의 **위시상정맥굴(superior sagittal sinus)** 내로 이동된다. 정상적인 상태에서는 생성 및 흡수가 거의 같은 수준으로 일어나며, 거미막융모의 흡수 능력이 뇌척수액 생성 능력보다도 크기 때문에 뇌척수액이 과잉생성 되더라도 충분히 흡수된다. 반대로 흡수장애가 일어나면 바로 뇌척수압이 상승하여 생체의 장애를 초래한다.

(2) 뇌척수액의 성질

1일 생성량은 500 ml이며 투명한 물과 같다. 또한 단백질량은 25~50 mg/dl로 매우 낮으며 포도당 농도는 50~75 mg/dl로 혈장의 60~70%이다. 뇌척수압은 안정상태이 없으므로 누우 자세에서 50~200 mmH_2O이다. 각종 신경질환에서 독특한 수액의 변화가 일어나는데 이러한 변화들은 임상적으로 매우 중요하다(표 7-9).

● 표 7-9 뇌척수액과 혈장의 조성비교

	뇌척수액	혈장
포도당	65	100
요소	12	15
단백질	20	6000
아미노산	2.3	7
크레아틴	1.5	1.2
콜레스테롤	0.14	175
요산	1.5	5
젖산	18	21
pH	7.326	7.409

(단위 mg/dl)

(3) 뇌척수액의 기능

뇌신경조직에 가해지는 충격을 완화하거나 뇌세포 바깥액의 배출경로 역할을 하면서 다른 신체조직에 있는 림프와 같은 기능을 수행한다.

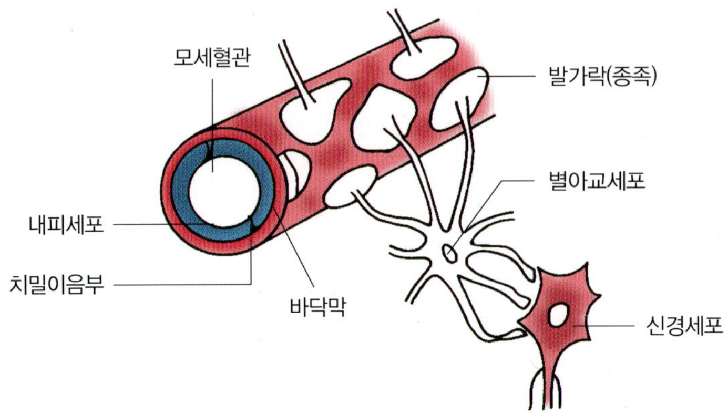

● 그림 7-41 신경세포-아교세포-모세혈관의 관계 모식도

2) 혈액-뇌 장벽

치밀이음부란 인접하는 두 개의 세포막이 융합하여 세포간격이 소실된 구조를 말한다. 이 때문에 모세혈관벽의 물질투과는 다른 기관에 비하여 매우 느리다. 뇌 및 척수는 **혈액-뇌 장벽(blood-brain barrier)**에 의하여 끊임없이 변하는 혈액조직의 변화로부터 보호된다. 그러나 일부 뇌실 주위의 기관에 해당하는 뇌모세혈관은 창이 있는 구조를 가지면서 물질의 투과성이 높으며 **혈액-뇌 장벽**의 외부에 있다. 뇌하수체 뒤엽(후엽), **시상하부**의 안쪽바닥부위, **시각로**(시삭, optic tract) 앞영역의 일부, **천장**(뇌궁, fornix) **밑기관** 등이 뇌실 주위의 기관에 해당된다.

임/상/노/트

blood-brain barrier(혈액뇌 장벽)

지용성이 높은 약물만 혈액으로부터 뇌로 이동하게 하고 수용성 약물이 뇌로 들어가는 것을 막는 것이 혈액뇌장벽이며, 뇌의 모세혈관 내피세포, 모세혈관 주위의 세포가 장벽이 된다. 물질교환은 수동확산에 의해 이루어지지만, 뇌의 생리적 활동에 필요한 물질은 이온형이라도 운반체를 통해 운반된다.

Human Physiology

제 8 장

호흡생리

1. 호흡계통의 구조
2. 호흡의 기능
3. 환기(ventilation)
4. 가스교환 및 운반
5. 호흡의 주기
6. 허파 환기량의 조절
7. 이상호흡

인간은 체내로 섭취한 탄수화물, 지방, 단백질 등의 영양소를 산화하고, 이 때 발생되는 에너지를 이용하여 생명활동을 영위한다. 따라서 생체는 이러한 생명활동을 유지하기 위하여 끊임없이 외부 환경으로부터 산소를 몸 안으로 받아들이는 한편, 산화가 이루어진 영양소를 각 세포 안에서 새로운 것으로 교체한다. 그러나 우리 몸을 구성하고 있는 대부분의 세포는 산소가 존재하는 외부 환경(공기, 물)과 직접 접촉하고 있지 않기 때문에 신체 외부로부터 산소를 섭취하여 신체에 있는 모든 세포에 산소(O_2)를 공급하는 한편, 세포에서 생산된 이산화탄소(CO_2)를 체외로 배설하는 특수한 구조가 필요하다.

호흡(respiration)이란 신체 외부로부터 내부로 받아들인 산소를 세포로 운반하고, 세포의 산소 소비 대사 결과 생성되는 이산화탄소를 체외로 배설하는 모든 과정을 말한다. 신체 내부의 세포에 의해서 산소가 소비되는 과정을 **내호흡**(internal respiration) 또는 조직호흡(tissue respiration)이라고 한다. 또한 신체 외부와 세포 사이에서 산소 및 이산화탄소가 교환되는 과정을 **외호흡**(external respiration)이라고 하며, 일반적인 호흡은 외호흡을 의미한다.

1. 호흡계통의 구조

외부의 공기는 **코안**(비강, nasal cavity), **인두**(pharynx), **후두**(larynx)를 거쳐 **기관**(trachea)으로 들어간다. 기관은 두 개의 **기관지**(bronchus)로 나뉘어진 후 **허파**(폐, lung) 속에서 다시 20회 이상의 분

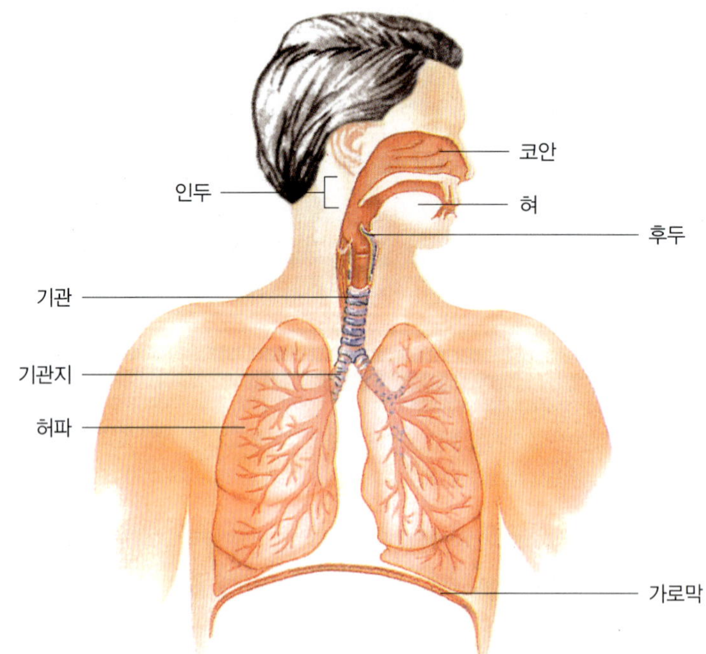

● 그림 8-1 호흡계통의 구조

지를 반복하여 가느다란 **호흡세기관지**(respiratory bronchiole)가 된다. 그 끝은 반구상의 허파로 구성된 **허파꽈리주머니**(폐포낭, alveolar sac)와 **허파꽈리**(폐포, alveoli)에서 끝난다(그림 8-1, 8-2). 허파꽈리주머니는 공기와 혈액 사이의 가스교환(산소 및 이산화탄소의 교환)이 일어나는 곳이다. 허파꽈리의 안쪽은 매우 얇은 막으로 덮여 있고 그 외부에는 많은 모세혈관(capillaries)들이 분포하고 있다(그림 8-2). 따라서 허파 내에 있는 모세혈관들은 0.5㎛ 정도의 거리에서 공기 및 혈액과 접하고 있다. 허파에 존재하는 모세혈관의 면적은 약 70 m^2에 이른다. 코안으로부터 호흡세기관지에 이르는 공기의 운반통로를 **기도**(respiratory tract)라고 한다. 허파는 기관지가 반복 분지된 가느다란 기도로 구성되는데 그 끝 쪽에는 3억 개 정도의 허파꽈리가 있으며 허파꽈리 직경은 100~200㎛이고 허파꽈리 단면적은 60~80 m^2이다. 그리고 허파는 가스교환을 위하여 감싸고 있는 혈관, 결합조직, 허파 조직에 영양 및 산소를 공급하는 혈관, 허파 전체를 덮고 있는 **가슴막**(흉막, pleura) 등으로 구성된다. 허파에서 기관지 및 혈관 등이 출입하는 곳을 **허파문**(폐문, hilus of pulmonary)이라고 하며 허파의 일부분은 허파문

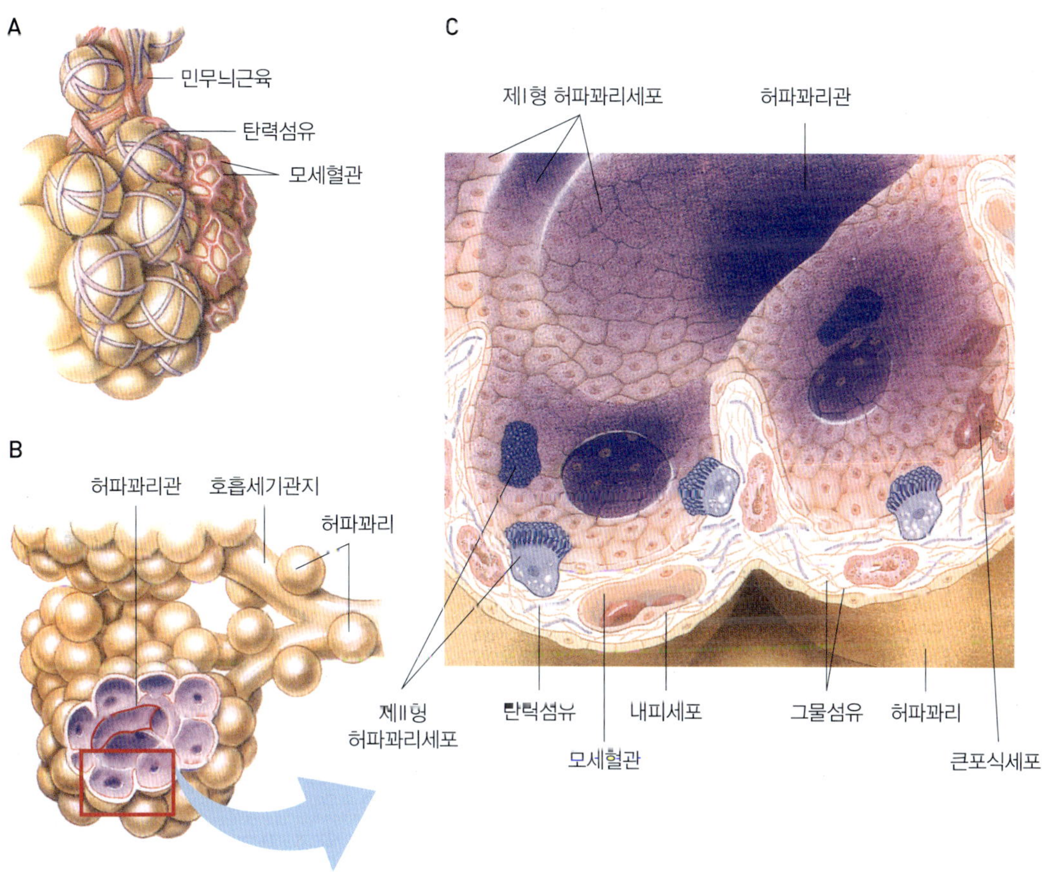

● 그림 8-2 허파꽈리의 구조

A. 허파꽈리주머니의 모세혈관 B. 허파꽈리주머니의 절단면 C. 허파꽈리의 내부 구조

과 연결되어 있다. 허파를 덮고 있는 가로막(횡격막, diaphragm)은 허파문이 있는 곳에서 벽쪽가슴막이 되어 가슴우리(흉곽, thorax)의 내면 및 가로막의 표면을 덮고 있다. **허파가슴막(장측흉막, visceral pleura)** 및 **벽쪽가슴막(벽측흉막, parietal pleura)** 사이의 공간을 **가슴막공간(흉막강, pleural cavity)**이라고 한다. 가슴막은 기체 및 액체를 흡수하는 성질이 있기 때문에 가슴막공간은 보통 진공으로 되어 있다. 스스로 운동하는 기능이 없는 허파는 허파를 감싸고 있는 가슴우리와 가로막의 상하운동에 의한 수축 및 이완으로 공기가 허파 속으로 출입하게 한다. 가슴우리를 구성하는 근육 및 가로막의 수축운동에 의하여 가슴우리의 용량(capacity)이 증감하게 되고, 그에 따라 허파의 용량이 변하므로 공기는 허파의 안과 밖을 출입한다. 또한 이와 같은 공기펌프 작용이 있는 가슴우리 및 가로막도 호흡기의 중요한 일부이다.

2. 호흡의 기능

호흡의 목적은 신체 외부로부터 O_2를 체내로 받아들여 몸을 구성하는 세포에 공급하고, 세포에서 생산된 CO_2를 체외로 배출하는데 있다(그림 8-3). 호흡기능의 각 단계를 요약하면 다음과 같다.

① 외부 공기와 허파 속의 공기 교환(환기)

호흡기관의 공기펌프 작용에 의하여 외부공기는 기도를 통하여 허파를 출입한다. 이 과정을 **환기(ventilation)**라고 한다.

② 허파 속의 공기와 허파 모세혈관 속의 혈액 사이의 O_2와 CO_2 교환

허파내 O_2는 허파벽을 감싸고 있는 모세혈관 내의 혈액으로 확산되며 혈액 내의 CO_2는 허파 내로 확산된다. 이러한 가스(O_2 및 CO_2)의 이동은 허파의 공기와 혈액 사이의 가스 분압차에 의해서 이루어진다.

③ 혈액에 의한 O_2 및 CO_2의 운반

혈액이 허파로부터 공급 받은 산소는 심장의 혈액 펌프 작용에 의하여 몸의 구석구석에 있는 모세혈관으로 운반된다. 또한 세포에서 생성된 CO_2는 말초 모세혈관으로부터 혈액으로 이동한 후 허파까지 운반된다. 혈액에 의한 O_2 및 CO_2의 운반에는 적혈구 내에 있는 혈색소가 중요한 기능을 수행한다.

④ 말초 모세혈관속의 혈액과 조직 사이의 O_2 및 CO_2 교환

허파 주위의 모세혈관은 말초조직에 있는 모세혈관과는 혈관 안과 밖의 조건이 다르다. 즉, O_2 및 CO_2의 분압 차이는 혈관 안과 밖이 서로 상반되며 온도조건, 수소이온 농도 등도 다르다. 이러한 조건의 차이로 인하여 말초 모세혈관으로부터 O_2가 조직으로 이동하고, CO_2는 조직으로부터 혈

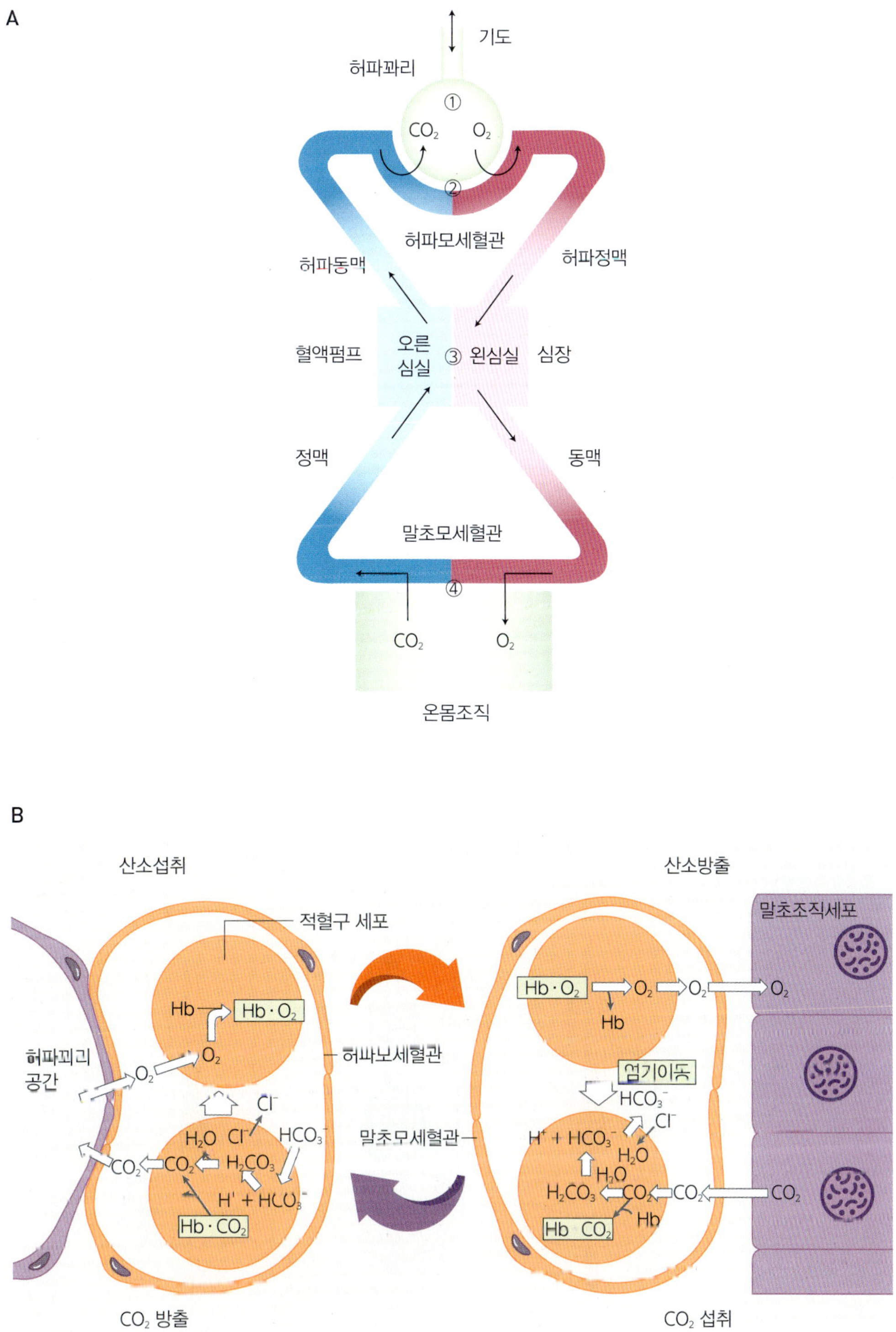

● 그림 8-3 호흡의 각 단계를 표시한 모식도(A)와 가스교환 기전(B)

A: 번호는 본문에 설명된 각 단계를 나타낸다.

액으로 이동한다.

호흡의 각 단계는 그림 8-3A와 같다. ①, ② 단계에는 호흡기가 관여하는 세포 외호흡이 이루어지며, 그 다음의 ③ 단계에는 혈액펌프의 역할을 하는 심장의 작용이 일어나며, ④ 단계에는 혈액의 성질에 의해서 가스교환이 일어나는 세포 내호흡이 이루어진다. 이때 O_2와 CO_2의 교환방식은 그림 8-3B와 같다.

3. 환기(ventilation)

허파에서의 공기출입 즉, 환기를 반복하는 것이 호흡운동이며 이 운동 중에서 숨을 들이 마시는 것을 "들숨(흡식, inspiration)"이라고 하고 숨을 내쉬는 것을 "날숨(호식, expiration)"이라고 한다.

1) 환기방식

자발적 수축 및 이완능력이 없는 허파에서 공기가 출입하는 방법은 그림 8-4와 같은 모델로 설명할 수 있다. 바닥을 고무막으로 막고 병 안의 고무마개를 통과하는 유리관을 삽입한 후 그 끝에 고무풍선을 매단다. 이 모형을 실제의 호흡기와 같은 것으로 생각할 때 병은 가슴우리(thorax), 유리관은 기도(airway), 고무풍선은 허파(alveolus), 고무풍선과 병 사이의 공간은 가슴막공간(pleural cavity), 고무막은 가로막(diaphragm)에 해당된다. 만약 가로막에 해당하는 고무막을 아래로 잡아당기면 고무

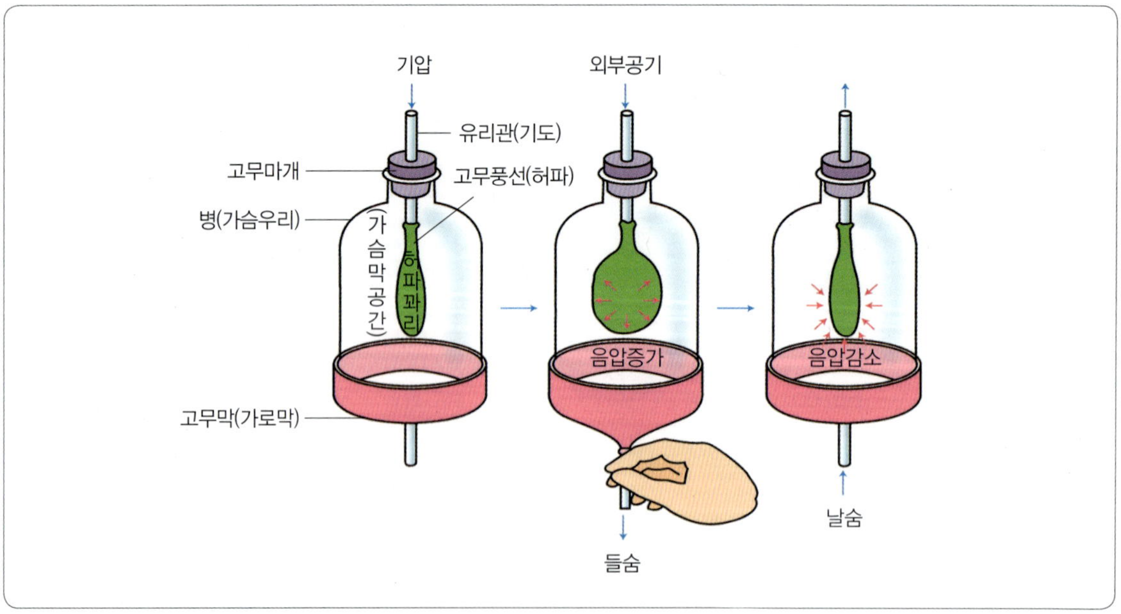

● 그림 8-4 호흡기의 환기 모델
( )는 실제의 호흡기에 해당하는 부위를 나타낸다.

풍선(허파)의 외부공간(가슴막공간)에는 외부공기에 대한 음압(negative pressure)이 형성된다. 즉, 고무막을 아래로 당길 경우 풍선 외부의 공간은 확장되지만 이 공간은 밀폐되어 있기 때문에 외부공기에 대한 음압이 형성된다. 이런 상태에서 외부공기와 연결되어 있는 풍선 안의 기압과 풍선 외부 공간의 기압 사이에 분압 차이가 발생한다. 풍선을 잡아당기면 외부공기가 풍선 안으로 유입되는데 이것이 "들숨"에 해당한다.

한편 고무막(가로막)을 원래의 위치로 되돌리면 가슴막공간에 해당하는 공간의 압력이 올라가면서 고무풍선을 팽창시키는 힘이 감소된다. 따라서 풍선은 수축하게 되고 풍선 안의 공기는 관을 통하여 외부로 배출되는데 이것은 "날숨"에 해당한다. 배호흡(복식호흡, abdominal respiration) 방법은 가로막의 수축, 이완의 반복에 의해서 이루어지는 호흡으로서 그 호흡방법에 대해서는 이미 환기 모델에서 설명하였다.

가슴호흡(흉식호흡, thoractic respiration) 방법의 경우 환기 모델에서 병에 해당하는 부분 즉, 가슴우리가 수축하여 가슴막 공간의 내압을 변화시킨다. 실제로 호흡기관에서 가슴막공간에 해당하는 공간은 진공으로 되어 있다. 또한 가로막은 수평이 아니고 위로 오목한 돔(dome) 모양으로 되어 있기 때문에 이것이 수축하게 되면 수평상태가 되어 가슴우리 안의 용량은 증가하게 되어 가슴막공간의 내압이 감소하게 된다(그림 8-5).

가슴우리는 갈비뼈(늑골, rib), 등뼈(흉추, thoracic vertebrae), 복장뼈(흉골, sternum)와 갈비뼈 사이에 펼쳐지는 바깥 및 속갈비사이근육(외늑간근 및 내늑간근)으로 구성된다. 바깥갈비사이근육은 위쪽 갈비뼈의 뒤쪽으로부터 아래쪽 갈비뼈의 앞쪽으로 달린다.

따라서 이 근육이 수축하면 갈비뼈가 상승한다. 속갈비사이근육은 위갈비뼈(상늑골) 앞쪽으로부터 아래갈비뼈(하늑골) 뒤쪽으로 달리는데 이 근육이 수축하면 갈비뼈가 내려간다. 이와 같이 바깥갈비사이근육의 수축에 의하여 가슴우리가 상승하게 되며 그 결과 가슴우리의 앞·뒤지름(전후경)이 증가하여 가슴우리 안의 용량이 확대된다. 반대로 속갈비사이근육의 수축에 의하여 가슴우리가 내려가게

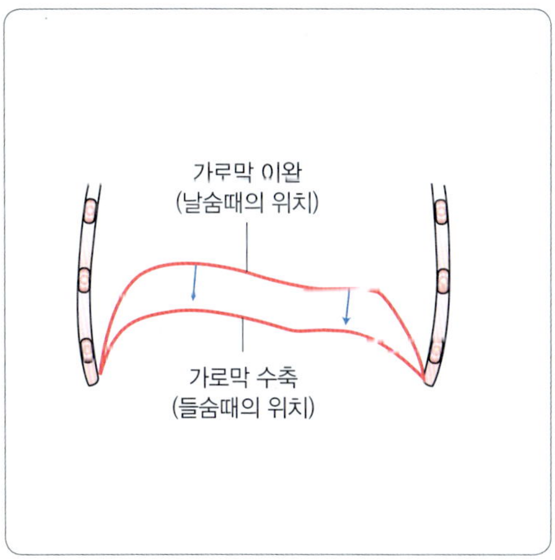

● 그림 8-5 가로막의 작용에 의한 가슴우리 용량의 변화

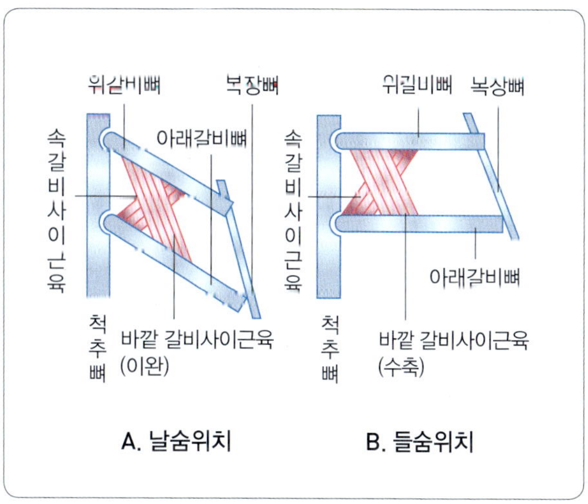

● 그림 8-6 가슴우리의 용량 증·감에 따른 갈비사이근육의 작용

되면 가슴부위(흉부)의 앞뒤지름이 짧아져서 가슴우리 안의 용량이 감소한다(그림 8-6).

안정상태에서의 들숨은 주로 가로막의 수축 및 바깥갈비사이근육의 수축에 의하여 이루어지며, 안정상태에서의 날숨은 일반적으로 이러한 들숨근육의 이완에 의해서만 이루어진다. 즉, 가로막은 복압(abdominal pressure)의 도움을 얻어 상승하게 되고 가슴우리는 내려간다. 노력성 날숨에서는 속갈비사이근육의 작용 외에 복압의 상승에 의해서 배벽근(복벽근)이 수축하게 된다. 노력성 들숨에 관여하는 근육에는 들숨근육 외에 목갈비근육(사각근, scalene muscle), 목빗근육(흉쇄유돌근 sterno-cleidomastoid muscle), 빗장밑근육(쇄골하근, subclavius muscle), 큰가슴근육(대흉근, greater pectoral muscle) 등의 보조 호흡근이 있다.

2) 허파내압 및 가슴막공간 내압

들숨운동 및 날숨운동이 일어나는 방법은 이미 호흡모델에서 설명한 바와 같으며 여기에서는 허파내압, 가슴막공간 내압 및 호흡기량의 양적관계를 알아본다(그림 8-7). 이 그림과 같이 가슴막공간 내압은 날숨 때에도 기압(대기압, barometric pressure)에 대하여 −2.5 mmHg의 음압을 유지한다.

허파는 허파벽의 탄성 및 허파 내면에 퍼지는 물의 표면장력에 의하여 항상 수축하려는 상태에 있다. 날숨일 때 가슴막공간의 음압(negative pressure)은 허파의 탄성 및 표면장력에 저항하는 작용을

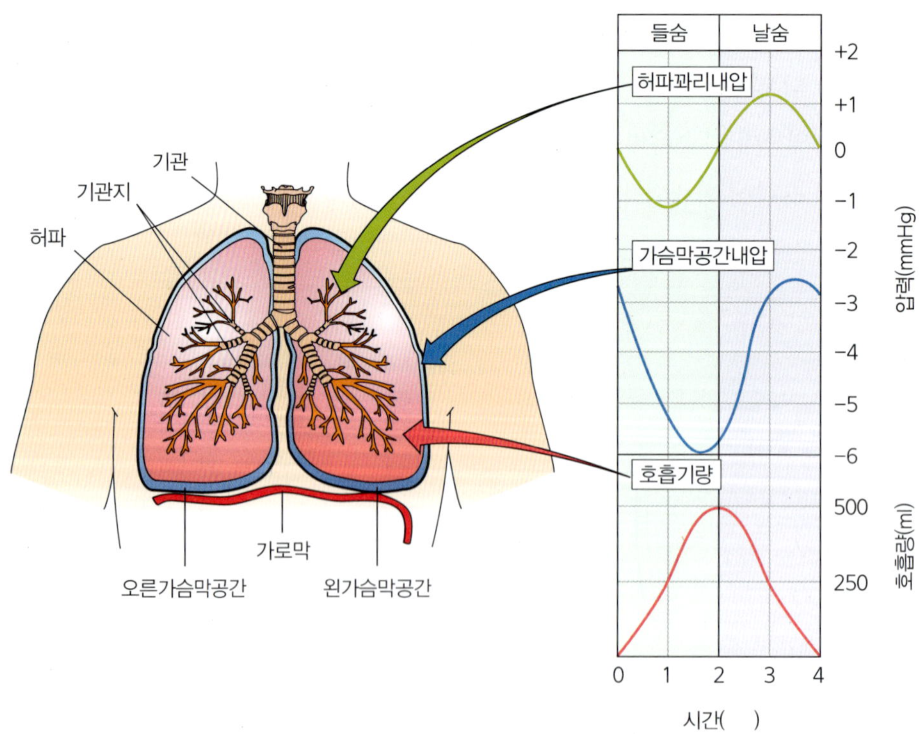

● 그림 8-7 안정상태에서 날숨 및 들숨 때의 압력 변화

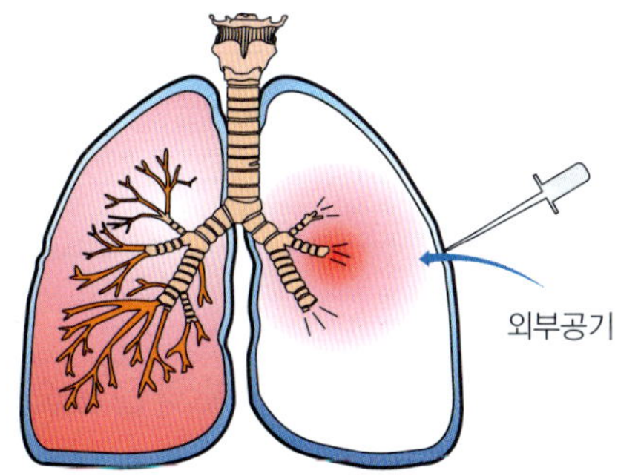

● 그림 8-8 기흉(공기가슴증)

가슴우리가 뚫리게 되면 외부공기가 가슴우리 안으로 유입되어 가슴안내압이 외부 기압과 같게 된다. 따라서 허파의 탄성 및 허파꽈리의 표면장력이 감소하여 허파는 수축된다.

하며, 날숨 때에도 허파가 완전히 폐쇄되지 않게 해준다. 가로막의 수축 및 가슴우리의 팽창에 의하여 들숨이 시작되면 가슴막공간의 음압이 증가하여 허파가 확장되고 허파 내압이 음압으로 바뀌면서 외부공기가 기도를 통하여 허파로 유입된다. 들숨이 끝날 때 가슴막공간 내압은 허파꽈리를 팽창 상태로 유지해주는 음압이 계속 유지되도록 해주며, 날숨이 시작될 때 허파꽈리의 팽창이 멈추면서 허파꽈리내압은 외부공기의 압력(기압)과 같아진다. 이 상태에서는 가슴막공간의 음압 및 지연된 허파꽈리의 수축력(모델에서는 팽창된 고무풍선을 수축시키는 힘)이 균형을 이루게 된다. 날숨 때에는 가로막의 상승 또는 가슴우리의 축소에 의하여 가슴막공간 안의 음압이 감소되므로 허파꽈리의 수축력이 가슴막공간의 음압보다 커진다. 따라서 허파꽈리내압이 기압보다 크게 상승(양압, positive pressure)하여 허파꽈리 내의 공기가 밖으로 배출된다. 이와 같이 허파꽈리내압 및 가슴막공간 내압의 변화에 따라 공기는 허파꽈리 안·밖으로 출입을 반복한다.

위와 같이 가슴막공간은 항상 음압을 유지하고 있기 때문에 만일 외상으로 인하여 가슴우리에 구멍이 생기거나 허파에 구멍이 생기면 압력 차이에 의해서 즉시 외부공기가 가슴막공간으로 유입되어 허파꽈리는 수축하게 된다. 이러한 상태를 기흉(공기가슴증, pneumothorax)이라고 한다(그림 8-8). 기흉을 일으키는 쪽의 허파는 팽창될 수 없기 때문에 현저한 호흡 곤란에 빠지게 된다.

3) 폐기량 분획

호흡의 깊이를 나타내는 4가지의 위치는 안정날숨위치, 안정들숨위치, 최대들숨위치, 최대날숨위치로 구분되며 4종류의 호흡 용적(volume)과 4종류의 호흡 용량(capacity)으로 구분되며 이를 측정하는 장치를 폐활량계(spirometer)라 한다.

안정상태의 호흡에서 허파로 들어가거나 나가는 공기의 양을 일회호흡량(tidal volume, TV)이라 하며 일반적으로 날숨량이 들숨량보다 약간 적다. 건강한 성인의 경우 그 공기량은 약 500ml 정도이다. 일회호흡량에 1분간의 호흡수(성인은 12~20회/분)를 곱하면 1분간의 호흡량이 얻어지는데, 이것을 **분당환기량**(minute ventilation, MV)이라고 한다.

분당환기량(MV)
=(12회/분)×500 ml/일회호흡량
=6,000 ml/분

안정날숨 후에도 다시 노력하여 더 내쉴 수 있는 공기의 양을 **날숨예비량**(예비호기량, expiratory reserve volume, ERV)은 약 1,200 ml이고, 안정들숨 후에도 노력에 의하여 더 마실 수 있는 공기량을 **들숨예비량**(예비흡기량, inspiratory reserve volume, IRV)은 약 3,100 ml이다. 최대한으로 날숨을 하더라도 앞에 서 말한 바와 같이 허파꽈리가 완전히 폐쇄되지 않아 허파에 공기가 남아 있게 되는데 그 공기량은 1,200 ml이며 이것을 **잔기량**(residual volume, RV)이라 한다. 안정날숨 때에는 날숨 예비량과 잔기량을 합한 양의 공기가 허파 안에 남아있게 되는데 이것을 **기능적잔기용량**(기능적 잔기량, functional residual capacity, FRC)이라고 하며 약 2,400 ml이다. 안정날숨 후 최대로 들이마실 수 있는 공기량 즉, 들숨예비량과 일회호흡량을 합한 공기량을 **들숨용량**(최대흡기량, inspiratory capacity, IC)이라고 하며 약 3,600 ml이다.

최대로 숨을 들이마신 후에 최대로 내뱉을 때의 공기량을 **폐활량**(vital capacity, VC)이며 약 4,800 ml이다, 그러므로 **총폐용량**(total lung capacity, TLC)은 6,000 ml이다 (그림 8-9).

최대로 숨을 들이마신 후에 최대로 내뱉을 때의 공기량을 폐활량(vital capacity, VC)이라 한다(들숨예비량+1회 호흡량+날숨예비량=폐활량).

노력성폐활량검사(forced vital capacity, FVC)시 자발적인 노력을 통해 최대들숨위치에서 가능한 한 급속하게 숨을 내쉴 때 1초 동안 어느 정도의 공기를 내쉴 수 있는지를 측정하고, 이 폐활량에 대한 비율을 구한 값을 노력성호기폐활량 또는 **1초량**(forced expiratory volume in one second, FEV_1)이라

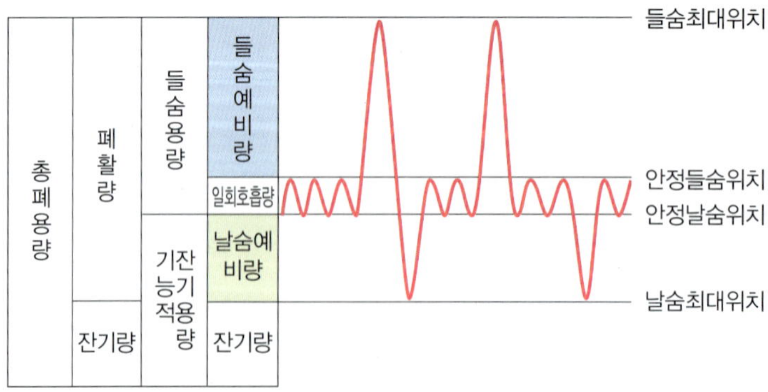

● 그림 8-9 폐기량 분획과 호흡곡선

임/상/노/트

- IC = IRV+TV
- FRC = ERV+RV
- VC = IRV+TV+ERV=IC+ERV
  = TLC−RV
- TLC = IRV+TV+ERV+RV=IC+FRC
  = VC+RV

고 한다. 기관지천식 등과 같이 기관지가 좁아지면서 기도저항이 높아지는 질환인 **폐쇄성환기장애(obstructive ventilatory disorder)**가 있는 경우, 폐활량은 거의 정상이지만 1초량이 현저히게 감소된다. 폐섬유증 등과 같이 허파의 탄력성이 떨어지게 되는 **제한성환기장애(restrictive ventilatory disorder)**가 있는 경우 폐활량은 감소하지만 1초량은 변하지 않는다. 이와 같이 시간호흡용량을 측정하면 폐쇄성환기기능 장애 및 제한성환기기능 장애 질환을 감별할 수 있다.

4) 허파꽈리 환기량 및 무용공간량

안정호흡 상태에서의 일회호흡량인 약 500ml의 공기는 모두 허파꽈리내로 들어오는 것은 아니다. 그 중의 약 150ml는 기도에 머물러 있다가 날숨을 할 때에 그대로 배출된다(그림 8-10). 혈액 사이의 가스교환은 허파꽈리에서 이루어지며, 기도에서는 가스교환이 일어나지 않는다. 실제로 호흡에 관여하는 것은 허파꽈리로 들어간 공기로서 그 양을 허파꽈리환기량이라고 하며, 가스교환 되지 않고 기도에 남아 있는 공기량을 **무용공간** 또는 **사강(dead space)**이라 한다(일회호흡량−무용공간량=허파꽈리환기량).

일회호흡량은 의식적으로 변하게 할 수 있으며 병적 요인에 의해서도 변할 수도 있다. 만약 일회호흡량이 500ml라고 가정한다면 500ml−150ml(무용공간)=350ml의 신선한 공기가 허파꽈리로 들어

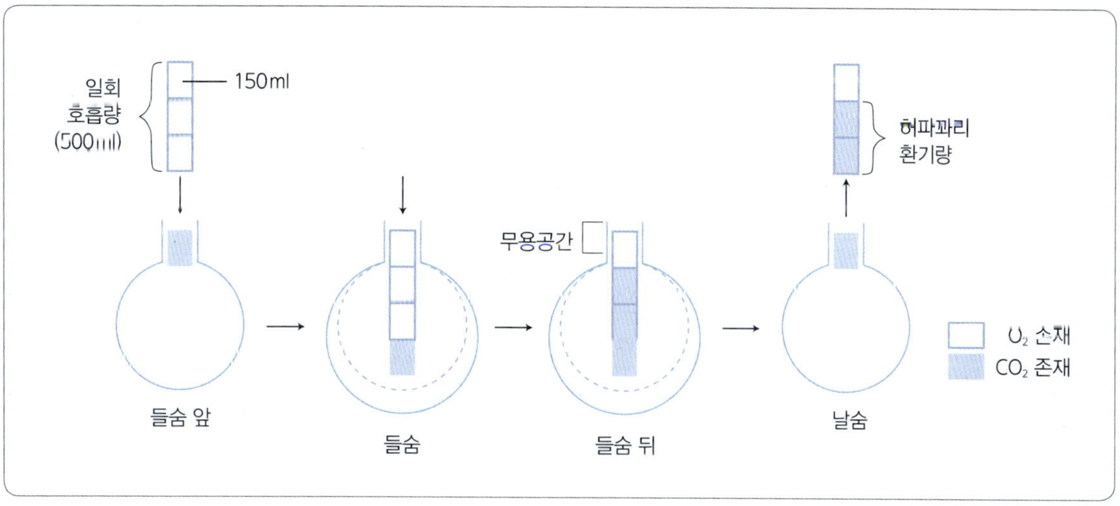

● 그림 8-10 허파꽈리환기량 및 무용공간을 나타내는 모델

* 일회호흡량−허파꽈리환기량=무용공간

오므로 허파꽈리환기량은 일회호흡량의 70%를 차지하게 된다. 한편 만약 일회호흡량이 150ml 밖에 안되는 매우 얕은 호흡을 하게 되면 허파꽈리환기량은 0ml가 된다. 이러한 상황에서 아무리 호흡 횟수(빈도)를 증가시켜도 실제로는 호흡을 하지 않는 것과 같게 된다. 잠수를 한 후 긴 관을 통하여 바깥공기를 흡입하는 경우 그 관의 용량은 무용공간이 되는데, 그 관의 용량만큼의 허파꽈리 환기량을 얻기 위해서는 일회호흡량을 증가시키지 않으면 안된다. 따라서 관의 용량이 클 때에는 호흡곤란에 빠지게 된다.

5) 호흡운동에 영향을 미치는 인자

들숨 때에는 가로막의 수축 및 바깥갈비사이근육의 수축에 의하여 생기는 에너지에 의하여 허파가 팽창된다. 일정한 환기량을 얻기 위해서 이 근육이 어느 정도의 활동을 해야 하는가를 결정하는 것은 허파 및 가슴우리의 **순응도**(탄성, compliance ; 단위압력의 증가 당 허파 및 가슴우리 용량의 증가분)와 기도의 저항이다. 허파 및 가슴우리가 쉽게 팽창될 수 있다면 호흡근육의 활동이 많이 필요로 하지 않게 된다. 허파의 순응도는 허파꽈리를 둘러싸는 탄성섬유 및 허파꽈리의 내면 세포에서 분비되는 액체의 표면장력에 의하여 결정된다. 이러한 두 개의 힘 중에서 허파가 수축하는 방향으로 작용하는 힘이 적으면 적을수록 호흡근육의 활동은 적어도 된다.

허파꽈리에는 **표면활성제**(계면활성제, surfactant)를 분비하는 세포가 있는데 이 표면활성제에 의하여 허파꽈리에 작용하는 표면장력이 현저하게 감소된다. 미숙아의 경우 표면활성제를 생산하는 허파꽈리의 기능이 발달되어 있지 않기 때문에 허파꽈리가 수축되면 호흡곤란 증상이 나타나는 경우가 있는데 이것을 신생아 호흡곤란증후군 또는 **유리질막병**(초자막증, hyaline membrane disease)이라 한다. 이런 경우 신생아는 최대한의 노력을 하지 않으면 들숨을 할 수 없기 때문에 호흡에 의해서 쉽게 피로하게 되며 호흡곤란 상태에 빠지게 된다.

호흡근육의 활동량을 결정하는 또 하나의 인자는 **기도저항**이다. 기침에 의해서 기관지가 수축되거나 기도로 분비물의 분비가 증가할 경우, 흔히 호흡할 때 가슴막공간의 음압에 의해서 충분한 공기가 허파꽈리내로 들어가지 못하기 때문에 보다 큰 음압을 필요로 하게 된다. 이러한 경우에 보다 큰 가슴막공간 음압을 형성하기 위하여 호흡근육의 활동이 증가한다.

이와 같이 여러가지 호흡기관 질환이 있는 경우에 호흡근육의 활동량이 현저하게 증가할 수 있다. 정상인의 경우 매우 심한 운동을 하여도 호흡에 소비되는 에너지는 몸에서 소비되는 에너지의 약 3%밖에 되지 않는다.

임/상/노/트

유리질막병(초자막증, hyaline membrane disease)

미숙아나 저체중아 출산 때 보이는 증상으로 허파의 표면활성물질 부족 때문에 샘상피세포(acinar epithelium)가 섬유소로 덮힌 것이다. 초자막병과 특발성호흡곤란증후군, 제왕절개출산, 모성출혈, 출산 질식을 동반한다.

4. 가스교환 및 운반

1) 허파꽈리와 혈액, 조직과 혈액 사이의 가스교환

허파꽈리로 들어가는 공기 중에 포함된 O_2는 허파꽈리를 감싸는 모세혈관으로 확산된 다음 혈액에 의하여 조직으로 운반된다. 그 후 조직의 모세혈관으로부터 조직액 내로 확산된 다음 세포막을 통하여 세포 안으로 들어가서 최종적으로 소비된다. 안정상태에서 몸내에 있는 세포가 소비하는 O_2의 양은 분당 200~250 ml 정도이다. 한편 세포에서 생성된 CO_2는 산소와는 정반대의 경로를 통하여 세포에서 허파꽈리로 배출된다.

허파꽈리와 혈액 사이의 O_2 및 CO_2 교환은 허파꽈리내 가스 분압과 혈액내 가스분압의 차에 의해서 물리적으로 확산하게 되며 이때 생물학적인 에너지는 사용되지 않는다(수동운반, passive transport). 조직의 모세혈관과 조직액 사이에서의 가스교환도 같은 구조로 이루어진다. **가스분압**이란 공기와 같은 혼합기체에 함유된 O_2, N_2, H_2O, CO_2 등의 각 성분이 나타내는 압력으로서 PO_2, PN_2, PH_2O, PCO_2로 표시된다. 그 값은 혼합가스의 총압력(해발 0 m에 있어서의 공기라면 760 mmHg)을 각 성분 및 가스 농도에 의하여 비례 배분한 것이다(표 8-1). 예를 들면 해발 0 m에서의 공기 중의 산소농도가 20.93%이고 질소농도가 79.03%이며, 이산화탄소 농도가 0.04%이라고 하면 산소분압(PO_2)은 아래와 같다.

가스 혼합물에서 각 가스는 분압이 높은 곳에서 가스 분압이 낮은 곳으로 확산된다. 그림 8-11과 같이 산소이동은 허파와 모세혈관 사이에서의 PO_2는 허파꽈리 공기 100 mmHg와 허파 모세혈관(정맥혈액)의 40 mmHg 사이에 약 60 mmHg의 분압차가 생기므로 이것에 의해 허파꽈리에서 모세혈관으로 O_2가 확산된다. 반면 이산화탄소이동에서 PCO_2는 허파꽈리 공기의 40 mmHg와 허파모세혈관의 46 mmHg 사이에는 6 mmHg 분압차가 생기므로 이것에 의해 모세혈관에서 허파 꽈리로 CO_2가 확산된다.

그러나 가스의 확산은 분자크기, 물에 대한 용해도 등에 영향을 받기 때문에 모든 가스를 똑같이 논할 수는 없다.

조직 내의 산소분압 PO_2는 40 mmHg, 동맥혈액은 100 mmHg이므로 그 분압차는 60 mmHg에 의

● 표 8-1 안정 호흡에서의 가스분압(mmHg)

구분	O_2	CO_2	N_2	H_2O	합계
들숨공기	158	0.3	596	5.7	760
날숨공기	116	32	565	47	760
허파꽈리공기	100	40	573	47	760
동맥혈액	100	40	573	47	760
정맥혈액	40	46	573	47	706
조직	40*	46*	573	47	706

* 운동 시에는 조직에서의 O_2는 40→30, CO_2는 46→50으로 변하기 때문에 합계(총가스분압)는 700 mmHg로 변한다.

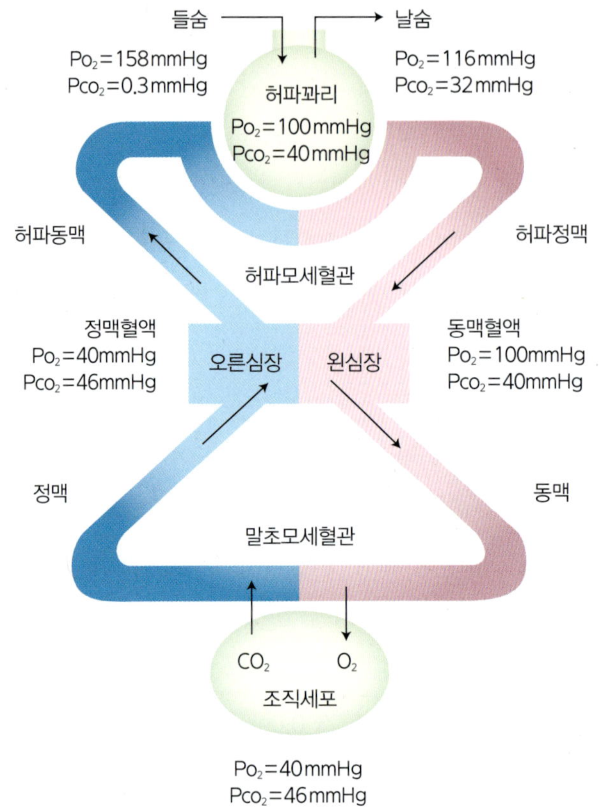

● 그림 8-11 호흡과정의 가스교환

해 산소가 조직세포에 공급된다. 이산화탄소분압 PCO_2는 조직세포에서 46mmHg와 동맥혈액에서 40mmHg이기 때문에 6mmHg와 분압차가 생기므로 조직세포에서 말초모세혈관으로 CO_2가 확산된다.

허파꽈리의 모세혈관 및 몸 조직의 모세혈관 내의 혈액은 빠른 속도로 흐르기 때문에 혈액이 허파꽈리 및 조직액과 접촉되는 시간은 1초 이하이다. 그러나 이러한 부위로 가스가 확산해서 평형에 이르기까지의 시간은 그보다 더욱 짧아서 문제는 없다. 더욱이 허파꽈리 안의 산소분압 및 동맥의 산소분압 사이에 차이가 있는 이유는 허파조직으로 산소공급 및 영양공급을 하는 기관지동맥, 기관지정맥 혈액의 일부가 동맥으로 유입되기 때문이며, 또한 허파에 환기가 충분히 이루어지지 않는 일부 허파꽈리가 있기 때문이다(그림 8-11).

2) 혈액의 산소 및 이산화탄소 운반

(1) 혈액에 의한 산소운반

분압차에 의해서 허파꽈리로부터 혈액으로 확산하는 산소의 일부는 물리적으로 혈액에 용해되는데 그 양은 약 3%로 매우 적다. 혈액으로 들어가는 대부분의 산소는 적혈구에 있는 헤모글로빈(Hb로 표시)과 결합하며 97% 정도이다. 따라서 만약 혈액 내에서 산소(O_2)를 운반하는 역할을 하는 이 혈색소가 혈액 내에 없다면 조직이 필요로 하는 산소를 공급하기 위해서 막대한 양의 혈액순환이 일어나지 않으면 안된다. 혈색소는 햄(heme)이라는 색소와 글로빈(globin)단백질이 결합한 것으로서 4개의 사슬(2개의 α, β chain)로 구성되며 분자량은 68,000이다. 혈색소와 산소의 결합은 헴이 가지고 있는 철(Fe^{2+})에 의해서 이루어지기 때문에 그 결합능력은 산소분압에 따라서 변하며, 뿐만 아니라 수소 이온의 농도, 온도, DPG에 의해서도 영향을 받는다(6장 참조).

결국 이러한 요인들은 모두 허파꽈리를 흐르는 혈액내의 혈색소와 산소의 결합을 촉진시키고, 조직을 흐르는 혈액내의 혈색소로부터 산소의 해리를 촉진시키기 때문에 허파에서 조직으로 산소가 운반된다(그림 6-7, 6-8 참조).

(2) 일산화탄소 중독

일산화탄소(CO)는 색깔과 냄새가 없으며 자극성도 없는 가스이다. 일산화탄소는 혈색소에 대한 친화력이 산소보다 약 200배 이상 더 높기 때문에 소량의 일산화탄소만 있어도 혈색소와 쉽게 결합 할 수 있으며, 이로 인하여 혈색소에 대한 산소의 결합능력은 감소하게 된다. 따라서 일산화탄소가 함유된 공기를 마시게 되면 혈색소와 산소의 결합이 방해되기 때문에 혈액에서 조직으로 운반되는 산소량이 부족하여 생명이 위험한 상황에 처해진다. 또한 일산화탄소는 혈액 내에 있는 혈색소로부터 산소의 해리를 방해하는 성질이 있기 때문에 조직에서의 산소부족은 더욱 심하게 나타날 수 있다. 일산화탄소 허용치는 0.01%(100 ppm)이며 중독시 95% O_2와 5% CO_2의 혼합가스로 처치하여야 한다.

(3) 혈액에 의한 이산화탄소 운반

이산화탄소는 3가지 형태로 운반되는데 70%는 탄산수소이온(중탄산이온, HCO_3^-)의 형태로, 23%는 카르바미노헤모글로빈(carbaminohemoglobin) 화합물의 형태로, 7%는 직접 혈장 및 적혈구의 세포내액에 용해되어 운반된다.

세포의 대사결과 생기는 이산화탄소(CO_2)는 혈액에 의하여 허파꽈리까지 운반되며, 혈액에 물리적으로 용해되어 운반되는 양은 산소와 같이 극히 적다. 먼저 혈장으로 확산하는 이산화탄소는 물과 반응하여 탄산(H_2CO_3)을 형성한 후 다시 수소이온(H^+)과 탄산수소이온(HCO_3^-)으로 해리된다. 이때 생성된 H^+는 혈장 단백질의 완충작용에 의해서 중화된다.

또한 이산화탄소의 일부는 혈장 단백질과 결합하여 카르바미노(carbamino) 화합물을 형성한다. 이때 생기는 수소이온은 혈장 단백질에 의하여 중화된다.

혈장 내로 확산된 이산화탄소는 다시 적혈구 안으로 확산되어 들어간다. 적혈구 내에는 탄산탈수효소에 의해서 H^+ 및 HCO_3^-로 분해된다. 생성된 H^+는 혈색소의 강력한 완충작용에 의하여 중화된다. 그리고 대량으로 생성된 HCO_3^-는 농도구배에 의해서 적혈구로부터 혈장으로 이동한다. 또한 이산화탄소의 일부는 혈색소와 직접 결합하여 카르바미노 화합물을 형성한다.

대부분의 산소는 혈색소와 직접 결합을 하여 혈액 내로 운반되는데 반하여 이산화탄소의 대부분은 탄산수소이온(중탄산이온, HCO_3^-)의 형태로 운반되는 것이 특징이다. 이와 같이 혈색소는 산소의 운반이나 이산화탄소의 운반에 있어서 큰 역할을 수행한다. 위에서 설명한 반응은 모두 가역반응이기 때문에 허파꽈리에서 이산화탄소 분압이 감소되면 반응이 반대방향으로 진행되면서 혈액 내의 이산화탄소는 허파꽈리 안으로 이동하게 된다. 그 후 호흡을 통하여 몸 밖으로 방출된다.

임/상/노/트

혈액 중 CO_2 교환 방식

1) 탄산수소이온(중탄산이온) 형태로 운반
   $CO_2 + H_2O \rightleftarrows H_2C_3 \rightleftarrows H^+ + HCO_3^-$
2) 카르바미노화합물(카르바미노헤모글로빈) 형태로 운반
   $HbNH_2 + CO_2 \rightarrow HbNHCOO^- + H^+$
   $Protein-NH_2 + CO_2 \rightarrow Protein-NHCOO^- + H^+$
3) 혈장에 용해된 형태로 운반

5. 호흡의 주기

우리는 호흡의 주기를 의식적으로 바꿀 수도 있으며, 또한 일반적으로 무의식적으로 들숨과 날숨을 반복하기 때문에 심장의 수축운동과 비슷하다고 할 수 있다. 허파조직 자체에는 허파꽈리를 확장, 수축시키는 근육이 없다. 따라서 먼저 설명한 바와 같이 가로막의 수축과 바깥갈비사이근육의 수축에 의하여 가슴안(thoracic cavity)이 넓혀질 때 허파는 팽창되며 이들 근육이 이완될 때 수축된다. 가로막과 바깥갈비사이근육은 자동능이 없는 뼈대근육이므로 이들 근육을 지배하는 운동뉴런으로부터 자극이 전달되지 않으면 수축하지 않는다. 숨뇌와 척수 앞뿔(전각, anterior gray horn) 사이에 있는 운동뉴런에는 호흡중추로부터 생성된 자극이 주기적으로 전달되어 주기적으로 흥분하게 된다(그림 8-12).

호흡의 주기를 조절하는 중추는 숨뇌에 있다. 이 호흡중추에는 들숨근육을 지배하는 운동뉴런에 흥분성 자극을 전달하는 들숨뉴런과 날숨근육을 지배하는 운동뉴런에 자극을 전달하는 날숨뉴런이 있다(그림 8-12). 들숨뉴런은 심장의 굴심방결절(SA node)과 같이 자동적으로 주기적인 흥분을 반복하는 성질이 있으며, 일반적으로 호흡의 자동성 및 주기성은 이 들숨뉴런의 작용에 의한다.

들숨뉴런의 흥분에 의하여 허파가 확장되면, 허파의 뻗침수용체(stretch receptor)가 흥분하여 들숨뉴런의 활동을 억제한다.

그러나 이 들숨뉴런의 활동은 다시 위쪽 중추 및 말초 수용체로부터 전달되는 신호에 의하여 조절을 받는다. 먼저 숨뇌 바로 위쪽에 있는 다리뇌에 의해서 이 들숨뉴런의 자동적, 주기적인 활동이 다

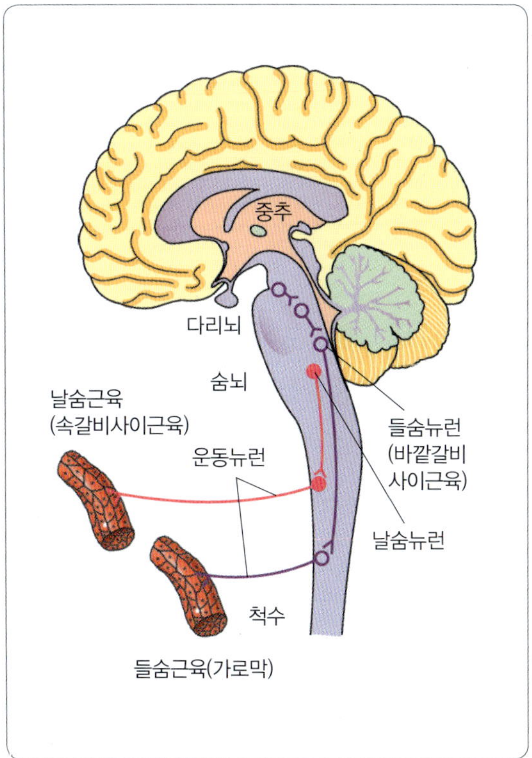

● 그림 8-12 숨뇌의 호흡중추로부터 호흡근육까지의 신경경로

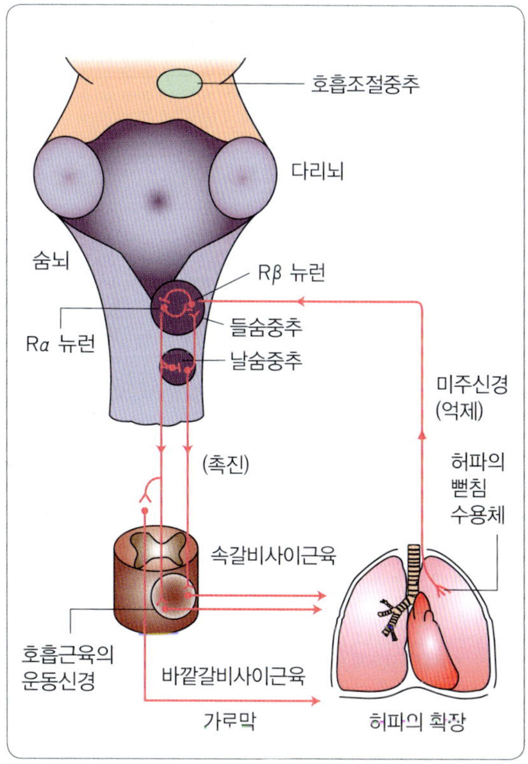

● 그림 8-13 헤링브로이어 반사기전

시 원활하게 되도록 조절을 받는다. 또한 허파의 뻗침수용체로부터 미주신경을 통하여 전달되는 들신경(구심성신경) 자극에 의하여 억제를 받는다. 이 미주신경을 통한 조절을 헤링브로이어(Hering-Breuer)의 들숨반사라고 하는데 들숨이 진행되어 허파가 팽창하게 될 경우 허파의 뻗침수용체가 흥분하여 허파가 일정 수준 이상으로 팽창하지 못하도록 억제성 자극을 들숨뉴런으로 보냄으로써 들숨을 날숨으로 바꾸는 반사이다. 동물실험에서 미주신경을 절단하면 호흡횟수(빈도)가 떨어져 서서히 깊은호흡(심호흡)을 하게 된다(그림 8-14). 이와 같이 동물 및 인간의 소아에게는 이 반사가 자동적인 호흡중추의 작용에 영향을 준다. 성인의 안정상태에서 호흡의 경우에 헤링브로이어 반사는 거의 작용

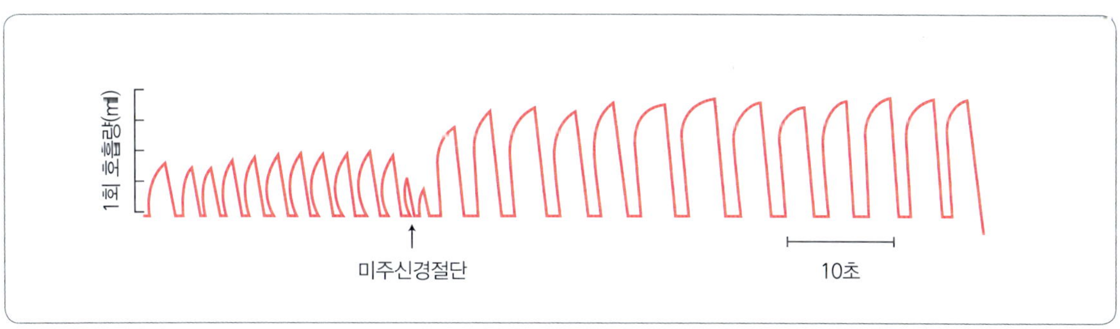

● 그림 8-14 미주신경절단이 일회호흡량 및 호흡횟수에 미치는 영향(개 실험)

하지 않는다고 한다.

6. 허파 환기량의 조절

1) 신경조절

호흡은 두 계통의 신경조절기구에 의하여 조절되는데 그 하나는 맘대로조절(수의조절)로서 대뇌겉질의 자극이 겉질척수로(피질척수로, corticospinal tract)를 통하여 호흡운동 뉴런에 전도되는 것이고 다른 하나는 자율 조절계로서 다리뇌(pons)와 숨뇌(medulla oblongata)에 존재하는 호흡중추의 자극이 척수의 가쪽섬유단(측삭, lateral funiculus)과 배쪽섬유단(배삭, anterior or ventral funiculus)을 통하여 호흡근육의 운동뉴런에 전도된다.

숨뇌의 **호흡중추(respiratory center)**는 들숨중추(흡식중추, inspiratory center)와 날숨중추(호식중추, expiratory center)로 구성된다. 다리뇌에 있는 호흡중추는 다리뇌 아래쪽에 위치하면서 고위중추인 호흡조절중추에 의하여 억제를 받지 않고 들숨이 지속되게 하는 지속흡입중추(지속성흡식중추, apneustic center)와 다리뇌 위쪽에 위치하면서 미주신경의 흥분과 함께 지속흡입중추를 주기적으로 억제하여 들숨이 일어난 다음 날숨이 일어나게 하는 호흡조정중추(호흡조절중추, pneumotoxic center)로 구성된다.

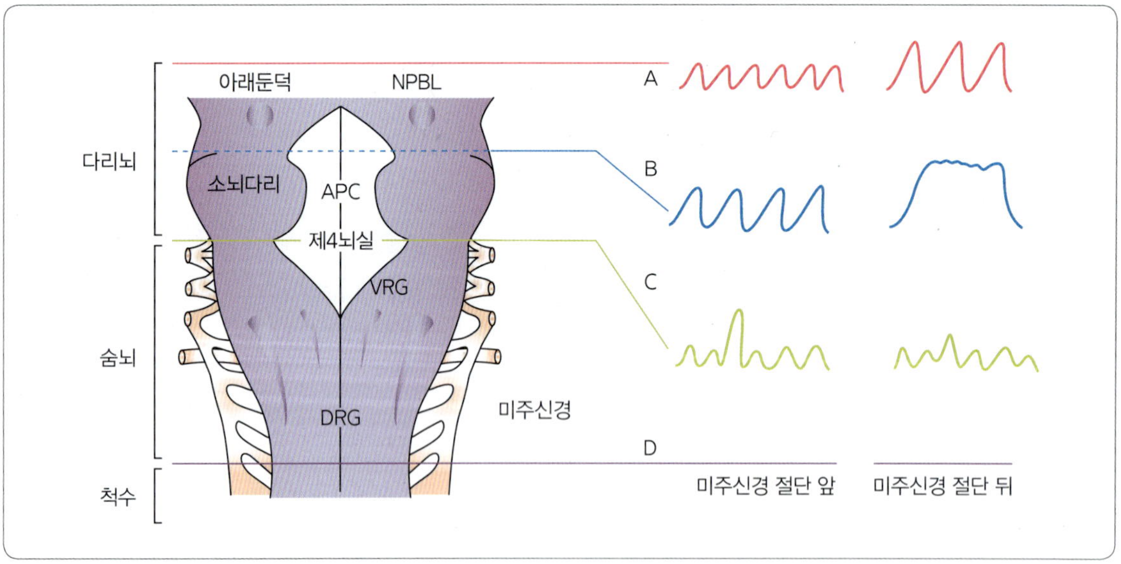

● 그림 8-15 뇌줄기의 호흡중추(왼쪽)와 뇌줄기의 각 수준에서 절단하였을 때의 호흡형태(오른쪽)

NPBL : 호흡조정중추
APC : 지속흡입중추
VRG : 숨뇌 배쪽의 호흡중추
DRG : 숨뇌 등쪽의 호흡중추

뇌줄기(brain stem)를 숨뇌 밑쪽에서 절단하면(그림 8-15D), 호흡이 완전 정지되며, 미주신경을 포함한 모든 뇌신경을 절단하고(그림 8-15A) 뇌줄기를 다리뇌 위쪽에서 절단하면 규칙적인 호흡이 계속된다.

그러나 다리뇌의 중간부위에서 절단하면(그림 8-15B) 들숨뉴런만을 계속 자극하여 들숨근육이 지속성 수축을 일으킨 상태에서 호흡이 정지되고 마는데 이것을 지속흡기(지속성흡식, apneusis)라고 한다. 다리뇌 아래쪽을 절단하여도 양쪽 미주신경에만 이상이 없으면 규칙적인 호흡이 계속 유지된다. 모든 다리뇌 조직을 숨뇌에서 분리하면(그림 8-15C) 미주신경의 절단여부와 관계없이 호흡은 계속되지만 호흡은 불규칙하여 가쁘게 숨을 몰아 쉬면서 헐떡거리게 되는 가쁜호흡(gasping respiration)을 하게 된다.

2) 화학조절

호흡운동은 규칙적인 주기로 일어나는 율동적 운동이며, 그 주기 및 깊이는 고정된 것이 아니다. 운동을 하면 호흡의 횟수 및 깊이가 증가한다. 즉, 환기량이 증가하는 것을 일상적으로 경험할 수 있다. 또한 운동을 멈추고 안정을 취하면 산소 소비가 감소되고 이산화탄소의 생성도 감소되며 그 때에는 환기량도 감소된다. 이와 같은 환기량의 변화는 어떤 방식으로 조절되고 있을까? 우리 몸에는 혈액의 산소분압 및 이산화탄소 분압을 감지하여 호흡중추로 정보를 보내는 산소 수용체와 이산화탄소 수용체가 있으며, 이 수용체가 환기량의 조절에 관여하고 있다. 역시 이런 수용체는 미각 및 후각 수용체와 같이 주위의 화학적 조성(PO_2, PCO_2, pH)의 변화를 감지하는 수용체이므로 **화학수용체(chemoreceptor)**라고 한다.

(1) 말초화학수용체

① 산소 수용체

혈액에서의 산소분압 저하를 감지하는 **말초화학수용체(peripheral chemoreceptor)**는 **목동맥토리(경동맥소체, carotid glomus)** 및 **대동맥토리(대동맥체, aortic body)**이다. 목동맥토리는 온목동맥(총경동맥, common carotid artery)이 속목동맥(내경동맥, internal carotid artery) 및 바깥목동맥(외경동맥, external carotid artery)으로 분지하는 부위에 있으며, 대동맥토리는 대동맥활(대동맥궁, arch of aorta) 부근에 있다(그림 8-16). 동맥혈의 산소분압이 떨어지게 되면, 목동맥토리는 혀인두신경(설인신경), 그리고 대동맥토리는 미주신경을 통하여 호흡중추로 자극을 전달한다. 이 자극에 의하여 호흡중추가 자극되며 환기량이 증가하게 된다(그림 8-17). 그러나 목동맥토리 및 대동맥토리는 동맥혈의 산소분압 저하에 반응할 뿐만 아니라 이산화탄소 분압의 상승 및 수소이온 농도의 상승에도 반응하여 흥분한다. 따라서 이들 수용체의 낮은 산소에 대한 반응성은 동맥혈의 이산화탄소 분압과 수소이온 농도에 의하여 영향을 받는다. 그림 8-18에서 보는 바와 같이 이산화탄소 분압이 정상(40 mmHg)보다 높을 때(녹색선 43.7, 파란선 48.7)에는 산소분압이 정상치 100 mmHg 이하로 감소하게 되므로 허파의 환기량이 증가한게 된다. 그러나 이산

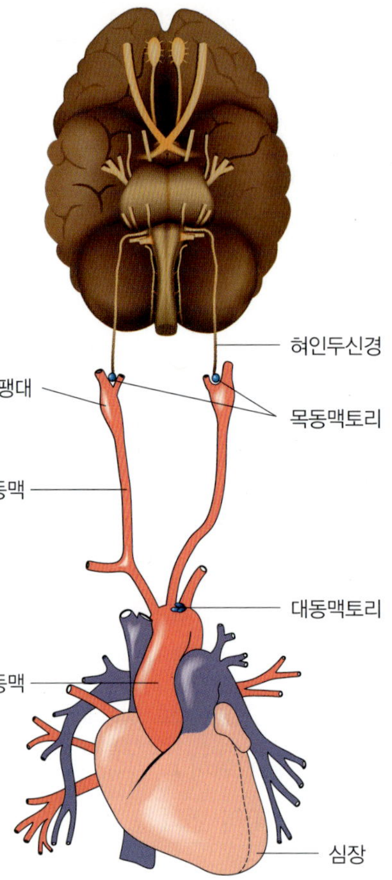

● 그림 8-16 목동맥토리 및 대동맥토리의 위치

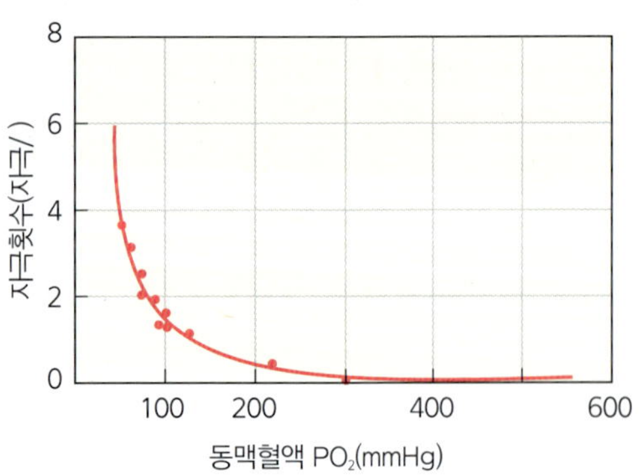

● 그림 8-17 동맥혈액의 산소분압과 자극횟수의 관계
산소분압이 감소할수록 목동맥토리에서 호흡중추로 전달되는 자극횟수는 증가한다.

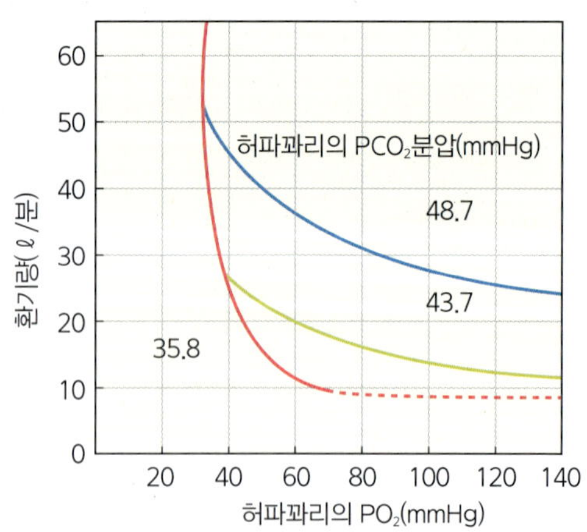

● 그림 8-18 허파꽈리의 산소분압과 환기량의 관계

화탄소 분압이 정상 또는 그 이하일 때(빨간선 35.8)에는 산소분압이 100mmHg에서 60mmHg로 도달할 때까지 허파의 환기량은 별로 변하지 않는다.

그러나 산소분압이 60mmHg 이하로 감소하면 허파의 환기량은 급격히 증가하게 된다. 따라서 산소분압의 저하, 이산화탄소 분압 및 수소이온 농도의 상승 또는 생명을 위협할 정도의 산소공급 부족이 있을 때에는 산소수용체가 환기량을 조절하는 작용을 한다. 실제로 공기가 희박해지는 고지대에 오를 때 또는 허파질환(lung disease)에 의하여 허파꽈리로의 산소공급이 제한될 때 등의 경우 이 산소수용체가 작용하여 호흡이 촉진된다.

② 이산화탄소 수용체

산소수용체는 일반적으로 대사량 변화에 의한 환기량의 변화만큼 큰 역할을 하지 않는다. 그러나 대사량에 비례한 환기량의 조절에 관여하고 있는 것은 **이산화탄소 수용체**이다. 목동맥토리 및 대동맥토리도 이산화탄소 분압의 변화에 대한 감수성을 가지고 있다.

실험적으로 여러 가지 농도의 이산화탄소가 존재하는 공기를 흡입시킨 후 허파꽈리의 이산화탄소 분압을 바꾸면, 그림 8-19와 같이 이산화탄소 분압이 상승함에 따라 일회호흡량, 호흡횟수 및 분당호흡량이 거의 직선적으로 증가한다. 이로써 환기량은 분명히 이산화탄소 분압에 의존하고 있음을 알 수 있다.

또한 피검자에게 가능한 빠르게 깊은호흡(심호흡)을 반복시킨 후 천천히 호흡하게 되면 환기량이 몇 분간 뚜렷하게 감소하며, 경우에 따라서는 무호흡을 일으킨다(그림 8-20). 그 이유는 반복된 깊은호흡에 의하여 이산화탄소의 생성속도가 빠르게 감소하고, 혈액 내 이산화화탄소 분압이 현저하게 감소하게 되므로 이산화탄소 수용체의 활동이 억제되기 때문이다.

반대로 가능한 한 길게 호흡을 멈추고 참고 있다가 의지에 따라 짧은 시간 내에 호흡을 시작한다

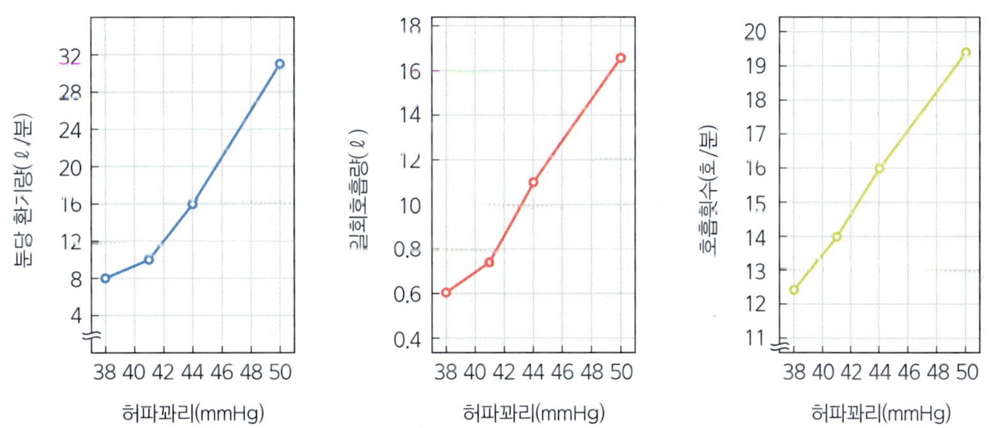

● 그림 8-19 허파꽈리의 이산화탄소 분압과 분당호흡량, 일회호흡량, 호흡횟수와의 관계

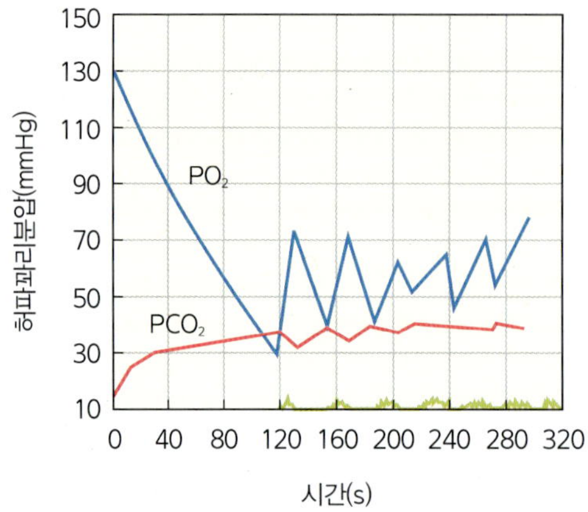

● 그림 8-20 **2분간의 깊은호흡 후 자연호흡상태에서 무호흡이 되는 허파꽈리산소 및 이산화탄소 분압의 변화**
아래의 톱니바퀴 선은 그 부분에 호흡운동이 있음을 나타낸다.

면 최초의 호흡은 커진다. 그 이유는 숨을 멈추고 있는 동안 혈액의 이산화탄소 분압이 상승하여 이산화탄소 수용체가 흥분되므로 호흡중추가 강하게 자극되기 때문이다. 따라서 이산화탄소 분압은 호흡중추를 자극하여 환기량을 조절해주는 중요한 인자라고 할 수 있다.

(2) 중추화학수용체

숨뇌의 배쪽(ventral) 표면에는 이산화탄소에 매우 민감한 수용체가 있는데 이것을 **중추화학수용체(central chemoreceptor)**라고 한다(그림 8-21).

중추화학수용체가 이산화탄소에 의해서 자극되는 과정을 보면, 이산화탄소가 직접 수용체를 자극

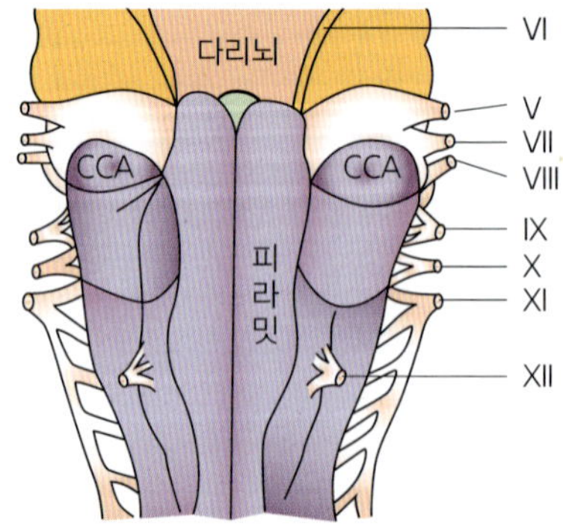

● 그림 8-21 **숨뇌의 배쪽 표면에 있는 중추화학수용체 영역(CCA)의 위치**
이 수용체영역은 이산화탄소 분압의 변화를 감지한다.

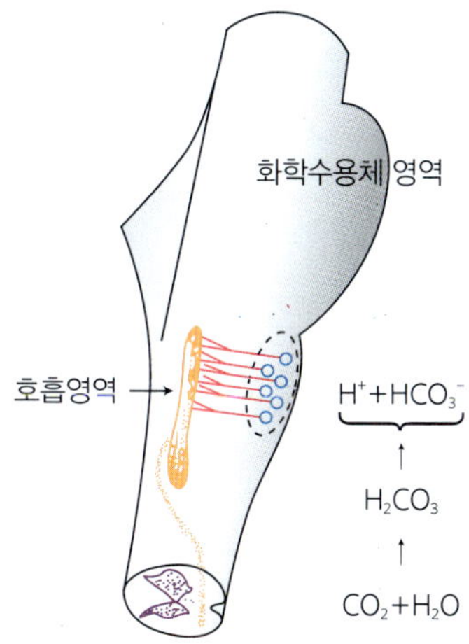

● 그림 8-22 **숨뇌의 화학수용체 영역에 의한 호흡중추의 자극**
속질 양쪽에 있는 화학수용체 영역에 의하여 호흡영역이 자극된다.

하는 것이 아니라 혈액 내의 이산화탄소가 일단 뇌척수액 내로 이동한 후 물과 반응하여 수소 이온(H^+)과 탄산수소이온(HCO_3^-)으로 분리되는데 이때 생성된 수소이온이 중추화학수용체를 자극한다고 하는 가설이 유력하다(그림 8-22).

호흡자극 인자인 이산화탄소의 혈중 농도가 극도로 높아지면 중추신경 전체가 마비된다. 그 결과 호흡중추의 활동도 억제되어 죽음에 이르게 된다.

7. 이상호흡

1) 이상호흡의 종류

성인의 안정상태의 정상호흡에서는 분당 12~20회의 횟수로 500 ml 정도의 공기가 주기적으로 들숨, 날숨을 통하여 허파 출입을 반복된다. 병적 원인에 의하여 호흡중추의 흥분이 바뀌게 되면 안정상태에 있더라도 호흡횟수와 호흡깊이의 규칙이 변한다. 호흡횟수가 증가하는 호흡을 빠른호흡(tachypnea)이라고 하며, 그 반대의 경우를 느린호흡(bradypnea)이라고 한다. 또한 호흡의 깊이와 횟수가 비정상적으로 증가하는 경우에는 호흡횟수의 변화 유무와 관계없이 **과호흡(hyperpnea)**이라고 하며, 그 반대로 호흡운동의 깊이나 속도가 비정상적으로 감소되는 경우를 **호흡저하(hypopnea)**라고 한다.

임상적으로 종종 보게 되는 병적 호흡형태로는 **체인-스토크스(Cheyne-Stokes)호흡**이 있다. 이것은 그림 8-23과 같이 무호흡(apnea)과 몇 번의 깊은호흡이 교대로 출현하는 호흡으로서 심부전(심장기능상실), 요독증, 뇌질환, 임종 시, 뇌압상승, 약물중독 등에서 볼 수 있다. 이런 질병이 있는 환자의

명칭	호흡상태	관련 질병
정상호흡	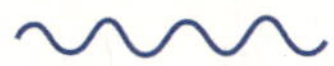	
체인스토크스호흡	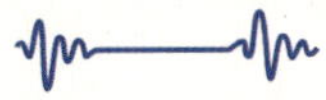	수면중독증, 저산소증
비오호흡	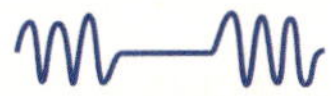	뇌장애, CSF압력증가
쿠스마울호흡	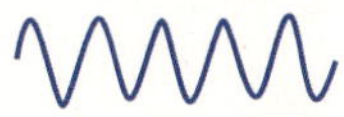	대사성산증
헐떡임		뇌장애 , 미숙아

● 그림 8-23 이상호흡의 유형

경우 중추화학 수용체가 이산화탄소에 대한 감수성이 크기 때문에 무호흡으로 인하여 동맥혈액의 이산화탄소 분압이 상승하게 되고 그 결과 중추화학 수용체가 자극을 받아 호흡이 촉진되며, 호흡촉진에 따른 과다호흡에 의하여 이산화탄소 분압이 떨어지면 바로 호흡이 억제되어 무호흡이 되는 현상이 반복된다. 또한 심장질환이 있는 환자들의 경우 혈액 순환 시간이 지연되기 때문에 이산화탄소 분압의 변화가 정상시간 보다 늦게 화학수용체에 영향을 미친다.

한편, 무호흡이 반복적으로 일어나는 호흡형태를 **비오호흡(Biot's respiration)**이라 한다. 이런 형태의 호흡은 체인-스토크스호흡과 같이 서서히 깊은호흡으로 진행되는 것이 아니고 무호흡에서 갑자기 과다호흡이 시작되며, 과다호흡이 돌연 무호흡으로 변하는 특징이 있다. 이런 형태의 호흡은 뇌압 항진을 수반하는 뇌염(encephalitis), 수막염(meningitis), 뇌종양(brain tumor) 등에서 볼 수 있다. 또한 대사성 산증이 있는 경우 정상보다 큰 호흡이 비교적 규칙적으로 출현하는데 이것을 **쿠스마울호흡(Kussmaul's respiration)**이라 한다.

임/상/노/트

심부전(심장기능상실, heart failure)

심장이 조직의 대사요구량을 충족시킬 수 있을 만큼 충분한 혈액을 방출할 수 없는 상태로 대부분의 심부전 증상은 심장자체보다 다른 장기, 특히 허파, 신장, 간의 기능부전으로 발생한다.

요독증(uremia)

혈액 속에 과도한 양의 요소와 질소 분해 산물이 존재하는 상태로 신부전 시 발생한다.

2) 호흡곤란(dyspnea)

호흡의 횟수와 깊이는 혈액 내의 이산화탄소 분압 및 수소이온이 증가할 때 증가하고 또한 산소 분압이 심하게 떨어지면 증가하게 된다. 환기량이 안정상태의 두 배 정도가 되더라도 의식적인 호흡항진은 일어나지 않는다.

그러나 환기량이 3~4배로 증가하게 되면 "숨이 차다", "숨쉬기 힘들다"라고 하는 불쾌감을 갖게 된다. 이러한 자각증상이 있는데도 불구하고 호흡을 계속하는 상태를 **호흡곤란**이라고 하며 이런 불쾌한 자각증상을 수반하지 않고 호흡이 항진되는 경우를 단순히 과다호흡이라고 한다.

호흡곤란은 고산지대 또는 고공에서 산소가 극도로 부족한 경우, 기도협착, 허파꽈리면적의 감소, 허파의 확장능(신전성, extensibility)의 저하, 가슴우리의 운동장애 등과 같은 호흡기관에 여러 가지 장애가 있는 경우 또는 심부전(심장기능상실), 당뇨병 등으로 인한 산증(acidosis)에 빠질 때 일어난다. 산소의 운반기능을 갖는 혈색소가 감소하는 빈혈에서는 대체로 호흡의 촉진은 일어나지 않으며, 중증 빈혈이 되면 호흡곤란을 일으키는 일도 있다.

Human Physiology

제9장

소화생리

1. 소화기관
2. 소화관 운동 및 조절
3. 소화효소의 분비
4. 소화
5. 흡수
6. 소화 호르몬
7. 간 및 쓸개계통

1. 소화기관

우리는 여러 가지 형태의 음식물을 체내로 섭취한 후 신체의 유지 및 활동에 필요한 생활 에너지를 얻는다. 이러한 에너지가 얻어지기 위해서 흡수 가능한 형태로 분해하는 **소화(digestion)**와 분해된 음식물을 장관 내의 혈관으로 받아들이는 **흡수(absorption)**라는 매우 복잡한 물리, 화학적 과정들을 거쳐야 한다. 이러한 일련의 계통을 소화계통(소화기계, digestive system)이라고 한다.

소화기관은 입안(구강, oral cavity)에서부터 시작하여 항문(anus)에 이르는 약 9 m의 **소화관(digestive tract)**과 침샘(타액선, salivary gland), 간(liver) 및 이자(췌장, pancreas) 등의 부속 기관으로 구성된다.

소화관벽은 일반적으로 **점막**, **점막밑층**, **근육층** 및 **장막** 등 4개의 층으로 구성되어 있다. 점막은 가장 안쪽에 위치하며 한 층의 상피세포층과 상피 밑의 결합조직인 고유판, 점막내근육으로 되어 있으며, 점막밑층은 점막을 지지하는 결합조직과 큰 혈관, 신경, 림프관이 포함되어 있다. 근육층은 대부분 안쪽의 돌림근, 바깥쪽의 세로근인 두 층의 민무늬근육으로 구성되어 있고 장막은 소화관의 바깥을 전체적으로 둘러싸고 있는 결합조직막이다.

음식물의 섭취량 조절은 **시상하부(hypothalamus)**에 있는 **섭취중추(intake center)**에 의해서 이루어진다. 섭취중추는 시상하부의 가쪽핵(외측핵, lateral necleus)에 있는 섭식중추(feeding center)와 배안쪽핵(복내측핵, ventromedial nucleus)에 있는 **포만중추(satiety center)**로 구성된다. 섭식중추가 흥분되면 공복감을 느껴 음식을 섭취하게 되고, 포만억제중추가 흥분하면 포만감을 느껴 음식섭취 욕구가 억제된다.

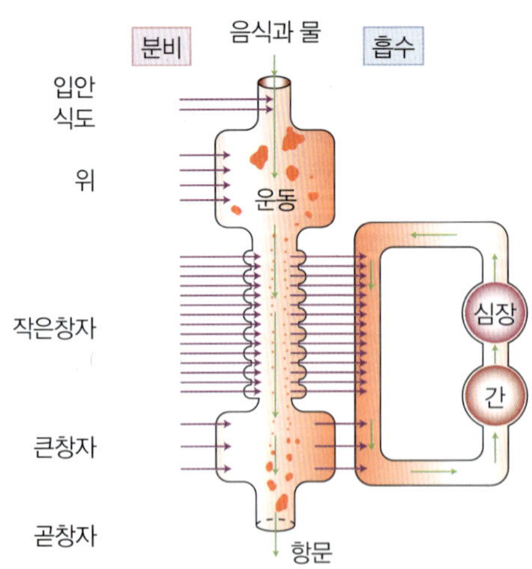

● 그림 9-1 음식물이 소화기의 분비활동과 운동에 의하여 소화, 흡수되는 과정

1) 소화기관의 역할

① 음식물과 수분을 섭취하고 소화과정에서 형성된 노폐물을 배설한다.

② 고분자 물질인 음식물을 분해하여 소화관 벽을 투과할 수 있는 저분자물질로 소화한다. 소화 방법에는 화학적 소화(chemical digestion)와 물리적 소화(physical digestion)가 있는데, 화학적 소화는 소화효소에 의한 것이고, 물리적 소화는 씹기운동(저작운동)과 위 및 작은창자 민무늬근육의 기계적 작용에 의한 것이다.

③ 저분자 물질로 소화된 영양물은 주로 작은창자에서 흡수된다. 흡수된 물질은 몸 세포로 직접 흡수되거나 간 등에서 대사를 거친 후 이용 가능한 상태로 된다(그림 9-1).

2) 소화기관의 구성

소화기관은 ① 입(구강, mouth), ② 인두(pharynx), ③ 후두(larynx) ④ 식도(esophagus), ⑤ 위(stomach), ⑥ 샘창자(십이지장, duodenum), 빈창자(공장, jejunum), 돌창자(회장, ileum)로 구성된 작은창자(소장, small intestine), ⑦ 막창자(맹장, cecum), 막창자꼬리(충수), 오름잘록창자(상행결장, ascending colon), 가로잘록창자(횡행결장, transverse colon), 내림잘록창자(하행결장, descending colon), 구불잘록창자(S상결장, sigmoid colon)로 구성된 큰창자(대장, large intestine), ⑧ 곧창자(직장, rectum), ⑨ 항문(anus) 등으로 구성된다. ⑩부속기관으로는 소화샘(소화선, digestive gland)의 침샘(타액선, salivary gland), 위샘(위선, gastric gland), 창자샘(장선, intestinal gland), 이자(췌장, pancreas), 간(liver), 쓸개(담낭, gall bladder) 등이 있다. 식도에서 항문까지의 소화기관의 기본구조는 그림 9-2, 3과 같다.

3) 소화기관의 신경지배

소화관을 지배하는 신경은 자율신경이며 그 중에서 교감신경은 소화관 운동과 소화액 분비를 억제시키지만 부교감신경은 촉진시킨다.

소화관 벽에는 부교감신경에서 기원한 내장신경계통의 두 가지 신경얼기가 있다. 하나는 **점막밑신경얼기**(submucosal plexus 또는 Meissner's plexus)로 근육층과 점막밑층에 존재하면서 민무늬근 육과 상피층세포를 지배하여 소화기능을 조절한다. 내장신경계의 다른 하나는 **근육층신경얼기**로 두 층의 돌림근과 세로근 사이에 존재하면서 근육사이의 꿈틀운동과 분절운동을 조절한다.

4) 소화계통의 순환

위, 창자, 간, 이자는 복강동맥 및 위·아래창자간막동맥을 통하여 심장박출량의 30%라고 하는 막대한 양의 혈액을 받아들인다. 위, 창자, 이자 및 지라를 거친 혈액은 반드시 간으로 전달되는데, 이와 같은 순환을 **문맥**(portal vein) 순환이라 한다. 간으로 이동된 혈액은 간정맥(hepatic vein)을 거쳐 아래

A

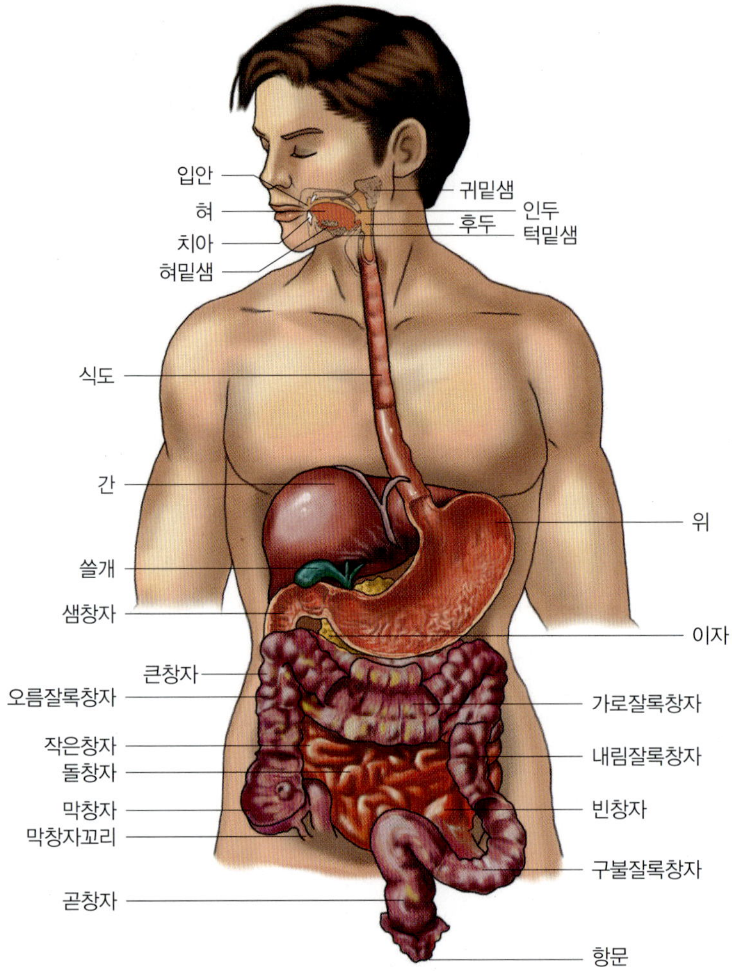

B

약 40cm　　　　약 6~7m

입안(앞니) → 인두 → 식도 → 위 → 작은창자(샘창자 → 빈창자 → 돌창자)

12cm　25cm　　　　25cm　2.5m　3.5m

약 1.5~1.7m

→ 큰창자(막창자 → 오름잘록창자 → 가로잘록창자 → 내림잘록창자 → 구불잘록창자 → 곧창자)

7cm　20cm　50cm　25cm　45cm　12~20cm

약 1.4m

● 그림 9-2 소화기관의 구성(A) 및 길이(B)

대정맥(하대정맥, inferior vena cava)으로 들어간다. 창자점막으로 이동되는 혈류량은 대사활동에 따라서 변하는데 식후에는 2배 이상으로 증가하며 장시간 지속된다. 또한 장의 활동시기에는 주로 소화관 호르몬의 작용에 의하여 외분비샘(외분비선, external secretion gland)의 혈류량도 현저하게 증가한다.

2. 소화관 운동 및 조절

소화관은 섭취된 음식물의 운반 및 소화액과 음식물의 혼합을 통한 소화와 창자벽을 통한 흡수를 촉진하기 위하여 여러 가지 운동을 한다(표 9-1). 소화관 중 입안, 인두, 식도의 일부(위쪽과 중간쪽) 그리고 바깥항문 조임근이 가로무늬근육인 것을 제외하고는 모두 민무늬근육(평활근, smooth muscle)으로 되어 있다(그림 9-3).

근육층에 존재하는 안쪽의 돌림근은 **꿈틀운동(연동운동, peristalsis)**을 운동을 일으킨다(그림 9-4). 장벽이 폄(신전) 자극을 받으면 돌림근이 수축하여 몇 개의 수축고리(수축륜, contractile ring)가 형성

● 표 9-1 소화관 운동 및 신경조절기전

구분	운동	반응	신경조절	
			창자내 반사	창자바깥 반사
입안 (구강)	씹기(저작) 운동	입열기(개구)반사		(입안의 기계적 자극)→얼굴, 혀인두 및 미주신경→뇌줄기→삼차신경(일부 얼굴 및 혀인두신경)
		입닫기(폐구)반사		(입안 폐쇄근 폄수용체)→삼차신경→뇌줄기→삼차신경
인두, 식도	삼키기 (연하)운동	제1단계(입안단계) 수의운동*		미주신경(혀밑신경에 의한 수의운동)
		제2단계(인두단계) (수의운동+꿈틀운동)		(인두 뒤벽의 기계적 자극)→혀인두, 미주신경→뇌줄기(삼키기 중추)→혀인두신경, 미주신경 및 부신경
		제3단계(식도단계) 꿈틀운동**		(식도 벽의 기계적 자극)→미주신경→뇌줄기(삼키기 중추)→미주신경
위	꿈틀(연동) 운동	꿈틀반사		(위벽의 신전자극)→미주신경→뇌줄기→미주신경
작은 창자 (소장)	율동운동 꿈틀운동	분할(분절)운동(수축고리에 의해 생성된 분할의 전체적 수축), 융모운동 및 흔들(진자)운동(허기운동)	(작은창자 벽의 편자극) →벽속 신경계통	(작은창자의 편자극)→미주신경→뇌줄기→미주신경
		꿈틀반사 위-작은창자 반사	(작은창자 벽 및 위벽의 편자극)→벽속 신경계통	
큰창자 (대장)	율동운동	분절운동(팽대형성), 흔들운동	(큰창자 벽의 편자극) →벽속 신경계통	(큰창자 벽의 편자극)→미주신경, 골반신경→척수→미주신경→골반신경
	큰꿈틀운동	위-큰창자 반사 (집단운동)		(위벽의 편자극)→골반신경, 미주신경→척수, 뇌줄기→골반신경, 미주신경
	배변	배변반사	(곧창자 벽의 편자극) →벽속 신경계통	(곧창자 벽의 편자극)→골반신경→척수→골반신경

*음식덩어리를 인두로 이동시킴(뼈대근육에 의함).
**음식덩어리를 위로 이동시킴.

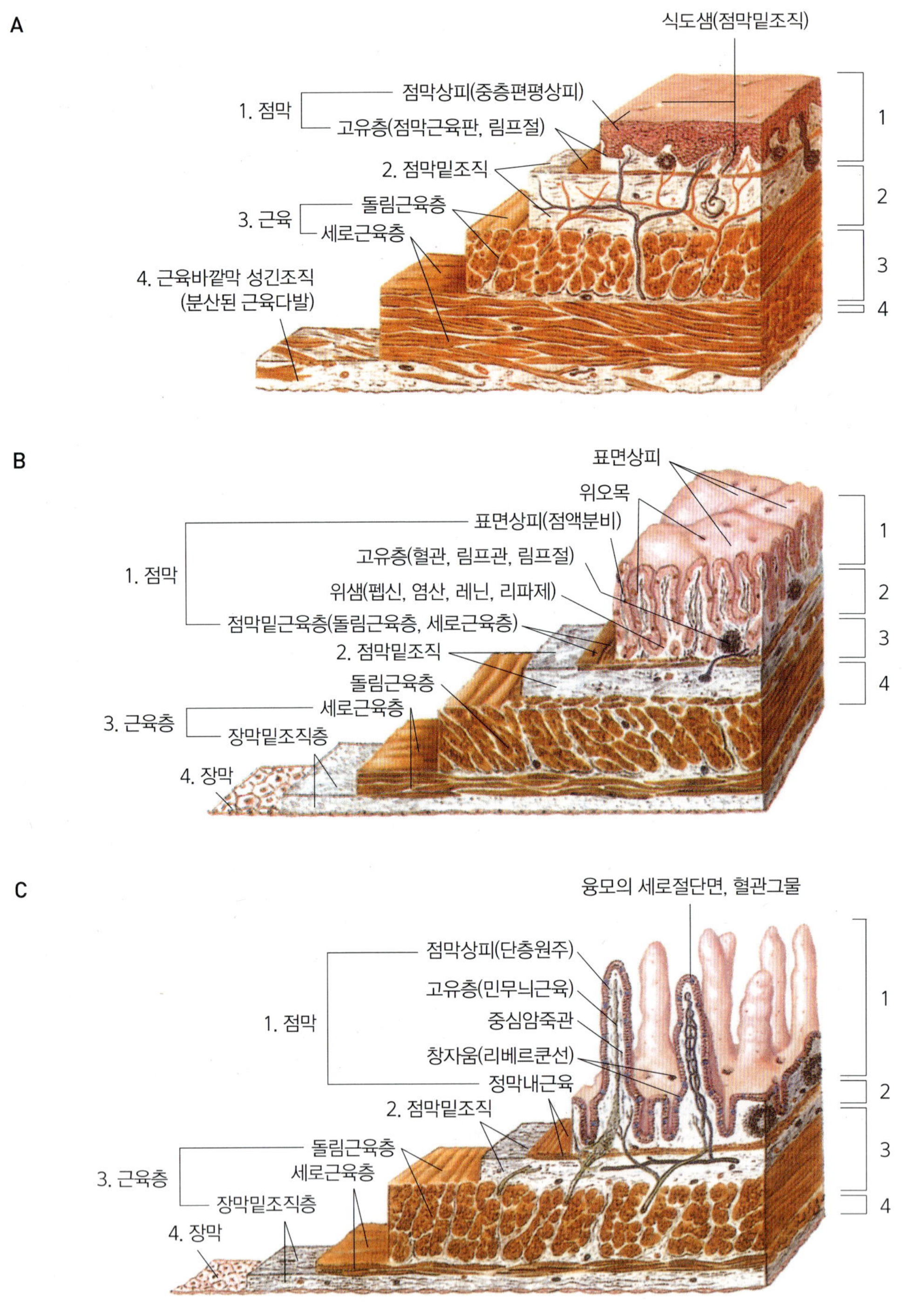

● 그림 9-3 소화관의 기본구조

A. 식도의 절단면, B. 위의 절단면, C. 작은창자의 절단면

09

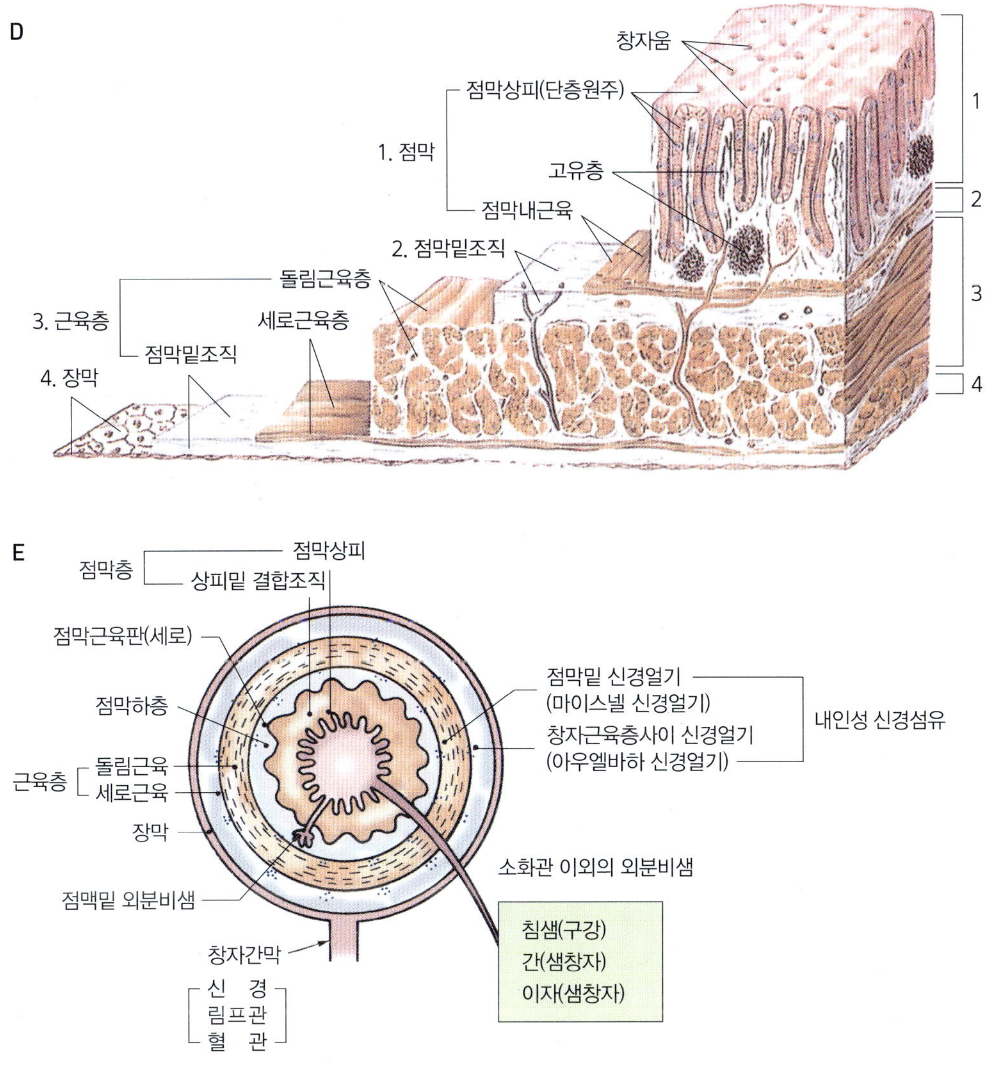

● **그림 9-3 소화관의 기본구조**(계속)
D. 큰창자의 절단면, E. 소화관의 가로절단면 모식도

되기 때문에 창자관은 몇 개의 작은 조각으로 구분된다. 이것이 이완되면 앞 수축고리의 중간 부위에서 새로운 수축고리가 형성된다. 분절운동(segmentation)이 율동적으로 반복되면서 내용물과 소화액이 혼합된다. 이런 분절운동은 원래 민무늬근육이 갖고 있는 특성에 의해서만 일어나며 폄자극(신전자극)에 반응하는 내인신경계통의 작용에 의해서 증가된다. 돌림근의 일부는 특별히 발달해서 조임근(괄약근, sphincter)을 형성한다.

세로근은 소화관의 세로방향 운동 즉, 흔들운동(진자운동, pendular movement)을 일으키는데 이러한 운동은 주로 가로잘록창자(횡행결장)에 의해 일어난다. 소화관의 주된 운동형태는 꿈틀운동이다.

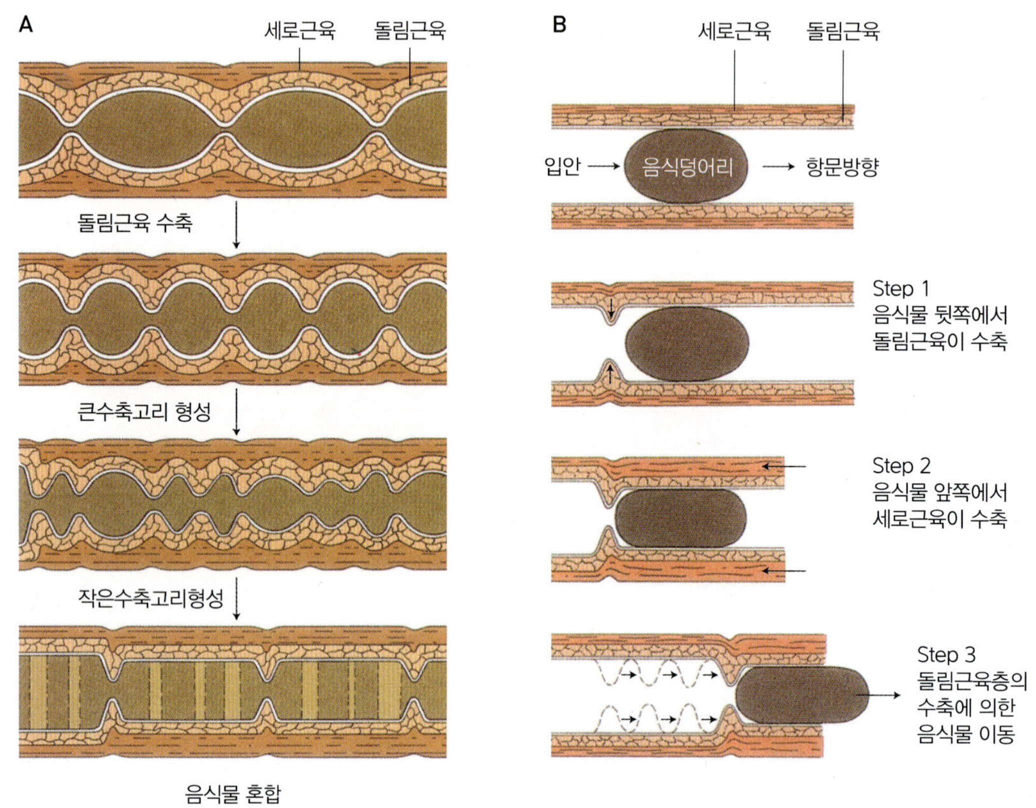

● 그림 9-4 분할운동(A)과 꿈틀운동(B)

1) 입안의 구조 및 운동

(1) 씹기와 삼키기 운동

씹기(저작, mastication)란 턱, 입술, 뺨, 혀 등이 관여하는 매우 복잡한 운동이다. 따라서 씹기근육(저작근)의 앞뒤 및 회전운동이 반사적으로 또는 수의적(맘대로) 조절이 이루어진다. 또한 씹기를 조절하는 중추는 숨뇌에 있으며, 이것을 조절하는 고위중추는 대뇌겉질(대뇌피질)에 있다.

삼키기(연하, swallowing)란 음식 덩어리(bolus)가 인두와 식도의 협동작용에 의하여 인두 뒤 부분과 접촉되면서 삼키기 반사에 의하여 식도를 따라 이동하는 과정이며, 삼키기 조절중추는 숨뇌에 있다. 삼키기의 과정은 의지적으로 음식물을 입안에서 인두로 보내는 1단계 즉, 입안단계(구강기, oral stage), 의지와 관계없이 반사적으로 음식물이 인두에서 식도로 운반되는 2단계 즉, 인두단계(인두기, pharyngeal stage), 그리고 음식물 덩어리가 꿈틀운동에 의하여 식도로부터 위까지 운반되는 3단계 즉, 식도단계(식도기, esophageal stage)로 구분된다.

(2) 식도의 구조 및 운동

식도(esophagus)는 여섯째목뼈 높이의 후두인두에서 열한 번째 등뼈 높이에 있는 위의 들문(분문)까지 이어지는 약 25cm의 일직선 관이다. 식도는 3곳의 생리적 잘록부위(협부, isthmus)를 가지는데, 위쪽의 잘록 부위는 식도 시작 부분이며, 중간의 잘록 부위는 기관이 왼·오른기관지로 갈라지는 기관갈림부(기관분기부)이다. 마지막 아래의 잘록 부위는 식도가 가로막을 통과하는 부위이다. 이러한 식도의 잘록 부위는 이물질이 걸리기 쉬워 임상적으로 중요하다.

또한 식도벽의 근육 중 위쪽 1/3은 인두와 이어지는 가로무늬근육이며, 아래의 1/3은 민무늬근육으로 이뤄졌으며, 중앙부 1/3은 두 종류의 근육이 혼재하는 이행부위이다. 식도와 위가 만나는 바로 위부분에는 아래식도조임근(하식도괄약근, lower esophageal spinchter)이 있어서 위로 내려간 음식이 식도로 다시 역류되지 못하게 막아준다.

임/상/노/트

바레트식도(Barrentt's esophagus)

위(stomach) 내용물의 역류가 자주 발생하는 역류성 식도염 환자에서 식도 아래부분의 단층편평상피세포가 위와 같은 단층원주상피로 대치되는 것을 말한다. 위 내용물의 역류에 의한 염증 발생 시 치유되는 과정에서 편평상피세포보다 원주상피세포가 더 쉽게 재생되기 때문이며 바레트식도의 약 10%에서 샘암종이 발생될 수 있는데 이는 일반적으로 30~40배 이상 위험도가 높은 것으로 알려져 있다.

2) 위의 구조 및 운동

위(stomach)는 용량 1~2.5L, 약 25~35cm의 J자 모양을 한 주머니 모양의 근육성 기관 으로서 가로막 바로 밑 배안(복강) 왼쪽에 있는 기관이다(그림 9-5). 또한 내용물의 유무와 자세에 따라 그 모양이 달라지며 식도로부터 음식물을 받아 위액과 혼합을 해준 후 알코올과 같은 일부 물질만 흡수하고 대부분의 음식물은 샘창자로 보낸다.

(1) 위의 구조

위는 식도와 연결되는 곳을 들문(분문, cardia), 들문에서 왼쪽 위가쪽으로 볼록한 부분을 위바닥(위저, fundus), 그 아래의 넓은 부분을 위몸통(위체, body), 샘창자와 이어지는 부분을 날문(유문, pylorus)으로 구분된다. 날문에는 날문조임근(유문괄약근, pyloric sphincter)이 있어서 음식물이 샘창자로 배출되는 것을 조절해 준다. 점막의 위샘(위선, gastric gland)은 위바닥샘(위저선, fundic gland), 들문샘(분문선, cardiac gland), 날문샘(유문선, puloric gland)이 있다. 위바닥샘에는 펩시노겐(pepsinogen)을 분비하는 으뜸세포(주세포, chief cell), HCl과 내인자를 분비하는 벽세포(parietal cell), 점액목세포(mucous neck cell)가 있으며 이 세포들의 분비물이 위액(gastric juice)을 형성한다.

위벽은 점막, 점막밑층, 근육층, 장막층으로 구성되어 있다(그림 9-3). 점막층은 두텁고 단층원주상피와 그 아래쪽 결합조직으로 구성되어 있으며, 점액과 소화효소를 분비하는 세포들이 있어서 이들

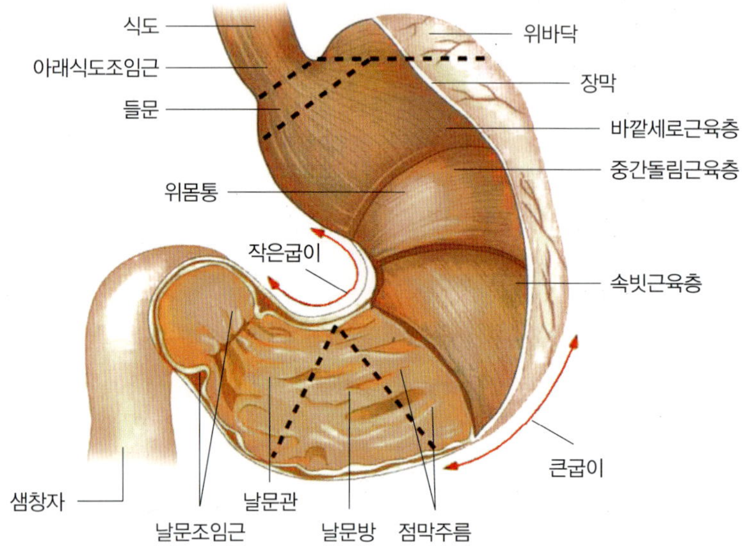

● 그림 9-5 위의 구성

이 방어, 분비 및 흡수기능을 동시에 담당한다. 점막밑층은 혈관, 신경, 림프관 및 성긴결합조직(소성결합조직, loose connective tissue)으로 구성된다. 근육층은 안쪽에서부터 속빗근육(내사주근, inner oblique muscle), 중간돌림근육(중윤주근, middle oblique muscle), 바깥세로근육(외종주근, outer longitudinal muscle)의 3층으로 구성되어 있으며 중간돌림근육층이 가장 잘 발달되어 있다. 장막층은 소화관의 바깥을 덮고 있는 내장쪽복막(장측복막, visceral peritoneum)으로 구성되어 있으며 장자액을 분비한다.

(2) 위액의 분비 조절

위액의 분비는 자율신경과 화학물질에 의해서 조절되며, 위액 속의 pepsin은 미주신경의 흥분에 의해서 대량으로 분비된다. 위액의 분비 양상은 자극이 가해지는 위치에 따라 **뇌상(cephalic phase)**, **위상(gastric phase)**, **장상(intestinal phase)**로 구분한다(그림 9-6). 뇌상이란 음식을 보거나 냄새를 맡거나 생각만 해도 위액이 다량으로 분비되는 일종의 조건반사를 말한다. 위상은 음식물이 위 속으로 들어오면 위액의 분비가 증가되는 것을 말하며 장상은 음식물이 위에서 작은창자로 넘어 올 때 위액이 분비되는 현상을 말한다.

(3) 위의 운동 및 배출

위의 **꿈틀운동**은 날문방(유문동, pyloric antrum)에서 날문을 향하여 일어난다. 이러한 꿈틀파(연동파)는 20초당 1회씩 규칙적으로 발생되는 강한 수축파로 위 몸통의 중간부위에서 시작하여 날문방 쪽으로 향하고 날문에서 끝나게 된다. 꿈틀운동에 의해 음식물은 들문에서 날문 쪽으로, 다시 날문에

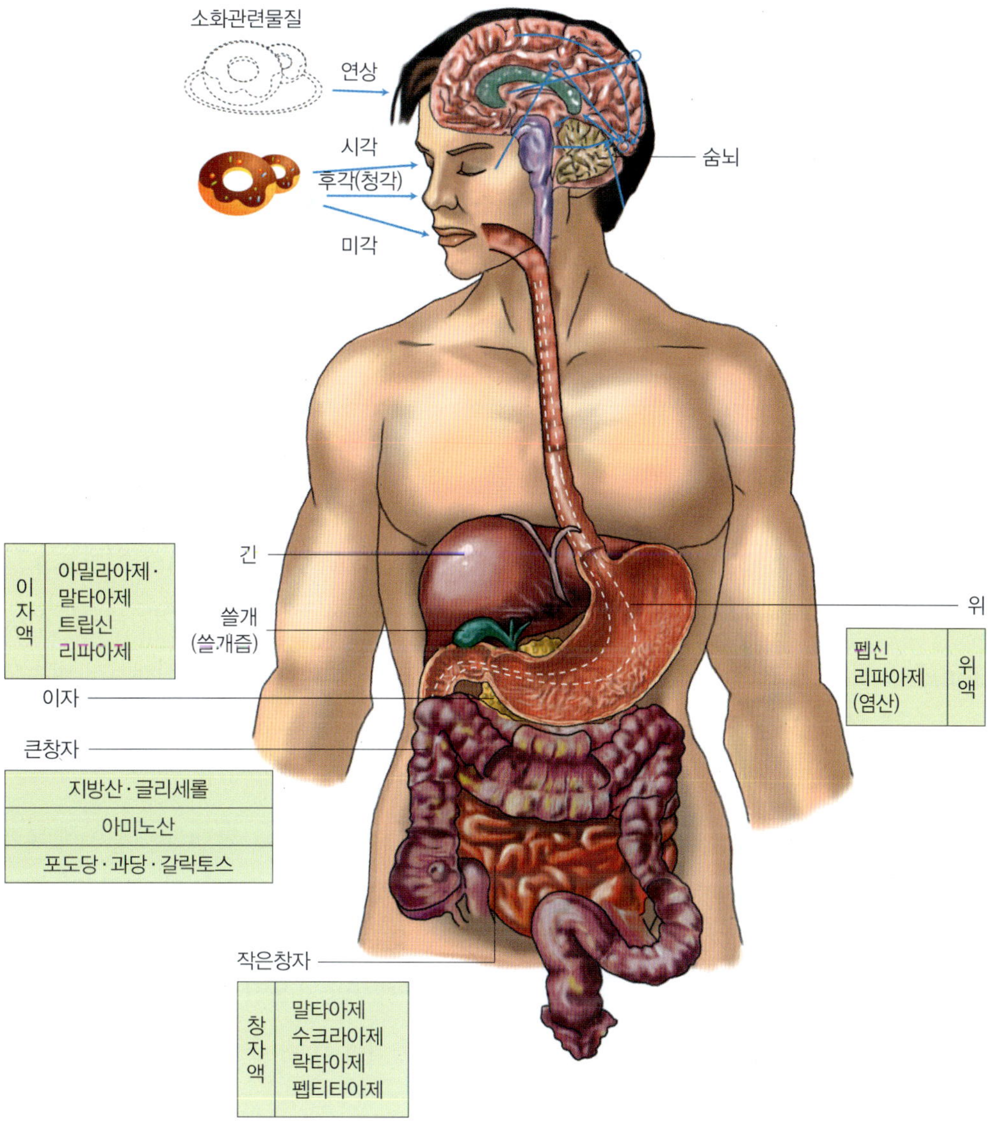

그림 9-6 소화액과 소화 과정

서 샘창자 쪽으로 이동하게 된다. 이 시기에 날문 조임근이 수축상태일 경우 음식물이 날문을 통하여 샘창자 속으로 밀려가지 못하여 역류 하게 되면서 음식물이 위액과 혼합되는 미즙(chyme)이 만들어진다.

식사 후 10분이 지난 후 위로 이동한 내용물이 모두 샘창자로 배출되는데 3~4시간 정도가 걸린다. 3대 영양소 중에서 탄수화물은 가장 빠르게 배출되며 단백질은 탄수화물보다 2배 정도 더 느리고 위의 운동을 억제하는 지방은 가장 느리다.

임/상/노/트

위의 내용물이 배출에 영향을 미치는 요인

1. **미즙의 유동성**: 유동성이 작을수록 배출이 어렵다.
2. **샘창자의 상태**:
   내용물이 많아서 샘창자가 많이 확장된 상태에서는 작은창자-위반사(소장-위반사, enterogastric reflex)에 의하여 위의 운동 및 위액분비가 억제되고 또한 샘창자 점막에 지방과 단백질의 분해물질 및 산성의 내용물이 접촉할 경우 샘창자 점막으로부터 창자가스트론(enterogastrone)이라는 호르몬이 분비된 후 혈액순환을 거쳐 위의 운동 및 위액의 분비를 억제한다.
3. 정신상태: 기분이 좋으면 배출시간이 빨라지고 흥분상태에서는 위의 운동 및 위액의 분비가 억제되어 위 내용물의 배출이 늦어진다.
4. 신경: 부교감신경은 위 내용물의 배출속도를 빠르게 하는 반면 교감신경은 위 내용물의 배출속도를 느리게 한다.

(4) 위의 기타기능

위의 기타 기능으로는 **허기수축(공복수축, hunger contraction)**과 구토(vomiting)가 있다. 허기 수축은 식후 3~4시간이 경과한 다음 위 속의 내용물이 없는 시기에도 위가 계속하여 수축운동을 일으키는 것으로서 30~45분간 지속된 후 사라지게 되는데 이 과정에서 몸은 허기감(공복감, hunger sensation)을 느끼게 된다. 그리고 식사 후 12~14시간이 지나면 허기감이 더욱 심해져서 빈속통증(공복통, hunger pain)이 되는데 이러한 허기상태는 3~4일 동안 심하게 나타나지만 그 이후에는 허기감이 줄어들게 된다.

구토는 위, 샘창자가 지나치게 팽창하거나 심한 자극을 받을 경우 입을 통해서 강력하게 토해 내는 반사운동으로서 숨뇌 근처에 있는 화학수용체가 혈액 속의 이상물질을 감지할 때 흥분을 구토중추로 전달하여 발생한다. **구토반사(vomiting reflex)**가 나타나면 욕지기(오심, nausea), 침 분비증가, 창백, 발한, 동공확대, 빠르고 불규칙한 심장박동 등과 같은 여러 가지의 자율신경계통 이상이 나타난다. 어떠한 형태의 구토이든지 간에 장기간 지속이 되면 체액의 손실과 H^+의 손실에 의한 대사성 알칼리증이 나타나게 된다.

3) 작은창자 구조 및 운동

(1) 작은창자의 구조

작은창자(소장, small intestine)는 지름 2.5 cm, 길이 6~7 m에 이르는 긴 관으로서 **샘창자**, **빈창자**, **돌창자**로 구분된다. 대부분의 영양물질(수분, 영양분)은 작은창자에 흡수되고 그 나머지 잔여물만 큰창자로 이동된다.

샘창자(십이지장, duodenum)는 길이 25 cm 정도의 C자 모양을 하고 있는 장기로서 위부분, 내림부분, 아래부분, 오름부분의 네 개 부분으로 구분된다(그림 9-7). 위부분은 날문과 연결되는 부분으로서 짧으며, 내림부분은 안쪽벽에 샘창자세로주름(십이지장종주름, longitudinal duodenal fold)이라는

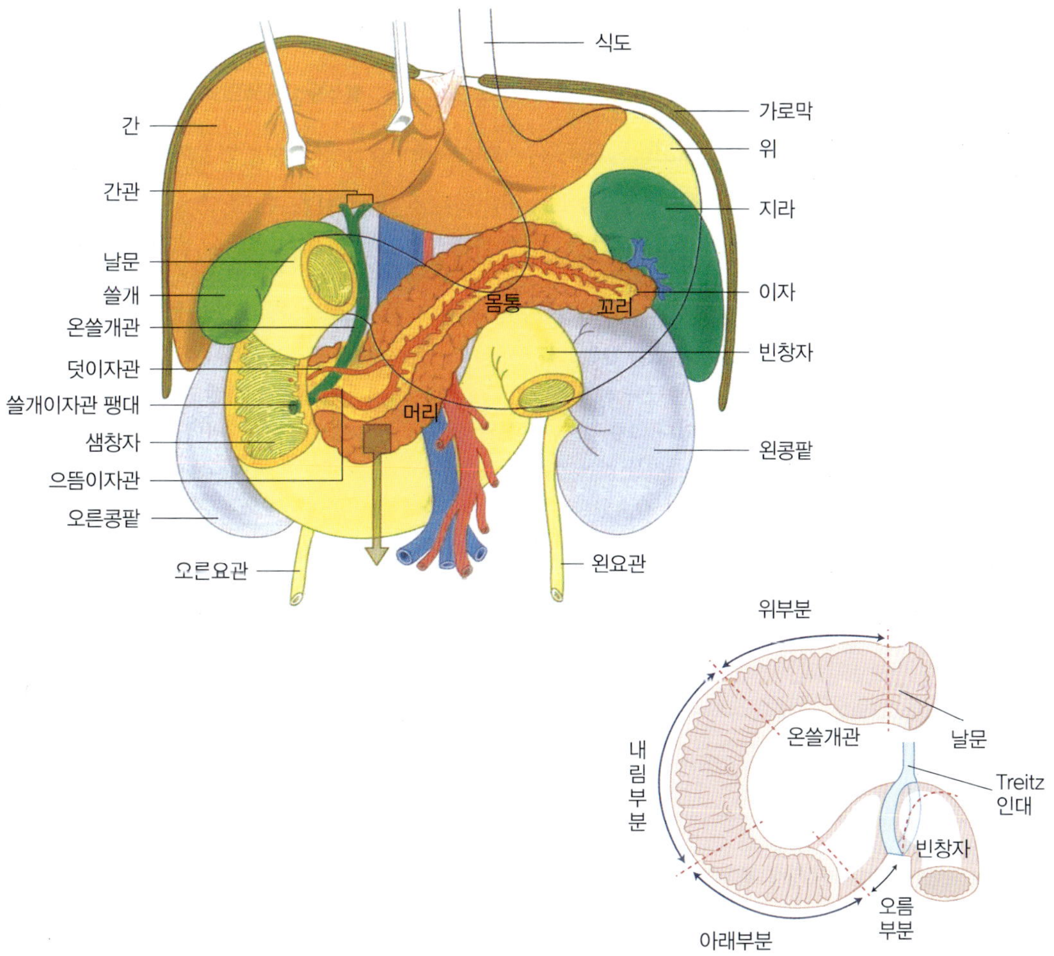

● 그림 9-7 이자와 작은창자의 구조

점막주름이 있으며 쓸개즙과 이자액이 분비되는 **온쓸개관(총담관, common bile duct)**과 **이자관(췌관, pancreatic duct)**이 개구하는 큰·작은샘창자유두(대·소 십이지장유두, major and minor duodenal papillae)가 있다. **큰샘창자유두**는 날문으로부터 약 7~10cm 아래쪽에 있는데 이곳으로 3대 영양소를 분해시킬 수 있는 소화효소를 모두 함유한 **이자액(췌장액, pancreatic juice)**과 지방소화를 도와주는 **쓸개즙(담즙, bile)**이 분비된다.

빈창자(공장, jejunum)는 작은창자의 배안의 위쪽 윗부분 2/5를 차지하고 있으며 돌창자(회장, ileum)는 나머지 배안의 오른쪽 아랫부분을 차지한다. 돌창자와 막창자 사이에는 **돌막창자판막(회맹판, ileocecal valve)**가 있어서 큰창자로 이동한 내용물이 작은창자로 역류되는 것을 막아 준다. 빈창자와 돌창자 사이에는 명확한 경계가 없지만 빈창자가 돌창자에 비해서 지름이 크고 벽이 두꺼우며 혈관이 풍부하다.

작은창자의 점막과 점막밑층에는 **돌림주름(윤상주름, circular fold)**이 있으며 이곳에 0.5~1mm 크기의 **창자융모(소장융모, intestinal villi)**가 조밀하게 발달되어 있다. 이러한 구조는 작은창자의 표면적을 증가시켜 영양물질을 효율적으로 흡수하게 한다. 융모의 안쪽에는 1~2개의 모세림프관인 **중심암죽관(중심유미관, central lacteal vessel)**과 그 주위를 모세혈관그물이 둘러싸고 있다. 빈창자에는 림프소절이 단독으로 흩어져 있는 **홑림프소절(고립림프소절, solitry lymph nodule)**이 있으며, 돌창자의 점막 내에는 림프조직이 집단적으로 존재하는 20~30개의 **무리림프소절(집합림프소절, Payer's patches)**이 있다. 점막밑조직 속에는 **샘창자샘(십이지장선, Brunner's gland)**이라는 맑은 점액성의 알카리물질을 다량으로 분비하는 분비샘이 있으며, 또한 융모 바닥부위에는 다량의 소화효소를 함유한 묽은 액체를 분비하는 **리버퀸샘(리베르쿤선, Liberkuhn's gland)**이 있다. 근육층은 속돌림층과 바깥세로근층으로 구성되며, 작은창자의 분할운동과 꿈틀운동을 일으킨다.

(2) 작은창자의 운동

작은창자의 운동은 위에서 내려온 산성의 미즙(위 내용물)을 이자액, 쓸개즙, 창자액과 혼합시키고 창자점막과 접촉시키면서 큰창자쪽으로 보내는 역할을 한다. 부교감신경에 의해서 촉진되며, 교감신경에 의해서 억제되는 작은창자의 운동은 4종류로 구분한다.

꿈틀운동(peristaltic)은 작은창자벽 돌림근의 수축에 의해 생성된 수축띠(수축환)가 항문쪽으로 진행되면서 위의 내용물도 분당 1cm씩 이동시키는 운동이다. 만약 어떤 화학적 자극이 작은창자에 가해질 경우 분당 25cm의 강한 꿈틀파 즉, 급속꿈틀운동(급속연동, peristaltic rush)이 나타나게 되는데 그 예가 바로 **설사(diarrhea)**이다.

분절운동(segmentation movement)은 작은창자 돌림근의 주기적 수축과 이완의 반복을 통하여 작은창자를 1cm 이하의 작은 조각으로 나누는 운동이다. 이 운동은 작은창자의 내용물이 앞뒤로 움직이게 하여 점막표면과의 접촉을 증가시켜주는 운동이다. 샘창자의 분할 운동은 12회/분이지만 아래쪽으로 갈수록 감소하여 막창자의 끝쪽에서는 9회/분 정도로 감소한다.

흔들운동(pendular movement)은 시계추운동(진자운동)이라고도 하는데 이 운동은 세로근의 수축에 의하여 작은창자의 내용물들이 잘 뒤섞이게 하는 휘젓기운동(교반운동, strring movement)이다. 분할운동과 휘젓기운동은 교대로 일어나기 때문에 작은창자의 내용물들은 잘 뒤섞이게 된다.

융모운동(villous contraction)은 소화가 일어나는 동안 작은창자 융모의 율동적 수축과 이완이 지속적으로 반복되는 운동이다. 이 운동은 소화액과 내용물의 혼합 및 영양물질과 융모의 접촉기회를 증가시켜 소화된 영양물질의 흡수를 도와준다.

4) 큰창자의 구조 및 운동

(1) 큰창자의 구조

큰창자는 작은창자가 연속된 길이 1.5m, 지름 7.5cm의 굵은 관으로서 **막창자**, **잘록창자**, **곧창자**로 구성된다. 막창자(맹장, cecum)는 길이가 5~6cm 정도이며 그 끝은 막혀있다(그림 9-8). 돌창자와 막창자는 거의 직각으로 연결되어 있으며 그 경계부위에는 **돌막창자판막(회맹판, ileocecal valve)**이 있는데 이것은 큰창자의 내용물이 작은창자로 역류되는 것을 막아준다. 또한 **막창자(cecum)**의 아래쪽에는 면역기능을 담당하는 폭 5~6mm, 길이 7~8cm 정도로 끝이 막힌 막창자 꼬리(충수, vermiform appendix)가 있는데 이곳의 염증을 **막창자꼬리염(충수돌기염, appendicitis)**이라 한다. 위앞엉덩뼈가시(상전장골극, anterior superior iliac spine)에서 배꼽에 이르는 선에서 엉덩뼈쪽 1/3 지점을 **맥버니점(McBurney's point)**이라 하며 이곳을 누를 때 강한 통증을 느끼게 되면 막창자꼬리절제술(충수절제술, appendectomy)을 실시하게 된다.

잘록창자(결장, colon)는 큰창자의 대부분을 차지하는 것으로 오름잘록창자(상행결장, ascending colon), 가로잘록창자(횡행결장, transverse colone), 내림잘록창자(descending colon), 구불잘록창자(sigmoid colon)로 구성된다.

곧창자(직장, rectum)는 길이 20cm 정도이며 운동성이 제한되어 있으며 항문 바로 위쪽의 곧창자에는 바퀴모양으로 융기된 부위인 치대(hemorrhoidal zone)가 있다.

큰창자의 점막에는 반달주름이 잘록창자팽대(결장팽기)의 마디와 일치하여 속으로 돌출되어있다. 점막상피는 대부분 단층원주상피로 구성되어 있으며 특히 술잔세포(배상세포, goblet cell)가 많이 있어서 점액을 분비하여 점막 속면을 매끄럽게 하여 배변을 원활하게 해준다.

큰창자의 특징적인 구조물에는 **잘록창자띠(결장뉴, teniae coli)**, **반달주름(반월주름, semilunar fold)**, **잘록창자팽대(결장팽기, haustrum)**, **복막주렁(복막수, epiploic appendices)** 등이 있으며 융모는 없다.

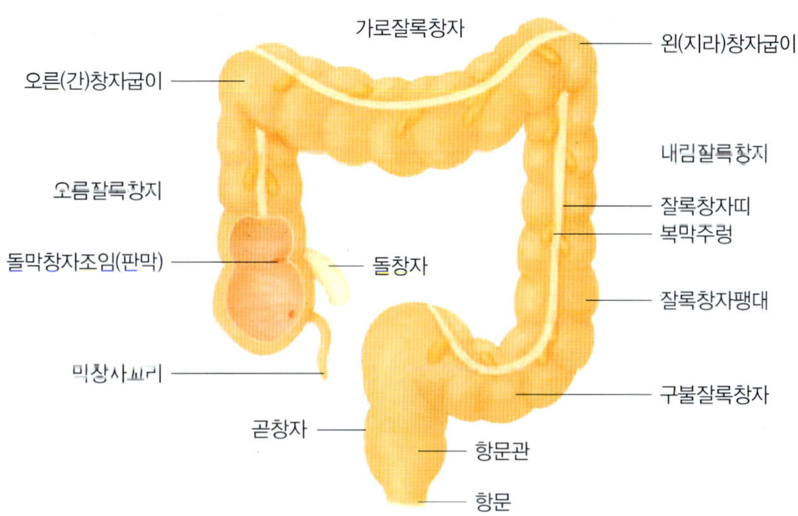

● 그림 9-8 큰창자의 구조

(2) 큰창자의 운동

큰창자의 **집단운동(집단수축운동, mass movement)**은 하루에 3~4회 정도 나타나는데 이 운동은 위큰창자반사(위대장반사, gastrocolic reflex) 및 샘창자큰창자반사(십이지장대장반사, duodenocolic reflex)에 의해서 나타난다. 이러한 집단운동은 식사 후에 위나 샘창자가 팽창되어 잘록창자팽대가 사라지면서 큰창자의 길이가 짧아지게 되어 큰창자의 내용물이 구불잘록창자와 곧창자 속으로 한꺼번에 이동된다. 이러한 집단 운동은 주로 가로잘록창자와 내림잘록창자에서 일어나며 수축에 걸리는 시간의 약 30초 정도이고 이완에 걸리는 시간은 약 2~3분 정도이다. 식사 후에 일어나는 이러한 운동에 의하여 식후 **변의현상**이 나타난다.

배변(defecation)은 **맘대로근육(수의근)**인 속·바깥항문조임근(내·외항문괄약근)의 조절에 의해서 일어난다. 잘록창자에 있던 변이 곧창자로 들어가면 곧창자의 내부압력이 30~40mmHg로 증가하여 곧창자 속의 압력수용체(pressure receptor)가 흥분하게 된다. 이러한 흥분 정보는 **들신경섬유**인 음부신경(pudendal nerve)과 골반신경(pelvic nerve)을 통하여 **배변중추(엉치척수, 허리척수, 시상하부)**로 전달되면 배변욕구를 느끼게 하는 변의현상이 나타나게 되고 곧창자의 내압이 더욱 상승하여 100~200mmHg가 되면 배변이 촉진된다. 이때 곧창자의 **꿈틀운동**과 속항문조임근의 이완이 일어나면서 몸 밖으로 분변을 배설하게 되는 배변반사(defecation reflex)가 일어난다.

임/상/노/트

폴립(용종, polyp)

창자길 속으로 불룩하게 튀어나와 있는 작은 혹을 폴립(용종, polyp)이라고 한다. 폴립은 특히 큰창자에서 많이 발생하며 큰창자 내시경 검사를 시행한 10명 중 2~3명 정도가 폴립이 있었고 그 중 암 전단계인 샘종이 발견된 것으로 보고되고 있다. 원인은 명확하지 않으나 체질, 유전적 요인, 식생활습관 및 음식문화의 변화 등으로 추정된다. 대부분의 폴립은 무증상이나 적은 경우 출혈, 점액분비, 창자기능 변화, 복통으로 발생시킨다.

3. 소화액의 분비

소화효소에 들어 있는 침, 위액, 이자액, 쓸개즙액은 그림 9-6과 같이 각 분비샘에서 분비된다. 그리고 주요 분비샘의 구조는 그림 9-9과 같다.

분비기전에는 신경기전(neural mechanism) 및 체액기전(humoral mechanism)이 있다. 신경기전은 소화관 점막이 직접 자극될 때 일어나는 무조건 반사와 음식물을 연상하거나 보거나 냄새를 맡거나 요리하는 소리를 듣는 것만으로 일어나는 조건반사가 있다.

한편 그 반사가 내인신경(내인성신경, intrinsic nerve)을 통하여 반사가 일어나는 경우를 국소 반사(local reflex)라고 한다. 중추신경계통(central nervous system)이 반사활(반사궁, reflex arch)과 연결되어 있어서 반사가 외인신경섬유(외인성신경섬우, extrinsic nervous fiber)를 통하여 일어나는

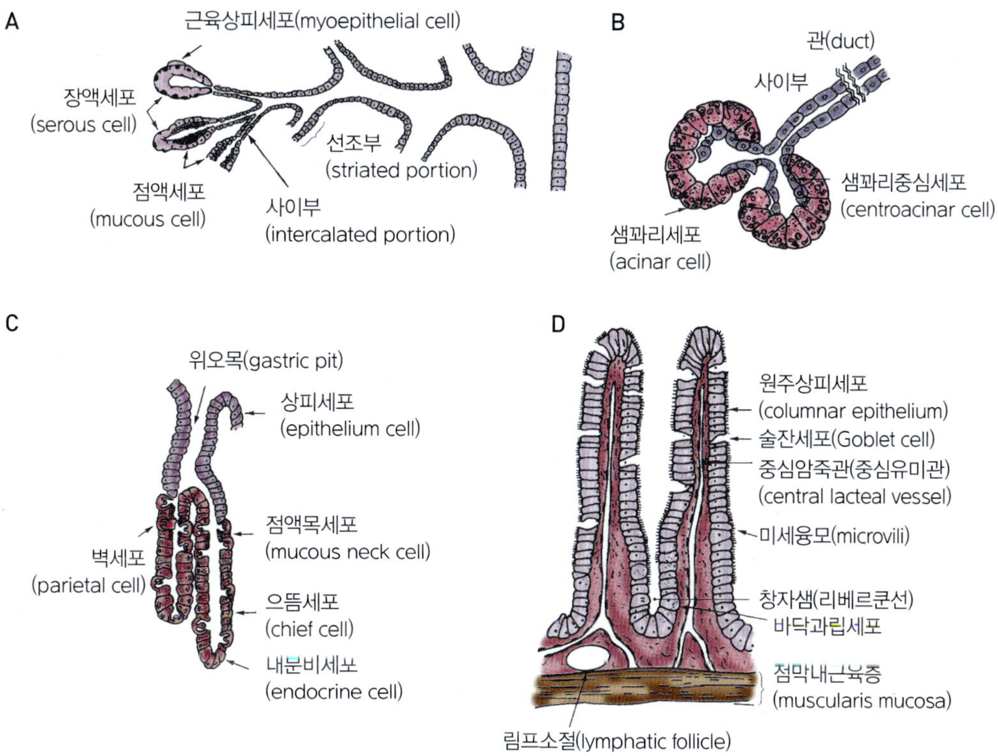

● 그림 9-9 주요 분비샘의 구조

A. 침샘(혼합샘)의 샘꽈리, 몸쪽관의 절단면 모식도 B. 위바닥샘의 절단면 모식도
C. 이자 외분비샘의 샘꽈리, 관의 절단면 모식도 D. 작은창자 점막의 절단면 모식도

경우를 중추성반사(central reflex)라고 한다.

체액기전은 소화관 호르몬에 의하여 조절된다. 음식물의 종류 및 성질에 의하여 특정 부위의 소화관 벽 속에서 각각 특유한 호르몬이 생성되며, 이들은 주로 국소순환을 통하여 특정(표적) 소화샘에 전달된 후 분비조절에 관여한다. 중추신경계통에 의한 조절은 주로 위쪽 소화관을 조절하며 아래쪽 소화관에 대한 조질직용은 적다. 각 소화액의 분비조절 기전은 표 9-2와 같다.

1) 침샘

침(타액, saliva)을 분비하는 침샘(타액선, saliva gland)은 3쌍(귀밑샘, 턱밑샘, 혀밑샘)의 큰침샘(대타액선, large saliva gland)과 입술, 혀, 입천장, 뺨의 속벽 등에 있는 작은침샘(소타액선, small saliva gland)으로 구분된다. 침반사 중추는 숨뇌에 있으며 주로 부교감신경에 의하여 저농도의 보통 침이 분비되고, 교감신경에 의하여 고농도의 침이 분비된다(그림 9-10).

침의 생리적 작용에는 α-아밀라아제(프티알린, ptyalin)에 의한 전분을 소화하는 작용, 침 속의 점액(mucin)이 자극성물질을 희석하여 입안의 점막을 기계적, 화학적 자극으로부터 보호해 주고 삼키기

● 표 9-2 소화액의 종류와 분비조절 기전

<table>
<tr><th rowspan="3">소화액</th><th rowspan="3">분비샘</th><th rowspan="3">샘세포의 종류</th><th rowspan="3">분비물</th><th colspan="3">분비기전</th></tr>
<tr><th colspan="2">신경분비</th><th rowspan="2">체액분비</th></tr>
<tr><th>조건반사</th><th>무조건반사</th></tr>
<tr><td rowspan="3">침</td><td>침샘
귀밑샘</td><td>장액세포</td><td>장액
(소화효소)</td><td>음식물 연상,
시·청·후각</td><td>입안 점막의
기계적 자극</td><td rowspan="3"></td></tr>
<tr><td>턱밑샘</td><td>혼합(장액,
점액세포)</td><td>혼합액
(점액<장액)</td><td>시·청·후각중추,
대뇌겉질 연합영역</td><td></td></tr>
<tr><td>혀밑샘</td><td>혼합(장액,
점액세포)</td><td>혼합액
(점액>장액)</td><td colspan="2">숨뇌(위·아래 침핵), 혀인두신경,
얼굴신경(창자액 분비 자극),
교감신경(점액분비 자극)</td></tr>
<tr><td rowspan="3">위액</td><td>위샘
들문샘</td><td>점액세포</td><td>점액</td><td>음식물 연상,
시·청·후각</td><td>(미각, 입안, 위 점막의
기계/화화적자극)</td><td rowspan="3">(위 날문방 점막의 기계/화학적 자극, 미주신경자극)
가스트린 분비→혈류(염산분비 자극)</td></tr>
<tr><td>위바닥샘</td><td>으뜸세포
점액목세포</td><td>소화효소
점액</td><td>시각, 청각, 후각 중추,
대뇌겉질 연합영역</td><td>얼굴신경, 혀인두 신경,
미주신경</td></tr>
<tr><td>날문샘</td><td>벽세포
점액세포</td><td>염산
점액</td><td colspan="2">→숨뇌(미주신경핵)
→미주신경(효소분비자극)</td></tr>
<tr><td rowspan="2">이자액</td><td rowspan="2">샘창자
외분비샘</td><td rowspan="2">샘꽈리세포</td><td rowspan="2">소화효소
중탄산염</td><td>(음식물 연상, 시·청·후각) 시·청·후각 중추, 대뇌겉질 연합영역</td><td>(미각, 입안, 위 점막의 기계적, 화학적 자극) 미주신경</td><td rowspan="2">(샘창자 점막의 산 자극)→혈류(수분, 중탄산염 분비 자극)→세크레틴 분비→샘창자 점막의 탄수 화물, 지질 소화산물에 의한 자극→혈류(이자효소분비 자극)</td></tr>
<tr><td colspan="2">-숨뇌(미주신경핵)
-미주신경(쓸개수축, 쓸개즙분비)</td></tr>
<tr><td rowspan="2">쓸개즙</td><td rowspan="2">쓸개</td><td rowspan="2">간세포</td><td rowspan="2">쓸개즙염,
담즙색소,
우유지방체,
점액소(뮤신)</td><td>(음식물 연상, 시·청·후각) 시·청·후각 중추, 대뇌겉질 연합영역</td><td>미각, 입안, 위 점막의 기계/ 화학적 자극,
미주신경</td><td rowspan="2">(샘창자 점막의 지질 소화산물에 의한 자극) 콜레시스토키닌 분비→혈류(쓸개 수축 자극)</td></tr>
<tr><td colspan="2">→숨뇌(미주신경핵)
→미주신경(쓸개수축, 쓸개즙 분비)</td></tr>
<tr><td rowspan="2">작은
창자액*</td><td>샘창자샘
(브루너선)</td><td></td><td>점액,
중탄산염</td><td></td><td></td><td></td></tr>
<tr><td>창자샘
(리버퀸샘)</td><td>술잔세포
파네트세포</td><td>점액,
소화효소</td><td></td><td>(작은창자 점막의 기계/화학적자극) 점막밑신경-(창자액분비)</td><td>세크레틴,
콜레시스토키닌</td></tr>
<tr><td>큰
창자액*</td><td>(리버퀸샘)</td><td>파네트세포</td><td>점액,
중탄산염</td><td></td><td>(큰창자 점막의 기계/화학적 자극) 점막밑신경-(큰창자액 분비)</td><td></td></tr>
</table>

*소화효소가 아님.

(연하)를 도와주는 작용, 입안에 남아있는 이물질을 제거 및 입안을 약간 살균해주는 작용이 있을 뿐만 아니라 발음에도 약간의 도움을 주며, 맛을 느끼도록 도와주는 작용 등이 있다.

귀밑샘(이하선, parotid gland)은 무게 15~30g으로 침샘 중에서 가장 크며 깨물근(교근, masseter

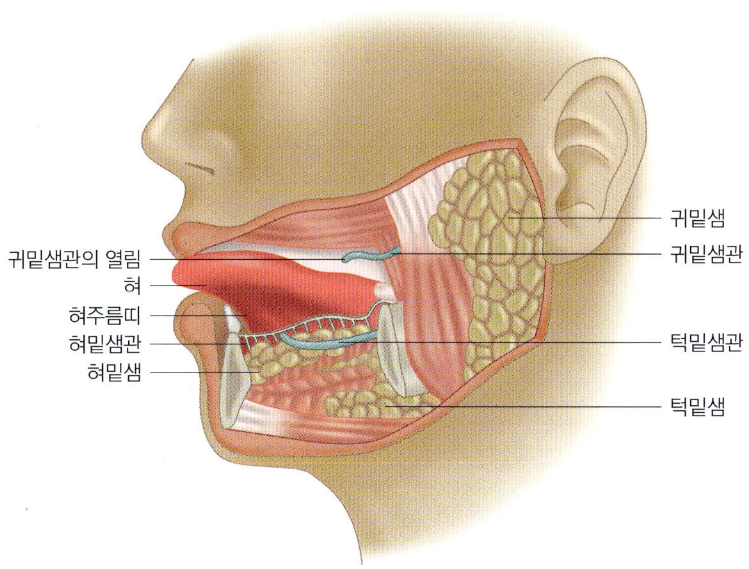

● 그림 9-10 침샘의 구조

muscle) 위에 있으며 묽은 순수 장액성 침(serous saliva)을 분비하는데 이곳이 바이러스에 감염되면 **유행귀밑샘염(유행성이하선염)** 즉, **볼거리(mumps)**가 발생한다.

턱밑샘(악하선, submandibular gland)은 무게 7~10g으로 점액보다 장액(serous fluid)을 더 많이 분비하는 혼합침샘이다.

혀밑샘(설하선, sublingual gland)은 무게 2g 정도이며 장액보다 점액을 더 많이 분비하는 혼합침샘이다.

2) 위샘

위샘(위선, gastric gland)은 **위바닥샘(위저선, fundic gland)**, **들문샘(분문선, cardiac gland)**, **날문샘(유문선, puloric gland)**이 있다. 위바닥샘에는 펩시노겐(pepsinogen)을 분비하는 **으뜸세포(주세포, chief cell)**, 염산(HCl)과 내인인자(intrinsic factor)를 분비하는 **벽세포(parietal cell)**, 점액을 분비하는 **점액목세포(점액경세포, mucous neck cell)**가 있으며 이 세포들의 분비물이 **위액(gastric juice)**을 형성한다.

으뜸세포에서 분비되는 펩시노겐은 염산(HCl)에 의해서 펩신(pepsin)으로 활성화되어 폴리펩타이드(polypeptide) 또는 펩톤(peptone)으로 분해된다. 벽세포에서 분비되는 염산은 위액 중에서 0.4~0.5%가 함유되어 있는 강산성 물질(pH 1.5~1.5)이다. 날문부의 날문방(유문동, pyloric antrum)에 있는 G세포에서 분비되는 가스트린(gastrin)에 의해서 분비가 촉진된다.

염산(HCl)의 작용에는 첫째, 으뜸세포에서 분비되는 펩시노겐을 펩신으로 활성화 시키는 작용, 둘째,

펩신이 소화효소로 작용할 수 있도록 위를 적당한 산성으로 만드는 작용, 셋째, 음식물에 들어있는 세균 및 이물질의 번식을 방지하는 작용, 넷째, 젖 속에 들어있는 카세인(casein) 이라는 수용성 단백질을 파라카세인(paracasein)으로 응결시켜 펩신의 작용을 받기 쉽도록 레닌(renin)을 활성화 시기는 작용, 다섯째, 위 내용물의 발효억제 및 음식물 부패방지 작용 등이 있다. 벽세포에서는 분비되는 내인인자가 비타민 B_{12}와 결합하여 막창자에서 흡수되는데 만약 이것이 부족할 경우 악성빈혈이 초래된다. 점액목세포에서 분비되는 점액(mucin)은 위의 점막을 감싸서 펩신과 염산에 의한 위 점막의 손상을 방지해 준다.

3) 창자액

창자액(장액, intestinal juice)은 주로 창자 점막에 있는 융모표면의 단층원주상피세포에서 작용하며 소화산물을 희석시켜 등장액(isotonic solution)으로 만든 후 효과적인 흡수가 일어나게 한다. 작은창자의 점막에는 다량의 소화효소를 함유한 묽은 액체를 분비하는 리버퀸샘(리베르쿤선, Liberkuhn's gland)과 복합점액선으로 창자샘 위쪽에 위치하면서 HCO_3-와 점액을 많이 함유한 알칼리성 창자액을 분비하여 샘창자로 들어온 내용물의 산도를 조절해주고 샘창자 궤양발생을 방지해 주는 **샘창자샘(브루너선, Brunner's gland)**이 있다. 이들은 대롱샘(관상선, tubular gland) 구조를 가지고 있으며 창자샘(장선, intestinal gland)이라고 한다.

4) 이자액

이자(pancreas)는 샘창자의 굽이(만곡)에 위치한 길고 약간 흰색을 띠는 장기이며, 복합대롱꽈리샘(복합관포상선, compound tubuloalveolar gland)인 **외분비샘(외분비선, exocrine gland)**은 **소화효소**가 풍부한 이자액을 분비한다. 이자액의 주성분은 탄산수소나트륨($NaHCO_3$)이라는 알칼리성액을 분비하여 작은창자의 산성 내용물을 알칼리성으로 바꾸어준다. 내분비샘(내분비선, endocrine gland)인 **랑게르한스섬(Langerhan's island)**의 α세포에서 **글루카곤(glucagon)**, β세포에서 **인슐린(insulin)**을 분비하여 탄수화물대사에 관여하며, δ세포에서 소마토스타틴(somatostatin)을 분비하여 인슐린과 글루카곤의 분비를 조절한다.

이자액(췌장액, pancreatic juice)은 위 내용물과 위벽에서 분비된 염산의 혼합물이 샘창자로 내려 올 경우 그 속에 있는 염산에 의해 작은창자 벽세포 속에 있는 세크레틴(secretin) 전달계통 물질인 프로세크레틴(prosecretin)에 작용하여 세크레틴으로 전환된다. 그 후 혈액을 통하여 이자에 전달되어 분비세포를 자극함으로서 이자액의 분비를 일으킨다.

5) 쓸개즙

쓸개즙(담즙, bile)은 간에서 생산되어 간관(hepatic duct), 쓸개주머니관(담낭관, cystic duct)을 거쳐 쓸개(담낭, gall bladder)에 농축, 저장된 후 자극이 있을 경우 쓸개로부터 쓸개관(담관, bile duct), 온쓸개관(총담관, common bile duct)을 거쳐 샘창자로 배출된다. 쓸개즙은 작은창자에서 소화가 진행되고 있을 때만 작은창자로 분비되며, 작은창자 속에 음식물이 없을 때는 온쓸개관 속의 **오디(Oddi) 조임근**의 수축에 의하여 쓸개관이 막혀서 더 이상 배출되지 못하고 쓸개에 저장된다. 쓸개즙은 지방 소화에 필수적인 **쓸개즙염(담즙산염, bile salt)**과 쓸개즙을 통하여 배출되는 **쓸개즙색소(담즙색소, bile pigment)**, 콜레스테롤(cholesterol), 레시틴(lecithin), 물, 전해질, 무기염으로 구성된다.

쓸개즙의 생리적 작용으로는 **지방소화** 촉진작용[(쓸개즙염으로 지방의 표면장력을 낮추어 유화(emulsification)] 즉, **미셀(micelle)** 상태를 만들어서 지방분해 효소인 리파아제(lipase)의 작용을 받기 쉽게 함)], **지용성 비타민**의 흡수 촉진 작용, 철(Fe)과 칼슘(Ca)의 흡수 촉진 작용, 소화관 내 부패방지 작용, 가벼운 설사 작용, 담즙 색소, 호르몬, 약물 등의 배설 작용 등이 있다. 쓸개즙의 분비조절은 신경(부교감신경-분비촉진, 교감신경-분비억제) 및 호르몬(secretin, pancreozymin, cholesystokin, gastrin-분비촉진)에 의해 조절된다.

4. 소화

음식물의 소화는 소화효소의 질서 있는 작용에 따라 진행된다. 대부분의 효소는 침, 위액, 이자액의 형태로 분비되어 소화 작용을 하지만, 창자상피세포(장상피세포, intestinal epithelium)에서 생산되는 소화효소는 창자액 내로 분비되지 않고 미세융모(microvilli)와 세포 안에 존재하면서 소화 작용에 관여한다. 효소의 소화 작용을 돕는 물질로는 위액의 염산(HCl), 쓸개즙의 쓸개즙염 및 창자액이 있다(그림 9-6, 표 9-3).

침은 무색, 약산성(pH 약 6.3~6.8), 1일 분비량 1.0~1.5ℓ, 비중 1.002~1.008인 불투명한 액체이다. 침 속에 있는 α-amylase는 다당류인 녹말(전분, starch)을 이당류인 엿당(맥아당, maltose)과 dextrin으로 분해한다.

위액은 무색, 산성(pH 약 0.5~1.5)으로 1일 분비량은 1.5~2.5ℓ이며, 소화효소(pepsin, lipase, renin), 점액 및 기타 유기물 즉, 물, 전해질(Na^+, K^+, PO_4^{2-}, HCO_4^{2-}, SO_4^{2-} 등) 및 내인인자(intrinsic factor)를 함유하고 있다.

이자액은 무색으로 HCO_3^-를 함유하고 있어서 알칼리성(pH 약 8.0~8.3), 1일 분비량 0.7~1.0ℓ 정도이다. 이자액 속에는 가수분해 효소인 α-amylase, 단백질 분해효소인 트립신(trypsin), 키모트립신(chymotrypsin), 카복시펩티다아제(carboxypeptidase), 지방분해 효소인 리파아제가 함유되어 있다. 이자액은 3대 영양소를 분해하는 효소를 모두 가지고 있으며 분비는 신경(부교감신경-분비증가, 교감신경-분비감소)과 호르몬(샘창자 점막에서 분비되는 세크레틴, 판크레오지민(pancreozymin),

● 표 9-3 소화액의 일반적 성질과 생리작용

소화액	특징	효소이외의 작용	소화기전				비효소 성분
			탄수화물	지질	단백질	기타	
침 salivary juice	-무색·약산성 -pH 6.3~6.8 -분비량 1.0~1.5ℓ/day	1) 삼키기 작용 보조 2) 점막보호	1) 프티알린 (녹말 → 덱스트린→엿당) 2) 아밀라아제 (엿당→포도당)	-	-	-	점액소 Cl^-, HCO_3^- PO_3^-, SCN^-
위액 gastric juice	-무색·강산성 -pH 0.5~1.5 -분비량 1.5~2.5ℓ/day	HCl의 작용 (펩시노겐을 펩신으로 활성화시킴)	침의 아밀라아제 (pH 6.6)는 불활성화 됨	리파아제 (pH 8, 위 내에서는 거의 작용 않음)	펩신 (pH 2의 HCl에 의해 펩시노겐으로부터 생성): 프로테오스, 펩톤을 분해	레닌 (젖산효소로서 카세인→(불용성)파라카 세인으로 분해하여 펩신의 작용을 받게 함, 자신도 소화함)	HCl, NaCl
이자액 pan-creatic juice	-무색·알칼리성 -pH 8.0~8.3 -분비량 0.7~1.0ℓ/day	$NaHCO_3$와 작용(HCl을 중화하여 약알칼리성 pH로 바꿈)	1) 아밀롭신 (아밀라제) (녹말→dextrin→엿당으로 분해) 2) 말타아제 (엿당→포도당)	스테압신 (리파아제로서 지방→지방산+글리세롤로 분해)	1) 트립신 (키모트립시노겐→키모 트립신) 2) 카복시펩티다아제(C 말단 아미노산 유리) 3) 키모트립신 (pH 8, 단백질→펩타이드, 아미노산으로 분해)	뉴클레아제 (RNA, DAN→모노뉴클레오티드)	$NaHCO_3$, 점액소
쓸개즙 bile juice	-간쓸개즙 (황갈색) -pH 7.3~8.6 -지방쓸개즙 (적갈색) -pH 6.9 -분비량 0.5~0.8ℓ/day	1) 리파아제 활성화 2) 표면활성 작용, 지방유화 3) 지방산, 콜레스테롤, 지용성비타민을 분해	-	-	-	-	점액소, 쓸개즙색소, 쓸개즙염, 콜레스테롤, $NaHCO_3$
창자액 intesti-nal juice	-무색·알칼리성 -pH 8.3~9.3 -분비량 1.5~3.0ℓ/day	1) 엔테로키나아제가 트립시노겐을 트립신으로 바꾼다. 2) 샘창자, 빈창자, 돌창자에서 분비됨	1) 말타아제 (엿당→포도당) 2) 슈크라아제 (설탕→과당+갈락토오스) 3) 락타아제 (젖당 → 포도당+갈락토오스)	소량의 리파아제(지방→지방산+글리세롤)	1) 펩티다아제 (폴리펩타이드→아미노산) 2) 아미노펩티다아제(N말단 아미노산 유리) 3) 엔테로키나아제(트립시노겐→트립신)	1)뉴클레오타아제(뉴클레오타이드→H_3PO_4+뉴클레오사이드) 2) 뉴클레오시다아제(뉴클레오사이드→당+염기)	$NaHCO_3$, 점액소

콜레시스토키닌(cholecystokinin)에 의해서 조절된다.

창자액(작은창자액)은 무색, 알카리성(pH 약 8.3~9.3)으로 1일 분비량은 1.5~3.0ℓ이다. 작은창자의 점막밑층(점막하층)에서는 탄수화물 분해효소(maltase, sucrase, lactase), 단백질 분해효소(erepsin, enterokinase) 및 호르몬(secretin, cholecystokinin)이 분비되는데, 이들의 분비는 기계적 및 화학적 자극, 신경(교감신경-분비촉진, 부교감신경-분비억제), 호르몬에 의해서 조절된다.

쓸개즙은 황갈색, 알카리성(pH 약 7.8~8.6)으로 1일 분비량은 0.5~0.8ℓ이다.

큰창자액은 알칼리성(pH 약 8.4)으로 소화 작용이 거의 없을 뿐만 아니라 영양물질의 흡수 작용도 없으며 점액 분비에 의한 점막 손상을 방지한다. 따라서 큰창자에서는 작은창자에서 흡수되지 않고 남은 수분 및 장내세균에 의해서 생성된 비타민 B와 K만을 흡수한다.

1) 탄수화물의 소화

음식물 속의 주요 탄수화물은 다당류(polysaccharide), 이당류(disaccharide) 및 단당류(monosaccharide)이다. 다당류 중에서 사람의 소화관에서 소화 처리되는 것은 녹말(전분, starch, 포도당의 중합체)과 그 유도체 뿐이다. 다당류의 대부분은 입안의 침 속에 있는 아밀라아제(amylase)에 의하여 이당류인 엿당(맥아당, maltose)으로 분해되는데, 아밀라아제의 pH는 6.7로서 위에 들어가면 그 작용이 억제된다. 그러나 이자 및 작은창자에서 분비되는 아밀라아제, 엿당분해효소(maltase), 젖당분해효소(lactase), 설탕분해효소(sucrase)에 의하여 이당류인 엿당(맥아당, maltose), 설탕(자당, sucrose) 및 젖당(유당, lactose)은 단당류인 포도당(glucose), 과당(fructose) 및 갈락토스(galactose)로 분해된다(그림 9-11).

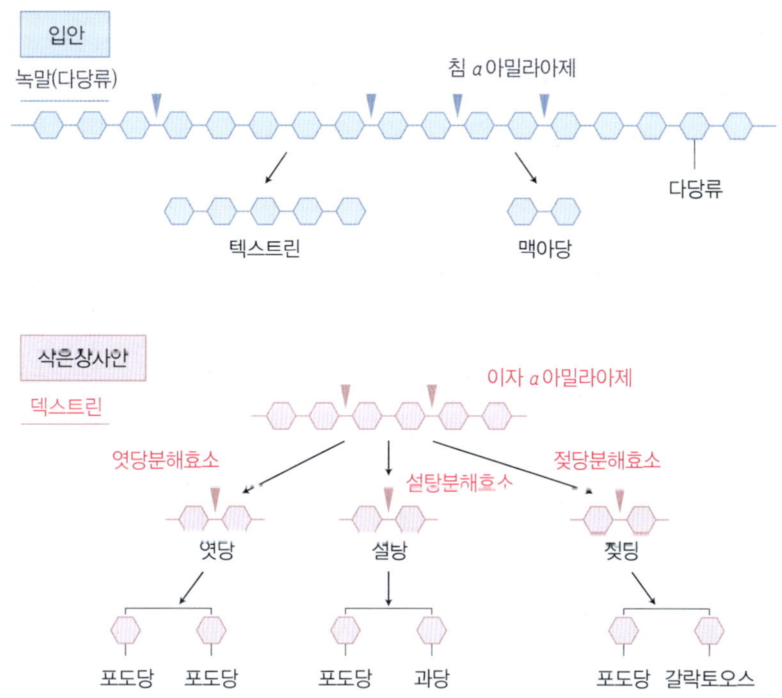

● 그림 9-11 탄수화물의 소화과정

2) 단백질의 소화

단백질의 소화는 위에서 분비되는 펩신(pepsin)에 의하여 펩톤(peptone) 및 프로테오스(proteose)로 분해되면서 시작된다. 이자액(췌장액)의 단백질 분해 효소인 트립신(trypsin), 키모트립신(chymo-trypsin), 카르복시펩티다아제(carboxypeptidase), 아미노펩티다아제(aminopeptidase) 등은 모든 단백질을 펩톤 및 프로테오스 즉, 디펩티드(dipeptide)로 분해하며, 디펩티다아제(dipeptidase)는 디펩티드(dipeptide)를 각각 **아미노산**으로 분해한다(그림 9-12). 트립신 및 키모 트립신은 특정한 펩티드 결합을 가수분해한다. 카복시펩티다아제는 카복실기(carboxyl group)를 분해하며 아미노펩티다아제는 아미노기(amino group)가 있는 폴리펩티드(polypeptide)를 분해하는데, 이러한 효소들은 이자의 샘꽈리세포(선방세포, aciner cell) 속에 있는 단백질들을 분해할 수 있기 때문에 이들 효소들에 의해 분해되는 것을 방지하기 위하여 각각 불활성 형태의 트립시노겐(trypsinogen), 키모트립시노겐(chymotrysinogen), 프로카복실라아제(procarboxylase)로 분비된 후 작은창자 안(소장 내강)에서 활성화 된다. 이러한 유리 아미노산의 생성 과정의 일부는 창자관 안에서 이루어지며, 대부분은 작은창자 상피세포의 미세융모 및 세포 내에서 이루어진다. 즉, 아미노산의 최종적 소화는 작은창자 안의 미세융모 및 상피세포의 세포질에서 이루어진다.

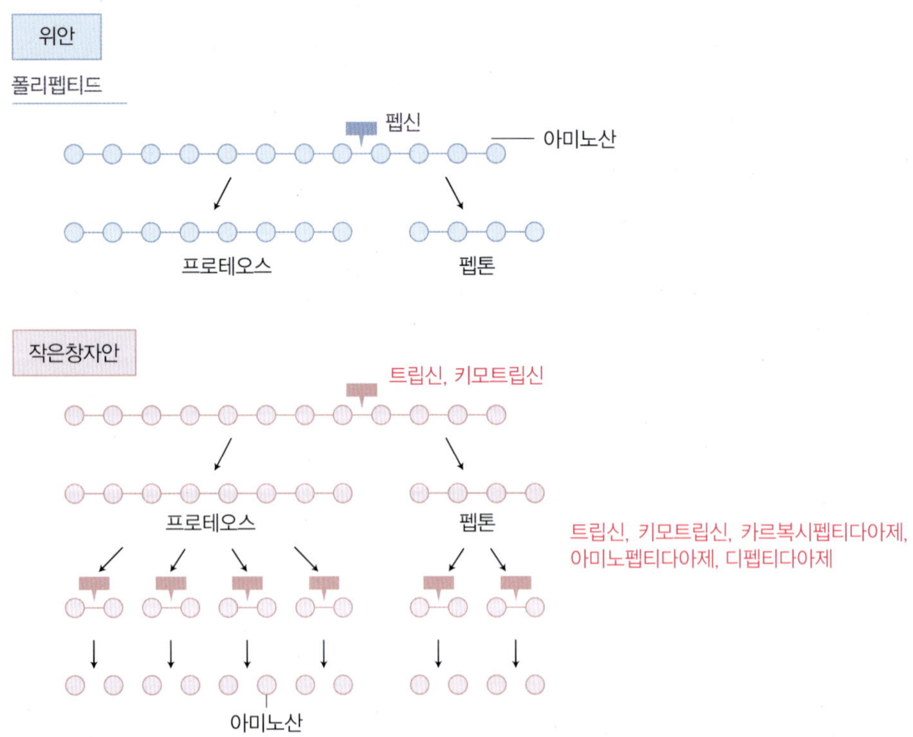

● 그림 9-12 단백질의 소화과정

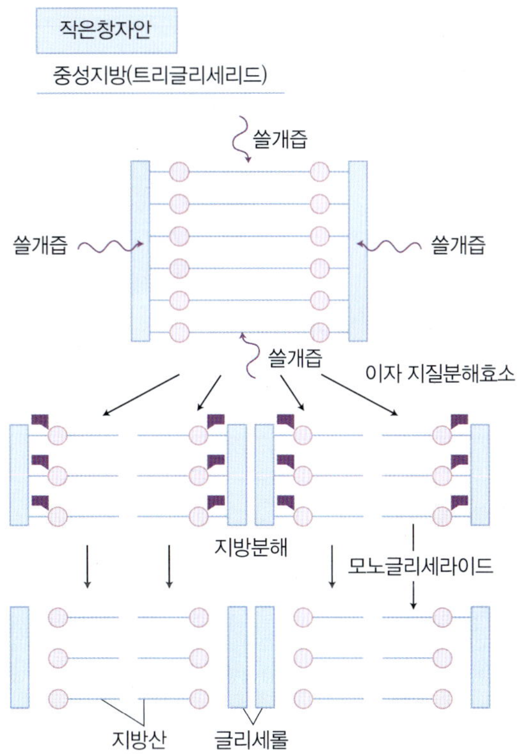

● 그림 9-13 지방의 소화과정

3) 지방의 소화

식물에는 중성지방(triglyceride)이 가장 많이 존재한다. 지방의 소화는 샘창자(십이지장)에서 쓸개즙염이 지방분자의 큰 집합체를 유화하여 지방 분자를 분리함으로써 시작된다. 이어서 이자에서 분비된 리파아제는 각 지방 분자를 **지방산(fatty acid)**, **글리세롤(glycerol)**로 분해한다(그림 9-13). 글리세라이드는 글리세롤로 한 개 또는 두 개의 지방산이 결합한 것으로 각각을 모노글리세라이드(monoglyceride)와 디글리세라이드(diglyceride)라고 한다.

5. 흡수

소화에 의하여 가수분해된 저분자 물질과 비타민, 염류 및 수분은 점막을 통과하여 림프 및 혈액 중으로 들어가는데 이러한 작용을 소화관의 **흡수(absorption)**라고 한다. 흡수는 약 70%가 작은 창자에서 이루어지고 10%는 위와 큰창자에서 이루어진다.

작은창자의 점막표면은 흡수에 적합한 구조와 운동성을 갖는다(그림 9-14). 점막에는 많은 돌림주름이 형성되어 있기 때문에 그 표면적은 매우 넓으며, 특히 샘창자 및 빈창자에서는 면적이 약 3배로

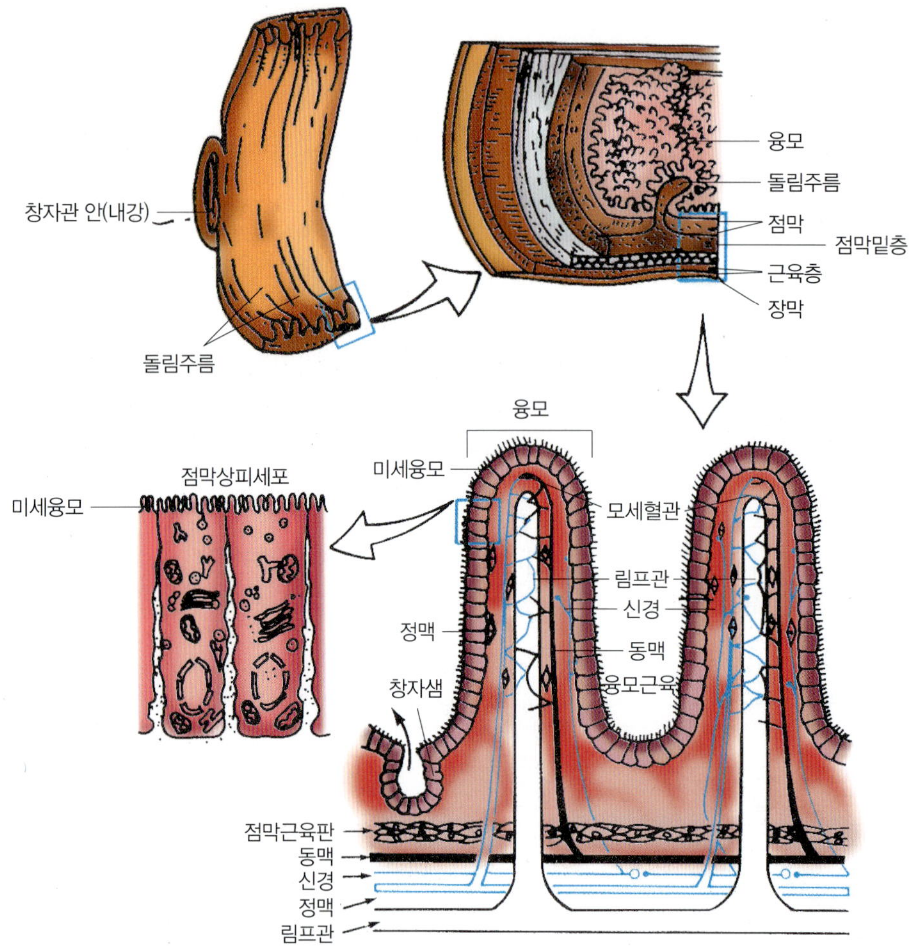

● **그림 9-14 작은창자 점막의 단면 모식도**
화살표는 표면적이 점차 확대되는 것을 보여준다.

증가된다. 돌림주름의 표면은 융모로 덮여 있기 때문에 표면적은 다시 10배로 확대되고, 또한 융모의 원주상피 세포의 표면에는 약 600개의 미세융모가 오목(소와, pit)을 형성하고 있기 때문에 표면적은 다시 20배 정도 더 확장된다. 융모에는 혈관, 림프관이 풍부하게 분포하고 있으며 융모근육의 수축에 의하여 흡수된 물질의 운반이 이루어진다.

1) 탄수화물의 흡수

포도당(glucose)은 운반체와 결합하여 세포 안으로 흡수된다(그림 9-14). 그러나 포도당 운반체는 Na^+과도 결합할 수 있기 때문에 Na^+의 농도 차에 의해서 세포 내로 이동될 때 포도당도 동시에 운반된다. 따라서 포도당이 세포 안으로 이동 되어 세포 표면의 Na^+ 농도가 높아지면 운반이 촉진되고, 반대로 농도가 낮아지면 억제된다. 세포 안으로 들어간 Na^+는 세포 바깥벽으로부터 세포사이질(세포간질)로 펌

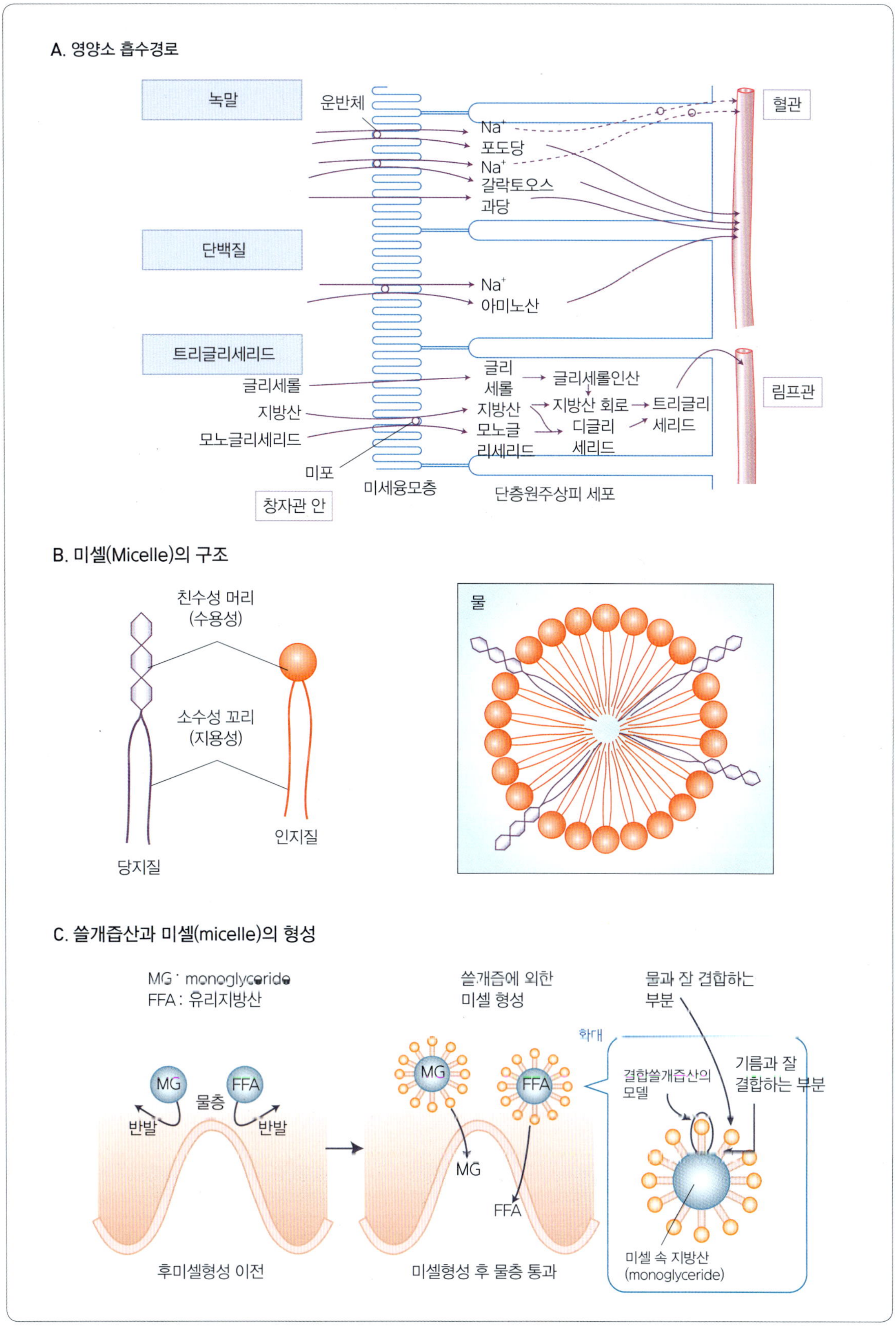

● 그림 9-15 작은창자의 미세융모에서의 영양소 흡수경로(A) 및 미셀의 구조(B)

프에 의하여 능동적으로 방출되고, 포도당은 확산에 의하여 세포로부터 모세혈관으로 들어간다. 포도당의 운반은 2차성 능동운반의 좋은 예이다. 갈락토스(galactose)는 포도당과 동일한 운반체(carrier)에 의해서 능동적으로 운반되지만 과당(fructose)은 이와는 달리 촉진확산에 의해서 운반된다.

2) 단백질의 흡수

단백질은 아미노산뿐만 아니라 펩티드의 형태로 흡수된다. 이들은 각각 특유한 운반체를 가지고 있어서 포도당이나 Na^+과 같이 능동적으로 운반된다. 세포 안으로 흡수된 펩티드는 펩티다아제(peptidase)에 의하여 아미노산으로 분해된다(세포내 소화). 아미노산은 농도 차에 따라서 세포에서 혈액 안으로 보내진다(그림 9-13).

3) 지방의 흡수

물에 용해되지 않는 지방의 소화산물인 지방산(fatty acid)과 모노글리세리드(monoglyceride)는 쓸개즙염 분자의 집합체인 **미셀(micelle)**이라고 하는 물질과 결합하여 물에 잘 녹는 물질인 **혼합미셀(혼합미포, mixed micelle)**가 된다. 그 후 미세융모로 운반되어 세포막에서 용해된 다음 세포 내부로 확산된다. 미포은 쓸개즙염의 친수성 부분(수용성)을 외부로 향하게 하고 소수성 부분(지용성)을 내부로 향하게 하는 공 모양의 구조를 형성한다(그림 9-15). 글리세롤은 수용성이기 때문에 원래의 형태로 흡수된다. 흡수된 지방산과 글리세롤은 세포 안에서 여러 가지 효소의 작용을 받아 디글리세리드 및 트리글리세리드로 재합성된다. 이러한 지방은 다시 지질단백(지단백질, lipoprotein)의 막에 있는 아주 미세한 입자인 암죽미립(유미미립, chylomicron)의 형태로 세포 가쪽벽(측벽)으로부터 세포사이질로 운반된 후 작은창자 융모의 중심 림프관(central lymphatic duct)으로 들어가서 림프순환을 통하여 아래대정맥(하대정맥, inferior vena cava)으로 유입된다.

6. 소화 호르몬

소화 호르몬에는 **가스트린(gastrin)**, **세크레틴(secretin)**, **콜레시스토키닌(cholecystokinin, CCK)**과 **창자가스테론(enterogasteron)**의 4가지가 있는데 이들은 펩티드 구조를 가진다.

1) 소화 호르몬의 특징

소화 호르몬이 분비되는 곳은 미세한 과립을 갖는 바닥과립(기저과립) 세포이다. 다른 내분비샘과 달리 무리를 이루지 않고 소화관 점막의 상피조직 속의 외분비세포들 사이에 흩어져 있다(그림 9-16). 가스트린 분비세포는 주로 위의 날문부(유문부) 즉, 날문방(유문동, pyloric antrum)에 존재하며, 세

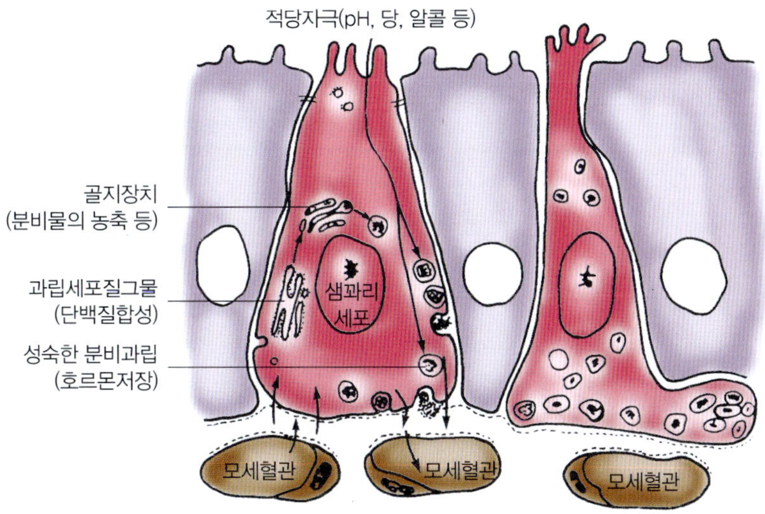

● 그림 9-16 소화호르몬 분비세포(바닥과립세포)에 있어서 분비과립의 분비 모형도

크레틴 및 콜레시스토키닌 분비세포는 주로 샘창자와 작은창자의 위쪽(상부)에 있다(그림 9-17). 이러한 세포의 대부분은 소화관 속안면(내강면)에 미세한 융모를 가지고 있기 때문에 속안(내강, luminalis)으로부터 직접 자극을 받아서 분비물을 방출한다(수용분비). 분비된 호르몬은 온몸순환경로로 들어가지 않고 문맥영역 내에서 작용하는 것으로 생각된다.

따라서 소화 호르몬이라 함은 "소화관 점막(주로 위, 샘창자 및 작은창자 위쪽)에 흩어져 있는 내분

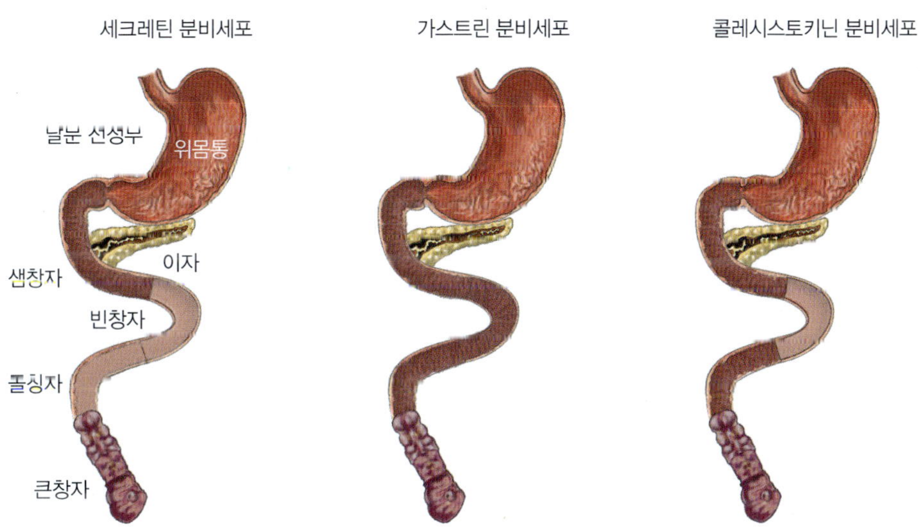

● 그림 9-17 펩티드 분비세포의 소화관 내 분포
색의 농도가 진할수록 고밀도로 분포하고 있다.

비세포에서 생산되며 주로 섭취된 음식물과 소화관의 자극에 의하여 혈액으로 분비된 다음, 인접한 소화 장기(위, 작은창자, 간, 이자, 쓸개)에 작용하여 여러 기관의 소화액 분비 및 운동기능을 조절하는 펩티드 호르몬"을 지칭한다고 할 수 있다.

2) 분비조절 및 작용

단백질이 함유된 음식물이 위 속으로 들어가면 가스트린의 분비가 자극된다(그림 9-18). 17개의 아미노산으로 구성된 가스트린은 위 몸통의 벽세포를 자극하여 위 내에서 염산을 합성하게 하며 동시에 위의 운동을 촉진시킨다. 위 속의 산도가 높아지면 염산의 합성이 멈추게 된다. 특히 5개의 아미노산으로 구성된 펜타가스트린(pentagastrin, 수용성)은 위산분비 검사에 이용된다. 가스트린의 작용에는 위의 운동촉진 및 점막의 성장촉진, 펩시노겐의 분비촉진, 위산의 분비촉진, 아래식도조임근(하식도괄약근)의 수축, 그리고 날문조임근(유문괄약근), 오디조임근 및 돌막창자조임근(회맹괄약근)의 이완작용이 있다.

산성의 단백질 소화산물이 샘창자로 들어가면 33개의 아미노산으로 구성된 **콜레시스토키닌**(cholecystokinin=pancreozymin) 및 27개의 아미노산으로 구성된 세크레틴(secretin)이 분비된다. 콜레시스토키닌에의 하여 샘창자 속으로 쓸개즙(담즙) 및 효소가 풍부한 이자액(췌액)이 분비되면 단백질 및 지방이 소화된다. 콜레시스토키닌(CCK)의 작용에는 날문조임근의 수축, 세크레틴 작용의 보조, 가스트린에 대한 대항(길항)작용(antagonism) 이자의 소화효소 분비촉진, 쓸개의 수축, 오디조임근의 이완작용이 있다.

세크레틴은 소화산물이 샘창자를 떠나게 되면 분비되지 않는다. 세크레틴은 이자효소의 분비를 촉진시키고, 샘창자 내로 탄산수소나트륨($NaHCO_3$)을 분비시켜 위로부터 분비된 산을 중화시킨다. 그 결과

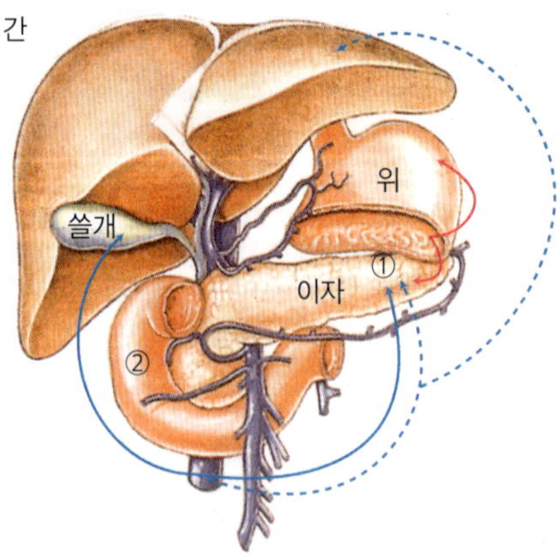

1. 단백질성 음식물-가스트린 분비 { 위액(염산)분비 / 이자액(효소)분비

2. 산성 위내용물
   - 세크레틴 분비 { 이자액(탄산수소나트륨)분비 / 간의 쓸개즙 분비
   - 콜레시스토키닌 분비 { 쓸개수축 / 이자(효소)분비

● 그림 9-18 소화관 호르몬의 분비 및 작용

세크레틴의 분비가 억제된다. 세크레틴은 위산 분비억제, 펩시노겐 분비촉진, 날문조임근의 수축, 탄산수소나트륨($NaHCO_3$)이 풍부한 이자액 분비, CCK의 기능강화를 통한 이자 효소의 분비촉진 작용이 있다.

일반적으로 창자가스테론(enterogasterone)이라고 불리는 VIP(vasoactive intestinal peptide), GIP(gastric inhibitory polypeptide)는 지방이 샘창자 점막을 자극할 때 분비된다. 주로 소화관, 뇌, 자율신경의 신경종말에서 분비되면서 28개의 아미노산으로 구성된 VIP의 작용에는 위액의 분비억제, 침샘의 분비촉진, 아래식도조임근의 이완, 이자 및 작은창자에 의한 전해질의 분비촉진, 간과 말초순환에서 혈관의 확장작용 등이 있다. 43개의 아미노산으로 구성된 GIP의 작용에는 위의 운동억제, 위액분비 억제, insulin분비 촉진 등이 있다.

그러나 소화관 호르몬의 분비조절은 반드시 분비세포와 소화관 속안(내강)과의 관계만으로 이루어지는 것이 아니라 내인신경얼기(내재성신경총) 및 외인(외재성) 자율신경을 통한 신경조절기전에 의해서도 조절된다. 또한 이러한 작용을 하기 위해서는 반드시 호르몬이 혈액을 따라 운반되는 것만이 아니라 운반되지 않더라도 주변조직으로 분비되는 것으로 생각된다.

7. 간 및 쓸개계통

간(liver)은 지방의 소화 및 흡수에 필수 불가결한 쓸개즙을 생성, 분비하는 한편, 흡수된 영양소의 전환 및 저장에 관여한다. 쓸개는 간에서 끊임없이 생성, 분비되는 쓸개즙을 농축, 저장 하며 필요에 따라 배출한다.

1) 간 및 쓸개계통의 구조

간(liver)은 오른쪽 가로막(횡격막)의 아래쪽에 있고 오른간엽(우엽, right lobe), 왼간엽(좌엽, left lobe), 꼬리엽(미상엽, caudate lobe), 네모엽(방형엽, quadrate lobe)의 네 개 엽으로 나뉘어지며, 무게는 남자가 약 1.4kg이고 여자가 약 1.2kg이다(그림 9-19). 간 소엽은 간의 기능적 최소단위로서 육각 형모양을 하고 있는 여러 개의 간소엽(hepatic lobule)과 소엽사이(소엽간) 결합조직으로 구성되는 실질 장기이다. 간소엽은 간세포줄(간세포삭, hepatic cords), 쓸개모세관(모세담관, bile cannuliculi)과 모세혈관이 중심정맥(central vein)을 중심으로 하여 부채모양(방사상)으로 모인 육면체의 구조를 하고 있다.

간의 혈관계통는 다른 기관과 다른 두 가지 특징이 있다(그림 9-20). 그 하나는 두 개의 들혈관(유입혈관) 즉, 간문맥(hepatic portal vein)과 간동맥(hepatic aorta)이 있다는 것과 다른 하나는 굴모양(동양, sinusoid)의 모세혈관그물(동양관망)이라는 특수한 구조를 가지고 있다는 점이다. 소화관 및 지라(비장)를 경유하여 간으로 영양물질을 이동시켜 주는 기능 혈관인 간문맥과 간의 영양혈관인 간동맥은 간문(hepatic hilum)으로 들어간 후 간세포줄 주위에서 간의 굴모세혈관(동양혈관, sinusoidal

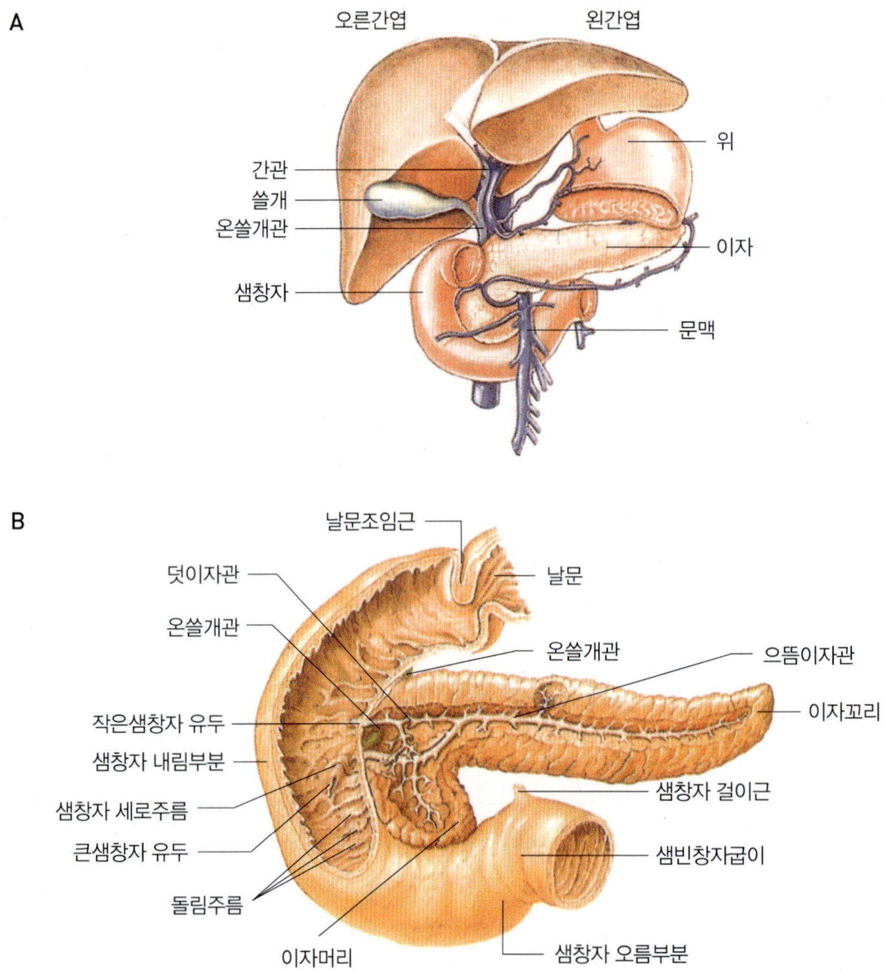

● 그림 9-19 간, 쓸개 및 샘창자의 위치(A) 및 샘창자의 구조(B)

capillary)을 형성한다. 그 후 중심정맥을 거쳐 날혈관(유출혈관)인 간정맥에 이르러 아래대정맥(하대정맥)에 연결된다. 간의 굴모세혈관은 간세포에 접하여 있고 혈액과 간세포 사이의 물질교환 장소가 된다. 또한 굴모세혈관에는 그물내피계통(세망내피계, reticuloendothelial system)에 속하는 **별큰포식세포**(성상세포, Kupffer's cell)가 있는데 이곳은 혈구 및 세균을 파괴하는 장소이다. 각 간세포의 주변에는 여러 개의 쓸개모세관이 있는데 이들 쓸개모세관은 점차 집합해서 왼·오른 **간관**(hepatic duct)이 되어 간을 나오자마자 바로 합하여 **온쓸개관**(총담관, common bile duct)이 되며, 여기에 쓸개에서 나오는 쓸개주머니관(담낭관, cystic duct)이 합쳐진 후 날문에서 약 10cm 거리의 샘창자 벽에 있는 큰샘창자유두를 통하여 샘창자 안으로 열린다. 또한 **이자관**(췌관, pancreatic duct)도 열리기 직전에 온쓸개관에 합류한다(그림 9-19). 샘창자 구멍에는 오디조임근이 존재한다.

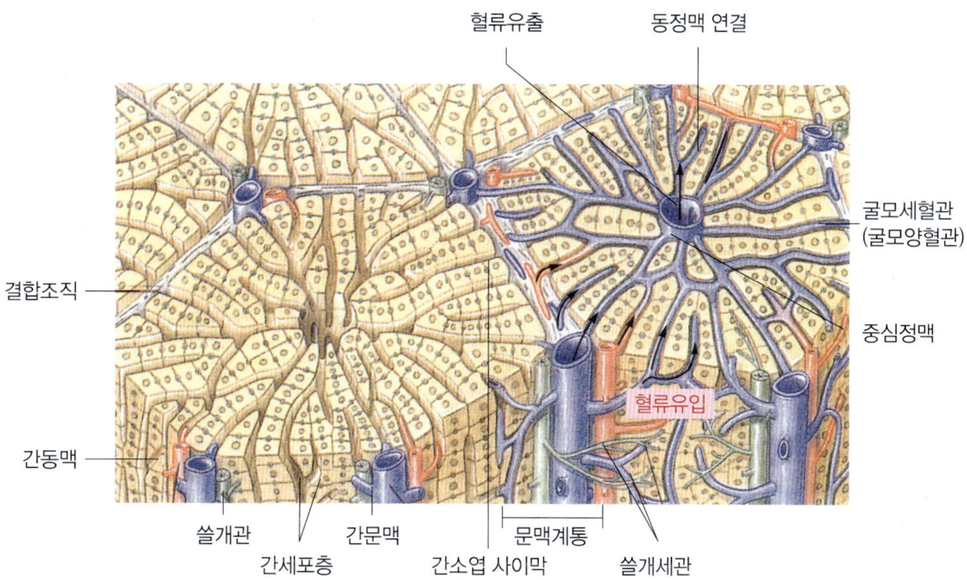

● 그림 9-20 간세포의 미세구조

2) 간의 기능

① 새롭게 흡수된 과잉 영양소는 간에 모인 다음 단당류는 저장 가능한 글리코겐 및 지방으로 변한다. 필요에 따라 간의 글리코겐, 지방, 단백질은 포도당으로 전환된다(표 9-4).

② 혈액응고 인자인 프로트롬빈(prothrombin), 피브리노겐(fibrinogen)을 생성하고 혈액응고를 억제해주는 헤파린(heparin)을 생산한다. 또한 기타 혈장 단백질, 알부민(albumin) 등을 생성한다.

③ 별아교세포(성상세포, astrocyte)는 노화된 적혈구와 박테리아 등을 탐식한다. 적혈구의 파괴로 인하여 빌리루빈(bilirubin)이 생성된다.

④ 유독물질을 파괴하거나 독성을 제거한다. 또한 유해물질을 쓸개즙 속으로 배설한다. 아미노산 분해에 의하여 생성되는 질소 폐기물을 콩팥(신장) 및 땀샘(한선)을 통하여 배설 가능한 요소(urea)로 전환시킨다.

⑤ 작은창자에서의 지방유화 및 흡수에 사용되는 쓸개즙을 생성한다.

3) 쓸개즙의 조성

쓸개즙액(담즙액, bile juice)은 97%가 수분이며 쓸개에서 5~10배로 농축된다. 주요 유기물질은 **쓸개즙염(담즙산염, bile salt)** 및 **쓸개즙색소(담즙색소, bile pigment)**이며 이자액과 비슷한 알칼리성 전해질에 용해된다.

쓸개즙의 황금색은 쓸개즙색소에 의한 것이다. 이들의 대부분은 **빌리루빈(bilirubin)**으로서 골수, 지

● **표 9-4 간의 기능**

간은 체내 중간대사의 중심이 된다.
1. 당대사 1) 포도당(glucose) 합성, 저장, 분해, 해당, 산화, 에너지 생산 2) 새로운 당의 합성 3) 혈당 조절 4) 갈락토스, 과당의 대사 2. 단백대사 1) 단백질, 아미노산의 분해 : 탈 아미노기작용, 아미노기 전이반응 2) 단백질 합성 : 알부민, 혈액응고인자 3) 단백질 저장, 방출 3. 지질대사 1) 지방산, 중성지방, 지단백질의 합성 2) 콜레스테롤, 인지질 합성 3) 혈액 내로 방출 4) LCAT(lecithin cholesterol acyltransferase) 4. 비타민 대사 1) 각종 비타민(B, D_3 등)의 활성화, 저장 5. 호르몬대사 : 호르몬의 불활성화, 분해(성 호르몬, 뇌하수체 호르몬) 6. 기타 1) 쓸개즙 생성, 분비, 배출(쓸개즙산) 2) 해독작용, 알코올 대사, 암모니아 처리 3) 혈액응고, 항빈혈인자의 생성 : 혈액응고(fibrinogen, prothrombin), 혈액응고 억제(heparin) 4) 혈액량 조절 5) 신체방어 작용, 그물내피계통의 작용, γ globulin(항체) 생성 6) 간의 재생

라(비장), 간, 림프절 등에 있는 그물내피계통(망상내피계)에서 적혈구가 파괴되면 혈색소(hemoglobin)가 방출된다(그림 9-21). 이 빌리루빈은 간접형 빌리루빈이라고 하며 콩팥(신장)의 토리(사구체, glomerular)로부터 여과되지 않기 때문에 소변(요)으로 나오지 않으며, 알부민과 결합하여(알부민 결합 빌리루빈) 혈액을 통하여 간으로 운반되며, 간세포 내에서 글루쿠론산과 결합하면 친수성의 글루쿠론산(glucuronic acid)과 빌리루빈이 된다. 이것을 직접형 빌리루빈이라고 하며 콩팥의 토리에서 여과된 후 소변으로 배설된다. 쓸개즙 속으로 분비되는 빌리루빈도 직접형이며 창자 안에서 환원되어 유로빌리노겐(urobilinogen)이 된 후 대변(feces or stool)으로 배설된다. 이들의 대부분인 95~99%가 간으로부터 다시 배설(창자간순환, enterohepatic circulation)되며 일부는 온몸순환(체순환)을 통해 소변으로 배설된다.

쓸개즙염의 쓸개즙산(담즙산, bile acid)은 Na^+ 또는 K^+으로서 글리신(glycine), 타우린(taurin) 등의 아미노산과 간세포에서 콜레스테롤(cholesterol)로부터 생성되는 콜릭산(cholic acid), 체노데옥시콜릭산(chenodeoxycholic acid)의 결합체로서 타우로콜릭산(taurocholic acid), 글리코콜릭산(glycocholic acid) 등으로 구성된다. 생리적 상태에서 유리 쓸개즙산은 없다. 쓸개즙으로부터 샘창자로 배설되는 쓸개즙에 있는 쓸개즙염의 대부분은 간문맥을 통하여 간으로 재흡수되어 다시 쓸개즙으로 분비된다(창자간순환).

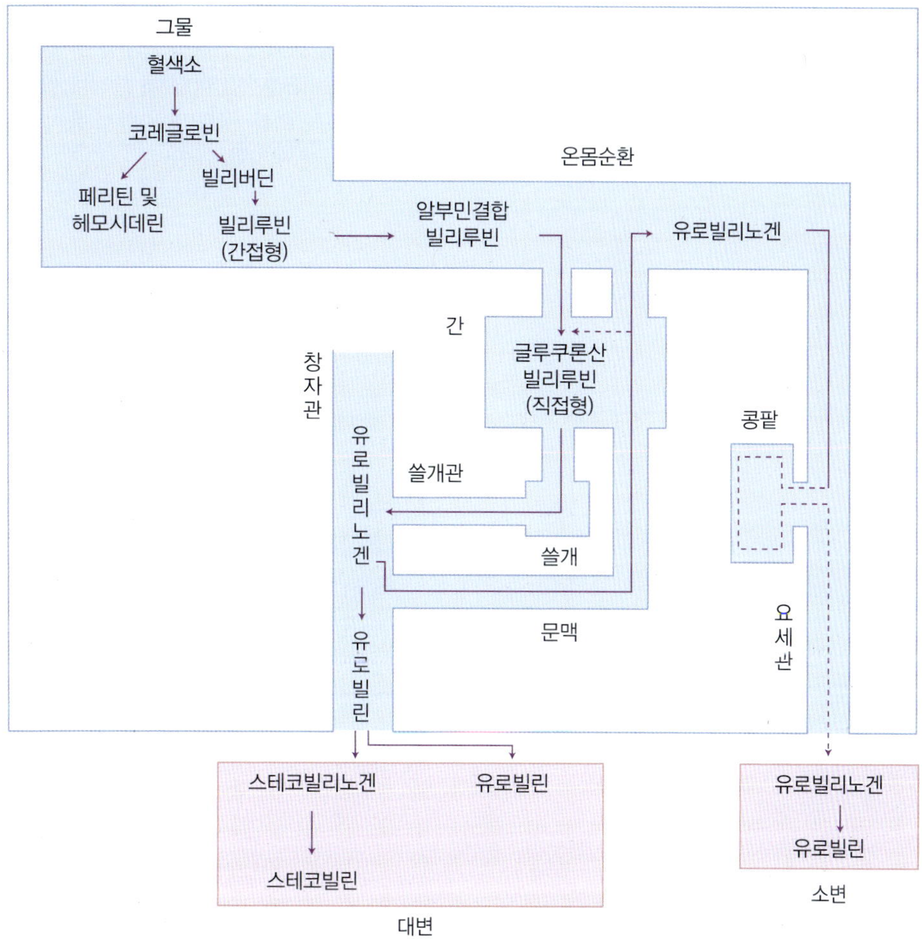

● 그림 9-21 혈색소 분해에 의한 쓸개즙색소 생성경로

4) 쓸개계통의 기능

쓸개즙은 배설물로서의 의의도 있으며 끊임없이 생성, 분비된다. 식사 후에 시간이 지나면서 소화기의 활동이 떨어지는 상태에서는 오디(Oddi) 조임근이 닫히면서 쓸개즙은 쓸개에 저장된다. 저장된 쓸개즙의 수분은 탈수·농축되어 쓸개즙이 된다. 식사를 할 경우 오디조임근이 이완되면서 샘창자 점막으로부터 콜레시스토키닌(CCK)이 분비되는데 이것이 쓸개를 수축시켜 쓸개즙이 샘창자로 배출된다.

임/상/노/트

담석증(쓸개돌, cholelithiasis)

쓸개에 약간의 단백질 성분과 콜레스테롤, 쓸개즙 색소, 칼슘염 등의 결정체가 엉켜서 쓸개돌이 생긴 것을 담석증(cholelithiasis)이라 한다. 원인은 명확하지 않으나 콜레스테롤의 증가, 쓸개즙의 정체, 쓸개나 쓸개길의 감염 등을 원인으로 생각한다. 무증상에서 심하면 쓸개염에 의한 극심한 통증, 오심, 구토 및 지방질 음식에 대한 소화 장애가 발생할 수 있다. 쓸개돌은 대부분 수술을 필요로 하며 쓸개도 함께 제거할 수 있다.

Human Physiology

제 10 장

물질대사 및 체온조절

1. 물질대사
2. 체온조절

1. 물질대사

1) 대사(metabolism)

사람은 항상 에너지를 소비하여 생명활동을 유지하고 있다. 근육을 사용하는 활동을 포함하여 몸 안에서 이루어지는 모든 내부 장기의 작용을 대사라고 한다. 즉, 아미노산으로부터 단백질을 합성하고 이들로부터 열을 만들어 체온을 유지하는 것, 신경섬유가 흥분을 전도하는 것, 작은창자(소장)에서 영양소를 흡수하고 콩팥(신장)에서 소변(요, urine)을 생성하는 것 등과 같은 일에도 에너지를 필요로 한다. 그리고 이러한 몸의 작용에 필요한 에너지는 섭취하는 음식물로부터 얻을 수 있다. 음식물 속의 탄

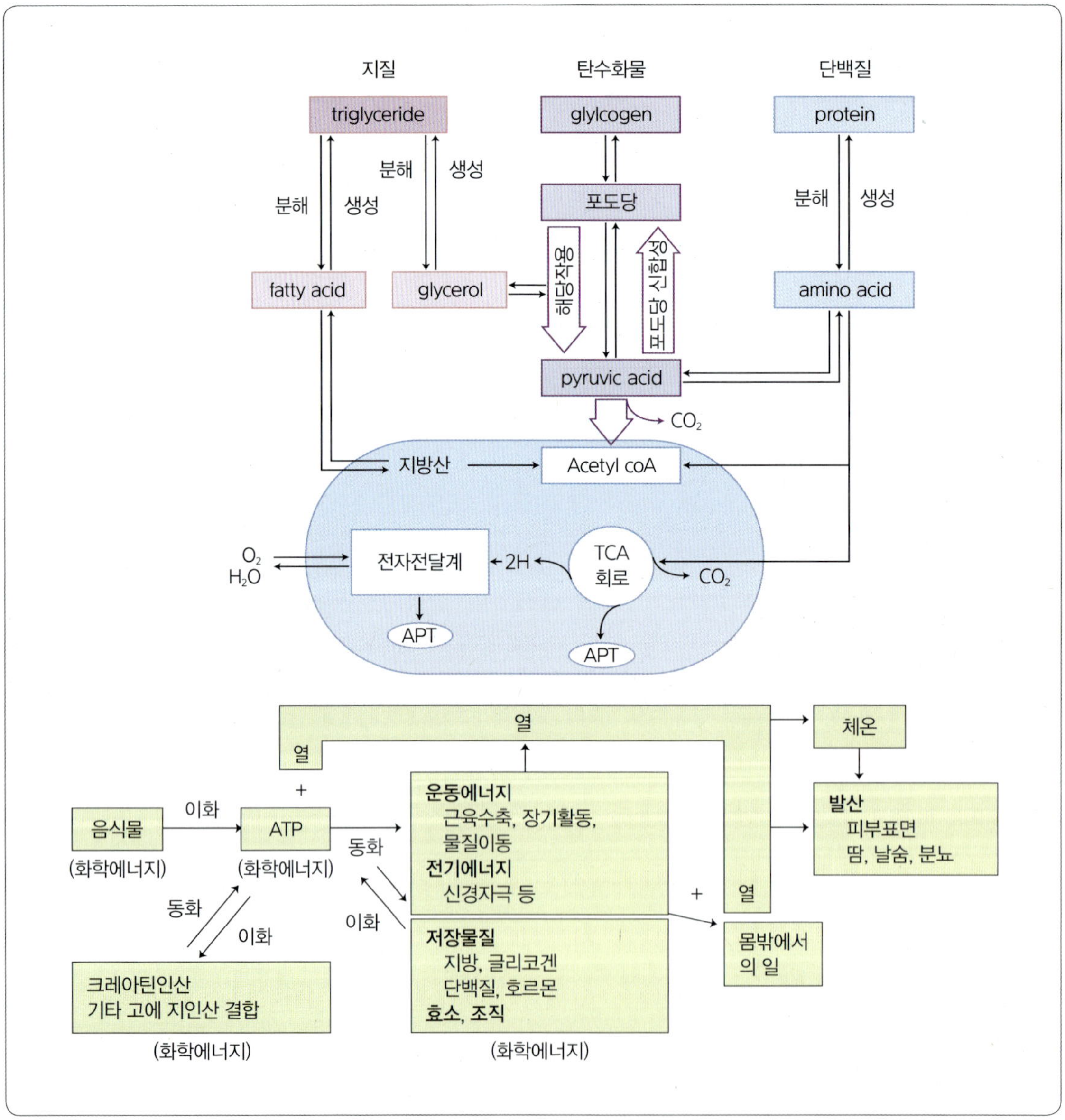

● 그림 10-1 생체내 물질대사(A) 및 에너지의 전환(B)

수화물, 단백질, 지질 등과 같은 고분자는 저분자 물질로 분해되면서 에너지를 방출하는데 이 에너지는 사람의 생명활동에 이용된다. 이 때 음식물의 분해에 의해서 생긴 화학 에너지는 일단 고에너지 인산화합물로 전환된 후 필요에 따라 에너지로 이용된다(그림 10-1).

이와 같이 생체가 바깥으로부터 물질을 섭취하여 생명현상을 영위하는 것을 영양이라고 하고 이 때 바깥으로부터 받아들이는 물질을 영양소라고 한다. 물질대사(metabolism)란 생체 안에서 영양소의 화학적 변화와 에너지 전환을 의미한다. 이런 대사과정에서 섭취된 영양소가 물(H_2O), 이산화탄소(CO_2), 실소화합물(nitrogen compound)로 완전 산화되면서 에너지가 생성되는 과정을 **이화작용(catabolism)**이라고 하며, 그 반대로 이들 에너지를 이용하여 다시 고에너지 인산화합물의 형태로 저장하는 것을 **동화작용(anabolism)**이라고 한다. 또한 남은 에너지를 작은 분자인 탄수화물, 단백질, 지질 등의 형태로 생체 안에 저장하는 과정도 동화작용이다.

한편 몸속에서 영양소들이 동화 또는 이화되어가는 화학적 변화과정을 중간대사라고 하는데 이 대사과정을 에너지의 소비와 획득 측면에서 볼 때 **에너지대사(energy metabolism)**라고 한다.

(1) 생체의 구성성분과 영양소

사람 몸은 영양소를 흡수, 소화시켜 생명활동을 유지하거나 생체의 구성성분으로 이용한다. 이 영양소 중에서 탄수화물(carbohydrate), 단백질(protein), 지질(lipid)을 3대 영양소라고 한다.

① 탄수화물

다당류(polysaccharide)는 포도당(glucose), 과당(fructose), 갈락토스(galactose) 등과 같은 단당류(monosaccharide)는 배분(배당, allocation) 결합을 한 중합체(polymer) 형태로 몸속으로 들어 간다. 그 중 에너지원으로 가장 중요한 포도당은 생체가 에너지를 필요로 하지 않는 경우 글리코겐(glycogen)으로 바뀐 후 간 및 근육에 지방(fat)의 형태로 저장된다. 또한 갈락토오스는 뇌조직의 구성성분이며, 리보오스(ribose)는 핵산의 구성성분이다.

② 단백질

생명의 1차 물질인 단백질을 구성하는 물질은 아미노산(amino acid)인데 이들은 가수분해(hydrolysis)된 후 세포 안으로 들어간다. 단백질은 생체 건조중량의 50% 이상을 차지하고 모든 조직 및 기관의 주성분이며, 또한 생체 내 화학반응을 촉매하는 효소를 비롯하여 단백질 호르몬, 면역항체 등의 주성분으로서 여러 가지 중요한 기능을 수행한다. 더욱이 영양이 결핍될 때에는 몸속에 저장된 단백질들이 에너지원으로 사용된다.

③ 지질

생체에 있어 중요한 지질은 중성지방(triglyceride), 콜레스테롤(cholesterol), 인지질(phospholipid), 당지질(glycolipid) 등이다. 중성지방은 지방산(fatty acid)과 글리세리드(glyceride) 로 분해되어 흡수된다. 지방은 탄수화물과 단백질보다 열생성량이 2배 정도 많으며, 에너지원 및 저장

● 표 10-1 중요 비타민의 개요

명칭	특징		생리적 작용	결핍증
비타민 A	지용성	대량투여는 독성을 발생시킴	망막에서의 생리작용, 상피조직의 보전, 리소좀(lysosme)의 안정화	야맹증, 안구건조증, 각막연화증
비타민 D	지용성	대량투여는 조직의 석회화를 초래함	뼈조직형성, Ca 및 P의 흡수증가	구루병(rikets), 뼈연화증
비타민 E	지용성	열에 안정적임	비타민A의 산화방지와 흡수 촉진, 지방산 분해 방지	빈혈
비타민 K	지용성	산과 열에 강함	프로트롬빈 형성, 혈액응고 기구의 정상작용 유지	프로트롬빈 결합에 의한 용혈
비타민 B_1	수용성	열, 알칼리 및 산에 강함 자외선에 의해 쉽게 파괴	탄수화물대사, 중추 및 말 신경 기능과 심장근육 기능 유지	각기병, 말 신경염, 중심병변, 뇌증
비타민 B_2	수용성	자외선에 의해 쉽게 파괴	플라빈효소의 보조효소 성분으로 몸속의 산화, 환원에 관여	성장장애, 질병 저항력 감소
비타민 B_6	수용성	열에 강하지만 산 및 알칼리에 약함	단백질 대사에 관여(특히 아미노산 대사와 효소의 보조효소)	피부염, 성장장애, 근육퇴화
비타민 B_{12}	수용성	열에 강함	적혈구 형성, 신경기능 유지, 엽산관계 효소와 DNA합성에 관여, 메티오닌 및 아세트산염 합성	거대적혈모구성 빈혈증, 정신 불안증, 영양결핍 약시
비타민 C	수용성	산소와 열에 약함	풋뼈조직 형성, 뼈아교질형성, 혈관 기능, 조직호흡 및 상처 치유	괴혈병, 뼈의 연화

에너지원으로 사용된다. 한편 인지질 및 당지질은 세포막, 뇌 및 신경의 중요한 구성성분이며, 콜레스테롤은 스테로이드(steroid) 호르몬의 기본 구조가 된다.

④ 비타민

효소 작용을 촉진시키는 보조효소(조효소, coenzyme)인 비타민은 생체 내에서 합성되지 못하기 때문에 미량이기는 하지만 영양소로서 섭취되지 않으면 안된다. 따라서 이들을 섭취 하지 못하면 여러 가지 비타민 결핍증상이 나타난다(표 10-1).

⑤ 무기질

칼슘(Ca^{2+})은 뼈에 주요 구성성분이며 신경 및 근육 등의 기능조절, 혈액응고 등에도 관여한다. Na^+, Cl^-은 체액의 유지, 산 및 염기의 평형유지, 세포막의 흥분 전도 등과 같은 다양한 기능을 수행한다. 마그네슘(Mg^{2+})은 뼈의 구성성분이며 효소 활성제로서 작용한다. 또한 철(Fe)은 적혈구에 있는 혈색소의 구성원소일 뿐만 아니라 세포내 산화환원에 관여하는 중요한 여러 효소의 구성 성분이다. 이외에도 요오드(I), 인(P), 황(S), 아연(Zn), 망간(Mn), 코발트(Co) 등도 필수 불가결한 원소로 알려져 있다.

(2) 고에너지 인산화합물

고에너지 인산화합물에는 아데노신 3인산(adenosine triphosphate, ATP) 및 크레아틴인산(creatine phosphate, CP)이 있다. ATP는 질소성 염기인 아데닌(adenine, purine의 일종), 리보스(ri-

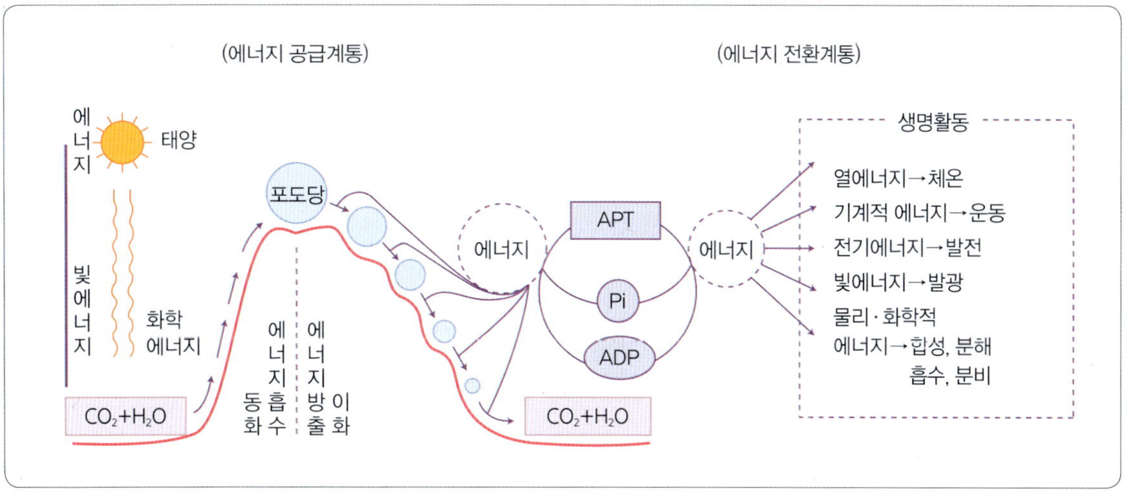

● 그림 10-2 물질 및 에너지 대사를 통해서 본 에너지의 전환

bose, 5단당) 및 인산의 3분자가 결합된 물질이다. ATP가 가수분해되면 인산기가 떨어져 나가면서 아데노신 2인산(adenosine diphosphate, ADP)이 되는데 이때 다른 많은 인산화합 물에 비하여 대단히 큰 에너지 즉, 약 7.2Kcal의 에너지가 방출된다.

그 이유는 ATP는 ADP와 인산기가 결합하여 생성되는데 이때 그 결합부위에 10~20Kcal의 에너지를 농축, 저장시켜 놓기 때문이다. 이와 같이 얻어지는 에너지는 모든 생명현상에 직접 이용된다(그림 10-2).

크레아틴인산은 크레아틴에 12분자의 고에너지 인산이 결합된 것이다. 주로 뼈대근육에서 ATP가 과잉 공급되면 그 에너지를 크레아틴인산 합성에 사용하고 ATP 결핍 시에는 크레아틴인산으로부터 에너지를 받아 ADP로부터 ATP를 만든다.

ATP의 생산은 무기적 과정 및 유기적 과정을 거쳐 이루어진다. 예를 들면 포도당 1분자가 완전히 산화되어 H_2O 및 CO_2로 분해될 때 모두 36개 분자의 ATP가 만들어진다. 1몰의 포도당이 완전 연소되면 686Kcal의 열이 발생하지만 36개의 ATP로부터 인산기 36개가 분리될 때 생성되는 에너지는 8Kcal×36=288Kcal 밖에 되지 않는다. 이것은 1몰의 포도당에서 생성될 수 있는 열량의 40%에 해당한다. 따라서 1몰의 포도당으로부터 생성될 수 있는 총 화학에너지의 약 40%에 해당되는 에너지는 인산화합물의 형태로 몸속에 저장되며 나머지 약 60%는 열로 바뀐다.

2) 중간대사

현대인은 하루 3회 식사를 하는데 소화기계의 생리기능과 그에 따른 대사기능은 각 식사에 따라 두 개의 과정으로 나뉘어진다. 즉, 음식물의 소화와 관계있는 생리기능은 소화기와 소화후기로 구분되고, 소화된 영양소의 흡수와 관계있는 대사기능은 흡수기(absorption period)와 공복기(fasting period)로 구분된다. 대사기능에 있어서 흡수기는 창자관(장관, intestinal cannal)으로부터 혈액 속으로 영양소가 들어가는 시기로써 식후 약 3시간 정도이며, 공복기는 창자관이 비어있는 시기로써 오후의 늦은 시기 또는 저녁 야간의 대부분이 이에 해당된다.

각 시기별 대사기능의 특징은 다음과 같이 요약된다. 즉, 보통의 식사를 한 후 약 3시간 동안의 흡수기에 섭취되는 영양소 중에서 에너지원으로 주로 사용되는 것은 포도당이다. 그리고 아미노산 및 중성지방(triglyceride)는 극히 일부가 에너지원으로 사용되거나 체단백질 및 지방의 생합성에 이용된다. 에너지원으로 사용되지 않는 나머지의 중성지방 및 포도당은 저장 지방의 형태로 전환된다. 한편 공복기에 에너지원으로 사용되는 것은 저장 영양소인데 이들 중에서 탄수화물은 주로 뇌에 필요한 에너지를 공급하는 에너지 공급원이다. 따라서 생체에 필요한 대부분의 에너지는 저장지방의 산화에 의하여 공급되기 때문에 지방 및 단백질 합성이 억제되어 전체적으로 저장 영양소는 감소한다.

(1) 흡수기

흡수기에 있어서 주요 영양소의 이동과 대사는 그림 10-3과 같다. 섭취된 음식물에 있는 탄수화물, 단백질 및 지질은 각각 단당류, 아미노산, 중성지방까지 소화된 후 앞의 두 개 성분은 혈관으로 들어가고, 중성지방는 림프관으로 들어간다.

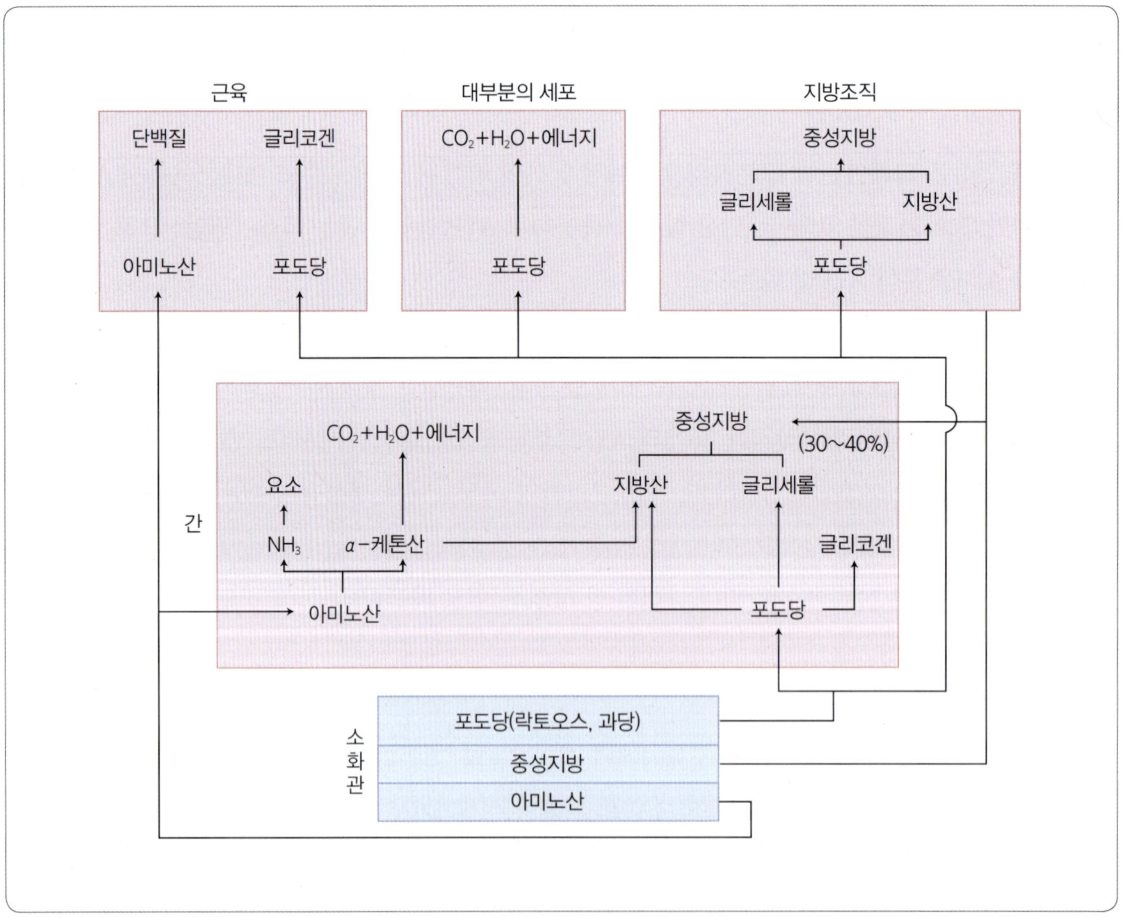

● 그림 10-3 흡수기(식사 후)의 중간대사

① 탄수화물의 중간대사

포도당은 소장에서 흡수된 후 간문맥(hepatic portal vein)을 거쳐 간세포 안으로 들어간다. 다른 단당류도 문맥을 거쳐 간세포 안으로 들어간 후 포도당으로 전환된다. 여기에서 포도당은 인산화반응을 통하여 포도당-6-인산(glucose-6-phosphate)으로 전환되는데 이들의 대부분은 글리코겐(glycogen)의 형태로 저장된다. 그 중 일부는 근육에 흡수된 후 글리코겐의 형태로 저장되거나 간 및 지방조직에서 지방으로 전환되어 저장된다.

한편 상당수의 세포에서는 흡수된 포도당이 혐기성 조건 하에서 포도당-6-인산으로 전환된 후 해당작용(glycolysis, Embden-Meyerhof pathway)에 의하여 분해되고, 이어서 호기적 조건에서 삼카르복실산회로(구연산회로, Krebs cycle, tricarboxylic acid cycle)에 의하여 산화되어 물과 이산화탄소로 분해될 때 에너지가 생성된다(그림 10-4). 이 에너지는 주로 ATP의 형태로 저장된 후 모든 생명활동에 이용된다. 그러나 간 자체에 필요한 에너지원은 아미노산 분해 산물의 산화를 통하여 얻어진다.

② 단백질의 중간대사

단백질은 가수분해에 의해 아미노산으로 분해되는데 이들 아미노산은 작은창자에서 흡수된 후 간문맥을 거쳐 간으로 이동된다. 간에서 다시 생체 특유의 단백질로 합성되거나 간을 통과하여

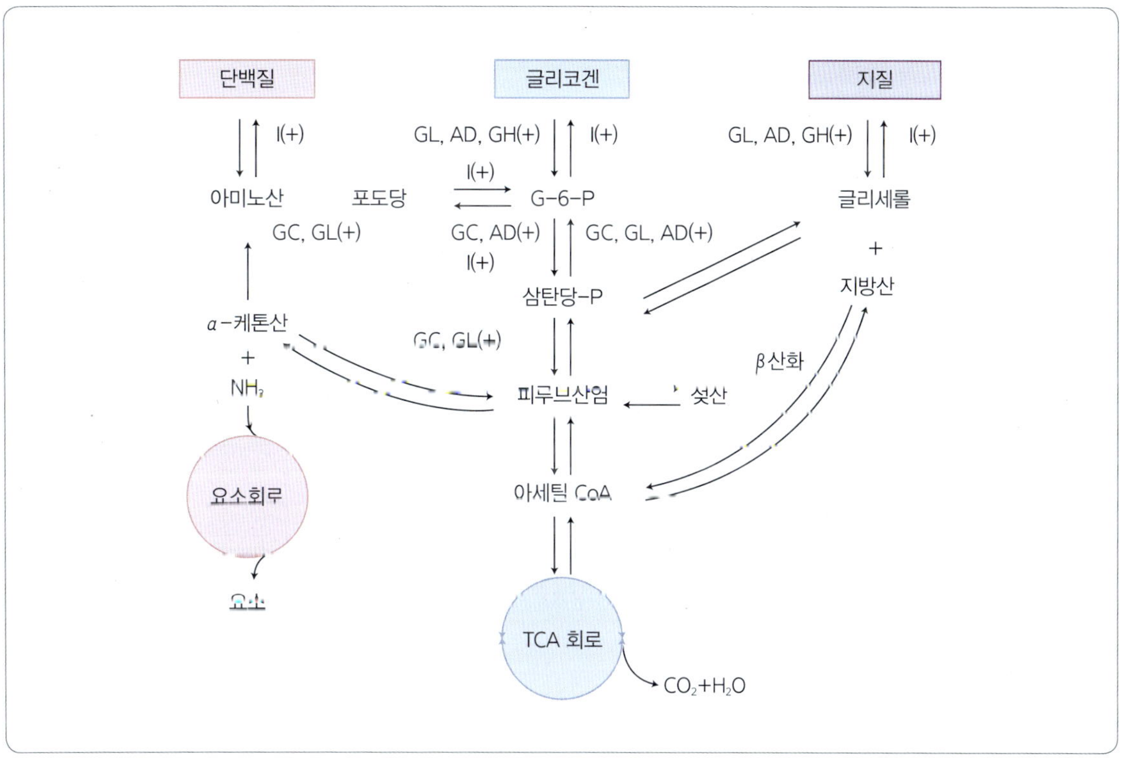

● 그림 10-4 탄수화물, 단백질, 지질의 대사 및 호르몬 작용

I: 인슐린, GL: 글루카곤, GC: 글루코코르티코이드, GH: 성장호르몬, AD: 아드레날린

각 조직 세포로 운반되어 각각 특정한 단백질로 합성된다.

단백질 합성에 이용되지 않는 아미노산은 주로 간에서 당 또는 지질의 대사경로로 들어가서 영양소로 전환되거나 산화분해되어 에너지를 발생시킨다. 그 결과물과 이산화탄소 및 질소 화합물이 생성된다(그림 10-4).

③ 지질의 중간대사

작은창자 안에서 지방산과 글리세롤로 분해되어 흡수되는 지방은 창자관 벽의 점막 세포 내에서 다시 중성지방으로 합성된다. 그 후 지질단백질로 쌓인 암죽미립(chylomicrons)이 되어 작은창자, 림프관, 가슴림프관(흉관)을 거쳐 혈액 내로 들어간다. 거의 대부분은 간 또는 지방조직에 저장되며, 일부는 여러 조직에서 흡수된 다음 산화를 거쳐 에너지로 사용된다. 완전히 산화되면 물과 이산화탄소가 된다(그림 10-4).

(2) 공복기

공복기 중간대사는 그림 10-5와 같다. 이 시기의 가장 큰 문제는 소화관으로부터 포도당이 전혀 흡수되지 않지만 혈중 포도당의 농도를 일정수준으로 유지시켜야 한다는 것이다. 그 이유는 공복(fasting)상태에서 중추신경계통은 포도당만을 에너지원으로 이용하기 때문이다. 뇌에 포도당 공급이 정

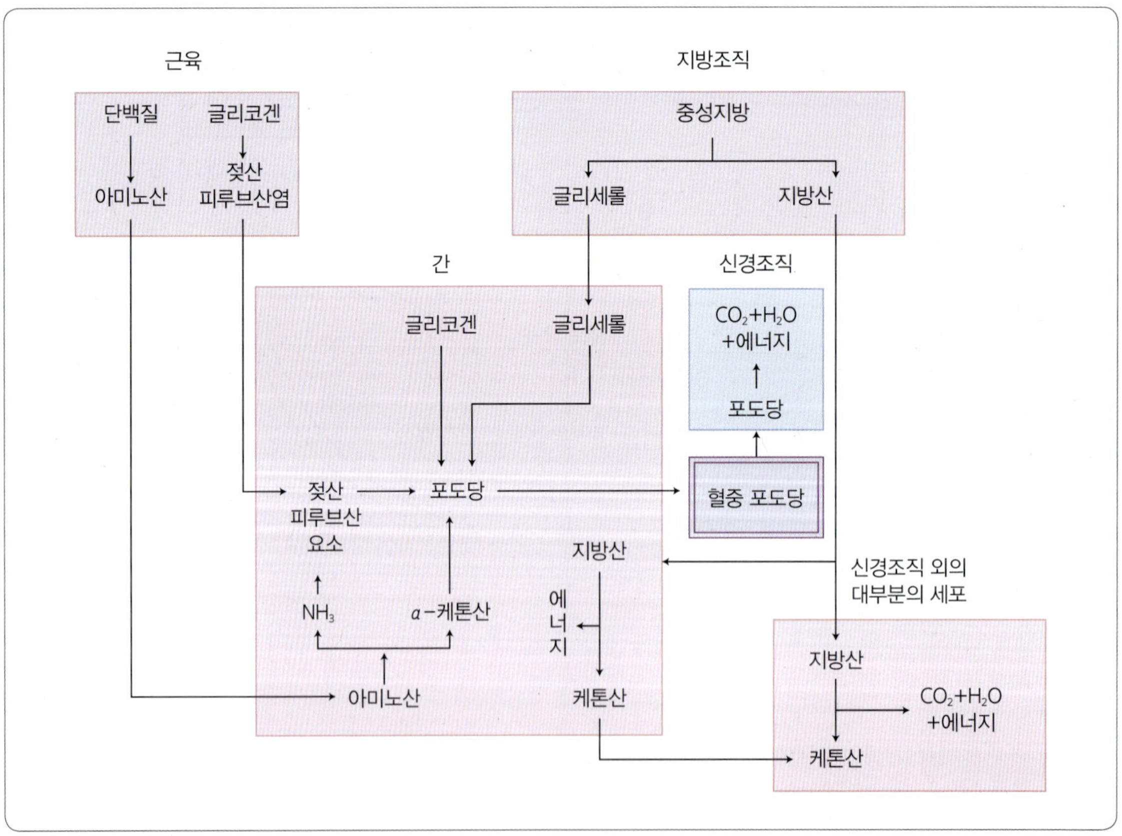

● 그림 10-5 공복기(식사 중간기)의 중간대사

지되면 수분 내에 뇌장애, 혼수가 일어나 죽음에 이르게 된다. 따라서 이 공복기의 대사 기능에 있어서 혈중 포도당 농도가 어떻게 유지되는가에 대해서는 ① 포도당의 공급원 ② 포도당의 절약 및 지방의 이용과 같은 두 가지 측면으로 설명할 수 있다.

① 포도당 공급원

공복상태에서는 저장된 글리코겐이 가장 먼저 포도당 공급원으로 이용되는데 소화 흡수가 끝날 시점에 약 10g 이하의 글리코겐이 저장된다. 이런 양의 글리코겐은 400Kcal의 에너지 밖에 공급하지 못한다. 근육도 거의 비슷한 양의 글리코겐을 가지고 있지만 포도당으로 전환시키는 효소(glucose-6-phosphate)를 갖고 있지 않기 때문에 젖산 및 피루브산염(pyruvic acid)으로 전환되어 간으로 이동된 후 간에서 포도당 생성을 위한 재료로 사용된다. 지방 조직으로부터 생성된 글리세롤도 간에서 포도당 생성에 이용된다. 이것도 부족할 경우 단백질 분해에 의해서 생성되는 아미노산이 간에서 포도당 생성을 위한 재료로 사용되기 때문에 아미노산도 포도당의 최대 공급원이라 할 수 있다. 그러나 마지막 단계까지 단백질 분해가 진행되면 생명이 위험해진다. 간에서 피루브산, 젖산, 글리세롤, 아미노산으로부터 포도당이 생성되는 것을 **포도당신합성**(당신생, gluconeogenesis)이라고 한다. 24시간 동안 공복(fasting)을 할 경우 포도당신합성에 의하여 180g의 포도당이 생성되는데 이 반응은 간 뿐만 아니라 콩팥에서도 일어나는 것으로 알려져 있다.

② 포도당의 절약 및 지방 이용

180g의 당이 생성된다고 하더라도 1일에 필요한 에너지를 충분히 공급하지는 못한다. 따라서 생체는 흡수기와 공복기에 걸쳐 대사기능을 결정적으로 조정한다. 만약 중추신경 계통이 꾸준히 포도당만을 계속 사용할 경우 모든 다른 기관은 포도당의 산화를 통한 에너지 생성을 중지하고 에너지원으로 지방을 사용하게 된다. 따라서 간에서 만들어지는 포도당은 중추신경계통에만 제공된다.

지방 이용의 첫 번째 단계는 지방조직에 있는 중성지방(triglyceride)의 산화반응에 의하여 지방산이 생성되는 과정이다. 지방산은 신경계통 이외의 모든 세포에 전달된 후 β-산화(β-oxidation) 과정을 거치는데 이때 생성된 아세틸 CoA(acetyl CoA)는 TCA 회로로 들어가기 때문에 에너지가 생성된다(그림 10-4). 지방산은 간에서 산화하여 아세틸 CoA로 되는데 이 아세틸 CoA 2분자가 축합을 할 경우 케톤체(ketone body)가 생성된다. 오랜 기간에 걸친 절식 및 당뇨병 등에서는 혈액으로 케톤체가 유리되는데 이것은 TCA 회로에 의하여 산화되어 많은 조직(근육, 콩팥, 뇌)의 중요한 에너지원으로 이용된다. 이런 경우 체액은 산성화 된다(케토산증, ketoacidosis).

③ 중간대사의 조절

흡수기 및 공복기에 중간대사를 조절하는 것은 주로 호르몬이다. 흡수기에는 인슐린(insulin) 이 작용하고 공복기에는 아드레날린(adrenalin), 글루카곤(glucagon), 성장호르몬, 갑상선 호르몬, 부신겉질 호르몬 등이 작용한다(그림 10-6).

특히 인슐린은 글리코겐 생산, 포도당신합성 억제 및 지질 분해억제 작용을 하는 에너지 저장 호

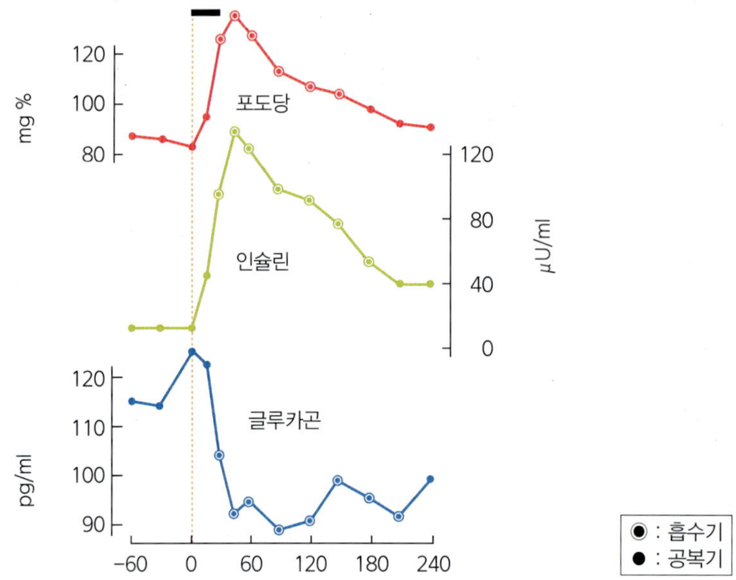

● 그림 10-6 탄수화물을 섭취한 정상인의 인슐린 및 글루카곤의 분비 변화

르몬인 반면, 글루카곤은 글리코겐의 분해, 포도당신합성 및 지질 분해 작용을 하는 에너지 유리 호르몬이다. 이들 두 가지 호르몬의 분비는 흡수기와 공복기에 광범위하게 변동 한다(그림 10-6). 만일 두 가지 호르몬의 혈중 농도를 비교해 보면 흡수기에는 1몰의 인슐린/글루카곤의 비율이 70% 이상으로 증가되기 때문에 인슐린의 분비가 현저하게 증가하며, 공복기에는 2% 이하로 감소하기 때문에 글루카곤의 분비가 현저히 증가한다. 이와 같이 하여 혈당이 일정하게 유지된다.

3) 에너지대사

(1) 에너지대사량의 측정

생체 내로 섭취된 영양소로부터 생성되는 에너지양은 직접 측정할 수 없기 때문에 영양소가 생체 내에서 산화되면서 소비하는 산소량과 배출한 이산화탄소 및 질소량을 측정한 후 이들로부터 간접적으로 추측한다.

① 날숨(호기) 가스분석

Douglas bag을 사용하여 산소 소비량(I) 및 이산화탄소 배출량(E)을 측정한다.

② 단백질 산화량(P) 추정

단백질이 산화되면 질소는 요소의 형태로 소변과 함께 배설된다. 질소는 단백질의 약 16%를 차지하므로 다음과 같은 식에 의하여 소변 속의 질소량(U)으로부터 단백질 산화량을 산출한다.

$$P = U \times 6.25\left(\frac{100}{16}\right)$$

또한 이 때의 산소 소비량, 이산화탄소 배출량은 소변 속의 질소량 1g당 각각 5.92ℓ, 4.75ℓ이다.

③ 호흡지수(RQ)

CO_2 배출량 및 O 흡입량의 비율(CO_2/O2)을 **호흡지수**(호흡상=호흡율, respiratory quotient, RQ)이라 한다. RQ는 탄수화물이 1.0이고 지방이 0.7이며 단백질이 0.8 정도이다.

$$\frac{E - 4.75 \times U}{I - 5.92 \times U}$$

④ 탄수화물(S) 및 지방(L)의 산화량

단백질 산화에 따른 산소 소비량 및 이산화탄소 배출량을 뺀 나머지의 산소량 및 이산화탄소량의 RQ(비단백성)는 다음과 같이 산출된다.

이 RQ를 사용하여 표 10-2로부터 산화된 탄수화물[$S = \chi \times (I - 5.92 \times U)$], 지방 산화량[$L = y \times (I - 5.92 \times U)$]을 산출한다.

⑤ 영양소의 에너지 생산량

생체 내에서 음식물 분해에 의해 방출되는 에너지양과 그 음식물이 생체 외에서 연소될 때 방출되는 에너지양은 같다. 음식물 중 세 가지 영양소인 탄수화물, 지방, 단백질은 생체 내에서 각각 1g당 4.1, 9.3, 4.2Kcal의 에너지를 발생시킨다(Atowater의 계수). 섭취한 영양소의 양에 이 계수를 곱하면 에너지 생산량(E)을 추측할 수 있다.

$$E = 4.1 \times S + 9.3 \times L + 4.2 \times P$$

● 표 10-2 비단백질성 호흡상 및 탄수화물과 지방의 비율

비단백질성 호흡지수(RQ)	산소 1ℓ 당		
	탄수화물(g)	지방(g)	열량(kcal)
0.70	0.000	0.502	4.686
0.75	0.173	0.433	4.739
0.80	0.375	0.350	4.801
0.85	0.580	0.267	4.862
0.90	0.793	0.180	4.924
0.95	1.010	0.091	4.985
1.00	1.232	0.000	5.047

● 표 10-3 기초대사량에 영향을 미치는 인자

주변온도	• 추위에 적응한 사람은 보통 사람보다 높으며, 겨울에 높고 여름에 낮다.
성별	• 남성은 여성보다 높다.
연령	• 유아기, 사춘기에 높다.
영양상태	• 기아 상태에서 저하하고, 과식하면 증가한다.
호르몬	• 갑상선호르몬, 부신겉질 및 속질호르몬에 의해 증가한다.

(2) 각종 에너지대사

생체 내에서 생산되어 방출되는 에너지에는 다음의 네 종류가 있다. 기본적으로 생산, 방출되는 에너지는 외부에서 하는 일에너지, 열에너지, 저장에너지 등 세 가지 형태로 나뉘어진다.

① 기초대사

기초대사량이란 외부에서 일하지 않는 상태에서 몸의 열 평형 유지를 위하여 방출되는 에너지양이다. 20~25℃의 쾌적한 실온과 정신적 및 육체적 안정상태에서 음식물 섭취 후 12~14시간 사이에 생산, 방출되는 에너지양은 생명유지에 필요한 최소한의 에너지량이다. 이것은 표 10-3과 같은 여러 인자의 영향을 받는다. 한편 기초대사량은 체표면적에 비례하는데 동물의 종류와 관계없이 체표면적 $1m^2$당 약 1, 000Kcal가 된다.

② 수면대사

수면상태에서 에너지 대사량은 일반적으로 기초대사량보다 낮다. 수면의 깊이에 따라 다르지만 평균적으로 기초대사량의 90%에 해당된다.

③ 운동상태의 대사

바깥에서 일을 할 때 즉, 운동할 때에는 뼈대근육의 운동과 동시에 심장, 허파 및 기타 기관(organ)의 활동이 항진되는데 이에 따라 기계에너지 및 전기에너지 등이 발생된다.

④ 특이동적작용

식사 후에는 일반적으로 섭취된 영양소의 흡수에 에너지가 필요하기 때문에 에너지대사가 증가하는데 이것을 **특이동적작용**(specific dynamic action, SDA)이라고 한다. 그 양은 영양소의 종류에 따라 다르며 총 에너지 소비량의 약 10%에 해당한다.

(3) 에너지 소비량

일상생활 중 에너지 소비량은 그 사람의 활동 상황에서 생활 활동지수 X를 정하고(표 10-4) 다음과 같이 산출한다.

$$A=B+BX+\frac{1}{10}A,\ [A=\frac{9}{10}(1+X)xB]$$

A : 에너지소비량/일

B : 기초대사량/일

X : 생활 활동지수

BX : 생활 활동에 사용된 에너지/일

$\frac{1}{10}A$: 1일의 특이동적작용에 사용된 에너지

● 표 10-4 생활 활동지수의 노동 강도별 기준

노동강도	생활 활동지수(X)
가벼운노동	0.35
보통노동	0.50
약간 힘든노동	0.75
매우 힘든노동	1.00

2. 체온조절

사람은 생명현상 유지에 필요한 영양소를 섭취하여 몸속 물질대사에 이용하는데 이때 물질대사를 촉매하는 효소는 모두 온도에 민감하기 때문에 약간의 온도변화에 의해서도 물질대사의 속도는 크게 영향을 받는다. 즉, 체온이 너무 높거나 너무 낮으면 효소 활성이 상실되어 물질대사가 정상적으로 일어나지 않으므로 사람은 생명활동을 할 수 없게 된다. 또한 사람 몸을 구성하고 있는 단백질 중에는 44℃를 넘으면 응고가 되는 것이 있으므로 높은 체온은 생명에 위험하다.

1) 체온

사람은 체온을 겨드랑이(액와), 입안 또는 항문에서 측정한다. 그러나 몸의 온도는 균일하지 않고 측정부위에 따라 약간 다르다. 간 및 운동 중의 근육 등 대사가 왕성한 부위에서는 높고 뼈, 피부 등에서는 낮다. 혈류는 조직 및 장기들 사이의 온도 차이를 평균화시키는 작용을 하지만, 일반적으로 몸안(체내)의 온도가 높고 몸바깥(체외)의 온도가 낮기 때문에 사람 몸은 체표면부위(shell) 및 깊은부위(core)로 구분된다. 따라서 체온은 체표면부위 온도(shell temperature)와 깊은부위 온도(core temperature)로 구분된다(그림 10-7). 체표면부위와 깊부위의 비율은 고정된 것이 아니고 환경온도가 변하면 그 비율도 변한다. 그러나 그림 10-7과 같이 주변온도가 변하더라도 깊은부위의 온도는 대체적으로 37℃로 잘 변하지 않는다. 임상적으로는 통상 깊은부위의 온도를 측정하고 이것을 체온이라 한다. 그러나 평균체온을 구할 필요가 있는 경우에는 체표면부위와 깊은부위의 체적비율을 각각 피부온

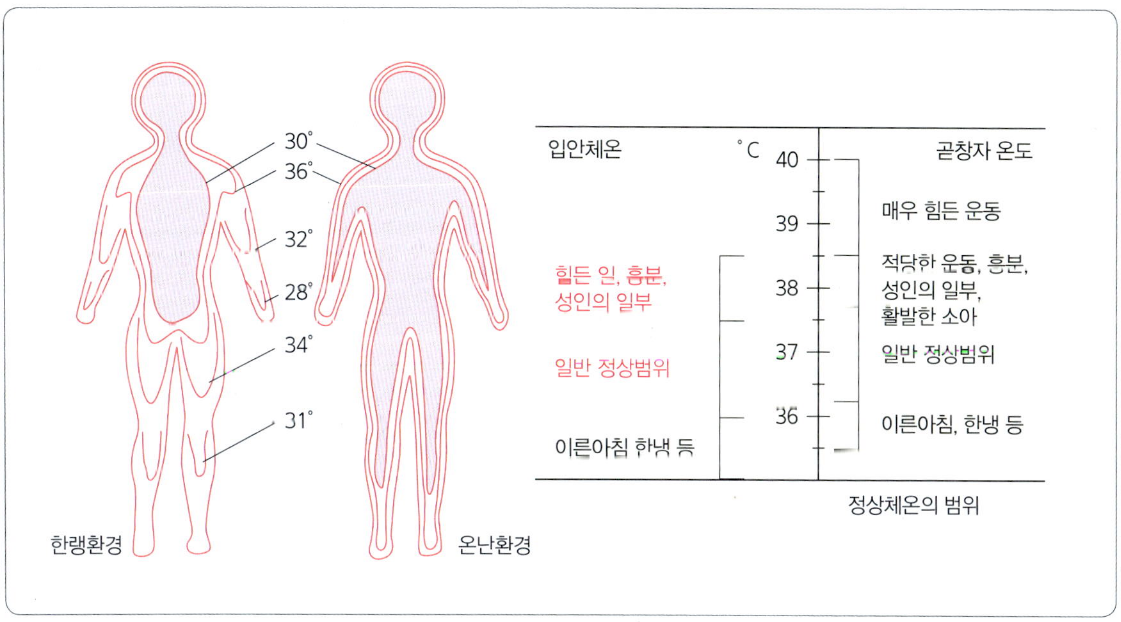

● 그림 10-7 사람의 체온 분포도

온도가 일정한 부분을 깊은부위라 하고, 변하는 부분을 체표면부위라고 한다.

도 및 깊은온도에 곱하여 체온을 구하는 경우도 있다. 깊은온도 중에서 온도계를 항문에서 7cm 이상 삽입하여 측정하는 항문온도(anal temperature)가 가장 신뢰성이 높으며 편의상으로는 입안체온(구강온도, oral temperature)이 이용된다. 또한 식도 및 바깥귀길 등에서도 측정한다. 그러나 입안체온은 항문온도보다 약 1.5℃ 낮고 겨드랑이 온도는 약 0.8℃ 낮다. 겨드랑이는 본래 체표면 부위에 해당하는 몸 부위이기 때문에 측정시 온도계를 겨드랑이에 삽입한 후 깊은부위의 열이 전도되기를 기다려야 한다. 따라서 겨드랑이 온도 측정에는 5~10분 이상이 요구되므로 0.1℃를 문제로 하는 미열(low fever)을 측정할 경우 측정에는 30분 이상의 시간이 걸린다.

2) 체온의 변동요인

(1) 체온의 생리적 변동

체온에는 1일을 주기로 변동하는 하루주기리듬(일주기리듬, circadian rhythm) 이외에 성장에 따른 변동(연령차), 여성의 성 주기에 따른 변동 등이 있다.

(2) 하루주기리듬

1일의 체온변화를 기록하면 아침 3~6시 사이에 가장 낮고, 오후 3~6시에 가장 높게 올라가는 주기적 변화를 나타내는데 그 변동폭은 0.7~1.2℃ 정도이다(그림 10-8). 이러한 체온변동은 낮에 활동하고 밤에 휴식하기 때문이 아니라 생체리듬 조절기구의 기능에 의한 것이다. 따라서 1일 또는 2일 동안 밤낮이 뒤바뀐 생활을 하더라도 체온의 리듬은 변하지 않는다. 단, 장기간 동안 밤낮이 뒤바뀐 생활을 하거나 시간 차이가 큰 장소에서 장기간 있게 되면 체온의 하루주기 리듬도 생활의 리듬에 따라 변동된다.

(3) 연령에 따른 변동

신생아는 체온조절 중추기능이 발달되지 않은 상태로 태어나기 때문에 환경 온도에 따라 체온이 변동되기 쉽다. 또한 체중의 비율에 있어서 체표면적이 크고 피하지방이 적기 때문에 기초대사량도 낮아

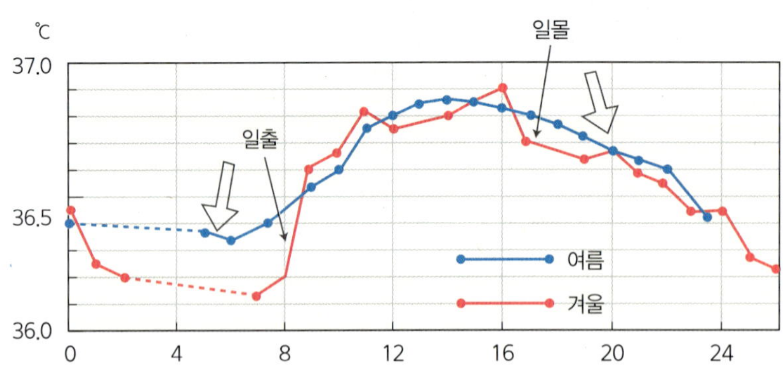

● 그림 10-8 체온의 하루주기 리듬

져서 체온이 내려가기 쉬운 반면, 땀남(발한, sweating) 기능이 발달되지 못하여 고온 환경에서 체온이 쉽게 상승한다. 또한 체온조절 기능이 안정될 수 있는 시기는 출생 6개월 경부터이다. 체온의 하루 주기(일주기) 리듬은 신생아에게는 없으며 2세 이후가 되면 뚜렷하게 구별된다. 유아기, 소아기의 체온은 성인보다 약간 높은 경우가 많으며 개인차가 있기 때문에 낮은 경우도 있다. 체온조절 기능이 성인형으로 되는 시기는 연령에 따라 다르며, 개인에 따라 차이가 있으나 대체적으로 10세 전후이다. 노년이 되면 일반적으로 체온이 저하된다.

(4) 성 주기에 따른 변동

월경주기를 보이는 여성의 경우 난포기(follicular period)에는 체온이 저하되고 황체기(corpus luteum period)에는 체온이 증가하는 주기적 변화가 있다. 그 변동의 폭은 0.2~0.4℃이다. 배란 일에는 보통 일시적으로 체온이 낮아지게 된다. 따라서 아침에 일어나서 체온(기초체온)을 매일 측정하여 보면 배란일을 추정할 수 있게 된다.

(5) 기타 인자

운동을 할 때에는 근육의 대사가 활발하기 때문에 체온이 상승하게 되어 40℃ 정도까지 상승한다. 또 식사를 할 경우 식후 30~90분경에 체온이 상승한다. 이것은 영양소가 창자로부터 흡수 된 후 어떠한 대사작용을 거치기 때문인 것으로 생각되지만 그 기전에 대해서는 잘 알려져 있지 않다. 이와 같이 식사 후 몸속에서의 열생성을 음식물의 특이적 역학작용이라고 한다.

3) 몸속에서의 열생성

몸속에서 생성되는 체열은 섭취한 영양소가 대사될 때 발생한다. 탄수화물, 지방, 단백질 등의 영양소는 높은 에너지를 가지고 있기 때문에 몸속에서 대사될 때 그 에너지를 방출하는데, 그 중 활동에 소비되는 것은 겨우 1/4~1/3 정도이고 나머지는 모두 열로 변한다. 안정상태의 대사는 가장 낮은 기초대사 수준으로 유지되기 때문에 중간정도의 온도환경 및 고온환경에 있을 때에는 체온조절을 위한 열생성 기전을 작용시키지 않더라도 몸속의 열생성량만으로도 체온을 유지시킬 수 있다. 그러나 저온환경에서는 체외로의 열방출량이 증가하기 때문에 기초대사에 따른 열생성량만으로는 정상체온을 유지할 수 없게 된다. 따라서 이 때 운동을 하면 근육에 의한 열생성이 높아져서 열의 부족을 보충할 수 있게 된다. 그러나 저온환경에서 가만히 있더라도 점차로 근육의 긴장이 높아져 마침내 떨림(shivering)이 시작된다. 떨림이라는 것은 뼈대근육의 폄근(신근, extensor)과 굽힘근(굴근, flexor)의 동시수축이 짧은 율동적 주기로 반복되는 현상으로써(그림 10-9) 바깥에서 활동을 하지 않기 때문에 근수축 에너지는 거의 모두 열로 바뀐다. 따라서 떨림은 체온조절을 위하여 일어나는 근수축이다.

추운환경에서 체온유지를 위하여 작용하는 열생성의 기전 중에서 떨림에 의존하지 않는 것 또는 근육수축에 의존하지 않는 것을 비떨림 열생성(non-shivering heat production)이라고 한다. 이와 같

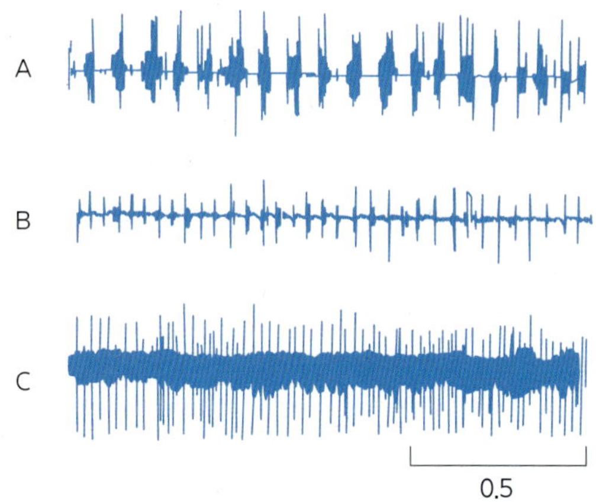

● 그림 10-9 떨림 시 근육의 활동을 기록한 근전도
A : 개, B : 몰못트, C : 쥐
모두 짧은 주기의 율동적 활동전위가 반복되는 것에 대하여 주의할 것.

이 환경에 대한 적응은 급히 추운 환경에 몸이 노출되더라도 근수축이 일어나지 않으며, 장시간 노출되어라도 추위에 순응(acclimation)하게 되면 점차로 저온환경에 적응하게 되는 것이 특징이다. 한랭생활을 하는 동물의 경우 떨지 않고 열생성량을 증가시키기 때문에 대사량은 실온 때보다 기초대사량

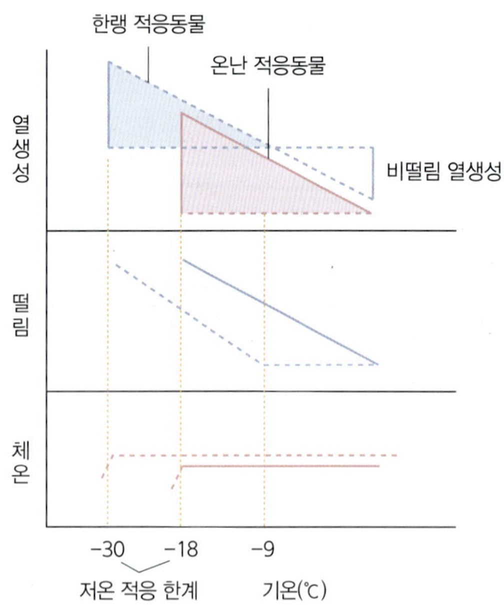

● 그림 10-10 한랭 동물과 온난 동물의 열생성 기전의 비교
한랭 동물은 기온이 어느 정도까지 낮아지더라도 떨림이 일어나지 않은데 그것은 비떨림 열생성 기전이 있기 때문이다.

의 2~3배까지 증가하게 된다. 따라서 추운 환경에서 생활하는 동물의 경우 떨지 않고 환경 온도가 상당히 내려갈 때까지 열생성을 떨림에 의존하지 않아도 될 수 있다(그림 10-10). 이러한 대사증가는 주로 교감신경의 활동에 의해서 일어나기 때문에 교감신경을 차단하는 약을 투여하면 추위에 순응된 동물이라도 열생성이 감소된다. 떨리지 않고 발생하는 열생성은 여러 가지 조직에서 일어나지만 특히 뚜렷하게 일어나는 곳은 갈색 지방조직이다. 이 조직은 일반적인 지방조직과 달리 갈색을 띠고 있으며, 사립체(미토콘드리아)와 혈관이 풍부하여 교감 신경의 분포가 대단히 조밀하다. 이런 조직은 어깨뼈(견갑골, scapula) 사이, 목(경부, cervix), 대동맥 주위 등에 분포한다. 사람의 경우 신생아에게만 이러한 갈색 지방조직이 관찰된다고 한다. 이들 지방조직은 열생성 조직이며, 교감신경의 흥분에 의하여 노르아드레날린이 방출되면 지방산은 곧 바로 대사 작용을 하여 열을 생성한다.

떨림에 의존하지 않는 열생성 조절 인자로서는 교감신경 외에 갑상선 호르몬, 부신속질(부신수질) 호르몬, 부신겉질(부신피질) 호르몬 등이 있다.

4) 열발산(themolysis)

(1) 물리적 열발산 기전

생체는 살아가는데 필요한 에너지를 얻기 위하여 꾸준히 영양소 산화를 위한 물질대사 작용을 하는데 그 때 발생하는 열에 의하여 체온은 항상 상승하는 경향이 있다. 보통 사람은 체온보다 낮은 온도의 환경에 살고 있기 때문에 생성된 열은 물리적으로 외부로 발산된다. 이 물리적인 열발산(themolysis)의 구조에는 복사, 전도, 대류 및 증발이 있다.

① 복사(radiation)

우리 몸의 표면에 전달되는 전자파(특히 그 중에서도 파장이 긴 적외선)에 의해서 열을 끊임 없이 몸밖으로 방출된다. 동시에 주위에 있는 물체도 열을 방출하는데 이러한 복사열(radiant heat)의 이동량은 열을 복사하는 물체 표면의 절대온도의 4승에 비례한다(StefanBoltzmann의 법칙). 따라서 냉각된 벽으로 접하면 기온이 체온과 같더라도 체열은 잃게 된다. 반대로 태양 및 난로에 접근하면 피부쪽의 온도가 올라가게 된다. 또한 복사열의 이동량은 유효 복사면적에도 비 하므로 구부려 움추린 사세에서는 열의 이농이 적으며, 길게 뻗은 자세에서는 복사열의 이동은 커진다. 실온에서 열발산량의 약 60%가 복사에 의한다.

② 전도(conduction) 및 대류(convection)

냉각된 물체에 접촉되면 몸의 열은 그 접촉면을 통하여 그 물체에 전도되기 때문에 열이 손실된다. 전도에 의한 열의 이동량은 피부 온도와 물체 온도의 차이, 접촉면적 및 물체의 열전도율에 비한다. 그런데 공기의 열전도율은 매우 낮기 때문에 우리가 공기 중에 있는 한 직접 전도에 의하여 손실되는 열은 매우 적다. 더욱이 피부 온도와 같은 온도를 가지는 공기가 수mm 두께의 층 즉,

경계층(그림 10-11)을 형성하여 피부 표면을 덮고 있기 때문에 전도에 의한 열의 이동은 더욱 적어진다(온도 100℃의 사우나탕에서 화상을 입지 않는 것은 그 경계층 때문임). 피부 표면의 공기에서 대류가 일어나 피부표면의 공기가 바뀌면 열발산이 촉진된다.

피부와 접촉하고 있는 수mm 두께의 공기층의 온도가 기온보다 높기 때문에 이 층의 공기가 대류에 의하여 이동되지 않는 한 전도에 의한 공기로의 열발산은 거의 이루어지지 않는다.

실제로 바람이 불면 피부표면과 접하고 있는 공기가 전환되므로 열발산량이 늘어나게 된다. 의복을 입으면 발산량이 감소하는 이유는 복사면적이 감소되기 때문이며, 또 하나는 의복과 피부표면 사이의 공기층이 다시 고정되어 전도 및 대류에 의한 열발산이 감소되기 때문이다.

③ 증발(evaporation)

물 1g이 증발될 때 약 0.58Kcal의 기화열이 손실된다. 피부와 기도로부터의 수분증발에 의한 기화열에 의하여 체온이 내려가는데 이러한 열발산 방법에는 증발 및 땀남이 있다. 증발에는 우리가 의식할 수 있는 땀샘(sweet gland)에서 분비되는 땀과 우리가 의식할 수 없는 피부 표면에서 방출되는 수분의 증발과 습한 기도를 통하여 배출되는 공기에 의한 증발이 있다. 이에 대하여 땀남(발한, sweating)의 경우 복사, 전도, 대류 및 증발에 의해서 체온이 상승될 경우 체온을 하강시키기 위하여 손, 발, 겨드랑이 등에서 땀이 분비되는 것으로써 통상 사람은 그것을 의식할 수 있다. 실온에서 무감각땀남(불감증설, insensible perspiration)만으로 증발이 일어날 때 땀남에 의한 열발산량은 전체 발산량의 20~30% 정도이며, 고온환경에서 땀남이 시작되면 열발산량은

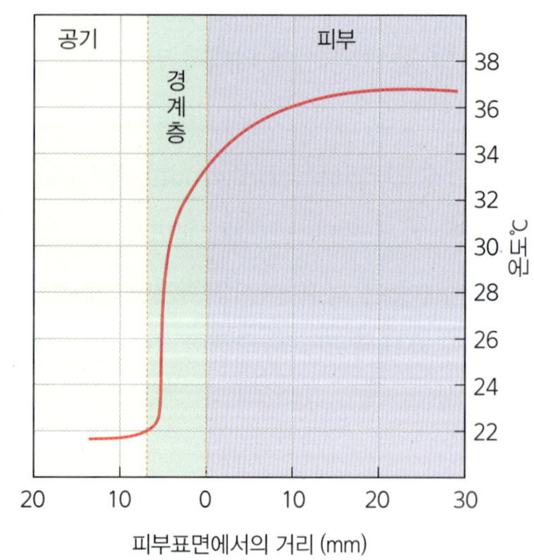

● 그림 10-11 공기와 피부 사이의 경계층
피부와 접촉하고 있는 수mm 두께의 공기층이 기온보다 높기 때문에 이 경계층의 공기가 대류에 의하여 이동 되지 않는한 전도에 의한 열방출은 거의 이루어지지 않는다.

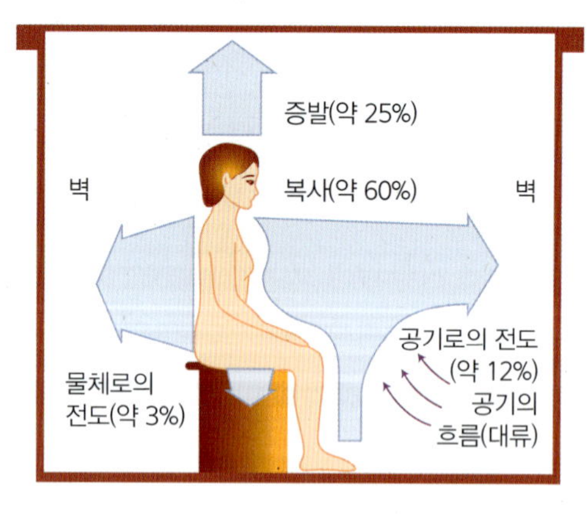

● 그림 10-12 열발산 비율

뚜렷하게 증가한다. 그러나 대량의 땀남에 의하여 증발하기 전에 흘러 떨어지는 땀은 열발산을 촉진하지 않는다. 이상과 같이 열발산 기전에 의한 열발산량의 비율은 그림 10-12와 같다.

(2) 생리적 열발산 조절기전

우리 몸에는 물리적 열발산 구조 즉, 복사, 전도, 대류 및 증발에 의하여 열발산량을 증대시키거나 감소시키는 생리적인 구조가 있다.

① 피부혈관의 조절

몸의 열이 밖으로 발산되는 현상은 주로 피부에서 이루어진다. 내부의 열은 혈류에 의하여 피부로 전도된다. 주위의 온도가 높을 때에는 피부의 혈관이 확장하여 혈류량이 증가하기 때문에 속으로

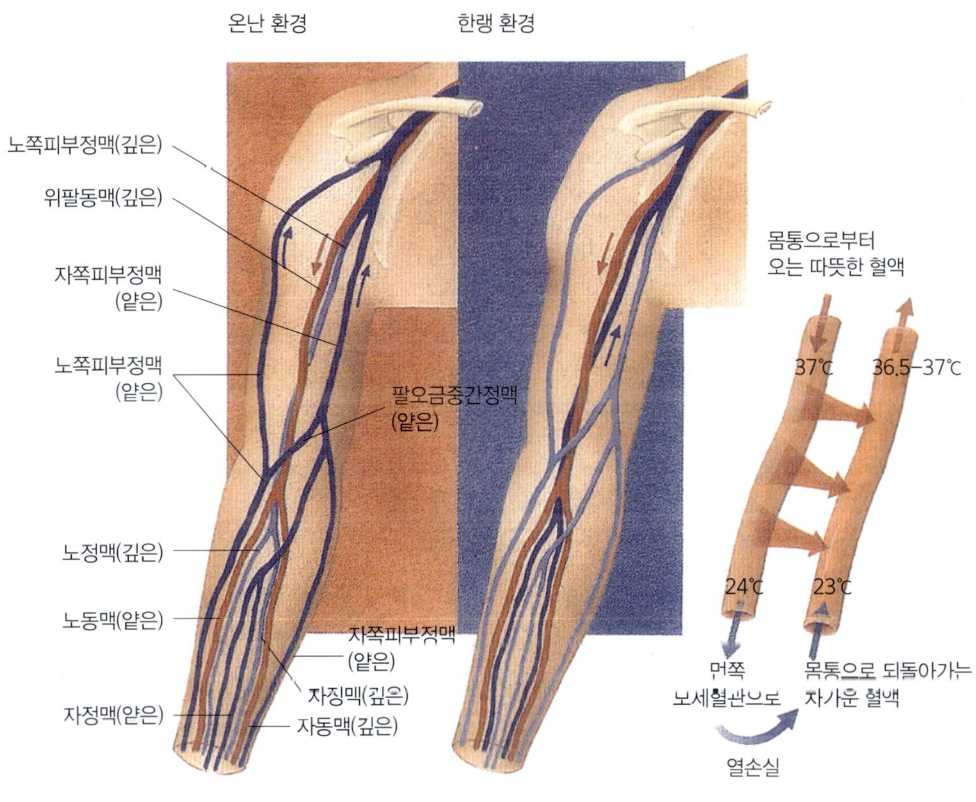

● 그림 10-13 역류 열교환

(a) 추울때 혈액은 동맥과 나란히 있는 깊은정맥(심정맥)을 경유하여 몸통(체간)으로 이동하여 열 손실을 줄이고, 더울 때는 혈액이 깊은동맥(심동맥)을 통하여 사지로 들어간 다음 얕은정맥(천정맥)을 경유하여 몸통(체간)으로 이동된다. 이때 열은 혈액에서 피부로 전도되기 때문에 열이 발산된다.

(b) 역류 열교환이란 따뜻한 동맥혈로부터 반대방향으로 흐르는 차가운 정맥혈로 열을 전도시키는 것을 말한다. 몸통으로부터 말초 모세혈관으로 전도된 혈액은 온도가 13°정도 감소한다. 이러한 기전에 의하여 열손실을 방지하여 체온을 보존한다.

부터 피부로 운반되는 열이 증가되어 피부의 온도가 상승하게 된다. 따라서 복사, 전도 및 대류에 의해서 피부로부터의 열발산량이 증가하게 된다.

반대로 주변 온도가 내려가면 피부혈관이 수축하고 피부혈류가 감소하여 피부 온도가 낮아지기 때문에 복사, 전도 및 대류에 의한 열발산량은 감소된다. 손·발의 동맥 및 정맥 사이에는 열 교환이 일어난다(그림 10-13). 동맥혈액은 피부 표면에 도달할 때까지 냉각된 정맥 혈액으로 열을 전달하면서 흐른다. 따라서 심장으로 가는 정맥혈액은 따뜻하게 되고 표층으로 나오는 동맥혈액은 냉각되기 때문에 열발산량은 적어도 된다. 이와 같은 혈관계의 구조를 역류 열교환계통(counter current heat exchange system)이라고 한다.

② 땀남(발한, sweating)

땀남은 환경온도가 상승할 때 적극적으로 증발에 의한 발산량을 증가시키는 구조이다. 온몸에 분포하고 있는 땀샘(한선)은 소량의 땀을 분비하는 에크린 땀샘(샘분비샘, eccrine gland)과 겨드랑이, 샅부위(회음부), 얼굴의 일부분 등에 국한하여 분포하면서 분비물을 함유한 땀을 분비하는 아포크린 땀샘(apocrine gland)이 있다(그림 10-14). 체온조절과 관계있는 것은 에크린 땀샘으로부터 분비되는 땀이다. 아포크린 땀샘은 교감신경의 지배를 받으며, 이 교감신경절이후섬유로부터 방출되는 신경전달 물질은 아세틸콜린이다.

고온환경에서 일어나는 땀남을 온열성땀남이라고 한다. 사람을 고온환경에 노출시키면 일정 시간 후에 땀남이 시작된다(그림 10-15A). 이 땀남은 손바닥과 발등을 제외한 온몸에서 일어난다. 실온에서 정신 작업을 할 때 또는 정신성 긴장 상태가 유지될 때 손바닥, 발등에서 땀남이 일어난다

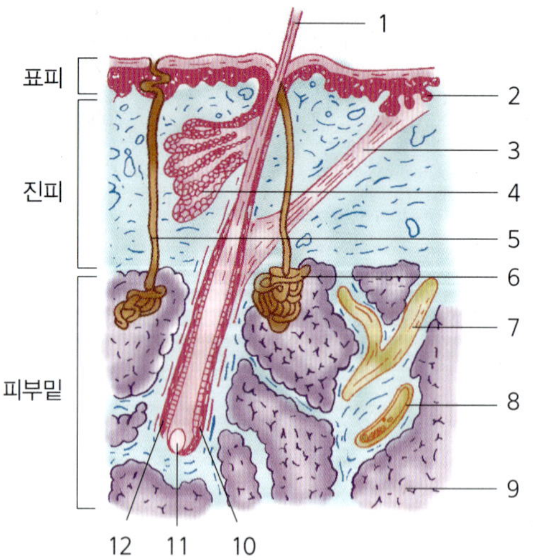

● 그림 10-14 땀샘의 구조

1. 털, 2. 진피 유두부, 3. 털세움근육(입모근), 4. 기름샘(피지선), 5. 에크린 땀샘, 6. 아포크린 땀샘, 7. 신경, 8. 혈관, 9. 피부밑지방(피하지방) 10. 털뿌리근처의 털망울(모근부모구), 11. 털(모)유두, 12. 털주머니(모포)

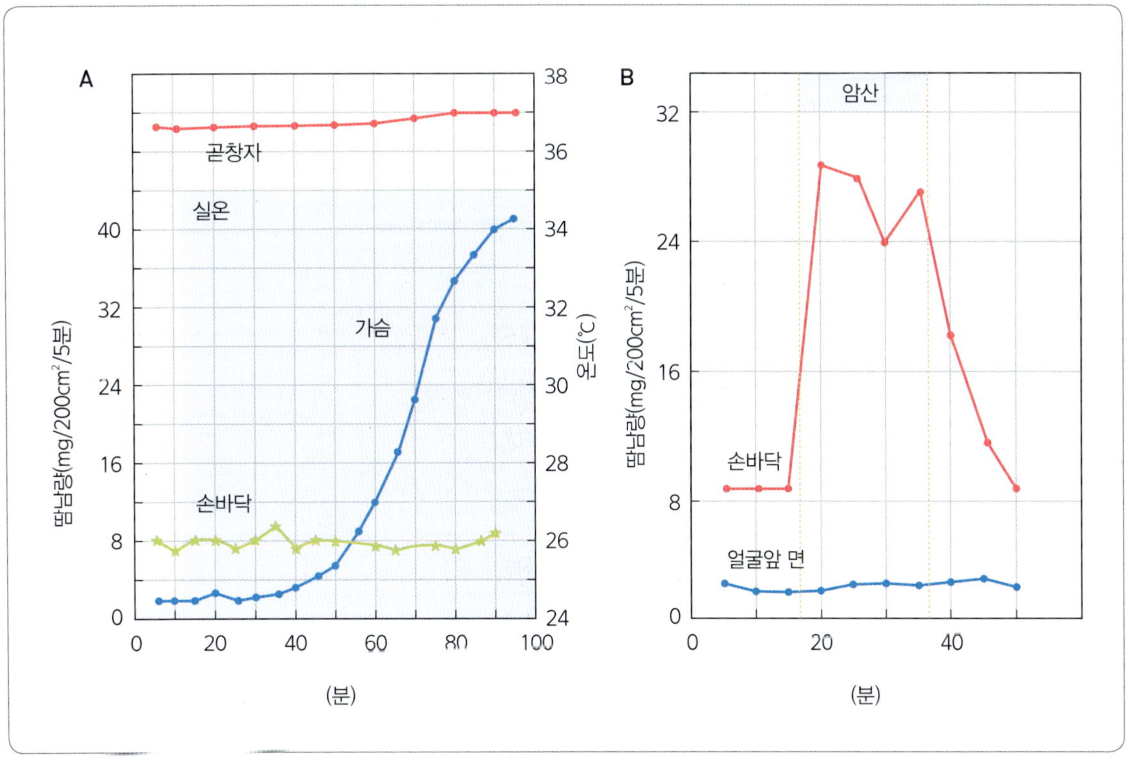

● 그림 10-15 온열성땀남(A)과 정신성땀남(B)의 시간적 경과에 따른 변화

(그림 10-15B). 이렇게 나오는 땀을 정신성땀남이라고 하는데 이것은 체온조절과는 큰 상관이 없다. 손에 땀을 쥔다던가, 차거워진다거나 땀이 난다라고 하는 것은 이 정신성땀남에 의한 것이다.

5) 행동성 체온조절

사람은 더울 때 서늘한 곳을 찾아 옮기거나 집안에서 선풍기로 바람을 일으켜 체온을 내려가게 한다. 또한 추울 때에는 옷을 두텁게 입거나 불을 피워 따뜻하게 하거나 햇볕을 찾아 옮겨간다. 이와 같은 행동에 의한 체온조절의 기능은 사람뿐만 아니라 동물에게도 있다. 변온동물(poikilothermal animal)들은 추울 때 햇볕이 쪼이는 돌 위에서 체온을 상승시키며, 더울 때는 나무 그늘 밑으로 들어가서 체온을 감소시킨다. 또한 더욱 뜨거워지면 땅굴로 들어가기도 한다. 이러한 행동에 의한 체온조절 기능은 계통발생학상 오래전부터 발달되어 있던 기능이라고 생각된다.

6) 열 평형

사람은 대사에 의하여 체열을 생성 하는 한편, 복사, 전도, 대류, 증발 등의 물리적 기전에 의하여 몸밖으로 열을 방출한다. 또한 경우에 따라서는 복사, 전도, 대류에 의하여 몸밖으로부터 열을 받는다. 이것을 종합하여 식으로 나타내면 다음과 같다.

대사에 의한 열생성량±복사±전도 및 대류－증발＝저장열량

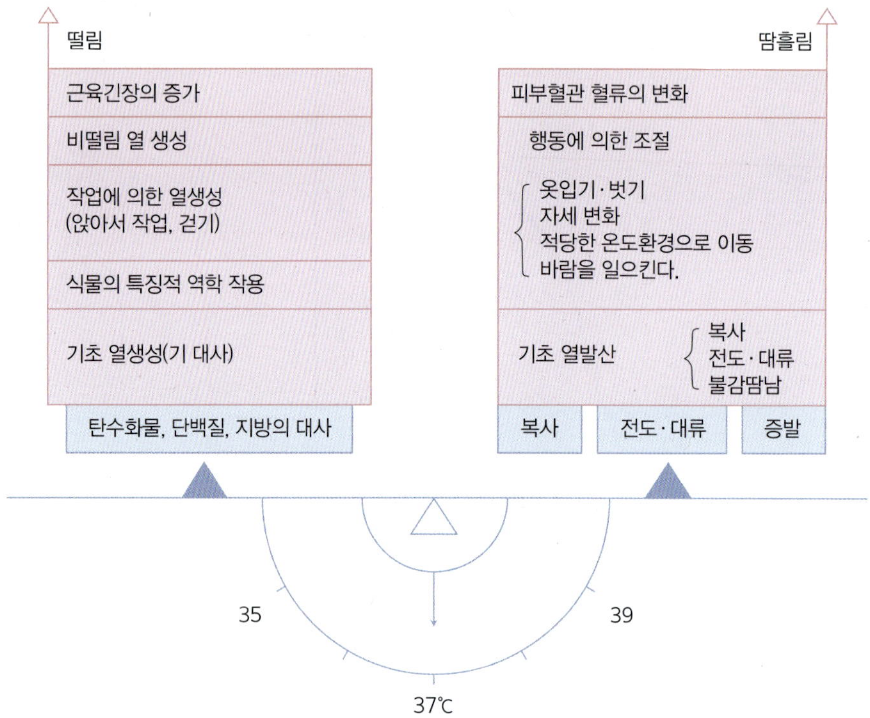

● 그림 10-16 열 평형

체온이 일정하게 유지될 때는 몸속의 열생성량과 열발산량이 같아져서 저장열량(reserve fever)은 0이 된다. 만약 저장열량이 양성(+)으로 되면 체온이 상승하고 음성(−)으로 되면 저하된다. 이러한 대사에 의한 열생성량과 물리적 기전에 의한 열발산량과의 균형을 열 평형이라고 한다. 열생성 및 열발산량의 여러 가지 형태를 고려한 열 평형은 그림 10-16과 같다.

7) 체온조절 기구(thermoregulatory system)

우리의 체온이 항상 37℃로 일정하게 유지되는 것은 설명한 바와 같이 열생성 및 열방출 기전을 유지시켜 주는 체온조절 중추의 작용이 있기 때문이다. 체온조절 중추가 정상적으로 작용되도록 하기 위해서 먼저 중추는 체온에 관한 정보를 정확하게 파악할 필요가 있다(그림 10-17).

(1) 온도수용체(thermorecepotor)

우리 몸에는 중추온도수용체(central thermoreceptor)와 말초온도수용체(peripheral thermoreceptor)가 있는데 이들은 체온조절 중추로 각종 온도정보를 전달해 준다. 중추온도수용체는 시상하부(hypothalamus) 앞쪽에서부터 시상(thalamus) 앞쪽(전방)영역에 걸쳐서 존재하는 온도 감수성 뉴런이 있다. 여기에는 온도의 상승을 감지하는 온난뉴런(warm neuron)과 온도의 하강을 감지하는 한랭뉴런(cold neuron)이 있는데 온난 뉴런이 한랭 뉴런 보다 약 50배 더 많다. 그 외에 중뇌(midbrain), 숨

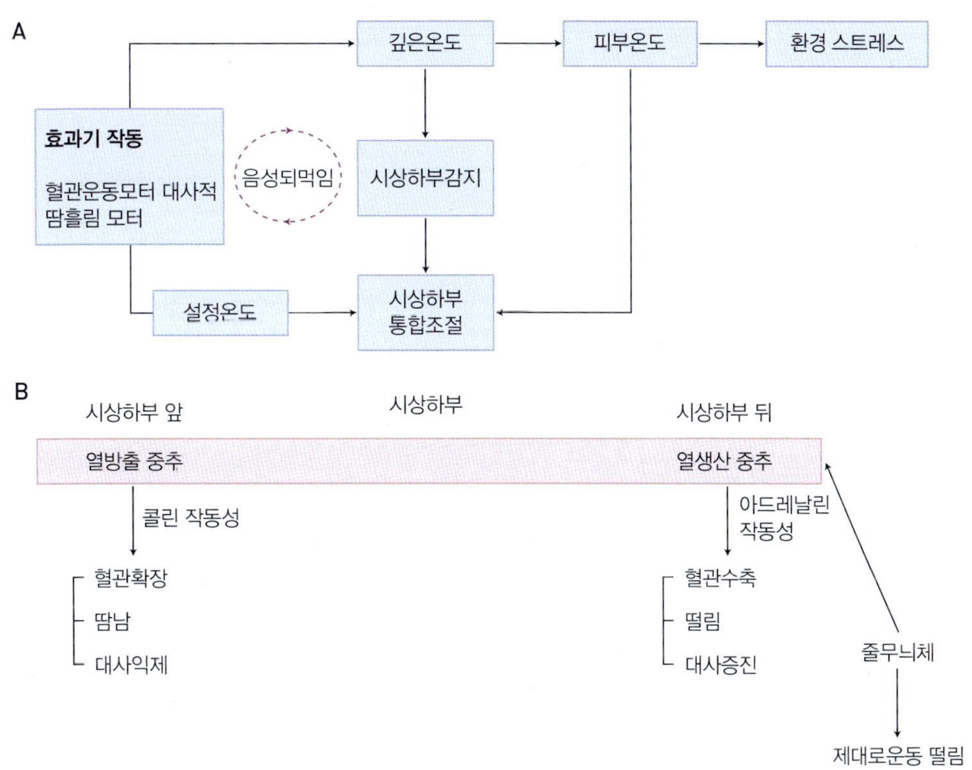

● 그림 10-17 체온조절 기구(A) 및 조절기전(B)

뇌(medulla oblongate), 척수(spinal cord)에도 온도 감수성 뉴런이 있는 것으로 알려지고 있다.

한편 피부에는 온각 및 냉각 수용체가 있어서 피부온도 또는 피부와 접촉된 물체의 온도를 감지할 수 있으며, 동시에 이러한 수용체로부터 제공되는 온도정보는 체온조절에도 이용된다. 이러한 수용체는 피부의 온도를 중추로 전달해줄 뿐만 아니라 온도 변화(△T/△t : T는 온도이고 t는 시간임)의 크기를 전하는 성질이 있다. 피부에는 냉각수용체가 온각수용체보다 약 10~15배 더 많이 존재한다.

(2) 체온조절 중추(thermoregulatory center)

체온조절 중추(온열중추, 한랭중추)는 깊은온도 및 피부온도 수용체로부터 제공되는 양성(+) 또는 음성(−)의 온도 정보에 따라 열발산 및 열생성 기전을 조절하여 체온을 일정하게 유지시킨다. 이 중추는 시상 하부를 중심으로 그 아래에 있는 뇌줄기(뇌간, brain stem), 척수에 걸쳐서 있으며 그 정확한 기능적인 구성에 대해서는 확실하게 밝혀져 있지 않다. 다만 이 체온조절 중추의 작용 방법으로서 설정온도(set point) 가설이라는 것이 잘 알려져 있다. 이 가설에 따르면 여러 가지 체온조절 반응을 쉽게 이해할 수 있다. 즉, 체온조절 중추에 있어서 조절되어야 하는 일정한 온도가 설정되어 있기 때문에 외부 기온의 변동이 피부온도 및 깊은온도에 반영되면 중추는 변동온도와 설정온도의 차이를 감지하여 체온을 설정온도로 되돌리기 위하여 열생성 기전 또는 열방출 기전을 작동시킨다는 것이다.

8) 고체온증(hyperthermia)

체온이 이상하게 상승하는 상태를 고체온증이라고 하며 고체온은 울열 및 발열로 구별된다.

(1) 울열(heat retention)

복사, 전도 및 대류에 의하여 환경으로부터 전달 받는 열이 매우 크거나 심한 운동을 통한 열방출 기전을 최대한으로 작용시켜도 저장열량이 양성(+)으로 되어 온도가 상승하는 고체온증을 울열이라고 한다. 강한 태양빛 아래에서 매우 심한 작업 및 운동을 할 때 또는 용광로 부근에서 작업을 할 때 몸속의 열기를 배출하지 못해서 속이 답답하고 괴로운 증상을 보이는 울열(열정체) 상태에 빠지기 쉽다. 이러한 경우에도 체온조절 중추가 정상적으로 작용하므로 땀남 및 피부혈관의 확장이 최대한 일어나는 것이 특징이다. 그러나 고도의 울열 상태가 장시간 계속하면 열 때문에 2차적으로 체온조절 기능의 장애가 발생된다. 이러한 심각한 울열 상태를 **열사병(heat stroke)**이라고 한다.

(2) 발열(fever)

발열은 체온조절 중추의 기능이상에 의하여 체온조절 수준 즉, 설정온도가 높아지므로 체온이 정상보다 높아지는 상태라고 생각한다. 그림 10-18과 같이 발열에 의한 체온조절 수준 즉, 설정 온도가 37℃로부터 40℃ 정도까지 급상승하면 체온조절 중추가 바로 반응을 일으켜 피부혈관을 수축시킨다. 따라서 열방출은 감소하고 근육긴장, 떨림, 교감신경의 긴장에 의한 대사에 의해서 열생성량이 증가한다.

그리고 체온이 설정온도(set point)에 도달하면 거기에서 다시 열 평형이 유지된다. 이와 같이 체온

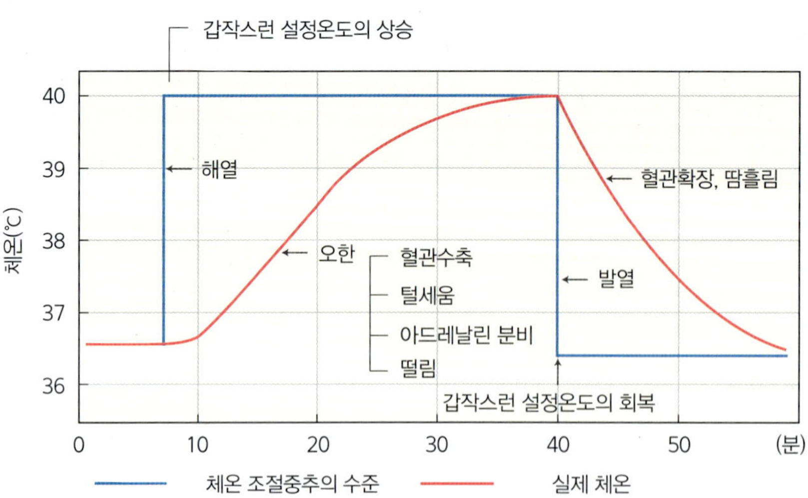

● 그림 10-18 설정온도의 변화와 발열 및 해열시의 체온변화

이 상승하는 시기에 외부기온이 급격히 내려가면 심한 추위를 느끼게 되는데 이를 오한(chill)이라고 한다. 열이 떨어질 때 설정온도가 정상온도로 되돌아오는데 이때 체온이 그 온도가 되기까지 열생성 기전은 억제되고 열방출 기전은 최대한으로 작용하게 된다. 그러므로 근육긴장은 감소하고 피부혈관은 확장되어 대량의 땀흘림이 일어난다. 이러한 해열기전에 의하여 급격히 체온이 떨어지게 되는 것을 열의 분리라고 한다.

대부분의 경우 발열은 감염에 의하여 일어나게 된다. 세균이 포함된 물질, 바이러스 및 진균 등의 외인성 발열물질이 백혈구와 작용할 경우 내인성 발열물질이 생산되는데 이것이 체온조절 중추에 작용하여 설정온노를 상승시키기 때문에 발열이 일어나는 것으로 생각된다.

9) 체온저하증(hypothermia)

정상인의 경우에도 강한 한랭자극을 받으면 체온이 내려가는 **체온저하증**(저체온증, hypothermia)에 빠지게 된다. 주변온도에 따라 체온이 점차 내려가는 경우를 우발적저체온증(accidental hypo-thermia)이라고 한다. 이런 현상은 흔히 물에 빠졌을 때 쉽게 나타난다. 물은 공기보다 열전도율이 25배나 크며 특이열(specific heat)이 약 1,000배나 크기 때문에 물 속에 맨몸으로 노출될 경우 피부로부터 매우 빠른 열 손실이 일어나게 된다 15℃ 이하의 물에 침수될 경우 2시간 내에 죽음에 이를 확률은 50%가 넘는다. 곧창자(직장)의 온도가 35℃ 이하로 떨어지면 육체적 정신적 작업수행 능력이 급격히 떨어지게 된다. 깊은온도가 34℃까지 떨어지면 언어활동이 불편해지고, 시각이 흐려지며 근육의 기능이 떨어진다. 깊은온도가 32℃까지 떨어지면 심장박동이 불규칙해지고 신경의 자극전달 장애현상이 나타난다. 깊은온도가 30~29℃에 이르면 완전히 의식을 상실하며 27℃가 되면 죽게 된다.

Human Physiology

제 11 장

배설생리

1. 콩팥의 기능적 구조
2. 토리 여과
3. 토리 여과량, 콩팥혈장류량, 청소율
4. 콩팥세관의 기능
5. 콩팥세관의 분비
6. 체액의 항상성 유지
7. 배뇨

사람 몸을 구성하는 세포는 세포바깥액으로부터 영양소 및 산소를 얻어 대사하고 대사의 최종산물을 세포바깥액으로 방출하고 있다. 세포바깥액은 세포의 생활환경이므로 삼투압 또는 수소 이온농도 등과 같은 물리·화학적 현상을 항상 유지하는 것은 세포의 생활에서 극히 중요한 일이다. 또한 체액의 체내 순환에 관여하는 심장은 요구하는 체액량을 최소한도로 유지하는 펌프이다. 체액의 항상성을 유지해 주는 것은 신경계통 및 내분비계통의 조절을 받는 **콩팥(신장, kidney)**이다.

콩팥은 들어온 혈액을 **토리(사구체)**에서 여과한 후 재흡수와 분비 과정을 거쳐 몸의 수분과 전해질의 균형을 조절하고 배설물을 소변의 형태로 콩팥깔대기(신우, renal pelvis) 및 요관으로 배출한다. 따라서 콩팥으로 들어오는 혈액은 콩팥조직에 영양 및 산소를 공급할 뿐만 아니라 소변(urine) 생성을 위한 재료가 된다.

1. 콩팥의 기능적 구조

콩팥은 몸의 등쪽 가로막(횡격막) 아래에 있는 1쌍의 큰 완두콩 모양의 복막뒤기관(복막후장기)으로써 한쪽 콩팥의 무게는 약 160g이며 제11 등뼈와 제3 허리뼈 사이에 위치해 있다. 또한 오른콩팥이 왼콩팥보다 낮게 위치하는데 그 이유는 간에 의해서 눌리기 때문이다(그림 11-1). 콩팥의 세로단면을 보면 바깥쪽의 **겉질(피질, cortex)**과 안쪽의 **속질(수질, medulla)**로 구별되며, 속질 안쪽에는 콩팥문속의

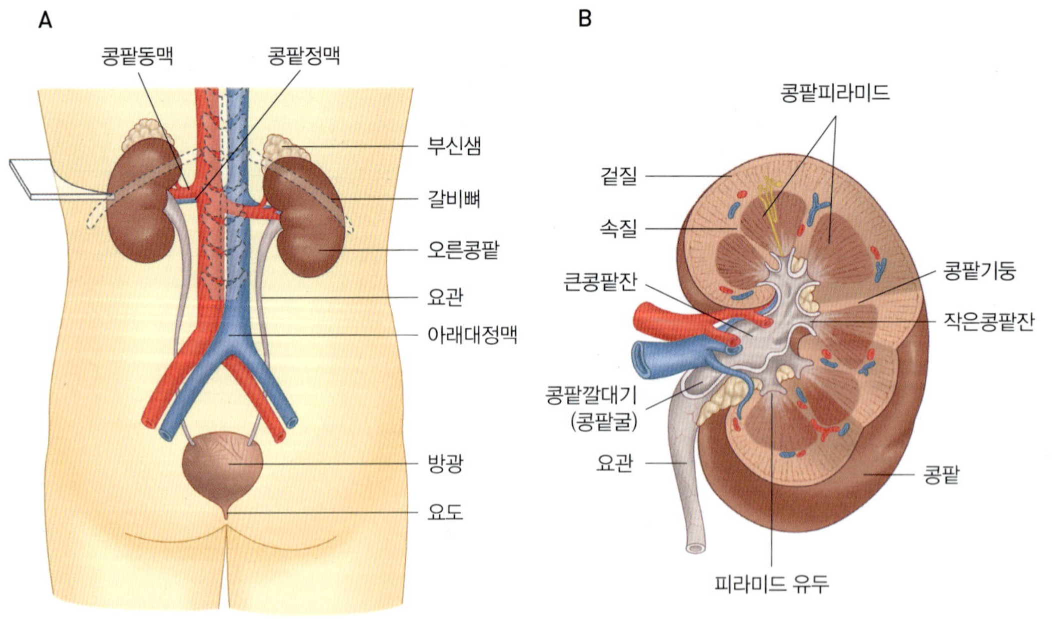

● 그림 11-1 콩팥의 위치(A) 및 세로단면(B)

빈공간을 **콩팥굴**(renal sinus)이라고 하며, 그 속에 **콩팥깔대기**(신우, renal pelvis)가 있는데 이곳을 통하여 소변이 방출되며 요관에 연결된다. 배대동맥(복대동맥, abdominal artery)에서 갈라져 나간 **콩팥동맥**(신동맥, renal artery)은 콩팥문(신문)을 통하여 들어가 콩팥 피라미드(신추체)과 콩팥기둥(신주, renal column) 사이를 가로질러 올라가는 **엽사이동맥**(엽간동맥, interlobar artery)으로 갈라지고 겉질과 속질 사이를 활꼴(궁상, arch)로 달리는 **활꼴동맥**(궁상동맥, arcuate artery)으로 갈라진다. 활꼴

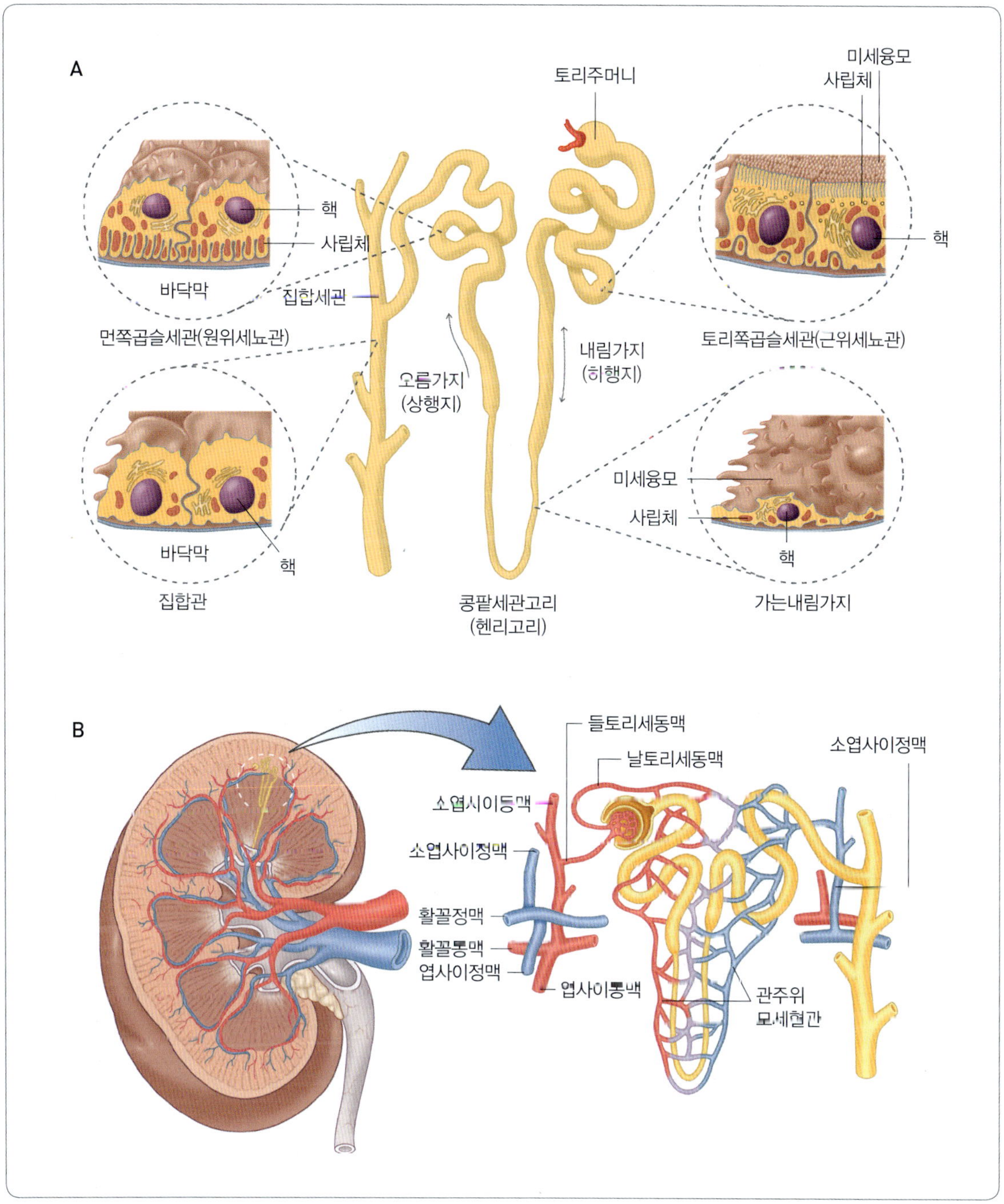

● 그림 11-2 콩팥단위(신원)의 구조(A) 및 혈관계(B)

동맥에서 겉질 쪽을 향하여 거의 직각으로 **소엽사이동맥(소엽간 동맥, interlobular artery)**이 갈라져 겉질에 분포한다. 이 동맥에서 갈라진 가지는 **들토리세동맥(수입세동맥, Afferent glomerular arteriole)**이 되고 **콩팥소체(신소체, renal corpuscle)**로 들어가 **토리(사구체, glomerulus)**를 형성한다(그림 11-2).

둥근 모양의 동맥 모세혈관 덩어리인 토리는 콩팥소체(신소체, renal corpusle)를 빠져 나오면서 다시 **날토리세동맥(수출세동맥, Efferent glomerular arteriole)**이 된다.

콩팥소체(신소체)는 토리와 **토리주머니(사구체낭, Bowman capsule)**로 구성되는데 토리는 토리주머니로 완전히 둘러싸여 있으며 토리주머니는 **콩팥세관(세뇨관, renal tubule)**과 연결되어 있다. 토리주머니에서 여과된 혈장 여과액(토리여과액)은 콩팥세관으로 운반된다.

콩팥세관은 먼저 겉질 부위에서 굽어져 **토리쪽곱슬세관(근위곡세뇨관, proximal convoluted tuble)**이 된 후 속질에서 머리핀(hairpin)과 같이 굽어서 **콩팥세관고리(헨레고리, Henle's loop)**가 된다. 콩팥세관고리는 토리쪽곱슬세관(근위곡요세관)보다 가늘고 속질로 직진하는 **내림부위(하행지, descending limb)**와 속질에서 겉질로 향하는 **오름부위(상행지, ascending limb)**의 2개 부분으로 구성된다. 콩팥세관고리(헨리고리)의 오름부위 중간에서 콩팥세관은 다시 두터워진다. 겉질에 이르면 다시 굽어져 **먼쪽곱슬세관(원위곡세뇨관, distal convoluted tubule)**이 된 다음 콩팥소체의 들세동맥(수입세동맥) 근처를 통과하면서 **집합세관(집합관, collecting duct)**이 된다.

집합세관은 겉질에서 속질로 향하여 콩팥깔대기(신우)에 연결된다. 날토리세동맥(수출세동맥)이 되어 콩팥소체를 빠져나온 혈관은 다시 모세혈관으로 바뀌어 토리쪽곱슬세관(근위곡 세뇨관, proximal convoluted tuble)과 먼쪽곱슬세관(원위곡세뇨관)을 둘러 싸고 있으며, 또한 곧은정맥(직혈관, Vasa

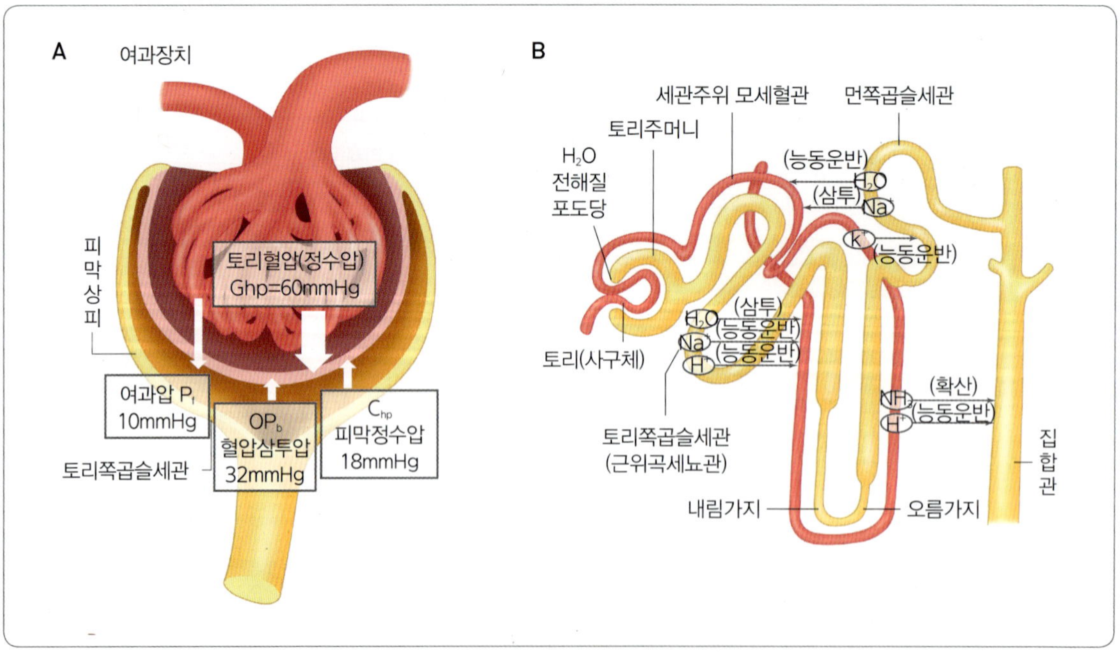

● 그림 11-3 토리여과(A)와 세뇨관의 재흡수 및 분비기전(B)

recta)이 되어 속질 내 깊은부위로 들어가 다시 되돌아가는 것도 있다(그림 11-2B). 그 후 이 모세혈관은 한곳에 모여서 동맥혈관과 같은 주행 경로인 소엽사이정맥(소엽간정맥, Interlobular veins), 활꼴정맥(궁상정맥, arcuate vein)이 된 다음, 엽사이정맥(엽간 정맥, Interlobar vein), 다시 콩팥정맥(신정맥)이 되어 콩팥을 빠져나가 아래 대정맥으로 유입된다.

콩팥소체(신소체)와 그에 연속되는 **콩팥세관**(renal tubule)은 콩팥에 있어서 소변 생성의 기능적 단위가 되는데 이것을 **콩팥단위**(신원, nephron)라고 한다. 왼·오른쪽 콩팥에는 각각 약 100만 개의 콩팥단위가 있으며 그 구조는 그림 11-2와 같다.

소변(요, urine)은 토리 여과액이 콩팥세관과 집합세관을 흐르는 사이에 여과액 성분의 일부가 관벽에서 재흡수되거나, 혈액성분 및 관벽의 세포가 생산하는 물질을 관 안으로 분비하여 생성된다(그림 11-3B).

2. 토리 여과

혈액이 토리 모세혈관을 통과하는 동인 약 20%의 혈장이 초여과(한외여과, ultrafiltration)에 의해 토리주머니로 여과된다.

초여과란 분자 수준에서 물질을 분리하는 것으로서 토리 여과막은 분자량이 10,000 정도인 분자라면 물과 같은 속도로 투과시키지만, 분자량이 70,000~80,000 kd 이상이 되면 거의 투과하지 못하는 것을 말한다. 따라서 혈청 알부민(분자량: 69,000), 헤모글로빈(분자량: 68,000)은 약간 여과되지만, 그 이상의 큰 단백질은 여과하지 못한다. 그러나 일반 모세혈관보다는 투과성이 25배 정도 높으며 토리 혈압도 높아서 단위 여과 면적당 여과량이 많다.

토리혈압이 일반 모세혈관의 혈압보다 높은 이유는 토리모세혈관이 날토리세동맥(수출세동맥)에 연결되어 있기 때문이다(그림 11-4). 토리모세혈관 혈압(glomerular blood pressure, Ghp)은 약 60 mmHg이고 혈장의 **교질삼투압**(osmotic pressure of blood, OPb)은 약 32 mmHg이며, 토리주머니의 **피막정수압**(capsular hydrostatic pressure, Ghp)은 약 18 mmHg이다.

여과 수분량이 많으면 혈장에 남아 있는 큰 분자의 농도가 높아서 교질 삼투압이 일반 모세 혈관보다 상승하게 되고, 혈장의 단백질 농도가 콩팥세관(renal tubule) 속 여과액의 단백질 농도보다 높아서 교질삼투압과 토리주머니의 피막정수압은 수분을 모세혈관으로 되돌리는 힘 즉, 삼투압복귀(osmotic return)를 촉진하므로 순여과압은 60 − (32 + 18) = 10 mmHg이다(그림 11-3A).

토리여과량은 토리 혈압이 상승하면 증가한다. 토리혈압은 들토리세동맥(수입세동맥)의 수축 및 확장에 의하여 조절된다. 콩팥의 혈류량은 온몸의 혈압이 중간 정도의 범위(평균혈압 80~200 mmHg)로 변동되더라고 일정하게 유지되는데(그림 11-5) 이러한 성질을 콩팥 혈류의 자기조절(renal autoregulation)이라고 한다. 온몸의 동맥혈압이 상승하면 들토리세동맥은 수축반응을 일으키고 혈압이

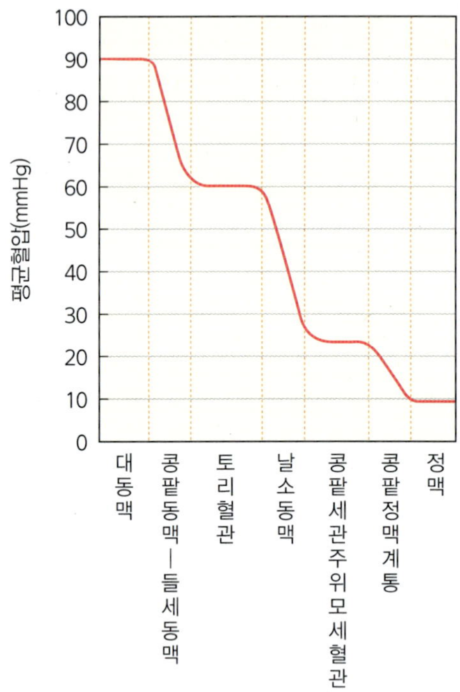

● 그림 11-4 콩팥 혈관계통 각 부위의 평균혈압

떨어지면 이완한다.

토리여과율(glomerular filtration rate, GFR)은 양쪽 콩팥에서 1분 동안에 만들어지는 토리여과액의

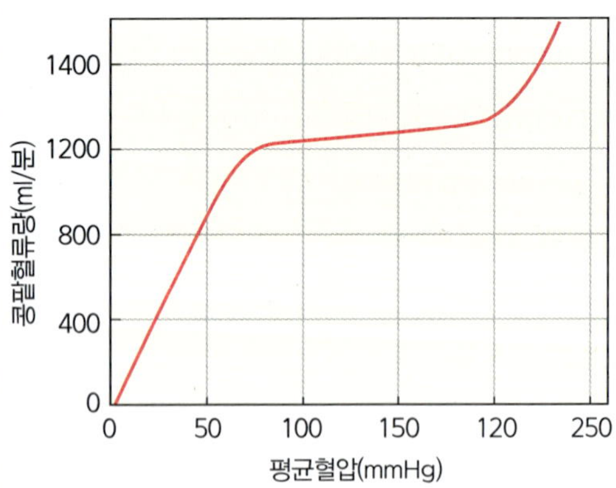

● 그림 11-5 온몸의 평균혈압 및 콩팥 혈류량과의 관계
평균혈압이 80~200mmHg일 때 콩팥 혈류량은 거의 변하지 않는다.

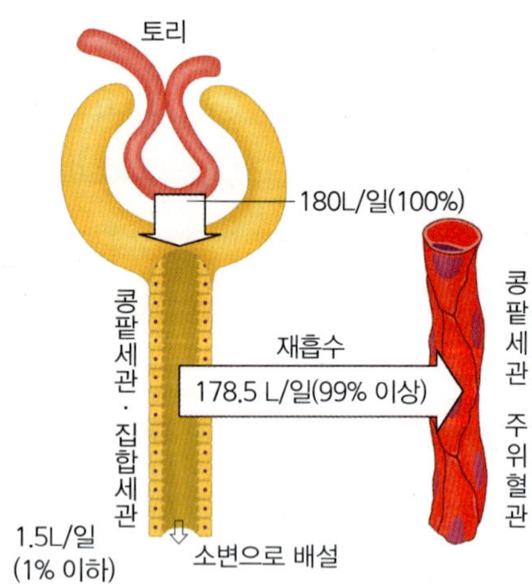

● 그림 11-6 토리 여과량(GFR), 콩팥세관 및 집합세관의 수분 재흡수량과 소변량의 관계
양쪽 콩팥에 있는 200만 개의 콩팥단위를 하나의 콩팥단위로 그린 모형도

● 표 11-1 콩팥단위의 부위별 기능과 이동물질

부위	기능	이동물질
토리	여과	혈구, 혈장단백질 등과 같은 교질을 제외한 거의 모든 물질
토리 곱슬세관, 콩팥세관고리 (Henle's loop)	능동운반에 의한 재흡수	Na^+(총량의 7/8), K^+, 포도당, 아미노산, 단백질, 요산 등
	확산에 의한 재흡수	Cl^-, HCO_3^-, 요산 등
	삼투압에 의한 재흡수	물(총량의 80%)
	능동운반에 의한 분비	Penicillin, PAH, diodrast, histamine, creatinine 등
먼쪽곱슬세관, 집합세관	aldosteron에 의한 재흡수	Na^+(총량의 1/8)
	ADH에 의한 재흡수	ADH에 의한 재흡수
	확산에 의한 분비	암모니아(NH_3^+)
	능동운반에 의한 분비	H^+, K^+

총량으로 분당 약 125mL(110~130mL/min)이다. 토리의 혈장류량은 매분 약 625mL이므로 토리를 흐르는 혈장의 약 20%가 여과된다. 그러므로 토리여과량은 1일에 약 180L인데 이것은 온몸 혈장량의 50배 이상이며 체내 총 수분량의 4배에 해당한다. 이 정도의 수분량이 그대로 소변으로 배설된다면 사람은 몇 시간이 지나면 완전히 탈수된다. 그러나 실제는 토리에서 여과되는 혈장량의 99% 이상이 콩팥세관(요세관) 및 집합세관(집합관)에서 혈액으로 재흡수되며, 소변(요)으로 배설되는 양은 하루에 1.5L로 1% 이하이다(그림 11-6).

소변형성 과정에 있어서 콩팥단위(nephron)의 부위별 기능을 보면 표 11-1과 같다.

3. 토리 여과량, 콩팥 혈장류량, 청소율

혈장에 포함된 물질이 소변으로 배설되는 양은 아래와 같다.

(토리 여과액)−(콩팥세관의 재흡수량+콩팥세관의 분비량)

그러나 콩팥세관의 흡수량 및 분비량은 물질에 따라 뚜렷하게 다르다.

1) 토리 여과량

이눌린(inulin), 만니톨(mannitol), 크레아티닌(creatinine)은 생체 내에는 없기 때문에 사람 몸에 투여하더라고 해가없는 물질로서 토리의 막을 자유로이 투과하므로 토리주머니(보우만 낭)의 농도가 혈장 속의 농도와 같아질 때까지 여과된다. 그러나 콩팥세관(renal tubule)에서 재흡수되거나 분비되지 않는다. 토리에서 여과된 이눌린은 콩팥세관에서 재흡수되지 않기 때문에 이눌린을 투여하면 소변(뇨)으로 배설되는 이눌린의 양은 토리 여과액 내의 이눌린 양과 같다(그림 11-7). 한편 토리 여과액 중 이눌린의 농도는 혈장 내의 이눌린 농도와 같으므로 일정시간 내에 소변으로 배설되는 이눌린 양[소변의 이눌린 농도(UIN)×소변량(V)]과 토리주머니(보우만 낭)에서의 이눌린 여과량[혈장 중 이눌린 농도(PIN)×토리 여과율(glomerular filtration rate, GFR)]은 같다. 따라서 다음과 같은 공식이 성립된다.

$$U_{IN} \times V = P_{IN} \times GFR$$

$$\text{토리 여과량(GFR)} = \frac{U_{IN} \times V}{PIN}$$

2) 콩팥 혈장류량

파라아미노 마뇨산(para-aminohippurate, PAH)은 토리에서 여과되고 콩팥세관에서 분비되지만 재흡수되지 않는 물질이다. 따라서 혈장 PAH의 농도가 0.08 mg/mL 이하일 경우 혈액이 콩팥을 1회 통과할 때 90%가 소변으로 배설된다는 것을 의미한다. 즉, 일정 시간 내에 소변으로 배설되는 PAH량[혈장 중 PAH 농도(UPAH)×소변량(V)]은 콩팥 혈장류량의 90%에 포함된 PAH 양[혈장 중 PAH 농도(P_{PAH})×콩팥 혈장류량(RPF)×0.9]과 같다.

$$U_{PAH} \times V = P_{PAH} \times R_{PF} \times 0.9$$

그러므로

$$\text{콩팥 혈장류량(renal plasma flow; RPF)} = \frac{U_{PAH} \times V}{0.9 \times P_{PAH}}$$

이와 같이 이눌린 및 PAH를 혈액에 투여함으로써 토리 여과량, 혈장류량을 각각 측정할 수 있다(그림 11-7). 또한 혈액의 약 55%가 혈장이므로 혈장류량을 0.55로 나누면 콩팥 혈류량이 구해진다.

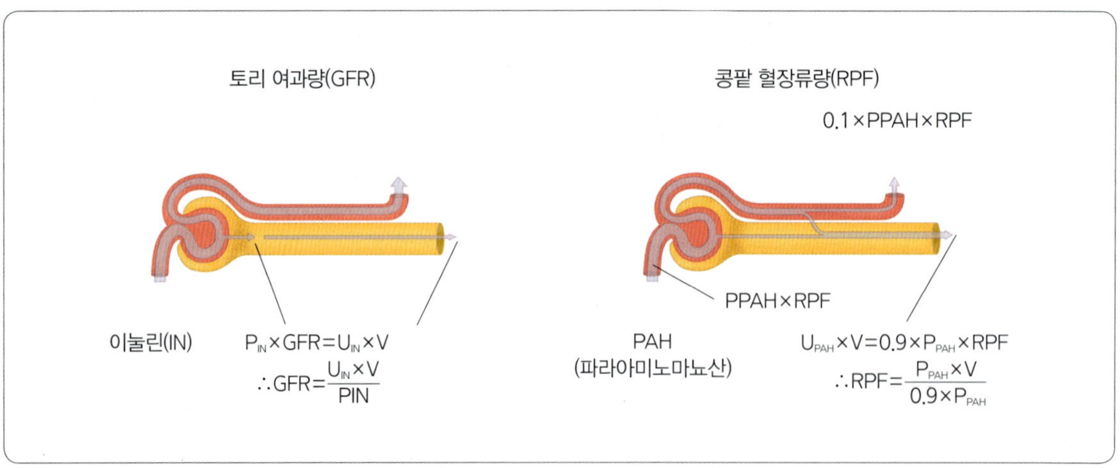

● 그림 11-7 토리 여과량과 콩팥 혈장류량의 측정

3) 청소율(clearance)

일반적으로 어떤 물질(X)의 소변 속 배설량[물질(X)의 소변 속 농도(Ux)×소변량(V)]을 물질(X)의 혈장 내 농도(Px)로 나눈 값을 물질(X)의 청소율(Cx)이라고 한다.

$$Cx = \frac{Ux \times V(mL/min)}{Px}$$

청소율은 일정 시간 내에 소변(뇨)으로 배설되는 어떤 물질이 몇 mL의 혈장에 포함되어 있는가를 나타내는 값이다. 즉, 혈장에 들어온 어떤 물질이 혈장을 완전히 빠져나가서 혈장이 깨끗하여지는 속도를 나타내는 값이다.

4. 콩팥세관의 기능

고분자의 혈상 단백질을 제외한 대부분 혈장성분은 토리주머니(보우만 낭)로 나오게 되는데 그중에서 생체에 필요한 성분은 콩팥세관(세뇨관)을 통과하는 동안 선택적 재흡수를 통하여 혈액 내로 회수

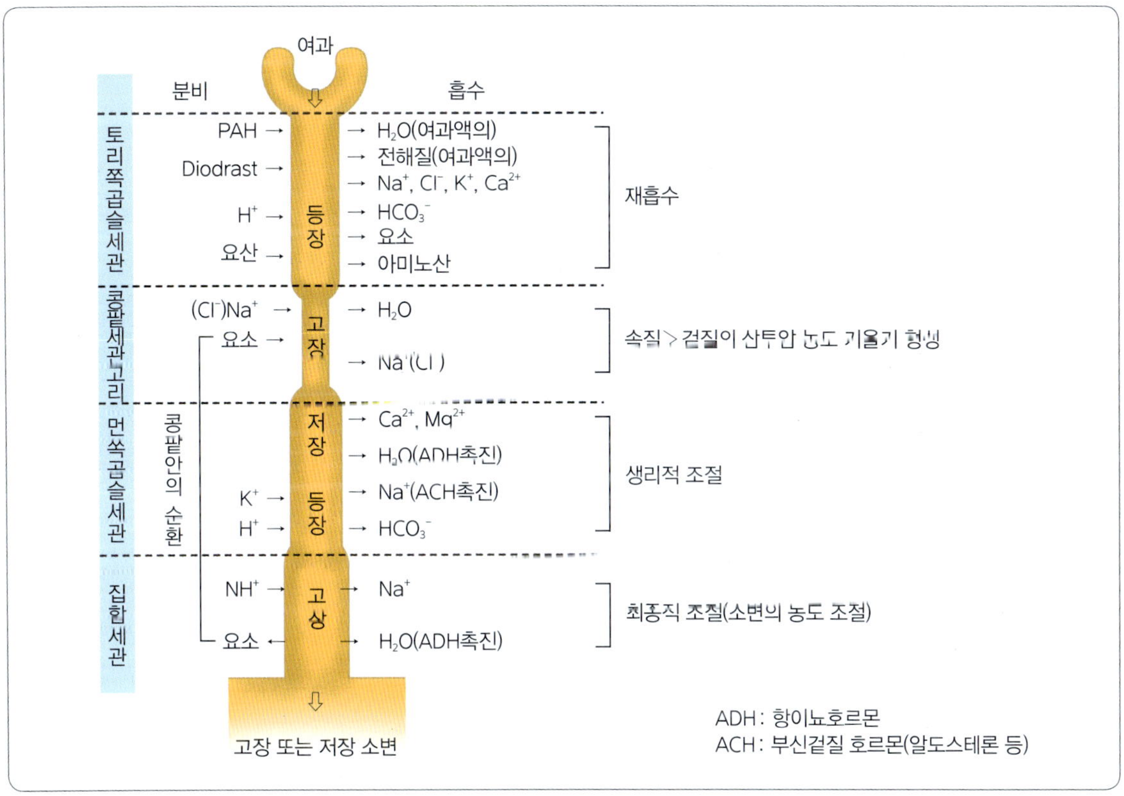

● 그림 11-8 콩팥세관의 재흡수 및 분비

된다. 재흡수되는 물질은 주로 Na^+, Cl^-, HCO_3^- 등 이온, 포도당, 아미노산 같은 영양소 물질이다. 재흡수 되지 않고 남은 물질은 콩팥세관으로 분비되는 물질과 함께 소변으로 배설된다. 재흡수는 농도가 옅은 쪽으로부터 짙은 쪽으로 물질을 운반하는 능동적 운반과 농도가 짙은 쪽에서 옅은 쪽으로 물질을 운반하는 수동적 운반을 통해서 이루어진다.

1) Na^+, Cl^- 이온의 재흡수

토리여과액 중에 가장 많이 포함된 물질은 Na^+ 및 Cl^-이다. 이러한 이온의 약 80%는 토리쪽곱슬세관에서 재흡수되고 나머지 20%는 대부분 콩팥세관고리(헨레고리) 오름가지의 굵은 부분인 먼쪽곱슬세관과 집합세관에서 재흡수된다(그림 11-8).

(1) 토리쪽곱슬세관(근위곡세뇨관, proximal convoluted tubule)

콩팥세관 벽의 세포 내부에는 저농도의 Na^+가 존재하며 세포 바깥에 대하여 세포 속은 전기적 음성(-)을 유지하고 있으며 콩팥세관 안의 Na^+는 콩팥세관 벽의 세포 속으로 들어간다. 관벽의 세포막에는 나트륨 펌프가 있어서 세포 속의 Na^+을 세포 바깥으로 배출한다(그림 11-9A). Na^+ 펌프에 의한 능동적 운반에 의해서 사이질(간질, interstilium) 보다 관안 Na^+ 농도가 옅어지면 관안 삼투압이 떨어지게 되고 그 결과 삼투압의 차이로 수분이 관 안에서 사이질쪽으로 확산에 의하여 재흡수된다.

이와 같이 **토리쪽곱슬세관**으로부터 Na^+와 함께 수분의 재흡수가 일어나 **콩팥세관** 속·바깥의 삼투압이 같아져 등장(isotonic)액이 된다. Na^+가 능동적으로 재흡수되면 Na^+는 양이온이기 때문에 콩팥세관 안은 음(-)으로 하전 되려는 경향이 생긴다. 이와 같이 콩팥세관(세뇨관) 속·바깥의 전기적 차이에 의해서 Cl^-는 수동적으로 재흡수된다.

(2) 콩팥세관고리(헨레고리, Henle's loop)

콩팥의 속질에서는 깊은 부위로 들어갈수록 사이질의 삼투압이 높아진다. **콩팥세관고리의 내림가지(하행지, descending limb)**에서는 수분의 투과성은 좋지만, Na^+의 투과성은 좋지 않기 때문에 속질의 깊은 부위로 내려감에 따라 콩팥세관(세뇨관)으로부터 수분만이 제거되어 콩팥세관 내액의 삼투압이 올라간다. 콩팥세관고리의 **오름가지(ascending limb)**는 내림가지와는 반대로 수분은 투과시키지 않지만 Na^+의 투과성은 비교적 좋다. 따라서 오름가지의 가는부위에서는 올라감에 따라 Na^+과 Cl^-가 수동적으로 재흡수 된다.

또한 오름가지(상행지, ascending limb)의 굵은부위에는 Cl^-을 능동적으로 운반, 재흡수하는 구조가 있다. Cl^-가 펌프에 의하여 배출되면 그때 생기는 콩팥세관 속·바깥의 전기적 농도기울기에 의해서 수동적으로 Na^+이 재흡수 된다. 오름가지 굵은부위의 콩팥세관도 수분을 투과시키지 않기 때문에 콩팥세관 내액의 삼투압은 올라감에 따라서 점차로 저장액(hypotonic solution)이 된다.

(3) 먼쪽곱슬세관(원위곡세뇨관, distal convoluted tubule) 및 집합세관(집합관, collecting tubule)

콩팥세관고리(헨레고리)를 올라가는 동안에 저장액이 된 콩팥세관 내액은 **먼쪽곱슬세관** 및 **집합세관**에서도 나트륨 펌프에 의한 Na^+의 재흡수가 일어난다. 여기서 Na^+의 재흡수는 토리쪽곱슬세관(근위곡세뇨관)과는 달리 부신겉질호르몬의 하나인 **알도스테론(aldosterone)**에 의하여 조절을 받는다(그림 11-9B).

혈중 알도스테론의 농도가 높을 때는 먼쪽곱슬세관 및 집합세관에서 Na^+ 재흡수량이 증가하고 혈중 알도스테론의 농도가 낮을 때는 Na^+의 재흡수가 감소하게 된다.

먼쪽곱슬세관의 재흡수가 토리쪽곱슬세관의 재흡수와 다른 한 가지는 비교적 수분 재흡수가 어렵다는 점이다. 따라서 콩팥세관 내액은 저장 상태로 집합세관으로 들어간다. 이상 설명한 콩팥세관 각 부위에서 Na^+ 및 Cl^-의 재흡수는 그림 11-9와 같이 종합할 수 있다.

소변을 통한 Na^+의 배설량을 좌우하는 인자에는 토리에서 여과되는 Na^+량(이것은 GFR의 변화에 따라 증감함), 혈중 알도스테론의 농도, 그리고 심방에서 분비되는 **Na^+이뇨 펩타이드(atrial natriuretic peptide, ANP)** 등이 있다.

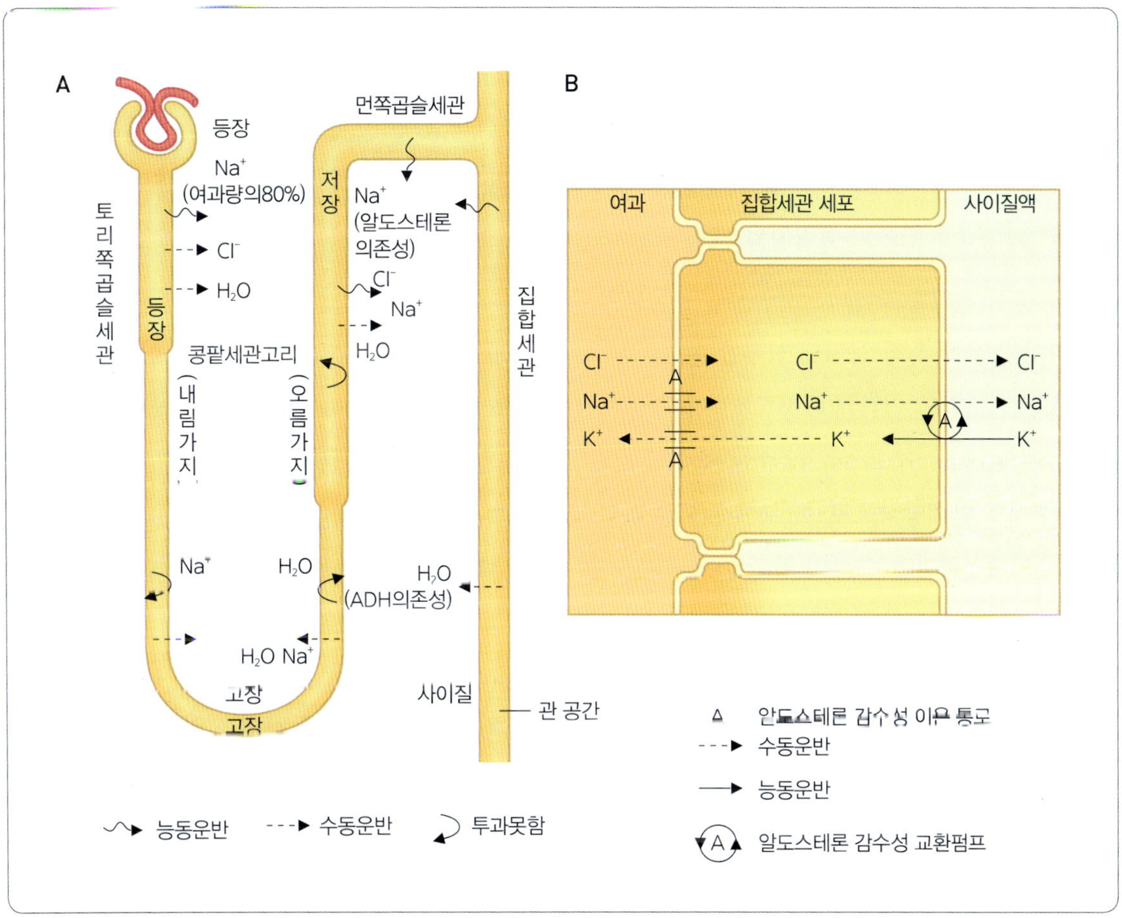

● 그림 11-9 콩팥세관 각 부위의 Na^+, Cl^- 및 수분 재흡수(A)와 알도스테론에 의한 이온운반 조절(B)

2) 수분의 재흡수와 배설

토리 여과량 중 70~80%의 수분은 토리쪽곱슬세관에서 Na^+의 재흡수와 함께 재흡수된다. 나머지 20~30%의 수분은 대부분 콩팥세관고리의 내림가지, 먼쪽곱슬세관 및 집합세관에서 재흡수되며 통상 배설되는 수분은 토리(사구체) 여과량의 1% 이하이다.

그러나 사람 몸의 수분 요구에 따라 수분 재흡수량을 조절하는 것은 집합세관(집합관)이다. 집합세관벽의 세포는 **바소프레신(vasopressin, 항이뇨호르몬, ADH)**의 혈중 농도가 높을 때 수분 투과성이 좋지만, 이 호르몬의 혈중 농도가 낮아지게 되면 수분 투과성이 떨어져 수분을 통과시키지 않는다. 따라서 저장액이 되어 집합세관으로 들어오는 콩팥세관 내 액은 혈중 바소프레신의 농도가 낮을 때는 그대로 콩팥깔대기(신우)로 빠져나가 대량의 **저장뇨**가 배출되며, 혈중 바소프레신의 농도가 높을 때는 집합세관에서 수분이 재흡수되어 소량의 **고장뇨**가 배출된다. 신경뇌하수체(뇌하수체 후엽)에서 분비되는 바소프레신은 혈장 삼투압이 높을 때와 혈액량이 감소할 때 그 분비가 증가하는 호르몬이다. 생체는 체액의 삼투압과 체액량이 변하면 바소프레신의 분비량을 변화시켜 소변의 농도 및 배설량을 통제함으로써 체액의 삼투압 및 체액량의 항상성을 유지시킨다.

그런데 수분은 수동적 운반에 의해서 재흡수되기 때문에 바소프레신에 의하여 집합세관 벽의 수분 투과성이 높더라도 집합세관 가쪽(콩팥의 간질)의 삼투압이 높지 않으면 소변이 고장액(hypertonic solution)이 될 때까지 농축되지 않는다. 콩팥의 삼투압은 겉질 부위에서는 혈장의 삼투압과 같으며, 속질부위에서는 깊은부위 일수록 삼투압이 높아진다. 사람의 경우 속질 깊은부위의 삼투압은 겉질부의 사이질보다 약 4~5배 정도 높다. 바소프레신에 의하여 집합세관의 수분 투과성이 좋을 때는 속질의 높은 삼투압에 의하여 집합세관 내액으로부터 수분이 빠져나가면서 농축된 소변이 생성된다.

(1) 콩팥의 겉질과 속질 사이의 삼투압 농도기울기

콩팥의 겉질과 속질 사이에 삼투압 **농도기울기(농도구배, concentration gradient)**가 형성되는 구조는 콩팥세관고리의 역류계(대향류계) 기능과 속질로의 요소 축적에 의하여 설명할 수 있다. **역류기전(대향류계, conuter-current mechanism)**이란 콩팥세관고리와 같은 헤어핀(또는 U자 관) 모양의 관 속을 액이 서로 반대방향으로 흐르는 것을 말한다. 콩팥세관고리(헨레고리)의 오름가지에서는 NaCl을 능동적으로 배설하지만 수분의 투과성이 나빠 오름가지관 내의 삼투압은 감소하는 반면 오름가지 주변 사이질의 삼투압은 상승하게 된다. 한편, 내림가지 관벽의 세포는 NaCl의 투과성은 나쁘지만 수분의 투과성이 좋아 관 내액은 수분을 배출한다. 따라서 내림가지 관내의 삼투압은 증가하고 내림가지 주위의 사이질 삼투압은 감소한다. 이와 같은 삼투압 농도기울기는 그림 11-10과 같이 설명할 수 있다.

먼저 속질 내 삼투압 농도기울기가 없는 상태에서 시작한다(a). 오름가지에서는 NaCl을 능동적으로 운반, 배설하지만 수분은 배출하지 않으므로 관 내액의 삼투압은 떨어지고 사이질의 삼투압은 올라간다. 그 결과 내림가지관 내액의 삼투압은 사이질의 삼투압과 같아진다(b). 그 후 관 내액이 화살표 방향으로 이동한다고 가정할 경우 내림가지로 새로이 들어오는 액체의 삼투압이 300 mOsm이기 때문에

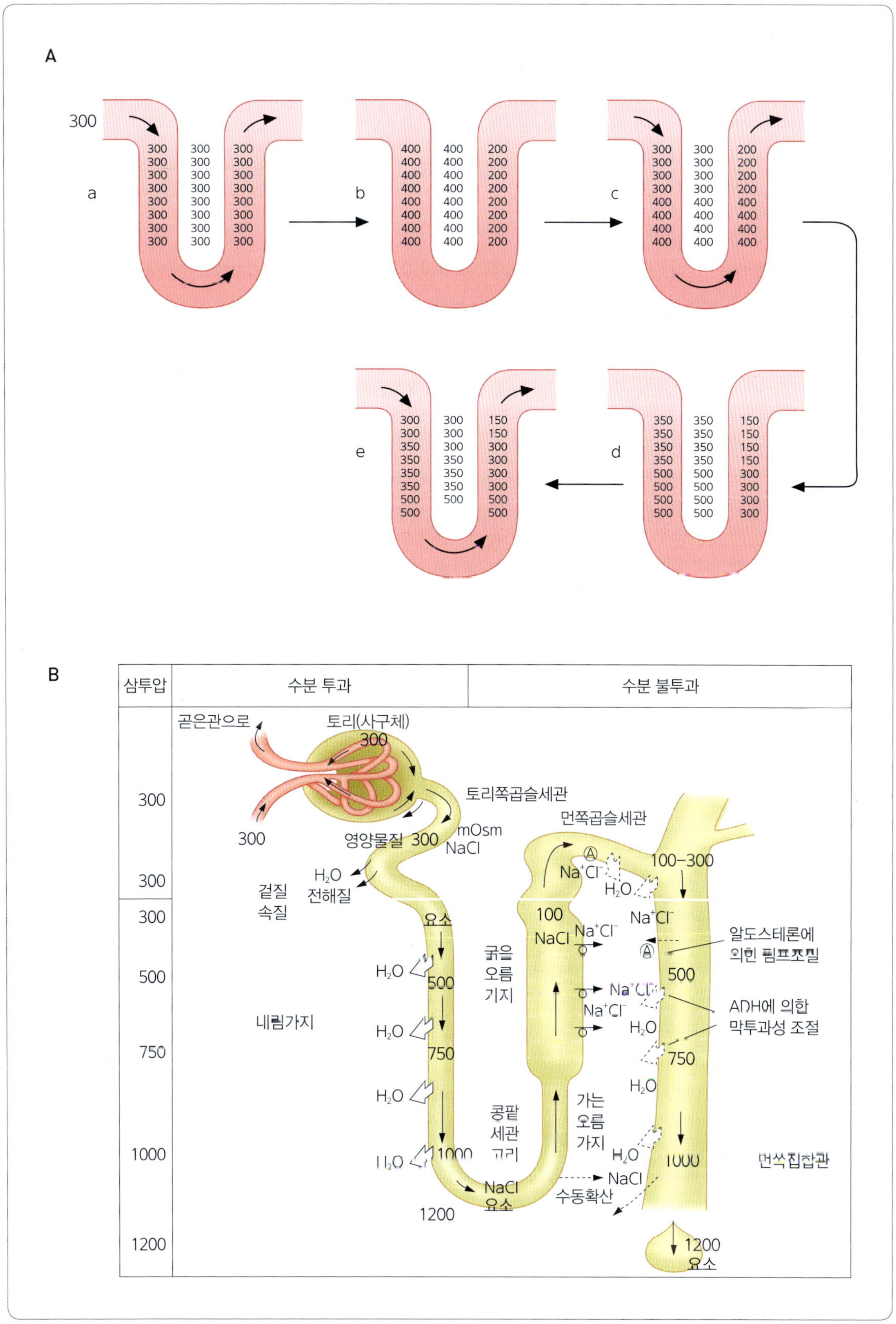

● 그림 11–10 역류계에 의한 삼투압의 농도기울기(A) 및 소변(B) 형성모델(단위 : mOsm/ℓ)

이 삼투압과 사이질의 삼투압이 평형상태가 되고 사이질의 삼투압이 겉질 쪽에서는 낮아지고 속질 깊은부위에서는 높아져서 삼투압 차이가 생긴다(c). 그 후 다시 오름가지에서 NaCl의 능동적 운반이 일어난다고 가정할 때 지금 설명한 바와 같이 오름가지의 삼투압은 내려가고 사이질 및 내림가지의 삼투압은 상승하게 된다(d). 여기에서 다시 관내 액이 조금 이동하면 전보다 큰 삼투압의 농도기울기가 형성된다(e). 이런 작용이 반복되어 점점 큰 농도차이가 생긴다. 실제로 흐름은 연속적이며 일어나는 현상은 삼투압 농도기울기 모델과 같다.

이와 같이 콩팥세관고리의 오름가지의 능동적 운반은 NaCl을 능동적으로 배출하는 속도, 고리의 길이, 관 내액의 유속 등에 의하여 결정된다. **역류증폭계**(countercurrent multiplier system)에 의하여 콩팥속질 깊은부위의 삼투압이 높아지더라도 만일 이 부분에 일반적인 혈관에 의한 혈액순환이 있다면 끊임없이 등장의 혈액이 속질 깊은부위에 존재하게 된다. 따라서 고농도의 NaCl이 모세혈관 내로 운반되어 그 부위의 높은 삼투압이 소실된다. 실제로 콩팥속질에는 겉질에서 고리(loop)로 떨어지는 곧은혈관(직혈관)이 분포하고 있기 때문에 역류 효과에 의하여 콩팥속질은 높은 삼투압이 유지된다. 즉 곧은 혈관은 주위의 삼투압 및 혈액의 삼투압을 평형 시키면서 속질의 깊은부위까지 내려가는데 이때 혈액의 삼투압은 증가하기 시작하여 속질 깊은부위에 이르러서는 혈액의 삼투압이 고장액이 된다.

또한 곧은혈관을, 지나는 혈액은 바로 주위의 삼투압을 평형시키면서 겉질부위에 도달한다. 이와 같은 수직적 운반 구조에 의해서 삼투압 및 농도 등의 기울기를 유지하도록 작용하는 역류계를 **역류교환계**라고 한다.

헤어핀 모양의 내림가지에서는 물의 투과성이 좋고 오름가지에서는 물의 투과성이 나쁘더라도, NaCl을 능동적 운반에 의하여 배출하는 것으로 생각된다.

(2) 집합세관의 수분 재흡수

집합세관으로 들어오는 관 내액은 토리 여과량의 약 15%이며, 여기서 재흡수 되는 수분량은 혈중 바소프레신 농도에 의존한다. **바소프레신**이 최대로 분비될 때 토리 여과량의 14% 이상이 집합세관에서 재흡수되기 때문에 겨우 0.3%가 소변으로 배설된다. 이때 소변의 삼투압은 1,400 mOsm/L에 도달한다(그림 11-11).

한편 바소프레신이 혈액 내에 없으면 집합세관벽의 세포는 수분을 통과시키지 않기 때문에 먼쪽곱슬세관(원위곡세뇨관)에 이르기까지 저장액 상태로 콩팥깔대기(신우)로 배출되어 **저장뇨**가 배설된다. 그 경우 소변의 삼투압은 30 mOsm/L 정도까지 떨어지며 소변량은 15~16 mL/분이 된다. 하루에 16 mL/분의 속도로 소변이 나온다면 23 L/일 정도로 배설되므로 정상인 소변량(1.5 L/일)의 15배 이상이 배설된다고 할 수 있다.

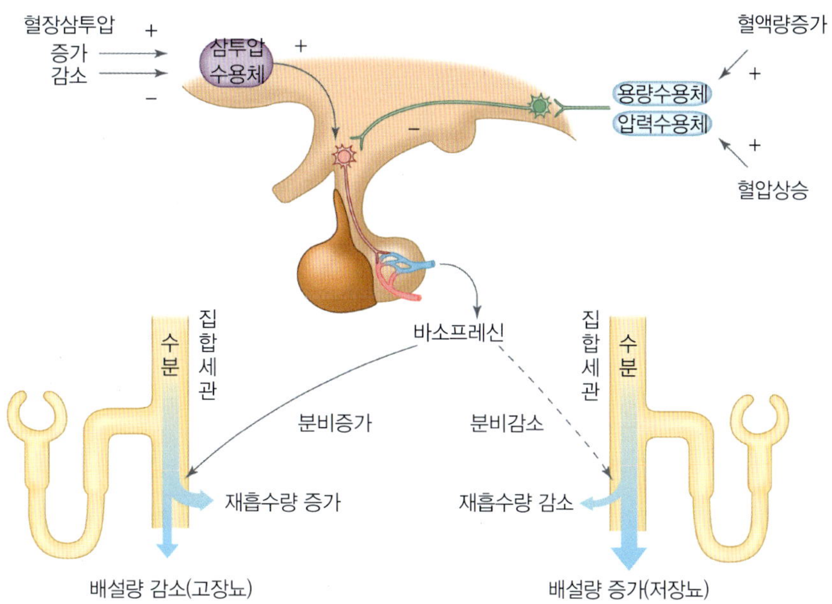

● 그림 11-11 혈상 삼투압, 혈액량 및 혈압의 변화에 의한 집합세관의 수분 재흡수

(3) 요붕증, 수이뇨, 수중독

바소프레신은 시상하부에 있는 신경분비세포에서 생산되어 신경뇌하수체(뇌하수체 후엽)로 전달된 후 방출된다. 또한 바소프레신의 방출은 혈장 삼투압을 감지하는 삼투압 수용체, 혈액량을 감지하는 용량 수용체 그리고 혈압을 감지하는 압력수용체로부터 제공되는 신호에 의하여 조절된다. 시상하부에서 신경뇌하수체까지의 경로에 장애가 일어나면 바소프레신 분비가 멈추고 집합세관(집합관)에서 수분 재흡수량이 감소되어 소변량이 뚜렷하게 증가하게 된다. 이러한 질환을 **요붕증**(diabetes insipidus)이라 한다(그림 11-12).

그러나 바소프레신을 분비하는 세포에 상해가 없더라도 대량의 물을 마시면 혈장삼투압이 내려 가게 되므로 삼투압 수용체에서 전달되는 분비 촉진 신호가 감소한다. 그 결과 바소프레신의 분비가 억제되므로 소변량이 너욱 증가하게 된다. 이와 같이 음료수에 의한 소변량의 증가를 **수이뇨**(수분이뇨, water diuresis)라 한다(그림 11-12). 물을 마시면 소변량이 증가하게 된다는 사실은 일상생활에서 경험할 수 있는데 이것도 바소프레신의 분비 감소를 통하여 일어나는 현상이다.

앞에서 설명한 바와 같이 바소프레신의 분비가 없을 때 소변량은 15~16mL/분이다. 사람 몸의 수분은 피부(땀흘림, 무감각땀남) 및 호흡기에 의해서 소실될 뿐만 아니라 소변 속에 포함되어 배설 되기도 하는데 쾌적한 환경에 있는 경우 콩팥 이외에서 소실되는 수분량은 약 1.0L/day(0.7ml/min) 정도이다. 이들을 모두 합한 수분 배설량보다 빠른 속도로 수분을 계속 섭취하게 되면 수분이 몸 안에 축적되고, 그 결과 수분이 세포 안으로 들어가 세포가 팽창하므로 체액의 삼투압은 감소하게 된다. 또한 세

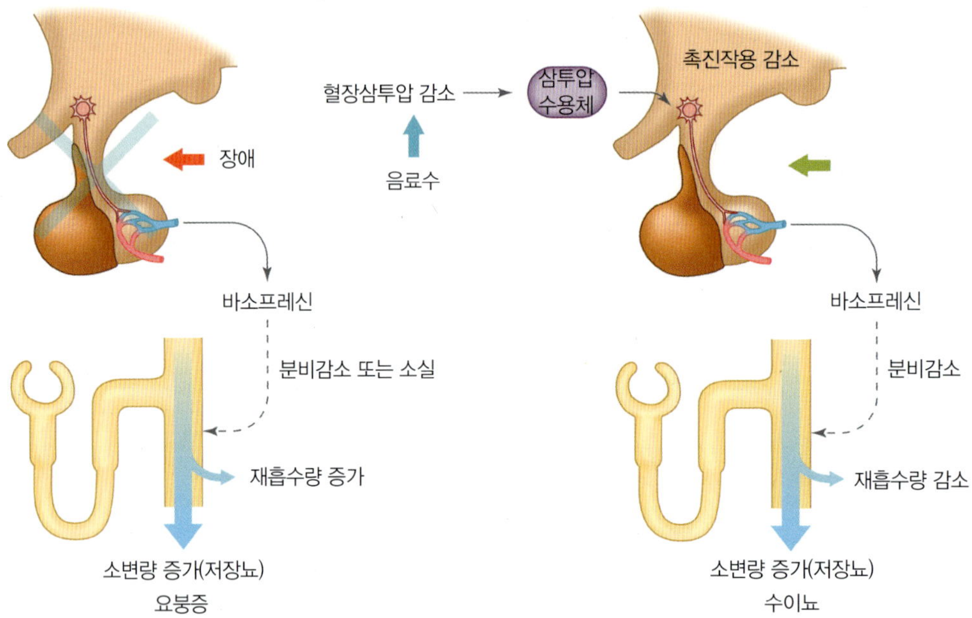

● 그림 11-12 요붕증 및 수분이뇨일 때의 소변량 증가 구조

포 내 수분유입이 증가하면 뇌의 신경세포가 팽창하며 뇌기능 이상을 일으키고 경련과 혼수를 가져와 끝내는 사망할 수도 있다. 체내에 수분의 과다축적에 의하여 체액의 삼투압이 떨어져 일어나는 이러한 증상을 **수중독(물중독, water intoxication)**이라고 한다.

(4) 삼투성 이뇨

토리에서 여과되지만 콩팥세관에서 재흡수되지 않는 물질인 **만니톨(mannitol)**과 기타 다당류를 고농도로 투여하면 토리쪽곱슬세관 내액이 고삼투압을 유지하게 된다. 따라서 삼투압 농도를 등장으로 유지해주려면 Na^+의 능동적 재흡수와 함께 일어나는 수분의 재흡수가 억제된다. 그 결과로 소변량이 증가하게 되는 것을 삼투성이뇨(삼투압이뇨, osmotic diuresis)라고 한다. 이 경우 토리쪽곱슬세관에서는 관내의 Na^+ 농도가 떨어지는 경향이 있기 때문에 재흡수된 Na^+가 관내로 역류하게 되어 Na^+ 재흡수가 감소된다. 그러므로 삼투성 이뇨는 수분이뇨와 다르게 대량의 Na^+와 Cl^-가 함께 배설된다.

다량의 식염을 투여할 때도 삼투성 이뇨가 일어난다. 당뇨병에서는 소변량 증가 증상이 나타나는데 이것은 토리쪽곱슬세관에서 재흡수 할 수 없을 만큼의 많은 포도당이 토리에서 여과되기 때문에 재흡수되지 않는 포도당이 콩팥세관 내의 삼투압을 높여 삼투성 이뇨를 일으키게 된다.

수이뇨는 집합세관에서 수분 재흡수가 억제되어 일어나는 데 반하여, 삼투압이뇨는 주로 토리쪽곱슬세관의 수분 재흡수 억제로 일어나는 것으로써 삼투성 이뇨가 일어날 때의 소변량 증가는 수분이뇨 때보다 훨씬 많아진다.

3) 포도당의 재흡수

토리의 막은 포도당을 자유로이 통과시키며 토리 여과액의 포도당 농도는 혈중 포도당의 농도(혈당치)와 같다. 여과된 포도당은 토리쪽곱슬세관의 능동적 운반 구조에 의하여 거의 완전히 재흡수되기 때문에 소변으로는 배설되지 않는다. 그러나 혈중 포도당 농도가 정상치 100 mg/dL의 약 2배를 넘으면 토리쪽곱슬세관(근위곡세뇨관)의 포도당 재흡수 한계를 초과하기 때문에 재흡수되지 못하는 포도당이 소변으로 배설된다(그림 11-13). 어떤 물질이 콩팥세관에서의 재흡수와 분비 능력에 한계가 있을 때 최대로 재흡수 되는 양 또는 최대로 분비되는 양을 **운반최대치(transport maximum, Tm)**이라고 한다.

포도당의 최대흡수치(transport maximum of glucose, TmG)는 약 375mg/분이다. 혈중 포도당의 농도를 변화시켜 콩팥세관에서 포도당의 재흡수량, 토리여과량 및 소변로의 변화를 보면 그림 11-14와 같다. 혈중 포도당의 농도가 낮을 때 여과된 포도당은 모두 **토리쪽곱슬세관**에서 재흡수되므로 토리 여과량 및 재흡수량은 일치하고 소변으로의 배설량은 0이 된다. 포도당의 재흡수량이 TmG에 도달한 후에도 혈중 포도당의 농도를 상승시키면 토리 여과량은 혈중 농도에 비하여 계속 증가하다가 어느 시기에 재흡수량이 일정하게 된다. 이때 여과량과 TmG의 차이만큼 포도당이 소변으로 배설된다.

당뇨병(diabetes mellitus)에서는 다량의 포도당이 소변으로 배설되는데 콩팥 기능에 이상이 있어서가 아니라 혈중 포도당 농도가 비정상적으로 높아지면 TmG를 초과한 다량의 포도당이 여과되고 그 결과 재흡수되지 못한 포도당이 소변으로 배설된다. 정상인의 경우 일시에 대량의 당분을 섭취할 경우 일시적으로 혈중 포도당의 농도가 200 mg/dL를 초과하는 일시적 당뇨 즉, 식이성당뇨(식사당뇨, alimentary glycosuria)가 나타난다. 이에 반하여 토리쪽곱슬세관의 재흡수 구조에 이상이 있어서 TmG가 낮아지게 되면 혈중 포도당 농도가 정상임에도 불구하고 당뇨가 일어나는 신성당뇨(콩팥당뇨, renal glycosuria)가 일어난다.

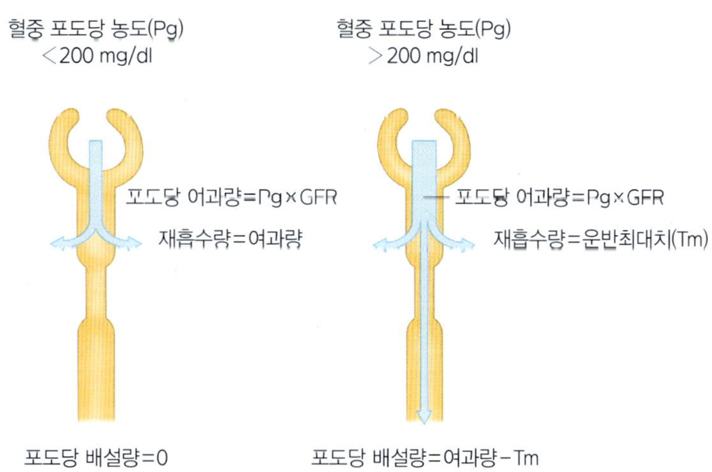

● 그림 11-13 혈중 포도당의 농도, 토리여과량, 재흡수량 및 배설량(소변) 사이의 관계

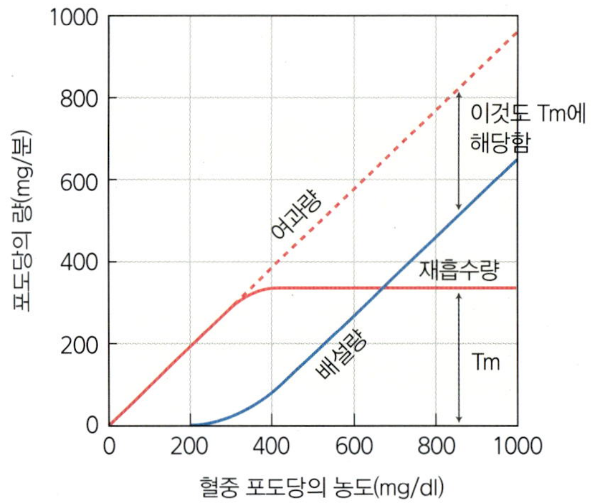

● 그림 11-14 혈중 포도당의 농도변화에 따른 포도당 여과량, 재흡수량 및 배설량의 변화

4) 아미노산의 재흡수

토리에서 여과되는 아미노산의 거의 대부분이 **토리쪽곱슬세관**에서 재흡수된다. 아미노산의 재흡수에도 운반최대치(Tm)가 있으며 포도당에 비하여 운반최대치(Tm)가 매우 높으며 혈중 아미노산의 농도가 높아지더라도 소변으로 배설되는 경우는 매우 드물다. 아미노산은 중성, 염기성, 산성 아미노산으로 분류하는데 이들은 각각 별도의 운반계에 의해서 재흡수된다. 선천적으로 이러한 아미노산 운반계 중의 하나가 장애를 일으키면 일부 아미노산이 소변으로 배설되기도 하는데 이것을 부분적 **아미노산뇨증(aminoaciduria)** 모든 아미노산 운반계의 장애로 모든 종류의 아미노산이 소변으로 나오는 경우를 범아미노산뇨증(panaminoacid uria)이라고 한다.

5. 콩팥세관의 분비

사람 몸에 불필요한 대사산물과 약물은 토리에서 여과되고 콩팥세관(세뇨관)에서 다시 분비되어 소변으로 배설된다. 콩팥세관에서 분비되는 물질에는 **페놀레드(phenol red)**, **마뇨산(hippurate)**, **파라아미노 마뇨산(para-aminohippurate, PAH)**, **글루쿠론산(glucuronic acid)**, **페니실린(penicillin)**, **살리실산(salicylic acid)** 등의 유기산과 **구아니딘(guanidine)**, **히스타민(histamine)** 등의 유기염이 있다. 유기산과 유기염은 혈액에 의하여 운반되어 콩팥으로 분비 된다. 그리고 콩팥세관 세포 내에서 만들어져 콩팥세관 안으로 분비되는 물질에는 H^+와 암모니아가 있다. 기타 K^+이온은 먼쪽곱슬세관에서 H^+의 분비와 경쟁적으로 분비된다.

1) 유기산의 분비

유기산의 분비는 **농도기울기(농도구배, concentration gradient)**를 거슬러 물질을 운반하는 능동적 운반에 따라서 이루어진다. 위에 열거한 모든 유기산은 콩팥에서 신속하게 배설되는 물질 인데 혈중 농도가 높지 않을 때에는 혈액이 콩팥을 1회 통과하면 여과와 분비에 의하여 그 대부분이 소변으로 배설된다. 이런 성질을 이용하여 **파라아미노 마뇨산(PAH)**은 콩팥혈장류량의 측정에 사용된다. 그러나 유기산의 분비에도 최대 운반최대치(Tm)가 있기 때문에 혈중 농도가 높아지면 배설능률이 떨어지게 된다(그림 11-15).

2) H^+의 분비

토리쪽곱슬세관의 세포는 수소이온을 생성하여 콩팥세관 안으로 분비한다. H^+분비와 동시에 중탄산이온(HCO_3^-)을 혈액으로 공급하는 작용을 하므로 체액의 pH를 유지하는데 대단히 중요하다. 토리쪽곱슬세관 세포는 아래와 같은 반응을 촉매하는 **탄산탈수효소(carbonic anhydrase)**를 포함하고 있어 탄산(H_2CO_3)을 만들 수 있다(그림 11-16).

$$H_2O + CO_2 \rightleftarrows H_2CO_3 \rightarrow H^+ + HCO_3^-$$

탄산(H_2CO_3)은 H^+와 **탄산수소이온(HCO_3^-)**으로 해리된 후 역방향운반(antiport)에 의하여 H^+는 세뇨관 안(내강)으로 그리고 Na^+는 세포 내로 분비된다. 세포 내로 들어가는 Na^+는 세포의 밑면과 옆면에 있는 나트륨 펌프의 작용으로 배출되며, 그와 동시에 HCO_3^-는 수동적으로 간질(혈액)으로 이동된다.

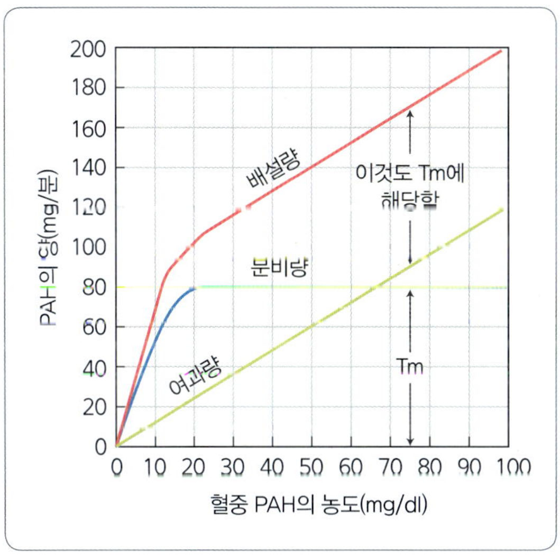

● **그림 11-15 파라아미노마뇨산(PAH)의 혈중 농도 변화에 따른 PAH의 여과량, 분비량 및 배설량의 변화**
PAH의 소변으로의 배설량은 혈중 농도와 함께 증가하며, 분비량은 Tm에 도달한 경우 여과량에 비례한다.

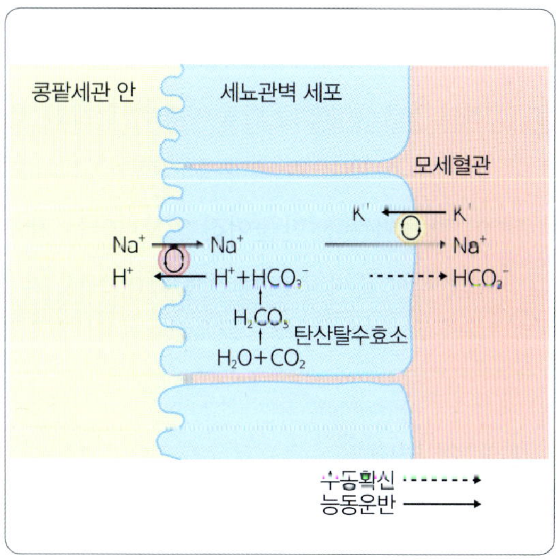

● **그림 11-16 토리 곱슬세관 세포에 의한 H^+ 생성 및 콩팥세관 안으로의 분비**
물과 이산화탄소가 신속하게 생성되기 위해서는 탄산 탈수효소가 중요한 역할을 한다. 1개의 H^+가 분비될 때 1개의 HCO_3^-가 혈액으로 분비된다.

이처럼 1개의 H^+가 분비될 때마다 1개의 HCO_3^-와 Na^+가 사이질로 이동한 후 다시 혈류로 들어간다.

토리쪽곱슬세관의 벽세포로부터 콩팥세관 안으로 H^+이 분비되어 관 안의 H^+ 농도가 상당히 높아지면(관 안의 pH는 약 4.5 이하) H^+은 분비되지 않는다. 그러나 콩팥세관 벽에서는 다음 3가지 반응이 일어나 H^+를 제거시키기 때문에 H^+는 계속 분비될 수 있다.

① 제1반응

토리(사구체)에서 여과되어 나온 HCO_3^-와 분비된 H^+와의 반응이다. 혈액 속에는 많은 양의 HCO_3^-가 존재하는데 이들은 토리를 자유로이 통과할 수 있으므로 콩팥세관으로 대량 여과되어 나온다. 여과된 HCO_3^-와 분비된 H^+은 콩팥세관 벽 세포 안에서 일어나는 반응의 역방향반응에 의하여 물과 이산화탄소로 바뀐다(그림 11-17). 이때 탄산탈수효소가 작용하여 반응은 급속하게 진행된다. 이 효소는 $H_2CO_3 \rightleftarrows H_2O + CO_2$의 반응을 양쪽으로 진행하게 하는 효소로서 반응이 진행되는 방향은 농도가 높은 에서 낮은 으로 진행된다. 이렇게 생성된 CO_2는 세포 내 또는 혈액으로 확산된다.

② 제2반응

혈액속에 포함된 **인산수소이온**(hydrogenphosphate ion, HPO_4^{2-})이 콩팥세관으로 여과된 후 분비된 H^+와 결합하여 **인산이수소이온**(dihydrogenphosphate ion, $H_2PO_4^-$)이 형성되는 반응이다(그림 11-17II).

$$H_2PO_4^- \rightleftarrows H^+ + HPO_4^{2-}$$

③ 제3반응

콩팥세관의 세포에서 생성되어 분비되는 암모니아(NH_3)와 분비된 H^+ 사이에서 암모늄 이온(NH_4^+)이 생성되는 반응이다. 콩팥세관 벽세포에는 **글루탐산분해효소**(glutaminase)가 많이 존재하는데 이 효소의 촉매에 의하여 글루타민으로부터 암모니아(NH_3)와 글루탐산(glutamic acid)이 만들어진다. 만들어진 암모니아는 세포막을 잘 통과하기 때문에 콩팥세관 안으로 확산된 후 그곳에서 분비된 H^+와 반응하여 NH_4^+가 된다(그림 11-17III). NH_4^+는 세포막을 통과하지 못하기 때문에 그대로 소변으로 배설된다.

3) K^+의 분비

여과된 K^+는 대부분 토리쪽곱슬세관에서 재흡수된 다음 **먼쪽곱슬세관**에서 다시 분비된다(그림 11-16). K^+ 분비량은 섭취량 또는 체내의 총 K^+ 함량과 균형을 이루면서 분비되고 알도스테론에 의해서도 촉진된다. Na^+ 재흡수량이 많을수록 K^+의 분비량은 증가한다. K^+와 H^+의 분비는 서로 경쟁적 관계에 있으며, 소변 속으로 K^+의 배설량은 소변이 산성화될 경우 감소하고 알칼리화(alkalosis)될 경우 증가한다.

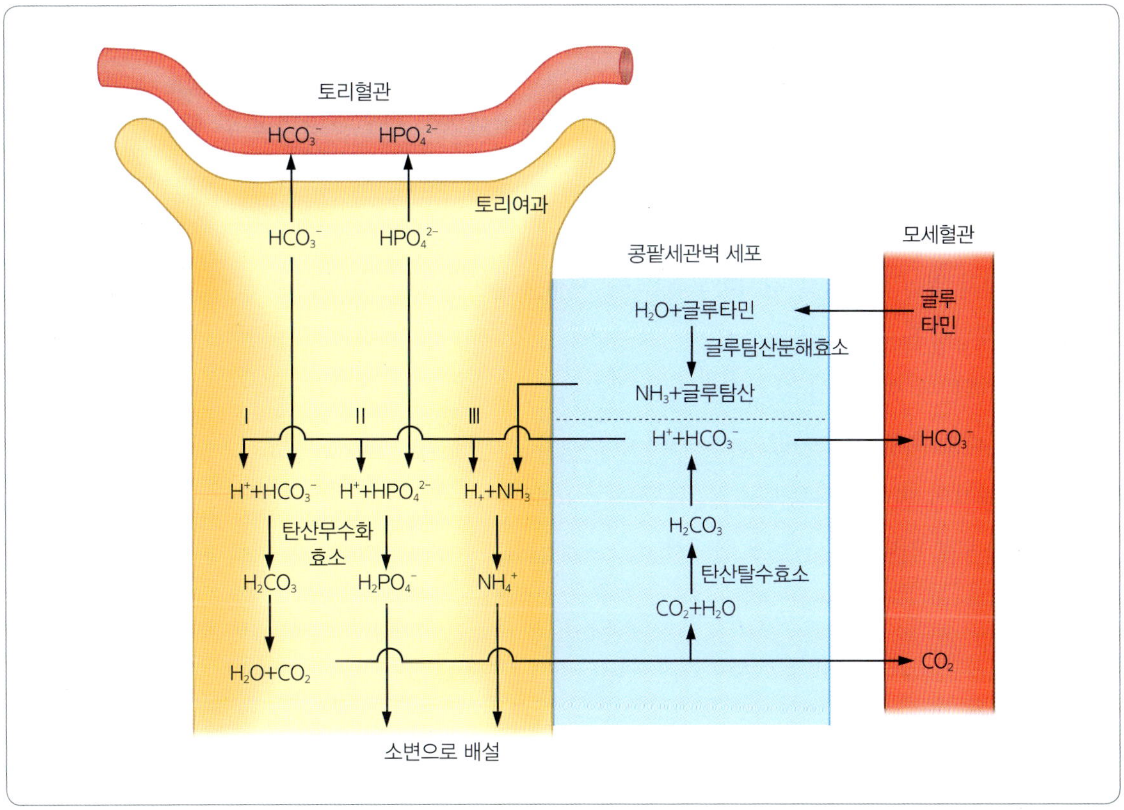

● 그림 11-17 콩팥세관 안으로 분비된 H^+가 제거되는 세 가지 반응

6. 체액의 항상성 유지

앞에서 설명한 바와 같이 콩팥이 체액의 삼투압, 체액량, 체액의 이온농도 조절과 깊은 관계가 있음을 알 수 있다. 여기서는 콩팥 이외의 장기에서 일어나는 조절 기전에 대하여 종합해 보기로 한다.

1) 삼투압 수용체에 의한 체액량 조절

세포바깥액의 **삼투압**이 상승하여 수분이 제거되면 세포는 수축하며 반대로 삼투압이 저하되어 수분이 세포 내로 들어가면 세포는 팽창한다. 이런 현상이 일어날 경우 세포기능의 장애가 나타날 수 있다. 특히 뇌의 신경세포는 세포바깥액의 삼투압 변화에 민감하기 때문에 삼투압이 비정상적으로 상승 또는 감소하면 심각한 신경증상을 가져올 뿐만 아니라 때로는 생명을 잃을 수도 있다. 이를 방지하려고 중추에 있는 삼투압 수용체는 탈수 때 갈증 감각을 자극하여 수분섭취와 동시에 바소프레신 분비를 촉진하여 콩팥으로 수분이 배설되는 것을 억제한다(그림 11-18). 이와 반대로 수분이 과잉 섭취되면 혈장 삼투압이 낮아져서 바소프레신의 분비가 억제되므로 수분 배설이 촉진된다.

이처럼 체액의 삼투압은 삼투압 수용체에 의하여 물의 섭취량과 배설량을 모두 조절하는데 수분 섭취량 조절은 일반적인 기능만을 수행할 뿐이며, 중요한 조절은 콩팥에서의 배설량 조절에 따라 이루어진다.

세포바깥액의 삼투압이 정상으로 유지되더라도 세포바깥액이 너무 적으면 순환 혈액량이 감소하므로 체세포의 산소 및 영양소 공급에 지장이 생길 수 있다. 반대로 세포바깥액 양이 너무 많으면 혈액을 순환시키는 펌프인 심장에 지나친 부담을 주게 된다. 이것을 방지하려고 심장에는 혈액량을 감지하는 용량 수용체가 있어 혈액량을 감시하고 있으며, 혈액량이 과잉될 때에는 바소프레신의 분비를 억제하여 수분의 배설량을 증가시킨다.

또한 출혈때문에 혈액량이 감소하면 갈증 감각을 자극하여 수분 섭취량을 증가시킴과 동시에 바소프레신의 분비를 촉진하여 콩팥으로부터의 수분배설량을 감소시킨다. 혈액량이 다시 과잉 또는 부족하게 되어 혈압이 변하면 목동맥팽대(경동맥동, carotid sinus)나 대동맥활(대동맥궁, aortic arch)에 있는 압력수용체로 전달되는 신호에 의해서 바소프레신의 분비가 조절되기 때문에 수분의 배설량이 조절된다.

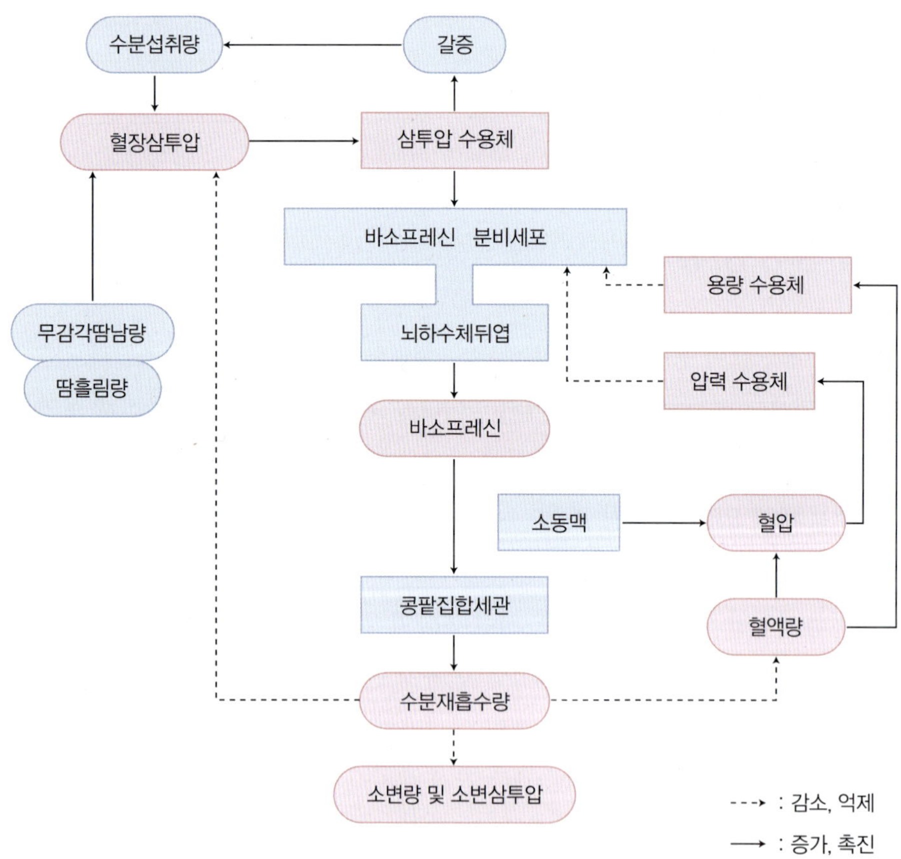

● 그림 11-18 바소프레신을 통한 혈장삼투압 및 혈액량의 조절계

2) 체액의 Na^{+} 농도 조절에 의한 체액량 조절

생체는 Na^{+}을 섭취한 만큼 배설하여 몸 안의 Na^{+}균형을 일정하게 유지한다. Na^{+}섭취량은 염분 섭취에 따라 조절되고 있으며 이것은 수분 섭취량 조절과 같은 일반적인 조절이며, 정밀한 조절은 콩팥의 배설량 조절에 의해서 이루어진다. 체액 내의 Na^{+}는 이에 상응하는 음이온 Cl^{-}와 함께 체액 삼투압을 형성하는 중요 요소로서 세포바깥액의 양을 결정하는 인자이다.

예를 들면 NaCl을 섭취하여 세포바깥액의 삼투압이 상승하면 바소프레신 분비가 촉진되어 체내 수분은 일정수준으로 유지되고, 세포로부터 세포내액이 세거되어 세포바깥액 양은 증기한다. 따라서 체내의 Na^{+}이 많아질수록 세포바깥액 양은 증가하고, 반대로 체내의 Na^{+}이 감소하면 세포바깥액 양은 감소한다. 세포바깥액 양이 변하면 심방의 용량수용체를 통한 바소프레신의 분비가 변하여 체액량이 조절되는데 이 경우에 수분량만 변하고 체내 Na^{+}량은 영향이 없다. 체내의 Na^{+}량을 직접 변화시키는 중요한 조절계통은 **레닌-안지오텐신-알도스테론(renin-angiotensin-aldosterone)계통**이다.

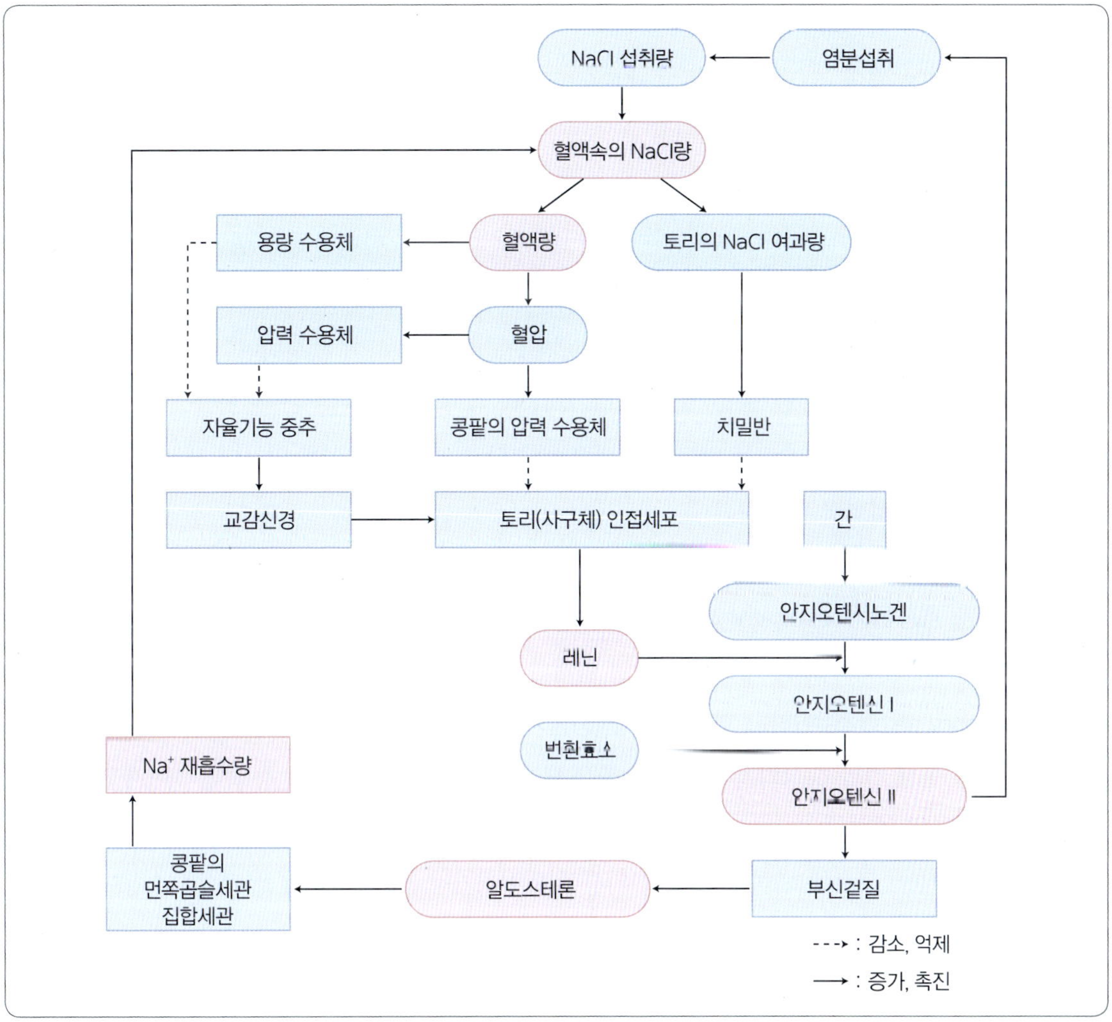

● 그림 11-19 레닌-안지오텐신-알도스테론계통을 통한 혈장 Na^{+}량 및 혈액량 조절계통

알도스테론은 바소프레신보다 완만한 작용을 나타내는 호르몬이므로 Na^+ 배설량 조절을 통한 체액량의 조절은 매우 느리게 일어나는 것이 특징이다. 따라서 많은 물을 마시면 여분의 수분은 2시간 후에 콩팥을 통하여 배설되며, 등장의 식염수를 마시면 섭취된 여분의 Na^+는 24시간 이상 걸려 배설된다. 이상 설명한 레닌-안지오텐신-알도스테론계통을 통한 혈장 Na^+량 및 혈액량의 조절기전은 그림 11-19와 같다.

3) 체액의 산·염기 평형 조절

생체 내에서 일어나는 대사반응의 대부분이 체액의 수소이온 농도에 민감하기 때문에 체액의 수소이온 농도는 정밀하게 조절되고 있다. 수소이온 농도는 pH로 표현하며, pH는 수소이온 몰 농도를 음(-)의 상용대수($pH = -\log[H^+]$)로 나타내는 값이다. 혈액의 수소 이온 농도$[H^+]$는 통상 4.0×10^{-8}M로 유지되는데 이것을 pH로 나타내면 다음과 같이 된다.

$$pH = -\log(4.0 \times 10^{-8}) = -\log 4.0 + 8 \log 10 = 7.40$$

이와 같이 정상 혈액의 pH는 7.4이며 그 변동의 폭은 ±0.05 정도이다. 혈액의 pH가 7 이하 또는 7.7 이상이 되면 생체는 생명의 위협을 받는다.

생체는 체내에서 일어나는 대사의 결과 끊임없이 H^+을 생산하므로 체액의 pH가 떨어지는 경향이 있다. 대사에 의하여 생성되는 산의 99%는 탄산이며, 나머지 1%는 단백질에서 생성되는 젖산 및 인산 또는 탄수화물 및 지방의 중간대사 산물이다.

탄산(H_2CO_3)은 영양소의 산화 결과 생성된 CO_2가 H_2O와 반응하여 생성되며, 이것은 다시 HCO_3^-와 H^+로 해리되어 체액 중의 수소이온 농도를 증가시킨다. 휘발성 물질인 CO_2는 휘발성 산이라고 하는데 이것은 혈액에 의하여 허파로 운반되어 체외로 배출되기 때문에 CO_2에 의하여 생성된 체액 내 H^+의 농도는 호흡량에 영향을 받는다.

호흡중추의 기능억제로 인하여 호흡량이 감소하게 되면 CO_2가 축적되어 혈액의 pH가 7.53이하로 감소하는 현상을 **호흡산증(respiratory acidosis)**이라 하고, 기도폐쇄, 허파조직 병변에 의하여 과도하게 환기되기 때문에 CO_2의 과도한 배출로 인하여 혈액의 pH가 7.45 이상으로 증가하는 현상을 **호흡알칼리증(respiratory alkalosis)**이라고 한다. **신부전(콩팥기능상실, renal failure)** 및 **당뇨**(케톤체 과다생성) 등으로 인하여 대사 결과 생성되는 비휘발성 산은 H^+를 해리하여 체액의 H^+ 농도를 높이게 되는데 이런 현상을 **대사산증(metabolic acidosis)**이라고 한다. 체내 대사에 의해 체액의 수소이온 농도가 저하되는 경우는 없지만, 구토에 의하여 대량의 위산이 없어지거나, 알칼리성 약물(탄산수소나트륨)을 섭취하여 체액의 수소이온 농도가 저하되는 현상을 대사산증(metabolic acidosis)에 대응하는 현상으로서 **대사알칼리증(metabolic alkalosis)**이라고 한다.

조직에서 생성된 CO_2 또는 비휘발성 산에서 해리되어 나온 H^+는 혈액 내에서 혈장 단백질 또는 헤모글로빈 등의 혈액 완충계통에 의해서 흡수된다. 또한 비휘발성 산으로부터 해리되는 H^+는 혈액 내의 탄산수소이온(HCO_3^-)과도 반응하여 흡수된다. 즉, 다음과 같이 허파에서 CO_2가 배설되면 비휘발성 산에서 해리되어 나온 H^+가 계속 완충된다.

비휘발성 산 → H^+ + 염기

↓

H^+ + $\underline{HCO_3^-}$ → H_2CO_3 → $\underline{CO_2}$ → H_2O

(콩팥에서 생성) (허파에서 배설)

허파에서의 이러한 완충 작용도 HCO_3^-가 고갈해 버리면 당연히 일어나지 못한다. 그러나 콩팥의 콩팥세관 세포가 H^+이온을 분비할 때 HCO_3^-을 혈액 내로 방출하여 허파에서의 HCO_3^-부족을 보상하여 주기 때문에 이 완충계통은 지속적으로 활동할 수 있게 된다. 이러한 의미에서 허파와 콩팥은 체액의 수소이온 농도를 조절하는 2개의 장기라 할 수 있다.

7. 배뇨(micturition)

집합세관에서 **콩팥깔대기(신우)**로 나온 소변은 요관의 꿈틀운동에 의하여 방광으로 보내진다. 요관은 방광 밑을 경사지게 지나가므로 방광 내압에 의하여 이 부분이 압박되어도 소변의 역류가 생기지 않는다.

방광은 민무늬근육에 둘러싸여 있는 주머니 모양의 장기로서 콩팥에서 만들어진 소변이 일시적으로 축적되는 곳이다. 축적된 소변은 일정량이 채워지면 방광 벽의 민무늬근육 수축에 의하여 요도를 통하여 외부로 배출된다. 방광의 출구 부분은 두꺼운 민무늬근육층으로 된 **속요도조임근육**이 있으며, 다시 그 끝에는 가로무늬근육으로 된 **바깥요도조임근육**이 있어 방광에서 소변의 유출을 억제한다.

방광은 부교감신경과 교감신경의 지배를 받고 있으며, 민무늬근육의 수축은 부교감신경(골반신경)의 기능에 따라 이루어진다. 교감신경은 주로 방광의 혈관을 지배하고 있고 민무늬근육의 수축에는 관여하지 않는다. 다만 남성의 경우 사정(ejaculation)할 때 정자가 방광으로 역류하는 것을 방지하려고 속요도조임근육이 수축하는데 이것은 교감신경의 기능에 의한다. 바깥요도조임근육은 몸신경인 음부신경의 지배를 받는다.

1) 방광 내압의 측정(cystometry)

방광으로 소변이 들어오더라도 방광 내압은 소변 농축이 상당히 진행되기까지 상승하지 않는다. 방광에 카테터(catheter)를 삽입하여 물 또는 공기를 조금씩 증가시키면서 방광의 용량을 증가시킬 때 일어나는 방광 내압의 변화를 측정하는 것을 **시스토메트리(cystometry)**라고 한다. 그림 11-20과 같이 방광 용량을 조금씩 증가시키면 초기에는 내압이 조금씩 상승하지만 일정 시간이 지난 후에는 용량을 증가시켜도 내압은 거의 상승하지 않고 일정해진다. 방광 용량이 어느 수준에 달하면 내압이 급격히 상승하는데 이때 피검자는 강한 방광의 충만감을 느낀다. 이처럼 방광용량-내압곡선에 평탄부가 생기는 이유는 민무늬근육이 늘어나면 초기에는 장력이 생기지만 그 후에는 이완된다. 즉, 일반적으로 장기 내압은 벽의 장력에 비례하고 반경에 반비례하는 성질이 있기 때문이다. 그러나 방광이 충만하여 방광 벽이 강하게 폄(신장)이 일어나면 배뇨반사가 일어나서 방광은 적극적으로 수축하게 되며 내압은 급상승한다.

2) 배뇨반사(micturational reflex)

방광 용량이 일정한 수준(400~5000 mL)에 도달하면 방광 벽에 있는 폄(신장)수용체가 흥분(방광 내압 15~20 cmH_2O)되고, 그 흥분은 골반 신경을 통하여 엉치분절(천수)에 있는 **배뇨중추**에 전달된다. 척수의 배뇨 중추는 골반신경을 통하여 방광을 수축시킴과 동시에 음부신경의 기능을 억제하고 바깥요도조임근의 긴장을 완화해 배뇨를 일으킨다. 이때 소변이 요도를 따라 흐르는 감각도 배뇨중추(facilitatory center)를 자극하여 방광 수축과 바깥요도조임근을 이완시킬 수 있다. 배뇨는 이처럼 척수반사에 의하여 개시되며 완전한 배뇨가 일어나기 위해서는 다리뇌에 있는 배뇨억제중추(배뇨소통중추, inhibitory center)의 작용이 필요하다. 즉, 방광의 폄(신장) 수용체로부터 전달되는 신호는 다리뇌(뇌교)의 배뇨 중추에도 전해지며, 그 중추로부터 내려가는 신호가 척수의 배뇨 중추에 전달되어 방광의 수축과 요도 조임근의 이완을 강화시킨다(그림 11-21). 만약 어떤 원인으로 인하여 **척수질환**이 발생할 경우 **요실금(소변찔끔증, uracratia)**이 발생할 수 있다. 그 외에도 배뇨의 조절에 관여하는 부위는 시상 하부 등 뇌의 넓은 영역에 있다. 대뇌 겉질은 의식적인 배뇨반사의 억제와 촉진에 관여한다. 즉 바

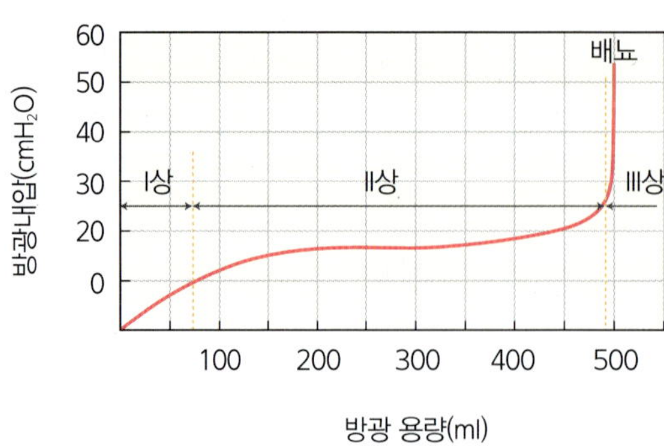

● **그림 11-20 카테터를 이용하여 방광 내에 물 또는 공기를 넣고 방광용량을 증가시킬 때의 방광 내압의 변화**
방광 내압곡선은 초기의 내압 상승기(I상), 내압 평탄기(II상), 방광수축에 의한 내압의 급상승기(III상)로 구분된다.

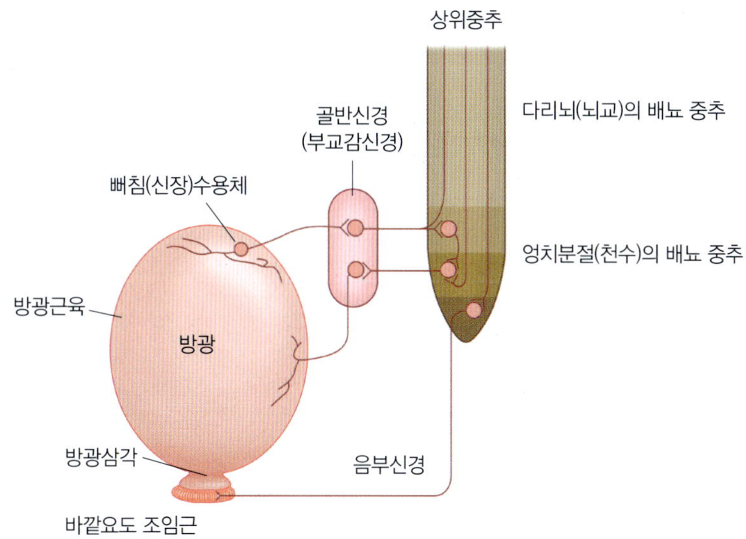

● 그림 11-21 배뇨 반사의 경로

깥요도 조임근의 수축을 유지해서 배뇨를 억제하고, 배근(복근) 및 가로막을 의식적으로 수축시켜 복압을 증가시키므로 배뇨를 촉진한다.

Human Physiology

제12장

감각생리

1. 감각의 일반적 성질
2. 시각(visual sensation)
3. 청각(auditory sensation)
4. 안뜰감각(vestibular sensation)
5. 후각(olfactory sense) 및 미각(taste sense)
6. 몸감각(somatic sensation)
7. 내장감각(splanchnic sensation)

생명체는 끊임없이 변하고 있는 외적환경(외부환경, external environment) 속에 살아가고 있다. 또한 이러한 환경 변화 속에서 신속하게 대처하지 않으면 생명 현상을 유지할 수 없다. 따라서 급격하게 변화하는 환경에 대해 신속하게 대응하기 위해서는 변화를 민감하게 감지하는 감각기관이 발달되어 있어야 하며, 감지된 자극을 체내로 전달하는 전달기관인 신경이 있어야 한다. 또한 전달된 자극으로부터 몸을 보호하기 위하여 그에 상응하는 운동을 일으키는 운동기관도 필요하다. 여기서 자극을 받는 감각기관을 수용체(receptor)라 하고 운동기관을 효과기(effector)라 한다.

1. 감각의 일반적 성질

1) 감각기관(sensory organ)

감각기관은 생체 내부·외부의 환경으로부터 전달된 각종 에너지를 감각신경(sensory nerve)의 활동전위라고 하는 생체 정보로 바꾸어 준다. 감각기관 중에서 이러한 기능을 담당하고 있는 것을 **수용체**(수용기, receptor)라고 하는데, 그 구조는 감각신경 종말이라고 하는 간단한 것을 비롯하여 감각신경 종말에 **연접**(시냅스, synapse) 결합을 하고 있는 특수한 수용세포에 이르기까지 여러 가지가 있다. 촉각, 압각, 온각, 빛, 후각, 미각 및 혈액 중 산소 등은 각종 에너지에 반응하기 때문에 형태적 그리고 생리적으로 분화되어 있다(그림 12-1).

감각기관에 분포한 수용체는 많은 종류의 에너지 중에서 특정한 에너지에 대하여 다른 감각 수용체보다 훨씬 낮은 **문턱**(역치, threshold)에 의해서 반응할 수 있다. 이와 같이 수용체가 더욱 민감하게 반응할 수 있는 특별한 형태의 에너지 자극을 적합자극(adequate stimulus)이라고 한다.

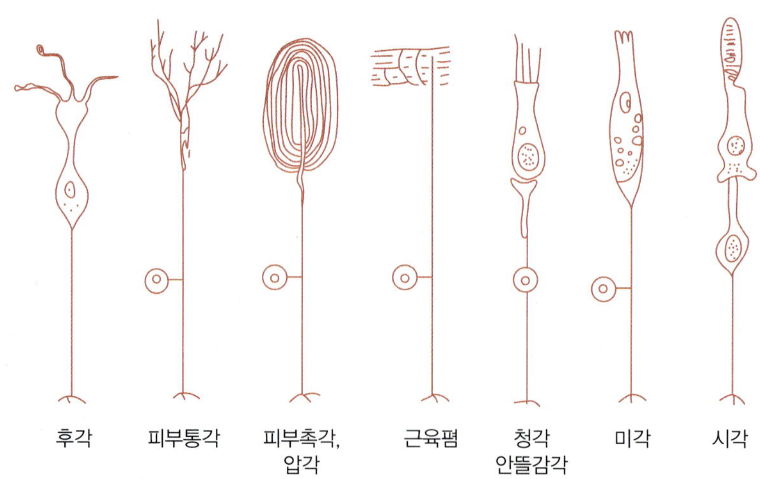

● 그림 12-1 여러가지 감각 수용체

한 개의 감각신경과 그 지배 아래에 있는 모든 수용체를 합하여 감각단위(sense unit)라고 한다. 일반적으로 한 개의 감각신경이 한 개의 수용체를 지배하는 것이 아니라 감각신경의 끝이 분지한 후 그 분지된 각 가지가 수용체를 지배한다. 각각의 감각단위가 자극을 받아들이는 부위가 있는데 이 부위를 **수용영역(receptive field)**이라고 한다(그림 12-2).

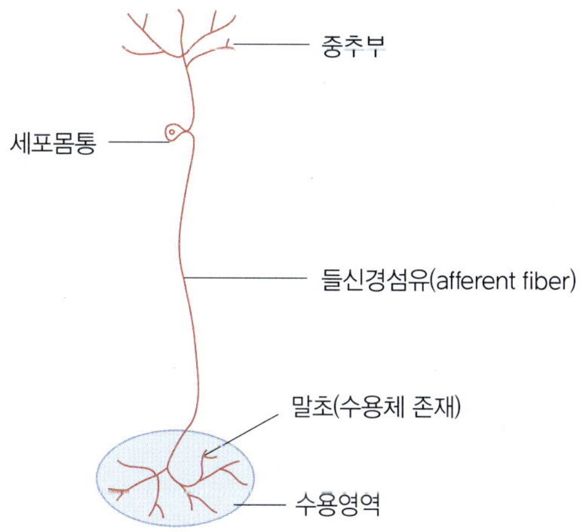

● 그림 12-2 감각단위 및 수용영역

2) 수용체전위

수용체가 생체 안·바깥의 자극 에너지를 감각신경의 활동전위로 바꾸는 과정은 **수용체전위(수용기전위, receptor potential)**가 발생될 때 비로소 일어난다. 이것은 자극의 크기 및 시간경과에 따라서 응답의 진폭이 다르기 때문이다(그림 12-3). 수용체의 발생기전위(기동전위, generator potential)가 문턱(역치) 이상이 되면 활동전위(action potential)가 발생되는데 이때 수용체는 아날로그(analog) 변환기에 해당하며 신경은 아날로그-디지털 변환기(AD 변환기, Analog-Digital converter)로 작용한다.

신경은 수용체전위의 아날로그 신호를 전적으로 또는 무반응의 활동전위인 디지털신호로 전환시킨다. 활동전위의 횟수는 발생기전위의 크기와 어떤 범위 내에서는 비례한다. 즉, 주어진 자극의 크기와 비례한다. 한편 자극이 강해질수록 활동전위를 발생시키는 감각신경의 수가 증가하기 때문에 정보량은 감각신경의 활동전위 발생횟수와 활동전위를 발생시키는 감각신경의 수에 비례한다.

3) 적응

일정한 강도의 자극을 어떤 수용체에 지속적으로 가할 경우 그 자극에 따라서 일어나는 감각신경의 활동전위 횟수가 떨어지게 되는데 이러한 현상을 **적응(순응, adaptation)**이라고 한다. 적응의 정도는 감각기관의 형태에 따라 다르다(그림 12-4). 촉각 수용체인 **파치니소체(Pacini corpuscle)**는 적응이 빠

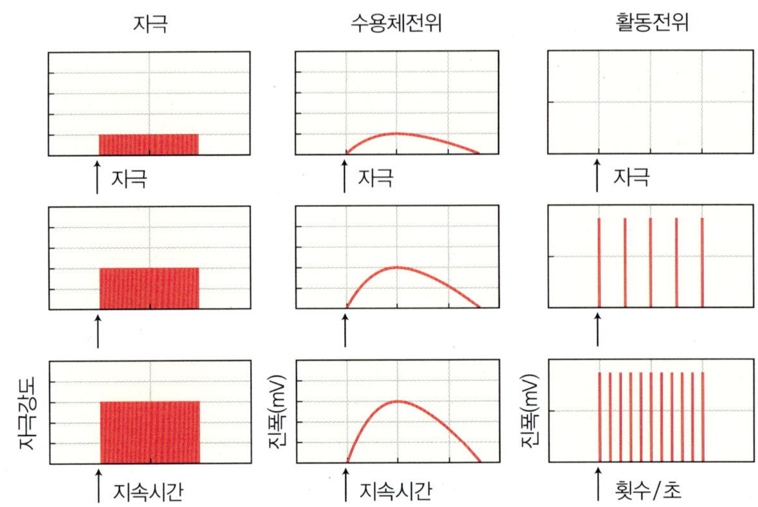

● 그림 12-3 자극강도, 감수기전위의 진폭, 활동전위 횟수(빈도)와의 관계

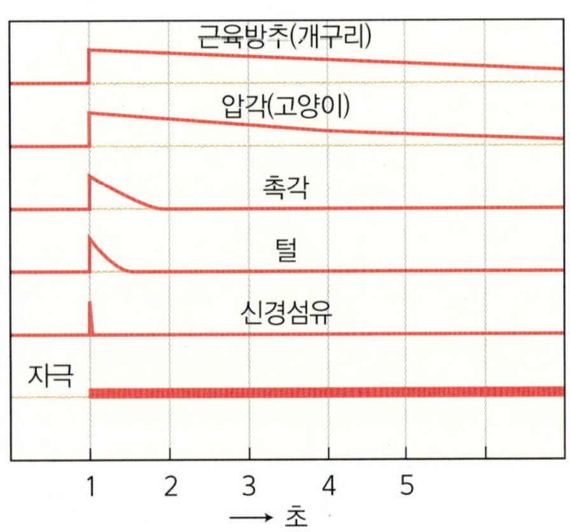

● 그림 12-4 수용체의 종류 및 적응

가로축 : 감각 신경섬유의 활동전위 횟수

세로축 : 자극 시간

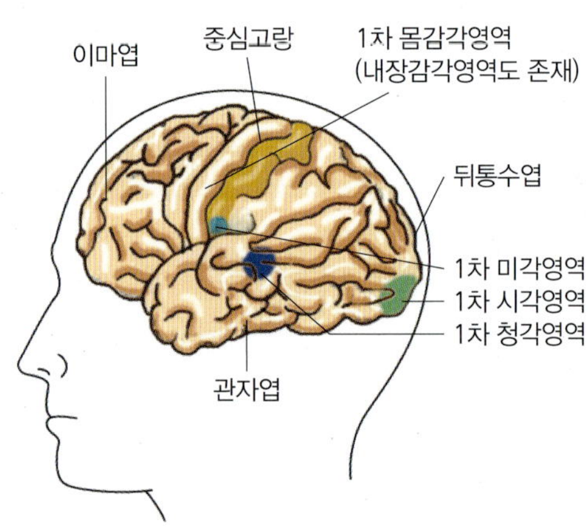

● 그림 12-5 대뇌겉질의 1차 감각영역

르기 때문에 이들의 수용체를 **상동성수용체(동종성수용체, homology receptor)**라고 한다. 한편 근육방추(근방추, muscle spindle), 냉·통각 수용체, 목동맥 팽대 수용체, 허파꽈리의 뻗침(신장) 수용체는 **지속성수용체**라고 하는데 그 이유는 적응이 느리고 불완전하기 때문이다. 이들 수용체의 적응이 느린 이유는 생체에 있어서 유해자극에 대한 신체 보호라는 측면에서 유리하기 때문이다. 근육방추는 장시간의 자세유지에 관여하고 냉각과 통각은 자극에 대한 반응에 의하여 일어난다. 또한 목동맥팽대(경동맥동, carotid sinus), 허파꽈리(폐포, alveolus)의 수용체는 항상 혈압조절 작용을 한다.

4) 대뇌겉질의 감각영역 및 감각정보 전달

감각신경의 활동전위에 의해서 생성된 감각정보는 중추신경계통(중추신경계, central nervous system)에 전달된 후 중추의 여러 단계에서 반사활(반사궁, reflex arch)을 형성하여 반사를 일으키거나 대뇌겉질(대뇌피질, cerebral cortex)로 전달된다. 중추신경계통 내에서는 감각의 종류에 따라 다른 경로를 통하여 전달된다. 후각 이외의 모든 정보는 시상의 중계를 받아 대뇌겉질의 **1차 감각영역**으로 투사된다(그림 12-5).

시상의 배쪽바닥핵군[복측기저핵군; **뒤안쪽배쪽핵(VPM)**, **뒤가쪽배쪽핵(VPL)**]은 촉각(touch sensation), 압각(pressure sensation), 온각(temperature sensation) 및 통각(pain sensation)의 깊은 감각 및 내장통각 정보를 중계하고, **안쪽무릎체(내측슬상체, medial geniculate body)** 및 **가쪽무릎체(외측슬상체, lateral geniculate body)**는 청각(auditory sensation) 및 시각(visual sensation) 정보를 각각 중계한다. 이러한 시상핵을 특수감각 중계핵이라고 한다(여기에서 사용되는 특수감각이라는 용어는 표 12-1의 감각 분류에서 볼 수 있는 특수감각과는 다른 것임). 따라서 자극은 특수 시상투사계통을 통하여 대뇌겉질의 각 감각영역으로 정보를 보낸다.

한편 이러한 정보는 뇌줄기(뇌간, brain stem)에서 **뇌줄기그물체(뇌간망상체, brain stem reticulular formation)**를 통과하여 올라간 후 시상의 속섬유핵(수판내핵, internal medullary nucleus) 및 연합핵에 의해서 중계된다. 그 후 비특수 시상투사계통을 통하여 대뇌겉질의 연합 영역으로 주로 투사된다. 이 뇌줄기그물체를 경유하는 자극전달 경로는 감각의 종류에 관계없는 공통적 경로로서 의식유지에 중요한 역할을 한다.

● 표 12-1 감각의 분류

<table>
<tr><th colspan="3">구분</th><th>감각의 종류</th><th>감각기관(수용체)</th></tr>
<tr><td colspan="3">특수감각</td><td>시각
청각
후각
미각
평형감각</td><td>눈(막대세포 및 원뿔세포)
귀(털세포)
후각점막(후각세포)
맛봉오리(맛봉오리세포)
귀(반고리뼈관 및 타원주머니, 둥근주머니)</td></tr>
<tr><td rowspan="3">일반감각</td><td rowspan="2">몸감각</td><td>피부감각</td><td>촉각, 압각
온각
냉각
통각</td><td>파치니소체, 마이스너소체
루피니소체
크라우제소체
자유신경 종말</td></tr>
<tr><td>깊은감각</td><td>관절의 위치 및 운동
근육수축 및 이완
힘줄(건)의 장력</td><td>관절주머니(관절포)의 루피니소체(신경종말)
근육방추(신경종말)
골지-힘줄수용체(신경종말)</td></tr>
<tr><td colspan="2">내장감각</td><td>혈압
허파꼬리(폐포)의 확장
혈액 CO_2 분압
혈액 O_2 분압
혈액 삼투압
혈당치
뇌척수액 pH</td><td>목동맥팽대(경동맥동) 및 대동맥활(궁)의 압력수용체(신경종말)
허파꽈리(폐포)벽의 압력수용체(미주신경종말)
목동맥(경동맥) 및 대동맥 토리(소체)의 말초화학수용체(신경종말)
숨뇌(연수)의 흡식중추 뉴런
시상하부 뉴런
이자(췌장) β세포, 시상하부 뉴런
숨뇌(중추화학수용체)</td></tr>
</table>

대뇌겉질의 1차 감각영역에 전달된 정보는 2차 감각영역 및 연합영역을 거쳐 지각된 다음 과거의 경험과 통합되어 인지되며 필요에 따라 반응이라는 행동을 일으킨다.

그러나 감각정보로서의 활동전위가 모두 대뇌겉질에 전달되는 것은 아니다. 예를 들면 근육방추 또는 많은 내장수용체의 감각정보들이 대뇌겉질에 전달은 되지만 인지되지는 않는다. 이와 같이 인지되지 않는 정보는 뇌줄기(뇌간) 및 척수반사를 일으킨 후 자세, 운동 및 장기의 활동 조절에 관여한다. 따라서 우리의 감각에는 "인지되는 감각"과 "인지되지 않는 감각"이 있다.

5) 감각의 종류

감각은 표 12-1과 같이 분류할 수 있는데 여기에서는 각 감각에 관여하는 수용체와 감각기관을 보여준다. 이 중에서 **특수감각(special sensation)**은 뇌신경(cranial nerve)에 의하여, **몸감각(체성 감각, somatic sensation)**은 몸신경(체성신경, somatic nerve)에 의하여, **내장감각(splanchnic sensation)**은 자율신경계통(autonomic mervous system)의 들신경(구심성신경, afferent nerve)에 의하여 정보가 전달된다.

2. 시각

빛에 의하여 일어나는 감각을 **시각(visual sense)**이라고 하며 시각기관인 눈은 환경에 관한 정보를 제공하여 준다. 눈은 광수용체가 있는 망막과 그곳에 **상(영상, image)**을 맺게 하는 굴절광학기관으로 구성된다. 망막은 빛 자극을 전기적 정보로 바꾼 후 이 정보를 신경계통에 의하여 대뇌겉질로 전달함으로써 시각이 생긴다.

1) 눈의 구조

(1) 굴절기관

굴절광학기관(통광기관, dioptric organ)은 **각막(cornea)**, **방수(안방수, aqueous humor)**, **수정체(lens)** 및 **초자체(corpus)**로 구성된다(그림 12-6). 각막은 혈관이 없는 투명한 조직으로서 주변의 결막을 통하여 공막(sclerotic coat)과 연결된다. 수정체(렌즈)는 혈관이 존재하지 않는 탄력조직으로 구성된 볼록렌즈 모양의 물체이며 걸이인대(현수인대, suspensory ligament)의 섬모체띠(모양체 소대, zonule)를 통하여 섬모체(모양체, ciliary body)와 연결되어 있다. **초자체**는 수정체와 망막 사이의 공간인 눈확안(안구강, orbital cavity)을 채워서 눈확(안구, orbit)의 형태를 유지해주는 투명한 젤라틴(gelatin) 상태의 물질이다. 수정체와 각막 사이를 **앞방(전안방, anterior chamber)**이라고 하는데 여기에는 **방수**가 존재한다. 투명한 액체인 앞방수는 섬모체에서 분비되고 슈렘(Schlemm)관에서 흡수된다. 빛을 굴

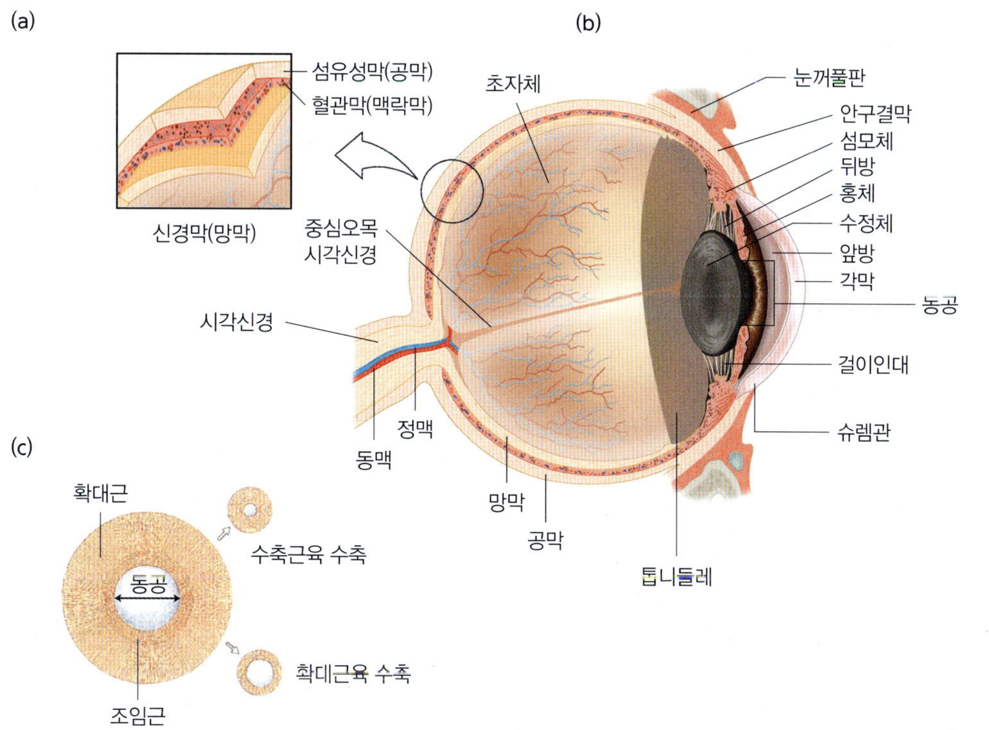

● 그림 12-6 눈의 단면도

a. 눈의 3층막, b. 눈의 구조, c. 동공근육과 동공지름의 변화

절시키는 수정체가 혼탁되면 **백내장**(cataract)이 생기며, 방수가 증가하거나 초자체의 두께가 두터워지면 **녹내장**(glaucoma)이 생겨 시력(visual acuity)이 약해지거나 실명될 수가 있다.

(2) 망막

망막(retina)에는 **시각세포**(광수용기세포, photoreceptor cell)인 **막대세포**(간상체, rod cell)와 **원뿔세포**(추상체, cone cell) 외에도 네 종류의 신경세포 즉, **두극세포**(쌍극세포, bipolor cell), **수평세포**(horizontal cell), **무축삭세포**(amacrine cell), **신경절세포**(ganglionic cell)가 있으며 이들은 8층의 구조를 이루고 있다(그림 12-7). 시각 세포층은 망막에 있으며 중추로 빛 정보를 전달하는 신경층은 초자체의 가장 안쪽에 있기 때문에 빛은 망막의 모든 층을 통과한 후에 시각세포에 전달된다. 원뿔세포는 밝은 곳에서 빛과 색을 느끼는 **광수용체**(명수용체, light receptor)이며, 막대세포는 약간 어두운 곳에서 밝고 어두움을 느끼는 **암수용체**(dark receptor)이다.

사람의 눈 한쪽에는 **원뿔세포**가 약 6×10^6개가 있고, 막대세포가 약 1.2×10^8개가 있으며 막대세포가 원뿔세포보다 훨씬 많다. 시각신경(시신경, optic nerve)은 10^6개 이하로 존재하기 때문에 10~100개의 시각세포가 한 개의 신경과 연결되어 있다. 그러나 **황반**(yellow spot) 중심부에는 직경 2.0mm의 **중심오목**(중심와, central fovea)가 있는데 이곳에는 막대세포가 없고 원뿔세포만이 감각섬유와 1 : 1의

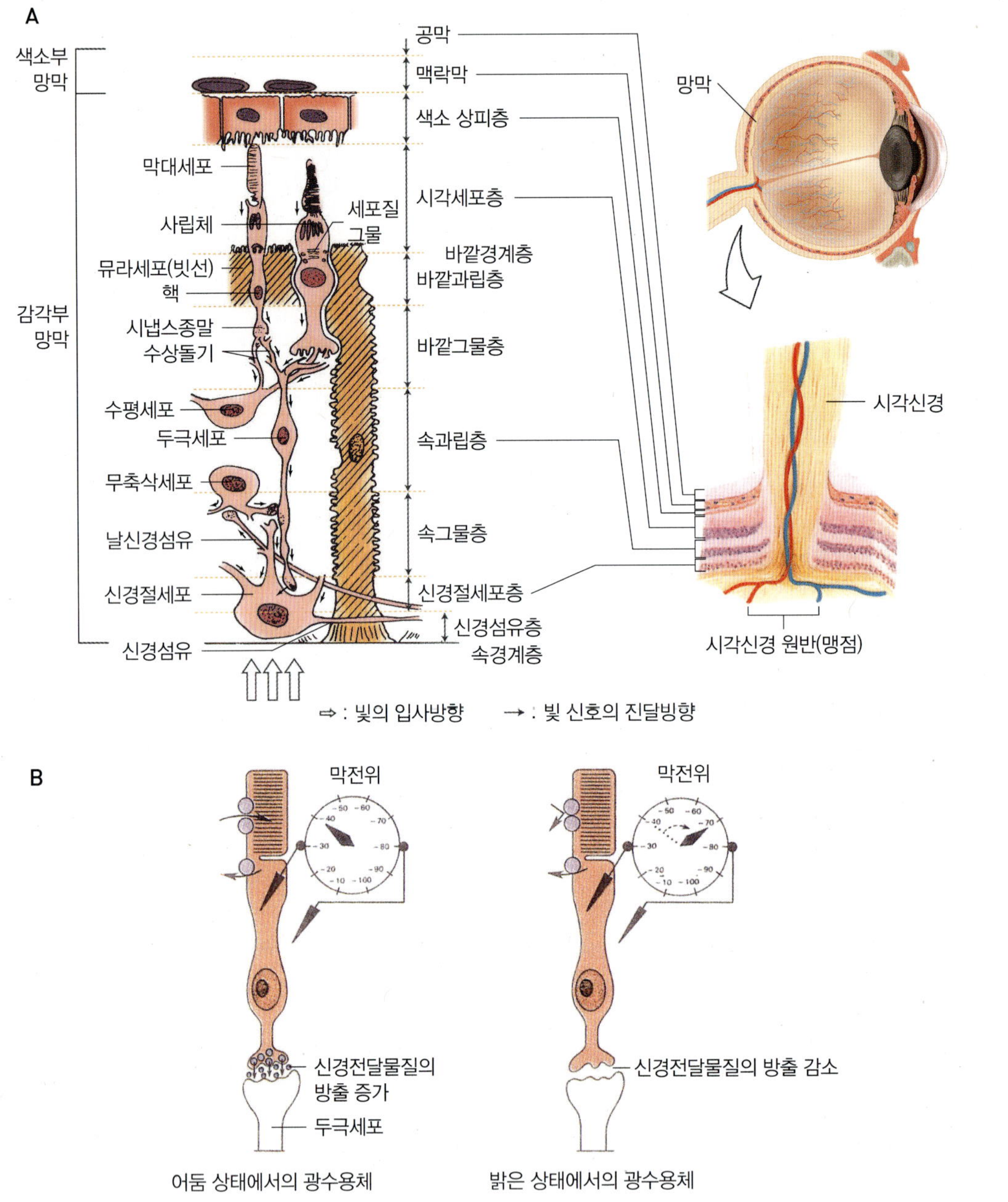

● **그림 12-7 망막세포의 구조 및 신호전달 모식도(A)와 빛에 대한 광수용체의 반응(B)**
동물의 수평세포에는 시각세포 되먹임(feedback)회로가 있지만 이 그림에는 나타내지 않았다. 뮤라세포는 매우 크기때문에 망막의 거의 대부분에 걸쳐있다. 날신경섬유(efferent nerve fiber)의 신호방향을 제외한 모든 신호전달은 빛의 입사방향과 반대 방향으로 전달된다(A). 각 세포사이의 접합부에는 연접 소포가 있는데, 여기에서는 화학적 신호전달이 이루어진다(B).

대응을 이루고 있다. 대상(사물, object)을 주시할 때 중심오목에 상(영상, image)이 맺혀야 대상을 또렷하게 볼 수 있다.

12

임/상/노/트

색각이상(색맹, color blindness)의 원인

유전적인 결함에 의해 하나 이상의 원뿔세포 기전이 소실되는 현상 즉, 적색, 녹색, 청색의 3원 색을 배합하여 모든 색을 표현할 수 있는 원뿔세포의 기능에 이상이 있는 것을 색각이상이라 한다.

색의 인식은 망막 시세포인 원뿔세포가 담당한다. 원뿔세포란 바깥부분의 모양이 원뿔모양으로 생긴 광수용체 세포로서 빛을 감지하여 그 자극을 신경신호로 바꾸어주는 역할을 한다. 원뿔세포는 민감하게 반응하는 빛 파장의 영역이 종류에 따라 다른데 이러한 특성을 분광민감도(spectral sensitivity)라고 하고, 이것은 각 원뿔세포가 가지는 고유한 특성이다. 긴 파장에 민감한 원뿔세포(long wavelength-sensitive cone; 570~590nm), 중간 파장에 민감한 원뿔세포(medium wavelength-sensitive cone; 535~550nm), 짧은 파장에 민감한 원뿔세포(short wavelength-sensitive cone; 440~450nm)로 구분된다.

그리고 각 파장이 반영하는 색깔에 따라 적색원뿔세포(red cone), 녹색원뿔세포(green cone), 청색원뿔세포(blue cone)로 불리기도 한다. 다시 말해 이 세 가지 원뿔세포가 자극받는 비율에 따라 사람은 모든 색을 구별할 수 있게 되는데, 이것을 색각의 삼색설(Trichromatic theory)이라고 한다(헬름홀츠, 1964).

(3) 눈의 부속기관

눈확과 눈물샘 및 **가쪽눈근육(외안근, extra ocular muscle)**은 머리뼈의 눈확안(안와강, orbital cavity)에 수용되어 있다. 눈꺼풀(안검, eyelids)은 피부, 근육, 결합조직 및 결막의 4개 층으로 구성된다. 눈꺼풀을 움직이는데 관여하는 근육에는 눈을 닫게 하는 눈둘레근육(안륜근, orbicularis oculi)과 눈을 뜨게 하는 위눈꺼풀올림근육(상안검거근, levator palpebrae superioris)이 있다. 그리고 눈꺼풀판(검판, trasal plate)에는 지방을 분비하여 눈꺼풀이 달라붙는 것을 방지해 주는 **눈꺼풀판샘(검판선, tarsal gland)**이 있으며, 눈꺼풀판샘의 염증을 흔히 **다래끼(맥립종, stye)**이라 한다. **결막(conjunctiva)**은 눈꺼풀 내면을 덮고 있는 점막과 눈확을 덮는 매우 얇은 막으로 구성 되는데 이곳에는 눈돌림신경(동안신경)이 분포하고 있다. 그리고 결막의 샘세포는 눈물과 같은 윤활물질을 분비한다. 눈물분비기관은 **눈물샘(누선, lacrimal gland)**과 **코눈물관(비루관, nasolacrimal duct)**로 구성되어 있다.

눈의 가쪽눈근육은 지배신경에 따라 구분되는데 **위곧은근육(상직근, superior rectus)**, **아래곧은근(하직근, inferior rectus)**, **안쪽곧은근(내직근, medial rectus)** 및 **아래빗근(하사근, inferior oblique)**은 **눈돌림신경(동인신경)**의 지배를 받고, **위빗근(상사근, superior oblique)**은 **도르래신경(활차신경)**이 지배, 그리고 **가쪽곧은근(외직근, lateral rectus)**은 **갓돌림신경(외전신경)**의 지배를 받는다. 이들 근육은 분화도가 매우 높아서 미세하고 신속 정확한 운동이 이루어지게 한다.

2) 결상 기전(imagery mechanism)

(1) 굴절광학(통광학, dioptrics)

빛이 어떤 매질에서 밀도가 다른 매질 또는 경계면으로 들어갈 때를 제외하고 빛은 굴절한다. 평행광선이 먼 거리(6m 이상)로부터 볼록렌즈로 들어갈 때 빛은 굴절하여 렌즈의 반대쪽 한 점인 **주초점(principal focus)**에 모인다(그림 12-8). 주초점은 렌즈의 굴절면 중앙을 통과하는 선인 **주안축(princi-**

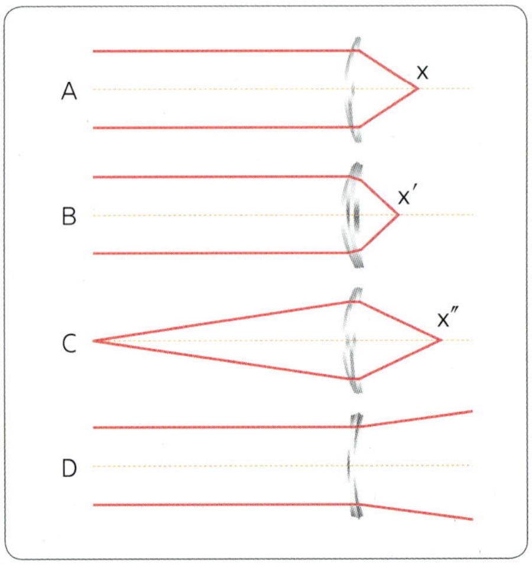

● 그림 12-8 렌즈의 의한 빛의 굴절

A: 볼록렌즈
B: A보다 큰곡률의 볼록렌즈
C: A와 같은 렌즈
D: 오목렌즈
X: 주 점, X′, X″ < X

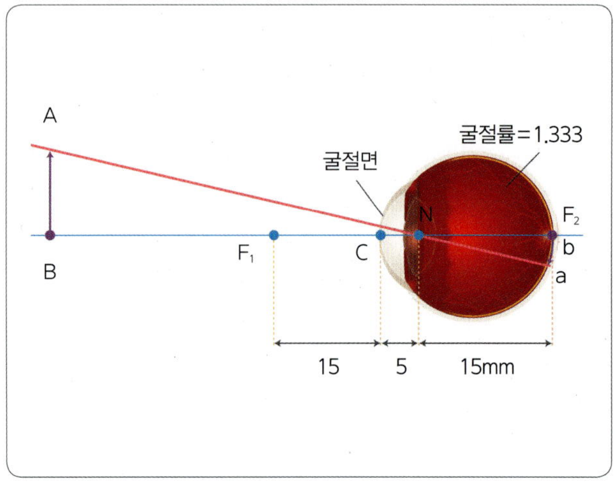

● 그림 12-9 덴더스(denders)의 생략눈

C: 각막 마루점(정점)
F_1 및 F_2: 제1 및 제2초점
N: 결절점

pal optical axis) 위에 있게 되는데 이때 렌즈와 주초점 사이의 거리를 주초점 거리라고 한다. 가까운 거리(6m 이내)에서의 광선은 주초점보다 먼 곳에 초점을 맺게 한다. 렌즈의 굴절력은 주초점 거리(m 또는 f)의 역수와 매체(매질)의 굴절률(n)에 비례하는데 이것을 **디옵터(diopter, D)**라고 한다. 공기 중에서는 1/f이다.

(2) 모형눈 및 생략눈

바깥의 물체로부터 눈으로 들어오는 빛은 표 12-2와 같이 굴절률이 다른 매체로 이루어진 굴절광학 기관을 통하여 망막에 전달된다. 특히 각막의 앞면과 수정체의 앞·뒷면은 중요한 굴절면으로 작용하여 망막에 바깥 물체의 상이 맺히게 한다. 따라서 **결상(imagery)**의 모습은 눈을 조합 렌즈에 의한 광학계통으로 생각하고 모형의 그림 위에서 작도한 **모형눈(모형안, model eye)**으로 추측할 수 있다. 즉, 굴절이 각막 앞면에서만 일어난다고 가정할 때 모형의 그림 위에서 작도한 **생략눈(생략안, reduced eye)**을 사용하면 형상을 이해할 수 있다(그림 12-9). 이 모형에서는 각막을 곡률반경 5mm의 둥근면(구

● 표 12-2 눈의 광학특성

		굴절률	곡률지름(mm)	굴절력(D)
각막	앞면 뒤면	1.376	7.7 6.8	43.05
수정체	앞면 뒤면	1.4085	10.0 6.0	16.11
앞방수, 초자체				

면, spheroidal plane)으로 본다.

(3) 눈의 굴절력 및 조절력

사람의 눈은 조절이 없는 안정상태의 굴절력이 약 59D이다(표 12-2). 수정체를 적출(extraction)한 눈의 굴절력은 약 43D로 된다. 눈의 굴절력의 대부분은 각막 표면에서의 굴절에 의한다.

광학적으로 정상적이 시력을 가지는 **정시(emmetropia)**의 경우 무조절 상태에서 전달되는 평행광선은 망막에 상이 형성된다. 그러나 물체가 6m 이내에 있는 경우 상의 위치는 망막 면보다 뒤쪽에 있기 때문에 위치조절이 이루어진다. 이것은 수정체의 위치 변화 없이 섬모체근육(모양체근)의 수축과 섬모체띠(모양체 소대, zonule)의 이완을 통하여 앞면의 굴곡률을 크게 하고 굴절력을 증가시키므로 상의 위치 조절이 이루어진다(그림 12-10). 이 과정을 원근적응이라고 한다. 조절력은 청년들의 경우 가장 좋기 때문에 12D까지 커지고 연령이 많아지면 수정체의 탄성이 떨어져서 1D 이하가 된다.

(4) 결상 이상

무조절 상태에서 안축이 너무 짧아서 평행광선이 망막 뒤에 상이 맺히는 상태를 **원시(hyperopia)**라 하며 교정을 위해서는 볼록렌즈를 사용한다. 그리고 안축이 너무 길어서 망막 앞에 상이 맺히는 상태를 **근시(myopia)**라고 하며 교정을 위해서는 오목렌즈를 사용한다. 또한 각막 또는 수정체의 굴곡률이 일정하지 않을 경우에도 상 이상이 일어나는데 이것을 **난시(astigmatism)**라고 하며 교정을 위해서는 원주형 렌즈를 사용한다.

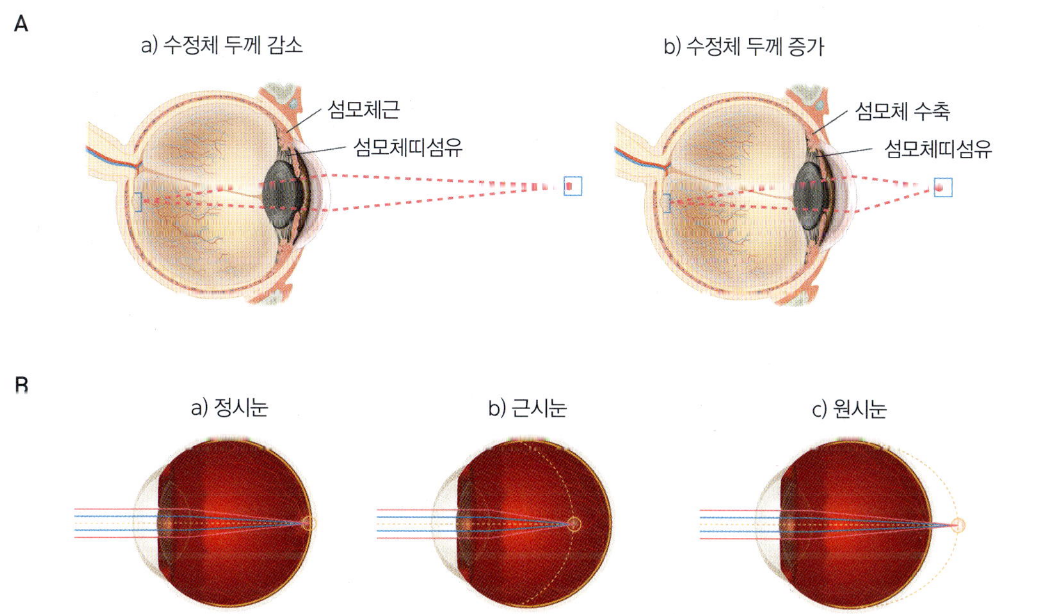

● 그림 12-10 눈의 초점(원근) 조절(A) 및 굴절이상(B)

3) 광수용 기전

망막에 도달한 빛은 막대세포 및 원뿔세포에 있는 시각물질(visual substance)에 작용하여 화학적 변화를 일으킴으로써 이들 세포에서 수용체전위가 발생된다. 이 전기적 반응은 화학적 연접에 의하여 활동전위를 생성시키지 않으면서 두극세포, 수평세포, 무축삭세포 사이로 전달된다. 그 후 신경절세포에 이르러 전도성 활동전위를 생성시킨다.

(1) 시각물질

시각세포(시세포, visual cell)의 바깥에는 시각물질이 층 모양으로 배열되어 있다. 막대세포 물질은 적색의 **시홍(로돕신, rhodopsin)**이라는 물질인데 이것은 일종의 단백질인 **스코톱신(scotopsin)** 및 **레티날(retinal, 비타민 A의 알데히드)**의 복합체이다. 이 물질이 빛을 흡수하게 되면 순식간에 구조적인 변화가 일어나면서 시각세포가 흥분을 일으킨다. 그 후 중간체를 거쳐 스코톱신 및 레티날로 분해된다. 이 과정에서 시홍은 처음의 적색에서 노란색을 거쳐 무색으로 변한다. 그 후 어둠(암)상태에서 시홍은 다시 생성된다.

원뿔세포의 시각물질에는 적색(red), 청색(blue) 및 녹색(green)의 빛에 대응하는 세 가지 종류의 물질이 있으며 각각 다른 원뿔세포에 존재한다. 그 중 하나는 스코톱신 및 레티날로 구성된 시홍으로 적색 빛에 대한 감수성이 크다. 나머지 다른 두 종류의 구소는 밝혀시시 않고 있다.

(2) 전기활동

시각정보의 주된 경로는 시각세포→두극세포→신경절세포이며 수평세포와 무축삭 세포는 이 정보를 곁에서 수정(modification)해 준다(그림 12-11). 수용체 세포가 자극을 받으면 억제성의 과다분극 반응을 일으킨다. 이 반응은 자극이 계속되는 동안 계속 일어나며, 자극의 강도에 비례하여 느린전위(slow potential) 변동을 일으킨다. 두극세포는 시각세포에서 전달되는 정보에 대하여 역시 느린전위 응답반응을 일으킨다.

두극세포는 수용역역의 중심부에 빛이 조사될 때 탈분극을 일으키고 주변부에 조사될 때 과다분극을 일으키는 것(ON-중심/OFF-주변형)과 그 반대의 것(OFF-중심/ON-주변형)으로 나눠어진 각 세포들 사이에는 연접결합이 존재한다. 왼쪽의 막대세포는 빛의 조사를 받으면 과다분극반응을 일으키고 오른쪽의 막대세포는 지속적으로 약한 빛의 조사를 받는다.

신경절세포에서 응답반응을 일으키는 망막의 수용영역은 약 2mm 정도의 원형영역이기 때문에 응답 반응부위는 동심원적인 **중심부위(central portion)**와 **주변부위(periphery portion)**로 나눠어진다(그림 12-12). 중심부위와 주변부위는 서로 대항작용(길항작용, antagonism)을 하기 때문에 중심부에 빛을 조사할 때 활동전위의 반사가 증가하는 **ON-중심형 세포** 응답의 경우 주변부위에 빛을 조사하면 반대로 활동전위의 반사가 감소되고(ON-중심/OFF-주변형), 중심부위에서 활동전위의 반사가 감소되는 **OFF-중심형 세포** 응답의 경우에는 주변부위에서 반대로 증가된다(OFF-중심/ON-주변형).

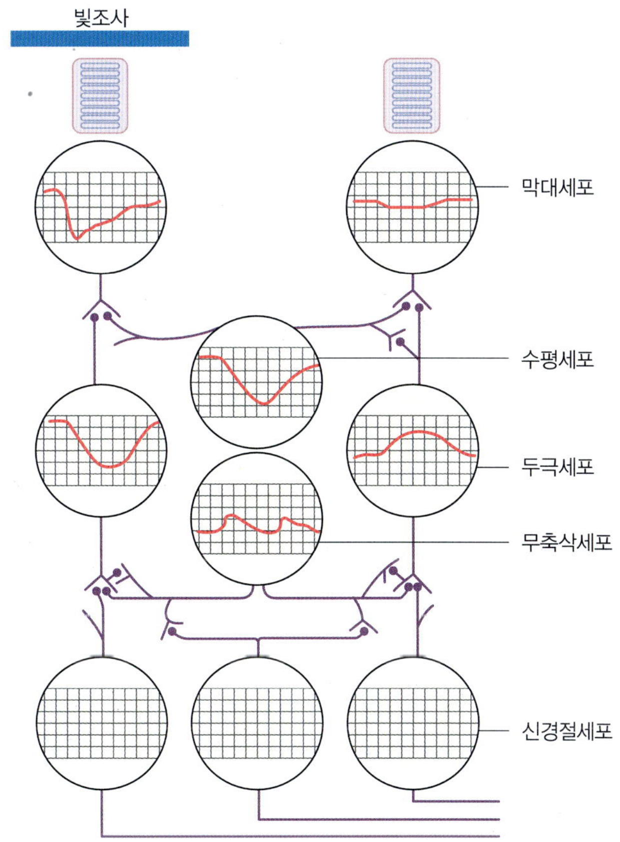

● 그림 12-11 망막 속 세포의 빛에 대한 반응(세포 속의 기록)

각 세포사이에는 연접결합이 있다. 왼쪽의 막대세포는 빛의 조사를 받아 과다분극 반응을 일으키고 있다. 오른쪽의 막대세포는 지속적으로 약한 빛의 조사를 받고 있다.

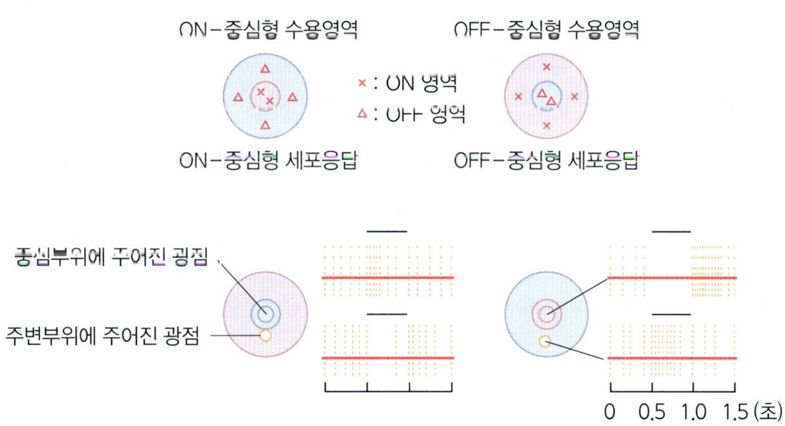

● 그림 12-12 신경절세포의 수용영역의 구성 및 응답

(3) 암순응

장시간 동안 밝은 곳에 있던 사람이 어두운 곳에 들어가면 처음에는 전혀 보이지 않다가 빛에 대한 망막의 감수성이 증가하면서 점차 보이게 된다. 이것을 **암순응**(dark adaptation)이라고 한다. 암순응은 처음에 **원뿔세포**의 적응이 일어나고 이어서 막대세포의 적응이 일어나는데 약 20분이 경과하면 적응이 최고치에 도달하므로 시각 활동을 다시 할 수 있다(그림 12-13). 이와 같이 적응에 소요되는 시간은 시홍(rhodopsin)의 저장 시간과 일치한다. 한편 어두운 곳에서 급히 밝은 곳으로 나가면 처음에는 눈이 부시지만 곧바로 익숙해지는데 이것을 **명순응**(light adaptation)이라고 한다. 이와 같이 암순응의 소실에 소요되는 시간은 약 5분이다.

4) 시각전도로

신경절세포의 축삭돌기는 세포의 각 부위에서 부채살(방사상) 모양으로 모여 **시각신경원반**(시신경원판)에서 눈확(안구, eye ball)을 통하여 밖으로 나가 시각신경(시신경)이 된다. 시각신경은 **시각교차**(시교차, optic chiasm)를 거쳐 시각로(시삭, optic tract)가 된다. 그 후 약간의 반사에 관계하는 섬유가 중간뇌의 **위둔덕**(상구, superior colliculi) **뒤판**(시개, tegmentum) 앞쪽을 거쳐 **가쪽무릎체**(외측슬상체)에 전달된다. 그리고 여기에서 뉴런(neuron)을 바꾸어 대뇌겉질 제1차 시각 영역에 투사된다(그림 12-14).

시각로의 각 부위에서 섬유는 항상 일정한 배열을 유지하고 있으며, 망막위의 어느 한 점에서 나온 섬유는 시각영역이 있는 특정부위에 투사된다(그림 12-15). 시각로의 일부에 장애가 발생하면 그에 따른 시야의 결손이 일어난다. 시각신경 중에서 코 쪽에 있는 것은 시각교차에서 교차하지만 귀쪽의 것은 교차되지 않는다. 따라서 한쪽 시각로가 절단되면 각각 눈의 시야 가쪽(외측) 부분이 결손되는 **반맹증**(hemianopia)이 될 수 있다.

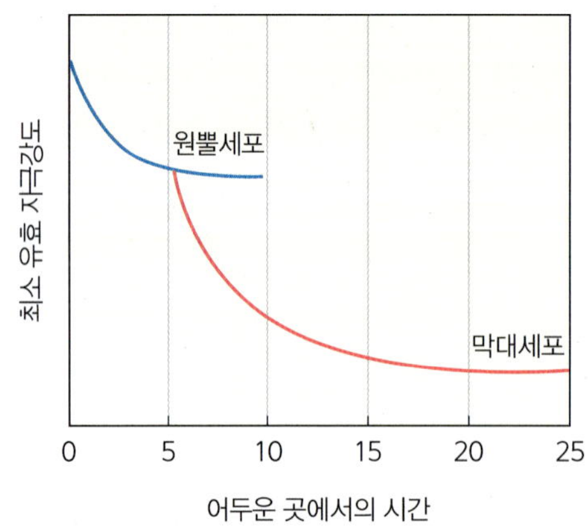

● 그림 12-13 **암순응**
약간 어두운 곳에서 망막을 흥분시키는데 필요한 자극강도와 암순응 시간과의 관계를 보여준다.

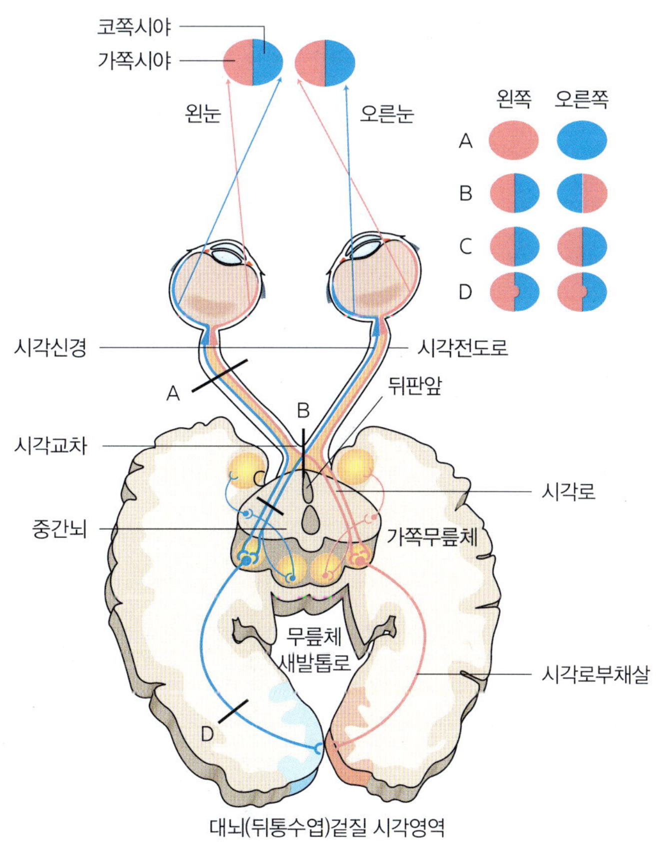

● 그림 12-14 시각 전도로

A–D에 표시한 시각로를 절단하면 오른쪽에 있는 시야의 결손(파란색)이 일어난다. 황반부의 섬유는 뇌에 도달한 다음 다른 신경섬유로 분리되어 주행하므로 뒤통수엽(후두엽)이 손상되더라도 황반부의 신경섬유는 존재한다(D).

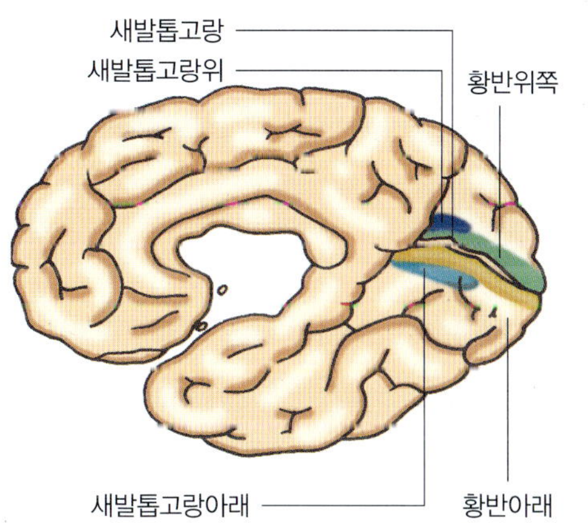

● 그림 12-15 망막의 각 부위로부터 시각영역으로의 투사

망막 황반부의 위·아래, 주변의 위·아래로부터 나오는 섬유가 뒤통수엽 새발톱고랑(조거구) 주변영역의 일정한 부위로 투사된다.

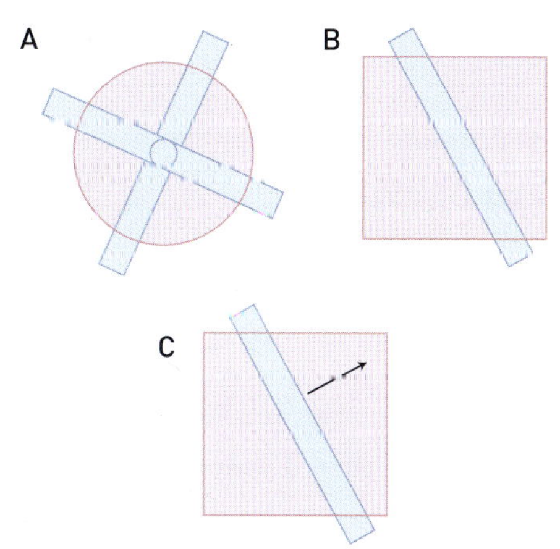

● 그림 12-16 여러 가지 시각관련 신경세포의 수용액

A: 신경절 세포, 가 무릎체 세포, 겉질 제 17 영역에 있는 4층의 세포, B: 단순형 세포, C: 복잡형 세포

5) 대뇌겉질의 시각영역

뒤통수엽(후두엽, posterior lobe)에는 **1차 시각영역**(제17영역)이 있다. 1차 시각영역은 **2차 시각영역**(제18영역), **3차 시각영역**(또는 시각연합영역, 제19영역)과 연락한다. 가쪽무릎체(외측슬상체, lateral geniculate body) 세포로부터 나오는 신경섬유는 대뇌 가쪽뇌실(측뇌실, lateral cerebral ventricle)의 옆을 감아 시각부챗살(시방선, optic radiation)을 형성하고, 같은 쪽의 1차 시각영역에 있는 4층의 **피라미드세포(추체세포)**와 연접하고 있다. 그리고 피라미드세포로부터 3층의 **단순형 세포**로 투사된 후 단순형 세포로부터 2, 3, 5, 6층의 **복잡형 세포**로 투사된다. 제18영역과 제19영역도 제17영역으로부터 연락을 받는다(그림 12-16).

시각영역에 있는 4층의 뉴런은 신경절세포, 가쪽무릎체 뉴런과 같이 대항적(길항적)인 중심과 주변의 둥근원 형태의 수용영역을 가진다. 방향과 관계없이 수용영역의 중심부를 덮는 빛이 유효 자극이 된다(그림 12-16). **단순형 세포**의 수용영역은 일반적으로 사각형(장방형) 모양이기 때문에 특정 위치와 방향을 가진 막대자극(봉상자극, rod shaped stimuli)에 더욱 잘 반응한다. 한편 **복잡형 세포**는 위치와는 관계없이 특정한 방향의 막대자극에 더욱 잘 반응한다.

대뇌겉질의 시각영역은 다른 겉질의 감각영역과 같이 여러 종류의 기둥(원주, columna) 구조를 갖는데, 그 하나는 방향세포기둥(방향원주)으로서 동일 방향의 선택성을 갖는 세포가 수직으로 직경 약 0.03 mm, 높이 2 mm의 기둥모양으로 배열되어 있다. 그 형태는 여러 가지이지만 그 내부에는 동일 방향의 자극에 반응하는 단순형 및 복잡형 세포가 포함되어 있다. 시각영역에는 방향세포기둥이 5°~10° 마다 규칙적으로 배열하고 있다. 시각영역에는 또 하나의 **단안우세(단안우위, monocular dominant)** 세포기둥(cell column)이 있다. 오른쪽 눈 위쪽의 세포기둥 세포는 오로지 오른쪽으로부터 입력되는 자극에만 반응하고, 왼쪽 눈 위쪽의 세포기둥 세포는 왼쪽으로부터 입력되는 자극에만 반응하며, 또한 양방향 세포기둥은 양쪽 눈에서 입력되는 자극에만 반응한다. 방사성 아미노산을 원숭이의 눈에 주입하면 대뇌겉질 시각영역에서 한눈우세 세포기둥 모양을 볼 수 있다.

6) 기타 시각의 기능

(1) 시야 및 양안시

눈앞에 있는 한 점을 고정한 후 동시에 볼 수 있는 범위를 **시야**(visual field)라고 한다(그림 12-17). 한쪽 눈의 시야는 이론적으로는 둥근 모양이며, 실제로 돌출된 코와 **눈확**(안와, orbit)은 눈에 들어오는 빛을 방해하기 때문에 코쪽 부위가 좁아진다. 또한 빛에 의해서도 달라지기 때문에 노란색의 **시각표**(시표, optotype)를 볼 때 가장 넓게 보이고 청색, 적색, 녹색의 순으로 좁아진다. 시각신경원반(유두)에는 시각세포가 없으므로 그 부분에 해당하는 시야는 결손(Mariotte의 **맹점**, blind spot)이 생긴다.

양안시야(binocular field)에서는 중앙부위가 일치하기 때문에 시야에 있는 물체는 모두 양쪽 눈으로 볼 수 있다. 그러나 망막에 맺히는 두 개의 상은 대뇌수준에서 한개의 상으로 융합되어 **단안시**(mon-

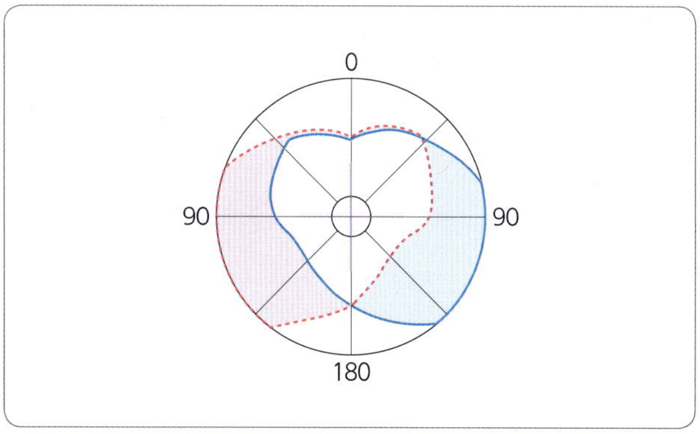

● 그림 12-17 단안시야 및 양안시야
점선은 왼쪽 눈의 시야를 나타내고, 실선은 오른쪽 눈의 시야를 나타낸다. 양쪽 눈에 공통된 시야(중앙의 심장모양의 흰색 부분)는 양안시가 형성되는 시야이며, 색이 칠해진 부위는 단안시가 형성되는 시야이다.

ocular vision)가 된다. 양안시(binocular vision)에 의하여 단안시가 형성된 왼·오른 망막의 점을 대응점(corresponding point; 각각의 상이 일치하여 단일감각을 형성하는 양쪽 눈의 망막상의 점)이라고 하고 이것은 두 눈의 중심과 서로 대응한다. 양안시는 물체의 입체감 형성에 중요하다. 주시점(시선고정점, fixation point) 보다 멀리 또는 가까이에 있는 점은 망막의 대응점 보다 약간 떨어져 있는 곳에 상이 형성되므로 2개로 보일 수 있다. 상이 뚜렷한 대응점을 지나쳐서 형성되면 물체가 이중으로 보이는 복시(diplopia)가 일어나는데 이것을 생리적 복시라고 한다.

(2) 시력

눈이 두 개의 점을 구별할 수 있는 판별력을 시력(visual acuity)이라고 한다. 2개의 점을 2개의 점으로 판별할 수 있는 최소의 시각(보고 있는 물체가 눈의 굴절 중심으로 퍼지는 각)을 분으로 나타내 역수로 표시한 것이다. 시력은 복잡한 현상으로 눈확의 결상 기전, 원뿔세포의 상태, 빛의 조사방법 등에 의해서 영향을 받는다.

3. 청각(auditory sensation)

청각에 대한 적당한 자극인 음파를 감지하는 감각기관은 귀이며 청각수용체인 콜티기관(corti's organ)과 이곳에 음파를 전하는 전도계통(전음계, conductive system)에 의하여 바깥의 음파 에너지를 속귀신경(내이신경, auditory nerve)의 활동전위로 변환시킨다. 그리고 변환된 이 정보는 대뇌겉질에 전달되어 소리로 인식된다.

1) 귀의 구조

(1) 전도계통

바깥귀(외이, external ear) 및 중간귀(중이, middle ear)가 전도계통에 해당된다(그림 12-18). 바깥귀는 귓바퀴(auricle) 및 바깥귀길(외이도, outer auditory canal)로 구성되어 있으며, 중간귀와의 경

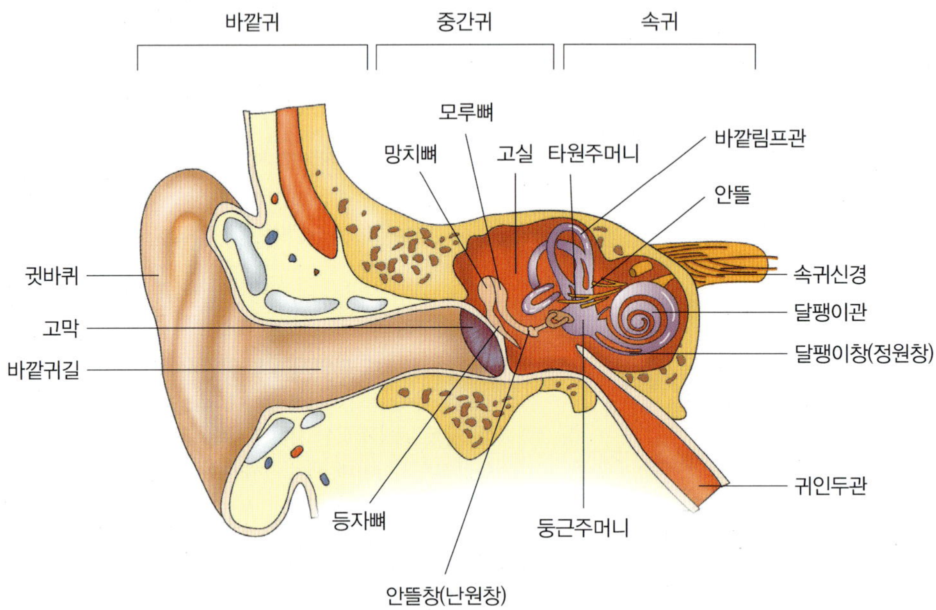

● 그림 12-18 바깥귀(외이) 및 속귀(내이)의 관계도

계 부위는 **고막**(tympanic membrane)으로 되어 있다. 중간귀는 관자뼈 중에서 공기로 충만된 공간(강, cavity)으로서 **귀인두관**(이관, audditory tube)을 거쳐 코 및 입과 연결 되어 있기 때문에 고막의 양쪽 기압은 거의 동일하다. 고막의 안쪽에는 **망치뼈**(추골, malleus)의 돌기가 부착되어 있으며, 망치뼈의 짧은 돌기는 **모루뼈**(침골, incus)에 관절하고 있으며, 다시 모루뼈는 **등자뼈**(등골, stapes)에 관절한다. 등자뼈의 바닥면(저면)은 **안뜰창**(난원창, oval window)에 부착되어 있다. 망치뼈 및 등자뼈에는 각각 **고막긴장근**(고막장근, musculi tensor tympani)과 **등자뼈근**(등자근, musculi stapedius)이 부착되어 있다.

(2) 달팽이관 및 코르티나선기관(corti's spiral organ)

관자뼈에는 **뼈미로**(골미로, bony labyrinth)가 있으며 그 내부는 가쪽림프(외림프)로 쌓여 있으면서 뼈미로와 매우 유사한 **막미로**(membranous labyrinth)가 들어 있는데 이들 모두를 속귀(내이, inner ear)라고 한다. 막미로는 **달팽이관**(와우관, cochlear duct), 세 개의 **반고리뼈관**(반규관, semicircular canal) 및 두 개의 **평형모래**[이석기: **타원주머니**(난형낭, utricle) 및 **둥근주머니**(구형낭, saccule)]로 구성되며 그 안쪽은 속림프(내림프, endolymph)로 채워져 있다(그림 12-19). 이들 중에서 청각에 관계하는 것을 달팽이관이라 하며, 3개의 반고리뼈관과 2개의 평형모래를 합하여 **안뜰기관**(전정기관, vestibular organ)이라고 하는데 이것은 **평형감각기관**에 해당한다. 달팽이관은 달팽이(와우, cochlea)라고 하는 미로 중앙에 있다.

달팽이는 약 $2\frac{2}{3}$ 회전하는 나선형의 관으로서 전체에 걸쳐 **바닥막**(기저막) 및 **레이스너막**(Reissner's membrane)이 있으며 이것에 의해 위쪽의 **안뜰계단**(전정계, scala vestibuli), 아래쪽의 **고실계단**(고실

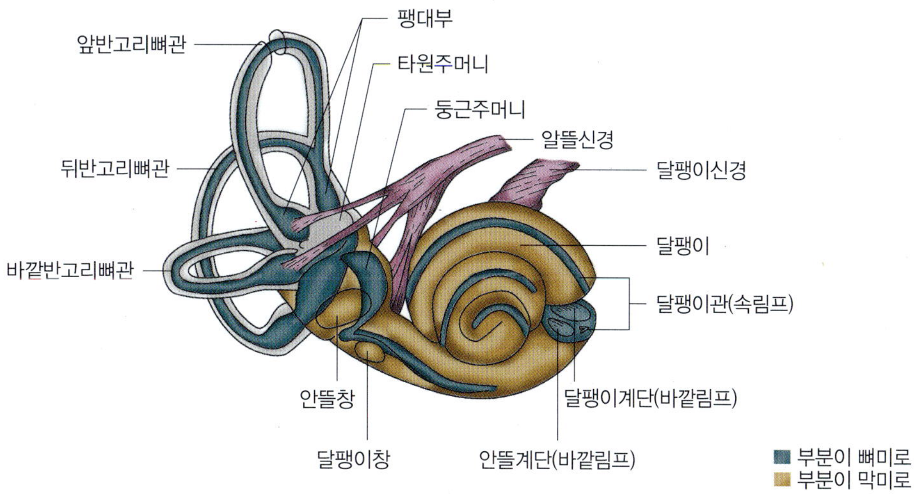

● 그림 12-19 뼈미로 및 막미로

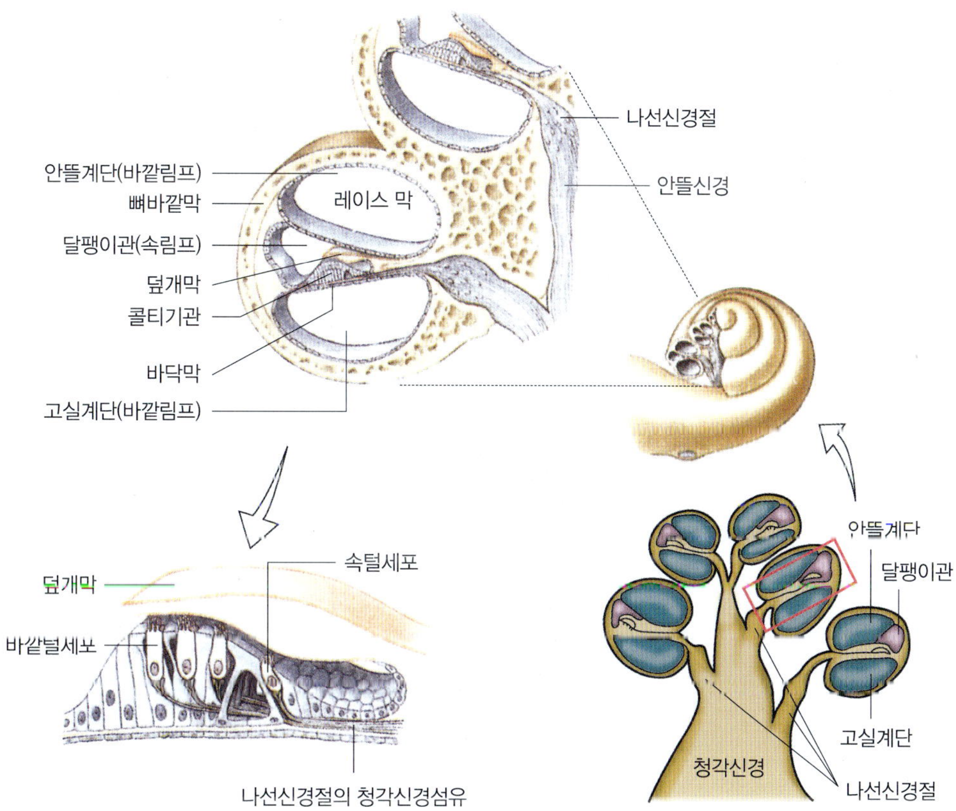

● 그림 12-20 코르티(나선)기관의 단면(A)과 달팽이(와우)의 구조(B)

계, scala tympani) 및 중간의 달팽이관으로 구분되어 있다(그림 12-20). 안뜰계단 및 고실계단은 **달팽이**(와우, cochlea)의 꼭지(정점, apex)에 있는 달팽이구멍(와우공, helicotrema)을 통하여 연락되며, 그 내부는 **바깥림프**(exolymph)로 채워져 있다. 안뜰계단은 **덮개막**(개막, tectorial menbrane) 위쪽에서 **안뜰창**(전정창, 난원창, oval window)을 형성하며 고실계단은 달팽이의 바닥(기저부)에 **달팽이창**(고실창, 정원창, round window)을 형성한다. 중간 계단인 달팽이관은 청각기관을 포함하고 있으며, 그 내부에는 고농도의 K^+와 저농도의 Na^+가 함유된 **속림프**(내림프, endolymph)로 채워져 있다.

청각수용세포는 **털세포**(유모세포, hair cell)로서 속림프쪽 표면에 **청각털**(auditory hair)을 가진다. 청각수용세포로 구성된 **코르티기관**(콜티나선기관)은 바닥막 위에 있으며 **달팽이마루**(와우정)에서 **달팽이바닥**(와우저)에까지 퍼져 있다. 코르티나선기관의 터널 외부에는 3열의 가쪽(외측) 털세포가 배열되어 있으며 그 안에는 1열의 안쪽 털세포가 배열되어 있다. 털세포의 바닥쪽(기저측)에는 1차 들신경이 연접한다. 이 신경의 세포체는 달팽이 안에서 나선 신경절을 이루고 두극세포의 일부는 털세포로 가는 나선신경이 되며 다른 쪽은 **달팽이핵**(cochlear nucleus)으로 간다.

2) 소리(음)

(1) 음파

음파(sound wave)란 공기 중에 있는 분자의 진동으로 정의되며 전도 속도는 약 340msec이다. 또한 단일 진동수의 정현파를 나타내는 **순음**(pure tone)이며 이것이 고막에 가해지는 압력(진폭)의 진동주기에 따라서 정현파 형태로 변한다. 이와 같이 주기적으로 변동하는 진폭을 **소리압**(음압, sound pressure)이라고 하며 음의 강도는 소리압에 의하여 결정된다. 더욱이 음의 강도를 나타낼 때는 소리압수준(sound pressure level: SPL)이 사용된다. 소리압 P를 갖는 어떤 음파의 소리압수준은 20×log

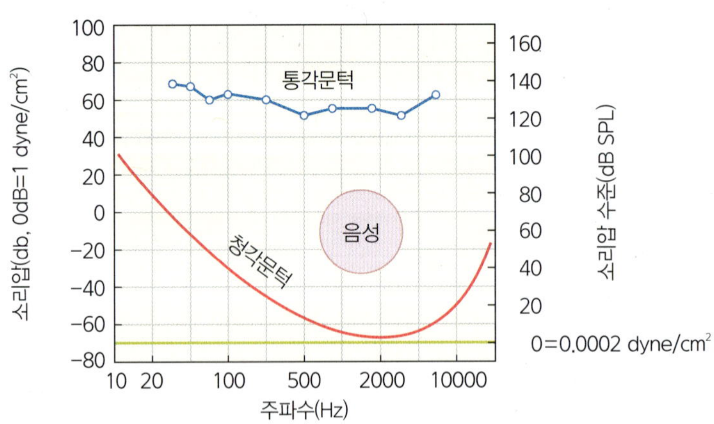

● 그림 12-21 가청 주파수 범위

10P/Po로 구하게 된다. Po는 **기준 소리압**으로서 1,000Hz의 음을 가할 때 정상인이 느끼는 소리압의 문턱(역치)인 0.0002dyne/cm^2을 사용한다. 소리압수준의 단위는 **데시벨(dB)**로 표기된다.

사람은 음파의 제한된 영역만을 들을 수 있는데 그 범위를 순음의 주파수 및 진폭(소리압)에 의하여 표현한 것이 그림 12-21이다. 들을 수 있는 **가청주파수**의 최소 한계는 15~20Hz이고 최고 한계는 20,000Hz이다. 소리압의 최저 한계(청각문턱)는 주파수에 따라 다르며 500~3,000Hz가 가장 감도가 좋다. 소리압이 최대가 되면 청각이 아닌 통각으로 느껴진다. 이 두 개의 곡선 사이에 있는 영역을 **가청범위(가청영역)**라고 하고 사람의 음성은 이 범위에 속한다(그림 12-21).

12

(2) 소리의 전달

귓바퀴(auricle)는 소리를 모으는 기능을 한다. **바깥귀길(외이도)**은 2,500~4,000Hz의 공진 주파수를 갖고 **공진(resonance)**에 의하여 소리압(음압, sound pressure)을 약 3배로 증가시킨다. 고막은 바깥면에 가해지는 음파에 의하여 진동하게 된다(그림 12-22). 고막의 진동은 망치뼈, 모루뼈, 등자뼈를 통하여 달팽이의 안뜰창에 연결되어 있는 등자뼈바닥(등골저)의 운동으로 변한 후 달팽이 안뜰창으로 전해진다. 3개의 뼈는 지렛대의 역할을 하며, 또한 안뜰창의 면적이 고막보다 훨씬 작기 때문에 고막 진동의 소리압은 약 28배로 증폭된다.

등자뼈바닥의 운동이 안뜰창에 전달되면 바닥막에 진동이 생긴다. 이 진동은 안뜰창의 압력을 변화시켜 **바깥림프(외림프, perilymph)**를 진동시키고 이어서 **속림프(내림프, endolymph)**가 진동되는데, 이때 림프는 거의 압축되지 않기 때문에 **달팽이창(고실창)**에서도 안뜰창의 진동에 상응하는 진동이 생긴

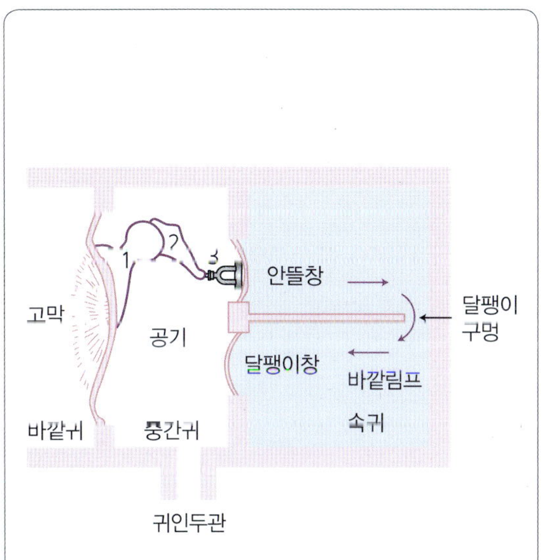

● 그림 12-22 바깥귀에서 속귀(내이)로의 진동전달
1: 망치뼈(추골) 2: 모루뼈(침골) 3: 등자뼈(등골)

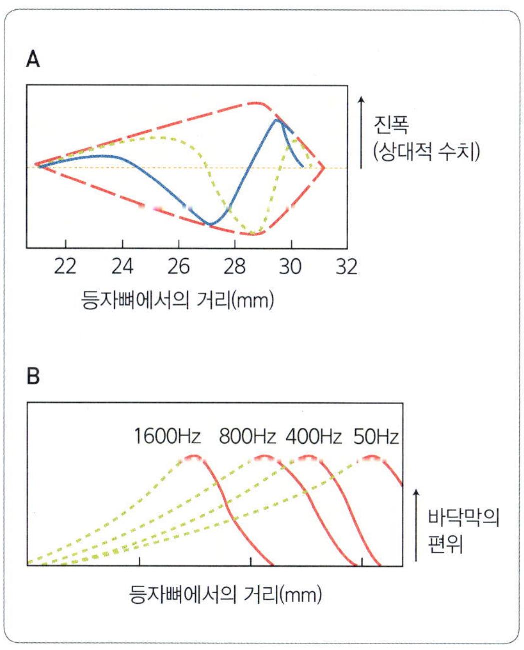

● 그림 12-23 진행파의 패턴

임/상/노/트

난청(definess, difficulty in hearing)

난청이란 산업현장 또는 큰 소리에 의해 털세포가 손상, 파괴된 것으로 일반적으로 달팽이 중심부에 있는 털세포가 선택적으로 손상된다. 노년난청(노인성난청, presbycusis) 또는 나이에 따른 고진동수 청각 소실은 소음에 장시간 노출되어 털세포의 손상이 증가한 상태를 말한다.

난청의 종류는 장애 부위별로 전음난청(conductive hearing loss)과 감각신경난청(sensorineural hearing loss), 신경난청(neural hearing loss)으로 구분하며, 전음난청은 바깥귀길, 고막, 가운데귀 또는 귀속뼈 연결 중에서 어느 한쪽의 장애에 의해서 발생한다.

바깥귀부위(outer ear side)로부터 차례로 피부층, 고유층, 점막층의 3층으로 구성되어 있기 때문에 고막도 피부처럼 재생이 가능하다. 만성중이염(chronic otitis media)에서는 일반적으로 고막의 천공이 생기게 된다. 감음난청은 속귀로부터 대뇌반구관자엽(temporal lobe of cerebral hemisphere)의 청각영역에 이르기까지의 전달경로 중의 어느 한쪽의 결함에 기인하여 발생하며, 양쪽에 결함이 발생하면 혼합난청(mixture hearing loss)이라고 한다.

① 전음난청(전도난청, conductive hearing loss)
유소아의 중이염 등으로 잘 발생하며 바깥귀길, 고막, 중간귀 등 소리를 전달해 주는 기관의 장애로 인하여 음파전달이 안되는 난청이다. 청력검사에서 골도는 정상이지만 기도는 비정상으로 나온다. 어음명료도가 비교적 좋지만 저음을 듣기어렵다. 언어가 발달함에 따라 장애가 양쪽에 나타나기 때문에 보청기장착 등과 같은 치료는 청력수준이 25~70dB 정도일때 실시한다.

② 감각신경난청(감음난청, sensorineural hearing loss, 또는 perceptive deafness)
70dB 이상의 큰 소리에 대한 음성 분석기능에 장애가 발생하기 때문에 소리가 증폭되더라도 소리를 뚜렷하게 들을 수 없다. 다음과 같은 3가지 유형이 있으며 소아자폐증(little children infant Autism)과 혼돈하기 쉽다.

(a) A형
저음역의 청력은 정상이고, 일상회화 또는 그 이상의 고음역은 뚜렷한 청력장애, 언어의 운율면에서는 결함이 없다.

(b) B형
중~고도의 수평형난청(horizontal plane hearing loss)으로서 대화상대가 멀리 떨어져 있지 않으면 소리에는 반응하지만 소리가 불분명하여 악센트, 억양(인토네이션)을 잘 구별 못한다.

(c) C형
현저한 고도 난청으로서 최근 유아기부터 보청기를 착용하여 언어지도를 할 경우 청아(농아, audimutitas)가 되는 것을 예방할 수 있다. 그러나 특유한 발음의 악화 또는 언어력 저하와같은 근본적 문제는 해결되지 않는다.

③ 신경난청(neural hearing loss)
속귀신경종양(auditory nerve disease)에 의한 달팽이신경 장애로 발생한다. 뇌줄기에서 대뇌의 청각겉질에 이르는 중추성청각전도로(audition or hearing conduction road) 손상으로 발생하는 중추청력손실(중추난청, central hearing loss)에 해당한다.

다. 그 이유는 달팽이창 바로 가까이에 있는 달팽이관에서 바닥막 및 레이스너막이 서로 고실계단 및 안뜰계단의 한쪽 방향으로 전달되기 때문이다. 이 바닥막의 전동파는 달팽이를 따라 올라가서 **달팽이 구멍(와우공)**으로 향하는 진행파가 된다. 진행파가 점점 증가하여 진폭 최대점을 지나면 급속히 감소하게 된다(그림 12-23A). 등자뼈에서 진폭 최대점까지의 거리는 진행파를 발생시킨 진동의 주파수에 따라 다르다. 그리고 낮은 소리의 달팽이마루(와우정)까지 전달된 다음 진폭이 최대가 되며, 높은 소리는 안뜰창보다 진폭이 최대가 된다(그림 12-23B).

바닥막의 신동은 코르티(나선)기관 및 덮개막(tectorial membrane)의 위치관계를 변화시켜 **감각털(감각모, sensory hair)**의 굽힘(굴곡, flexion)을 일으키는데 이 때 감각털이 바깥으로 굽게(굴곡)되므로 수용체 세포가 자극된다.

(3) 전기활동

① 달팽이 속 전위

달팽이관 속의 속림프는 고실계단 및 안뜰계단의 바깥림프에 비하여 80 mV 양성으로 유지된다. 이것을 달팽이 속 전위라고 하며 소리자극의 유무와 관계없이 유지된다.

② 수용체전위

감각세포는 속림프에 대하여 150 mV의 전위를 유지한다. 소리자극에 의하여 감각털이 달팽이관의 바깥방향으로 굽어지면 탈분극하여 **수용체전위(수용기전위)**가 발생되고, 반대 방향으로 굽어지면 과다분극이 발생된다(그림 12-29). 소리자극을 가한 후 달팽이 표면 또는 코르티나선기관 근처에서 전위를 기록하면 자극에 의해서 생기는 소리와 비슷한 형태의 달팽이 마이크로폰(microphone) 전위가 기록된다(그림 12-24). 이것은 소리자극에 의하여 활동하는 모든 감각세포의 세포바깥의 전위를 기록할 경우 볼 수 있는 수용체전위를 전체적으로 보여 주는 것이다.

③ 속귀신경 섬유의 활동전위

감각세포의 탈분극성 수용체전위는 화학적 연접에 의해서 속귀신경 섬유종말에 전달되어 흥분시

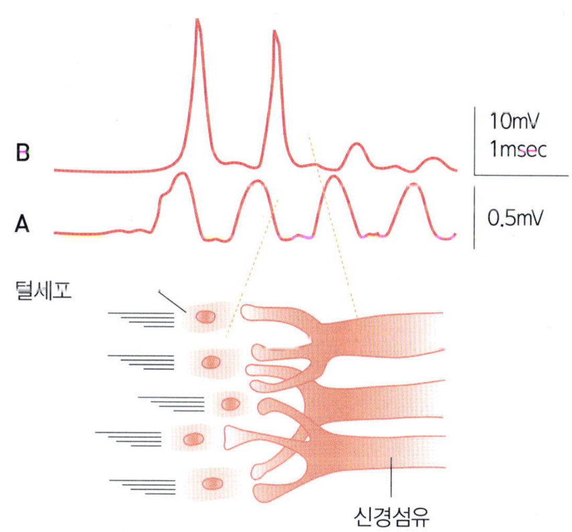

● 그림 12-24 소리자극에 대한 속귀신경섬유의 활동전위 발생(A) 및 마이크로폰 전위(B)

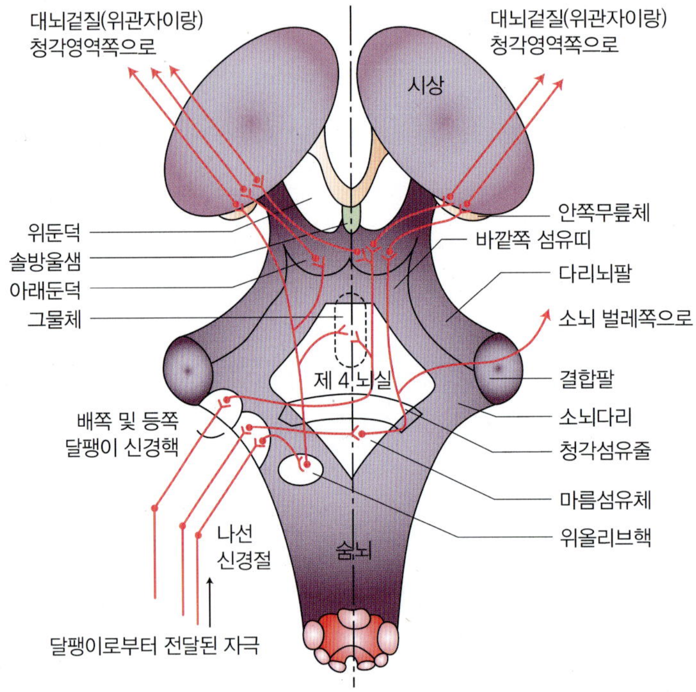

● 그림 12-25 주요 청각전도로

냅스이후전위(excitatory postsynaptic potential, EPSP)가 발생한다. 이것이 문턱에 달하면 속귀신경 섬유에 활동전위가 발생된다(그림 12-25). 속귀신경 섬유는 코르티나선기관의 제한된 영역의 감각세포와 연락하고 있다.

특정한 주파수의 소리는 제한된 범위의 바닥막에만 진동을 일으키며, 각 신경섬유는 특정한 주파수의 소리에 의하여 가장 낮은 소리압으로 흥분을 일으킨다. 이 주파수를 특정주파수라고 하며 자극 주파수가 이것보다 감소할수록 문턱이 증가한다.

3) 청각전도로 및 대뇌겉질의 청각영역

나선신경절 세포의 들(구심성) 섬유 중추말단(중추단)은 달팽이신경핵(와우신경핵)의 신경세포에 연접한다(그림 12-25). 그 후 대뇌겉질의 1차 청각영역에 도달하기까지 적어도 5~6개의 뉴런을 거친다. 대부분은 **안쪽무릎체** 수준까지 서로 교차하여 반대쪽으로 전달되며 어떤 것은 같은 쪽으로 전달되기도 한다. 양쪽 귀로부터 제공되는 정보는 **위올리브핵**(상올리브핵, superior olivary nucleus)에 전달되므로 위올리브핵 수준 이상의 높이에 있는 뉴런은 양쪽 귀로부터 전달되는 정보를 받는다.

대뇌겉질 **1차 청각영역**(제41, 42영역)은 **가쪽틈새**(실비우스구, sylvius fissure)의 깊은 곳에 있다. 그 가쪽에 있는 **2차 청각영역**(청각 연합영역, 제22영역)은 1차 청각영역과 정보교환을 한다.

4. 안뜰감각

1) 평형감각계통

중력 아래에서 자세유지, 운동 및 보행의 조절은 자신의 자세변동 및 신체의 이동 상태를 감지하는 감각계통의 정보를 운동계통으로 되먹임(feedback) 시킴으로써 일어난다. 이러한 기능을 갖는 감각계통을 **평형감각계통(평형감각계, vestibular sensation system)**이라고 한다. 이곳에는 머리의 기울기 및 움직임을 감지하는 **안뜰감각(전정감각)**, 근육, 힘줄 및 관절 등의 **깊은감각(심부감각)**, 발밑의 촉각 및 압각 또는 시각이 전달된다. 즉, **평형감각**이란 신체의 평형에 관한 감각정보가 종합되어 생기는 감각이라고 할 수 있다.

안뜰감각을 일으키는 자극은 가속도이다. 생체가 운동을 하면 회전가속도 및 직선가속도가 생기는데 이때 운동을 멈추어도 운동의 유무와 관계없이 일정한 크기 및 방향을 갖는 **직선가속도(중력가속도)**가 일반적으로 작용된다. 감각기관은 세 개의 **반고리뼈관(반규관, semicircular canal)**과 두개의 **평형모래(이석기, otolithic organ)**로 구성된 **안뜰기관(전정기관, vestibular organ)**으로서 수용체 세포인 털세포는 가속도 자극을 안뜰신경의 활동전위로 변환시킨다. 이런 정보는 주로 신체의 평형유지에 필요한 조절을 일으키는 여러 가지 운동중추로 전달된다.

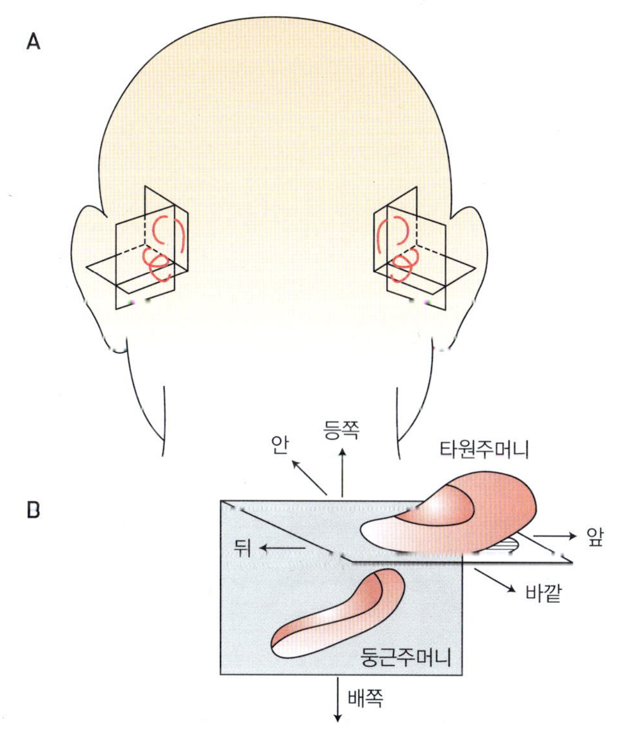

● 그림 12-26 양쪽의 반고리뼈관(A) 및 오른쪽 평형모래(B)의 공간 배치

2) 안뜰기관의 구조

(1) 반고리뼈관

앞, 뒤, 가쪽에 세 개의 **반고리뼈관(반규관, semicircular canal)**이 있는데 이들은 서로 각으로 구분되는 세 개의 면 안에 배치되어 있다(그림 12-26). 반고리뼈관의 **팽대부(ampulla)**에는 **팽대능선(팽대부능, ampullary crest)**이라고 하는 수용장치가 있다(그림 12-27). 이 능선(능, crest) 위에는 털세포(hair cell)가 모여 있는데 이들은 엷은 아교질막(젤라틴막)으로 덮여 있다. 따라서 운동성이 없는 털세포의 섬유는 붓끝과 같이 굳어져 있기 때문에 속림프의 흐름을 막아준다. 안뜰 신경절에는 세포체를 가진 두극세포의 끝에 해당하는 1차 안뜰신경섬유(구심성 안뜰신경섬유)가 털세포와 연결되어 있다(그림 12-28).

(2) 평형모래

계란 모양의 **타원주머니(난형낭 utricle)**와 둥근 모양의 **둥근주머니(구형낭 saccule)**가 있는데 이들 주머니 속에는 속림프들로 가득차 있으며, 각각의 주머니는 거의 수평면 및 수직면에 위치한다. 그리고 각 주머니(낭) 속에는 **둥근주머니평형반(구형난반 macula sacculi)**과 **타원주머니평형반(난형낭반 macula utriculi)**이라는 평형반(macula statica)이 있는데 여기에는 반고리뼈관계통과 같은 털세포가 있다. 감각털은 탄산칼슘으로 구성된 **평형모래(이석기, otolith)**가 존재하는 아교질(젤라틴) 모양의 물질인 **평행모래막(이석막, otolithic membrane)** 속으로 뻗어 있다(그림 12-28).

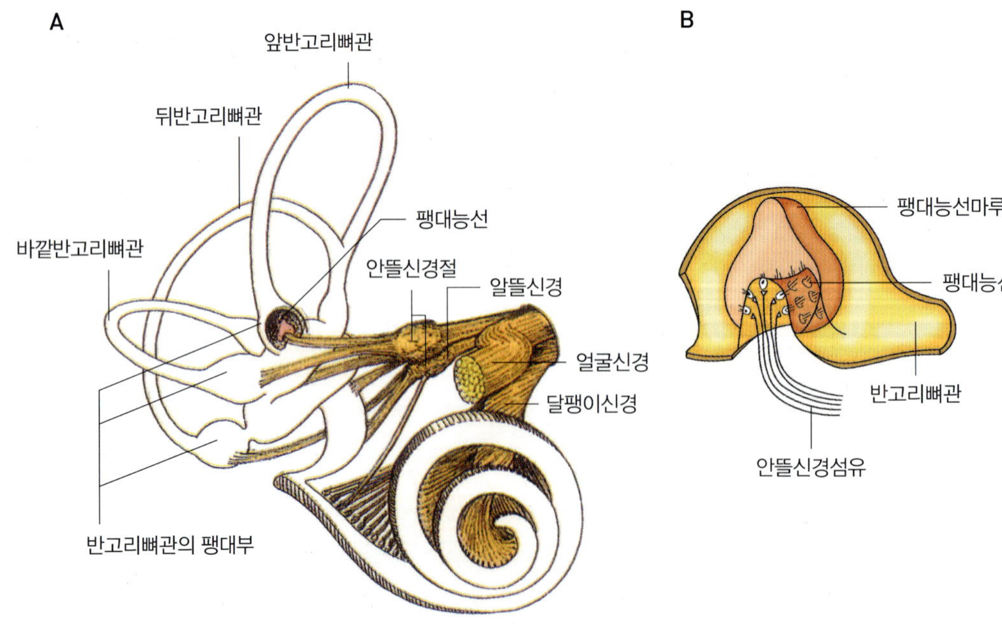

● 그림 12-27 반고리뼈관의 팽대부(A)와 팽대능선 단면도(B)

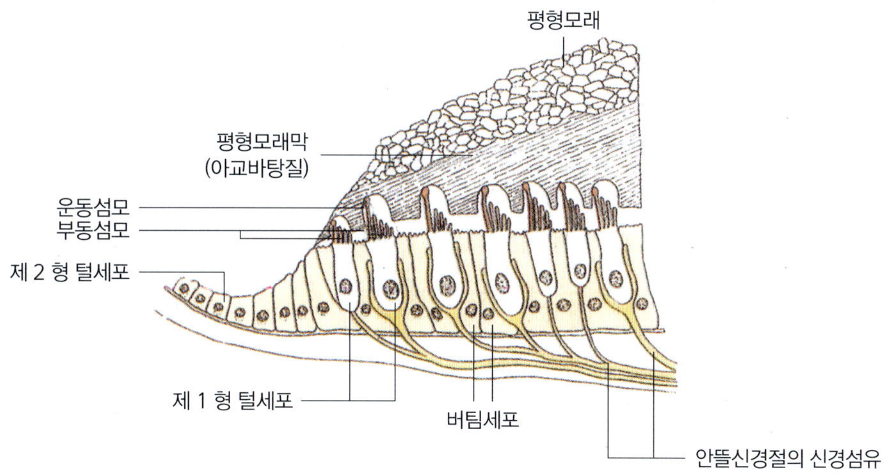

● 그림 12-28 **평형모래 평형반의 구조**

털세포에서 나오는 1차 들안뜰신경섬유는 팽대능선에서 나오는 신경 섬유와 속귀신경에서 합류한다.

3) 전기활동

회전가속도는 회전면에 가장 가까운 면에 있는 반고리뼈관을 강하게 자극한다. 세 개의 반고리뼈관은 서로가 연결되는 면 속에 있기 때문에 3차원 공간에 있어서의 머리 쪽에 가해지는 **회전가속도**를 측정할 수 있다. **평형모래**는 수평면과 수직면에 있기 때문에 **중력가속도**와 동시에 여러 가지 방향의 머리 쪽으로 가해지는 **직선가속도**를 측정할 수 있다. 정지할 때에는 중력가속도만이 작용하기 때문에 수직선에 대한 머리의 기울기를 측정한다.

모든 털세포에 적당한 자극이 가해지면 이 자극이 감각털이 자라고 있는 면에 평행한 힘을 제공하게 되고, 그 결과 **부동섬모**(부동모, stereocilium)로부터 **운동섬모**(운동모, motor cilium; 1개의 긴 감각털) 방향으로 감각털의 굽힘작용이 일어나 감각세포의 탈분극이 발생한다(그림 12-29A). 반대쪽으로의 굽힘작용이 발생하면 과다분극(과분극, hyperpolarization)을 가져오고 팽대 능선이 감각털에 제공하는 힘은 속림프의 이동에 의하여 생성된다. 속림프는 그 관성 때문에 가속도 방향 및 역방향으로 움지이고 평형모래는 속림프보다 비중이 무거워서 가속도 방향 또는 역방향으로 기울기 때문에 감각털의 굽힘이 일어난다(그림 12-29B).

털세포와 들섬유 사이의 연접에서는 털세포의 탈분극에 의하여 그에 상응하는 전달물질이 방출되는데 이물질에 의하여 들섬유의 종말부가 탈분극을 일으킨다. 결국 이러한 탈분극에 의하여 들섬유의 활동전위가 더욱더 증가하게 된다(그림 12-29C).

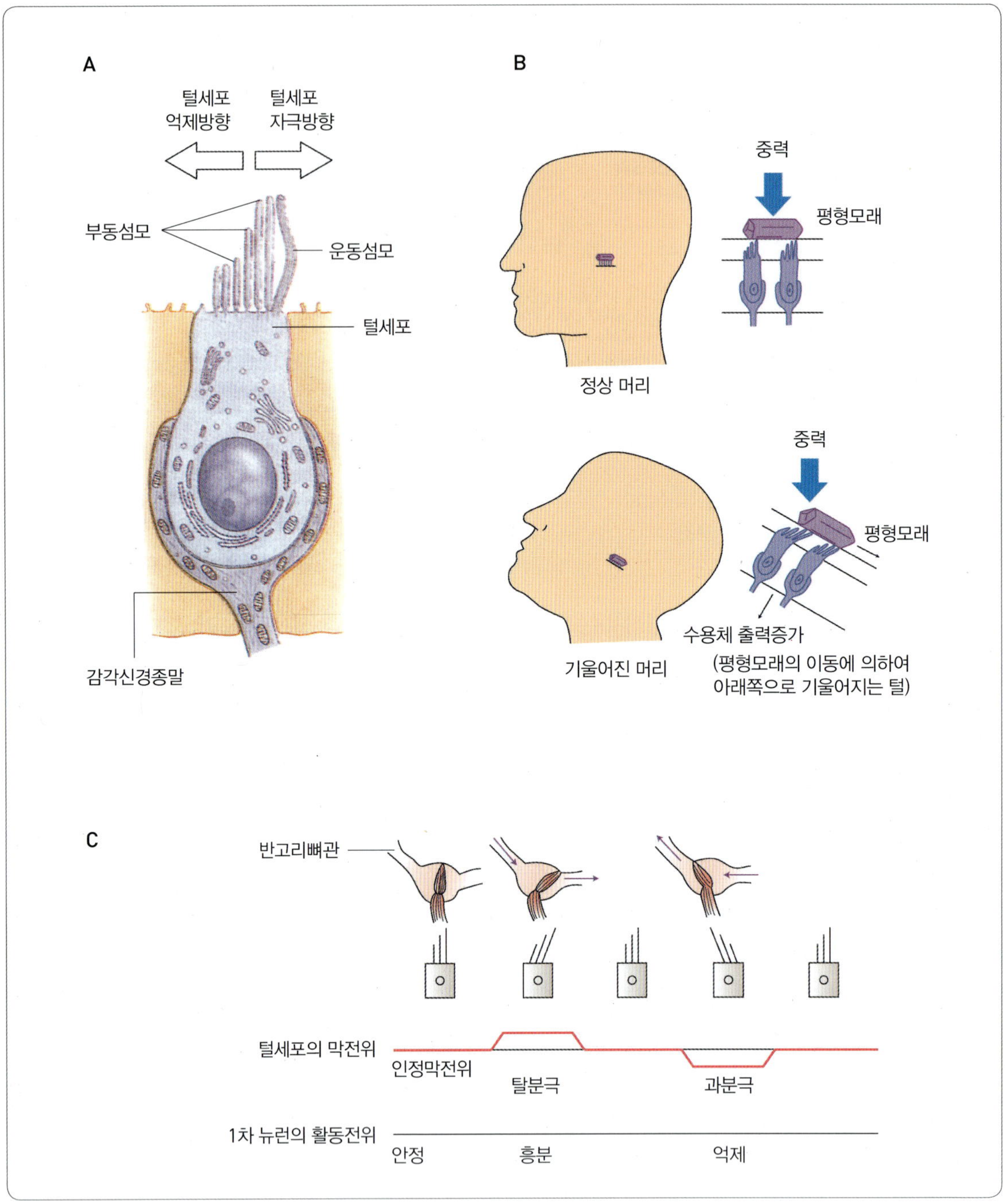

● 그림 12-29 감각털의 굽힘(굴곡)에 의한 평형모래의 이동(A, B) 및 전위 변동(C)

임/상/노/트

메니에르병(Meniere disease)

현기증과 발작을 반복하면서 만성으로 진행되는 대표적인 비염증성 속귀질환이다. 프랑스의 이비인후과 의사 P. 메니에르가 1861년에 이명·난청 등을 주요 요소로 하는 현기증발작을 관찰하였다. 이런 증상의 환자는 속귀 반고리뼈관 이상과 함께 다른 중추신경계에 병변이 있었다. 따라서 현기증이 주로 속귀를 병소로하기 때문에 메니에르 증후군이라 명명했다.

오랜 기간에 걸쳐 발작이 반복되는 동안 속귀의 기능이 저하되는 이러한 난청은 전형적인 속귀장애로서 기도청력과 함께 골도(骨導)청력이 저하된다.

현기증 발작시에는 수평성·선회성의 자발안진과 평형장애가 뚜렷하지만 발작이 없을 때는 대부분 그런 장애는 없어지고, 속귀의 기능이 저하되는 시기에 아픈 귀에 온도자극을 가할 경우 온도자극에 대한 반응성이 저하된다.

예후는 양호하나 환자의 대부분이 공통적으로 속림프액의 분비·순환·흡수 등에 장애가 생기게 하는 속림프수종 증상을 보인다.

현기증 발작시에는 혈압이상이나 다른 신경증상이 없는 것을 확인하고 항현기증약을 투여하며, 메스꺼움·구토가 심할 때는 황산아트로핀·디펜히드라민·파페나린·70%중조수 등을 주사한다.

4) 전도로

안뜰신경절 세포의 들섬유 중추종말은 안뜰신경으로서 안뜰신경핵과 연결된 다음 여기에서 2차 뉴런과 연접한다. 일부는 소뇌의 타래결절엽(편엽소절엽, flocculonodular lobe) 및 그 부근의 안뜰소뇌(전정소뇌)라고 하는 부분과 연락한다. 2차 뉴런은 ① 안뜰척수전도로(전정척수로 vestibulospinal tract)이며 척수를 따라 내려가서 **폄근(신근, extensor)**의 **활동조절** ② 안쪽세로 다발(내측종속, medial longitudinal fasciculi)을 따라 올라가서 **눈확운동(안구운동)**의 **조절** ③ 소뇌에서의 **자세** 및 **신체**의 **평형**에 **조절**에 관여한다. 안뜰핵(전정핵)과 시상을 통한 대뇌겉질로의 투사는 밝혀있지 않으나 안뜰기관 및 몸의 고유수용체(proprioceptor)로부터 전달되는 신호를 통합하여 신체의 위치를 파악하는 것으로 생각된다.

5. 후각(olfactory sense) 및 미각(taste sense)

후각은 미각과 동시에 물질의 화학적 성질을 감지하는 화학적 감각기관으로서 그 물질이 기체인가 또는 액체인가에 따라서 후각 또는 미각으로 나뉘어진다.

1) 후각(olfactory sensation)

(1) 수용체 및 전기활동

코의 **후각상피(olfactory epithelium)**에 있는 **후각세포(olfactory cell)**가 수용체 세포이다(그림 12-30 및 12-31). 후각상피에는 1,000~2,000만 개의 후각세포가 **버팀세포(지주세포, supporting cell)**와 후

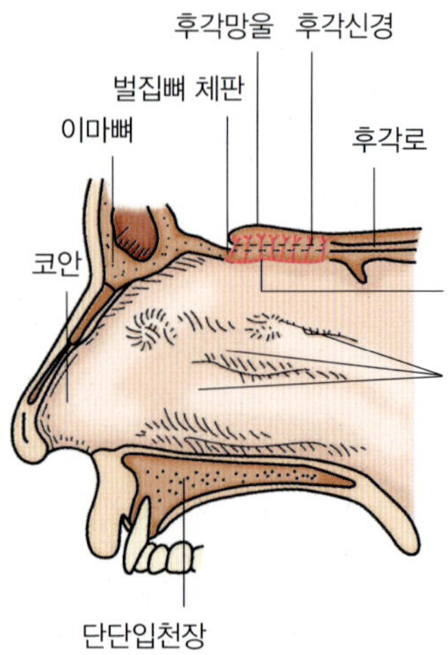

● 그림 12-30 후각 수용체의 위치

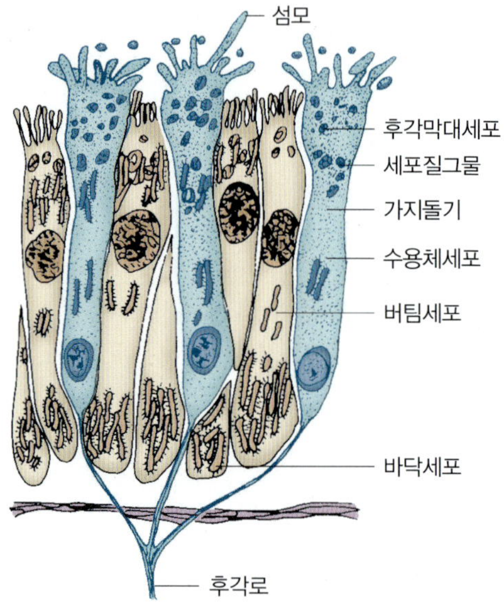

● 그림 12-31 후각 상피의 표면

각샘(후선, olfactory gland) 사이에 흩어져 있다. 후각세포는 한 개의 뉴런으로 되어 있는데 이것의 짧고 두터운 수상돌기 앞쪽 부분에는 섬모가 있기 때문에 이곳을 **후각막대세포(후간상체, olfactory rod cell)**라고 한다. 후각신경은 후각세포 중추종말의 폄(신장) 작용이 일어나기 때문에 수용체세포와 1차 감각신경이 연접결합을 하는 다른 감각계통에 비하여 원시적이라 할 수 있다. 후각신경은 체판(사판, cribriform plate)을 통과하여 **후각망울(후구, olfactory bulb)**에 도달된다. 버팀세포 및 후각샘은 상피를 덮는 점액을 지속적으로 분비한다. 후각세포는 이 액체층에 용해된 물질과 반응하여 수용체전위를 발생시킨다. 수용체전위가 충분히 커지면 활동전위가 발생되어 후각망울에 전달된다.

(2) 후각 전도로 및 중추

후각망울(후구, olfactory bulb)은 뇌로부터 돌출되어 왼·오른 후각로(후삭)의 앞쪽 끝에 있으며, 여기에서 후각신경은 2차 뉴런이 되어 **승모세포(mitral cell)** 및 **토리세포(tufted cell)**의 가지돌기(수상돌기)와 연접을 이루는데 이들 승모세포 및 토리세포의 축삭은 중간·가쪽 후각로(중·외측 후삭)를 거쳐 후각겉질에서 끝난다. 후각겉질은 앞뒤핵(전후핵), 조롱박엽(이상엽, pyriform lobe) 앞쪽, 후각결절(후결절), 편도핵(amygdaloid nucleus), 해마이랑(해마방회, parahippocampal gyrus) 등의 대뇌주변과 연결된다(그림 12-32).

(3) 후각물질

후각 검사에는 꽃냄새(β-phenyl ethyl alcohol, floral), 과일냄새(γ-undecalactone), 땀냄새(isovaleric acid), 난냄새(cyclotene), 변냄새(scatol), 장뇌냄새(camphoraceous), 사향냄새(exal-

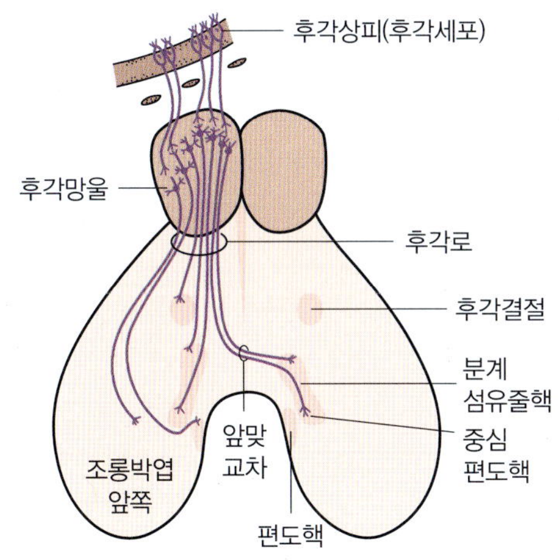

● 그림 12-32 후각상피의 표면

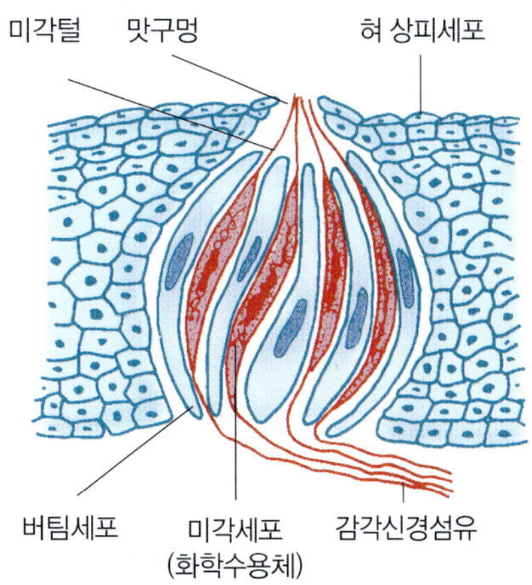

● 그림 12-33 맛봉오리(미뢰)
미각세포의 끝에서 털과 같은 미각털이 있다.

tolide musk), 석탄산냄새(phenol), 초산냄새(acetic acid), 마늘냄새(diallyl sulfide)의 10종의 기준 냄새가 정해져 있다. 그러나 화학적 구조와 후각과의 관계는 명확하지는 않다.

2) 미각(taste sensation)

(1) 수용체 및 전기활동

미각기관은 꽃봉오리 모양을 하고 있기 때문에 **맛봉오리(미뢰, taste bud)**라고 하며 그 속에 미각세포가 있다(그림 12-33). 맛봉오리는 주로 혀의 **성곽유두(유곽유두, circumvallate papillae)**, **잎새유두(엽상유두, foliate papillae)**, **버섯유두(심상유두, fungiform papillae)**에 존재하며, 물렁입천장(연구개, soft palate), 입천장인두(구개인두, palatopharynx), 후두덮개(후두개, epiglottis)에 흩어져 있다. 혀에 존재하는 맛봉오리는 약 1만 개 정도이다.

미각 수용체 세포인 맛봉오리(taste bud)는 **미각세포(미세포, taste cell)**, **버팀세포(지지세포, supporting cell)** 및 **바닥세포(기저세포, basal cell)**로 구성된다. 미각세포는 섬모를 갖고 있으며 이것은 맛봉오리의 상피 표면의 구멍(개구부)인 **맛구멍(미공, taste pore)**에 노출되어 있다. 세포 밑에서는 맛봉오리로 들어가는 많은 **미각신경(미신경, taste nerve)**과 연접(synapse)를 이룬다.

미각세포는 침에 용해된 화학물질에 반응하여 수용체전위를 발생시킨다. 수용체전위가 일정 수준에 달하는 연접을 통하여 미각신경에 활동전위를 발생시키는 것으로 생각된다.

(2) 미각 전도로 및 중추

혀의 앞쪽 2/3를 차지하는 맛봉오리(미뢰)에서 나오는 신경섬유는 얼굴신경(안면신경)의 일종인 **고실끈신경(고삭신경, chorda tymponi)** 속, 혀의 뒷쪽 1/3을 차지하는 맛봉오리에서 나오는 섬유는 **혀인두신경(설인신경, glossopharyngeal nerve)** 속, 혀 이외의 부분으로부터 나오는 미각신경섬유는 **미주신경(vagus nerve)** 속을 출발(중심)하여 숨뇌(연수, medulla)에 도달한 후 여기에서 고립로핵(고속핵, nucleus soltarius)의 뉴런에 연접한다(그림 12-34, 35). 여기에서 나오는 2차 뉴런은 교차하여 안쪽띠섬유(내측모대, medial leminiscus)의 위쪽으로 올라간 후 촉각, 통각 및 온각 섬유와 함께 시상의

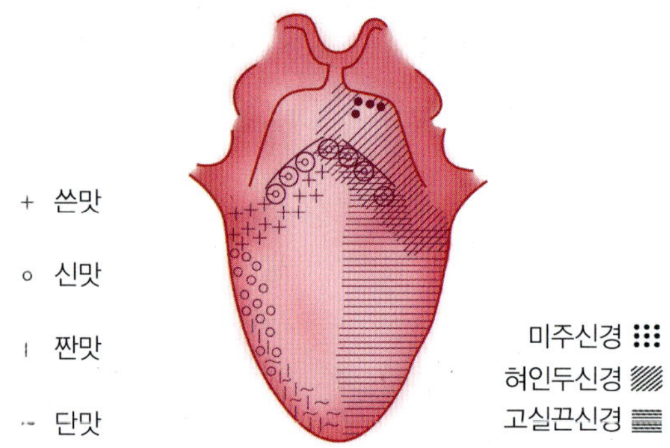

● 그림 12-34 혀 표면에 분포한 미각 및 지배신경

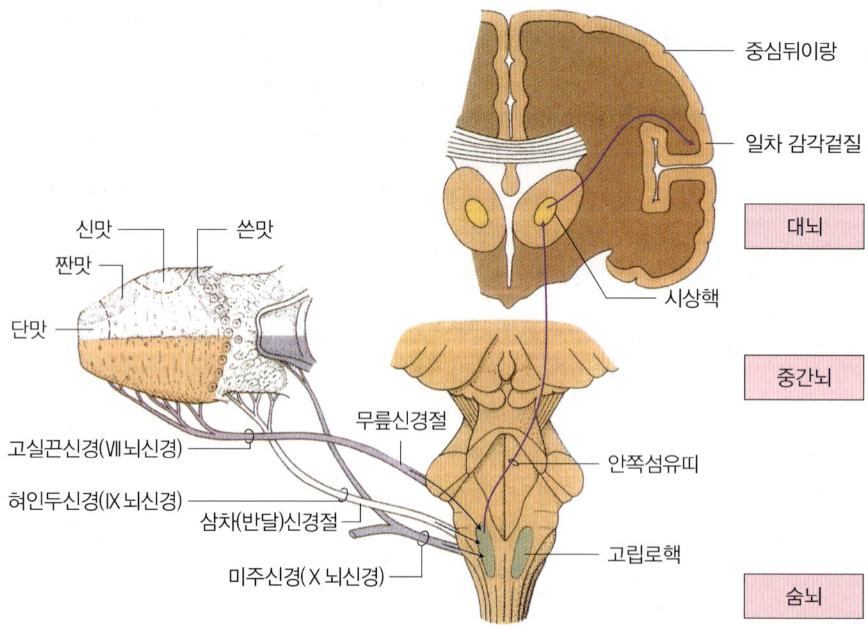

● 그림 12-35 미각 전도로

특수감각 중추핵인 뒤배가쪽핵(후외복측핵, posterior ventrolateral nucleus, PVL)에서 끝난다. 시상으로부터 나오는 3차 뉴런은 안주머니(내낭)를 통하여 대뇌겉질 중심뒤이랑 바닥쪽의 얼굴로부터 피부 미각 수용부위(뒤배안쪽핵, posterior ventromedial nucleus, PVM)에 이른다.

(3) 미각물질

매일 경험하는 맛감각은 단맛, 신맛, 쓴맛 및 짠맛의 4개 종류의 혼합에 의하여 생기는데 이것을 **기본 맛**이라고 한다. 기본 맛에 대한 반응문턱(반응역치)은 혀 표면의 부위에 따라서 차이가 있다. **단맛**은 혀끝에서, **신맛**은 혀 가장자리에서, **쓴맛**은 혀 안쪽(혀뿌리 쪽)에서, **짠맛**은 혀의 대부분에서 느낄 수 있지만 혀끝에서 혀 가장자리로 갈수록 문턱(역치)이 높다(그림 12-34). 각각의 미각(맛)세포는 형태적으로는 차이가 없으나 기능적으로는 차이가 있다.

기본 맛을 느끼게 하는 화학물질은 H^+(신맛)와 Cl^- 및 SO_4^{2-}(짠맛)이다. 쓴맛과 단맛은 많은 물질에서 느껴지는데 그 구조에는 명확한 공통점이 없다.

임/상/노/트

제5의 맛(감칠맛)

감칠맛은 식욕을 당기는 맛이며, 고기맛(영어로 meaty 또는 savory)이라고 표현된다. 이 맛은 치즈나 간장 그리고 이외의 여러가지 발효식품에서 느낄 수 있으며, 이 맛은 토마토, 곡물, 콩류에서도 느낄 수 있다. 동양 음식에서는 감칠맛이 중요하게 여겨져 왔으며, 1908년 일본의 과학자들이 처음으로 언급하였다. 그러나 서양에서 감칠맛은 최근에 와서야 주목받고 있다. 감칠맛은 식욕을 당기는 맛으로, 단백질이 풍부한 음식을 섭취하도록 돕는다. 한편 1908년 개발된 향미증진제인 MSG는 강한 감칠맛이 난다.

6. 몸감각

피부 및 피부에 접하는 점막(입안점막 및 코점막 등 이에 가마 및 고막 포함), 피부밑(피하) 및 점막밑의 조직에서 느껴지는 감각을 피부감각이라고 한다. 근육, 힘줄(건), 근육기쪽막(근막), 뼈막(골막), 관절, 인대 등이 피부 및 내장에 있는 중간조직에서 접촉 또는 운지인 등과 같은 기계적 자극에 의하여 일어나는 감각을 깊은감각이라고 한다. 이 양쪽을 합하여 **몸감각(체성감각, somatic sensation)**이라고 한다(그림 12-36).

1) 피부감각

피부감각(cutaneous sensation)에는 촉각, 압각, 온각, 냉각 및 통각의 5개 종류가 있다. 수용체는 피부 내에 점의 형태로 존재하는 나선모양의 신경종말, 끝이 팽대한 **신경종말(루피니소체, 메르켈촉각판)** 및 **피복성 신경종말(파치니소체, 마이너스소체)** 등과 같은 여러 가지 형태의 감각종말이 있으며, 또

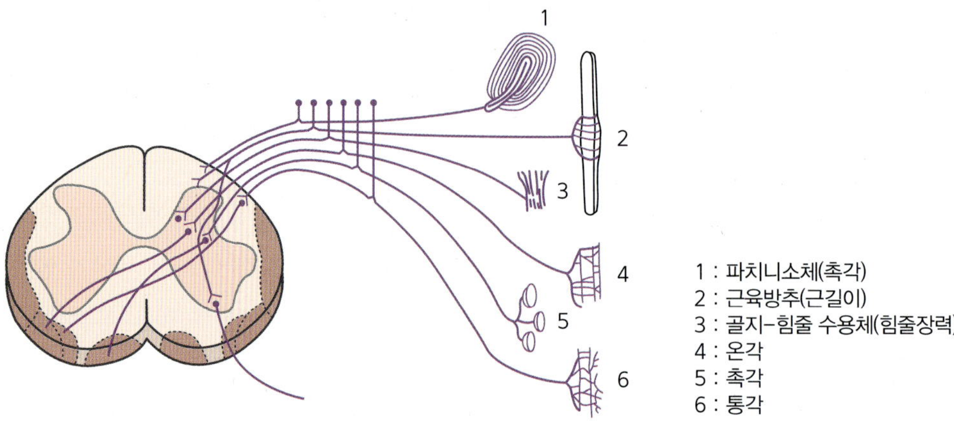

● 그림 12-36 뒤뿔(후각)로 들어오는 몸감각 섬유

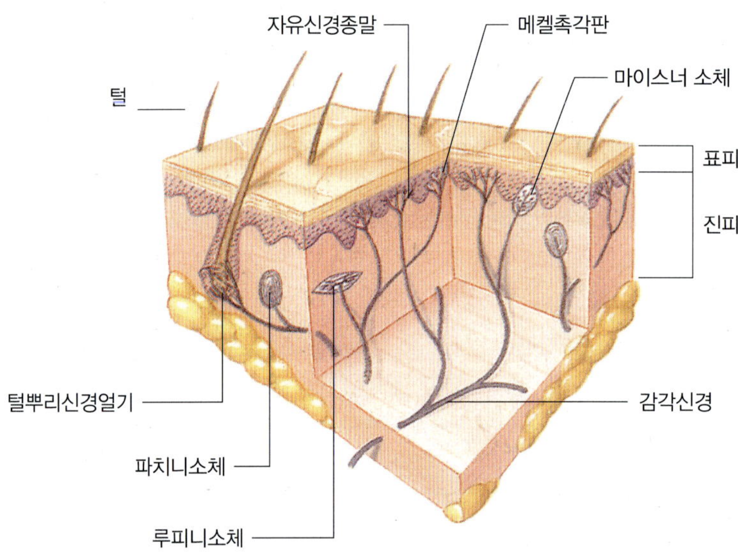

● 그림 12-37 피부감각의 수용체

한 감각신경은 털주머니(모포)의 주위에서 끝난다(그림 12-37). 대부분은 단순한 신경종말이며, 각각의 피부자극에 대응하는 조직학적인 차이는 인정되지 않는다. 그러나 기능적으로 각각의 신경종말은 한 개 종류의 피부자극만을 수용한다. 이러한 수용체가 있는 부위는 피부 표면에서 촉각, 압각, 온각, 냉각, 통각 등의 **감각점**으로 식별된다(그림 12-38, 39).

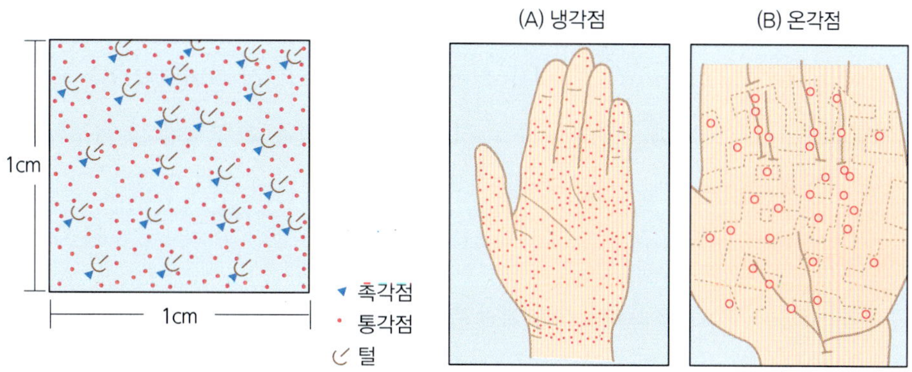

● 그림 12-38 인간 손바닥의 냉각점과 온각점의 분포[Strughold(왼쪽)와 Rcin(오른쪽)]

냉각점은 직경 0.5~1.0mm 강철의 끝을 피부에 대고 구하였으며, 온각점은 0.2cm²의 자극면으로부터 구하였다. 점선으로 표현된 범위는 약간 넓은 자극면을 사용한 경우이다.

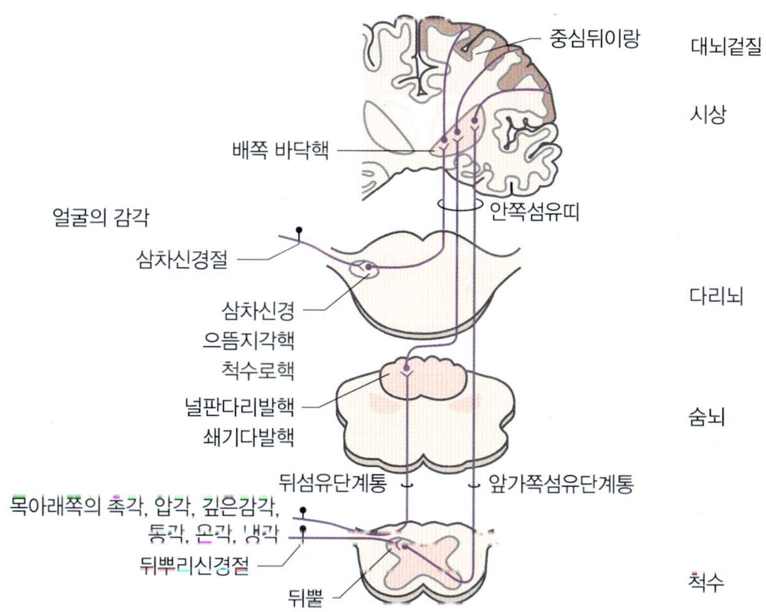

● 그림 12-39 피부감각 및 깊은감각 전도로

(1) 촉각 및 압각

촉각(touch sense) 수용체는 마이스너소체(Meissner corpuscle)이며, 압각(pressure sense) 수용체는 파치니소체(Pacini corpuscle)인 것으로 알려져 있다. 압각은 피부가 압력을 받을 때 생기는 것이며 촉각은 약한 형태의 압각으로 생각된다. 또한 자극이 더욱 약하고 지속적일 때에는 약한 감각이 일어난다. 촉각, 압각의 문턱(역치)는 얼굴(특히 코, 입술 및 혀)에서는 가장 작고 손가락, 배 및 가슴이 중간

정도이고 팔 및 다리에서 가장 크다. **촉각점(촉점)** 및 **압각점(압점)**의 밀도도 몸 부위에 따라 다르다. 가장 치밀하게 분포한 곳은 코와 손가락으로 약 100개/cm^2 정도인데 반하여 넓다리부위(대퇴부)에서는 약 11~13/cm^2이다. 촉각 및 압각의 식별능력을 측정하는 척도로서 2점 판별력이 있는데, 이것은 피부의 두 곳에 가해지는 자극을 2개의 감각점으로 느끼는 최소거리이다. 손가락 끝과 혀에서는 가장 작고(2~3mm). 입술, 코, 뺨, 발가락, 배, 가슴, 등, 팔, 다리(60~70mm)의 순으로 커진다.

(2) 온각 및 냉각

온도를 감지하는 온각(Warm sense) 수용체인 **루피니소체(Ruffini corpuscle)**와 냉각(cold sense) 수용체인 **크라우제소체(krause's corpuscle)**의 두 가지 형태가 있다. 온각수용체는 피부온도보다 높은 온도에 반응하고, 냉각수용체는 낮은 온도에 반응하는데, 적당한 자극은 온도 그 자체가 아니고 수용체에 대한 열의 공급속도 및 방향이다. **온각점(온점, warm spot)** 및 **냉각점(냉점, 330 cold spot)**은 각각 약 40℃ 및 15℃의 온도자극을 가한 후 조사된 수용체의 위치이다.

두개의 감각점(spot)의 분포는 촉각-압력점에 비하여 매우 적다. 온각점은 얼굴 및 손가락에 약 1~4개/cm^2가 존재하며 기타 부위에는 1개 이하로 존재한다. 또한 냉각점은 코에 약 8~12개, 가슴에 약 9~13개 그리고 손바닥에 약 2~4개 정도 존재한다.

한편 손톱 피부밑소식(피하소식)에 있는 냉각 수용체를 **골시-마조니(Golgi-Mazzani)** 소체라고 한다.

(3) 통각

통각수용체(pain receptor)는 단순한 민말이집신경섬유(무수신경섬유, unmyelinated nerve fiber)로 된 **자유신경종말(free nerve ending)** 또는 그 신경얼기(신경총, nerve plexus)이다. **통각**에는 적당한 자극이 없으며 통각수용체에 전기, 화학, 기계, 온열, 한냉 등의 자극을 필요 이상으로 강하게 가할 경우 통각이 일어난다. 이러한 자극은 피부를 손상시켜 히스타민(histamine), 세로토닌(serotonin), 키닌(kinin), 프로스타글란딘(prostaglandin) 등의 화학물질을 유리시켜 신경종말을 자극한다. 통각은 적응하기 곤란한 것이 특징이며 통각 자극은 몸에 해롭다.

2) 깊은감각

의식할 수 있는 **깊은감각(심부감각, deep sensation)**에는 운동감각 및 깊은통각이 있다. 운동 감각은 어떤 공간 속에서 몸의 위치 및 운동 또는 몸에 가해지는 저항 또는 중량을 느끼는 것을 **고유수용감각(proprioceptive sensibility)**이라고도 한다. 주로 관절의 위치 및 운동의 변화에 의해서 발생하는 **감각수용체**에는 관절주머니(관절포, joint capsule)의 **루피니(Ruffini)소체**, 관절 인대의 **골지-힘줄(Golgi-tendon) 수용체**, 피부와 뼈막(골막)의 **자유신경종말**이 있다. 근육의 수축과 이완을 수용하는 근육방추(근방추) 또는 힘줄(건, tendon)의 장력을 수용하는 골지-힘줄 수용체의 정보는 대뇌로 전달되지 않기 때문에 의식되지 못한다. **깊은통각(심부통각)**은 근육, 힘줄, 관절, 뼈막에서 생기는 둔하고 가벼운 통증으로서 피부의 통증과 달리 그 부위는 뚜렷하지 않다. 통증 자극 수용체는 자유신경 종말이다. 깊은 감각은 여러 가지의 강한 에너지 자극에 의하여 흥분되는데 특이한 적당자극은 없다. 이러한 자극은 신경종말을 자극하여 화학물질을 유리시키는 공통적인 특징을 갖는다. 키닌(kinin) 및 히스타민(histamine)이외의 근육수축이 수축할 때 근육통증을 일으키는 물질을 **통증유발물질(발통물질)**이라고 한다. 이와 같이 통증유발물질에 의한 통증은 근처에 있는 뼈대근육의 반사적 수축을 일으킨다.

3) 몸감각 전도로

척수뒤뿌리(척수후근, posterior rootlets)의 1차 들신경섬유(구심성심경섬유)는 척수에 들어가면 **뒤뿔(후삭, posterior horn)**을 따라 올라가 숨뇌(연수)에 이르고, 여기에 있는 **널판핵(박속핵, gracile nucleus)** 및 **쐐기핵(설상속핵, cuneate nucleus)**의 뉴런에 연접한다. 여기에서 나오는 2차 뉴런은 정중선과 교차하여 **안쪽섬유띠(내측모대, medial lemniscus)**를 따라 올라간 후 시상의 배쪽바닥핵[복측기저핵; **뒤배가쪽핵(posterior ventrolateral nucleus, PVL)**과 **뒤배안쪽핵(posterior ventromedial nucleus, PVM)**]에서 끝난다. 이들 오름경로(상행로, ascending tract)는 뒤섬유단계통(후삭계) 또는 섬유띠세동(모내세)이라고 한나.

통각과 온각을 전달하는 1차 감각 뉴런은 뒤뿔(후각) 뉴런에 연접하고 이곳에서 출발하는 2차 뉴런은 정중선과 교차한 후에 척수의 앞가쪽[앞섬유단(전삭), 가쪽섬유단(측삭)]으로 올라간다. 그 후 이것은 중간 연접을 거치지 않고 안쪽섬유띠를 지나서 시상의 **배쪽바닥핵(PVL, PVM)**에서 끝난다.

얼굴의 피부감각은 3차 신경의 지배를 받는데 그 1차 뉴런 감각은 다리뇌(뇌교, pons)로 들어가 3차 신경 으뜸지각핵(주지각핵)과 척수로핵의 뉴런에 연접한다. 2차 뉴런은 안쪽섬유띠를 거쳐 시상의 배쪽바닥핵에 도달한다. 시상으로부터 나온 3차 뉴런은 모두 대뇌겉질 중심뒤이랑(중심 후회)의 몸감각 영역에 이른다.

4) 대뇌겉실의 몸감각영역

시상 중계핵으로부터 나오는 신경섬유는 **중심뒤이랑(중심후회, postcentral gyrus)의 1차 몸감각영역**(제3, 1, 2영역)에 투사된다. **2차 몸감각영역**(제 5, 7영역)은 1차 영역 아래쪽과 접하고 있는 가쪽고랑(외측구, lateral sulcus)의 위쪽벽에 있다. 시상으로부터 투사를 받고 같은쪽(동측성, ipsilateral) 겉질로부터 입력을 받는다.

1차 몸감각 영역이 전기적 자극을 받으면 어느 특정한 몸 부위에 감각이 생긴다. 만약 전기 자극점을 이동시키면 감각이 생기는 체표면 부위도 이동하는데 이와 같이 자극하여 반대쪽의 체표면이 겉질표면에 차례대로 다시 나타나게 할 수 있다. 이것을 **몸부위재현**이라고 한다. 재현방법은 발의 감각영역이 위쪽방향에 있고 머리가 그 아래쪽방향에 있는 것과 같이 재현되고, 또한 손가락과 얼굴 등과 같이 감각이 예민하고 정밀도가 높은 부위가 넓은 면적을 차지하면서 재현된다(그림 12-40). 2차 몸감각영역

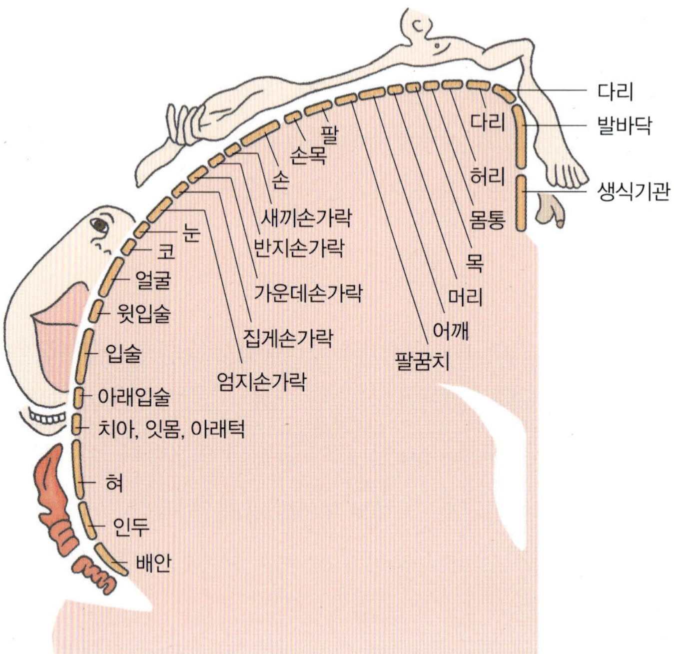

● 그림 12-40 **대뇌겉질 중심뒤이랑의 1차 몸감각 영역에 대응하는 몸 부위**

주변의 그림은 감각영역의 위치 및 넓이를 표시한 것이다.

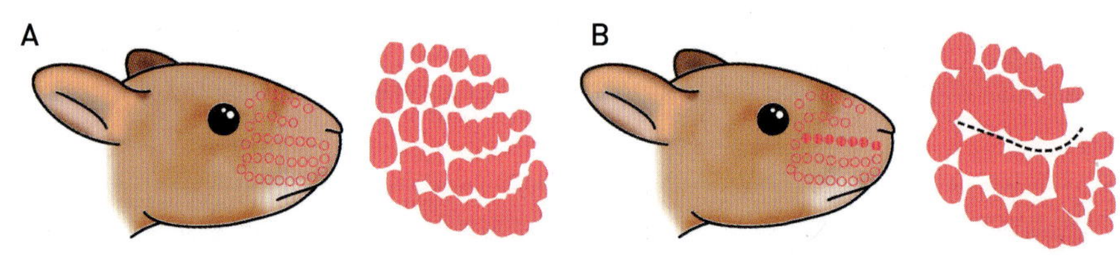

● 그림 12-41 **쥐의 감각신경 발생 및 수렴**

쥐의 콧등에 있는 수염은 감각털이다. 각각 반대 콧등에 있는 1열의 수염은 들(입력)섬유를 받는다(A). 만일 어느 1열의 수염이 출생 직후에 파괴된다면 대뇌겉질에서는 대응하는 일련의 물통구조가 사라지게 된다(B).

에서 머리의 감각은 중심뒤이랑(중심후회)의 아래쪽에 대응 부위가 있고, 발의 감각은 대뇌의 가쪽고랑 밑쪽에 대응부위가 있다.

같은 종류의 수용체로부터 제공되는 감각정보를 받는 뉴런은 감각영역의 표면에 수직 **기둥구조(원주구조)**를 이루고 있다. 이 기둥은 피부자극 부위의 성질에 대한 기능적 단위를 형성한다. 이것은 다른 감각영역 및 운동영역에서 볼 수 있는 동일한 모양의 기능기둥인데, 특히 설치류의 경우 **물통구조**를 하고 있으며 형태학적으로도 인정되고 있다(그림 12-41).

7. 내장감각(splanchnic sensation)

자율신경계통이나 몸신경계통(체성신경계, somatic nervous system)과 같이 그 기능의 기본은(자극의) 수용-반응에 있으므로 들섬유(구심성섬유), 중추 및 날섬유(원심성섬유)로 구성된다. 그 중에서도 내장감각(splanchnic sensation)을 중추로 전달하는 **내장들계통(내장구심성계, visceral afferent system)**은 생체의 개체 유지 및 종족유지에 극히 중요한 기능을 한다. 혈압, 호흡, 소화 등 기본적 생명활동을 유지하고 조절하는 대부분의 감각정보는 대뇌겉질까지 전달되지 못하므로 의식되지 못한다. 수용체로부터 나온 들신경은 척수 및 뇌줄기(뇌간)의 중추에서 날신경으로 바뀌어 반사를 일으킨다. 이러한 생리적 작용에 대해서는 각각의 기능분야에서 설명한 바 있다. 한편 수용체로부터 제공된 감각정보가 들계통(구심계, afferent system)을 통하여 대뇌겉질까지 전달되어 의식에 지각될 경우 갈증(thirst), 오심(nausea), 배변욕구(defecation desire), 성욕(sexual libido) 등의 기관감각(장기감각, organ sense) 및 내장통각이 형성된다.

1) 내장통각

민무늬근육(평활근)의 기계적 자극 및 열 자극 등은 보통 통증으로 인식되지 못한다. 속공간(내강)을 갖는 기관의 급격한 폄(신장) 또는 강한 수축은 강한 내장통각(splanchnic pain sense)을 일으킨다. 그 발현기전은 가로무늬근육(횡문근)의 강축으로 인한 통증과 순환장애 및 그로 인해 유발되는 통증 유발물질에 의해서 자극이 발생된다. 즉, 특정부위(국부적)의 빈혈과 그에 따른 조직액에서의 산성화 이온의 증가, K^+ 이온의 증가, 통증유발물질의 축적 등에 의해서 통증이 발생한다. 그것은 때로는 아픔(동통, ache; 몸이 쑤시고 아픈 통증)이나 **격통**(excruciating pain; 칼로 찌르는 듯한 통증)이 되기도 한다. 내장통각은 일반적으로 통증부위가 명확하지 않으면서 불쾌감을 일으키기 때문에 구토 등과 같은 자율신경 증상을 수반할 뿐만 아니라 또한 자주 다른 부위로 투사되기 때문에 다른 부위에도 관련된 통각을 일으킨다.

통각수용체(pain receptor)는 겉질통각(피질통각)과 같이 민말이집(무수) C 섬유의 자유신경말이다. 가슴이나 배의 기관(장기)로부터 제공되는 통각정보는 교감신경 지배영역의 들섬유(고전적인 교감신경에 속한다)를 거쳐 척수의 뒤뿔(후근)으로 들어간다(그림 12-42). 식도, 기관, 인두로부터 제공되는 통각정보는 부교감신경 지배영역의 들섬유를 거쳐 중추신경계통으로 전달된다. 이러한 섬유의 세포체는 척수신경절과 이것과 유사한 뇌신경핵에 있다.

통각은 중추 속에서 몸감각(체성감각)과 동일한 전도로를 통하여 올라간 후 뇌에 전달된다. 대뇌 겉질에 있는 내장통각 수용부위는 중심뒤이랑에 있는데 여기에는 몸감각과 내장통각이 함께 존재한다.

내장통각은 내장-몸반사(내장-체성반사, visceral-somatic reflex)에 의하여 근육의 방어와 함께 연관통증(관련통)을 일으킨다.

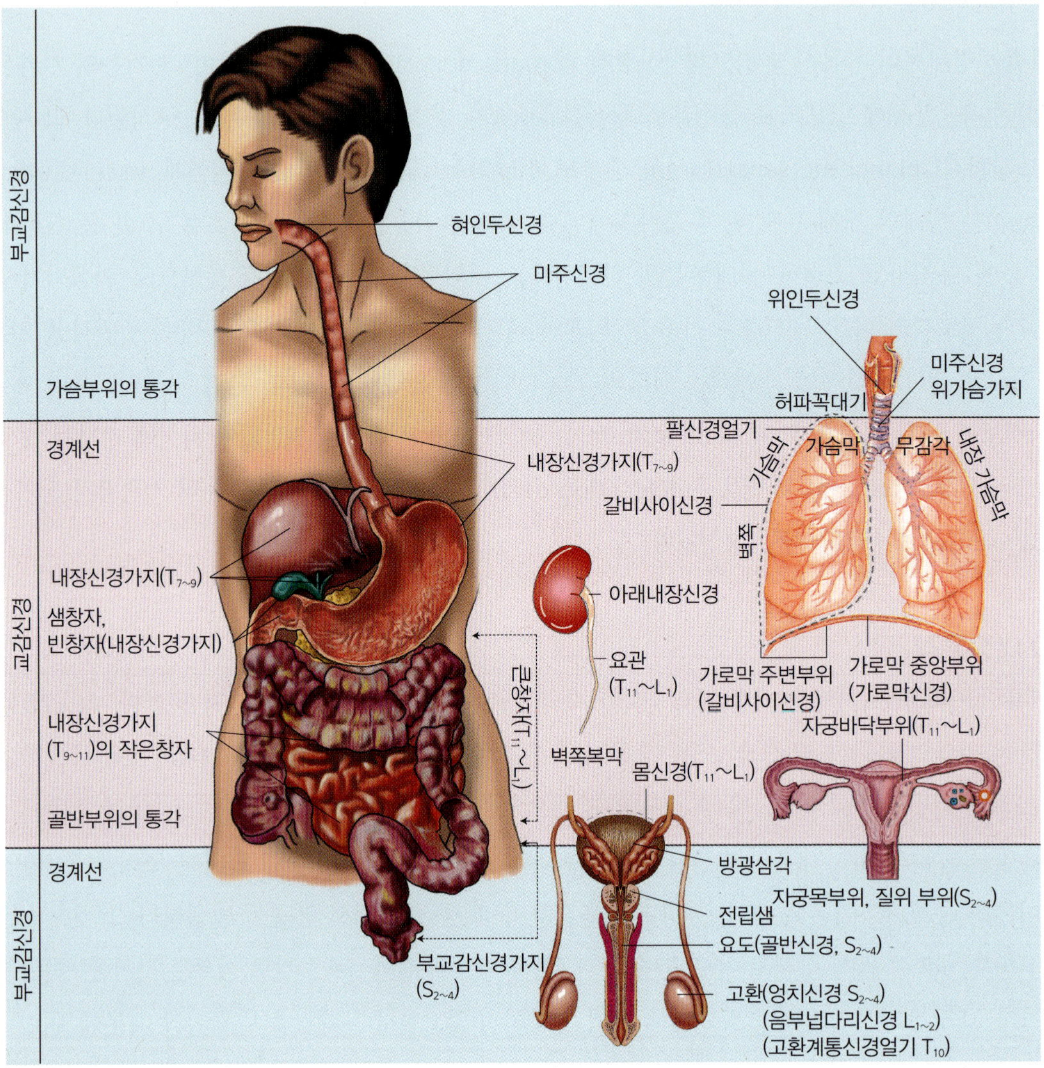

● **그림 12-42 내장통각의 신경로**

■: 교감신경지배영역, ■: 부교감신경지배영역

2) 연관통증

연관통증(관련통, referred pain)이란 내장기관(내장장기)의 통증이 통증유발(발통) 자극이 가해지는 부위가 아닌 그 부위로부터 멀리 떨어져 있는 몸 조직의 일정한 부위로 투사될 때 느끼는 통각현상으로써 몸의 깊은조직(심부조직)에서 경험할 수 있는 현상이다. 이 연관통증은 내장자극을 받아들이는 척수분절에 의하여 몸투사(body projection)가 일어나기 때문에 내장통증과 중복되는 경우도 있지만 멀리 떨어진 곳에서도 통증 느낄 수 있기 때문에 투사통(방산통, projected pain)이라고 한다. 흔히 경험할 수 있는 예로는 심장통증이 왼쪽 가슴, 어깨 또는 겨드랑이에 통증을 일으키거나, 가로막 중앙

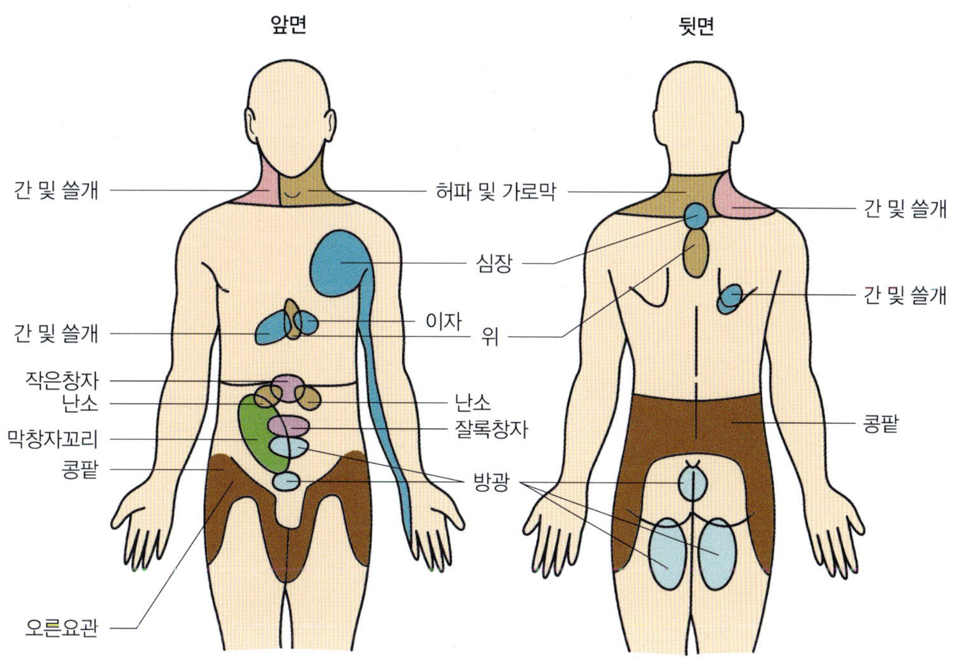

● 그림 12-43 연관통증

부위가 자극받으면 어깨 끝쪽에 통증이 일어나는 것 등이 있다(그림 12-43).

이와 같이 통증이 연관통증의 형태로 투사될 때 원래의 통증이 발생된 조직과 발생학적으로 같은 몸분절(체절, somite) 또는 피부분절(피부절, dermatome)에서 유래된 조직으로 투사되는 것을 "피부

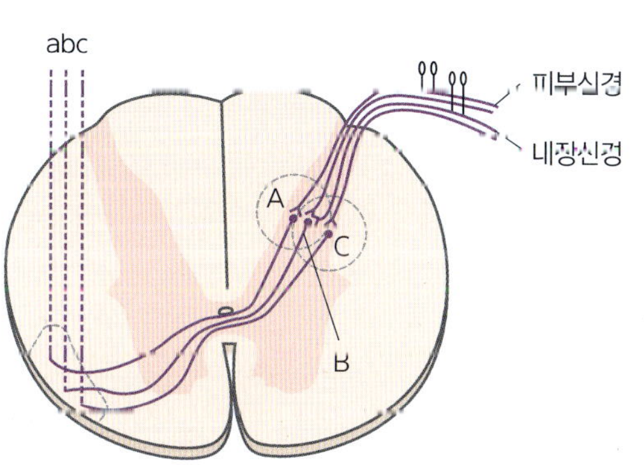

● 그림 12-44 연관통증의 수렴-투사 기구

A, B, C: 가쪽척수시상로의 뉴런 집단

a. 피부수용체로부터 나오는 들섬유만을 통하여 연관통증을 일으킨다.

b. 피부와 내장의 양쪽 수용체로부터 나오는 들섬유를 통하여 연관통증을 일으킨다.

c. 내장수용체로부터 나오는 들섬유만을 통하여 내장통증(불관련통)을 일으킨다.

분절 규칙”이라고 한다.

내장의 감각신경 정보와 몸조직의 감각신경 정보가 뒤뿔(후각)에서 동일한 통각 전도로(가쪽 척수시상로, lateral spinothalamic tract) 뉴런에 전달되기 때문에 연관통증이 일어난다고 하는 가설이 “수렴-투사설”이다(그림 12-44).

Human Physiology

제13장

내분비생리

내분비계통(endocrine system)은 신경계통(nervous system)과 서로 연결되어 생체의 기능을 적절하게 조절하여 내부 환경을 일정한 범위로 유지 또는 보호하는 조절계통이다. 사람의 몸은 여러 조직과 기관이 조합되어 있으며, 서로 협조하며 각각의 기능을 수행하고 있는데 신경계통과 내분비계통이 이러한 각 조직 및 기관 사이의 정보전달계통으로 작용한다. 신경계통은 정보전달을 위하여 신경 섬유 및 신경 전달물질을 사용하는 반면, 내분비계통은 혈액 내의 호르몬을 사용한다(그림 13-1).

또한 정보를 수집하여 다른 곳으로 전달하는 과정에서 신경계통은 정보전달 부위가 제한적이며, 전달속도가 상당히 빠르고 지속시간도 빠르다. 반면에 내분비계통은 정보를 수집하고 수집한 정보를 다른 곳으로 전달하는 부분은 신경계통과 같지만, 정보전달 부위는 표적부위이며, 전달속도가 느리고 지속시간도 느리다.

생체가 이처럼 속도가 다른 정보전달 체계를 갖는 이유는 몸속·바깥의 환경변화에 대하여 신속하고 지속적으로 적응하는 데 있어 매우 유리하기 때문이다.

내분비(endocrine)란 분비세포에서 '혈관으로 화학물질을 분비하는 현상'을 말하며, 분비한 화학물질을 호르몬, 화학물질을 분비하는 샘(선, gland) 또는 장기를 내분비샘 또는 **내분비기관(endocrine organ)**이라고 한다. 반면에 침, 땀, 소화효소 등 분비물은 관을 통해 몸 밖으로 분비되는데 이들 샘을 **외분비샘(exocrine gland)**이라 한다.

사람 몸에는 이러한 정보전달 물질인 호르몬을 생산하는 내분비 기관으로 뇌하수체(pituitary gland), 솔방울샘(송과선, pineal gland), 갑상샘(thyroid gland), 부갑상샘(parathyroid gland), 랑

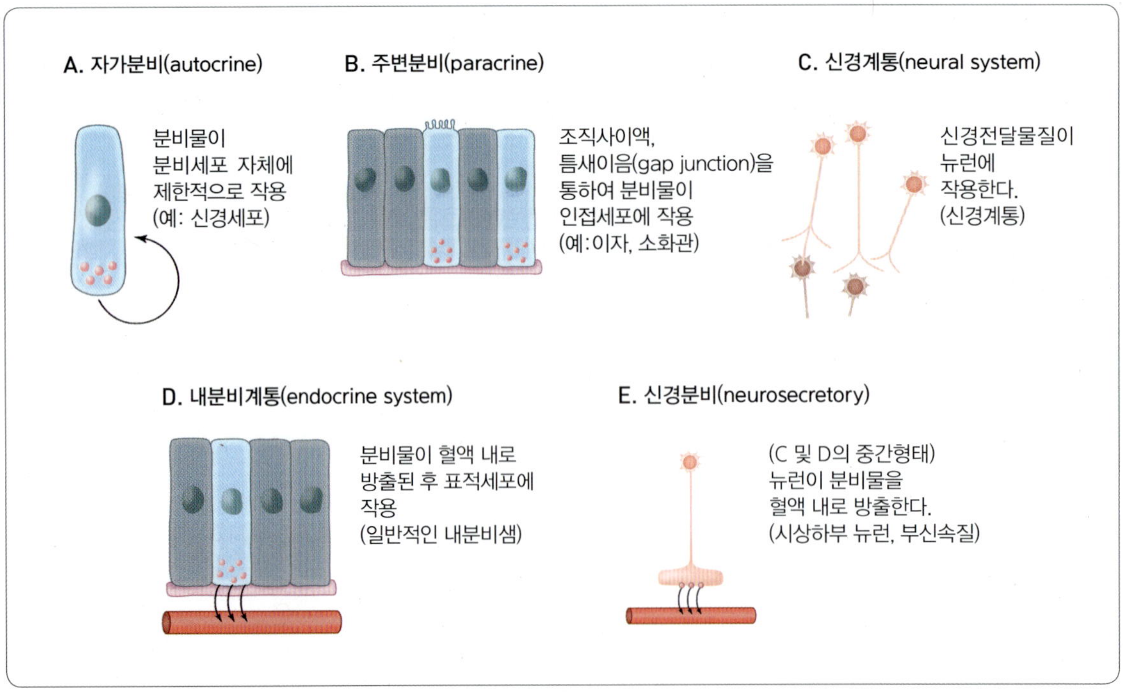

● 그림 13-1 화학적 정보전달 방법

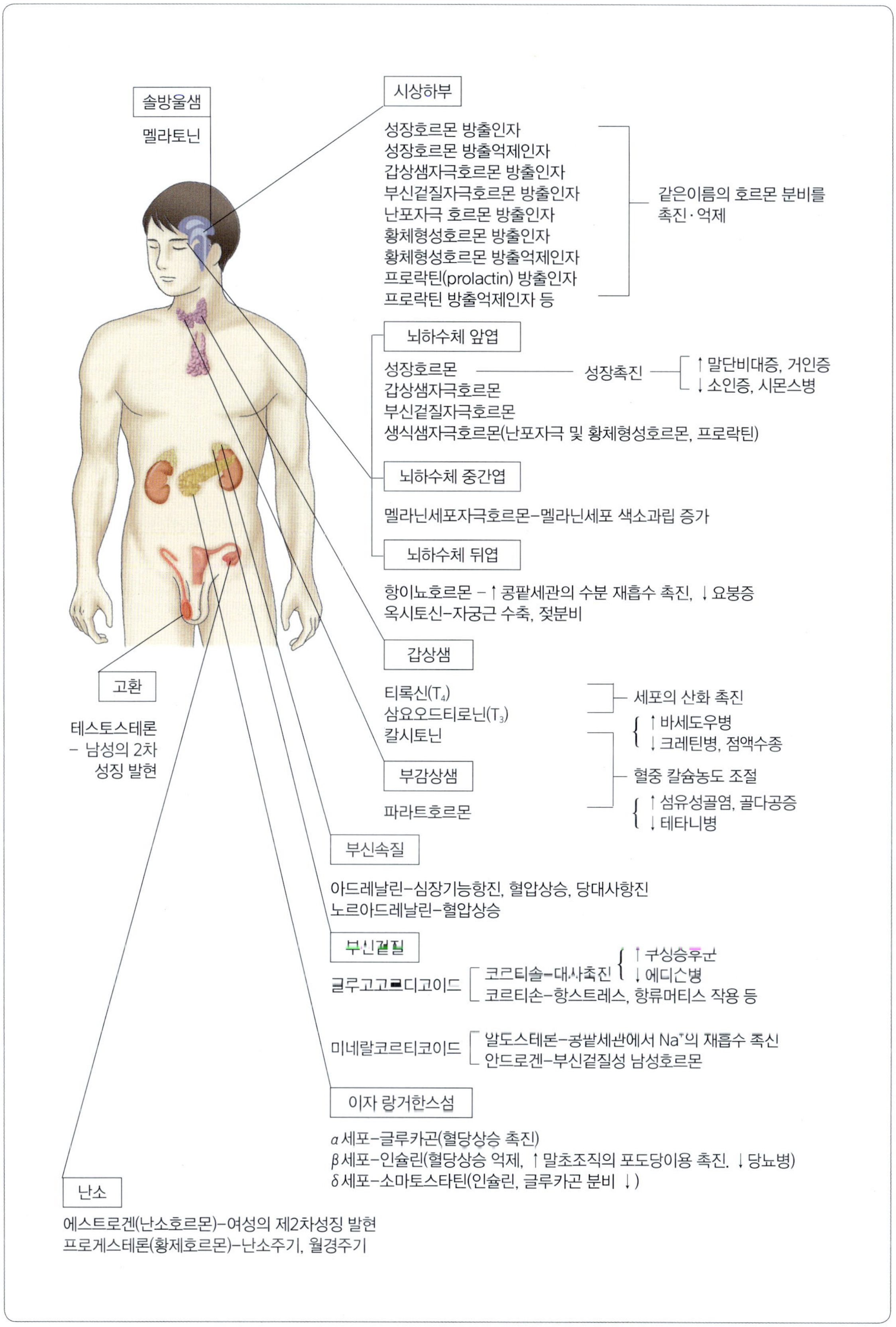

● 그림 13–2 내분비샘과 호르몬의 종류

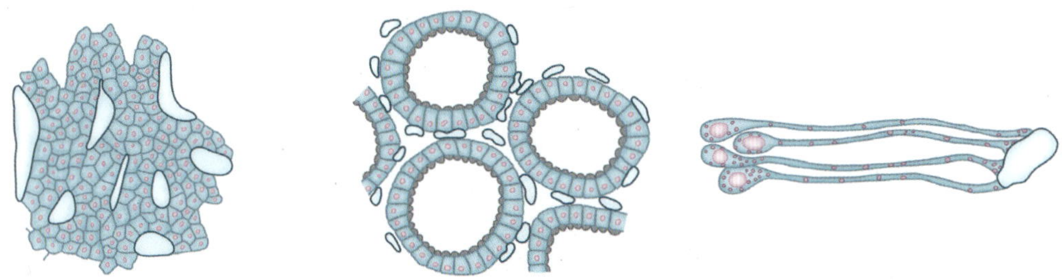

● 그림 13-3 내분비샘 세포의 배열
A: 일반적인 내분비샘 조직(나선상으로 배열된 세포와 굴모세혈관(동양혈관) 그물을 보여준다).
B: 갑상샘 소포
C: 신경분비세포

게르한스섬(islet of Langerhans), 부신(adrenal gland), 생식샘(gonad), 소화샘(digestive gland) 등이 있다(그림 13-2).

또한 내분비기관 및 신경계를 연결하여 통합적으로 조절하는 **신경분비계통**(그림 13-1)이 있다.

내분비기관은 비교적 작고, 조직은 일반적으로 직선, 나선상으로 배열된 샘세포(선세포), 엷은 판상의 세포층으로 구성되어 있다(그림 13-3A). 이 세포 사이에는 많은 모세혈관 또는 굴모세혈관(동양혈관) 그물이 있기 때문에 모든 세포가 모세혈관과 직접 접촉하고 있어 호르몬을 혈액으로 방출한다. 그러나 몇 가지 예외도 있다.

갑상샘(thyroid gland)은 세포가 기능적 단위막인 주머니 모양의 소포(여포, follicle)를 형성 하고 있으며, 소포의 벽은 한 층의 상피 세포로, 주머니 안에는 소포상피세포에서 합성한 갑상샘 호르몬을 저장하고 있다(그림 13-3B). 각각의 갑상샘 소포는 모세혈관으로 둘러싸여 있어 필요한 시기에 모세혈관으로 호르몬을 분비한다. 소화관 호르몬의 분비샘에 있는 내분비 세포는 모여 있지 않고 외분비세포 사이에 흩어져 있다. 신경분비계통의 신경분비 세포체는 신경뇌하수체 호르몬처럼 시상하부 내에 모여 있기도 하며, 시상하부 호르몬처럼 흩어져 있기도 하지만 대부분 세포체의 긴 축삭 끝부분(말단부)이 모세혈관 주변에 연접한다(그림 13-3C).

이 장에서는 각 내분비샘에서 분비되는 호르몬과 중요한 생리기능, 호르몬의 조절방식에 대하여 설명하고자 한다. 현재 알려져 있는 호르몬의 종류와 그 중요 작용은 표 13-1과 같다.

● 표 13-1 호르몬의 종류와 기능(계속)

분비장소		호르몬의 명칭	영어명	주요작용
솔방울샘(송과체)		멜라토닌	melatonin	사춘기 시작의 억제
시상하부	앞엽호르몬방출호르문	성장호르몬 방출호르몬	growth hormone-releasing hormone (GHRH, GRH)	GH 분비 자극
		프로락틴 방출인자	prolactin-releasing factor(PRF)	prolactin 분비 자극
		갑상샘자극호르몬 방출호르몬	TSH releasing hormone(TRH)	TSH 분비 자극
		부신겉질자극호르몬 방출호르몬	corticotropin-releasing hormone(CRH)	ACTH, β -LPH분비 자극
		황체형성호르몬 방출호르몬	luteinizing hormone-releasing hormone (LHRH, LRH)	LH-FSH분비 자극
		성장호르몬 억제호르몬	somatostatin	GH 분비 억제
		프로락틴 억제인자	prolactin-inhibiting factor(PIF), dopamine	prolactin분비 억제
뇌하수체	앞엽	성장호르몬	growth hormone(GH) somatotropic hormone(STH)	신체 성장촉진
		프로락틴(젖샘자극호르몬)	prolactin(PRL)	유즙분비, 모성행동자극 설치류에서는 황체유지작용
		갑상샘자극호르몬	thyroid-stimulating hormone(TSH)	갑상샘 성장, 분비 자극
		부신겉질자극호르몬	adrenocorticotropic hormone(ACTH)	부신겉질의 성장, 분비 자극
		고나도트로핀 / 생식샘자극호르몬: 난포자극 호르몬	follicle-stimulating hormone(FSH)	여성: 난포발육 자극 남성: 정자형성 자극
		고나도트로핀 / 생식샘자극호르몬: 황체형성호르몬(여성) 사이질세포자극 호 르몬(남성)	luteinizing hormone(LH) interstitial cell-stimulating hormone (ICSH)	여성: 배란 유도, 난포의 황체화 남성: 안드로겐 분비 자극
	중간엽	멜라닌세포 자극호르몬	melanocyte-stimulating hormone(α -MSH, β -MSH)	흑색소세포의 멜라닌합성 자극
	뒤엽	바소프레신 옥시토신	vasopressin, antidiuretic hormone(ADH), oxytocin	수분유지 촉진 자궁근 수축, 유즙분비촉진
갑상샘	소포세포	티록신 삼요오드티로닌	tetraiodothyronine(T_4) triiodothyronine(T_3)	열생성 작용과 산소소비증가
	소포곁세포	칼시토닌	calcitonin	뼈의 Ca^{2+}유리억제, 혈중 Ca^{2+} 농도 저하
부갑상샘(상피소체)		부갑상샘 호르몬	parathormone(PTH)	뼈의 Ca^{2+} 재흡수 촉진, 혈중 Ca^{2+} 증가
가슴샘(흉선)		타이모신	thymosin	T 림프구의 생산 유도
소화관	위	가스트린	gastrin	펩신과 염산 분비 자극, 위운동 촉진
	작은창자	콜레시스토키닌	cholecystokinin(CCK)	담낭 수축, 이자액(효소) 분비 자극
		세크레틴	secretin	이자액 분비 자극
		VIP	vasoactive intestinal peptide	혈관확장

분비장소		호르몬의 명칭	영어명	주요작용
이자(췌장랑게르한스섬)	A세포	글루카곤	glucagon	혈당상승
	B세포	인슐린	insulin	혈당저하
	D세포	소마토스타틴	somatostatin	글루카곤, 인슐린의 분비 억제
부신	겉질	미네랄(광물)코르티코이드	mineralocorticoid (aldosterone 등)	Na^{+}의 유지와 K^{+}의 배출 촉진, 세포 바깥액 양의 증가, 혈압 상승
		글루코(당류)코르티코이드	glucocorticoid (cortisol, corticosterone 등)	간의 당생성 촉진, 혈당상승 단백질 및 지방분해, 수분 이용촉진
		안드로겐	adrenal androgen	남성은 생리적 의의가 적음. 여성의 2차 성징 및 성생활에 관여
	속질	아드레날린	adrenalin(epinephrine)	심장기능 항진, 혈당상승
		노르아드레날린	noradrenaline(norepinephrine)	말초혈관 수축에 의한 혈압상승
신장(콩팥)		레닌	renin	안지오텐신 생성 자극 알도스테론 분비 자극
		적혈구생성소	erythropoietin	골수의 적혈구 생성 유발
생식샘	난소(여성)	난포호르몬	estrogen(estradiol, estriol, estrone 등)	난포발육, 자궁내막 증식, 젖샘의 선포 발육, 여성의 2치 성징발현
		황체호르몬	progestin(progesterone 등)	임신 성립유지, 젖샘세포 발육
		릴랙신	relaxin	자궁이완, 두덩결합(치골결합)을 느슨하게 함.
		소량의 안드로겐 분비		
	고환(남성)	남성호르몬	androgen(testosterone 등)	남성의 제2차 성징발현, 성행동 촉진
		소량의 에스토로겐과 프로게스테론 분비		
태반		사람 융모성 생식샘자극 호르몬	human chorionic gonadotropin(HCG)	LH작용과 유사, 임신황체 형성 촉진 및 유지
		사람 융모성 몸젖샘자극 호르몬	human chorionic somatomammotropin(HCS)	유즙분비 촉진, 약간의 성장촉진 작용
		다량의 에스트로겐, 프로게스테론 분비, 기타 레닌, 릴랙신 및 안드로겐을 분비		
정액, 허파, 뇌 등		프로스타그란딘	prostaglandin	혈압조절, 위액분비 억제, 기관지확장, 이뇨촉진, 자궁수축, 동공수축, 기타

1. 호르몬의 일반적 성질

1) 정의

호르몬은 사람 몸속의 정해진 기관에서 합성되어 혈액으로 분비되고, 저농도로 존재하면서 온몸을 순환하며, 몸의 기능을 유지해줄 뿐만 아니라 세포기구의 반응속도를 조절하는 생리활성물질이다. 어떤 화학물질을 호르몬으로 판정하려면 표 13-2와 같은 조건이 충족되어야 한다.

● 표 13-2 호르몬의 특징

- 내분비샘으로부터 분비, 저장되며, 자극에 의하여 혈관 안으로 직접 분비된다.
- 혈액을 통하여 운반된다.
- 호르몬이 표적세포(target cell)에 작용하려면 먼저 수용체와 결합되어야 한다.
- 대사반응의 직접적인 바탕질은 아니지만 촉매작용에 의하여 반응을 촉진 또는 억제하므로 대사를 조절한다.

2) 호르몬의 종류

다양한 호르몬이 사람 몸의 내분비샘으로부터 분비되지만 호르몬의 화학구조에 따라서 다음과 같이 구분된다.

① 콜레스테롤을 기본 뼈대로 하여 만들어진 **스테로이드(steroid)호르몬**

② 아미노산으로 구성된 **펩타이드(peptide)호르몬**

③ 아미노산 유도체인 아민으로부터 만들어지는 **아민(amine)호르몬**

중간엽(mesenchyma)의 결합조직에서 유래하는 내분비샘(부신겉질 및 생식샘)은 스테로이드 호르몬을 분비하고, 샘뇌하수체 및 중간엽, 부갑상샘(상피소체), 이자(췌장)랑게르한스섬, 소화관의 내분비세포와 같이 상피에서 유래하는 내분비샘과 신경조직에서 유래하는 신경분비세포는 펩타이드 및 단백호르몬을 분비한다. 갑상샘, 부신겉질, 솔방울샘(송과체)과 같이 아미노산 유도체 호르몬인 아민호르몬을 분비하는 내분비샘은 상피 또는 신경조직에서 유래한다. 아민호르몬과 스테로이드호르몬은 합성 즉시 분비된다.

3) 생산 및 방출

(1) 스테로이드 호르몬

A(α), B(β), C(γ) 및 D(δ)의 4종류로 구성된 사이클로펜타노퍼하이드로페난트렌 핵(cyclopentanoperhydrophenanthrene nucleus)을 갖고 있다. **콜레스테롤(cholesterol)**을 바탕질(matrix)로 하는 고환(정소, testis), 난소(ovary), 부신겉질(adrenal cortex), 태반(placenta) 등의 내분비기관은 초산을 원료로 하여 콜레스테롤을 생합성 하는 능력을 갖추고 있으며, 간에서 만들어진 혈중 콜레스테롤을 거둬들이는 작용도 한다. 이들 내분비 기관의 스테로이드(steroid) 호르몬 생산 세포에서는 먼

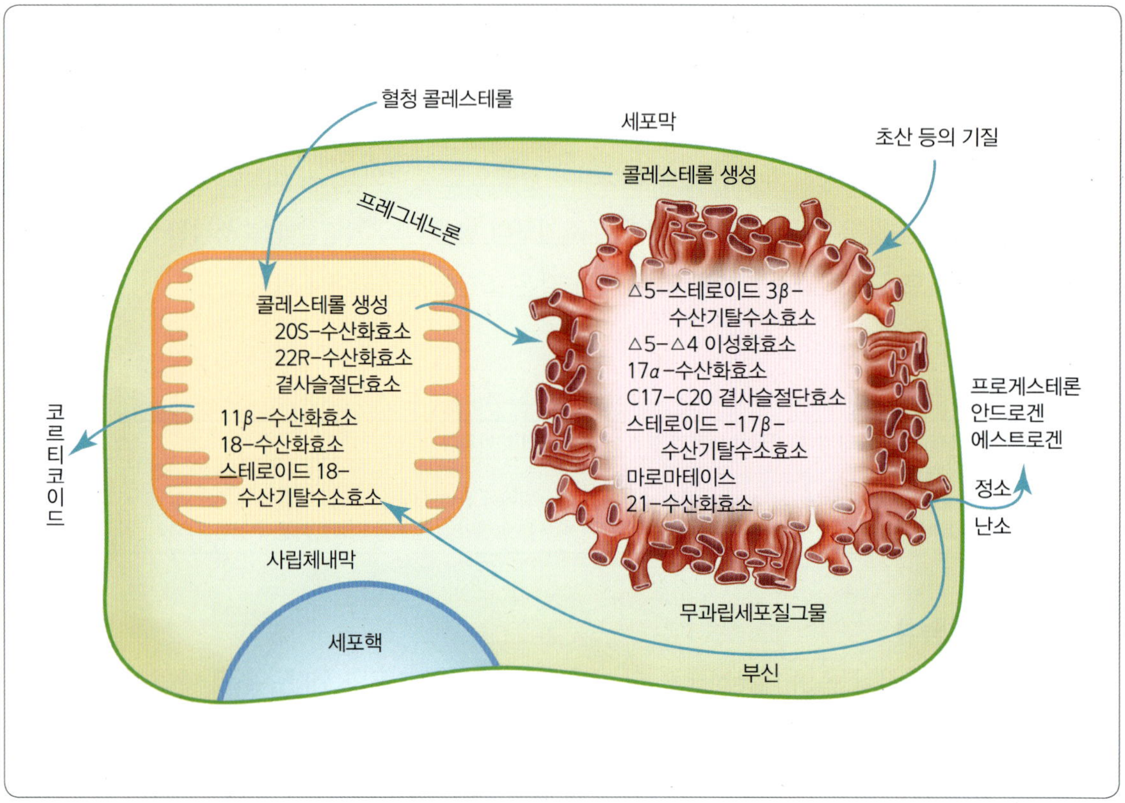

● 그림 13-4 스테로이드 대사효소(세포 내 존재)

저 유리 콜레스테롤(탄소 수 27개)이 곁사슬(측쇄)절단효소에 의하여 절단되는데 이때 탄소 수 21개로 구성된 **프레그난**(pregnane)이 생성된다. 이 프레그난은 부신겉질과 황체에서 화학적 변화를 거쳐 각각 **코르티코이드**(corticoid)와 **프로게스테론**(progesterone)으로 전환된다. 그 후 고환(정소)에서 탄소 수가 2개 감소하여 탄소 수 19개인 **안드로겐**(androgen)으로 전환되고, 난소 및 태반에서 안드로겐 A 고리의 방향화를 거쳐 탄소 수 18개인 **에스트로겐**(estrogen)이 만들어진다. 이상의 전환 순서를 "생합성 경로"라고 하며, 각각의 변환은 특정한 반응만을 촉매하는 단백질 효소에 의하여 순서에 따라 이루어진다.

생합성 효소는 스테로이드호르몬 생산세포 내에만 존재한다(그림 13-4). 따라서 콜레스테롤에서 프레그난에 이르는 과정은 **사립체**에서 이루어지며, 프레그난으로부터 프로게스테론, 안드로겐, 에스트로겐에 이르는 과정은 **무과립세포질그물(활면소포체)**에서 이루어진다. 부신겉질에서 프레그난으로부터 코르티코스테로이드(corticosteroid)의 생성은 어느 단계까지 무과립세포질그물에서 이루어지지만, 최종단계는 다시 사립체 내에서 이루어진다. 그러나 생산된 스테로이드 호르몬이 어디에 저장되는지 또는 어떻게 방출되는지는 밝혀져 있지 않다.

스테로이드 호르몬은 세포막을 통과하여 세포 내 수용체와 결합해서 핵 내로 들어간 후 유전자(gene)를 활성화한다. 그 결과 mRNA의 합성이 촉진되고 그에 따른 특이 단백질이 합성되어 스테로이드 호르몬의 특이한 작용을 나타낸다.

(2) 펩타이드 및 단백질 호르몬

아미노산은 펩타이드 결합구조를 갖는데 이런 호르몬 대부분은 ① 고분자 전구물질의 생성 ② 전구물질 절단에 의한 호르몬 생성이라는 과정에 따라 만들어진다. 전구물질의 생성은 DNA에 의해 직접적으로 통제받는다. 특정한 세포가 특정한 단백질을 합성하는데 필요한 유전정보(아미노산 배열정보)는 핵의 염색질을 구성하는 DNA 염기배열 내에 있다. 핵소체에서는 DNA의 주형(모형, template)으로부터 mRNA가 만들어지는데 이것은 핵구멍을 통하여 세포질로 빠져나온다.

리보솜에서는 mRNA가 가진 암호에 따라 아미노산을 일정한 순서로 배열하여 펩타이드 결합을 형성한다. 이처럼 합성된 고분자 펩타이드 고리는 단백질 분해효소에 의하여 특정한 부위가 절단된 후 활성형 호르몬으로 바뀐다.

예를 들면 인슐린(insulin)의 합성 및 분비는 그림 13-5에서와 같이 일어나는 것으로 생각된다. 혈관 내 아미노산으로부터 펩타이드가 형성되는 과정은 과립세포질그물(조면소포체)에 부착된 리보솜 위에서 이루어진다. 여기서 합성, 분비되는 고분자 펩타이드 고리는 세포질그물(소포체)의 안(내강)에서 분리된 후 골지체로 전달되고 이곳에서 농축되어 분비과립(secretory granule)이 된다. 형성된 분비과립은 골지체를 떠나서 방출되기까지 세포 내에 저장된다. 분비과립이 세포막을 통하여 세포 밖으로 배출되는 과정을 열림(개구) 분비라고 한다. 골지체의 과립은 단백질 분해효소에 의하여 활성형 호르몬이 형성된다.

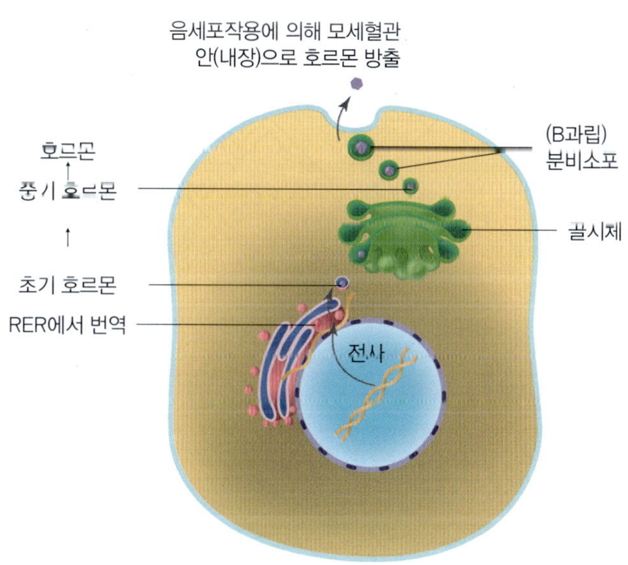

● 그림 13-5 인슐린 생합성 및 분비과정

(3) 카테콜라민과 갑상샘 호르몬

카테콜라민과 갑상샘 호르몬은 아미노산인 티록신(thyroxine)으로부터 효소 반응에 따라 만들어진다. **카테콜라민(catecholamine)**에는 부신속질에서 생성되는 **아드레날린(adrenalin)**과 **노르아드레날린(noradrenaline)** 그리고 시상하부에서 생성되는 프로락틴(prolactin) 분비억제 호르몬인 **도파민(dopamine)**이 있다. 세포질 안에서 티록신은 티록신 수산화효소에 의하여 도파(dopa)로 변하고, 도파 탈 탄산효소에 의하여 도파민으로 변한다(그림 13-6). 시상하부의 신경세포에서는 이들 도파민이 최종 생성물로서 분비과립(secretory granule) 속에 저장되어 있다가 자극에 반응하여 분비된다. 그 후 도파민은 부신속질에서 분비과립 속의 도파민 수산화효소에 의하여 노르아드레날린으로 변하고, 노르아드레날린은 페닐에탄올아민-N-메틸기(phenyl ethanolamine-N-methyl) 전이효소에 의하여 아드레날린으로 변한다.

갑상샘 호르몬인 **티록신(thyroxine, T_4)** 및 **삼요오드티로닌(triiodothyronine, T_3)**은 소포세포 내 콜로이드용액의 주성분인 갑상샘글로불린(thyrogrobulin)의 타이로신(tyrosine)으로부터 생성된다. 갑상샘 소포 안에 있는 소포세포의 미세융모와 인접부위에서 과산화효소(peroxidase)에 의하여 한 개의 요오드가 **타이로신(tyrosine)**에 결합할 때 **모노요오드타이로신(monoiodotyrosine, MIT)**이 생성된다.

한 개의 아이오딘화 요오드화물(iodide)가 다시 MIT에 결합하면 다이요오드타이로신(diiodothy-

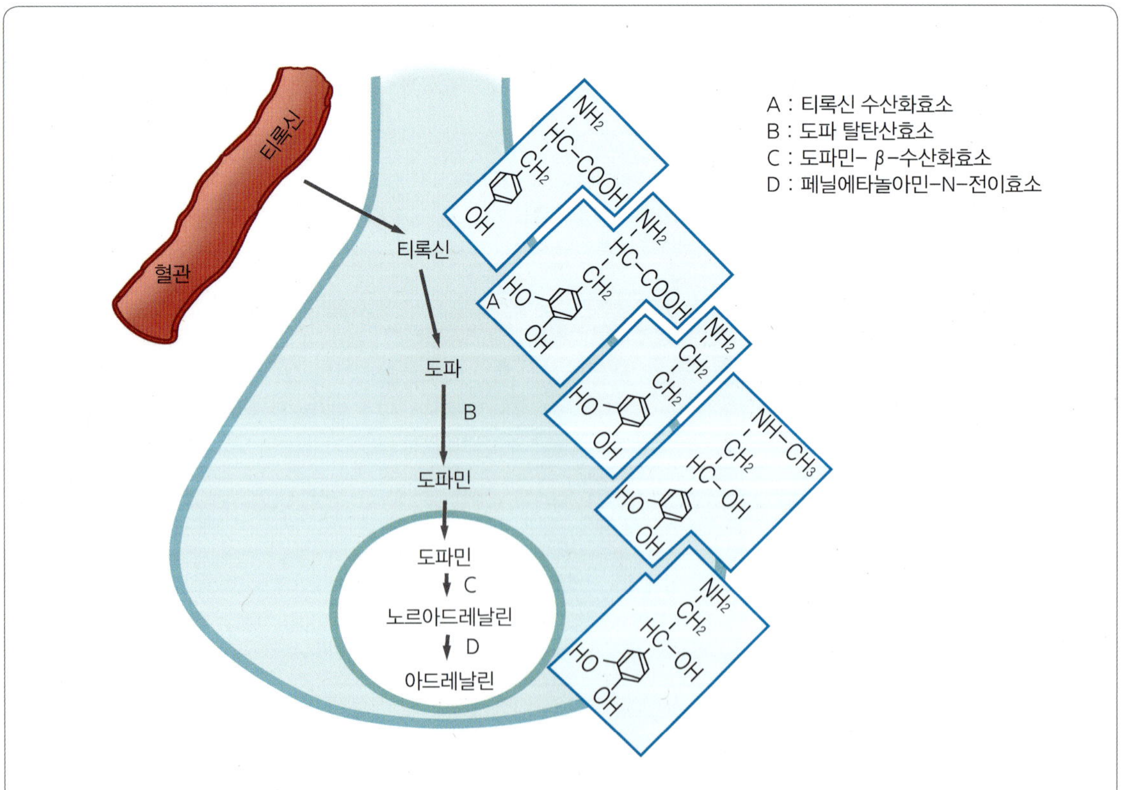

● 그림 13-6 카테콜라민의 생합성

rosine, DIT)이 생성된다. 2분자의 DIT가 결합하면 티록신(tetraiodothyronine, T_4)이 생성되고, 또한 MIT 한 개와 DIT 한 개가 결합하면 삼요오드티로닌(triiodothyronine, T_3)이 생성된다. 갑상샘글로불린(thyroglobuin)은 요오드와 결합하여 요오드화된 후 소포세포 내에 저장되어 있다가 필요할 때 혈액 내로 분비된다.

(4) 자극-분비 연관

펩타이드 및 단백질 호르몬, 카테콜라민, 갑상샘 호르몬이 분비세포에 의하여 분비되는 과정은 근육세포의 흥분-수축 연관과 비슷한 현상에 의하여 세포 바깥으로부터 Ca^{2+}의 유입이 일어난다. 이어서 분비과립의 세포 내 이동 및 막과의 융합이 일어나고 마지막으로 분비가 일어난다. 이러한 일련의 과정은 근육생리에 따라 일어나므로 자극-분비 연관이라고 한다. 따라서 호르몬의 분비에는 세포바깥액의 Ca^{2+}이 필요하다.

13

4) 분비 조절

생체가 변화하는 외부의 환경에 적응하여 몸의 항상성(homeostasis)을 유지하고 종족을 보존 하려면 내분비샘은 수시로 호르몬의 분비를 조절하여야 한다. 호르몬의 분비는 기본적으로 ① 되먹임(feed back) 계통과 ② 신경계통의 이중 조절을 받아 안정된 내부환경 유지에 관여한다. 되먹임계통이란 그림 13-7과 같은 구조를 갖는다. 어떤 호르몬이 표적기관(제어대상)을 자극하여 대사의 변화 및 호르몬 분비를 일으키면, 혈중 대사산물과 호르몬의 농도(출력)가 내분비샘(제어장치)에 의하여 감지된다(그림 13-8). 그것이 입력의 목표 값과 일치하는지 혹은 아닌지가 비교된 후 차이(제어 편차)가 있다면 그에 대응하여 내분비샘이 호르몬 분비량(조작량)을 바꾸는 수정조절이 일어나는 현상으로 이해할 수 있다.

그림 13-9A는 혈당 값, 혈중 Ca^{2+} 농도, Na^{2+} 농도 등 중요한 내부 환경이 기본적으로는 간단한 되먹임 조절에 의하여 유지되고 있다는 것을 보여주고 있다. 이러한 조절계통에서는 출력이 목표 값에서 벗어나게 될 때 되먹임이 일어난다. 예를 들면 식사에 따라 혈당치가 목표이 일정수준 보다 웃돌 때 β세포로부터 인슐린(insulin)이 곧바로 분비되며, 그 결과 목표 값이 수정되면 인슐린 분비는 멈춘다. 그러

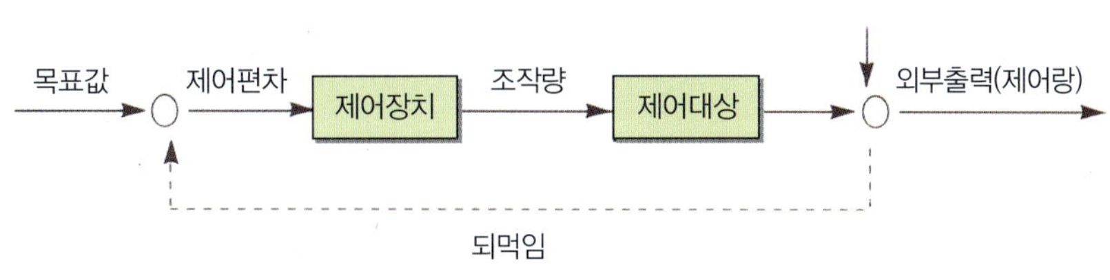

● 그림 13-7 되먹임 제어계통(물리·공학적 흐름도)

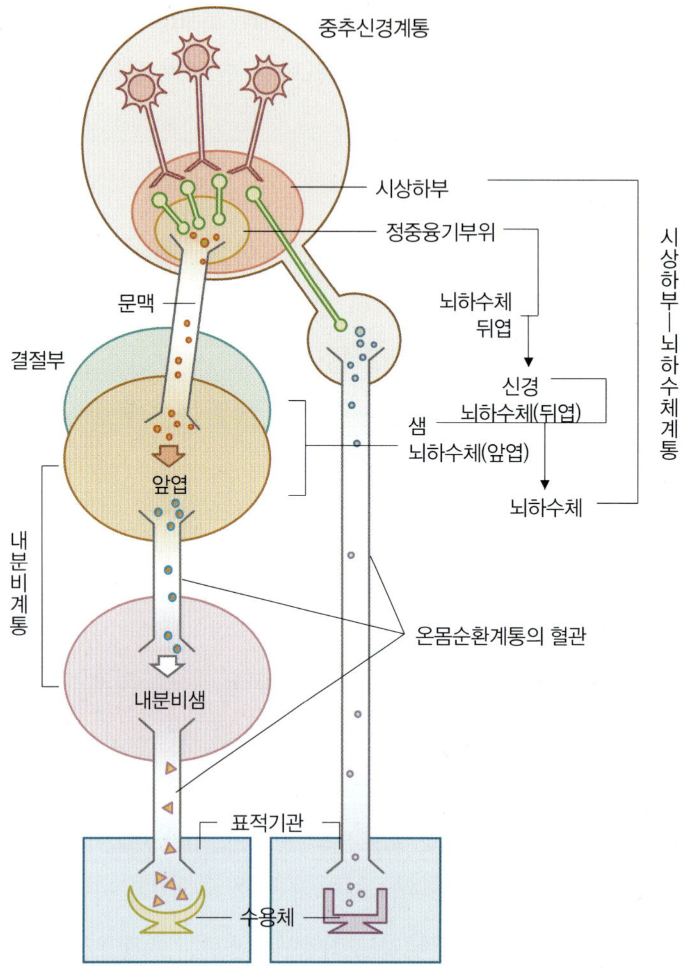

● 그림 13-8 신경과 내분비의 관계

나 이러한 모델에 대해서 신경계통의 조절이 가해지면 목적에 알맞게 분비 조절이 이루어진다.

그림 13-9B와 같은 모델에서는 중추신경계통의 복잡한 되먹임에 의해서 표적기관의 기능이 조절된다. 여기서 시상하부 호르몬을 분비하는 중추신경계통과 표적 내분비샘이 서로 되먹임을 하게 된다. 예를 들면 시상하부-뇌하수체-부신겉질계통에서 당질코르티코이드(glucocorticoid)의 분비를 자극하려면 CRH(부신겉질 자극호르몬 방출호르몬, corticotropin releasing hormone)의 분비가 일어나고, 이어서 ACTH(부신겉질 자극호르몬, adrenocorticotrophic hormone)의 분비가 일어나서 당질코르티코이드의 농도가 목표 값에 도달하면 CRH 분비가 멈춘다. 그러나 부신겉질의 자극을 적게 하면 당질코르티코이드 농도가 목표 값 이하로 내려가서 CRH 분비와 ACTH 분비가 증가한다.

이러한 되먹임계통에 있어서 말초 호르몬은 일반적으로 자신의 분비를 자극하는 호르몬 분비를 억제하는 음성되먹임(negative feedback) 작용에 관여한다. 그러나 시상하부-뇌하수체난소계통에 있

A 간단한 모델

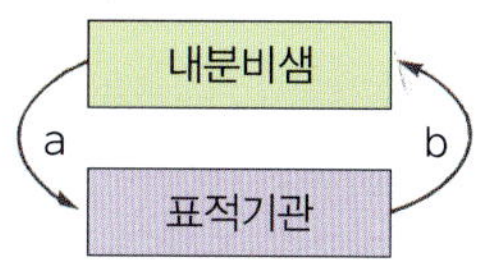

A의 예	a	b
	인슐린	혈당치
	글루카곤	혈당치
	PTH	혈중 Ca농도
	알도스테론	혈중 Na농도

B 복잡한 모델

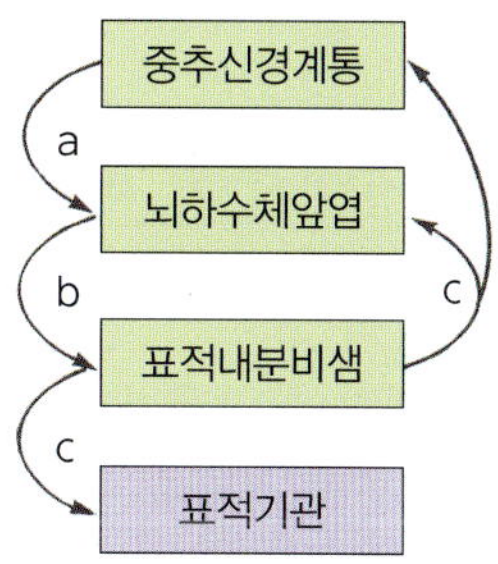

B의 예	a	b	c
	TRH	TSH	T_2
	CRH	ACTH	글루코코르티코이드
	LHRH	LH	성스테로이드

● 그림 13-9 내분비계통의 조절 모델

어서 난소호르몬은 일정한 조건 아래에서 난소를 자극하여 고나도트로핀(gonadotropin)의 분비를 자극하는데 이러한 작용을 **양성되먹임(positive feedback)**이라고 한다. 옥시토신(oxytocin)의 분비에도 이러한 양성되먹임이 있어난다.

한편 중추신경계통은 되먹임기전과는 달리 하위 내분비샘을 조절할 수 있다. 중추신경계는 시상하부 호르몬, 샘뇌하수체(뇌하수체 앞엽) 호르몬, 표적 내분비샘 호르몬 분비에서 볼 수 있는 ① 리듬성 ② 스트레스 반응을 조절한다. 따라서 그림 13-9B의 TRH(갑상샘 자극호르몬 방출 호르몬, TSH releasing hormone)-TSH(갑상샘 자극호르몬, thyroid stimulating hormone), CRH(부신겉질 자극호르몬 방출호르몬)-ACTH(부신겉질 자극호르몬), LHRH(황체형성 호르몬 방출호르몬, LH releasing hormone)-LH(황체형성 호르몬, luteinizing hormone) 계통에서는 신경조절과 되먹임 조절이 협조하여 내분비 기능을 조절한다. 성장호르몬과 프로락틴(prolactin)은 표적 내분비샘을 갖지 않기 때문에 주로 신경조절을 받아 시상하부에서 분비되는 호르몬 중에 분비를 자극하거나 억제하는 호르몬이 있기 때문에 분비가 적절하게 유지된다.

5) 혈액 내 운반 및 대사

스테로이드 호르몬과 비타민 D는 혈액 안에서 결합 단백질인 글로불린(globulin)과 결합한다. 생리적 **비활성형 호르몬**은 단백질 결합형이기 때문에 분해 및 배설되기 어려우며 반감기는 60~100분이다. 생리적 **활성형 호르몬**은 유리형이기 때문에 분해 및 배설이 쉽다. 펩타이드, 단백질 호르몬, 카테콜라민은 수용성으로 혈액 내에 결합 단백질을 갖고 있지 않으며 호르몬의 반감기는 5~60분이다. 특히 카테콜라민의 반감기는 1분 이내로 짧다. 아미노산 유도체인 갑상샘 호르몬은 3종류가 있으며 모두 단백질과 결합을 하고 있으며 반감기는 1주일 정도로 길다. 불활성화는 대부분 간에서 이루어지며, 펩타이드와 단백질 호르몬은 콩팥 혈액 내에 있는 분해효소에 의해서도 대사가 이뤄진다.

6) 작용 기전

어떤 호르몬이 특정 조직(표적 기관)에 작용하여 효과를 미치려면 표적기관에 호르몬의 정보를 판독할 수 있는 **수용체(receptor)**라는 특수한 기구가 필요하다. 수용체의 기능은 ① 세포 밖으로부터 호르몬 정보를 받아들이고(1차 정보, first messenger), ② 세포 내 정보(제2차 정보, second messenger)로 변환시키는 것이다. 표적세포에 수용체가 있는 장소는 호르몬에 따라 다르다(그림 13-10). **펩타이드 호르몬** 및 **단백호르몬**, 카테콜라민과 같은 **수용성 호르몬**은 세포막에 수용체가 있으며, 스테로이드 호르몬, 갑상샘 호르몬, 비타민 D 등과 같은 **지용성 호르몬**은 세포 내(특히, 세포질)에 있다. 호르몬이 표적기관에 도달하면 먼저 수용체와 결합하고 그 결과 세포 내의 여러 기구가 작동되어 생물학적 작용이

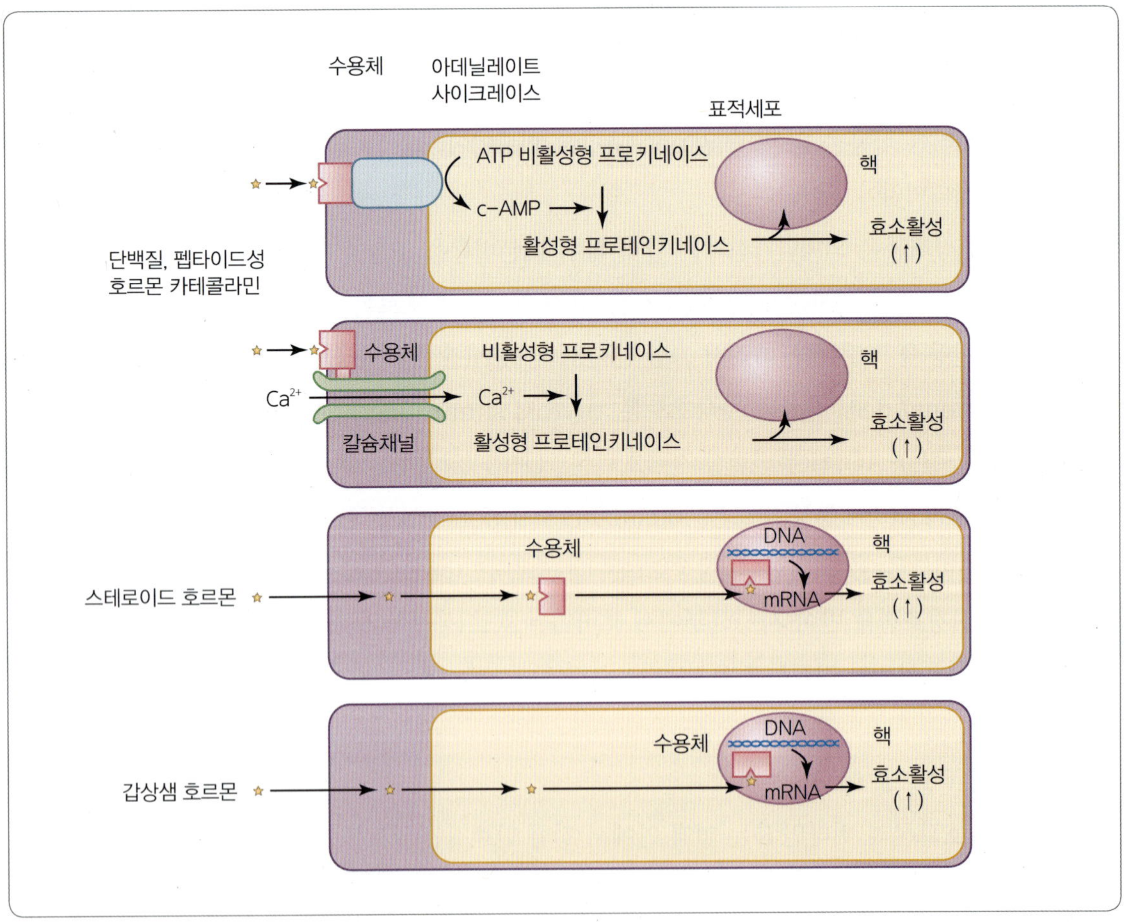

● 그림 13-10 여러 호르몬의 작용기전

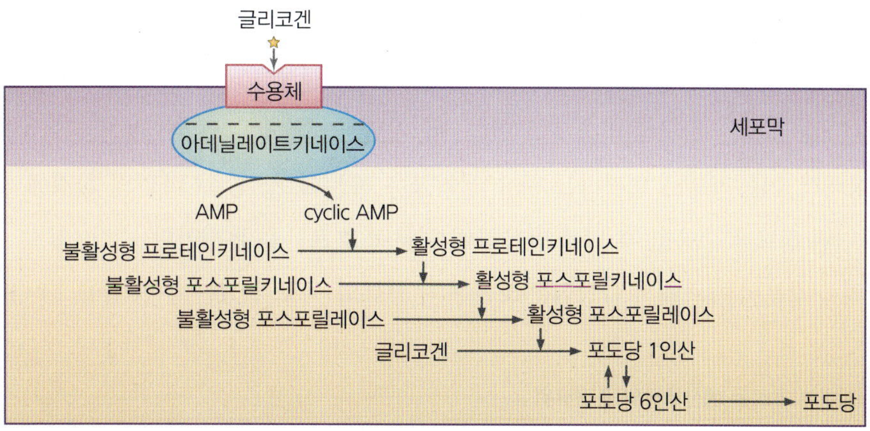

● 그림 13-11 글루카곤에 의한 글리코겐 분해 기전

나타난다.

글루카곤(glucagon)이 글리코겐(glycogen)을 분해하는 펩타이드성 호르몬 작용기전이 대표적 예이다(그림 13-11). 글루카곤이 간 세포막의 수용체와 결합하여 형성되는 호르몬-수용체 복합체(hormone-receptor complex)는 막에 있는 아데닐레이트 키네이스(adenylate kinase)가 활성화 시킨다. 이 효소가 ATP로부터 세포 내 2차 전달물질로 알려진 사이클릭 AMP(cyclic AMP)를 합성하여, 세포 내 cAMP 농도가 상승하면 불활성형 프로테인 키네이스(protein kinase)가 활성형으로 전환된다. 이 활성형 프로테인 키네이스 작용으로 포스포릴 키네이스(phosphoryl kinase)와 포스포릴레이스(phosphorylase)가 차례대로 활성화한다. 최종적으로 활성형 포스포릴레이스가 글리코겐을 포도당 1인산(glucose 1-phosphate)으로 분해한다.

에스트로겐(estrogen), 프로게스테론(progesterone)은 표적 세포의 세포막을 투과한 후 세포질 내의 수용체와 결합한다. 호르몬-수용체 복합체는 핵 안으로 들어가 염색질(chromatin)에 있는 비 히스톤(histone) 단백질의 특정부위에 결합한 후에 수용체 단백질은 2개로 분리되어 DNA와 결합하게 되며, 이 때문에 DNA의 2중 나선이 풀리고 RNA 중합효소(polymerase)에 의하여 DNA로부터 mRNA로의 전사가 시작된다. 이 mRNA의 정보에 따라 리보솜(ribosome)에서 단백질(또는 효소) 합성이 일어나며, 그 결과 스테로이드 호르몬의 작용이 나타난다. 이처럼 단백질이 합성된 다음(간접작용) 스테로이드 호르몬으로서의 작용이 일어날 때까지의 잠복 기간은 단백질, 펩타이드, 카테콜라민 호르몬보다 상당히 길다. 최근에는 스테로이드 호르몬 수용체가 표적 세포막에도 있기 때문에 이곳에서 막 투과성 변화와 같은 빠른 작용을 일으키는 과정도 있음이 알려지게 되었다(직접 작용).

2. 시상하부

사이뇌의 아랫부분에 위치한 **시상하부(hypothalamus)**는 신경세포 및 내분비세포와 같은 두 가지 형태와 기능을 모두 갖는 신경 분비세포가 있다. 이 세포는 신경계통(중추신경계통)과 내분비계통(뇌하수체)을 형태적, 기능적으로 연결하는 중요한 역할을 하는데, 생체 속·바깥의 환경에 대한 신경 및 내분비와 관련된 정보를 수용한 후 그에 반응하여 내분비 호르몬을 분비한다.

시상하부의 신경분비 세포에서 합성되는 호르몬의 종류와 세포가 있는 부위는 표 13-3과 같다.

● 표 13-3 시상하부 호르몬 생산세포의 존재부위

호르몬	생산세포의 존재부위
옥시토신(oxytocin)	뇌실곁핵(실방핵), 시각로위핵(시삭상핵)
ADH(antidiuretic hormone)	
LHRH(luteinizing hormone-releasing hormone)	시각로(시삭)영역, 사이막, 활꼴핵(궁상핵), 배안쪽시상하부핵(복내측시상하부핵)
소마토스타틴(somatostantin)	시상하부앞부, 뇌실주위
TRH(thyrotropic hormone-releasing hormone)	등안쪽시상하부핵(배내측시상하부핵), 뇌활(뇌궁)주위
CRH(corticotropic hormone-releasing hormone)	뇌실곁핵(실방핵)
GHRH(growth hormone-releasing hormone)	활꼴핵(궁상핵)
도파민(dopamine)	시상하부 앞영역, 뇌실주위, 활꼴핵(궁상핵), 불확정구역(불확대)

이곳에서 분비되는 대부분의 호르몬은 펩타이드로 신경 분비세포의 긴 축삭을 따라 이동하여 끝부분(말단부)에서 혈관 내로 직접 방출되어 표적세포에 특이한 작용을 미친다(그림 13-1 참조). 그러나 생산세포 형태의 존재 부위, 축삭 끝부분과 혈관의 접촉부위, 작용 등에 의해서 크게 두 가지 종류로 분류할 수 있다. 옥시토신(oxytocin) 및 바소프레신(vasopressin) 생산 세포체는 뇌실곁핵(실방핵, paraventricular nucleus)과 시각로위핵(시삭상핵, supraoptic nucleus)에 밀집되어 있으며, 이 축삭은 시상하부 뇌하수체로를 이루면서 뒤엽(후엽, posterior lobe)으로 들어가 모세혈관과 연결된다. 세포체에서 합성되는 펩타이드(peptide)는 그 축삭을 거쳐서 뒤엽으로 전달되며, 여기에 축적된 후에 뒤엽호르몬으로 혈관 내로 방출된다(그림 13-12).

한편 기타 호르몬 생산세포는 시상하부 내부에서 앞쪽 밑에 흩어져 있다. 그리고 이들 각 세포의 축삭은 정중융기부(median eminence)에 이르러 뇌하수체 문맥의 제1차 모세혈관과 접하는 곳에서 끝난다. 호르몬은 세포체에서 합성된 후 축삭을 통하여 정중융기부로 이동한 다음 혈관으로 방출된다. 방출된 호르몬은 앞엽(전엽, anterior lobe)의 유동으로 유입되어(그림 13-12) 앞엽 호르몬의 분비를 촉진하거나 억제한다. 이러한 후자의 호르몬은 **시상하부 호르몬**이라고도 한다.

시상하부와 뇌하수체는 이러한 신경분비 세포에서 직접 분비되는 호르몬인 **신경뇌하수체(뇌하수체**

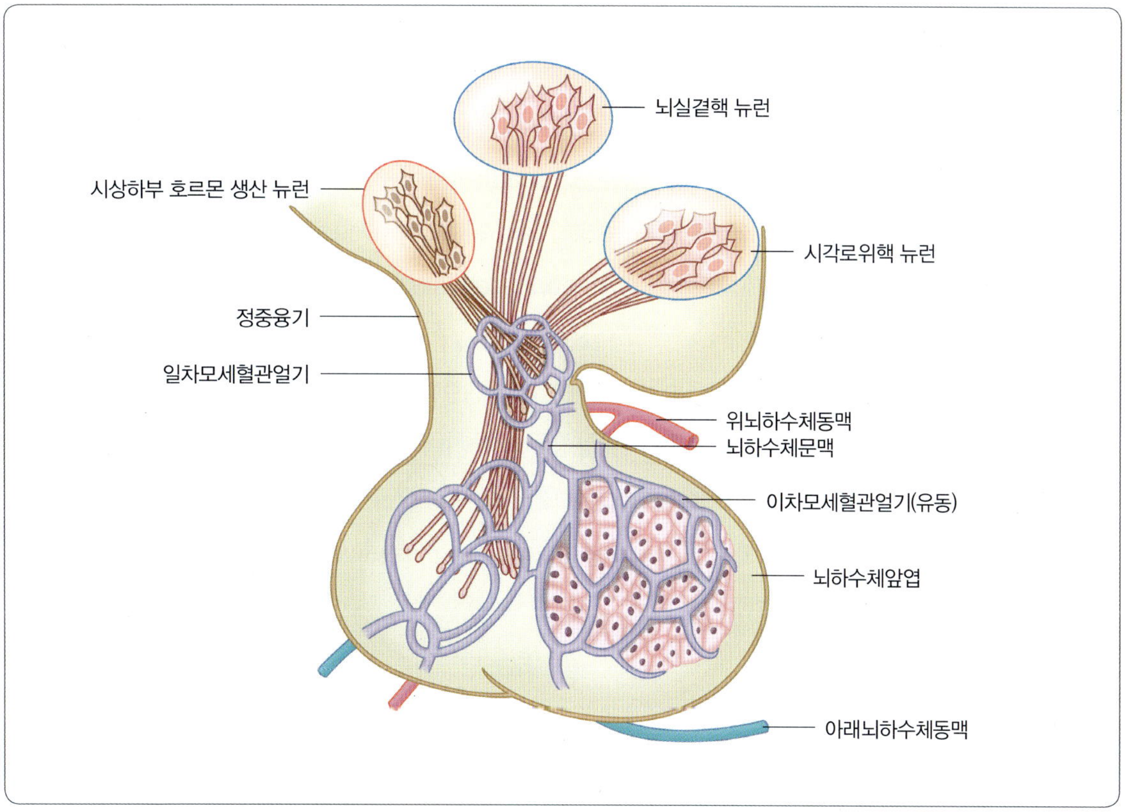

● 그림 13-12 **뇌하수체 및 혈관계의 모식도**

적색은 앞엽(전엽)호르몬의 방출을 촉진 및 억제하는 호르몬을 분비하는 신경세포이며 청색은 뒤엽(후엽)호르몬을 분비하는 신경세포이다.

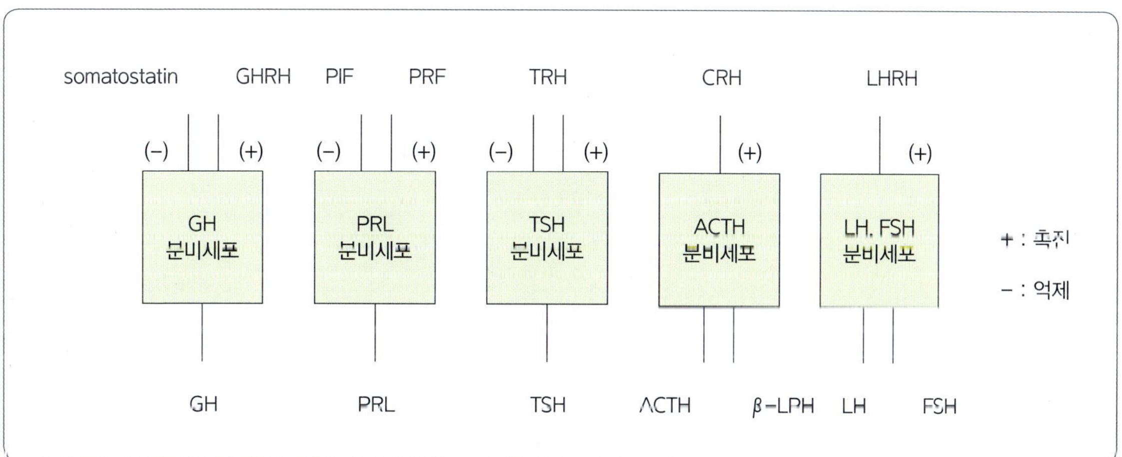

● 그림 13-13 **시상하부 호르몬의 앞엽 호르몬 분비에 대한 작용**

뒤엽)호르몬과 샘뇌하수체(뇌하수체 앞엽)호르몬의 방출을 촉진하거나 억제하는 호르몬에 의하여 하나의 밀접한 기능단위 즉, 시상하부-뇌하수체계통으로서 작용한다. 앞엽 호르몬의 방출 및 억제에 관여하는 호르몬의 작용은 그림 13-13와 같다.

3. 뇌하수체

1) 뇌하수체의 구조

머리뼈바닥 중앙부에 위치하는 나비뼈(접형골, sphenoid bone)의 몸통 윗면에는 안장(sella turcica) 모양의 홈이 있고 그 중앙의 **뇌하수체 오목(뇌하수체와, hypophyseal fossa)**에 **뇌하수체(pituitary gland)**가 놓여 있다. **뇌하수체 줄기(뇌하수체경, hypophyseal stalk)**가 시상하부와 뇌하수체의 체부를 연결하고 있으며 무게는 약 0.5g이다.

뇌하수체의 발생은 외배엽과 신경조직에서 유래한다. 즉 주머니 모양으로 형성된 뇌하수체 주머니(Rathke's pouch)와 제3뇌실 바닥이 융기하여 형성된 깔때기(누두)가 결합하여 각각 **샘뇌하수체(adenohypophysis)** 및 **신경뇌하수체(neurohypophysis)**가 된다(그림 13-14A). 조직학적으로 보아서 샘뇌하수체의 구성 성분인 앞엽 및 중간엽(intermediate lobe)은 샘(gland) 구조를 가지며, 신경뇌하수체를 이루는 뒤엽은 신경조직 구조를 가진다.

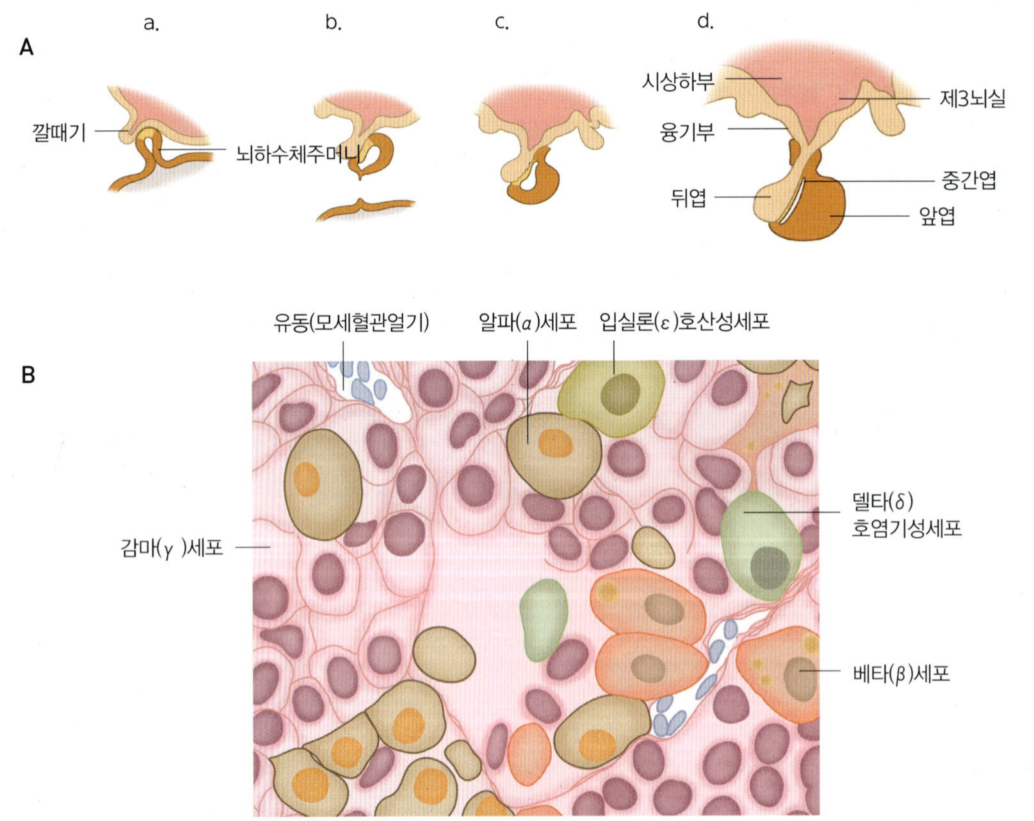

● **그림 13-14** 뇌하수체의 발생순서(A)와 샘뇌하수체 분비샘의 구조(B)
A : 발생순서 a→d

샘뇌하수체에 대한 혈액의 공급은 **뇌하수체 문맥계통(hypothalamic hypophyseal portal system)**에 의해서 이루어진다(그림 13-12). 뇌하수체 동맥은 시상 후부의 아래쪽 깔때기(누두) 안에서 분지되어 1차 모세혈관얼기(모세혈관총)를 형성하고 이어서 뇌하수체 문맥을 형성한 후 깔때기(누두)가 분리되어 앞엽에 전달된다. 그리고 2차 모세혈관얼기가 형성되어 앞엽의 샘세포에 혈액을 공급하게 된다.

2) 뇌하수체 호르몬의 종류

(1) 앞엽호르몬(hormones of the anterior lobe)

샘뇌하수체인 뇌하수체 앞엽에서는 뇌하수체에서 생성되는 호르몬의 약 절반 정도를 분비한다. 호르몬을 분비하지 않는 **으뜸세포(γ세포)**와 GH, LTH와 같은 폴리펩티드 호르몬을 분비하는 **호산성세포(α세포)** 그리고 약 12%를 차지하며 TSH, FSH, ACTH와 같은 단백질 호르몬을 방출하는 **호염기성세포(β세포)** 등으로 구성된다(그림 13-14B).

뇌하수체 앞엽(anterior lobe)에서는 적어도 6종의 호르몬이 분비된다. 즉, **성장호르몬(growth hormone, GH)**, **프로락틴(prolactin, PRL)**, **갑상샘자극호르몬(thyroid stimulating hormone, TSH)**, **부신겉질자극호르몬(adrenocorticotrophic hormone, ACTH)**, **황체형성호르몬(luteinizing hormone, LH)**, **난포(여포)자극 호르몬(follicle stimulating hormone, FSH)**이 분비된다.

ACTH는 단순 폴리펩타이드이고 TSH, LH, FSH는 당단백질(glycoprotein)이다. 그 외 앞엽에서 β-리포트로핀(lipotropin, β-LPH)을 분비한다. 이 호르몬은 앞엽의 각각 다른 세포에서 분비한다(표 13-4).

● 표 13-4 호르몬 분비세포

호르몬	분비세포	염색성
GH	GH 분비세포	호산성
PRL	PRL 분비세포	호산성
TSH	TSH 분비세포	호염기성
ACTH, β-LPH	ACTH 분비세포	호염기성
LH, FSH	고나도트로핀분비세포	호염기성

(2) 중간엽호르몬(hormone of the intermediate lobe)

샘뇌하수체인 **뇌하수체 중간엽(intermediate lobe)** 및 앞엽의 ACTH 분비세포는 **프로오피오멜라노코르틴(proopiomelanocortin, POMC)**이라고 하는 고분자의 전구 단백질을 합성하는데, 이것이 가수분해되면 ACTH, β-LPH(lipotropin), β-MSH(melanocyte stimulating hormone), β-MSH, 코르티코트로핀(corticotrophin)형 중간엽 펩타이드(CLIP), γ-LPH, β-엔돌핀으로 되어 분비된다. β-엔돌핀은 몰핀(morphine) 펩타이드의 일종이다. 흑인과 백인의 피부색이 다른 것은 β-MSH의 양적인 차이에 기인한다.

(3) 뒤엽호르몬(hormones of the posterior lobe)

신경하수체인 **뇌하수체 뒤엽**(posterior lobe)에서 분비되는 **옥시토신**(oxytocin) 및 **항이뇨호르몬**(antidiuretic hormone, ADH)인 **바소프레신**(vasopressin)은 뒤엽에서 생산되는 것이 아니고 시상하부의 신경세포에서 생산되어 운반된 것이다. 따라서 뒤엽은 호르몬의 저장 장소라고 할 수 있다.

4. 샘뇌하수체

호르몬 분비는 하루에 일정한 양이 끊임없이 분비되고 있으며 일정한 주기로 변화한다. 호르몬의 기본 분비 형식은 수분~수십 분의 간격으로 일어나는 펄스(pulse) 모양의 분비에 의해서 그 주기 및 진폭이 증감되는 양상을 보이는데, 이때 가장 긴 주기 및 진폭리듬, 예를 들면 **하루주기리듬**(circardian rhythm)이 있는 것을 알 수 있다. 또한 여성에 있어서 생식샘자극 호르몬 및 성 호르몬의 분비에는 한 달을 주기로 하는 리듬도 있다.

그 밖의 최고 상위중추인 신경계통의 지배를 받는 **샘뇌하수체**(뇌하수체 앞엽, adenohypophysis) 호르몬의 분비는 중추신경의 기능에 의해서 나타나는 **수면-각성리듬**에 의해서 큰 영향을 받는다. 수면 시에 분비가 증강되는 호르몬의 경우에는 **하루주기리듬**를 가지는 수면 양상과 같이 호르몬 분비에 항상 리듬이 있는 것처럼 보인다. 그러나 이러한 경우를 수면 의존성 호르몬 분비라고 하며 중추신경계통의 기능에 의하여 독자적인 하루주기리듬을 보이는 호르몬과 구별된다.

1) 성장호르몬

스트레스가 없는 평온한 날에 성인의 혈중 **성장호르몬**(growth hormone, GH)의 농도를 측정해 보면, 주간의 각성 상태에서 3회의 식사 후 2~3시간(공복기)이 경과하는 동안 진폭이 크지 않은 GH 분비가 일어나고, 야간의 수면 상태에서는 진폭이 크고 장시간 지속되는 GH 분비가 일어남을 알 수 있다. 공복기에 일어나는 GH 분비를 공복기 분비라고 한다. 또한 운동 및 스트레스도 각성 시의 GH 분비양상을 변화시킨다. 수면 시에 일어나는 GH의 분비는 입면직후에 출현하는 서파수면과 관계가 있으며, 서파수면이 시작된 후 약 1시간 안에 최고에 달한다(그림 13-15). 이와 같이 GH는 수면 의존성으로 분비되기 때문에 수면-각성 리듬과 같이 **하루주기리듬**로 일어난다. 따라서 그 자체가 독립된 리듬 기구를 갖는다고는 볼 수 없다.

사람의 GH는 191개의 아미노산으로 구성된 단순 단백질 호르몬이다. 화학구조 및 활성양식은 종족마다 특이성 차이가 크며 사람에게 있어서는 영장류의 GH만이 효과적이다.

(1) GH의 분비 조절

앞에서 설명한 바와 같이 GH 분비는 각성상태보다도 수면 중에 현저하게 증가한다(그림 13-15). 각

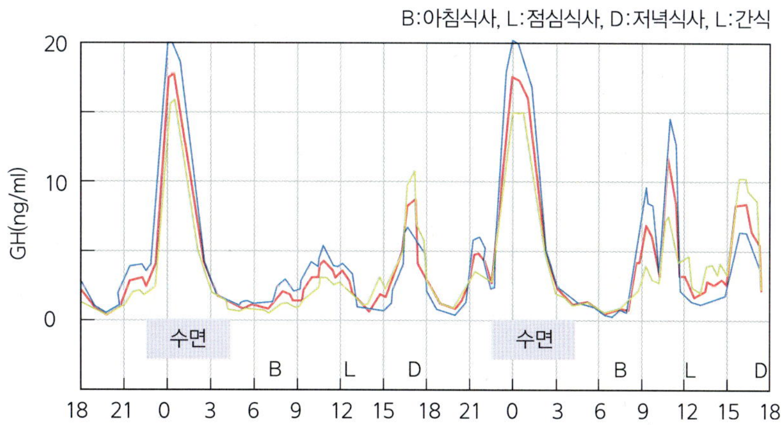

● 그림 13-15 건강한 청장년 남성(19~30세)에 있어서 혈중 GH 농도의 24시간 패턴

성상태에서의 분비는 식후 2~3시간이 경과한 공복상태에서 갑자기 일어난다. 절식, 저혈당, 운동 등도 GH 분비를 촉진시키며 에너지 생산에 필요한 기질이 결핍되면 분비가 자극된다고 한다. 이외에 GH는 스트레스, 발열, 마취 등에 의해 분비가 자극된다.

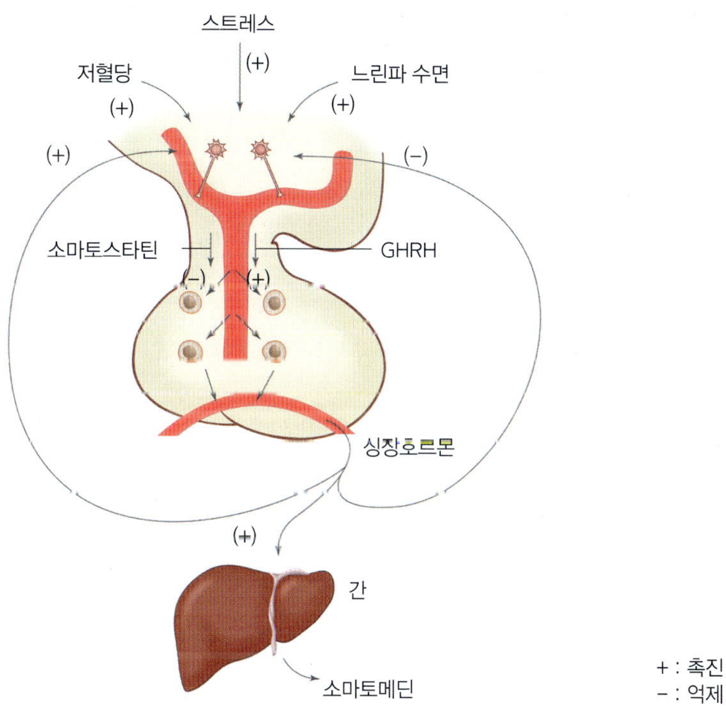

● 그림 13-16 성장호르몬 분비 조절

GH 분비는 시상하부 호르몬인 GH 방출호르몬(GHRH)과 소마토스타틴(somatostatin)에 의하여 길항적 조절을 받는다. GH 분비 자극의 대부분은 시상하부에 전달되어 문맥으로 GHRH 분비를 촉진시키는 한편, 소마토스타틴의 분비를 억제함으로써 GH 분비를 촉진시키는 것으로 생각된다(그림 13-16).

(2) GH의 작용

소마토메딘(somatomedin)을 통한 간접작용(성장촉진)과 직접작용(탄수화물 및 지방대사 조절)이 있다.

① 성장촉진

생리적 작용으로는 긴뼈(장골)의 연골세포를 증식시켜서 연골의 형성을 촉진시키며, 세포의 대사를 촉진시킨다. GH가 과다 분비되면 소아의 경우 **거인증(giantism)**, 성인의 경우 손발이나 턱끝이 비대해지는 **말단비대증(macromegaly)**이 발생한다. 그리고 GH가 결핍되면 소아의 경우 **난장이증(dwarfism)**, 성인의 경우 체질이 허약해지는 **시몬즈병(Simond's disease)**이 발생한다.

뇌하수체가 없는 동물은 성장이 느리므로 이러한 동물에 GH를 투여할 경우 성장이 회복되는 것으로 보아 GH가 성장촉진 작용을 갖고 있음을 알 수 있다. 임상적으로는 성장호르몬은 긴뼈 뼈끝(장골 골단)의 연골세포를 증식시켜 뼈의 장축방향 발육을 촉진할 뿐만 아니라 근육, 심근, 이자(췌장), 간, 콩팥 등과 같은 신체 여러 기관의 증식 및 비대에 관여한다. 생화학적으로는 동화촉진 작용이 있는데 이것은 GH의 직접적인 작용에 의한 것이 아니라 GH가 간에 작용할 때 합성 및 분비되는 폴리펩타이드 및 소마토메딘(somatomedin)의 작용에 의한 것이다. 사춘기 이후에 성 스테로이드 호르몬에 의하여 뼈끝(골단)이 폐쇄되어 연골세포가 줄어들면 긴뼈(장골)의 성장은 정지된다.

② 탄수화물 대사조절

GH는 간으로부터 포도당의 방출을 촉진하여 혈당치를 상승시킨다.

③ 지방 대사조절

GH는 지방조직에 축적된 중성지방의 분해를 촉진시켜 혈중 유리지방산을 증가시킨다.

2) 프로락틴

사람의 **프로락틴(prolactin, PRL)**은 198개의 아미노산으로 구성된 단순 단백질 호르몬이다. 1일 주기로 펄스 모양의 분비가 일어나며 야간 수면 시에는 분비가 현저하게 증가되는 수면 의존성 특징을 갖는다(그림 13-17).

생리적 작용은 출산 직후에 젖샘(유선)의 발달을 자극하여 유즙의 분비를 촉진하며, 임신 중에는 프로게스테론의 분비를 촉진하여 수정란의 착상 및 임신유지에 관여한다.

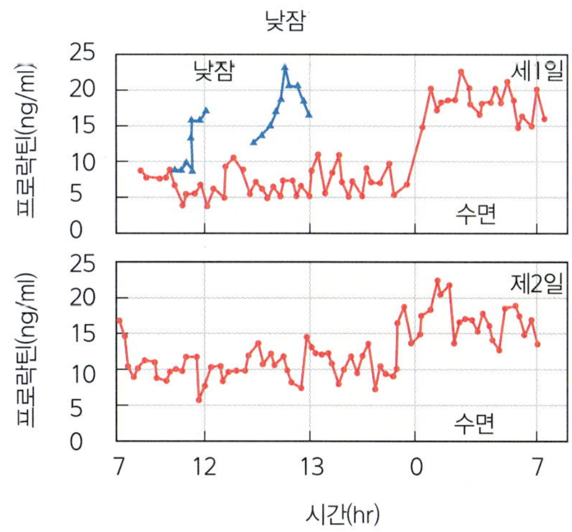

● 그림 13-17 건강한 청·장년 성인에 있어서 혈중 프로락틴 농도의 24시간 패턴

(1) 프로락틴의 작용

① 젖샘에 대한 작용

젖샘의 발육과 유즙의 분비를 자극한다. 젖샘 발육은 에스트로겐(estrogen), 프로게스테론(progesterone), GH, 프로락틴(prolactin), 갑상샘 호르몬 및 부신겉질 호르몬의 공동작용으로 사춘기, 월경주기 및 임신 중에 일어나는데, 그중에서 프로락틴이 가장 중요한 역할을 한다. 유즙분비를 시작하거나 유지하는 기구에도 프로락틴은 ACTH, GH, TSH, 부신겉질 호르몬, 부갑상샘 호르몬, 인슐린과 협동으로 관여한다. 프로락틴은 젖샘 상피세포의 수용체를 통하여 카세인(casein), 락토알부민(lactoalbumin) 등의 생성을 증가시킨다.

② 생식샘 기능 억제

고농도의 프로락틴에 의한 것으로 알려지고 있으며 수유기간에 배란이 일어나지 않는 것은 젖꼭지(유두) 자극에 의한 높은 프로락틴혈증 때문으로 생각된다.

(2) 프로락틴의 분비조절

여자는 사춘기에 에스트로겐 분비가 증가할 때 프로락틴의 분비가 증가한다. 성인이 되면 남녀 모두 수면 중에 프로락틴의 분비가 증가한다(그림 13-17).

임신하였을 때에는 15주경부터 임신의 경과와 함께 분비가 증가된다. 그 이유는 혈액 중에 증가하는 태반성 에스트로겐이 뇌하수체를 자극하기 때문이다. 산후기(puerperium)에 분만 후 일주일까지는 분비가 항진하다가 서서히 떨어져 2주째부터는 현저히 감소한다. 그러나 신생아에 의한 유두자극이 있으면 분비가 증가된다. 시상하부는 프로락틴 억제인자와 프로락틴 방출 인자를 생산하여 뇌하수체 문

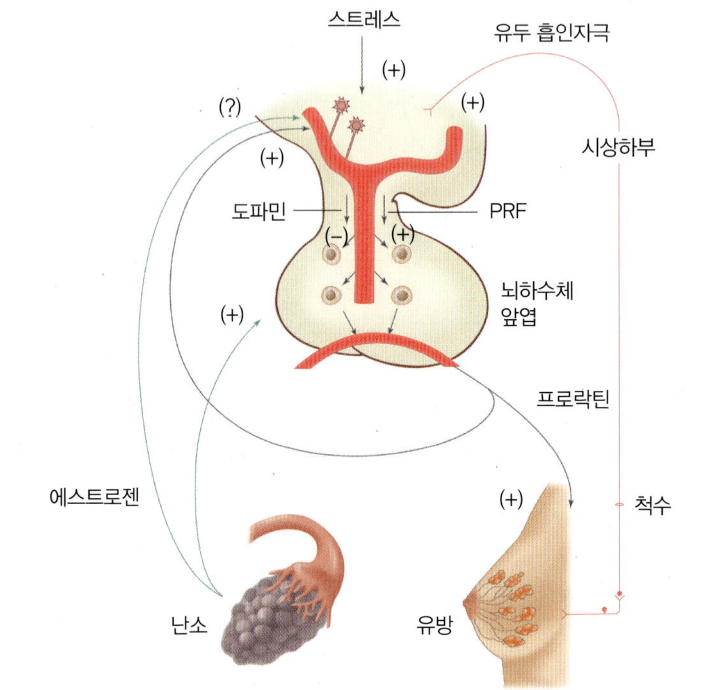

● 그림 13-18 프로락틴의 분비 조절

맥으로 분비함으로써 프로락틴 분비를 조절하는데 억제인자가 먼저 조절을 받는다. 현재 도파민이 프로락틴 억제 인자 중의 하나인 것은 분명하지만, 프로락틴 방출 인자는 인정되지 않고 있다. 또한 대부분의 프로락틴 분비자극은 시상하부로 전달되기 때문에 도파민이 문맥 혈액으로 방출되는 것이 억제된다. 또한 프로락틴은 시상하부의 도파민 세포에 되먹임 작용을 하기 때문에 문맥 혈액으로 도파민이 방출되는 것을 촉진한다(그림 13-18).

3) 황체형성호르몬

정상 월경주기를 가지는 여성에 있어서 **황체형성호르몬**(luteinizing hormone, LH)의 펄스모양 분비는 황체기 후기에는 3~4시간의 주기로 일어나지만, 어느 시기에는 90분 주기로 일어나기도 한다(그림 13-19). 그러나 그 진폭은 월경주기 중 배란기에 최고가 되며 진폭의 증가는 28일 주기의 LH 분비 리듬을 만든다. 난소 호르몬의 되먹임이 일어나지 않는 폐경기 여성 및 난소기능 부전 여성은 90분 주기의 고진폭 펄스 모양의 LH 분비가 뚜렷해진다. 성인 남성도 펄스모양의 분비가 일어난다(그림 13-19).

성인의 LH 분비에는 하루주기 리듬(circadian rhythm)은 없지만, 사춘기 남성과 여성에 있어서 야간 수면 시에 펄스모양의 분비 진폭이 증가한다(그림 13-20). 이것은 수면 의존성 특성을 보이며 수면을 갑자기 억제하면 정상적인 수면에 해당하는 시간 동안 각성을 하고 있음에도 높은 진폭의 분비가 일어나기 때문에 하루주기 리듬이 있는 것으로 생각된다.

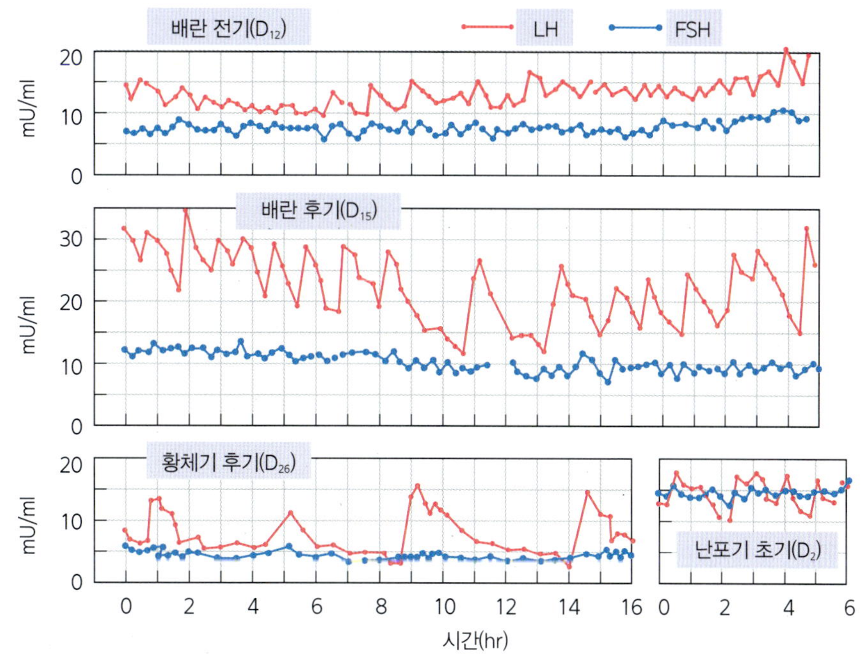

● 그림 13-19 월경주기의 시기별 LH 및 FSH의 펄스모양 분비주기 및 진폭변동

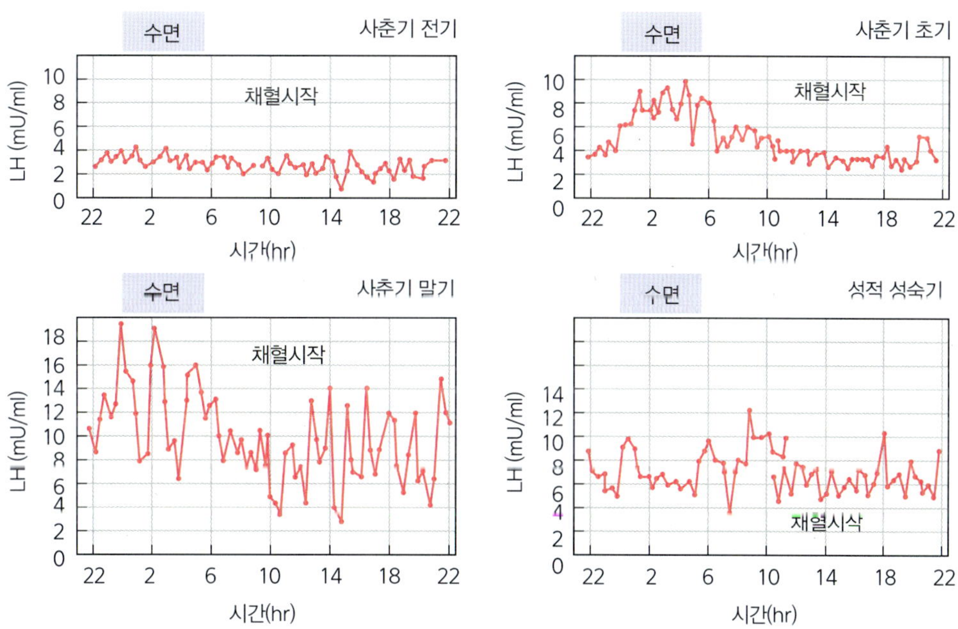

● 그림 13-20 사춘기 전기(9세 여자), 사춘기 초기(15세 남자), 사춘기 말기(16세 남자), 성적 성숙기(23세 남자)에 있어서 혈중 LH 농도의 24시간 패턴

생리적 작용은 여성의 경우 황체를 자극하여 에스트로겐의 분비를 촉진하며, 남성의 경우 고환(정소)을 자극하여 테스토스테론의 분비를 촉진한다(ICSH).

4) 갑상샘자극호르몬

규칙적인 생활을 하는 성인의 경우 **갑상샘자극호르몬**(thyroid stimulating hormone, TSH)의 펄스모양 분비가 수면 시작 직전에 뚜렷하게 높아진다. 따라서 오후 9시~오전 1시 사이에 분비 진폭이 증가하는 하루주기 리듬이 있는 것으로 생각된다.

생리적 작용으로는 갑상샘 호르몬의 분비를 촉진해서 세포의 신진대사를 촉진하고 생식샘 및 신체의 발육 등을 촉진한다.

5) 부신겉질자극호르몬

규칙적인 생활을 계속하는 성인의 경우 **부신겉질자극호르몬**(adrenocorticotrophic hormone, ACTH) 분비는 1일 주기로 펄스가 반복되고 있으며, 그 진폭은 야간수면 말기에 상승하기 시작하여 각성 후 30~120분 사이에 최고가 된다. 언뜻 보아 수면과 일정한 관계에 있는 것으로 보이는데 수면-각성 리듬 습관을 갑자기 바꿀 경우, ACTH 또는 코티솔(cortisol)의 리듬이 곧바로 변하지 않을 뿐만 아니라 새로운 수면-각성 리듬에 적응하는데 상당한 시간이 필요하다. 따라서 하룻밤을 새우거나 잠들기 1시간 이내 각성하거나 또는 하루만 수면시간을 연장하더라도 정상 분비리듬은 거의 변하지 않으면서 정상

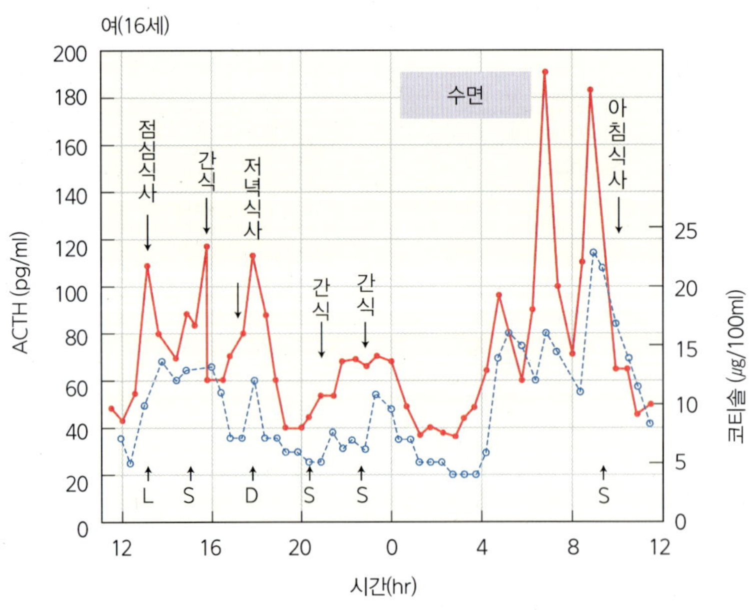

● 그림 13-21 건강한 청·장년에 있어서 혈중 ACTH(-·-) 및 코티솔(…◦…)농도의 24시간 패턴

적으로 분비된다. ACTH-코르티솔 분비에는 GH 및 PRL와 같은 수면 의존성 리듬은 없다(그림 13-21).

생리적 작용으로는 부신겉질의 성장과 발달을 촉진하며 글루코코르티코이드(glucocorticoid)의 분비를 촉진한다.

6) 난포자극 호르몬

난포자극 호르몬(follicle stimulating hormone)은 여성의 난소 내 원시 그라프 난포(primary graafian follicle)의 성상을 촉신시키며 여성호르몬인 에스트로젠의 분비를 촉진시킨다. 남성에서는 고환을 자극하여 정자의 성숙을 촉진시키는 작용이 있다.

13

5. 신경뇌하수체 호르몬

신경뇌하수체(neurohypophysis)는 시상하부에 있는 민말이집 신경섬유의 축삭을 가진 신경원이 뇌하수체의 뒤엽까지 뻗어있고 축삭의 밀단부위에 신경전달물질 대신 호르몬을 가지고 있다. 신경뇌하수체에서 분비하는 호르몬은 9개의 아미노산으로 구성된 펩타이드 호르몬으로 항이뇨호르몬(antidiuretic hormone, ADH)과 옥시토신(oxytocin)이며 뇌하수체에서 만들어져 신경뇌하수체에서 분비된다.

1) 항이뇨호르몬

(1) 생리작용

항이뇨호르몬인 바소프레신(vasopressin)의 주요 생리작용은 항이뇨작용이다. 바소프레신은 콩팥의 집합세관(집합관) 세포의 수분 투과성을 높이는 작용이 있기 때문에 집합세관 내의 수분은 삼투압의 농도 기울기에 의해 집합세관 밖의 사이질(간질)로 방출된다. 그 결과 집합세관의 수분 재흡수량이 증가하여 요의 배설량은 감소하는 반면에 바소프레신의 분비가 저하되면 집합관의 수분 재흡수량이 감소하여 요량은 증가하게 된다. 신경뇌하수체(뇌하수체 후엽) 기능에 장애가 있을 때 나타나는 증상을 요붕증(diabetes insipidus)이라고 하며 대량의 요 배출이 일어나 갈증으로 이어지고 물을 충분히 마실 수 없는 상황에서는 탈수상태에 빠져 생명이 위태롭게 된다.

또한 바소프레신 작용은 혈압상승 작용이다. 바소프레신은 말초혈관을 수축시켜 혈관 저항을 높임으로써 수축기 혈압을 상승시킨다. 탈수 또는 출혈 시 혈액량이 감소할 때 바소프레신이 다량 분비되며 혈관이 수축한다.

(2) 분비조절

① 혈장 콜로이드 삼투압 및 바소프레신 분비

물을 마시거나 땀을 흘리면 혈장 삼투압이 변화되고 바소프레신의 혈장 내 농도도 변한다. 인체에서 삼투압 자극에 의한 바소프레신의 분비 문턱(역치)은 거의 280mOsm/kg이다. 혈장 삼투압이 문턱보다 낮으면 바소프레신 분비는 거의 정지되므로 엷은 요가 대량으로 배출되고, 혈장 삼투압이 역치 이상이면 혈장 바소프레신 농도는 직선적으로 증가한다(그림 13-22). 혈장 삼투압의 변화는 삼투압 수용체에 의하여 받아들여지며 이 수용체의 정보에 따라 바소프레신 분비가 조절된다.

② 혈액량 및 바소프레신 분비

출혈 또는 탈수로 혈액량이 감소할 때 바소프레신 농도가 증가하지만 대량의 물을 마신다거나 수액을 실시할 경우 혈액량이 증가하기 때문에 혈장 바소프레신 농도는 감소한다. 이러한 혈액량의 변화를 감수하는 수용체를 **용량수용체**라고 하며 왼심방 벽에 존재한다. 혈액량이 증가하면 심방에 있는 용량 수용체의 흥분성이 증가하여 미주신경을 올라가는 자극이 증가하기 때문에 뇌실결핵(실방핵), 시각로위핵(시삭상핵)에 있는 바소프레신 세포의 활동이 억제된다. 그 결과 신경뇌하수체(뇌하수체 후엽)에서 분비되는 바소프레신의 양은 감소한다. 혈액량이 감소할 때에는 용량 수용체로부터 올라가는 억제성 자극이 감소하므로 바소프레신의 분비는 증가하게 된다. 온몸순환 혈액량에는 변화가 없더라도 옆으로 누운 자세에서 선 자세로 급히 자세를 변경할 때는 가슴안

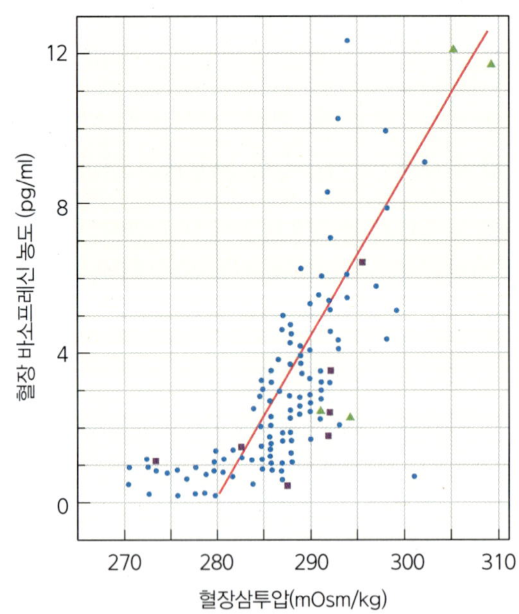

● 그림 13-22 혈장삼투압 및 혈장 바소프레신

(흉강) 순환 혈액량이 감소하게 되어 바소프레신의 분비량이 증가하게 된다.

대량의 출혈 또는 혈액량이 뚜렷하게 증가하여 혈압이 변하게 되면 목동맥팽대(경동맥동) 및 대동맥활(대동맥궁)에 있는 압력수용체가 바소프레신의 분비조절에 관여하게 된다. 즉 바소프레신의 분비는 혈압상승에 의해서 억제되고 혈압이 떨어지면 촉진된다.

2) 옥시토신

(1) 생리작용

옥시토신(oxytocin)의 생리작용은 ① 수유 시 젖 분출작용 ② 분만 시 자궁 수축작용 등이 있다. 수유 때 분비되는 옥시토신은 젖샘의 근육상피세포(근상피세포)에 작용하여 수축함으로써 꽈리(선방, acinus)에 모여 있는 젖을 외부로 유출한다. 프로락틴(prolactin) 및 기타 호르몬에 의해 젖이 정상적으로 분비되더라도 옥시토신이 분비가 되지 않는다면 유아는 젖을 충분하게 얻을 수 없다. 옥시토신은 비임신 시 자궁의 민무늬근육(평활근)을 수축시켜 정자가 자궁관(난관)으로 쉽게 이동할 수 있도록 도와준다. 자궁근육의 옥시토신 감수성은 에스트로겐에 의하여 높아지는데 **에스트로겐(estrogen)**의 혈중 농도가 임신말기에 상승하기 때문에 자궁근육의 감수성은 분만기에 현저하게 높아진다.

(2) 분비조절

① 젖 분출반사

만약 유아가 어머니의 젖꼭지(유두)를 빨면 피부 감각자극이 척수를 따라 상행하여 뇌실곁핵(실방핵), 시각로위핵(시삭상핵)에 있는 옥시토신 세포를 흥분시킴으로써 젖 분출을 일으키는 **옥시토신**

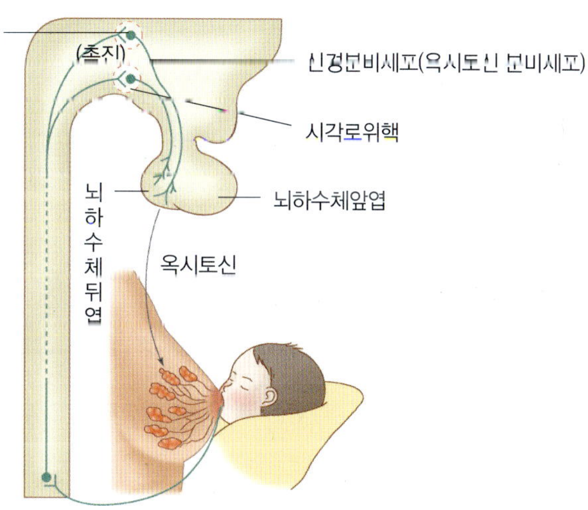

● 그림 13-23 젖 분출 반사경로

(oxytocin)의 분비가 일어난다. 따라서 젖 분출이 일어나는 방법은 젖꼭지의 피부에서 일어나는 감각성 자극이 옥시토신 세포에 이르는 신경 구심로와 신경 뇌하수체(뇌하수체 후엽)에서 방출되는 옥시토신의 온몸순환을 통하여 젖샘(유선)의 근육 상피세포에 이르는 내분비 원심로에서 이루어지는 신경-내분비 반사이며(그림 13-23), 이것을 **젖 분출반사**(milk ejection reflex)라고 한다.

② 신경 -내분비 반사

임산부의 자궁목(자궁경부)에 확장 자극을 가하면 자극이 시상하부에 전달되어 반사적으로 옥시토신 분비가 일어나고 자궁수축이 일어나는데 이러한 반사를 **신경-내분비 반사**(nerve endocrine reflex)라고 한다. 사람이 분만할 때 혈중 옥시토신 농도가 상승하는데 그 분비 방법이 신경-내분비 반사에 의한 것인지에 대해서는 아직 밝혀져 있지 않다.

6. 갑상샘

갑상샘(thyroid gland)은 생체의 발육을 촉진하고 대사를 조절하는 **갑상샘 호르몬**(thyroxine)을 합성하여 분비한다. 또한, 갑상샘은 요오드(iodine)를 섭취하여 갑상샘 호르몬의 재료로 사용하는 것으로써 요오드 대사의 중심을 이루며, 그 외에 칼슘(Ca^{2+})을 뼈에 저장하여 혈중 칼슘의 농도를 떨어지게 하는 호르몬인 칼시토닌(calcitonin)을 분비하고 있다.

1) 갑상샘의 구조

갑상샘은 목 앞부분에 위치해 있는 나비 모양의 장기로 왼·오른 2엽으로 구성되고 무게는 약 15~25g이며 구조적, 기능적 단위인 여러 개의의 소포(follicle)로 이루어졌다. 소포는 단층의 샘세포로 이루어진 둥근 주머니로 소포의 내부에는 내분비세포에서 분비된 **갑상샘글로불린**(thyroglobulin)을 주성분으로 하는 갑상샘 호르몬이 콜로이드(교질, colloid) 상태로 차있다. 갑상샘의 활동이 떨어지면 콜로이드성 액체의 양이 증가하여 소포가 커지기 때문에 샘세포의 활동이 낮아진다. 활동이 활발할 때는 샘세포의 활동이 높고 소포도 작아진다(그림 13-24).

2) 갑상샘 호르몬

갑상샘이 분비하는 주요 호르몬 3, 5, 3', 5'위치에 요오드를 갖는 **티록신**(thyroxine, 3, 5, 3', 3'- tetraiodothyronine, T_4)과 3, 5, 3'위치에 요오드를 갖는 **삼요오드티로닌**(3, 5, 3'- triiodothyronine, T_3)이다. T_3는 말초조직에서 T_4의 탈요오드화에 의해서도 만들어진다. 3, 5, 3'-T_3(reverse T_3, RT_3)는 생리적 활성이 없다.

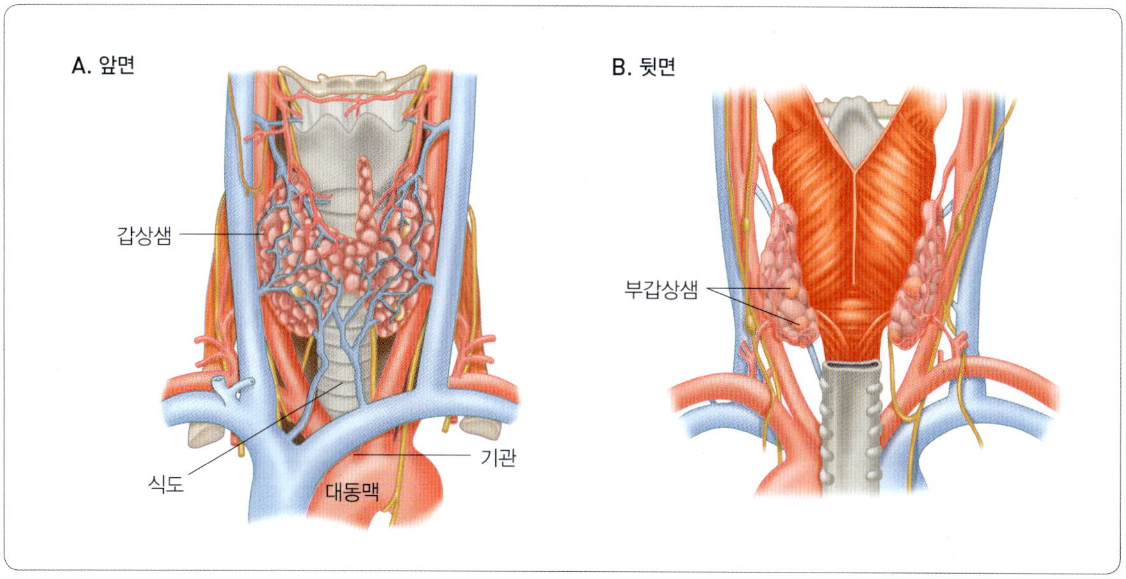

● 그림 13-24 갑상샘 및 부갑상샘의 해부학적 구조

(1) 갑상샘글로불린

T_4 및 T_3는 갑상샘글로불린에 펩타이드 결합을 한 티록신 분자와 요오드가 결합하고 축합하여 생성된다. 갑상샘글로불린(thyroglobulin)은 소포세포(여포세포)내 과립 세포질그물(조면소포체)에서 합성된 후 콜로이드액 안으로 분비되어 축적된다. 갑상샘 호르몬은 분비되기 전까지 갑상샘글로불린에 결합해 있으며 분비될 때 콜로이드 성분이 소포세포에 흡수된 후 펩타이드 결합이 가수분해될 때 T_4 및 T_3가 유리되어 혈관 내로 방출된다.

(2) 갑상샘 호르몬의 합성

요오드(iodine)는 음식물을 통하여 체내로 들어가는데 여기에는 토양 내의 요오드 함량이 크게 영향을 미친다. 요오드 섭취량은 동양인은 1~2 mg/일이고 서양인은 100~500 ㎍/일이며 적게 섭취하는 지방에서는 수십 ㎍/일이다. 식품 및 물에 있는 대부분의 요오드는 무기 요오드(I^-)로서 작은창자에서 흡수된다. 갑상샘에서 이용되는 요오드는 약 120 ㎍/일인데 갑상샘은 80 ㎍/일의 요오드를 T_3 및 T_4 결합 요오드로 분비한다. 갑상샘 내에서 이용되는 요오드화 이온(iodine ion, I^-)은 그림 13-25와 같은 과정을 거쳐 갑상샘 호르몬으로 합성된다.

(3) 갑상샘 호르몬의 분비

갑상샘 호르몬의 분비는 소포세포가 음세포작용에 의하여 콜로이드액을 세포 내로 흡수함으로써 시작된다. 세포 내에서 작은 소포로 된 콜로이드액에는 단백질 분해 효소가 포함되어 있는데, 이것이 리보솜과 융합하면 갑상샘글로불린이 가수분해되며, 이때 분리된 T_4, T_3, RT_3, MIT(monoiodotyrosine) 및 DIT(diiodotyrosine)가 혈액 내로 분비된다. MIT에서 떨어져 나온 요오드화 이온(I^-)은 재활용된다.

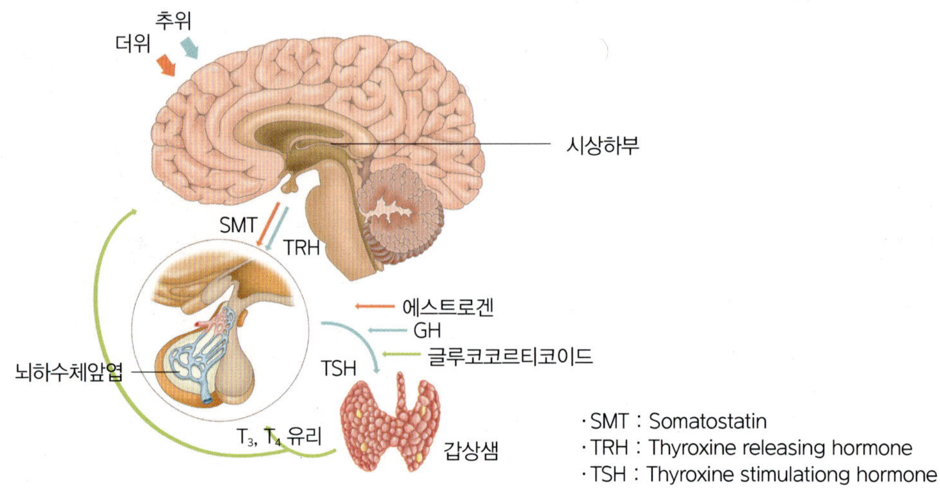

● 그림 13-25 TSH의 분비조절에 관여하는 인자들

(4) 갑상샘 호르몬의 운반과 대사

T_4 및 T_3의 혈중 농도는 각각 8㎍/dL인데, 그 대부분은 체내에서 알부민, 티록신 결합 프리 알부민(TBPA), 티록신 결합 글로불린(TBG)의 3종류의 혈장 단백질과 결합한다. 유리형 호르몬 T_4는 약 2ng/dL이고, T_3는 0.3ng/dL에 불과한데 이 유리형만이 생리작용을 발휘하여 대사가 일어나며 되먹임 조절에도 관여한다.

성인의 혈액에 있는 T_4의 1/3은 간, 콩팥 등에서 T_3로 전환되며 약 1/2 가량은 활성이 없는 RT_3로 전환된다. 따라서 말초에서 다량의 T_3와 RT_3가 생성된다. T_3는 T_4보다도 생리적 활성이 높으며, T_4는 T_3의 프리호르몬(prehormone)인 것으로 생각된다.

3) 갑상샘 호르몬의 분비조절

시상하부 호르몬인 TRH는 뇌하수체 앞엽(샘뇌하수체)를 자극하여 TSH 분비를 촉진하고, TSH는 갑상샘을 자극하여 갑상샘 호르몬의 합성과 분비를 촉진한다(그림 13-24, 25). 일반적으로 갑상샘 호르몬 분비는 TSH와 T_3, T_4에 의한 음성되먹임(negative feedback) 기구에 의하여 유지된다. 그러나 특정 조건하에서는 시상하부가 TSH 분비를 조절한다. 예를 들면 추울 때 TSH(thyroxine stimulating hormone) 분비를 증가시키고, 따뜻할 때는 분비를 감소시키는데 이것은 TRH(thyroxine releasing hormone)에 의해서 조절된다.

4) 갑상샘 호르몬의 생리작용

갑상샘 호르몬은 인체의 성장 및 성숙에 영향을 미치며 지방대사, 탄수화물대사 등에 작용한다. 그

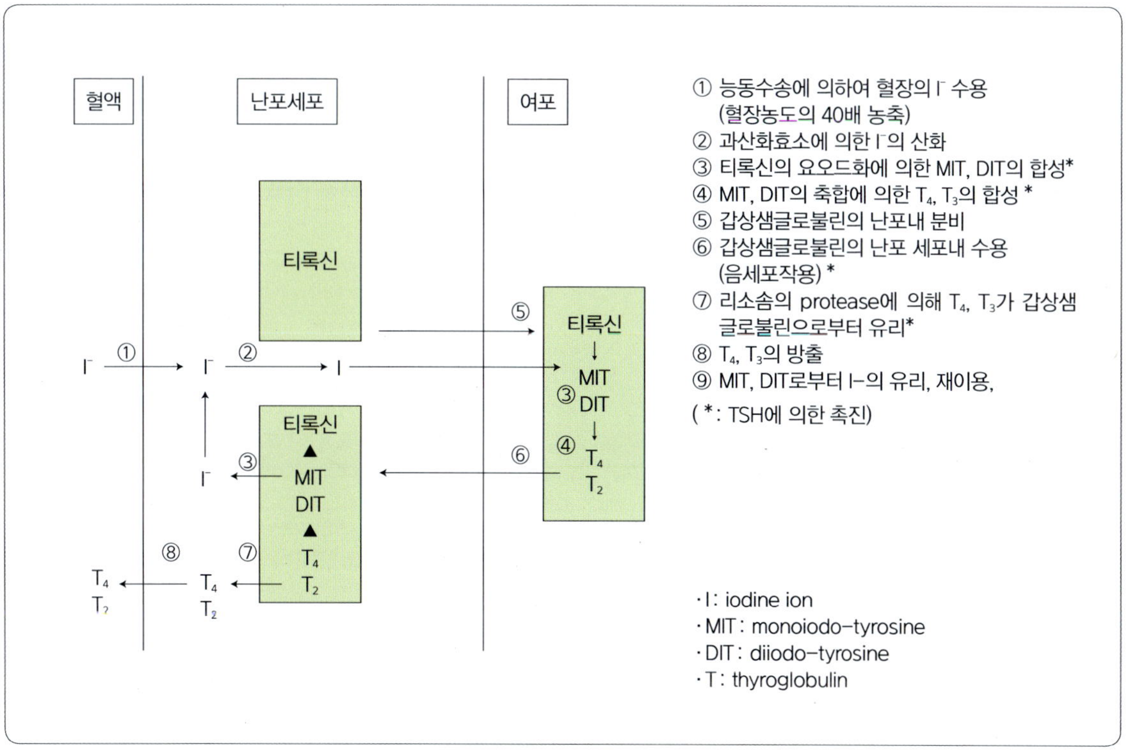

● 그림 13-26 갑상샘 호르몬의 합성 및 분비

효과의 대부분은 산소소비를 자극하여 열량의 생성을 증가시키는 이차적 작용이다.

① 열량생산

거의 모든 조직에서 산소소비를 증가시켜 에너지 생산량을 증가시킴으로써 체온을 유지할 뿐만 아니라 기초대사를 증가시킨다. 예외로 성인의 뇌, 고환, 자궁, 림프절, 지라(비장), 뇌하수체 앞엽(샘뇌하수체)에는 작용하지 못한다.

② 단백질 대사

효소 단백질의 조절과 성장기에 있어서 몸단백질의 합성에 관여한다.

③ 탄수하물 대사

조직의 아드레날린(adrenalin) 감수성을 상승시켜 글리코겐의 분해 또는 당질의 흡수를 촉진하므로 혈당을 상승시킨다. 인슐린 감수성도 상승시켜 포도당(glucose) 이용을 증가시킨다.

④ 시방내사

지방질의 합성과 분해를 동시에 촉진하는데 일반적으로 분해를 더 강하게 촉진한다(혈중 유리 지방산 증가, 글리세롤 증가, 콜레스테롤 감소).

⑤ 비타민 대사

갑상샘 기능항진 시 비타민 요구량이 증가한다.

5) 갑상샘 호르몬의 영향

① 뼈의 발육 및 조직의 성장을 촉진시킨다.

② 순환계통 촉진에 의한 심박출량 및 혈류량 증가, 혈관확장 및 산소소비량 증가 현상이 나타난다.

③ 기능 저하 시 말이집 형성이 억제되고 뇌와 신경의 발육이 저해된다. 기능항진 시 신경과민, 정신불안, 흥분 등의 증상이 나타난다.

④ 젖의 생성이 촉진된다.

7. 칼슘대사 관련 호르몬

칼슘대사의 조절에는 **부갑상샘 호르몬(parathormone, PTH)**, **칼시토닌**, **비타민 D**의 3종 호르몬이 주로 관여하는데 이들을 칼슘 조절호르몬이라고 한다. 기타 부신겉질 호르몬, 성장호르몬, 에스트로겐 등도 칼슘 대사에 영향을 준다.

1) 칼슘과 인 대사

성인의 몸에는 1,000~1,500g의 칼슘이 존재하며 그 중 99%는 뼈조직과 치아에 인산칼슘 형태로 존재한다. 정상인의 혈장 칼슘 농도는 10mg/dL로 절반은 혈장 단백과 결합한 형태로 존재하고, 나머지는 유리형으로 존재한다. 신경전달, 근수축, 내분비샘과 외분비샘의 기능조절, 혈액응고 등에 있어서 **칼슘(calcium)**은 중요한 역할을 하고 있으며 세포바깥액의 이온화 칼슘(Ca^{2+})은 저농도로 유지된다.

Ca^{2+} 농도가 떨어지거나 저 칼슘이 되면 전신의 뼈대근육 특히, 팔다리 및 뒤통수근육의 경련이 일어난다. 신경근육 전달은 Ca^{2+} 농도가 떨어질 때 억제되는데, Ca^{2+} 농도가 일정 수준 이하로 떨어지면 신경과 근육에 이상흥분이 상승한다. 즉, 운동신경 섬유의 활동이상에 의한 항진이 일어나게 된다.

칼슘(Ca^{2+})은 주로 샘창자(십이지장)와 빈창자(공장)윗부분에서 능동수송에 의하여 흡수되며, 이 과정은 비타민 D에 의하여 조절된다. 흡수된 칼슘은 세포바깥액의 저장 장소로 들어간다. 여기서 칼슘은 세포내액, 토리(사구체)여과액 및 뼈 사이에서 상호 교환된다(그림 13-27). 콩팥에서 대량의 칼슘이 여과되고 부갑상샘 호르몬의 작용에 의하여 대부분 재흡수되므로 요를 통하여 100mg/일 밖에 배설되지 못한다.

인(phosphate)은 칼슘만큼 정밀한 조절을 받지 않으며 ATP, cyclic AMP 등 생명유지에 중요한 화합물에 포함되어 있다. 인은 생체 내에 500~800g 정도가 있으며 그 중 85~90%는 뼈 안에 있다. 혈장 내 인의 총량은 약 12mg/dL인데 2/3는 유기물에 포함되어 있으며, 나머지는 PO_4^{3-}, HPO_4^{2-} 등과 같은 무기인 화합물로 되어 있다.

인(phosphate)은 샘창자(십이지장) 및 작은창자(소장)에서 흡수되며 칼슘과 달리 강한 조절을 받지

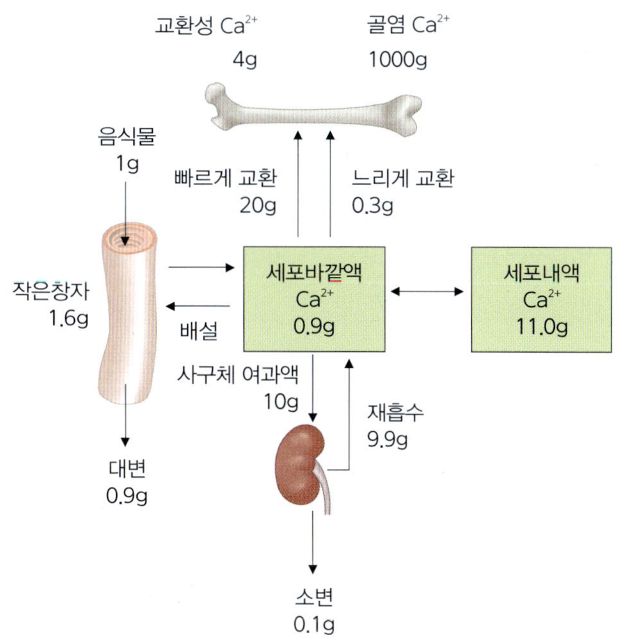

● 그림 13-27 정상 성인의 Ca^{2+} 대사

않는다. 혈장 내 무기인은 콩팥에서 여과되고, 그 중 85~90%는 능동수송에 의해서 재흡수되는데 그 과정은 부갑상샘(상피소체)호르몬에 의하여 억제된다.

2) 뼈의 특징

뼈의 바탕질은 콜라겐 등의 유기성분이 35%, 인산칼슘 등의 무기질 성분이 45%, 수분 20%로 구성된다. **인산칼슘**은 칼슘, 인산염 및 수산기로 구성되는데 여기에는 소량의 마그네슘(Mg), 스트론튬(Sr), 탄산수소이온 및 불소(F)이 포함되어 있다.

뼈는 살아있는 세포로 구성되어 있고 혈관의 분포도 풍부하다. 일생동안 뼈의 무기질은 항상 재흡수하여 재형성되므로 교체된다. 뼈형성에는 **뼈모세포(골모세포, osteoblast)**가 관여하는데 이 세포는 콜라겐(collagen)을 분비하여 뼈바탕질을 형성한다. 그 후 칼슘이 침착되는 새로운 뼈로 둘러싸이게 되면 뼈세포(osteocyte)가 된다. 뼈세포(bone cell)와 **뼈파괴세포(파골세포, osteoclast)**라는 다핵세포는 포식작용에 의하여 뼈를 흡수한 후 세포질 내에서 소화시킴으로써 칼슘을 재흡수한다. 이들 3종의 세포는 모두 호르몬의 작용을 받는다.

3) 비타민 D

(1) 비타민 D의 합성 및 대사

비타민 D에는 비타민 D_2 및 비타민 D_3가 있다. 비타민 D_3(cholecalciferol)는 피부에 프로비타민(provitamin) D_3의 형태로 축적되는 7-디하이드로콜레스테롤(7-dihydrocholesterol)에 자외선을 조사할 때 만들어지고 비타민 D_2(ergocalciferol)는 식물에 있는 에르고스테롤(ergosterol)이 자외선에 조사될 때 생성된다. 즉, 비타민 D는 햇빛이 충분한 지역에서는 체내에서 합성되며 햇빛이 약한 지역에서는 경구 투여를 통하여 섭취한다.

비타민D_3는 간에서 25번 위치가 수산화 되어 25(OH)D_3(25-dihydroxycholecalciferol)가 된 다음, 다시 콩팥에서 12, 24 또는 26위치 등이 수산화 되어 1, 25$(OH)_2$ D_3(1, 25-dihydroxyc holecalciferol), 24, 25$(OH)_2$ D_3(24, 25-dihydroxycholecalciferol), 25, 26$(OH)_2$ D_3(25, 26dihydroxycholecalciferol) 등으로 된다. 비타민 D_2의 대사도 위와 같이 일어난다.

1.25$(OH)_2$ D_3의 생성은 혈장 칼슘과 인산의 농도에 의하여 되먹임 조절을 받는다. 이들의 농도가 높을 때는 억제되고 콩팥에서도 활성이 낮은 24, 25$(OH)_2$ D_3가된다.

(2) 비타민 D의 생리작용

비타민 D 대사물은 장상피세포에 작용하여 칼슘과 인의 흡수하여 혈중 칼슘농도를 증가시키고, 또한 뼈의 칼슘과 인을 일정 농도로 유지한다(그림 13-29). 1, 25$(OH)_2$ D_3는 이러한 작용을 더욱 강하게 유발시킨다.

소아에 있어서 프리비타민 D_3의 섭취불량, 햇빛 부족, 콩팥기능 이상으로 인하여 1, 25$(OH)_2$ D_3가 부족하면 저칼슘혈증이 유발된다. 이로 인하여 새롭게 생성되는 뼈의 단백질이 칼슘을 수용하지 못하게 되면 **구루병(rickets)**이 발병된다.

임/상/노/트

구루병

구루병은 4개월~2세 사이의 아기들에게서 잘 발생하는 것으로 알려진 비타민 D 결핍증으로, 머리, 가슴, 팔다리 뼈의 변형과 성장 장애를 일으킨다.

비타민 D는 칼슘과 인의 대사를 좌우하는 중요한 호르몬이다. 비타민 D가 부족한 때 발생하는 증상은 칼슘과 인의 혈액 내 농도가 충분히 높아지지 못하여 뼈에 축적되지 못함으로써 뼈가 약해지고 점차 가해지는 압력을 이기지 못하여 뼈가 휘게 된다. 특히 풋뼈(osteoid)의 바탕질과 연골은 계속 만들어지는데 뼈의 석회화가 이루어지지 않아 뼈끝이 비대해지고 아이들 머리에 있는 숨구멍(대천문)이 생후 18개월 이후에도 닫히지 않게 된다.

4) 부갑상샘 호르몬

(1) 부갑상샘 호르몬의 합성과 분비조절

부갑상샘 호르몬(parathormone, PTH)은 갑상샘의 위, 아래에 두 개씩 있는 부갑상샘(parathyroid

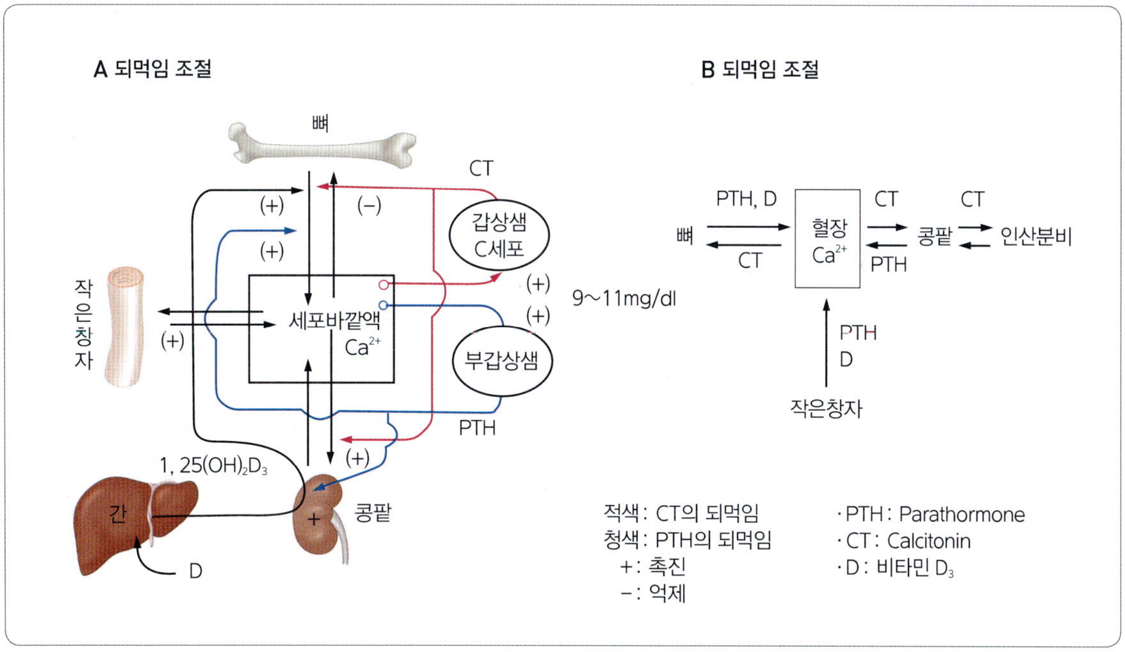

● 그림 13-28 칼슘의 대사 및 피드백 조절

gland)의 으뜸세포(주세포)에서 합성, 분비된다. 먼저 고분자 펩타이드가 합성되고 이어서 프리프로 PTH(prepro PTH)가 합성된 후 마지막으로 골지장치에서 84개의 아미노산으로 구성된 PTH가 합성된다.

PTH 분비조절은 혈중 칼슘이온 농도의 되먹임에 의하여 이루어진다. 혈장 칼슘이온 농도가 높으면 분비가 억제되고 칼슘이온 농도가 낮으면 분비가 촉진된다. 비타민 D 대사 물질은 직접 PTH 분비를 억제하고 또한 혈장 칼슘이온 농도를 상승시키므로 간접적으로 PTH 분비를 억제한다(그림 13-28).

(2) 부갑상샘 호르몬의 생리작용

창자에서 Ca^{2+}의 재흡수를 촉진하여 혈장 칼슘이온 농도를 높이고(그림 13-28), 몸쪽곱슬세관(근위세뇨관)에서 인산의 재흡수를 감소시켜 혈장 인산농도를 저하시킨다. 또한 1,25(OH)$_2$ D$_3$의 생성을 촉진함으로써 창자에서 칼슘 이온의 흡수를 증가시킨다.

갑상샘 수술시 부갑상샘의 제거에 의해서 PTH가 소실되면 저칼슘혈증이 유발되어 강직 경련이 나타난다. 부갑상샘 종양 등에 의해서 PTH의 과잉분비가 일어나면 고칼슘혈증, 저인산혈증이 일어나 콩팥에서 결석이 쉽게 형성된다.

5) 칼시토닌

(1) 칼시토닌의 합성 및 분비조절

칼시토닌(calcitonin)은 갑상샘 호르몬에서 분비되는 호르몬으로서 갑상샘소포(thyroid follicle) 주위에 있는 소포곁세포(방여포세포, C 세포)에서 분비되는 32개의 아미노산으로 구성된 폴리펩타이드이다. 혈중 칼슘이온 농도에 따라 분비가 조절되어 혈중 칼슘이온이 상승하게 되면 분비가 증가되고 농도가 감소하게 되면 분비가 저하된다(그림 13-28).

(2) 칼시토닌의 생리작용

뼈에서 칼슘의 유리를 억제하여 **혈중 칼슘이온 농도**를 낮춘다. 또한 소변을 통하여 인과 칼슘 이온의 배설을 촉진한다(그림 13-28). 그러나 칼시토닌의 생리적 중요성은 불명확하다. 그리고 청년의 경우 칼시토닌의 투여 효과가 있으나 성인의 경우 비교적 활성도가 낮아 효과가 크지 않다.

8. 부신

부신(adrenal gland)은 제1요추의 높이로 양쪽 콩팥의 위에 부착되어 있으며 무게는 약 3.5~5g 정도이고 겉질(피질, cortex) 및 속질(수질, medulla) 2 부분으로 이루어져 있다. 양쪽 모두 내분비기관이지만 발생학적, 기능적으로 매우 달라 부신겉질은 중배엽성으로 주변부에 있으며 부신 중량의 약 80%를 차지한다. 부신속질은 외배엽성이며 일종의 교감신경 절로서 부신의 중앙에 위치한다. 또한 부신겉질은 스테로이드 호르몬을 분비하지만 부신속질은 카테콜라민(catecholamine)을 분비한다(표 13-5).

● 표 13-5 부신호르몬과 그 기능

해부학적 구분	호르몬	작용
부신겉질	글루코(당질)코르티코이드(glucocorticoids)	· 지방, 단백질 및 탄수화물 대사 · 간의 포도당 생성 증진 · 스트레스에 대한 저항증진
	미네랄(광물)코르티코이드(mineralocorticoids)	· 콩팥의 조절 · 체액과 전해질 수준 조절
	성호르몬(sex hormone)	· 성 특징에 영향
부신속질	에피네프린(epinephrine)	· 뼈대근육에 영향 · 심장 및 혈관에 영향 · 탄수화물 및 지방대사
	노르에피네프린(norepinephrine)	· 혈관 수축

1) 부신겉질

부신겉질(adrenal cortex)에서는 합성효소계의 분포 차이에 따라 가장 바깥층인 토리층(구상대, zona glomerulosa)에서는 **미네랄코르티코이드(광물부신겉질호르몬, mineralocorticoid)**가 분비되고, 다발층(속상대, zona fasciculata)에서는 **글루코코르티코이드(당질부신겉질호르몬, glucocorticoid)**가 분비되며, 그물층(망상대, zona reticulata)에서는 남성호르몬인 androgen이 주로 분비된다.

(1) 부신겉질의 구조

부신겉질은 토리층(구상대), 다발층(속상대), 그물층(망상대)의 3개 층으로 구성된다(그림 13-29). 부신겉질 세포는 모두 무과립 세포질그물, 사립체, 지방질 덩어리로 되어 있고 스테로이드 생산세포에서 공통으로 볼 수 있는 형태학적 특징이다.

뇌하수체를 떼어내면 다발층 및 그물층은 퇴화하지만 토리층은 퇴화하지 않는다(그림 13-29). 또한 ACTH를 투여하면 다발층 및 그물층은 비대해지지만 토리층은 거의 변하지 않는데, 그 이유는 토리층에는 주로 안지오텐신(angiotensin)II가 작용하여 그 기능을 유지하고 있기 때문이다.

(2) 부신겉질 호르몬

부신겉질에서 분비하는 호르몬은 모두 콜레스테롤을 전구물질로 하는 스테로이드 물질로서 탄소수 21과 19의 것이 있다. C_{21} 스테로이드는 모두 Na^+, K^+의 배설에 대한 작용과 포도당 및 단백질 대사에 대한 작용을 하고 있으며, 특히 전해질 대사 활성이 강한 것을 미네랄(광물)코르티코이드(mineralocorticoid), 당대사 활성이 강한 것을 글루코(당질)코르티코이드(glucocorticoid)라고 한다. 미네랄코르티코이드에는 알도스테론(aldosterone) 및 코르티코스테론(corticosterone), 데옥시코르티코스테론(deoxycorticosterone)이 있으며, 당질코르티코이드에는 코티솔(cortisol)과 코르티손(cortisone)이 있다.

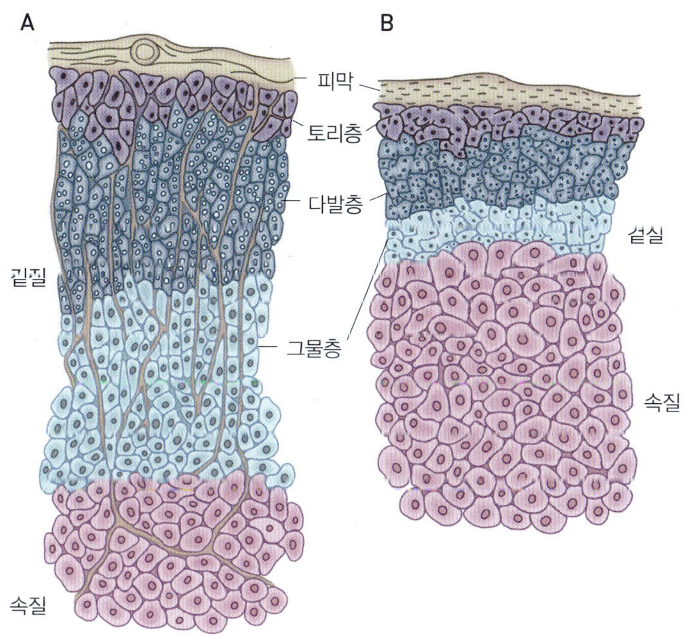

● 그림 13-29 정상 쥐(A) 및 뇌하수체 제거 쥐(B)의 부신겉질 조직상의 차이(부신속질에는 변화가 없다)

C_{19} 스테로이드는 안드로겐(androgen) 활성을 갖는다. 부신겉질에서는 디하이드로에피안드로스테론(dehydroepiandrosterone, DHEA)이 분비된다.

코티솔(cortisol)의 혈장 내 농도는 약 13.5㎍/dL이며, 대부분은 코르티코스테로이드 결합 글로부린(corticosteroid binding globulin, CBG)에 결합되어 있으며 생리활성을 보이는 유리형은 매우 적다. 알도스테론(aldosterone)이 혈장단백질에 결합하는 정도는 매우 낮다. 혈장농도는 결합형과 유리형을 합하여 약 6mg/dl이다.

(3) 부신겉질 호르몬의 분비조절

① 시상하부-뇌하수체-부신겉질 계통

글루코코르티코이드는 ACTH의 자극에 의해 합성되고 분비한다. 시상하부호르몬 CRH(CRF)는 뇌하수체 앞엽을 자극하여 ACTH분비를 촉진하고, ACTH는 콜레스테롤을 프로게스테론으로 전환을 촉진함으로써 당질 코르티코이드의 분비를 촉진한다. 콜레스테롤(cholesterol)이 프레그네놀론(pregnenolone)으로 전환하는 과정은 스테로이드 생합성을 위한 전단계이며 이 단계가 촉진됨으로써 호르몬 합성이 촉진된다.

시상하부-뇌하수체계통의 활동 상태는 되먹임기구, 생체시계(physiological clock), 스트레스 반응기구의 작용에 의해 변한다(그림 13-30).

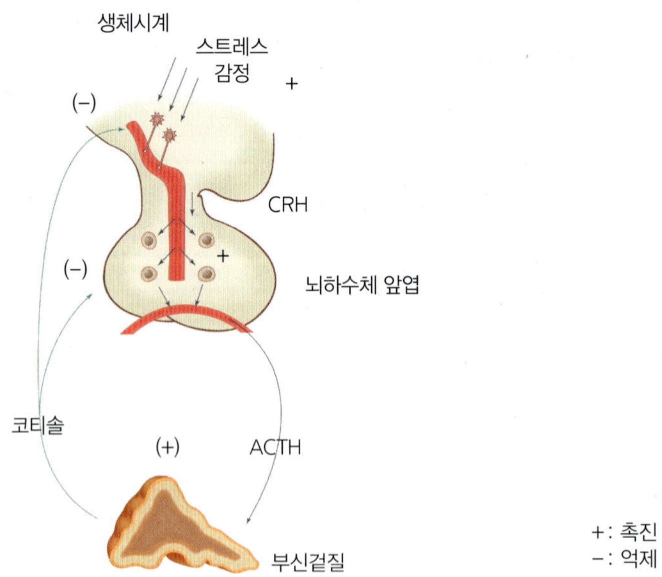

● 그림 13-30 당질 코르티코이드의 분비조절
CRH : corticotropin releasing hormone
ACTH : adrenocorticotropic hormone

- 되먹임(feedback) 기구

  혈중 글루코코르티코이드 농도가 목표 값보다 낮아지면 CRH에 이어서 ACTH의 분비가 촉진되므로 부신겉질이 자극되고 글루코코르티코이드의 합성 및 분비가 촉진된다. 한편 혈중 글루코코르티코이드 농도가 목표치 이상으로 증가할 때는 CRH, ACTH의 분비가 억제 된다. 이것을 음성되먹임(negative feedback) 기구라고 한다. 아래에 언급하는 2개의 신경기구에 의한 분비는 이런 되먹임 조절을 일으키지 못한다.

- 하루주기 리듬

  시상하부 안에 생리시계의 작용에 의한 ACTH 분비와 글루코코르티코이드의 분비는 아침에 높고 오후에 낮은 특징을 보이는 하루주기 리듬(circadian rhythm)이 있다.

- 스트레스에 의한 반응

  인체에 해로운 요인이 가해질 때 신경계통을 통하여 부신속질 호르몬의 분비가 일어나며, 내분비계통에서도 시상하부–뇌하수체–부신겉질 계통의 활동이 증가되어 부신속질 호르몬의 추가 분비가 일어난다.

  H. 세리(serrie)는 "유해요소는 생체의 균형을 파괴한다"라고 하였으며 스트레스 요인에 의하여 인체의 균형이 깨어지는 상태를 스트레스라고 하였다. 그리고 "지속적인 스트레스에 적응하려면 부신겉질에서 분비하는 글루코코르티코이드가 중요하다"라고 하는 유명한 스트레스 학설을 발표하였다. 그러나 현재는 유해 자극이 부신겉질 호르몬 이외에도 많은 호르몬 분비를 일으킨다는 사실이 밝혀져 있기 때문에 몸의 적응은 부신겉질 호르몬에 의해서만 이루어지는 것이 아니라고 생각할 수 있다.

② 레닌–안지오텐신

미네랄코르티코이드의 분비는 주로 **레닌–안지오텐신(renin–angiotensin)**계통에 의하여 조절되고 있다. 안지오텐신 II는 콜레스테롤을 프레그넨이노론(pregneninolone)으로의 전환 및 코르티코스테론(corticholesterol)을 **알도스테론(aldosterone)**으로의 전환을 촉진함으로 알도스테론 분비를 촉진한다(그림 13–31). 레닌(renin)은 콩팥의 들세동맥(수입소동맥)이 토리(사구체)로 이행되는 부위에 있는 **토리곁세포(방사구체세포, juxtaglomerular cell)**에서 분비되어 혈중 **안지오텐시노겐(angiotensinogen)**을 **안지오텐신 I**으로 전환한다. 안지오텐신 I은 다시 허파 등의 혈관 내피세포에 있는 변환효소에 의하여 안지오텐신 II로 전환된다. 레닌은 세포바깥액 양의 감소, 혈압 저하, 교감신경의 흥분, 선 자세 등에 의하여 분비가 촉진되기 때문에 알도스테론 분비도 동시에 촉진된다.

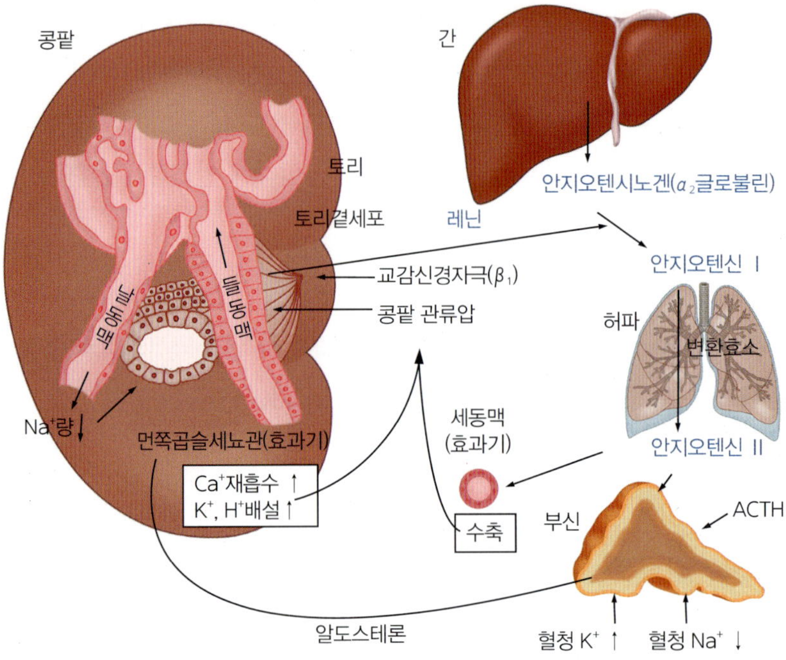

● **그림 13-31** 레닌-안지오텐신계에 의한 알도스테론의 분비조절

(4) 부신겉질 호르몬의 생리작용

① 글루코(당질)코르티코이드의 생리작용

주요 작용은 말초조직에서 단백질 분해를 촉진하여 아미노산을 생성시키고(단백질대사), 간에서 아미노산을 당으로 전환해 글리코겐의 합성을 촉진하며(당대사), 뇌 및 심장 이외의 부위에서 당 수용 억제 등을 초래하여 혈당치를 상승시키는 것이다. 또한 **카테콜라민(catecholamine)** 및 **글루카곤(glucagon)**이 혈압상승, 혈당상승, 혈중 지방산 상승(지방대사) 등의 작용을 할 수 있도록 글루코코르티코이드가 이들의 작용을 도와주며 수분의 배설촉진, 호산구, 호염기구 및 림프구를 감소시키거나, 호중구, 적혈구 및 혈소판을 증가시키는 작용도 있다. 또한 약리작용으로는 항염증, 항면역작용이 있다.

② 미네랄(광물)코르티코이드의 생리작용

주요 작용은 세포바깥액에서 Na^+의 흡수를 촉진하므로 세포바깥액 양을 일정하게 유지하는 것이다. 콩팥의 먼쪽곱슬세관(원위세뇨관), 집합세관의 상피세포로부터 Na^+ 재흡수를 촉진하며, 이와 함께 K^+와 H^+ 이온이 교환됨으로써 K^+의 배설이 증가되어 분비물을 산성화시킨다. Na^+의 재흡수에 따라 물의 재흡수도 증가하여 세포바깥액이 일정하게 유지되므로 혈압이 떨어지는 것을 막아준다.

(5) 부신겉질 호르몬의 분비이상

① 에디슨병

에디슨병(Addison's disease)은 부신겉질 기능 저하로 인하여 혈압하강, 근무력증, 피부색소 침착, 콩팥기능 저하(소변에 노폐물 축적), 탄수화물 대사 저하(혈당저하), 간의 글리코겐 저장 감소 등이 나타난다.

② 콘증후군

콘증후군(Conn's syndrome)은 미네랄코르티코이드인 알도스테론의 분비가 항진되어 고혈압이 되는 증상으로써 근력저하, 다량의 소변배설, 콩팥의 칼슘소실, 이마(전두부)의 두통, 만성피로 및 전신 쇠약 현상 등이 나타난다.

③ 쿠싱증후군

쿠싱증후군(Cushing's syndrome)은 글루코코르티코이드인 코티솔의 분비가 항진되어 고혈당 및 당뇨가 유발되는 증상으로써 장시간 지속되면 몸단백질이 감소되어 근력저하가 초래된다.

2) 부신속질

부신속질은 아드레날린(adrenalin), 노르아드레날린(noradrenaline) 등의 카테콜라민을 합성 및 분비한다. 카테콜라민(catecholamine)은 교감신경계통의 기능을 증가시킴과 동시에 당질대사에도 관여하고, 특히 긴급한 사태에 대하여 생체가 대처하는데 있어서 매우 중요한 호르몬이다.

(1) 부신속질의 구조

부신속질은 교감신경 신경절이후섬유(크롬 친화성세포)가 모여서 분비 형태를 취한 것으로써 교감신경 신경절이전신경섬유(절전신경)의 지배를 받는다. 세포는 복잡한 나선구조를 형성하고 정맥동굴(정맥동, sinus venosus)과 접하고 있다. 또한 크롬산 염에 의해서 황갈색으로 잘 염색되는 특징을 갖고 있어서 크롬신 친화성 조직이라 한다.

(2) 부신속질 호르몬

부신속질 세포는 티록신에서 **아드레날린, 노르아드레날린, 도파민** 등의 카테콜라민을 합성하여 분비과립 내에 저장한다(그림 13-32). 노르아드레날린을 아드레날린으로 변화시키는 효소는 교감 신경의 신경절이후신경섬유(절후신경)에는 없고 부신속질에만 있다. 또한 그 변화는 부신겉질로부터 속질로 흘러들어가는 혈액에 포함된 다량의 글루코코르티코이드에 의해 촉진된다. 부신속질에서 분비되는 카테콜라민의 약 80%는 코르티코이드이며, 나머지 대부분은 노르아드레날린이며 도파민도 약간 분비된다.

혈액 내에는 카테콜라민에 특이하게 결합하는 단백질(운반 단백)은 없으며 카테콜라민의 반감기도 짧다(약 40초). 분비된 카테콜라민의 일부는 자율신경계통의 아드레날린 작동뉴런(adrenergic neu-

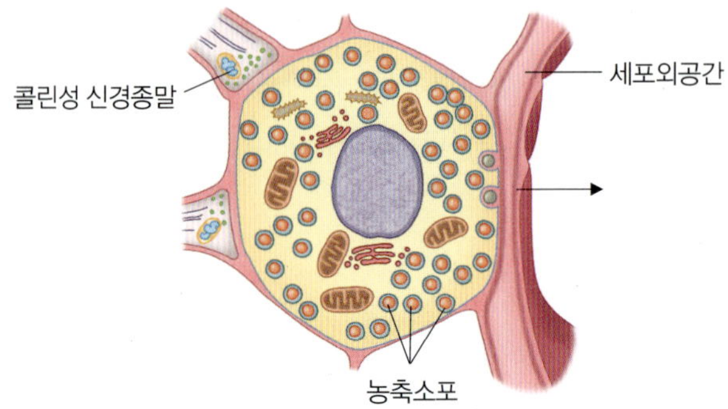

● 그림 13-32 노르아드레날린 분비 부신속질세포
분비과립(농축소포)이 방출되면 과립의 내용물은 혈류 안으로 들어간다(화살표시).

ron)에 의하여 능동적으로 수용된 후 다시 이용되며, 대부분은 간 등에서 불활성화 된다.

분비과립(농축소포)이 방출되면 과립의 내용물은 혈류 안으로 들어간다(화살표시).

(3) 부신속질 호르몬의 분비조절

카테콜라민(catecholamine)의 분비과정은 교감신경 신경절이전신경(내장 신경) 끝쪽에서 분비되는 **아세틸콜린**(acetylcholine)이 속질세포 수용체와 결합함으로써 시작된다.

카테콜라민은 안정 시에 극소량이 분비되며, 스트레스에 의한 교감신경이 흥분할 때 대량으로 분비된다. 즉 근육운동, 한랭, 정신적 감동, 혈압 저하, 혈당 저하 및 기타 스트레스가 있을 때나 긴급 상태가 있을 때 전신에서 교감신경의 활동이 높아지며, 그에 따라 부신속질에서 카테콜라민의 분비가 증가하여 생체의 대처능력이 강화된다. 이러한 반응을 **긴급반응**(emergency reaction)이라고 부른다.

(4) 부신속질 호르몬의 생리작용

아드레날린(adrenalin) 및 노르아드레날린(noradrenaline)은 교감신경 흥분과 비슷한 작용을 보이는데, **아드레날린**은 주로 심장기능 촉진작용 및 혈당상승 작용이 강하고, **노르아드레날린**은 혈관수축에 의한 혈압상승 작용이 강하다(표 13-6). 아드레날린과 노르아드레날린은 β수용체를 통하여 온몸의 혈관을 수축시켜 혈압을 높이는 데 반하여, 아드레날린은 β 수용체를 통하여 뼈대근육(골격근) 또는 간의 혈관을 확장시켜 말초 순환 저항을 저하시킨다.

심장에 대해서는 아드레날린, 노르아드레날린이 다 같이 β수용체를 통하여 심박동수 및 수축력을 높이는 작용을 가지며, 노르아드레날린은 앞서 설명한 바와 같이 혈압상승 작용이 강하므로 반사적으로 심장 기능을 억제한다. 또한 아드레날린은 간에서 글리코겐의 분해를 촉진하고 혈당을 상승시키는데, 이것은 주로 β 수용체를 통하여 일어나는 것으로 생각된다.

그 외에도 **아드레날린**과 **노르아드레날린**은 혈액으로의 유리지방산 방출 촉진, 열생산 촉진 등의 작

● 표 13-6 아드레날린과 노르아드레날린의 효과

지표	노르아드레날린	아드레날린
심박출량	감소 (반사성 서맥 때문에)	증가
말초순환저항	증가	감소
혈압상승	++++	±
유리지방산 방출	++++	+++
중추신경계통 자극	++++	++++
열생산증가	+++	++++
혈당치 상승	+	++++

+ 기호는 활성이 높은 정도를 나타낸다.

용이 있다. 역시 혈액 내의 **도파민**의 생리작용은 잘 밝혀져 있지 않지만 콩팥 혈관 확장, 심장기능 촉진 등의 작용이 있는 것으로 알려졌다.

9. 이자

이자(췌장, pancreas)는 소화효소를 분비하는 외분비샘과 혈당조절에 관여하는 내분비샘으로 구분한다.

랑게르한스섬(Langerhan's island)은 내분비 기능을 담당하며 내분비세포는 혈액 내 각종 영양소, 호르몬 및 신경 등의 자극을 받으면 **인슐린(insulin)**, **글루카곤(glucagon)**, **소마토스타틴(somatostatin)**, **이자 폴리펩타이드(polypeptide) 호르몬**이 분비된다. 세포바깥으로 방출된 호르몬은 인접한 이자 내분비세포, 이자 외분비세포, 간을 비롯한 소화기관 또한 온몸의 말초 조직으로 흘러 들어가 영양소의 소화, 흡수 및 중간대사를 조절한다.

1) 랑게르한스섬의 내부비 세포

대부분의 이자 조직은 소화효소를 함유하는 이자액을 분비하는 외분비샘으로 구성되어 있으며, 그 가장자리에 특수한 내분비 세포군이 흩어져 있는데 이것을 **랑게르한스섬(Langerhan's island)**이라고 한다(그림 13-33). 총수는 개체에 따라 다르지만 약 50만 개로 랑게르한스섬에는 혈관이 풍부하게 분포되어 있으며 신경도 분포하고 있다.

랑게르한스섬의 세포는 그 염색성 및 형태에 따라 A(α), B(β), D(δ), F의 4개종 세포형으로 나뉜다. A세포는 **글루카곤**을, B세포는 **인슐린**을, D세포는 **소마토스타틴**을, F세포는 36개의 아미노산 잔기로 구성된 **이자 폴리펩타이드**를 합성, 분비한다. B세포가 가장 많으며 일반적으로 랑게르한스섬의 중심에 위치하고 있어서 A, D, F 세포로 둘러싸여 있다.

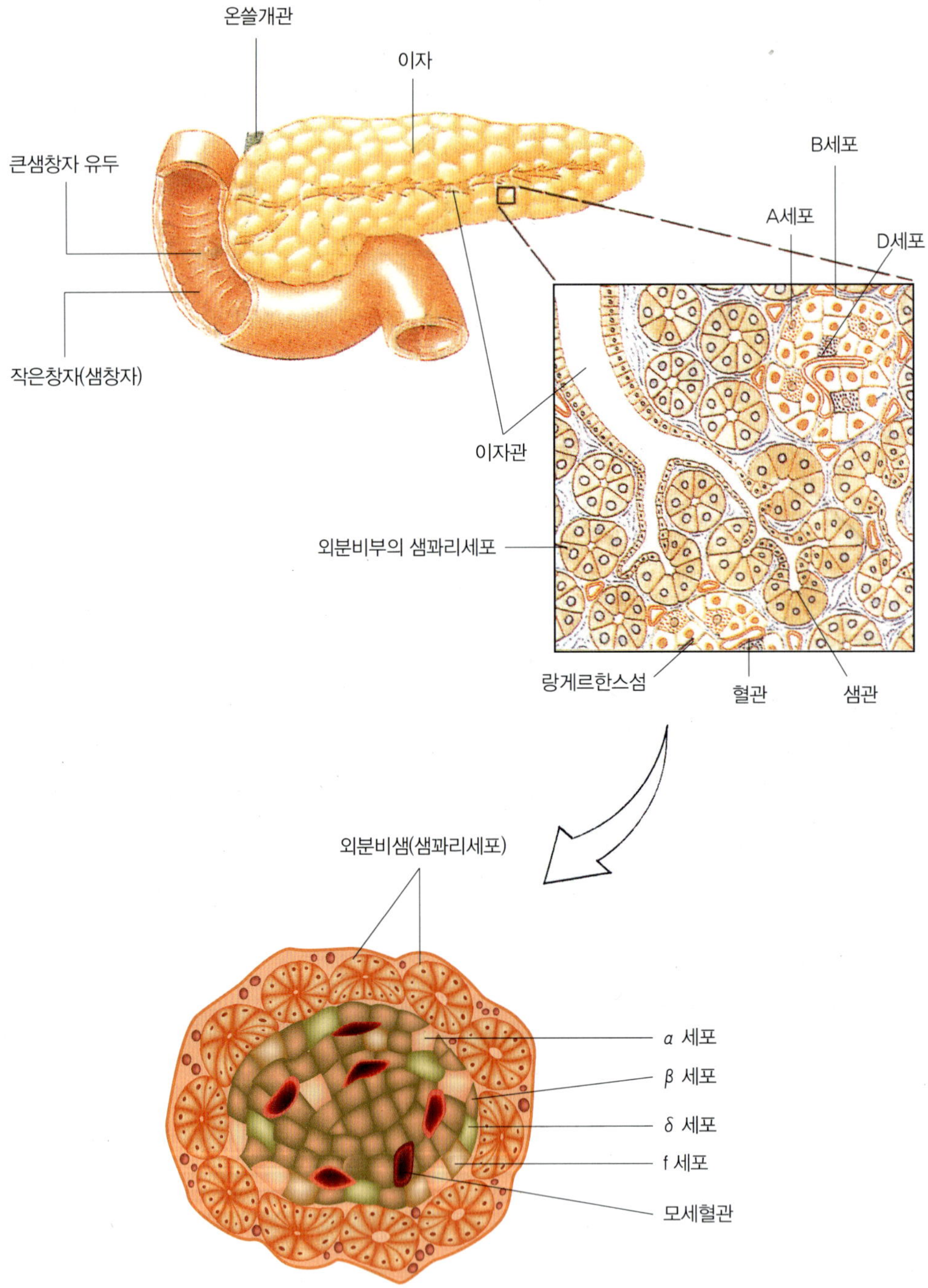

● 그림 13-33 이자의 랑게르한스섬의 구조

2) 인슐린

(1) 인슐린의 합성

이자의 B(β)세포에서 분비되는 **인슐린(insulin)**은 2황화결합(disulfide bond)에 의해서 연결 되어 있는 α와 β의 2개의 폴리펩타이드로 구성되어 있다. B세포 안에서 먼저 대형의 프리프로호르몬(preprohormone)의 일부가 합성된 후 이어서 프로인슐린(proinsulin)이 합성된다. 프로인슐린은 분비되기 전에 A 사슬 및 B 사슬 사이에 있는 펩타이드 결합이 분해된다. 이 때 분해된 아미노산 잔기를 결합 펩타이드(C peptide)라고 하며 인슐린과 함께 혈액 내로 분비된다.

(2) 인슐린의 분비조절

혈액 내의 생화학적 조절인자인 탄수화물(포도당과 과당), 아미노산(araginine 및 leucine), 지방산은 모두 인슐린의 방출을 자극한다. 호르몬의 분비를 조절하는 랑게르한스섬의 A 세포에서 분비되는 글루카곤은 인슐린 방출을 자극하고, D 세포로부터 분비되는 소마토스타틴은 인슐린 방출을 억제한다(그림 13-34). 또한 **가스트린(gastrin)**, **세크레틴(secretin)**은 모두 인슐린의 방출을 자극하고 신경조절인자인 미주신경은 아세틸콜린(acetylcholine)의 무스카린(muscarine) 유사 작용에 의해서 인슐린의 방출을 자극한다. 교감신경은 β작용에 의하여 방출을 자극하고, α작용에 의하여 방출을 억제하는데 일반적으로 α작용이 우세하다.

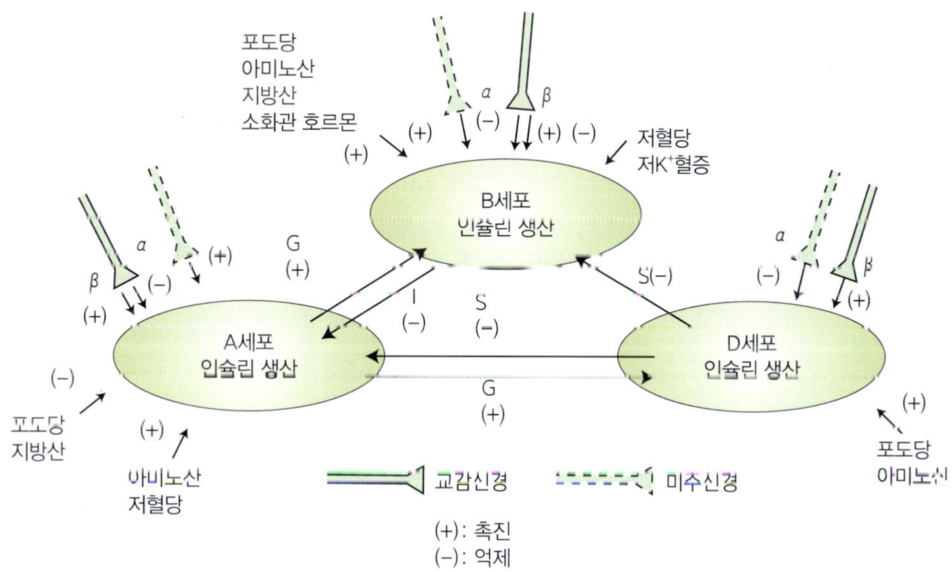

● **그림 13-34** 이자 호르몬의 분비조절
I: 인슐린 G: 글루카곤 S: 소마토스타틴

(3) 인슐린의 생리작용

인슐린의 생리작용은 여러 가지가 있는데 그 중에서 중요한 것은 체내 동화작용의 촉진 및 이화 작용의 억제이다(그림 13-35).

① 포도당의 흡수촉진

인슐린은 세포막의 포도당 운반을 촉진한다. 포도당의 막 투과는 수동 운반으로 이루어지는데, 이런 운반방식은 세포막 안에 있는 **운반체(담체, carrier)**를 통하여 이루어지기 때문에 **촉진확산**이라고 한다. 인슐린은 운반체 수가 증가할수록 막에서 포도당 운반을 촉진하는 것으로 생각된다. 포도당의 흡수 증가 때문에 포도당의 산화, 지방의 합성, 글리코겐의 생성이 촉진되는데 이 현상은 작은창자에서 흡수기에 볼 수 있는 대사기능의 특징이기도 하다. **공복기**에 혈액 내 인슐린 농도가 떨어지면 인슐린 의존성 조직인 근육 및 지방조직에서 포도당 흡수가 뚜렷하게 감소하며 인슐린 비의존성 조직인 뇌, 적혈구, 콩팥 속질 등에서의 포도당 흡수는 영향을 미치지 않는다. 혈당이 결핍되면 포도당을 필요로 하는 뇌조직 이외에서의 당 소비는 억제된다.

② 아미노산 운반 및 단백질 합성 촉진

근육으로 아미노산 운반은 농도 기울기에 역행하는 능동운반에 의하여 일어나며, 인슐린은 근육 조직에서 단백질의 합성을 촉진하기 때문에 아미노산의 흡수를 촉진한다.

③ 지방의 분해억제

인슐린은 지방조직으로 포도당 운반을 촉진하여 지방산(fatty acid) 및 포스포글리세르산(phosphoglyceric acid)의 합성을 증가시키기 때문에 중성지방(triglyceride)의 합성이 증가한다. 동시

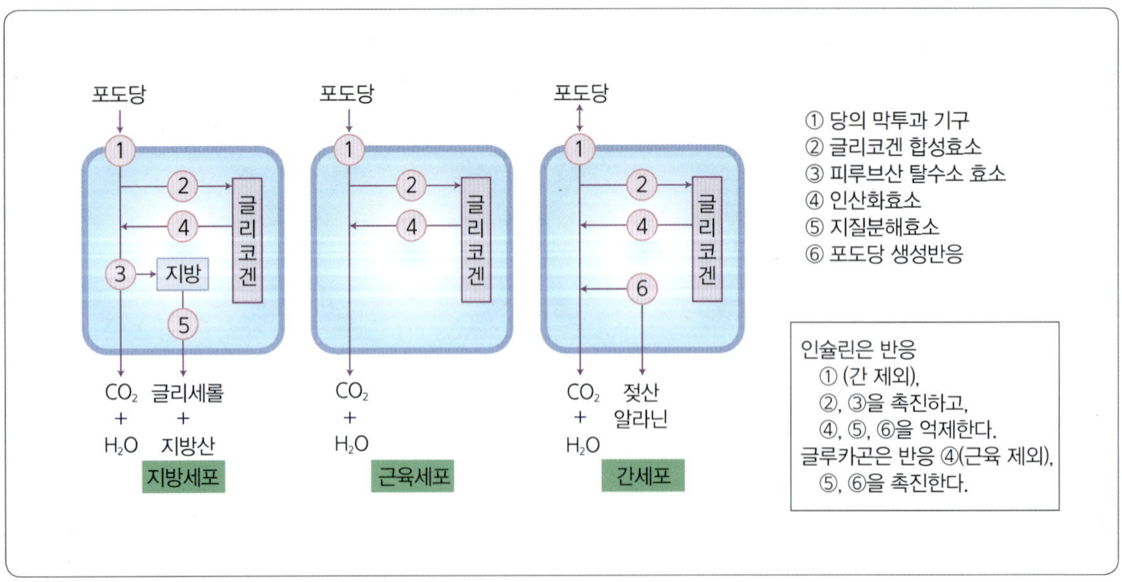

● **그림 13-35 지방, 근육 및 간세포에 있어서 인슐린 및 글루카곤의 작용**

에 인슐린은 호르몬 감수성 지질분해효소(lipase)의 활성을 억제하고, 중성지방이 지방산과 글리세롤로 분해하는 것을 억제함으로써 지방의 이화과정을 억제한다. 이러한 이중 작용으로 지방의 저장을 촉진한다.

3) 글루카곤

(1) 글루카곤의 합성과 분비조절

글루카곤(glucagon)은 이자의 A(α)세포에서 분비되는 29개의 아미노산으로 구성된 폴리펩타이드로 A세포 내 큰 프로글루카곤(proglucagon)의 펩타이드 결합이 절단되어 글루카곤이 생성된다.

글루카곤의 분비는 저혈당에 의하여 촉진되고 고혈당에 의하여 억제된다. 유리지방산에 의하여서도 억제되고 아르기닌(arginin) 등의 아미노산에 의하여 촉진된다(그림 13-34). 체액인자로서 포도당 상승 때문에 분비되는 인슐린(혈중)이 글루카곤 분비를 억제한다. **소마토스타틴(somatostatin), 세크레틴(secretin)**은 글루카곤의 분비를 억제하지만 성장호르몬, 티록신, 글루코 코르티코이드, 가스트린(gastrin)은 분비를 촉진한다. 신경인자로서 미주신경은 **무스카린(muscarine)** 작용에 의해서 분비를 촉진한다. 교감신경은 β작용에 의한 분비촉진과 α작용에 의한 분비억제의 이중 작용을 하는데 분비촉진작용이 일반적으로 우세하다.

(2) 글루카곤의 생리작용

글루카곤(glucagon)은 저장연료를 동원하는 이화 호르몬이다. 간의 글리코겐 분해, 아미노산으로부터 당생성을 촉진함으로써 혈당치를 상승시킨다. 또한 지방세포의 호르몬 감수성 지질분해효소(lipase)를 활성화하고 지방분해를 촉진하여 유리지방산의 방출을 증가시킨다. 유리지방산은 간에서 케톤(ketone)체 생산에 필요한 기질로 사용되므로 결과적으로 케톤 생성을 촉진한다. 그러나 근육의 글리코겐은 분해하지 못한다. 또한 이자 B세포의 인슐린 분비, D세포의 소마토스타틴 분비, 샘뇌하수체(뇌하수체 앞엽)의 성장호르몬 분비를 자극한다.

4) 소마토스타틴

이자의 D(δ) 세포에서 분비되는 **소마토스타틴(somatostatin)**은 한 개의 2황화 결합을 하는 14개의 아미노산으로 구성된 펩타이드이다.

포도당, 아미노산(arginin과 leucine), 글루카곤, 교감신경(β작용)은 소마토스타틴(somatostatin)의 분비를 자극하고, 미주신경(muscarine의 촉진작용)은 분비를 억제한다(그림 13-34).

소마토스타틴은 랑게르한스섬 내에서 인접하는 B, A, F 세포에서 각각 인슐린, 글루카곤, 이자 폴리펩타이드가 분비되는 것을 억제한다. 또한 소화관으로부터의 영양소 흡수를 억제한다.

13

5) 이자 폴리펩타이드

36개의 아미노산으로 구성된 펩타이드로서 음식을 섭취할 때 분비되며 식후 6시간 이상 동안 높은 수치로 유지된다. 이자에서의 효소 분비를 억제하고 쓸개주머니(담낭)를 확장시킨다.

10. 혈당의 조절

혈당치는 혈중 포도당의 출입 균형에 의하여 결정된다. 혈액으로 들어가는 포도당은 주로 소화관으로부터 흡수되고 간에서 방출된다. 혈액으로 분비되는 포도당은 주로 근육 및 지방조직에서 흡수되고 간에서는 글리코겐 합성에 이용된다. 이러한 것은 체액 및 신경조절기전에 의하여 조절된다(그림 13-36). 호르몬에 의한 조절은 지속성 및 안정성 면에서 우수하지만 급속한 외부환경의 변화에는 적절하게 대응하지 못한다. 이런 외부환경 변화에 대하여 내부 환경이 빠르게 적응하기 위하여 신경조절이 일어난다. 이러한 기전에 의하여 음식물 섭취 후에도 혈당치는 140 mg/dL 이하로 유지되고, 절식기간에도 70~90 mg/dL로 유지된다.

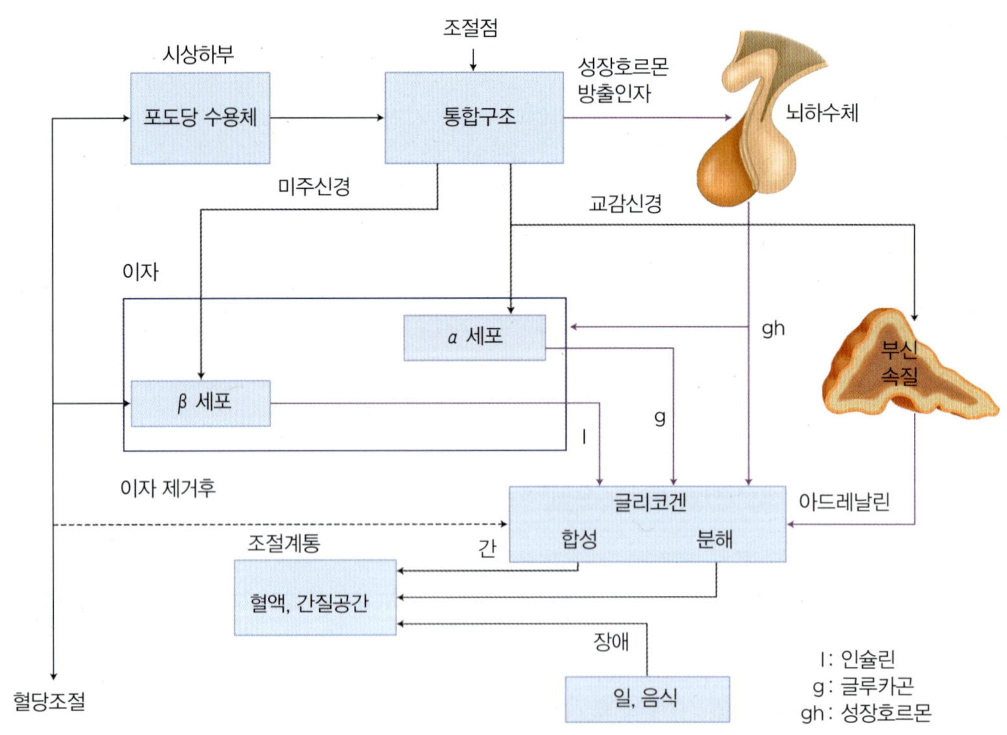

● 그림 13-36 혈당의 체액 및 신경조절기전

1) 체액조절

혈당 저하 호르몬은 인슐린뿐이지만, 혈당 상승 호르몬은 글루카곤, 아드레날린, 갑상샘 호르몬, 성장호르몬, 글루코코르티코이드가 있다. 생체에는 저혈당에 의하여 생명이 위험해지는 것을 방지하는 구조가 발달되어 있다.

(1) 인슐린

인슐린의 생리작용 중 혈당치와 가장 밀접한 관련성이 있는 것은 세포막의 포도당 운반속도의 증가 작용이다. 인슐린 결핍에 의한 당뇨병 증상의 대부분은 세포 내로 포도당의 흡수가 감소하기 때문에 나타난다.

① 당뇨병

이자 랑게르한스섬으로부터 인슐린의 분비가 부족하여 생기는 비정상적인 증상을 **당뇨병**(diabetes mellitus)이라고 한다(그림 13-37). 그 임상적 특징은 다뇨증, 갈증 및 식욕 증가에도 불구하고 체중감소, 고혈당증, 당뇨가 나타난다. 생화학적으로는 인슐린의 작용이 결핍되어 있기 때문에 포도당이 세포 안으로 이동되지 않는다. 따라서 혈액 내의 포도당이 고농도로 유지된다. 간은 아미노산으로부터 포도당의 생산을 증가시키기 때문에 혈중 포도당의 농도는 더욱 상승하게 되고 그 결과로 요당이 생긴다. 또한 생체의 지질을 분해하면 유리 지방산이 생성되고 그 때문에 케톤이 생산되어 **대사산증**(acidosis)이 일어난다. 그 결과 과호흡 증후군이 발생하여 혼수상태를 일으켜

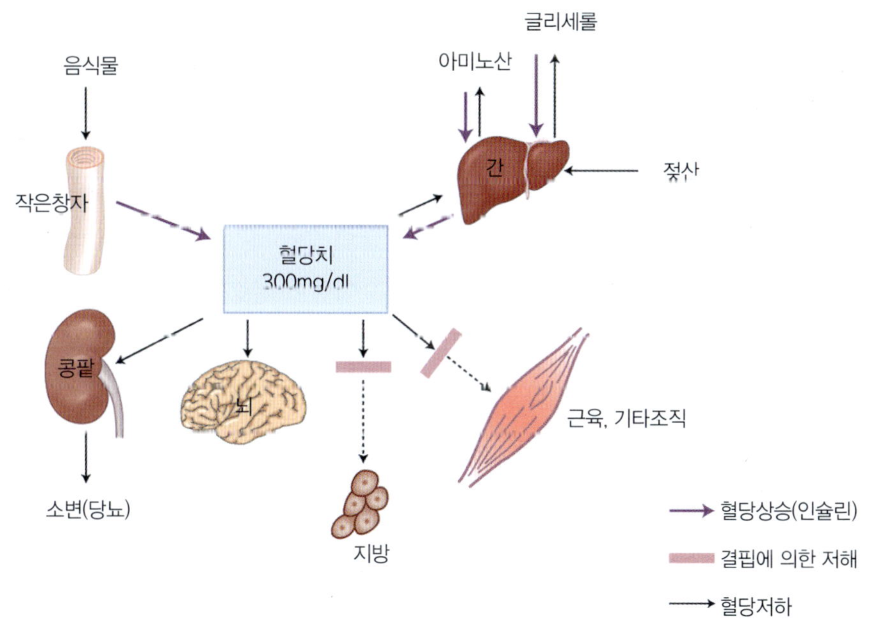

● 그림 13-37 인슐린 결핍에 의한 혈당 유지기구 패턴

죽게 된다. 당뇨병의 임상적 진단을 위해서 포도당(50g 또는 75g)을 경구 투여한 후 혈당치의 상승 정도를 조사하는 경구 당부하시험이 실시된다. 당뇨병 환자에게 당 부하를 실시하게 되면 혈당치는 정상인보다도 훨씬 높이 상승하고, 장시간이 지나야만 원래의 수치로 되돌아온다.

(2) 글루카곤

글루카곤은 간의 글리코겐을 분해하여 **포도당신생합성**을 촉진하기 때문에 혈당치를 상승시킨다. 그러나 근육의 글리코겐은 분해하지 못한다. 또한 시상하부의 통합구조로 들어온 자극과 뇌하수체의 성장호르몬이 이자의 α세포에 작용하여 글루카곤의 분비가 조절된다.

(3) 아드레날린

간의 글리코겐 분해를 촉진하여 생성된 포도당을 혈액으로 방출함으로써 혈당치를 상승시킨다. 근육에서 생성된 젖산은 간으로 이동하여 간에서 글리코겐의 합성에 이용된다. 부신속질의 **갈색세포종(크롬친화세포종, pheochromocytoma)**은 아드레날린의 과잉분비를 야기시켜 고혈당, 당뇨병을 일으킨다.

임/상/노/트

갈색세포종(pheochromocytoma)

우리 몸은 스트레스를 받으면 교감신경계가 활성화되어 위급한 상황에 대처할 수 있도록 여러 가지 반응 즉, 심박동, 호흡속도의 증가나 혈관수축, 근육팽창, 위·장의 움직임 저하, 방광이완 등이 일어난다.
이런 반응을 관장하는 것은 카테콜아민(노르에피네프린, 에피네프린, 도파민 등)이라는 물질인데 이는 부신 또는 부신 밖의 교감신경절(교감신경의 세포체가 집합되어 있는 부위로 구슬 모양으로 연결되어 있으며 척수 양쪽, 배안의 혈관주위에 존재)에서 합성되며 분비된다. 이곳에 종양이 생긴 것을 갈색세포종이라 한다.

(4) 갑상샘 호르몬

인슐린의 분해 촉진, 세포의 아드레날린 감수성 증대, 창자의 포도당 흡수를 증대시킴으로써 혈당을 상승시킨다.

(5) 성장호르몬

성장호르몬의 과잉분비가 지속되면 세포의 인슐린 수용체가 감소하여 인슐린 감수성이 떨어지게 되고, 그 때문에 인슐린의 세포 내 흡수가 감소하여 혈당이 상승한다. 또한, GH는 간으로부터 포도당의 방출을 증가시키기 때문에 혈당치가 상승하게 된다. 따라서 성장호르몬의 분비 과잉(**거인증, 말단비대증**)은 종종 당뇨병을 유발하게 된다.

(6) 글루코코르티코이드

간에서의 **포도당신생합성(gluconeogenesis)** 및 혈중 포도당의 흡수를 통하여 글리코겐 생산을 증대시키는 한편 말초세포의 포도당 소비를 억제함으로써 혈당치를 상승시킨다. **쿠싱증후군(Cushing's syndrome)**은 종종 당뇨병을 수반하게 되며 **에디슨병(Addison's disease)**은 은 반대로 저혈당을 가져올 수 있다.

임/상/노/트

에디슨병

에디슨병은 콩팥 위에 존재하는 삼각뿔 모양의 부신겉질에서 생산되는 스테로이드 호르몬인 코티솔과 알도스테론 생산에 이상이 생겨 발생하는 질환이다.

코티솔은 지방질, 당질, 단백질의 대사에 관여하는 호르몬이다. 지방질과 단백질을 분해하여 당질을 만드는 역할을 하고, 또 체내에 저장되어 있는 당질을 혈액 속으로 배출하는 역할을 하며, 하이드로코르티손이라고도 불립니다. 한편, 알도스테론은 신체의 나트륨과 칼륨 이온의 평형을 조절하고, 수분 양을 조절하여 혈액 양과 혈압에 영향을 미치는 호르몬이다.

에디슨병의 주 증상은 피로, 위장관계의 불편감, 피부색의 변화 등이다. 미국에서는 인구 100,000명당 약 4명꼴로 발생하는 질환이고, 연령대의 구분 없이 남녀 동일한 비율로 발생한다고 알려져 있다. 선천성이나 X-연관으로 유전된 애디슨 병의 증상은 주로 아동기나 청소년기에 시작된다.

이 질병의 가장 흔한 원인은 자가면역 기전 때문이다. 환자들 중 약 75%는 21-OH 효소 특이 항체의 자가면역 반응으로 인해 부신이 파괴되어 이 질환이 발생한다.

결핵, 진균감염, 종양, 부신 내에 지방 유사 물질이 침착되는 아밀로이드증과 같은 질환으로 인해 부신 피질이 파괴되어 에디슨병이 발병할 수 있다. 외상이나 수술로 부신 출혈이 생길 수 있고, 이는 부신 위기를 유발할 수 있다.

2) 신경조절

간을 지배하고 있는 **자율신경(교감신경)**은 글리코겐의 분해 및 포도당신생합성을 자극하여 혈당치를 상승시킨다. 그러나 **미주신경(부교감신경)**은 글리코겐의 합성을 증가시켜 포도당신생합성을 억제하므로 혈당이 상대적으로 조절된다. 이러한 기능은 호르몬을 통한 이차적 작용이 아니라 직접적인 작용에 의해서 일어난다.

제 14 장

생식생리

1. 성의 분화
2. 남성의 생식기능
3. 여성의 생식기능

1. 성의 분화

X염색체를 가지고 있는 난자가 X염색체를 가지는 정자와 수정하게 되면 유전적으로 여성이 되고 Y염색체를 갖는 정자와 수정하게 되면 유전적으로 남성이 된다. 이와 같이 유전적 성의 결정은 정자가 Y염색체를 갖고 있는가의 여부에 따라 정해진다. 그러나 개체발생 초기의 **생식샘(생식선, gonad)** 및 **덧생식기관(부생식기관, accessory genitalia)**의 기원(origin)은 염색체의 조합과 관계없이 어느 쪽으로도 분화할 수 있는 능력을 갖고 있다. 따라서 개체가 성숙하여 각각의 성 기능을 완수하기 위해서는 유전적 성의 결정에 이어서 생식샘(성선) 및 덧생식기관, 신체 및 뇌의 성 분화가 일어나야 한다(그림 14-1).

1) 생식샘의 성 분화

생식샘의 기원인 생식샘 융기는 임신 6주까지는 유전적 성과 관계없이 동일한 구조를 가지며 임신 7주가 되면 남성의 경우 생식능선(생식융기, genital ridge)의 속질(수질, medulla)이 잘 발달하여 **정세관(seminiferous tubule)**과 테스토스테론(testosterone)을 분비하는 **사이질세포(간질세포, Leyding's cell)**가 형성되는 반면, 겉질(피질, cortex)은 퇴화하여 **고환(정소, testis)**으로 분화된다(그림 14-2). 한편 여성의 경우 생식능선의 겉질이 증식되고 속질은 퇴화하여 **난소(ovary)**로 분화한다. 이러한 생식샘의 성분화는 Y염색체상에 있는 H-Y항원의 생성에 관여하는 유전자의 발현에 의존하는데 H-Y항원이 생성될 경우 생식능선은 난소로 분화된다(그림 14-2).

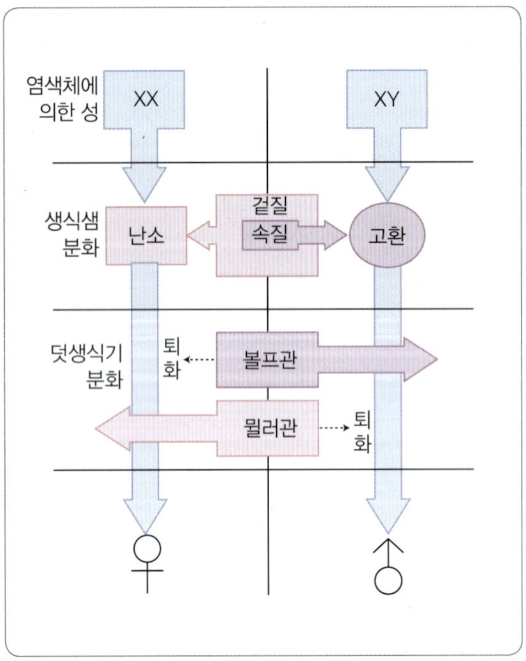

● 그림 14-1 성분화 기전

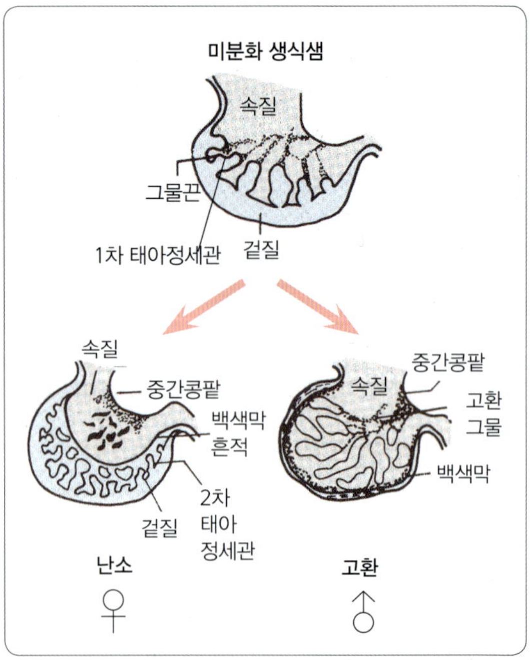

● 그림 14-2 미분화 원시생식샘으로부터 고환(속질) 및 난소(겉질)의 발생 모식도

2) 덧생식기관의 성 분화

내부 생식기관의 기원인 **볼프관(중신관, Wolffian duct)** 및 **뮐러관(Müllerian duct)**은 임신 7주까지 남녀 차이를 보이지 않는다. 그 후에 남성의 태아는 사이질세포로부터 분비되는 테스토스테론의 작용에 의하여 볼프관이 발달하여 **부고환(정소상체, epididymis)**, **정관(deferens duct)**, **정낭(seminal vesicle)**, **사정관(ductus ejaculation)**으로 분화한다(그림 14-3).

고환의 버팀세포(지지세포, sertoli's cell)에서 분비되는 항뮐러(anti-Müller)관 호르몬의 작용에 의하여 뮐러관은 임신 11주까지 소실된다. 한편 여성의 태아는 고환이 결핍되므로 볼프관이 퇴화, 소실되고 뮐러관이 발달되어 자궁관(fallopian tube), 자궁(uterus), 질(vagina) 등으로 분화된다.

바깥생식기관(외생식기, external genital organ)의 성 분화는 임신 8주부터 시작된다. 성 분화가 일어나기 전에 바깥생식기관 원기(primordium)는 생식결절(genital tubercle), 요도(urethra)주름, 음경(penis), 음낭(scrotum)융기로 구성된다. 남성의 태아에서는 고환으로부터 분비되는 테스토스테론의 작용에 의하여 생식결절이 음경으로 수용되고, 음순음낭 융기는 음낭으로 수용되며 요도주름은 음경 내로 수용되어 요도해면으로 분화된다.

여성의 태아에서는 테스토스테론이 분비되지 않기 때문에 생식결절이 **음핵(clitoris)**으로 분화되고 **음순음낭 융기(labioscrotal eminence)**는 음순으로 분화되며 요도주름은 **소음순(abia minora)**으로 분화된다.

3) 사춘기의 성 차이

사춘기를 경계로 그때까지 불활성이던 난소 또는 고환으로부터 에스트로겐(estrogens), 테스토스테론(testosterone)이 분비되기 시작하는데 이러한 성 호르몬은 신체 각 조직에 작용하여 여성 또는 남성의 특유한 사람 모양을 형성한다. 그러나 이러한 작용은 생식기관의 성 분화와는 다르고 영구적인

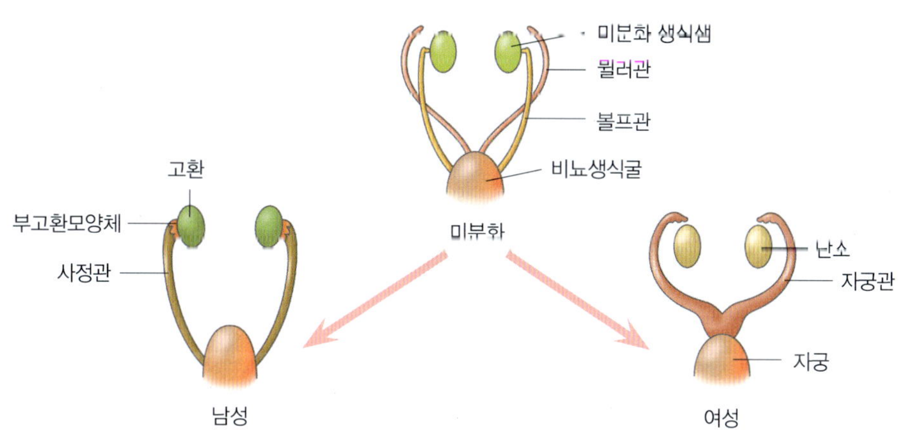

● 그림 14-3 출생 때 볼프관(남성) 및 뮐러관(여성)의 분화

효과를 보이는 것은 아니다. 따라서 성 호르몬의 분비가 시작되면 신체의 성 차이도 없어지게 되므로 엄밀한 의미에서의 성분화(sexual differentiation)라고는 할 수 없다.

4) 뇌의 성 분화

쥐 등과 같은 설치류에서 **생식샘자극호르몬(gonadotropin)**의 분비 및 성행동 양식에 있어서 암, 수의 차이가 생기는 이유는 뇌, 특히 시상하부의 성 분화에 의한 것이라는 사실이 밝혀져 있다. 미분화된 뇌가 출생 전후에 생식샘의 성 분화에 의하여 형성된 고환에서 분비되는 테스토스테론의 작용을 받으면 뇌의 신경회로가 수컷 모양으로 분화하고 이 작용을 받지 못하면 암컷 모양으로 분화된다. 따라서 뇌의 기본 모양은 암컷 모양이며 수컷 모양은 암컷 모양의 뇌가 성 호르몬에 의하여 변형을 받은 결과라고 생각된다.

사람의 경우 동물과 같은 기전으로 뇌의 성 분화가 일어나는지에 대해서는 정확히 알수 없으며, 남성 태아의 경우 15~24주 사이에 혈액으로 많은 양의 테스토스테론이 분비되는 것으로 알려져 있고 태생기의 어느 시기에 쥐와 같은 뇌의 성 분화가 일어나는 것으로 생각된다.

2. 남성의 생식기능

1) 남성 생식기관의 구성

남성에 있어서 생식샘은 **고환(정소, testis)**이며 **정세관(seminiferous tubule)**이라고 하는 가느다란 루프모양의 관과 그 주위에 있는 사이질세포로 구성되어 있다(그림 14-4A, B). 정세관에서는 정자가 생성되며 사이질세포에서는 **안드로겐(androgen)**의 합성 및 분비가 이루어진다. 덧생식기관계통은 고환에서 만들어지는 정자를 몸 밖으로 유도하는 관과 그 관으로 열려 있으면서 정자의 영양 및 운동성에 관여하는 물질을 분비하는 외분비샘 즉, 속생식기관(내생식기, genitalia genital organ)인 **부고환(정소상체, epididymis)**, **정관(deferens duct)**, **정낭(seminal vesicle)**, **전립샘(전립선, prostate gland)**, **망울요도샘(요도구선, bulbourethral gland)**, 바깥생식기관(외생식기, external genital organ)인 **음경(penis)**, **음낭(scrotum)**으로 구성되어 있다(그림 14-5).

2) 정자의 형성

정자형성(spermatogenesis)에 관여하는 정세관은 **버팀세포(세르톨리세포 sertoli cell)**와 여러 가지 발달 단계에 있는 **정자세포(spermatoblast)**로 구성되어 있다. 버팀세포는 정세관의 벽을 형성하는 세포인데 이들은 서로 긴밀하게 결합을 하여 정세관 내의 환경을 일정하게 유지하고 정세관을 보호한다(그림 14-7). 정자세포는 원시종자세포(원시생식세포, primordial germ cell)인 정조세포(정원세포,

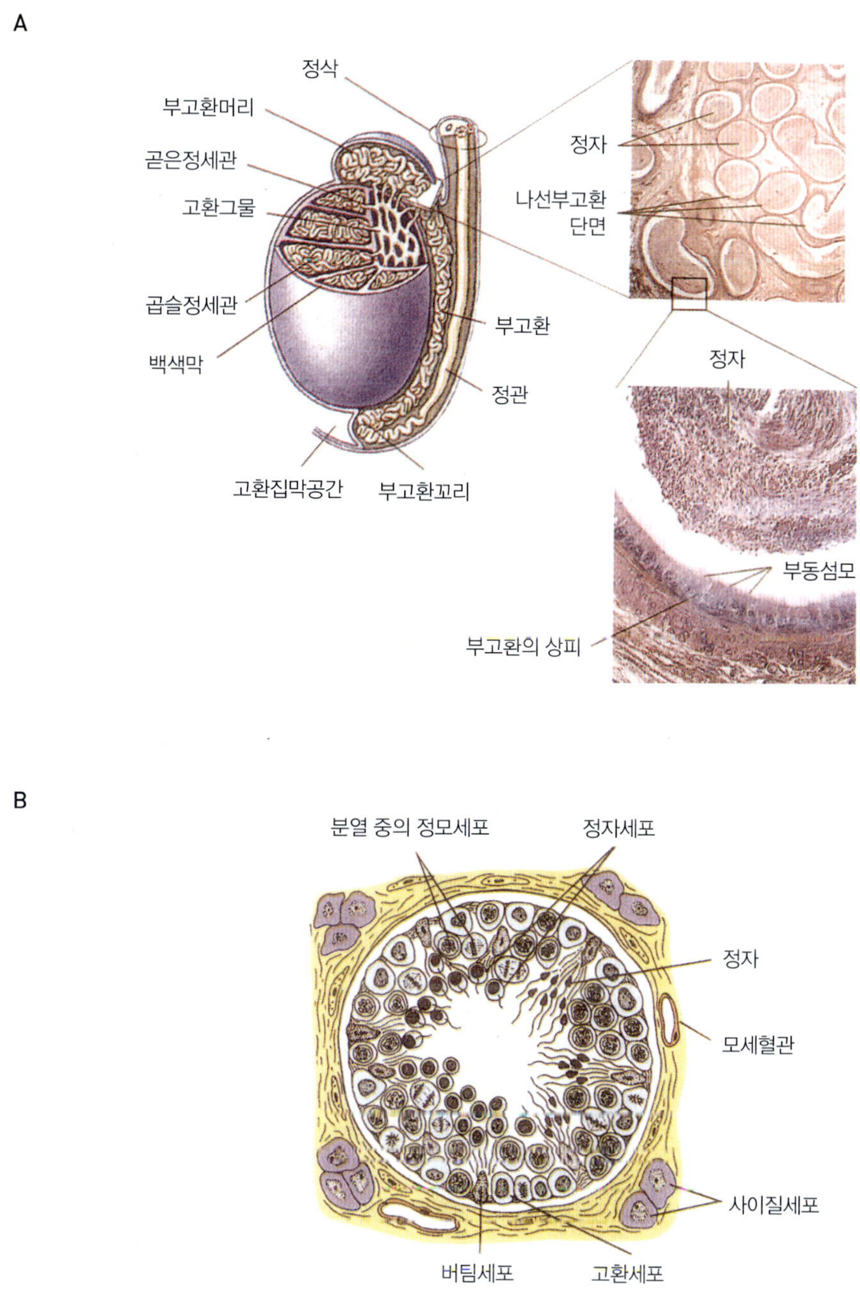

● 그림 14-4 고환 및 부고환의 구조(A)와 곱슬정세관의 가로면(B)

spermatogonium)에서 제1정모세포(primary spermatocyte), 제2정모세포(secondary spermatocyte), 정자세포(spermatid), 정자(sperm)의 순으로 발생된다(그림 14-6). 정조세포의 분화 및 증식에는 난포자극 호르몬(follicle stimulating hormone, FSH) 또는 안드로겐이 필요하고, 제1정모세포의

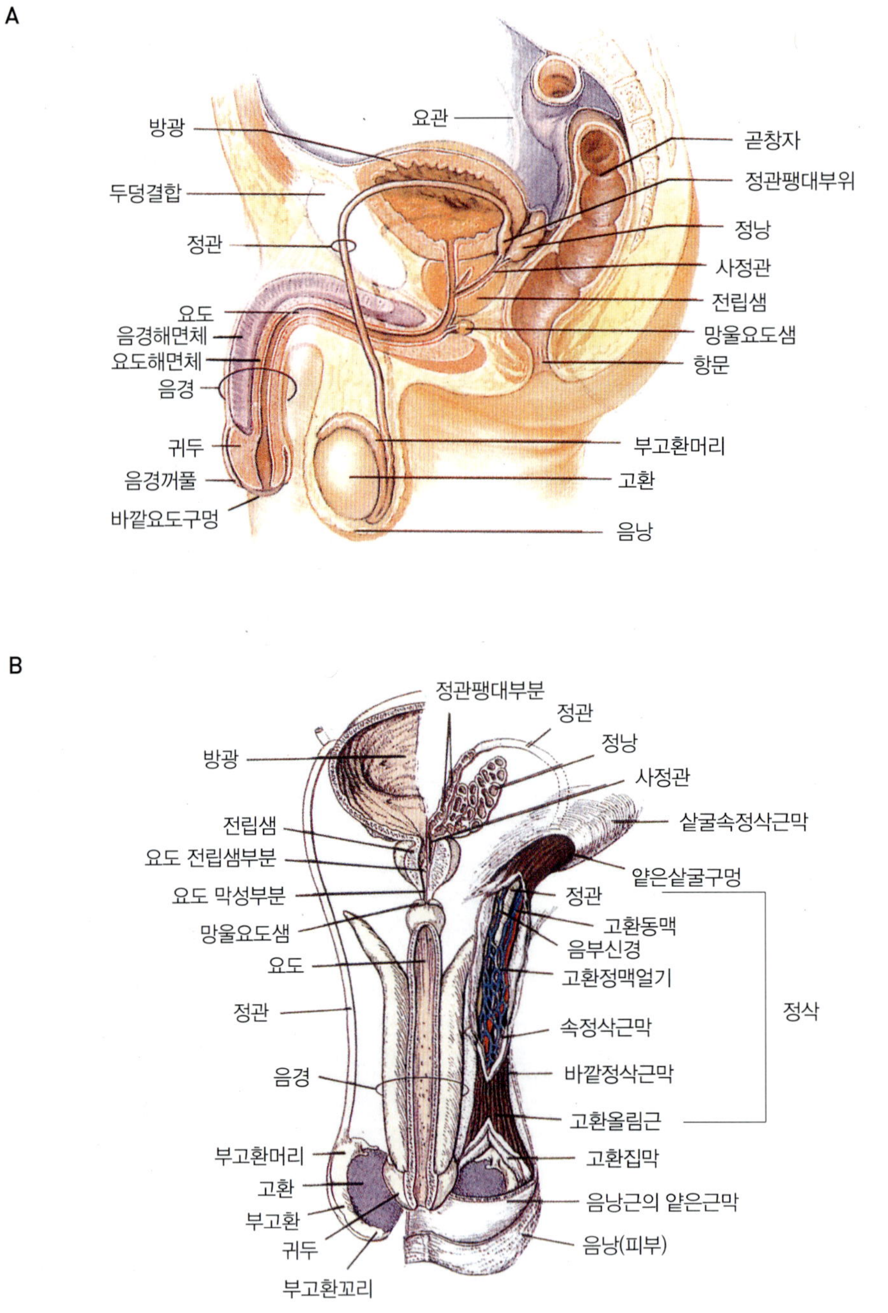

● 그림 14-5 남성 생식기관의 시상면(A)과 이마면(B)

분화 직후에는 androgen이 필요하며 그 이후에는 FSH가 필요한 것으로 생각된다. 그러나 이들 호르몬은 모두가 정자세포에 직접 작용하는 것이 아니고 버팀세포(sustentacular cell)에 작용하여 그 기능을 촉진시킴으로써 정자를 형성시키는 것으로 생각된다. 그러나 혈액-고환관문이 완성되는 사춘기 이

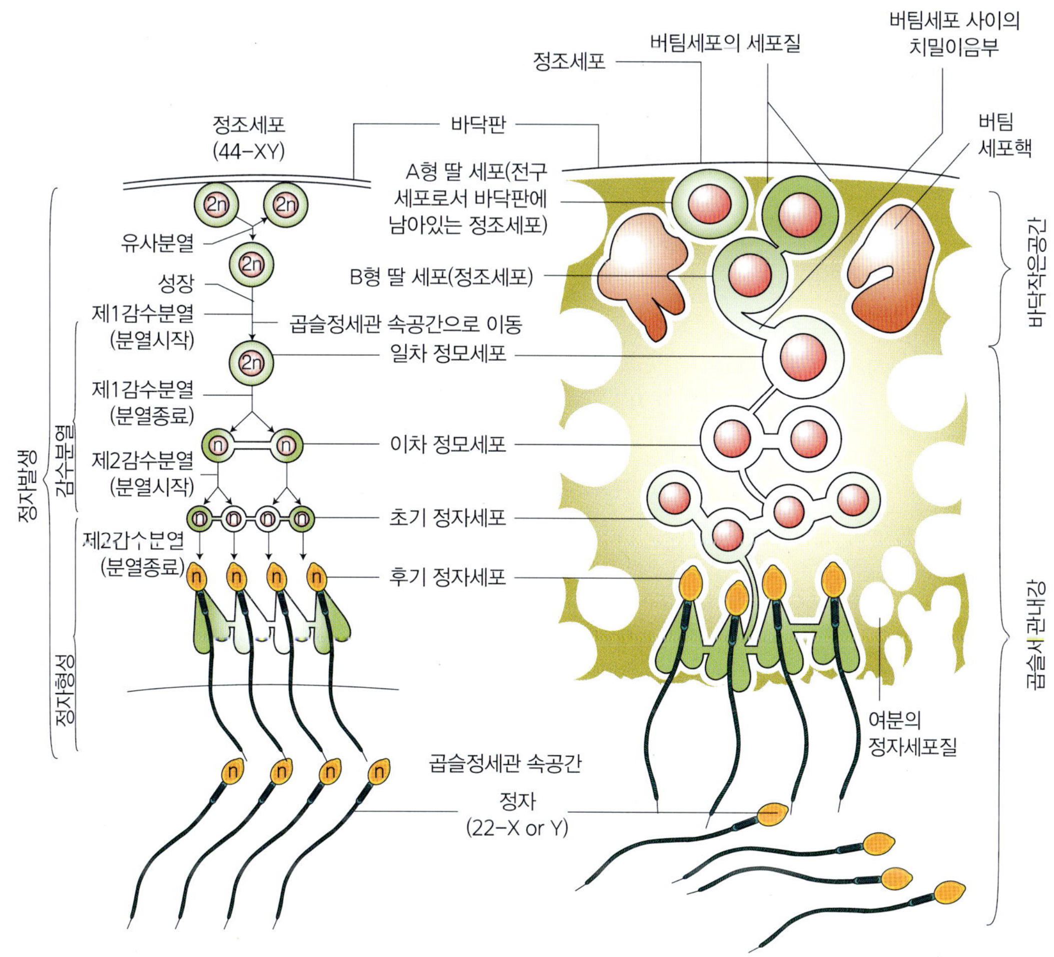

● 그림 14-6 정자의 형성과정

후에는 FSH가 없더라도 충분한 양의 안드로겐만 있으면 정자가 형성된다.

혈액-고환관문은 정세관 속공간으로의 물질이동 억제, 정자보호 및 정자의 항원에 대한 항체 형성을 억제한다. 버팀세포는 고환그물(고환망, rate testis)액 즉, 정세관 내액을 분비하여 정자가 부고환의 머리로 이동할 수 있게 해주며, 또한 **안드로겐 결합단백질(androgen binding protein, ABP)**을 합성한다. 여기서 생성된 이 단백질은 고환그물액과 함께 부고환로 옮겨져 부고환에서 안드로겐을 고농도로 유지시켜 정자의 성숙을 유도하는 것으로 생각된다.

정자세포로부터 정자가 생성되기까지는 약 75일이 걸리며 또한 정상적인 정자형성 과정이 이루어지기 위해서는 고환의 온도가 체온보다 몇도 정도 낮아야 한다.

부고환의 정자는 안드로겐이 존재할 때 성숙을 계속하여 운동기능을 얻게 된다. 사정할 때에는 정낭, 전립샘, 망울요도샘 등에서 분비되는 분비액과 정자가 혼합된 정액의 형태로 몸 밖으로 분비된다.

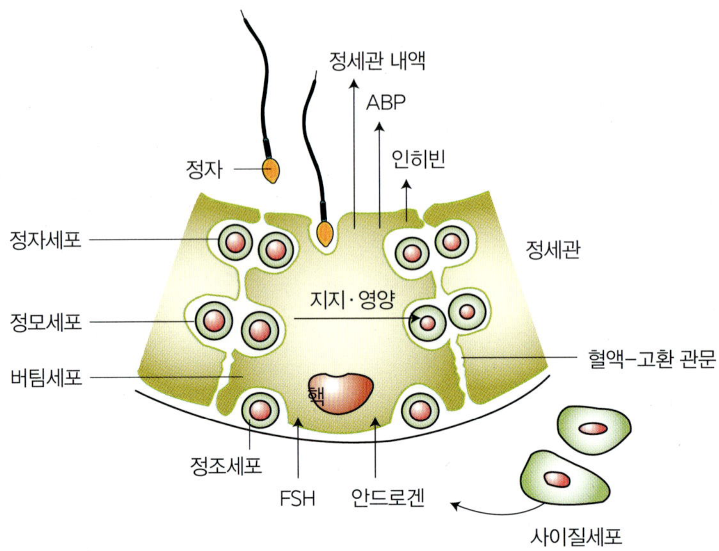

● 그림 14-7 버팀세포의 기능

정자는 주로 정낭에서 분비되는 과당(fructose)을 에너지원으로 이용하고 있다.

사정 직후의 정자는 수정 능력이 없으며 일정시간 동안 여성생식기관 내에 머물러 있을 때 비로소 난자(ovum)에 침입할 수 있게 되는데 이것을 수정능력 획득이라고 한다.

3) 남성 호르몬

(1) 합성 및 대사

고환의 사이질세포(intersitial cell, leyding's cell)에서 분비되는 안드로겐(androgen)은 테스토스테론으로서 콜레스테롤로부터 생성되는 탄소수 19개의 스테로이드 호르몬이다. 성인 남성의 경우 테스토스테론의 혈액 속 농도는 350~1,100 mg/dl이며, 대부분은 테스토스테론 결합 글로불린(testosterone binding globulin, TBG), 알부민 등의 혈장단백과 결합상태로 있으며 유리형태는 약 3% 정도를 차지한다. 생리적 작용을 나타내는 것은 유리형태이다.

(2) 생리작용

① 생식기관 및 제2차 성징에 대한 작용

안드로겐은 사춘기 때부터 분비가 증가하며 남성의 2차 성징(secondary sexuality)의 발현 촉진 및 유지에 관여한다. 즉, 덧생식기관계통(accessory genitalia system)의 발육 촉진 및 기능화와 함께 털(체모, pelage) 발생, 기름샘(피지선) 발육, 변성(voice mutation) 등을 촉진한다(그림 14-

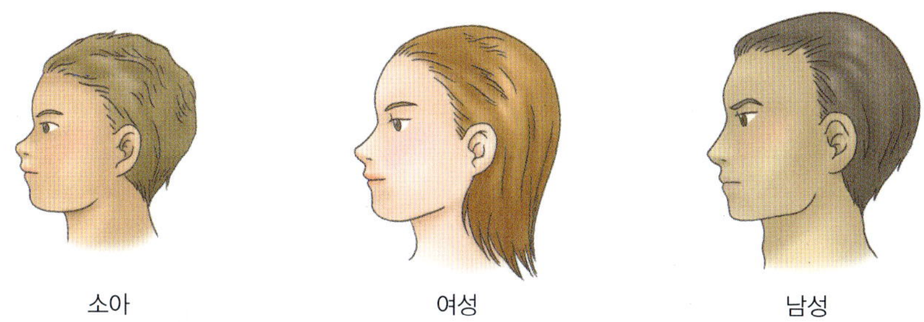

● 그림 14-8 제2차 성징에 따른 머리털의 변화
머리털의 변화는 성인 여성의 경우 소아와 같으며, 성인 남성의 경우 앞가쪽이 깊어진다.

8). 또한 단백질 동화작용을 촉진시켜 뼈대근육을 발달시키므로 체형(somatotype) 및 뼈대(골격)를 남성적으로 만든다. 사춘기 안드로겐은 성장 촉진작용을 유지시키며 뼈끝(골단, epiphysis) 즉, 성장판의 폐쇄를 촉진시켜 발육을 정지시킨다.

② 정자형성 촉진 작용

안드로겐은 FSH(난포자극 호르몬)와 함께 정세관의 버팀세포에 작용함으로써 정자형성 촉진 외에 부고환에서의 정자 성숙을 촉진시킨다.

③ 중추신경계통에 대한 작용

안드로겐은 시상하부 또는 뇌하수체 작용하여 뇌하수체(pituitary gland)로부터 황체형성 호르몬(luteinizing hormone, LH) 및 FSH의 분비를 억제한다. 동물에 있는 안드로겐은 확실히 성행동 촉진작용이 있으며, 사람의 경우 성행동은 호르몬 의존성이 낮다.

④ 성 분화에 대한 작용

안드로겐은 태아의 고환에서 분비되어 태아기의 성 분화에 관여하며, 덧생식기관, 중추신경계통 등을 남성의 형태로 분화시키는 것으로 생각된다.

여자의 머리털 변화는 소아의 머리털과 같으며, 성인 남자의 경우 앞가쪽이 깊어진다.

(3) 남성 호르몬의 작용 기전

고환에서 분비되는 **안드로겐**은 90% 이상이 **테스토스테론**인데 만약 덧생식기관에 작용할 경우 표적세포(target cell)로 들어간 후 환원효소에 의하여 **디하이드로테스토스테론(dihydrotestosterone, DHT)**으로 바뀐다. 그 후 이것은 핵 안의 수용체와 결합한 다음 mRNA를 합성하여 생리적 작용을 일으킨다. 한편 뼈대근육 등에 대한 단백질 동화작용은 테스토스테론에 의해서 발현된다. 또한 안드로겐은 태아기에 있는 중추신경계통의 신경세포 내에서 방향화 효소에 의하여 **에스트라디올(estradiol)**로 변해서 성 분화 작용을 일으키는 것으로 생각된다.

4) 생식샘자극호르몬에 의한 고환기능의 조절

고환에서 LH 수용체는 사이질세포에 있으며 FSH 수용체는 정세관의 버팀세포에만 있다. 따라서 LH는 사이질세포에 작용하여 안드로겐의 합성 및 분비를 촉진하고, FSH는 버팀세포에 작용하여 정자의 생성을 촉진시킨다(그림 14-9). 한편 분비된 안드로겐은 시상하부 또는 뇌하수체에 작용하여 LH 분비를 억제하며 버팀세포에서 **인히빈(inhibin)**이라고 하는 호르몬의 분비를 촉진하는데 이 물질을 주로 뇌하수체에 작용하여 FSH의 분비를 억제한다.

LH, FSH의 분비는 시상하부 호르몬, **황체형성호르몬유리호르몬(LH luteinizing hormone releasing hormone, LHRH)**에 의하여 촉진된다. 또한 남성의 경우 LH, FSH의 분비는 여성의 월경주기를 따르지 않지만 안드로겐의 지속적 분비를 촉진시킨다. 그러나 펄스모양의 LH 분비는 여성과 동일하다. 특히 FSH는 고환의 버팀세포에 작용하여 **안드로겐 결합단백질(androgen binding protein, ABP)**을 분비시키는데 이것은 LH에 의하여 사이질세포에서 분비되는 테스토스테론과 결합하여 정자형성을 촉진한다(그림 14-7).

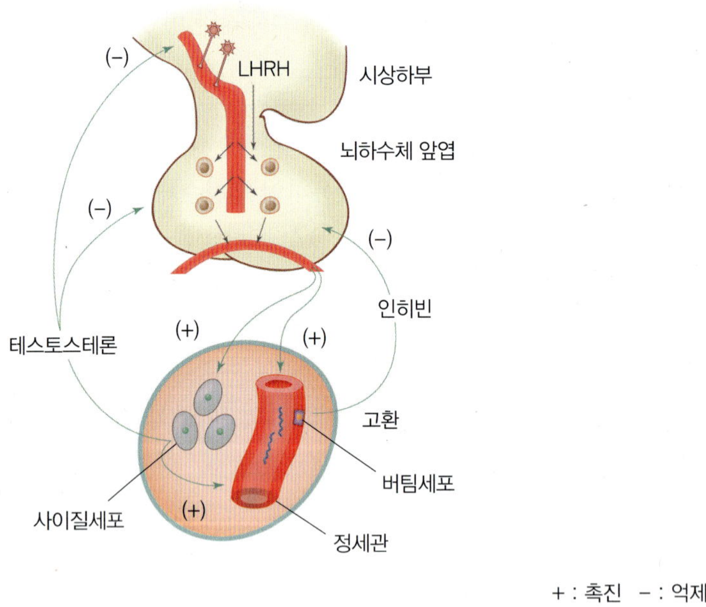

● 그림 14-9 고나도트로핀 및 남성 호르몬의 분비조절

3. 여성의 생식기능

여성의 경우 **사춘기**(puberty)부터 폐경기에 이르기까지 임신 수유기를 제외하고 자궁점막의 **기능층**(stratum functionalis)이 **바닥층**(**기저층**, stratum basalis)으로부터 주기적으로 탈락하여 떨어지는 동시에 저 응고성의 혈액과 자궁점막의 분비액이 혼합된 혼합액이 질(vagina) 밖으로 배설된다. 이것을 **월경**(mensturation)이라고 하며 약 28일 주기로 반복된다. 자궁점막의 이러한 변화는 난소에서 일어나는 형태 및 기능의 주기적 변화를 반영한다. 그리고 난소의 주기적 활동은 시상하부–뇌하수체–난소 계통을 연결하는 정보전달 물질 즉, LHRH, 생식샘자극호르몬 및 난소 호르몬의 상호작용에 의하여 조절된다.

1) 여성 생식기관의 구성

여성의 생식기관은 속생식기관과 바깥생식기관으로 구성된다. 속생식기관은 생식샘에 해당하는 한 쌍의 **난소**(ovary)와 덧생식기관(부생식기관)으로서의 **난관**(fallopian tube), **자궁**(uterus), **질**(vagina)로 구성되며 바깥생식기관은 **귀두지**(치구, smegma), **대음순**(labium major), **소음순**(labium minor), **질어귀**(질전정, vestibule of vagina), **음핵**(clitoris) 등으로 구성된다(그림 14–10). 이들 기관은 난자와 정자가 결합(수정)한 상태의 수정난을 **태아**(fetus)로 발육시키고 분만을 도와준다.

생식기관의 형성을 **제1차 성징**(primary sexuality)이라고 하며 생식기능의 일부인 젖 분비(수유, lactation), 젖샘과 그 밖에 여성으로서의 신체 특징의 형성을 **제2차 성징**(secondary sexuality)이라고 한다.

2) 난소의 주기

난소는 난자를 생산하는 생식샘으로서의 기능과 난소 호르몬을 분비하는 내분비선으로서의 기능이 있다.

난소는 무게 5~8g이며 겉질(피질)과 속질(수질)로 구분되는데 난소의 주요 기능은 겉질이 수행한다. 겉실에는 태생기에 형성되는 무수한 **원시난포**(primordial follicle)가 있다. 원시난포는 한 개의 **난포세포**(oocyte)와 그것을 둘러싸고 있는 **난포상피**(follicular epithelium) 세포무리(세포군, cell group)로 구성되어 있다(그림 14–11).

(1) 난포기

각 월경주기의 초기에는 15~20개의 원시난포가 발육을 시작한다. 이들은 1차 난포(primary follicle), 2차 난포(secondary follicle), 포상난포(vesicular follicle)의 단계를 거쳐 **성숙난포**(Graafian follicle)까지 발육한다. 난포 상피세포가 증식하여 **난포안**(**난포강**, ovarian follicle cavity)이 커지면 **난포액**(follicular fluid)이 생성된다. 또한 주위의 결합조직(connective tissue)은 난포를 감싸면서 2층의 **속·바깥 난포막**을 형성한다. 월경주기 6일 경에는 한쪽의 난소에서 1개의 난포만이 급속히 성장하기 시작

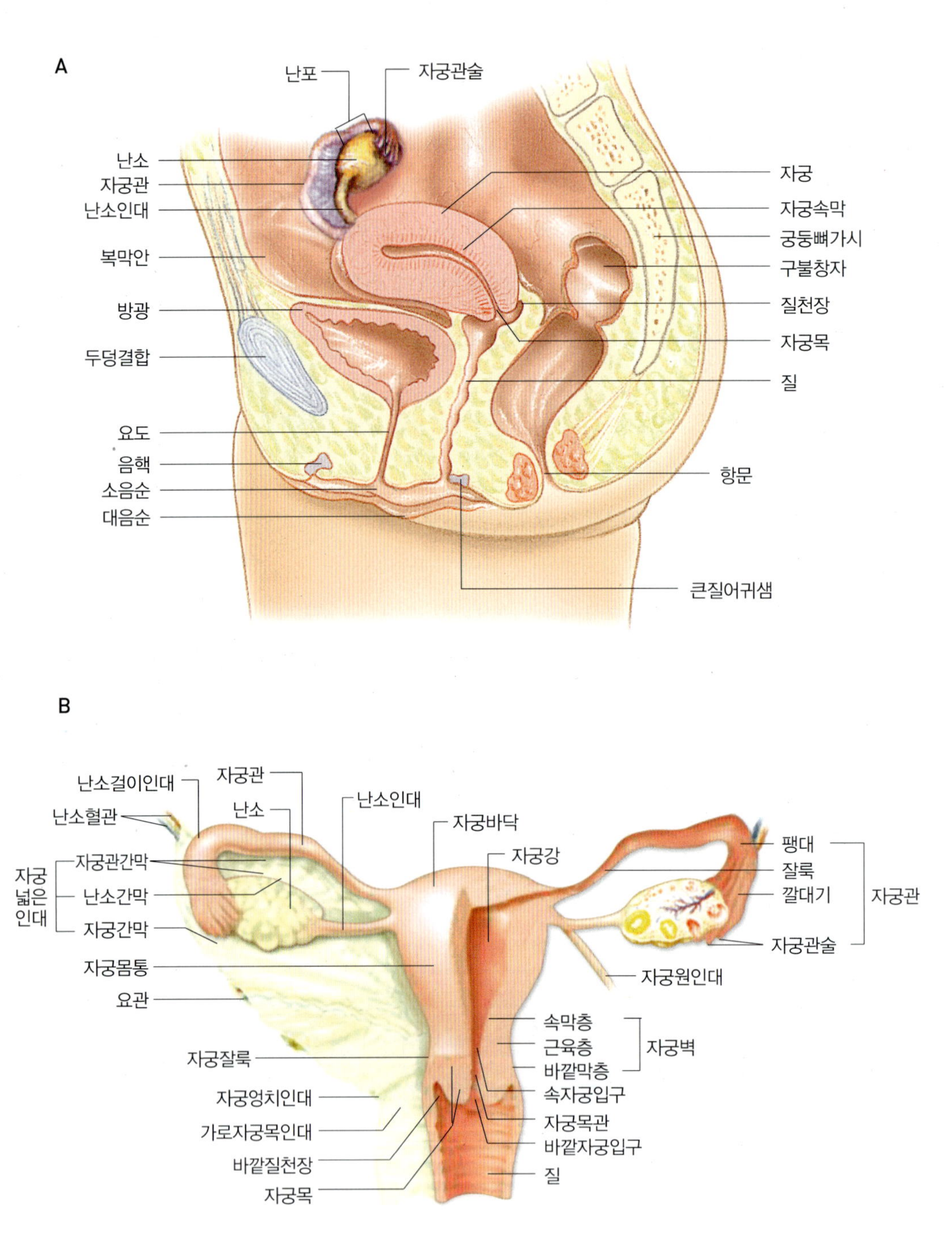

● 그림 14-10 여성 생식기관의 정중시상면(A)과 뒤면(B)

하고 다른 난포는 **퇴화(폐쇄난포, atretic follicle)**해 간다. 이때의 난포 상피세포를 과립세포라고 부른다. **성숙난포(Graafian follicle, vesicular ovarian, mature follicle)**에서는 난모세포가 과립세포에 둘러쌓여 난포방(antrum)으로 돌출되는데 이 돌출 부분을 **난포세포더미(cumulus oophorus)**라고 한다.

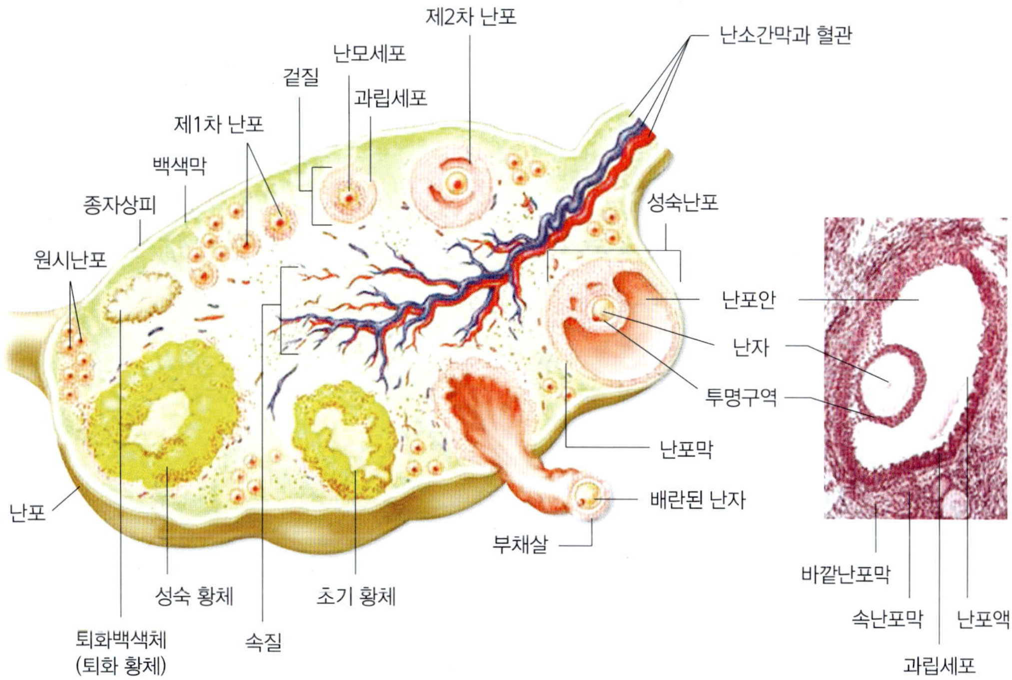

● 그림 14-11 난소 내에서의 난포발달과 황체 형성과정

(2) 배란기 및 황체기

주기의 제14일경 성숙난포가 파괴되면 난자가 배골반안(복강, abdominal cavity)으로 배출되는데 이것이 **배란(ovulation)**이다. 난자는 **자궁관술(난관채, fimbreae of uterine tube)**로 이동하여 난관 내벽의 섬모운동에 의하여 자궁으로 운반된다. 수정이 일어나지 않을 경우 질을 거쳐 밖으로 배출된다.

배출 후 난포에 남아있던 과립세포 및 속난포막 세포는 **황체세포(luteal cell)**가 되어 안(강, cavity)쪽을 채움과 동시에 세포사이로 혈관이 들어가서 풍부한 모세혈관그물을 형성한다. 이와 같이 형성된 새로운 조직을 **황체(corpus luteum)**라고 한다. 황체의 수명은 정확하게 14±2일로서 다음 월경이 시작되기 4일경 전부터 퇴화하기 시작하여 **백색체(백체, corpus albicans)**로 된다(그림 14-11). 배란된 난자가 수정하여 **착상(implantation)**을 하게 되면 위축되지 않고 임신 황체가 되어 임신을 유지시키는데 관여한다.

(3) 난자의 성숙

난조세포(난원세포. oogonium, stem cell)는 출생 전에 유사분열을 이미 끝난 상태에 있으며, 출생 때에는 감수분열 전기에 들어간다. 성숙난포는 분열, 증식하여 제1 난모세포가 된 후 제1 감수분열을 통하여 제2 난모세포와 1개의 **극체(polar body)**가 생성된다. 그 후 계속하여 제2 감수분열을 하여 1개의

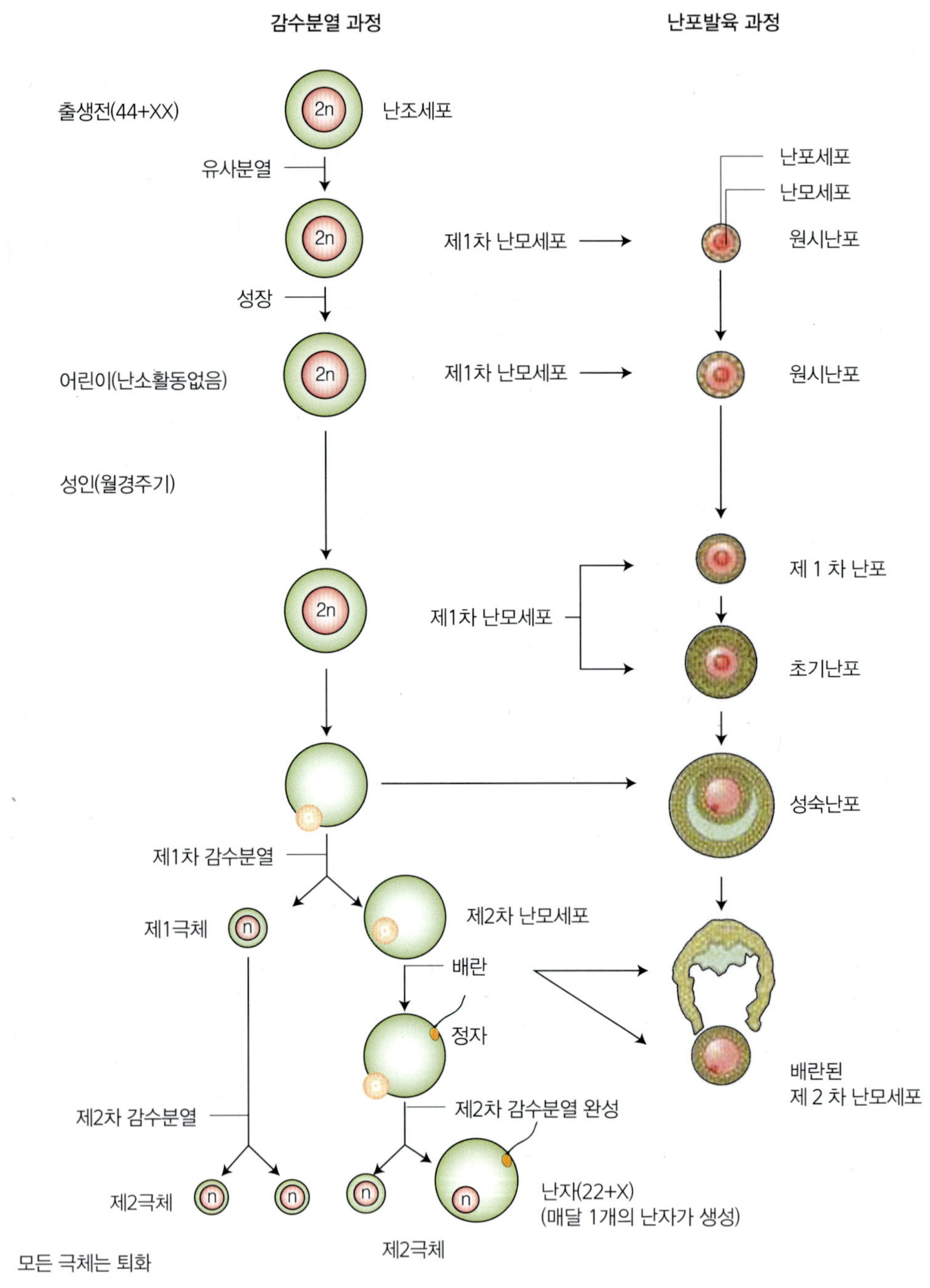

● 그림 14-12 난자의 형성과정

극체와 1개의 난자(ovum)가 생성된다. 이때 제1 감수분열에 의해서 형성된 극체도 같이 감수분열이 일어나 2개의 극체가 생긴다. 따라서 총 3개의 극체와 1개의 난자가 감수분열에 의해서 생성된다. 배란된 난자가 정자와 만나 수정을 하면 난세포가 발육을 시작한다(그림 14-12).

3) 난소 호르몬(여성 호르몬)

난소에서 분비되는 호르몬은 스테로이드로서 난포 호르몬(또는 에스트로겐) 및 황체호르몬(프로게스틴)이 그 주체이다. 기타 소량의 안드로겐이 분비된다.

(1) 에스트로겐(esterogen)

에스트로겐은 탄소수 18개의 스테로이드로서 **에스트라디올(estradiol), 에스트론(estrone), 에스트리올(estriol)**의 3개 종류가 있다. 에스트라디올 및 에스트론은 혈액 중에서 평형관계에 있으며 에스트론은 간에서 대사되어 에스트리올이 된다.

(2) 프로게스틴(progestin)

프로게스틴은 탄소수 21개의 스테로이드로서 주된 것은 **프로게스테론(progesterone)**과 20 α-hydroxyprogesterone인데 이들은 주로 난소 및 태반으로부터 합성 및 분비된다. 그러나 프로게스테론은 스테로이드 호르몬을 분비하는 모든 조직 중에서 스테로이드 생합성의 중요한 중간 대사산물이기 때문에 고환, 부신겉질 등으로부터도 소량이 혈액 속으로 분비된다.

4) 난소 호르몬의 합성 및 분비에 대한 생식샘자극호르몬의 작용

난소 호르몬의 분비는 LH 및 FSH의 조절을 받고 있다(그림 14-13). 다음과 같은 세 가지 계통에 의해서 조절되는 것으로 생각된다.

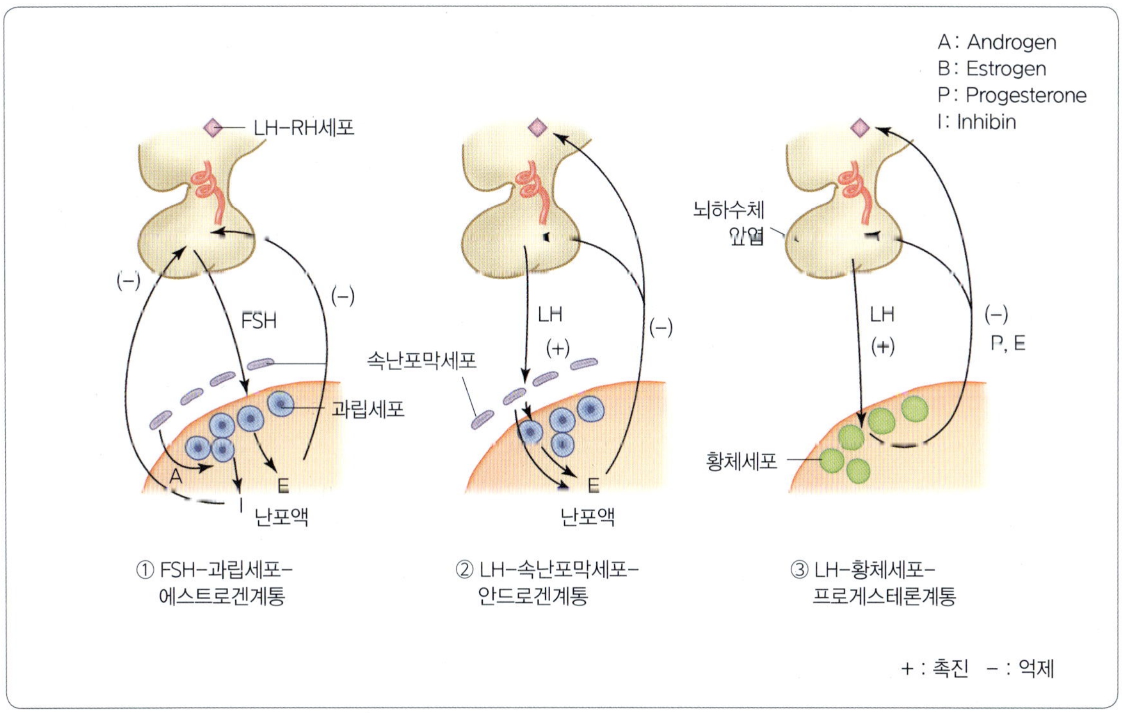

● 그림 14-13 난소 호르몬의 분비조절

① FSH는 과립세포에 작용하여 방향화 효소의 활성을 높여 난포막 세포에서 합성되는 안드로겐을 방향화하여 에스트로겐을 분비시킨다. 또한 인히빈의 합성, 분비도 촉진시킨다.

② LH는 속난포막 세포에 작용하여 안드로겐과 소량의 에스트로겐을 분비시킨다. 이 안드로겐은 난포액으로 들어가 과립세포에서 만들어지는 에스트로겐의 원료가 된다.

③ 배란 후에 과립세포에서 변화되는 황체세포는 LH의 자극을 받아 프로게스테론을 분비한다. 또한 에스트로겐 합성 효소는 황체 형성 후에도 남아 있기 때문에 에스트로겐이 분비된다.

5) 난소주기 중의 생식샘자극호르몬 및 난소 호르몬의 분비

약 28일의 월경주기 사이에 생식샘자극호르몬 및 난소 호르몬의 분비는 그림 14-14와 같이 변동된다.

(1) 난포기

월경주기 중에 4~5일간 FSH 분비가 상승하고 그 자극에 의하여 난포의 발육이 시작된다.

과립세포는 FSH 수용체를 갖고 있으므로 FSH에 의하여 증식된다. 또한 소량의 LH가 분비되기 때문에 속난포막이 형성되어 이들 세포로부터 에스트라디올의 분비가 증가된다. 에스트라디올의 분비는 배란 전기에 급격히 증가하기 시작하여 다음 월경 시작 일까지 감소되는데 월경주기의 10~18일에 가장 높은 증가를 보인다. 프로게스테론의 분비는 난포기에는 낮은 수준으로 유지된다.

(2) 배란기 및 황체기

난포성장과 함께 에스트라디올의 분비가 급격하게 증가하게 되며, 그 결과 월경주기의 14일 경에 성숙난포의 난포벽이 파괴되면서 난자의 배란(ovulation)이 일어난다. 월경주기의 14일을 앞·뒤로 한 1~2일 동안 LH와 FSH의 급격한 분비 증가가 일어난다. LH 분비에 영향을 미치는 에스트라디올의 양성되먹임(positive feedback)효과에 의하여 난포는 자신의 배란시간을 결정하게 된다. 즉, 성숙난포는 적당한 크기와 성숙에 도달했을 때 비로소 배란을 시작한다(그림 14-14). 배란 후 남아있던 과립세포와 속난포막(inner theca folliculi) 세포는 LH에 의하여 황체(corpus luteum)로 변한다. 이 황체세포는 자궁 안(내강)을 채우면서 세포들 사이에 풍부한 모세혈관그물을 형성시킨다. 황체기에는 에스트라디올과 함께 고농도의 프로게스테론은 FSH와 LH분비를 억제하는 음성되먹임(negative feedback) 효과를 나타내며, 또한 황체가 인히빈을 만들어 FSH의 분비 및 억제작용을 일으킨다. 따라서 새로운 난포의 발생이 지연됨으로써 월경주기 동안 더 이상의 배란이 일어나지 않게 된다.

황체의 수명은 약 14일 정도이며 다음 월경이 시작되기 4일 전부터 퇴화하기 시작하여 백색체(백체, corpus albicans)가 되며 이시기에 에스트로겐과 프로게스테론의 분비가 감소한다. 배란된 난자가 수정을 하여 착상을 하게 되면 계속하여 임신 황체가 되어 임신유지에 관여한다.

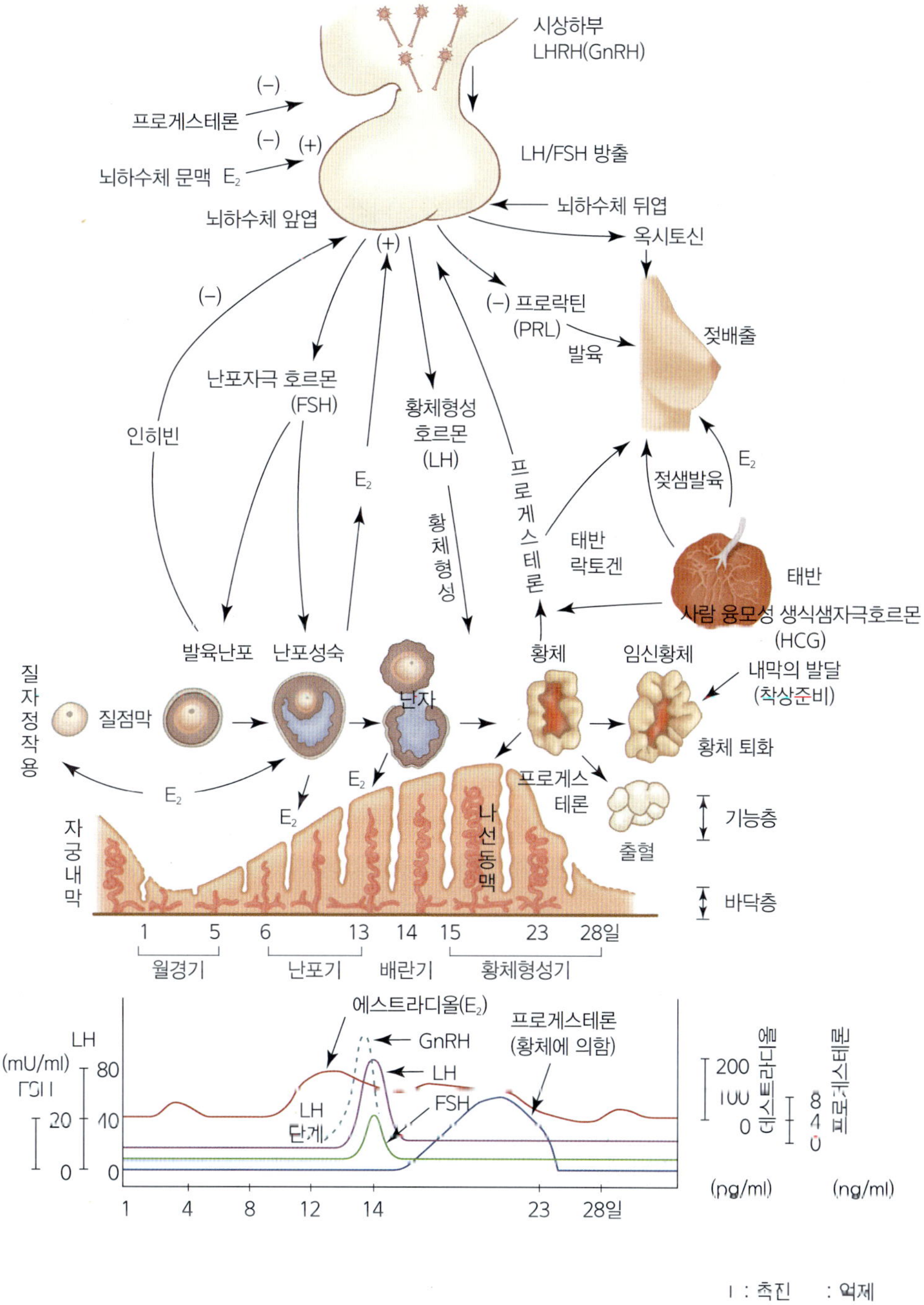

● **그림 14-14** 고나도트로핀의 월경주기

(3) 배란기의 생식샘자극호르몬 분비조절

배란을 일으키기 위하여 대량으로 **생식샘자극호르몬(GnRH, LHRH)**이 분비되는 것을 배란성 분비라고 한다. 이러한 대량의 분비는 배란 수일 전부터 증가하기 시작하여 LH 분비 절정기가 출현하기 1일

전에 분비 절정기를 맞이하는 에스트라디올에 의해서 일어난다. **에스트라디올**은 시상하부에 작용하여 GnRH의 펄스모양 분비를 촉진하거나 또는 직접 뇌하수체 앞엽에 작용하여 GnRH에 대한 감수성을 증가시켜 대량의 LH 분비를 유도하는 것으로 생각된다. 이것을 에스트로겐의 **양성되먹임**(positive feedback)작용이라고 한다(14-15). 한편 **프로게스틴**은 에스트로겐의 양이 충분히 감소하였을 때 에스트로겐의 양성되먹임 작용과 같이 LH의 대량 분비를 증가시킨다. 그러나 **프로게스테론**이 대량으로 분비되면 **에스트로겐**에 의한 생식샘자극호르몬의 분비작용이 크게 억제되고 그 결과 배란이 억제된다. 현재 사용되고 있는 **경구 피임약**은 합성 프로게스테론(에스트로겐 포함된 것)이다.

6) 임신 및 분만

(1) 수정(fertilization)

배란된 난자의 생존 기간은 2~3일이며 여성 생식기관 속에서의 정자 생존기간은 2일이다. 따라서 월경주기 중에서 **수정**이 가능한 기간은 배란 앞·뒤의 각각 2일간이다. 배골반안(복강)으로 배란된 후 자궁관술(난관채)을 거쳐 자궁관(난관)으로 들어가는 난자는 자궁관 팽대부에서 한 개의 정자와 결합하여 수정이 일어난다. **수정란**이 세포분열을 일으키는 동안 자궁관의 율동과 수축을 일으키는 섬모운동에의 하여 자궁안(uterine cavity)으로 이동된다. 그리고 수정 1주 이내에 **자궁내막**(endometrium)에 **착상**(implantation)을 하게 된다.

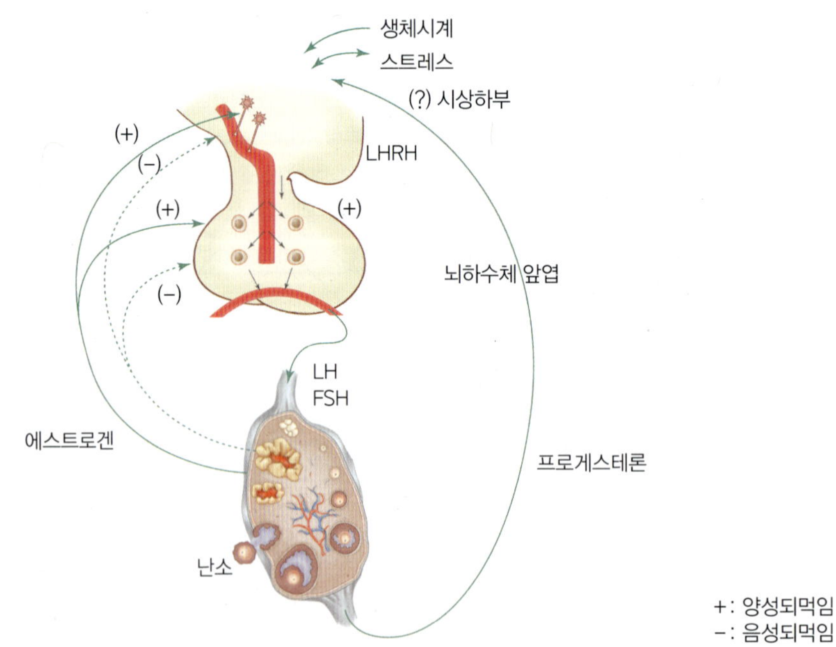

● 그림 14-15 고나도트로핀 및 난소 호르몬의 분비조절

(2) 태반의 형성

수정란이 자궁내막에 착상하면 수정란 주위에는 수정란을 발육시키기 위하여 자궁내막이 특수하게 변형된 **탈락막**(decidua)이라고 하는 조직이 생성된다. 특히 바닥쪽(기저측) 탈락막의 발달은 현저하게 빠르며 이것은 태아의 **융모융모막**(융모막 융모, villous chorion) 부위와 함께 **태반**(placenta)을 형성한다. 태반은 모체(산모) 유래의 바닥쪽 탈락막, 태아 유래의 융모융모막 및 이 두 개의 조직 사이에 존재하는 **융모사이공간**(융모간강, intervillous space)으로 구성된다(그림 14-16). **태반호**(태반강, subchorial lake)에는 모체의 동·정맥이 열려 있기 때문에 모체의 혈액으로 채워져 있는 한편 가느다란 융모가 태반입구로 향하여 나뭇가지처럼 뻗어있다.

(3) 태반의 기능

① 모체와 태아 사이의 물질교환 태아 유래의 융모와 모체의 혈액이 있는 태반호 사이에서 물질교환이 이루어진다.

ⓐ 태아는 탄산가스를 모체의 혈액으로 배출하고 모체 혈액으로부터 산소를 흡수한다.

ⓑ 모체 혈액으로부터 포도당, 아미노산, 지방질을 섭취하고 태아 내의 노폐물을 모체의 혈액으로 배출한다.

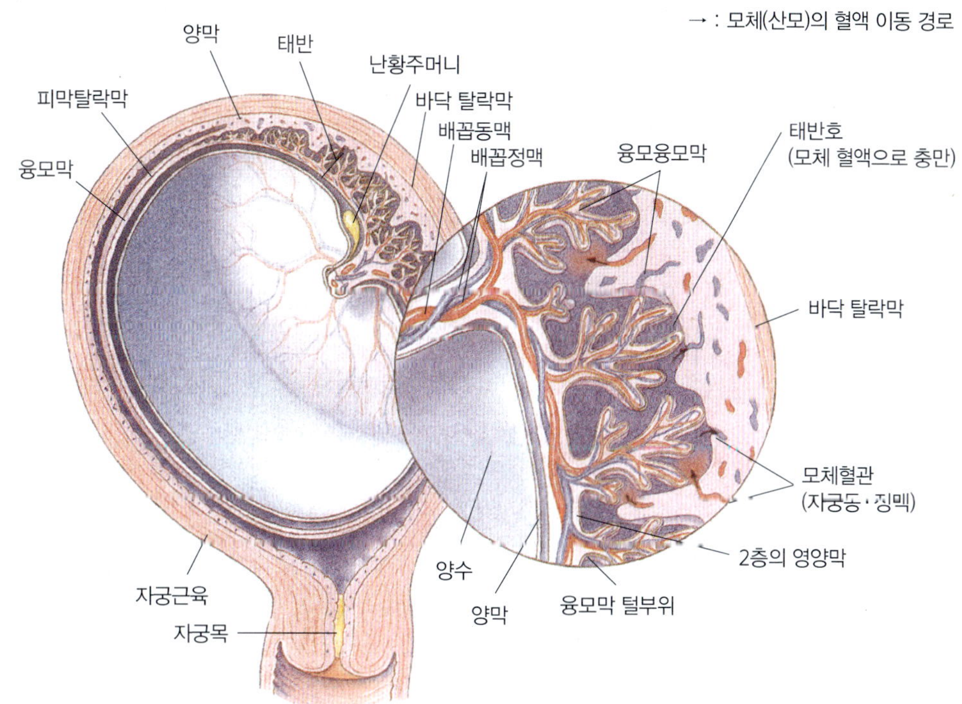

● 그림 14-16 태반의 구조

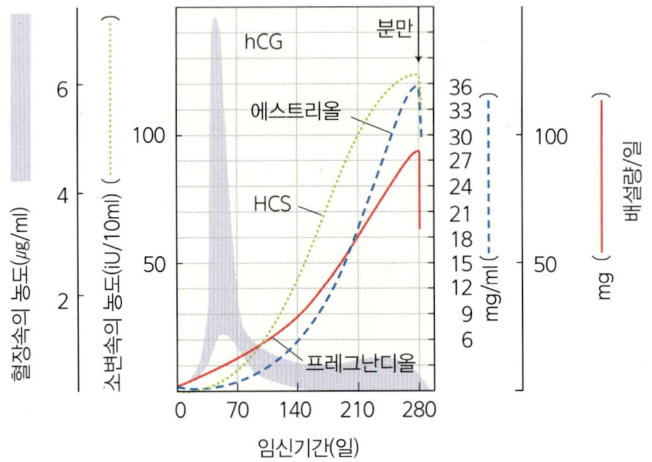

● **그림 14-17 정상 임신 중의 호르몬량**

소변 속의 에스트리올, 프레그난디올의 배설량은 각각 혈액 속의 에스트로겐, 프로게스테론의 농도를 반영하고 있다.

hCG: 사람융모생식샘 자극호르몬 HCS: 사람융모몸젖샘 자극호르몬

② 호르몬 생산작용

태반융모의 융합세포(합포세포, syncytium cell)는 사람의 **사람융모생식샘자극호르몬(융모성선자극호르몬, human chorionic gonadotropin: hCG)**, **프로게스테론** 및 **에스트로겐**을 분비한다(그림 14-17). hCG는 임신 초기에 급격히 증가하기 시작하여 임신 제7~8 주에는 분비가 최고점에 도달하며 그 후에는 분비량이 갑자기 감소한다. 임신반응을 위한 소변(요)검사법은 임신 초기의 임신 유·무를 진단하기 위하여 소변 속의 hCG 존재 유·무를 조사하는 것이다. hCG는 임신 초기에는 난소의 임신황체에 작용하여 프로게스테론, 에스트로겐의 분비를 촉진하며, 중기 이후에는 태반 자체에 작용하여 호르몬 분비를 촉진시킨다. 그리고 태반으로부터 성장호르몬 및 프로락틴이 분비되며 또한 구조적, 생물학적 작용이 유사한 사람의 **사람융모몸젖샘자극호르몬(융모성유선자극 호르몬, human chorionic somatomammotropin, HCS)**도 분비된다. 이러한 호르몬의 작용은 표 14-1에 종합해 놓았다.

(4) 태아 및 태반단위

정상 난소에서 에스트로겐은 프로게스테론으로부터 몇 단계의 효소반응을 거쳐 생성되는데 반하여 태반은 이러한 효소를 갖고 있지 않기 때문에 프로게스테론으로부터 에스트로겐을 합성할 수 없다.

임신 후기에 태반으로부터 대량으로 분비되는 에스트로겐은 태아의 부신겉질에서 유래하는 **디하이드로에피안드로스테론(dihydroepiandrosterone)**을 재료로 하여 태반에서 생성된다. 그러나 디하이드로에피안드로스테론은 모체 유래의 프로게스테론에서 생성된다. 이와 같이 임신 후기의 에스트로겐은

● 표 14-1 태반 호르몬의 역할

1. 단백질 호르몬	
a. hCG	• 임신 황체기능 촉진 • 융모의 에스트로겐, 프로게스테론 생산 촉진
b. HCS	• 모체의 지질분해 촉진에 의한 유리지방산 및 포도당의 지방으로의 전환(태아의 발육 작용) • 젖 생성 촉진작용
2. 스테로이드 호르몬	
a. 에스트로겐	• 단백질의 동화작용(태아의 발육작용) • 모체 자궁의 옥시토신 감수성 증가
b. 프로게스테론	• 체온상승 및 기타 대사작용 • 모체 자궁의 옥시토신 감수성 저하
c. 양자의 협조	• 새로운 임신 억제, 임신 중의 젖 분비억제 • 젖 분비를 위한 유방 발육 • 임신유지를 위한 자궁의 증대 • 분만 준비를 위한 경산도의 유연화

태아 및 태반의 협동작업(태아·태반단위)에 의하여 생성되며, 모체의 소변 속으로 배설되는 에스트로겐을 지표로 하여 태아의 상태를 알 수 있게 된다.

(5) 분만

임신(수태) 전 마지막 월경주기의 제1일부터 평균 약 280일(분만일)이 지나면 비대한 자궁은 돌연히 심한 율동적 수축을 시작하는데 이러한 자궁수축에 따라 진통이 생기고 태아의 **출산**이 이루어진다.

분만 발생기전은 복잡할 뿐만 아니라 여러 가지 인자가 관련되어 있기 때문에 일목요연하게 설명할 수 없다. 다만 일단 진통이 시작되면 자궁의 수축에 의하여 **자궁목(자궁경부, cervix)** 확장되는데, 이것이 들자극(구심성자극)을 유발시킨 다음 시상하부에 이르러 **옥시토신(oxytocin)**의 분비를 증가시킨다. 그리고 이 옥시토신이 자궁근육을 강하게 수축시킨다.

7) 난소 호르몬의 생리작용

여성의 사춘기, 월경주기, 임신, 분만 시에 인정되는 난소 호르몬의 작용을 종합해 보면 다음과 같다.

(1) 에스트로겐의 작용

① 생식기관 및 제2차 성징에 대한 작용

에스트로겐은 난포기에 단독으로 증식기를 유발시키기 때문에 **자궁내막**의 물, 전해질, 단백질, 핵산 등의 함량이 증가된다. **황체기**에는 프로게스테론과 협동하여 분비기를 유발시킨다. 자궁목, 질에 대한 작용도 있으며 직접 난포의 성장을 촉진시키는 작용도 있다. 또한 에스트로겐은 자궁근육을 비대하게 하고 자궁근육의 흥분성을 높여 옥시토신에 대한 자궁근육의 반응성을 항진시킨다.

한편 사춘기에 있어서 에스트로겐은 젖샘(유선)의 젖샘관(유관, lactiferous ducts)성장을 촉진시켜서 **유방**(breast)을 크게 한다. 그리고 피부밑지방(피하지방)의 축적 및 피부 수분량의 증가에 의한 비만 촉진, 속·바깥생식기관(내·외생색기)의 발육 및 비대를 통한 여성의 특징(2차 성징)이 출현하게 한다. 여성답게 한다. 또한 뼈끝(골단)의 연골판(성장판)의 폐쇄를 일으켜 사춘기 이후의 키(신장)가 커지는 것을 억제시킨다.

② 중추신경계통에 대한 작용

뇌하수체로부터 LH 및 FSH의 분비에 대해서 시상하부 또는 직접 뇌하수체에 작용해서 영향을 미친다. 난포기 후반 및 **황체기**에 에스트로겐은 LH 및 FSH 분비를 억제한다. 반대로 **배란기**에 에스트로겐은 LH 및 FSH의 분비를 현저하게 촉진하고 이로 인하여 배란을 유발한다. 또한 동물의 발정행동을 일으킨다.

(2) 프로게스테론의 작용

에스트로겐이 미리 작용하는 상태에서 효과를 나타내는 경우가 많다.

① 생식기관에 대한 작용

자궁내막에 작용하여 분비기를 유발하고 수정란의 착상을 용이하게 하는 임신 준비상태를 마련해 준다. 임신 기간에는 **프로게스테론**은 자궁근의 흥분상태를 저하시켜 **옥시토신**에 대한 자궁근육의 반응을 억제하며 또한 젖샘의 젖(유즙) 분비를 증가시킨다.

② 중추신경계통에 대한 작용

프로게스테론은 에스트로겐의 작용을 증강시켜 뇌하수체로부터 LH의 방출을 촉진하거나 억제한다. 또한 시상하부에 작용해서 **기초체온**을 상승시킨다. **난포기**에는 36℃ 전후의 저온을 유지하고 배란직후부터 황체기의 사이에는 약 0.5℃ 상승한 고온을 유지한다. 이러한 고온유지는 프로게스테론의 작용에 의하여 일어난다.

8) 폐경기 여성의 특징

50세 전후 여성의 50% 이상에서 발생하는 **폐경**(menopause)은 여러 가지 생리적 현상을 일으킨다. **에스트로겐**의 분비량이 현저하게 감소하며, 목, 얼굴 등에 홍조가 출현함으로 인하여 땀을 흘리거나, 가슴이 두근거리고, 혈관이 확장되는 등의 증상이 출현할 수 있다. 또한 피부 두께가 얇아지며 **골다공증**이 많이 발생하게 된다. 그리고 생식기 계통의 위축이 발생하여 자궁, 질 등의 크기가 감소하게 된다. 또한 급격한 감정의 변화와 같은 이상 행동 증상이 자주 나타나게 된다. 또한 남성에 비해서 심혈관계통의 질환이 증가하는 특징을 보인다.

찾아보기 Index

ㄱ

ㄴ

ㄷ

ㅂ

ㅈ

ㅊ

ㅋ

A

B

C

O

P

Q

R

S

T

U

V

W

Y

인체생리학

2018년 3월 2일 1판 발행
2020년 8월 28일 2판 발행

저 자 김병원 · 배형준 · 이옥경 · 강지혁 · 김정남
김효신 · 오지은 · 유성률 · 윤중수 · 윤형우
이선경 · 최철원 · 현경예

발행인 윤 진 영

발행처 도서출판 대학서림

주 소 03076 서울시 종로구 혜화로 2길 8

전 화 02) 763-1220, 744-2811

팩 스 02) 744-1210

등 록 1965. 1. 20

번 호 1-88

정 가 40,000원

ISBN 978-89-6940-239-4 93510
www.daihaks.com